Jürgen Rudigier

Kurzgefaßte Handchirurgie

Kurzgefaßte Handchirurgie

Klinik und Praxis

Jürgen Rudigier

4., völlig neubearbeitete und erweiterte Auflage

297 Abbildungen, 12 Tabellen

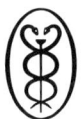 Hippokrates Verlag Stuttgart

Die Deutsche Bibliothek – CIP-Einheitsaufnahme
Rudigier, Jürgen:
Kurzgefaßte Handchirurgie : Klinik und Praxis ;
Jürgen Rudigier. – 4., aktualisierte Aufl. – Stuttgart :
Hippokrates-Verl., 1997
  ISBN 3-7773-1147-2

Anschrift des Verfassers:
Professor Dr. med. Jürgen Rudigier
Leiter der Klinik für Unfall- und Handchirurgie
im Zentralklinikum Offenburg des Ortenaukreises
Ebertplatz 12
77654 Offenburg

Zeichnungen: Gerhard Kohnle, 75328 Schömberg-Oberlengenhardt

1. Auflage 1985
2. Auflage 1987
3. Auflage 1990
4. Auflage 1997

ISBN 3-7773-1147-2

© Hippokrates Verlag GmbH, Stuttgart 1985, 1987, 1990, 1997

Printed in Germany 1997
Satz: Fotosatz Sauter GmbH, 73072 Donzdorf
Druck: Kohlhammer, 70329 Stuttgart

Inhaltsverzeichnis

Aus dem Vorwort zur 1. Auflage

Die Chirurgie der Hand hat in den letzten 15 Jahren durch Einführung neuer und Weiterentwicklung bereits bekannter Verfahren eine umfangreiche Erweiterung ihrer operativen Möglichkeiten erfahren. So haben unter anderem spezielle Nahttechniken und neue Überlegungen in der Nachbehandlung bei Beugesehnenverletzungen jahrzehntelang bestehende feste Regeln grundlegend verändert. Ein weiteres Beispiel sind die Verbesserungen, die sich in der Diagnostik und Behandlung traumatischer Veränderungen der Handwurzel ergeben haben. Den größten Fortschritt bedeutet zweifellos die Verbreitung der Mikrochirurgie mit all ihren Möglichkeiten sowohl bei der Primärversorgung schwerstverletzter Hände als auch im Rahmen sekundär wiederherstellender Eingriffe.

Teilweise haben derartige Neuerungen die älteren Behandlungsmethoden ersetzt oder die Notwendigkeit ihrer Durchführung seltener werden lassen. Hierdurch ist bei Orthopäden, Allgemeinchirurgen, Unfallchirurgen und plastischen Chirurgen, sofern sie sich nicht schwerpunktmäßig mit handchirurgischen Problemen und den jeweiligen Neuerungen befaßt haben, eine gewisse Unsicherheit entstanden, inwieweit ältere Methoden noch ihre Berechtigung besitzen, was die neuen Verfahren überhaupt leisten können und wo sie ihre Grenzen erreichen. Diese Problematik stellt sich nicht nur für ältere Fachärzte, sondern auch für die in der Ausbildung befindlichen Assistenten; sie kennen zwar teilweise die modernen Verfahren, haben aber mit der Einordnung und Wertigkeit jahrzehntelang bewährter Operationen häufig Schwierigkeiten. Für diese jungen Kollegen wird die Übersicht über den gesamten handchirurgischen Bereich zusätzlich dadurch erschwert, daß im allgemeinen jede der obengenannten vier operativen Disziplinen Wert auf handchirurgische Tätigkeit legt, allerdings mit unterschiedlichen fachspezifischen Schwerpunkten. Dennoch können sich in der Sprechstunde und im klinischen Alltag immer wieder Fragestellungen aus dem gesamten handchirurgischen Bereich ergeben.

Bei der Planung und Ausführung dieses Buches war es meine vorrangige Absicht, in Erinnerung an die eigene Ausbildungs- und Assistentenzeit dem jungen Kollegen in Orthopädie, Allgemeinchirurgie, Unfallchirurgie und plastischer Chirurgie für den persönlichen Gebrauch ein preiswertes, alle Bereiche der Handchirurgie in angemessener Weise berücksichtigendes Buch zur Verfügung zu stellen. Es soll ihm ermöglichen, rasch die erforderlichen Maßnahmen im akuten Verletzungsfall nachzulesen und bisher getroffene oder geplante Maßnahmen zu überprüfen. Und es soll ihm bei sonstigen Erkrankungen der Hand helfen, sich über diagnostische und operative Möglichkeiten des jeweils in Frage kommenden Krankheitsbildes zu informieren. Wird er nicht selbst handchirurgisch tätig, so kann ihm die angebotene Information das Verständnis für Maßnahmen der weiterbehandelnden Kollegen erleichtern. Ähnliches gilt bei nicht akut-traumatisch bedingten Handerkrankungen auch für den niedergelassenen Chirurgen und Orthopäden, der mangels eigener Operationsmöglichkeiten den Patienten zur operativen Behandlung einweist.

Auf Grund eigener Erfahrungen bei der Ausbildung von Studenten und Assistenten ist mir weiterhin sehr daran gelegen, dem jungen Arzt die gedankliche Vorbereitung von handchirurgischen Eingriffen, an denen er teilnimmt, zu erleichtern.

Um den hier geäußerten Absichten möglichst weitgehend gerecht zu werden, wurden die Ausführungen bei allgemeingültigen chirurgischen Grundsätzen auf das unbedingt Notwendige beschränkt zugunsten einer sorgfältig ausgearbeiteten Darstellung der Krankheitsbilder und Verletzungsarten in den einzelnen Sachkapiteln. Allerdings ließen sich auch hierbei Kompromisse nicht ganz vermeiden. In einigen Kapiteln war es notwendig, aus zahlreichen Behandlungsmöglichkeiten diejenigen herauszustellen, welche nach eigener Erfahrung am besten zu handhaben sind. Um die hierdurch entstehende Subjektivität einer solchen Monographie auszugleichen, wurden gleichwertige oder verwandte Behandlungsverfahren (ohne Anspruch auf Vollständigkeit) erwähnt oder zitiert.

Vorwort zur 4. Auflage

Ein Fachbuch über ein wichtiges Spezialgebiet der Chirurgie, welches innerhalb von 12 Jahren die 4. Auflage erreicht, zu verbessern und in Teilbereichen neu zu gestalten, ist zwar eine reizvolle, aber nicht ganz leichte Aufgabe. Man stellt sich die Fragen, ob das Gesamtkonzept noch modern genug ist, welche altbewährten Informationen bleibender Standard sind, welche Neuentwicklungen wesentlich sind und über das Dasein einer Eintagsfliege hinaus von dauerhaftem Wert sein werden.

Diese Gedanken begleiteten von Anfang an die gründliche Überarbeitung des Buches. Der gesamte Stoff der Handchirurgie wurde dabei in allen Kapiteln um etliche neue Verfahren ergänzt. Berücksichtigt und zum Teil neu aufgenommen wurden auch moderne diagnostische Verfahren wie Handgelenksarthroskopie, die verschiedenen Formen der Computertomographie und der diagnostische Ultraschall. Dabei wurde der Natur des Buches (und auch des Autors) entsprechend das Kapitel der invasiven Diagnostik in ihren diagnostischen und auch operativen Möglichkeiten ausführlicher dargestellt. Die Abbildungen wurden überarbeitet, teilweise ausgetauscht und ergänzt.

Mir war auch in dieser Auflage vorrangig daran gelegen, die operativen Möglichkeiten und Vorgehensweisen für den praktischen Arbeitsalltag instruktiv und leicht praktikabel darzustellen. Ansonsten gelten nach wie vor die im Vorwort zur 1. Auflage ausgeführten Gedanken und Absichten des Buches.

Ich darf mich bei den Mitarbeitern meiner Abteilung für viele wertvolle Anregungen und bei Frau *Dorothee Seiz* und Frau *Wiebke Hüsgen* aus dem Hippokrates Verlag für die intensive und fruchtbare Zusammenarbeit herzlich bedanken.

Offenburg, im Januar 1997

J. Rudigier

1 Allgemeine Maßnahmen und Grundsätze

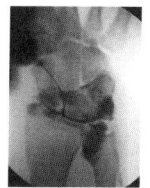

1.1 Diagnostik

1.1.1 Anamnese

Eine präzise und das Wesentliche erfassende Krankengeschichte stellt bei nicht verletzungsbedingten Erkrankungen der Hand häufig den wichtigsten Beitrag zur Diagnosestellung dar. Der hierdurch entstandene diagnostische Verdacht muß dann durch weitere Untersuchungen lediglich noch bestätigt werden. Als Beispiel sei hier an typische Anamnesen bei Nervenkompressionssyndromen (S. 330) oder bei der Tendovaginitis stenosans de Quervain (S. 370) erinnert.

Die Kenntnis vorangegangener Operationen, der allgemeinen Vorgeschichte wie Diabetes, Hyperurikämie, generalisierte Gefäßerkrankungen und der Wertigkeit der Hand im alltäglichen Gebrauch (rechts-linkshändig, spezielle manuelle Erfordernisse im Erwerbsleben usw.) beeinflußt vielfältig die Indikationsstellung und das operative Vorgehen.

Bei einer Reihe weiterer Erkrankungen ergeben sich therapeutische Konsequenzen und prognostische Hinweise aus der Kenntnis der Zeitdauer, seit der Krankheitssymptome bestehen (z. B. Dupuytrensche Erkrankung, chronische Polyarthritis, Erkrankungen und Verletzungen von Nerven und Sehnen).

Bei *Handverletzungen* ist es wichtig, den Unfallzeitpunkt, den Unfallhergang (z. B. Sturz, glatter Schnitt, Ausriß, Quetschung usw.) und die Gegenstände, die eine offene Verletzung hervorgerufen haben (z. B. Ätzmittel oder Glassplitter), zu kennen, um die notwendigen Voruntersuchungen zu veranlassen (spezielle Röntgenbilder, Prüfung motorischer und sensibler Ausfälle usw.) und um das richtige operationstaktische Vorgehen festlegen zu können (z. B. Fahnden nach Splittern oder teildurchtrennten Sehnen).

Die Entscheidung, ob eine *antibiotische Abdeckung* intra- oder postoperativ erfolgen soll,

wird außer vom Lokalbefund auch von der Kenntnis der Unfallbedingungen beeinflußt (Bißverletzungen, Metzgerverletzungen).

Das Kennen des *Zeitfaktors* ist wichtig bei der Durchführung von Replantationen (S. 244) und bei der Versorgung offener Verletzungen. Unerläßlich ist hierbei auch die Frage nach einer ausreichenden *Tetanusimmunisierung.*

Bei Tierbissen muß gelegentlich auch die Notwendigkeit einer *Tollwutimpfung* aufgrund einer genauen Klärung aller Begleitumstände entschieden werden.

Besonders bei speziellen Verletzungen wie Verätzungen, Verbrennungen, Strahlenschäden, Erfrierungen (Kap. 4.1–4.5) und Hochdruckeinspritzungen mit Spritzpistolen (Kap. 15.3), bei denen häufig eine Diskrepanz zwischen klinischem Befund und Ernsthaftigkeit der Verletzung herrscht, kann nur eine ausreichend erhobene Anamnese vor therapeutischem Fehlverhalten schützen.

Sind *frische Handverletzungen* mit zusätzlichen Schädigungen anderer Körperbereiche kombiniert, so müssen diese vor der Versorgung der Handverletzung ausreichend diagnostiziert sein und je nach Dringlichkeit oder vitaler Gefährdung des Patienten (z. B. Milzruptur, Thoraxtrauma, Augenverletzungen usw.) oft vorrangig behandelt werden.

1.1.2 Präoperative Untersuchung

Offene Verletzungen erfordern während der gesamten klinischen Untersuchung und Betrachtung bis hin zur Röntgendiagnostik eine streng aseptische Verhaltensweise (z. B. Lagerung der verletzten Hand auf sterilen Tüchern, Öffnen des Verbandes mit sterilen Handschuhen usw.).

Bei *Handerkrankungen* ist eine systematische Vorgehensweise z. B. in folgender Reihenfolge ratsam:

1. Inspektion der betroffenen Hand im Seitenvergleich mit der gesunden Gegenhand,
2. Palpation (Turgor, Temperatur, Konsistenz, Hautoberfläche, Schmerzpunkte),
3. Prüfung der Durchblutungsverhältnisse, z. B. Kapillardurchblutung im Bereich des Nagelbettes oder mit Hilfe des Allen-Testes *(Abb. 1),*
4. Funktionsprüfungen von Sehnen, Muskeln (Kraft), Nerven (Sensibilität) und Gelenken, gegebenenfalls ergänzt durch Messung der Gelenkbeweglichkeit und Umfangsbestimmungen im gesamten Hand-Arm-Bereich, allgemeine Röntgendiagnostik, gegebenenfalls ergänzt durch spezielle Röntgeneinstellungen,
5. Spezielle bildgebende Verfahren in Abhängigkeit von bisher erhobenen Befunden wie Angiographien (z. B. bei Tumoren), Szintigraphie, Computertomographie, Kernspintomographie (z. B. bei knöchernen und ligamentären Prozessen, letzteres eventuell auch bei Sehnen und Nervenerkrankungen),
6. Elektroneurographische Untersuchungen bei Schmerzsyndromen und neurologischer Symptomatik,
7. Invasiv diagnostische Verfahren (wie die Handgelenksarthroskopie und Arthrographie bei unklarer Symptomatik im Handgelenksbereich.

1.1.2.1 *Inspektion*

Bei der Inspektion sind zu erfassen:
1. Form und Spontanhaltung der Hand im Seitenvergleich zur gesunden Gegenhand. So fallen z. B. auf: Achsenfehlstellungen bei Frakturen und Luxationen; schlaffe Streckhaltung eines Fingers bei Beugensehnenverletzungen; Krallen- oder Fallhand bei Nervenläsionen; Schwellungen bei Tumoren, Frakturen, Entzündungen oder chronischer Polyarthritis; Muskelatrophien bei länger bestehenden Ausfällen der Handnerven; Kontrakturen verschiedenster Ursachen.
2. Hautfarbe: rosig oder blaß, gerötet oder livide verfärbt je nach Durchblutungsver-

hältnissen; gelbliche Verfärbung einzelner Fingerkuppen bei starken Rauchern.
3. Verlauf und Zustand alter Narben nach vorangegangenen Verletzungen oder Operationen.
4. Aussehen der Handbeugeseite hinsichtlich Beschwielung (wie stark wird die Hand eingesetzt?), Zustand der beugeseitigen Hautleisten (atrophisch flach bei länger bestehenden Nervenausfällen) und ihrer Fähigkeit zur Schweißbildung: trockene schuppende Hautareale zeigen häufig den Ausfall eines Hand- und Fingernervs an, insbesondere, wenn eine klare Grenze zu einem normal schwitzenden Nachbarareal zu erkennen ist.
5. Beschaffenheit der Fingernägel (mykotische Veränderungen, Verkrümmungen, charakteristische Veränderungen bei verschiedenen Allgemeinerkrankungen und Intoxikation).

Bei *offenen Verletzungen* lassen Ausdehnung und Art der Lokalisation einer Wunde häufig bereits präoperativ Rückschlüsse zu auf eine mögliche Mitbeteiligung tiefer gelegener Strukturen. Ein entsprechender Verdacht wird im Verlauf der weiteren speziellen Untersuchungsgänge ausgeschlossen oder erhärtet.

1.1.2.2 *Palpation*

Der Tastsinn ergänzt die optische Wahrnehmung des Untersuchers, wobei Palpation und Inspektion häufig gleichzeitig erfolgen.
Die zu erhaltenden Informationen betreffen Turgor, Temperatur (erhöht bei Entzündungen, erniedrigt bei Mangeldurchblutungen), Oberflächenbeschaffenheit der Haut (glatt, rauh, fehlende Hautleisten, trocken, feucht) sowie Verschieblichkeit, Konsistenz und Schmerzempfindlichkeit vorhandener tumoröser, knotiger oder ödematöser Schwellungen. Punctum maximum und Ausdehnung eines Druckschmerzes informieren z. B. über den Umfang entzündlicher Prozesse (Kap. 16.1.1). Gleichzeitig wird dabei die Berührungssensibilität (taubes Gefühl, Parästhesien, Hyperästhesie) in den palpierten Handbereichen getestet.

Palpatorische Maßnahmen, die ebenfalls bereits Funktionsprüfungen darstellen, sind das Beklopfen von Nervenstämmen und Nervenendigungen im Bereich von Amputationsstümpfen oder Narben zum Auslösen elektrisierender Mißempfindungen (Hoffmann-Tinelsches Zeichen S. 217). Sie weisen auf Nervenläsionen, Nerveneinschnürungen und Neurome (S. 220) hin.

1.1.2.3 Funktionsprüfungen

Eine erste gute Orientierung über Funktionsstörungen läßt sich erzielen durch die *Prüfung verschiedener Greifformen (7)*, des Faustschlusses, der gemeinsamen Streckung aller Finger, der seitlichen Fingerspreizung und Fingeradduktion und der Fähigkeit, mit der Daumenkuppe die übrigen Fingerspitzen bis zum Kleinfinger hin berühren zu können (Opponierbarkeit). Je nach Art der bei diesen globalen Funktionsuntersuchungen festgestellten Ausfälle und Störungen schließen sich gezielte Untersuchungsgänge an.

So läßt sich z. B. bei einer Fingerkontraktur durch weitere aktive und passive Prüfung der Gelenkbeweglichkeit bei unterschiedlicher Haltung der Nachbargelenke differenzieren, ob diese durch eine Kapselschrumpfung, einen ischämischen Muskelschaden, eine Muskelspastik, Verwachsungen der Beugesehnen oder durch kutane bzw. subkutane Narbenzüge verursacht werden (Tab. 11, S. 304). Die *Prüfung der Schutzsensibilität* kann erfolgen durch spitze Gegenstände, die *Prüfung einer 2-Punkte-Unterscheidungsfähigkeit* mit Hilfe einer aufgebogenen Büroklammer (S. 218). Die *Prüfung der Durchblutung* kann klinisch sehr gut mit Hilfe des in Abb. 1:1 dargestellten *Allen-Testes,* sowohl vor operativen plastischen Eingriffen (Kap. 3.3.5 u. 3.5.6), als auch nach Verletzungen und zur Begutachtung erfolgen.

Bezüglich weiterer spezieller Untersuchungsgänge wird auf die jeweiligen Kapitel – Abschnitt Diagnostik – verwiesen (Kap. 5: Frakturen, Kap. 6: Luxationen, Kap. 8: Beugesehnen, Kap. 9: Strecksehnen, Kap. 17: Kon-

trakturen, Kap. 19: Nervenkompressionssyndrome, Kap. 10: Nerven, siehe hier außerdem die Unterkapitel 10.4.6. Verlaufskontrolle und 7.10.5 Beurteilung des Endergebnisses).

Bei Begutachtungen eines Behandlungsergebnisses oder von Folgezuständen nach länger zurückliegenden Traumen können zusätzlich vergleichende Kraftmessungen (beide Hände), Messungen der Umfänge von Mittelhand, Unter- und Oberarm sowie der Bewegungsumfänge in den einzelnen Hand- und Fingergelenken sinnvoll sein. Hier liegt jedoch die Absicht einer Bestandsaufnahme bei bekannter vorangegangener Schädigung und weniger eine diagnostische Motivation zugrunde.

1.1.2.4 Röntgenuntersuchungen

Die Anfertigung von *Standardröntgenaufnahmen* ist indiziert bei allen Verletzungen, bei denen eine knöcherne Beteiligung oder eine Fremdkörpereinsprengung vorliegen kann, und bei Handerkrankungen, die von Skelett- oder Gelenkveränderungen ausgehen oder unterhalten werden. Hier sei u. a. erinnert an rezidivierende Gelenkganglien bei Arthrosen, an Karpaltunnelsyndrome bei arthrotischen oder traumatischen Veränderungen der Handwurzel sowie an schmerzhafte Knochentumoren wie z. B. das Osteoidosteom oder bei Verdacht auf ein Sudeck-Syndrom.

Um einen *ersten Überblick* zu erlangen, sollte zuerst eine übersichtliche Abbildung der ganzen Hand im *dorso-palmaren* Strahlengang und eine *Handschrägaufnahme* angefertigt werden. Streng seitliche Projektionen der Gesamthand sind für eine orientierende Untersuchung wegen der Überlagerung der Finger- und Mittelhandknochen im allgemeinen weniger geeignet und speziellen Fragestellungen vor allem im Bereich von Fingergelenken vorbehalten.

Auch bei schwerst verletzten Händen (nach Explosionen, Quetschtraumen mit Trümmerfrakturen und subtotalen Amputationen) sind möglichst vollständige Röntgenübersichten

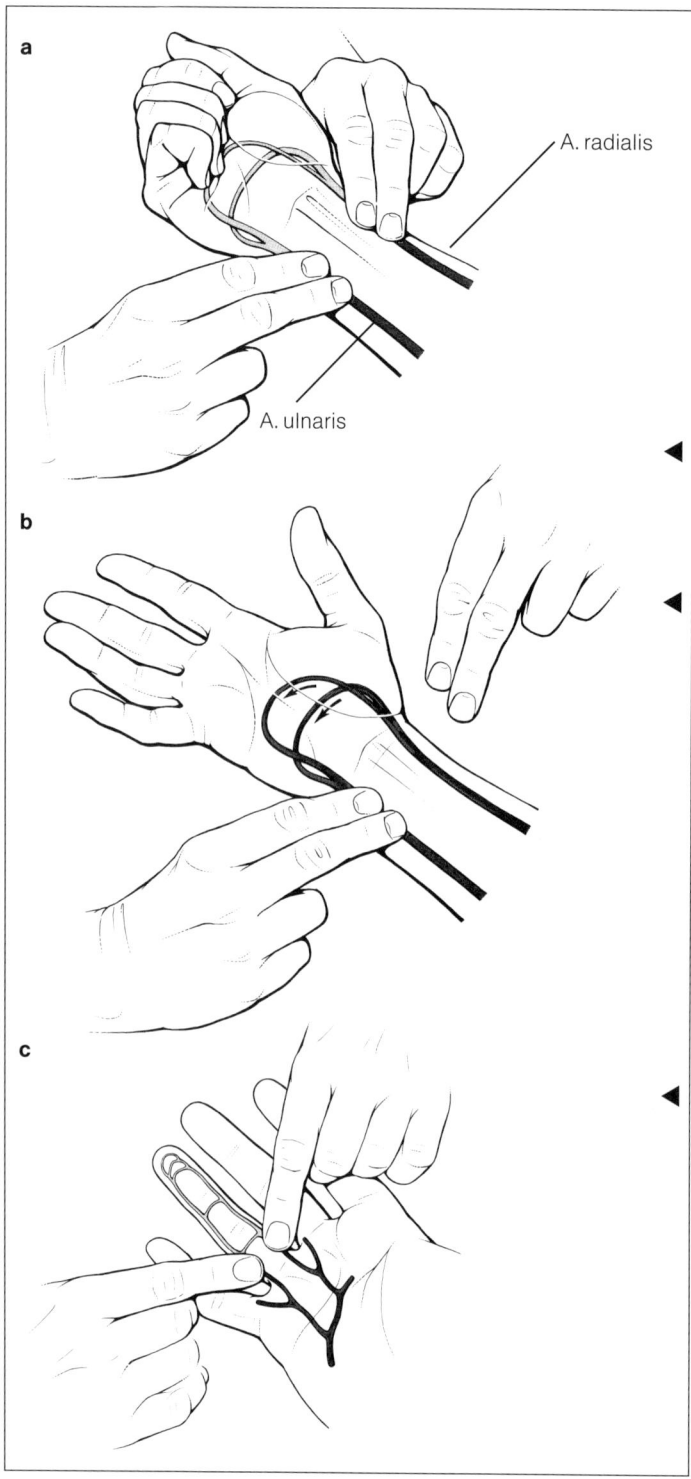

A. radialis

A. ulnaris

Abb. 1:1   Allen-Test zur Prüfung der Durchblutungsverhältnisse an der Hand.
a und b Prüfung der Handgelenksarterien und des Hohlhandbogens.
c Prüfung der Fingerarterien und ihrer gegenseitigen Anastomosen.

◀ a Abdrücken von A. radialis und ulnaris; danach schließt der Patient fest die Faust, wodurch sich die Hand entleert.

◀ b Die Handfläche ist bei geöffneter Hand zunächst blaß und füllt sich bei Freigabe jeweils einer der beiden komprimierten Hauptarterien sehr rasch wieder **(b)**, sofern keine Unterbrechung, keine Gefäßanomalie und keine Unterbrechung der Hohlhandbögen vorliegen. Beide Arterien sind nacheinander zu prüfen. Bei einer Unterbrechung des Blutstromes bleibt die Hand nach alleiniger Freigabe der betroffenen Arterie weiter blaß, bei einer Unterbrechung des Hohlhandbogens füllt sie sich nur halbseitig

◀ c Entsprechende Prüfung im Fingerbereich. Hier erfolgt die Entleerung des Fingers ebenfalls durch maximales Beugen oder rasches Beugen und Strecken mehrmals hintereinander, während der Untersucher die Fingerarterien abdrückt. Auch hier erhält man nach einseitigem Freigeben des Blutstromes Informationen über die Arterie selbst, aber auch über die Anastomosen zwischen beiden Fingerarterien

zur Erkennung des Gesamtschadens wichtig, wobei die eingestellten Röntgenprojektionen hier von untergeordneter Bedeutung sind.

Besteht bereits bei der klinischen Untersuchung ein bestimmter Verdacht oder reichen die Standardröntgenaufnahmen zur eindeutigen Abklärung nicht aus, so können *Zielaufnahmen* einzelner Handteile sinnvoll werden. Häufig sind auch spezielle Röntgeneinstellungen indiziert wie z. B. *Seitaufnahmen* einzelner Finger, *gestaffelte Aufnahmen* des Handlenkes oder *tangentiale Aufnahmen* des Karpaltunnels. Überwiegend der Dokumentation dienen *gehaltene Röntgenaufnahmen* bei Bandverletzungen, da hier die Diagnose bereits aufgrund der klinischen Prüfung der Gelenkstabilität erfolgt (Kap. 6.1) und die Standardröntgenaufnahmen einen knöchernen Bandausriß erkennen oder ausschließen lassen.

Weitere spezielle radiologisch-diagnostische Maßnahmen sind die *Angiographie*, die der Vorbereitung rekonstruktiver Eingriffe dient und auch bei bestimmten Tumoren wie AV-Fisteln und Hämangiomen sinnvoll ist. *Röntgenschichtuntersuchung* zum Abklären von Zysten, Knochentumoren und Pseudarthrosen sind weitgehend durch die Computertomographie ersetzt worden.

Die *Szintigraphie* hat jedoch ihren besonderen Stellenwert bei Verdacht auf bestimmte Tumoren (z. B. Osteoidosteom, Ewingsarkom) oder bei entzündlichen Prozessen unverändert behalten und ist weniger kostenintensiv als die bei diesen Indikationen ebenfalls in Frage kommende Kernspintomographie.

1.1.2.5 *Weitere spezielle radiologisch- diagnostische Maßnahmen*

Die *Handgelenksarthrographie,* die der Abklärung von Diskusverletzungen im distalen Ulnoradiokarpalgelenk oder von Rupturen einzelner Bandverbindungen zwischen Handwurzelknochen dienen kann, ist heute z.T. durch die Kernspintomographie und auch z.T. durch die Handgelenksarthroskopie verdrängt worden. Sie wird aber im Rahmen einer Handgelenksarthroskopie zu Beginn

oder am Ende der Untersuchung als Ergänzung und unter Röntgenbildwandlerkontrolle gezielt noch eingesetzt (Kap. 1.1.2.7 und Abb. 1:2d).

Computertomographische Untersuchungen dienen

1. der Abklärung komplizierter komplexer Frakturen, deren genauer Verlauf und Ausmaß auf Standardröntgenaufnahmen nicht ausreichend erkennbar ist, sowie deren Verlaufskontrolle.
2. der Klärung angeborener oder erworbener anatomischer Besonderheiten am voll ausgebildeten Handskelett.
3. der Beurteilung von Drehfehlstellungen an Unterarmen bzw. dem distalen Radio-ulnargelenk sowie bei Luxationen oder Subluxationen dieses Gelenkes.

Grundsätzlich wichtig ist bei den unter 2. und 3. angegebenen Indikationen der Seitenvergleich mit der anderen Hand.

1.1.2.6 *Kernspintomographie (Magnetresonanztomographie: MRT)*

Diese Untersuchung hat ihre Indikationen im Rahmen der Abklärung und Stadieneinteilung von *aseptischen Knochennekrosen* (wie z. B. bei der Mondbeinnekrose), der Abklärung tumoröser Veränderungen und im traumatologischen Bereich zur Darstellung von Knorpel- und Bandschäden am Handgelenk bzw. der Handwurzel. Als Beispiel sei hier die skapholunäre Dissoziation genannt (Kap. 6.5, Seite 144).

Auch bei pathologischen Sehnenrupturen und nervalen Veränderungen (tumorös oder traumatisch) kann ein Kernspintomogramm gelegentlich hilfreich sein. Allerdings lassen sich Fehlinterpretationen häufig nur bei genauer Kenntnis der klinischen Symptomatik vermeiden.

Gelegentlich kann eine weitere Abklärung durch eine Handgelenksarthroskopie sinnvoll sein (Kap. 1.1.2.7).

Bei Verdacht auf entzündliche oder tumoröse Knochenprozesse wird man häufig jedoch zunächst auf die preisgünstigere Szintigraphie ausweichen.

1.1.2.7 *Sonographie*

Sonographieverfahren können bei der Abklärung tumoröser Veränderungen bisweilen wertvolle Hinweise für die weitere Diagnostik oder Vorgehensweise liefern (z.B. flüssigkeitsgefüllte Cyste oder solide Tumorstruktur). Durch die weitere Verbesserung des Auflösungsvermögens (kleinere Schallköpfe, 7,5–10 MHz) gelingt zunehmend auch die Darstellung von Synovitiden der Beugesehnen und die Lokalisation spontaner Sehnenrupturen.

1.1.2.8 *Handgelenksarthroskopie*

Die Handgelenksarthroskopie hat seit ca. 1985 mit der Entwicklung kleiner leistungstarker Arthroskope und verbesserter Videoeinheiten mit hohem Auflösungvermögen zunehmend die Diagnostik des Handgelenkes bereichert und einen festen Platz vor allem bei der Abklärung schmerzhafter Zustände des Handgelenkes, der Handwurzel und des distalen Radioulnargelenkes bekommen.
Kleinere chirurgische Eingriffe wie das Entfernen freier Gelenkkörper, Abtragen einer lokalen Synovitis oder aufgefaserter Rupturenden zerrissener Band- u. Kapselstrukturen sind ebenfalls in bestimmtem Umfang arthroskopisch möglich, wenngleich hier das Instrumentarium zum Teil noch immer Wünsche offen läßt.
Da es sich hier um ein invasiv diagnostisches bzw. operatives Verfahren handelt, das in Regionalanästhesie oder Allgemeinnarkose vom Chirurgen durchgeführt wird, ist es sinnvoll, im nachfolgenden die Indikationsstellung und Durchführung darzustellen.

Indikation

Die **diagnostische Arthroskopie** kann heute im wesentlichen drei Indikationsbereichen zugeordnet werden.
Einmal die Abklärung unklarer Beschwerden des Handgelenkes, die durch andere nichtinva-

siv diagnostische Maßnahmen nicht zu klären waren (gilt sowohl für das Radiokarpalgelenk als auch für das Mediokarpalgelenk); siehe auch Tabelle 1.
Eine weitere Indikationsgruppe sind frisch verletzte Handgelenke, vor allem wenn ein Schwellungszustand besteht, ohne daß radiologisch die Situation eindeutig zu klären ist. Hierbei ist vor allem an frische Rupturen der interkarpalen Bänder gedacht, deren frühzeitige Entdeckung erhebliche therapeutische Konsequenzen haben kann.
Als drittes ist die diagnostische Abklärung vor notwendigen offenen Eingriffen zu nennen, bei denen die Arthroskopie eine Hilfestellung für die Festlegung des genauen Operationsverfahrens und operativen Vorgehens sein kann; liegen beispielsweise bei einer Bandzerreißung zwischen Mond- u. Kahnbein zusätzliche karpale Schäden in einem größeren Ausmaß vor, so sind vor allem bei veralteten Zuständen Bandplastiken wenig sinnvoll, und man sollte dem Patienten eher Arthrodesen (komplette oder Teilarthrodese) im Handgelenksbereich vorschlagen. Ähnlich kann die Situation bei einer länger bestehenden Kahnbeinpseudarthrose sein, wenn man nicht sicher ist, ob eine Spanplastik nach Matti-Rousse oder ähnliche rekonstruktive Verfahren (Kap. 5.5.2) überhaupt sinnvoll sind. Auch der Grad einer interkarpalen Bandschädigung, die unter Umständen bereits im Kernspintomogramm oder bei Streßaufnahmen grundsätzlich festgestellt wurde, ist mit Hilfe der Arthroskopie am besten zu erkennen.

Für die **operative Arthroskopie** kommen in Frage:
Die Entfernung freier Gelenkkörper, evtl. über 1–2 zusätzliche, dem Fremdkörper anzupassende Zugänge,
eine Teilsynovektomie des Handgelenkes mit einem Minishaver, mit dem sich auch gut Knorpelglättungen bei Knorpelschäden im Stadium III durchführen lassen.
Angegeben werden auch Operationen im Diskusbereich mit arthroskopischer Hilfe, wobei der Diskus mehr oder weniger vollständig abgetragen werden kann.

Auch Abtragungen des Radiusstyloids bei entsprechend arthrotischen Veränderungen sind als arthroskopischer Eingriff möglich (1, 3).

Eine Kombination von Arthroskopie und halb geschlossenem Eingriff stellt die Versorgung von Gelenkfrakturen der Radiusgelenkflächen mit Schrauben oder Kirschnerdrähten unter arthroskopischer Kontrolle dar. Hierzu kann man auch spezielle Formen partieller Handwurzelarthrodesen rechnen. Allerdings sind, was diesen Indikationsbereich betrifft, einerseits die Diskussion, andererseits auch die weiteren Entwicklungsmöglichkeiten noch nicht abgeschlossen.

Schließlich ist auch die Arthroskopie bei infizierten Handgelenken sinnvoll mit ihrer Möglichkeit einer Infektsynovektomie und arthroskopisch kontrolliertem Einlegen von Spül-Saug-Drainagen.

Voraussetzungen

Zur apparativen Ausstattung gehören ca. 5 cm lange Arthroskope mit einer Winkeloptik zwischen 25° und 30° sowie einem Standarddurchmesser von ca. 2,5 mm. Für kleinere Handgelenke bei zartem Handskelett oder Kindern ist sogar ein Durchmesser von lediglich 1,9 mm sinnvoll. Auf eine optimale Lichtquelle und gut auflösenden Monitor und Videoeinheiten sind vor allem solche schmalen Arthroskope besonders angewiesen. Notwendig für die arthroskopische Untersuchung sind unbedingt kleine stumpfe Tasthaken (Hakengröße bis 2 mm) sowie je zwei entsprechend große Faß- u. Hohlmeißelzangen, die sinnvollerweise durch einen Minishaver ergänzt werden sollten. Angeboten werden auch kleine, mehr oder weniger abgewinkelte Skalpelle für die Diskusresektion *(1, 3)*.

Neben apparativen Voraussetzungen sind detaillierte anatomische Grundkenntnisse notwendig, dies betrifft sowohl die knöchernen und ligamentären Strukturen als auch die Sehnentopographie. Auch sollte der Arthroskopeur solide Kenntnisse über mögliche pathologische Veränderungen des Handgelenkes aufweisen und über die Variationen, z. B. des Discus ulnaris in Abhängigkeit vom Lebensalter, gut Bescheid wissen.

Zugänge

Für die Arthroskopie des weiter proximal gelegenen Radiokarpalgelenkes und des distaler gelegenen Mediokarpalgelenkes (Synonym: Interkarpalgelenk) haben sich zwei Standardzugänge bewährt (Abb. 1:2). Sie orientieren sich am Verlauf der Strecksehnenfächer. Der wichtigste Standardzugang für das Radiokarpalgelenk liegt zwischen dem 3. und 4. Sehnenfach (Fächer der Sehne des M. extensor pollicis longus und der Extensor digitorum communis-Sehnen). Eine Landmarke stellt das meist gut tastbare Tuberculum dorsale radii (Lister) dar, von dem man die richtige Stelle im Gelenkspalt ca. 1 cm distal findet. Von diesem Zugang aus sind meist gut das gesamte Radiokarpalgelenk einschließlich der Gelenkflächen des Processus styloideus radii, des Kahn- u. Mondbeines sowie die skapholunären Bandstrukturen und auch die Bandstrukturen der palmaren Gelenkkapsel einzusehen und zu beurteilen. Wird das Arthroskop weiter nach ulnar vorgeschoben, gilt dies auch für das Os triquetrum und die Bandverbindungen zwischen ihm und dem Mondbein sowie für den Discus ulnaris. Nur in Ausnahmefällen ist ein Umsetzen zum dorsoulnaren Zugang notwendig zwischem dem 4. und 5. Sehnenfach (Sehnen des M. extensor digitorum communis und des Extensor digiti minimi). Dieser Zugang gilt sonst im allgemeinen als Arbeitskanal.

Ist bei der Inspektion des Radiokarpalgelenkes keine Ursache für die Schmerzsymptomatik, die die Indikation zur Arthroskopie war, zu finden, so wird ergänzend das Mediokarpalgelenk arthroskopiert. Auch bei karpalen Instabilitäten kann man vom Mediokarpalgelenk aus den Zustand der Bandverbindungen zwischen den Handwurzelknochen der proximalen Reihe (Os scaphoideum, Os lunatum und Os triquetrum) beurteilen und ggf. vorhandene Einrisse abklären. Auch die Beurteilung der Gelenkflächen in diesem Gelenk kann bei der Entscheidung, ob eine Handgelenksteilarthrodese oder eine komplette durchgeführt werden soll, von Bedeutung sein.

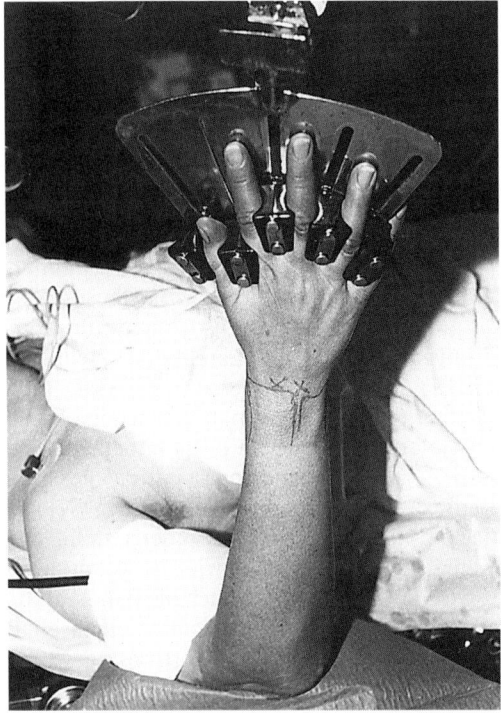

a Lagerung und Einzeichnung der Zugänge

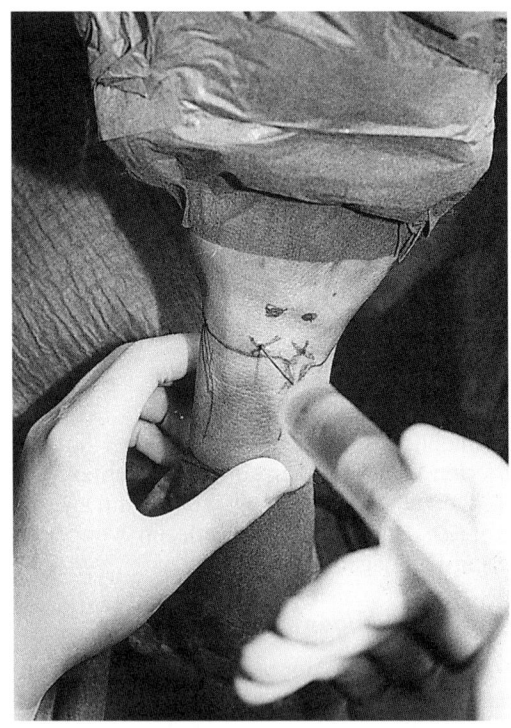

b Auffüllen des Gelenkes

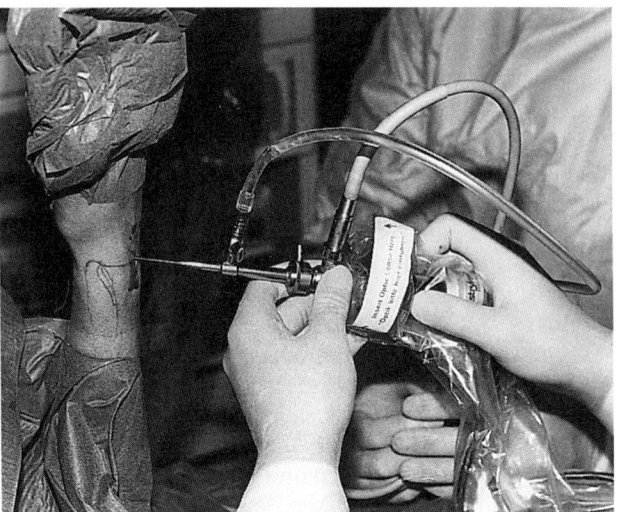

c Einführen des Handgelenkarthroskopes

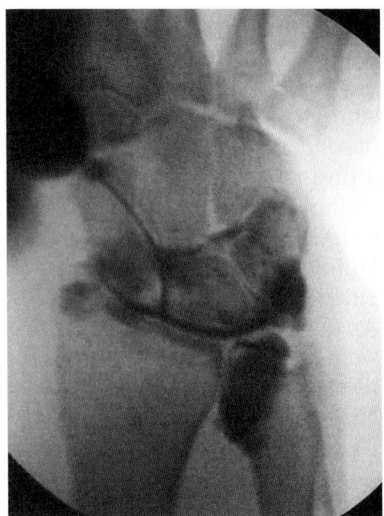

d Arthrographie zu Beginn oder am Ende der Untersuchung

Abb. 1:2   Durchführung einer Arthroskopie

Der Standardzugang für das Mediokarpalgelenk liegt 1 cm distal des dorsoradialen Zuganges *(Abb. 1:2b),* der bereits für das Radiokarpalgelenk benutzt wurde und auf gleicher Linie. Von hier aus können weitgehend alle Gelenkflächen und die meisten pathologischen Zustände ausreichend erkannt werden. Der ulnare Zugang zwischen 4. und 5. Strecksehnenfach, ebenfalls 1 cm distal des ulnaren Zuganges zum Radiokarpalgelenk, dient auch hier überwiegend als Arbeitskanal für die Tastsonde und wird nur in besonderen Fällen bei stark veränderter Anatomie zur Inspektion verwendet. Für die richtige arthroskopische Beurteilung des Gelenkknorpels und der Bandverbindungen ist eine Tastsonde unerläßlich. Neben den beiden ulnaren Zugängen können für den Bereich des Radiokarpalgelenkes auch Arbeitszugänge zwischen den Strecksehnenfächern 1 und 2 (Sehne des M. extensor pollicis brevis mit Abductor pollicis longus einerseits und des Extensor carpi radialis brevis und longus andererseits) sowie bds. der Extensor carpi ulnaris-Sehne (5. Sehnenfach) notwendig sein. Es ist hier jedoch mit besonderer Sorgfalt vorzugehen, um nicht versehentlich sensible Radialisendäste oder auf der Ulnarseite den sensiblen dorsalen Ulnarisast zu verletzen.

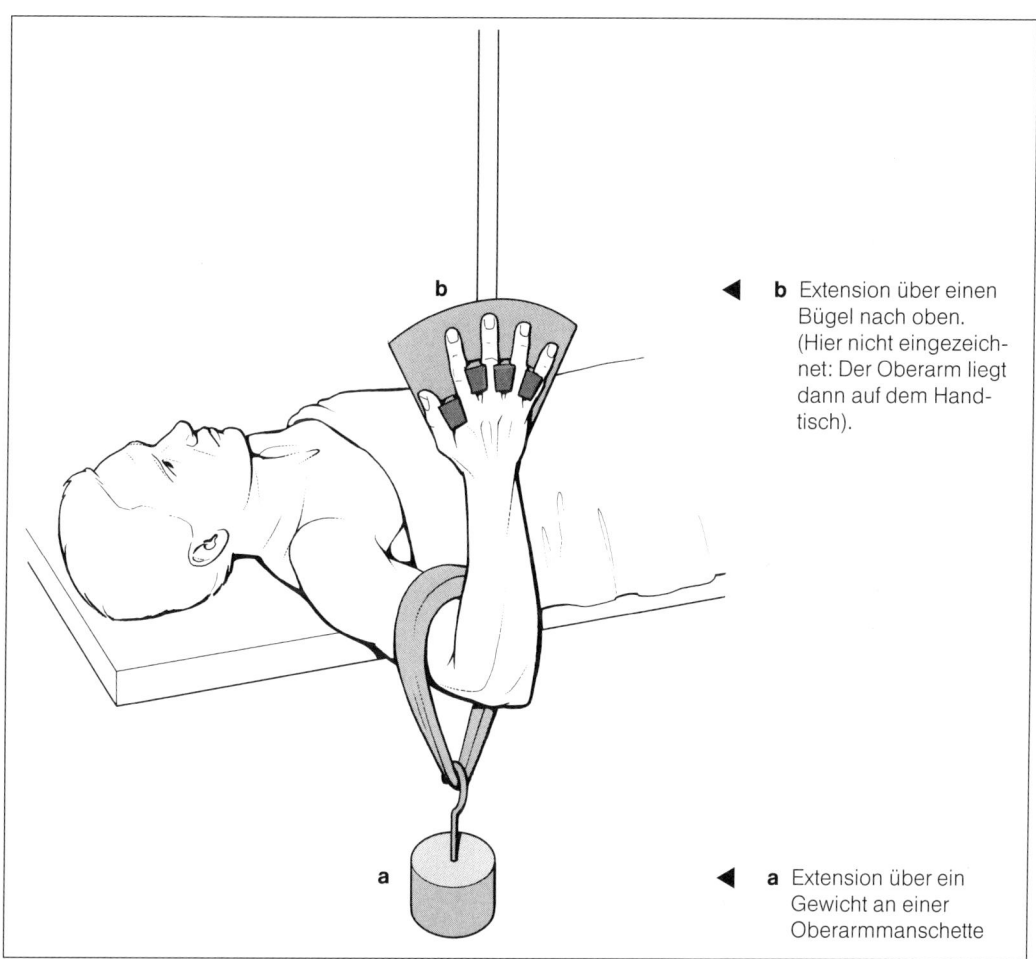

◀ **b** Extension über einen Bügel nach oben. (Hier nicht eingezeichnet: Der Oberarm liegt dann auf dem Handtisch).

◀ **a** Extension über ein Gewicht an einer Oberarmmanschette

Abb. 1:3   Lagerung und Extension zur Arthroskopie:

Technische Durchführung

Um das Einführen des Arthroskopes zu erleichtern, erfolgt zunächst in Rückenlage des Patienten die Aufhängung des seitlich um ca. 45° abduzierten Armes an einer speziellen Aufhängevorrichtung im Fingerbereich *(Abb. 1:2a);* der Arm ist hierbei im Ellenbogengelenk um 90° gebeugt. Um den nunmehr waagrecht liegenden Oberarm wird neben der pneumatischen Manschette für die Blutsperre eine zweite breite Manschette gelegt, an welche 2–3 kg Gewicht zur Extension des Handgelenkes angehängt werden kann *(Abb. 1:3)* oder es wird über einen kranartigen Bügel nach oben extendiert und der Arm wie in Abb. 1:2a bei gebeugtem Ellenbogen auf dem Handtisch ausgelagert. Sind nach der Desinfektion von Hand- u. Unterarm die Haltevorrichtung und der proximale Unterarm steril abgedeckt, wird zunächst der Gelenkspalt und das Tuberculum dorsale radii palpiert und die Gelenkflächen von Radius und Ulna eingezeichnet. Nach Palpation der Sehnenfächer erfolgt dann das Einzeichnen auch der möglichen Zugangstellen *(Abb. 1:2b).*
Über dem vorgesehenen Zugang wird der Gelenkspalt mit einer Kanüle punktiert und der Handgelenksspalt mit 5 – 10 ml Ringerlösung oder einer sonstigen für arthroskopische Zwecke geeigneten Spüllösung aufgefüllt *(Abb. 1:2b).* Die korrekte Punktion des Handgelenkspaltes ist zum einen an der Art des Widerstandes beim Injizieren und zum zweiten nach Abziehen der Spritze von der Kanüle am Herausspritzen der Flüssigkeit aus der Kanüle zu erkennen. Hilfreich kann zur Punktion auch eine leichte Beugestellung des Handgelenkes nach palmar sein. An das Auffüllen des Handgelenkes schließt sich dann die ca. 2 – 3 mm große Stichinzision, die in Längsrichtung in die dorsale Haut angelegt wird, an. Mit einer feinen gebogenen Klemme wird daraufhin das Subkutangewebe stumpf gespreizt. Danach wird das Arthroskopierohr mit Hilfe eines stumpfen Trokars eingeführt. Auf Höhe der Gelenkkapsel ist ein leichter Widerstand zu überwinden *(Abb. 1:2c).*

Ein scharfer Trokar birgt die Gefahr von Verletzungen des Gelenkknorpels und ist bei dem geringen Durchmesser des Instrumentariums nicht nötig. Anschließend wird der stumpfe Trokar gegen die Arthroskopieoptik mit steril abgedeckter Videokamera ausgetauscht und eine Spüleinheit angeschlossen. Die Spülung kann über einen Infusionsschlauch von einem ca. 2 m hoch hängenden Flüssigkeitsbeutel erfolgen und dient vor allem dazu, das Gelenk ausreichend entfaltet zu halten.
Alternativ zur Flüssigkeit kann auch Kohlendioxyd verwendet werden, wobei das gasförmige Medium häufig die Sicht erleichtert. Hierzu muß allerdings über eine entsprechende Pumpeinheit ein Druck von 60 mm Hg aufrechterhalten werden.
Nach der Plazierung des Arthroskopes erfolgt nun die eingehende Inspektion des Radiokarpalgelenkes von radial nach ulnar unter Tastkontrolle von einem über den ulnaren Zugangsweg eingeführten stumpfen Tasthaken. Hier können auch feine Faß- oder Hohlmeißelzangen bzw. ein Minishaver für operative Maßnahmen wie Teilsynovektomie und Abtragungen von ausgefransten verletzten Bändern unter arthroskopischer Sicht eingeführt werden. Ein Wechseln der Arbeitskanäle ist im allgemeinen nur in Ausnahmefällen nötig. Die Inspektion des weiter distal gelegenen Mediokarpalgelenkes schließt sich im allgemeinen dann an, wenn im Radiokarpalgelenk kein pathologischer Befund zu erheben war.

Nachbehandlung

Nachdem die Stichinzisionen verschlossen sind wird ein leichter, das Handgelenk etwas stützender Verband mit Watte und einer locker angewickelten elastischen Binde angelegt. Die weitere Nachbehandlung richtet sich nach dem jeweiligen Befund: Bei einer rein diagnostischen Arthroskopie ist die Hand bereits am nächsten, spätestens übernächsten Tag wieder wie vor dem Eingriff einsetzbar.

Tab. 1 **Reihenfolge der diagnostischen Abklärung unklarer Schmerzzustände im Handgelenksbereich**

1.	**Klinischer Ausschluß von Weichteilprozessen** z. B. Ganglien (Kap 21.4.1), Tendovaginitis stenosans (Kap. 20.4.1) (durch Palpation und Funktionsteste)
2.	**Standardröntgenaufnahmen**
3.	**Spezialröntgenaufnahmen** je nach Verdacht: gestaffelte Aufnahmen in zusätzlichen Ebenen oder sogenannte Streßaufnahmen (maximale Ulnar- und Radialabduktion), Aufnahmen in maximaler Pro- und Supination
4.	**Szintigraphie**
5.	**Computertomographie**
6.	**Kernspintomographie**
7.	**Handgelenksarthroskopie**

Die Punkte 4, 5 und 6 müssen nicht unbedingt der Arthroskopie vorangehen, wenn beispielsweise aufgrund eindeutiger Befunde in den Untersuchungsgängen 1–3 eine operative Arthroskopieindikation festgestellt wurde. Das geht dann allerdings bereits über die diagnostische Abklärung hinaus.

1.2 Vorbereitung handchirurgischer Operationen

1.2.1 Aufklärung

Das vorbereitende präoperative Gespräch zwischen Operateur und Patient, auf welches man nur bei bewußtlosen, dringlich zu versorgenden Patienten verzichten darf, verfolgt bei handchirurgischen Eingriffen mehrere Absichten.

1. Hauptziel muß sein, dem Patienten die notwendige Einsicht in die Situation seiner verletzten oder erkrankten Hand zu vermitteln. Dabei liegt es bei intellektuell geeigneten Patienten im Interesse einer optimalen Mitarbeit, auch das Verständnis für funktionelle Abläufe und anatomische Gegebenheiten mit Hilfe von Skizzen oder entsprechenden Abbildungen zu wecken.

2. Gibt es mehrere Möglichkeiten der Behandlung (konservativ-operativ, verschiedene Operationsverfahren), sollte man diese unter Darlegung der jeweiligen Vor- und Nachteile mit dem Patienten besprechen, dabei auch erklären, welches Verfahren nach eigener Meinung der jeweiligen beruflichen und persönlichen Situation am ehesten gerecht wird und dann dem Patienten die eigentliche Entscheidung überlassen. Bei größeren nicht dringlichen Eingriffen sollte man eine mehrtägige Bedenkzeit einräumen, in der sich der Patient auch anderweitig erkundigen kann, und die endgültige Entscheidung erst in einem zweiten Gespräch treffen.

3. Der Patient sollte am Ende des Gespräches eine sachliche emotionsfreie Vorstellung über mögliche Komplikationen, ihre Auswirkungen und Behandlungsmöglichkeiten sowie über das zu erwartende Ergebnis nach erfolgter Operation und adäquater Nachbehandlung erlangt haben. Selbstverständlich muß er auch auf die Folgen, die sich aus dem Unterlassen des vorgeschlagenen Eingriffes ergeben könnten, hingewiesen werden.

Wichtig zur juristischen Absicherung für den Operateur ist eine *ausreichende schriftliche Dokumentation über Art und Umfang* der vorgenommenen Aufklärung. Dies wird bei Standardoperationen erleichtert durch Verwendung entsprechender Vordrucke, die allerdings mit Rücksicht auf die jeweilige Situation ergänzt werden müssen.

1.2.2 Lokale Vorbereitung des Operationsgebietes

Zur Vermeidung septischer Komplikationen ist vor allem bei Wahleingriffen eine adäquate Vorbereitung der zu operierenden Hand unerläßlich.

Bereits vor dem Einschleusen in die Operationsräume sollten Unterarm und Hand einer allgemeinen Reinigung unterworfen werden, wobei insbesondere auf ausreichend gekürzte, saubere Fingernägel *und die Entfernung von Nagellack zu achten ist.*

Handbäder mit milden desinfizierenden Lösungen (bereits am Vortage) kommen z.B. bei Dupuytrenschen Kontrakturen mit tiefen, schwer pflegbaren Falten in Frage. Bei frischen offenen Verletzungen entfallen allerdings derartige vorbereitende Maßnahmen (vgl. hierzu Kap. 3.1.2.1).

Muß bei einer starken Behaarung rasiert werden, so hat diese erst kurz vor der Operation und möglichst ohne Hautverletzungen zu erfolgen und sich auf das vorgesehene Operationsgebiet zu beschränken.

Nach durchgeführter Betäubung, Anlegen einer Blutsperre und entsprechender Lagerung wird die gesamte Hand von den Fingerspitzen bis über den Ellenbogen desinfiziert. Gefärbte Desinfektionsmittel lassen ein versehentlich ausgespartes Hautareal besser erkennen, beeinträchtigen dafür die Beurteilung der natürlichen Hautfarbe. Bei der anschließenden sterilen Abdeckung bleiben Hand und Unterarm zur sicheren topographischen Orientierung frei sowie um jederzeit Funktionsprüfungen vornehmen zu können.

Bei einigen Eingriffen kann es auch notwendig werden, vom proximalen Unterarm kleinere Vollhauttransplantate (Kap. 3.2.4, *Abb. 3:4),* Nerventransplantate (Kap. 10.4.3.5, *Abb. 10:7c)* oder eventuell auch spongiöses Knochenmaterial aus dem Olekranonbereich zu entnehmen. Auch dies sollte man beim Umfang der Desinfektion und der Art der Abdeckung von vornherein berücksichtigen.

1.2.3 Lagerung

Bei handchirurgischen Operationen wird der Arm des möglichst bequem auf dem Operationstisch liegenden Patienten auf einem separaten Handtisch ausgelagert. Dieser wird an einer Schiene des Operationstisches befestigt und durch einen zusätzlichen Fuß abgestützt. Er soll in der Höhe verstellbar und durchlässig für Röntgenstrahlen sein sowie eine ausreichende Auflagefläche für Unterarme und Hände des Operateurs und seines ihm gegenübersitzenden Assistenten aufweisen (eine wichtige Voraussetzung für ruhiges und präzises Operieren). Eine zusätzliche Erleichterung für den Operateur stellt die Fixierung der Hand mit Hilfe einer durch Kompressen oder Tücher abgepolsterten Bleihand vor allem bei beugeseitigen Operationen dar.

1.2.4 Blutleere – Blutsperre

Ein blutleeres Operationsfeld ermöglicht eine rasche und atraumatische Präparation der vom Eingriff betroffenen anatomischen Gebilde und die zuverlässige Schonung unmittelbar benachbarter Strukturen.

Die beste *blutfreie Übersicht* gewährleistet eine vollständige Blutleere, bei welcher der Arm mit einer Esmarchbinde von den Fingerspitzen bis proximal des Ellenbogens ausgewickelt wird *(Abb. 2:6, S. 47),* bevor man die bereits am Oberarm angelegte, gut unterpolsterte, pneumatische Druckmanschette (Breite mindestens 8 cm!) mit einem Überdruck füllt, der 70 bis 100 mm Hg über dem systolischen Blutdruck des Patienten liegen soll (maximal 300 mm Hg). Die verwendete Apparatur sollte kontinuierlich und zuverlässig den gewählten Überdruck anzeigen und aufrechterhalten. Die Druckhöhe ist vom Operateur zu kontrollieren.

Eine *Kontraindikation* für das Auswickeln des Armes besteht bei septischen Eingriffen wegen der Gefahr einer Keimverschleppung. Daher begnügt man sich in solchen Fällen mit einer einfachen Blutsperre, wobei die in gleicher Weise angelegte Blutdruck-

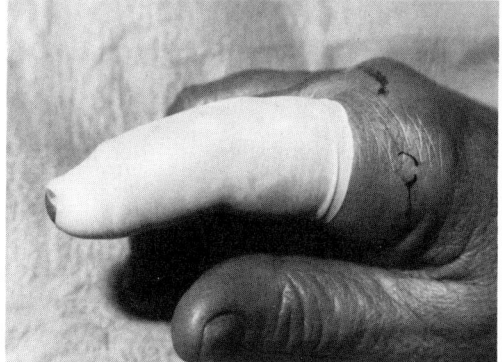

a Ein abgeschnittener Handschuhfinger ist über den zu operierenden Finger gestülpt, die Spitze ist eingeschnitten

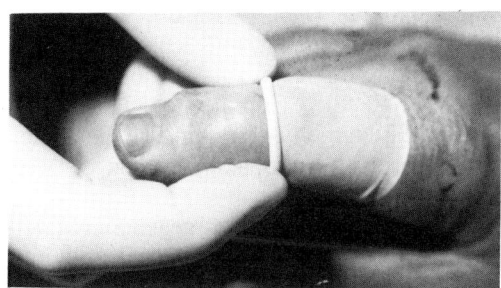

b Durch Aufrollen der Fingerspitze nach zentral wird eine Blutleere erreicht

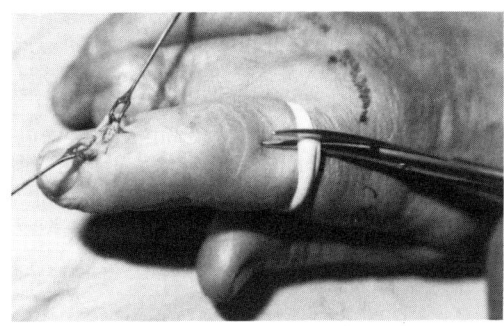

c Aufheben der Blutleere durch einfaches Durchschneiden des aufgerollten Gummifingers am Ende der Operation

Abb. 1:4   Durchführen einer Fingerblutleere

manschette erst nach 1- bis 2minütigem Hochhalten des Armes aufgepumpt wird. Hierdurch kommt es zu einer meist ebenfalls ausreichenden Blutleere.
Die Zeitdauer für das gefahrlose Aufrechterhalten einer Blutleere oder Blutsperre beträgt bis zu 2 Stunden.

Fingerblutsperre

Nicht ganz unproblematisch ist die häufig geübte Fingerblutsperre über dem Grundgelenk mit kleinen Gummizügeln oder Gummischläuchen, da hier eine objektive Druckkontrolle fehlt. Um ernsthafte Schäden an den Nervengefäßbündeln zu vermeiden, sollten nur weiche, relativ breite Gummischläuche mit möglichst geringem Druck angewendet werden.
Günstiger ist es, die Fingerblutsperre mit einem abgeschnittenen Fingerteil eines Gummihandschuhes herzustellen *(Abb. 1:4)*. Bei richtigem Abrollen über dem zu operierenden Finger bleiben die Drucke in vertretbaren Grenzen *(2)*, und man erzielt gleichzeitig eine der Übersicht dienliche Blutleere (nicht nur eine Blutsperre).
Die Zeitdauer dieses Verfahrens ist auf 20 bis 30 Minuten zu beschränken.

1.2.5 Instrumente, Apparate, Materialien

Um eine optimale Durchführung des notwendigen Eingriffes zu ermöglichen, gehört mit zur Operationsvorbereitung das Bereitstellen geeigneter Naht- und Osteosynthesematerialien sowie feiner, handchirurgischer Instrumente, welche der Forderung nach atraumatischer Operationstechnik gerecht werden.
Benötigt werden für unkomplizierte Standardoperationen z. B. folgende Grundinstrumente:
Verschiedene Skalpelle mit feinen, runden oder spitzen Klingen (auswechselbar oder als Einmalskalpell), 2 feine chirurgische Pinzetten mit breitem Handgriff (z. B. n. *Adson*), wahl-

weise 1 bis 2 anatomische Pinzetten oder Gefäßpinzetten, 2 bis 3 Präparierscheren mit spitzen (z.B. n. *Jameson*) und breiten Branchen (z.B. n. *Kilner*), je 1 Paar feiner, zweizahniger Hauthäkchen, Sehnenscheidenhaken, Lidhaken und Platthaken (n. *Langenbeck*), mehrere feine Klemmen (z.B. gerade, scharfe Mikro-*Halsted*), gebogene, stumpfe Präparierklemmen (Mikro-*Halsted* oder Baby-Mosquito), mit Gummi gepolsterte Fadenklemmen, 2 feine Nadelhalter, 1 Hohlmeißelzange (z.B. n. *Mayfield* o. *Luer*) und 1 selbsthaltender Wundspreizer. Eine Gefäßkoagulation erfolgt am schonendsten für das umgebende Gewebe mit Hilfe bipolarer elektrischer Spezialpinzetten.

Alle Instrumente sollen gut in der Hand des Operateurs liegen; deswegen müssen sie trotz der notwendigen Feinheit an der Spitze im Griffteil ausreichend groß sein.

Das relativ einfache Grundinstrumentarium ist entsprechend der Art des geplanten Eingriffes zu ergänzen durch spezielle Sehneninstrumente (z.B. Durchflechtungsklemmen, Sehnenstripper), durch Mikroinstrumente (z.B. feine Juwelierpinzetten, Mikroschere mit Wellenschliff, Mikronadelhalter), durch Meißel verschiedener Größen, durch Bohrmaschinen mit entsprechendem Aufsatz für Sägen und Fräsen, durch Osteosynthesematerialien mit dazugehörendem Instrumentarium (Schraubenzieher, Gewindeschneider. Kirschnerdrähte, Platten, Schrauben verschiedener dem Handskelett angepaßter Größe) und durch optische Hilfsmittel wie Lupenbrille (3- bis 4fache Vergrößerung) oder Operationsmikroskop (bis 25fache Vergrößerung).

Als *Nahtmaterial* hat sich vor allem der atraumatische monofile Nylonfaden in den Stärken 4/0 (ca. 85 m Durchmesser) bis 11/0 (ca. 15 m Durchmesser) sowohl für Sehnen, feine Gefäß- und Nervennähte, als auch für die Hautnaht bewährt. Synthetisches resorbierbares Nahtmaterial kommt in Betracht für feine Band- und Kapselnähte. Draht findet noch in Form transossärer Ausziehnähte oder im Bereich verletzter Strecksehnen *(Abb. 8:10, S. 117)* Verwendung.

1.2.6 Grundsätze der Schnittführung

Vor allem bei Eingriffen im Bereich von Beuge- und Strecksehnen haben sich bestimmte Schnittführungen *(Abb. 8:7, S. 174 und Abb. 9:2, S.* 191) bewährt, die grundsätzlich auch bei Operationen anderer Strukturen in Frage kommen, z.B. bei Freilegung von Frakturen oder von sonstigen subkutanen Veränderungen oder bei der operativen Behandlung von Infektionen. Ihre Beachtung ist eine wesentliche Voraussetzung für eine einwandfreie Abheilung und eine meist unauffällige Narbenbildung. Dabei wird, um keine Kontraktur zu provozieren, möglichst vermieden, Beugefalten senkrecht zu überqueren. Ähnliches gilt für die Spaltlinien der Haut. Hier werden die Narben umso feiner, je paralleler sie zur Richtung der Spaltlinien angelegt werden.

Schnitte zur Erweiterung vorgegebener Verletzungen befolgen die gleichen Grundsätze *(Abb. 3:1, S. 51)*.

Spezieller Überlegungen bedürfen die Schnittführungen bei den Dupuytrenschen Kontrakturen, bei Kontrakturen anderer Genese sowie bei angeborenen Fehlbildungen *(vgl. Abb. 3:6, S. 56 u. 57, Abb. 18:3, S. 322, Abb. 18:4, S. 323, Abb. 22:2, S. 395, Abb. 22:3, S. 395)*.

Die weiteren Einzelheiten sind in den jeweiligen Kapiteln angegeben (vgl. Kap. 3.1.3, 3.3.1, 8.4.1, 18.4.4, 22.2.1, 22.2.2). Allgemeingültige Grundsätze der Hautnahttechnik sind in Kap. 3.1.4 ausgeführt.

1.3 Grundlagen postoperativer Verhaltensweisen

1.3.1 Verbandstechnik und Lagerung

Der postoperative Verband hat nicht nur die Aufgabe, den Wundbereich steril abzudecken, sondern von Eingriff zu Eingriff unterschiedliche zusätzliche Funktionen. So ist vielfach eine milde Kompression zur Vermeidung einer Hämatombildung im Operationsgebiet sinnvoll, besonders wichtig im Bereich der Hohlhand (Kap. 14.4.7) oder nach freien Hauttransplantationen *(Abb. 3:5, S. 54)*. Dabei darf jedoch keine Stauung oder Schwellung peripherer Hand- oder Fingerbereiche auftreten.

Die gleiche Verbandsanordnung würde sich hingegen verhängnisvoll auswirken bei lokalen Verschiebelappenplastiken und bei mikrochirurgischen Eingriffen mit Gefäßnähten insbesondere nach Replantationen oder nach erfolgter Versorgung schwerer Quetsch- und Explosionsverletzungen. Hier darf unter keinen Umständen der venöse Abfluß behindert werden. Solche Verbände müssen locker, saugfähig und gegenüber äußeren mechanischen Einflüssen gut gepolstert sein.

Zur besseren Sekretableitung dienen in einigen Fällen neben Redonsaugdrainagen separat aus der Haut herausgeleitete kleine Wundwinkeldrainagen, die in das saugfähige Verbandsmaterial ableiten und bereits am nächsten Tag bei dem wegen der eintretenden Verkrustung notwendigen Verbandwechsel entfernt werden. Es hat sich bewährt, die Wunde mit Salbentüll und danach mit Kompressen, von denen ein Teil zusätzlich locker in die Interdigitalfalten eingelegt wird, abzudecken und zur besseren Kontrollierbarkeit der Durchblutungsverhältnisse die Fingerendglieder möglichst frei zu lassen. Eine zusätzliche dünne Wattepolsterung und eine abschließende Mull- oder elastische Binde sorgen für die äußere Festigkeit des Verbandes.

Von der Operation nicht betroffene Finger sollen durch die Verbandsanordnung in ihrer Beweglichkeit möglichst nicht behindert werden. Jede operierte Hand wird nach dem Eingriff erhöht (wenigstens Herzhöhe) auf weichen Unterlagen (z. B. Schaumstoffkissen oder Armbänkchen) gelagert. Ein Hochhängen an einem Bettgalgen nach entsprechender Lagerung auf einer Schiene ist nur in besonderen Fällen mit extremer Schwellneigung notwendig. Steht der Patient auf, so muß er angewiesen werden, den betroffenen Arm bewußt hoch zu halten, ihn hin und wieder bis über die Kopfhöhe hinaus auszustrekken und in dieser Position aktiv die nicht betroffenen Finger zu bewegen (Förderung des venösen Rückstromes und des Lymph-

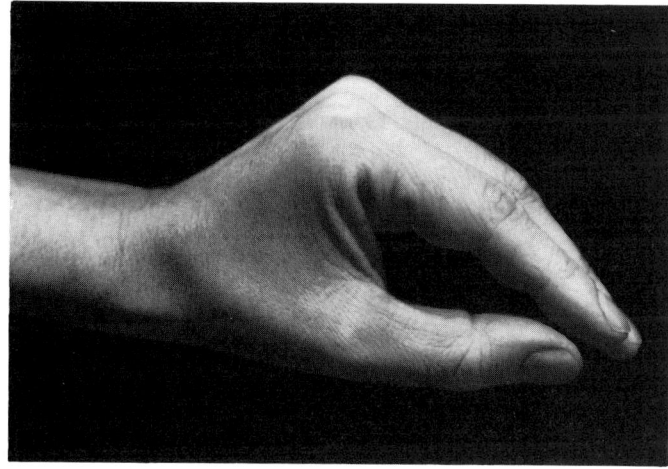

Abb. 1:5 Intrinsic-plus-Haltung
Als Stellung mit den geringsten Mobilisierungsproblemen wird i. a. die hier abgebildete »Intrinsic plus«-Haltung der Langfinger, z. B. auf einer Gipsschiene, angesehen.

abflusses). Ganz besonders wichtig ist die diesbezügliche postoperative Patientenaufklärung oder Ermahnung bei ambulant durchgeführten Eingriffen, bevor der Patient das Krankenhaus oder die Praxis verläßt.

1.3.2 Ruhigstellung

Ist zusätzlich zur Festigkeit des postoperativen Verbandes für einige Tage eine weitergehende Ruhigstellung notwendig, kommen hierfür vor allem gut gepolsterte dorsale oder palmare Unterarmgipsschienen und im Fingerbereich flexible Aluminiumschienen mit aufgeklebtem Schaumgummi in Frage. Letztere können auch in eine Unterarmgipsschiene eingearbeitet werden. Anordnung, Länge und Ausführung der Schiene unterscheiden sich von Eingriff zu Eingriff (siehe spezielle Kapitel).

In jedem Fall sind hinsichtlich der Ruhigstellung folgende Grundsätze zu beachten:

1. Eine Immobilisierung soll, um eine Einsteifung zu vermeiden, nicht länger als unbedingt nötig aufrechterhalten bleiben.
2. Auf eine Gelenkstellung, aus der heraus später möglichst rasch eine normale Beweglichkeit zu erzielen ist, muß geachtet werden *(Abb. 1:5)*. Dies gilt vor allem für die Langfingergrundgelenke (siehe z. B. Gipse bei Finger- und Mittelhandfrakturen, *Abb. 5:2)*.
3. Nicht betroffene Finger oder Gelenke sollen aktiv bewegt werden können.
4. Korrekter Sitz und Weite eines ruhigstellenden Verbandes jeglicher Art ist kurzfristig zu kontrollieren. Schmerzen des Patienten sind unbedingt zu beachten und gegebenenfalls durch entsprechende Korrekturen zu beseitigen.

1.3.3 Nachbehandlung

Bei vielen Erkrankungen und Verletzungen der Hand stellt die Operation lediglich den ersten, wenn auch zunächst entscheidenden Schritt der Gesamtbehandlung dar. Vielfach ist ein optimales Behandlungsergebnis jedoch nur durch eine sich anschließende krankengymnastische Übungsbehandlung, die konsequent und richtig dosiert durchgeführt wird und die Mitarbeit des Patienten voraussetzt, zu erreichen. Diese kann unterstützt werden durch zusätzliche physikalische Maßnahmen und eine spezielle Beschäftigungstherapie (Ergotherapie) *(5, 6)*. Alle diese Maßnahmen müssen unter Anleitung geschulter Therapeuten in Absprache mit dem Operateur erfolgen. Geeignete Übungen soll der Patient jedoch auch zwischen den Behandlungsterminen selbsttätig durchführen.

Aktive Bewegungsübungen

Der aktiven Übungsbehandlung kommt die größte Bedeutung unter allen krankengymnastischen Behandlungsverfahren zu. Sie dient entweder der möglichst vollständigen Wiedererlangung einer normalen Handfunktion, wenn diese infolge längerer Ruhigstellung oder auf Grund der Verletzung gestört ist, oder sie soll das Entstehen sudeckähnlicher Krankheitsbilder (Kap. 23) verhindern.

Spezielle Indikationen und Erfordernisse bestehen vor und nach motorischen Ersatzoperationen (Kap. 11.1.3).

Ein frühzeitiger Beginn 1 bis 2 Tage nach der Operation ist wichtig, wenn Sehnen und Gelenke operativ mobilisiert wurden (Arthrolysen, Kapsulektomien, Tendolysen, Narbenkorrekturen) und bei nicht von der Operation betroffenen Nachbarfingern.

Vorzüge der aktiven Mobilisierung sind vor allem die achsengerechte Gelenkbelastung, das Einhalten der Schmerzgrenze, wodurch einer Überlastung des betroffenen Gewebes in gewissem Umfang vorgebeugt wird, und die verbesserte Blutzirkulation. Geübt werden gezielte und isolierte Bewegungen einzelner Gelenke und Finger abwechselnd mit komplexeren, die gesamte Hand betreffenden Bewegungsabläufen wie Faustschluß und verschiedene Greifübungen (2- bis 3mal täglich für 10 bis 20 Minuten). Eine zusätzliche Unterstützung dieser Bewegungstherapie kann erfolgen durch eine Fixierung benachbarter Gelenke durch den Physiotherapeuten und durch beidhändiges Ausführen der Bewegungen.

In Abhängigkeit von der Belastbarkeit operierter oder verletzter Sehnen und Gelenke können Widerstandsübungen zusätzlich zur Kräftigung der durch Ruhigstellung oder längere Denervierung geschädigten Muskelgruppen beitragen. Dies kann manuell gegen den Widerstand der Hand des Therapeuten erfolgen oder indem elastische Gegenstände wie z. B. ein Gummiball oder ein Schwamm zusammengedrückt werden sowie mit Hilfe dynamischer Schienen (4, 7).

Passive Übungen

Eine vorsichtige passive Dehnungsbehandlung kann zur Ergänzung nicht ausreichender aktiver Maßnahmen notwendig sein. Es darf jedoch nicht zu Reizzuständen (ödematöse Schwellung, Rötung und Überwärmung) kommen, die Schmerzgrenze sollte möglichst nicht überschritten und die normalen Bewegungsachsen der Gelenke berücksichtigt werden.

Die passiven Übungen können durch das Tragen von Extensionsschienen oder Flexionshandschuhen (4, 6, 7) ergänzt werden, wobei auch hier die Gefahr einer übermäßigen Gewebsbelastung groß ist.

Gelegentliche eintägige Therapiepausen können zur Erholung und zur Vermeidung zu starker Ödembildungen in bestimmten Heilungsstadien notwendig sein. Auch können zur Durchführung passiver Übungen Lymphdrainagen vor allem bei diffuser Schwellneigung indiziert sein.

Sensibilitätstraining

Ein derartiges Training kommt unter anderem z. B. nach N. medianus-Verletzungen bzw. entsprechenden Nervennähten oder Transplantationen in Frage.

Nachdem die Nervenregeneration einen gewissen Grad (Schutzsensibilität) erreicht hat, soll der Patient lernen, mit den gegenüber früher veränderten Innervationsverhältnissen

wieder Gegenstände und Strukturen zu erkennen (9). Dabei muß man davon ausgehen, daß beim Erwachsenen auch nach einer gelungenen Nervennaht die Dichte der Nervenfasern vermindert, das Verteilungsmuster geändert und die Nervenleitgeschwindigkeit (sensibel und motorisch) verlängert ist. Dies bedeutet, daß der Patient zunächst abnorme Gefühlswahrnehmungen mit normalen, früher festgelegten Engrammen im ZNS in Einklang bringen muß.

Der *Beginn der Therapie* ist angezeigt, sobald die ersten Berührungswahrnehmungen im Bereich der Fingerbeeren wiedererlangt sind.

Zunächst soll der Patient versuchen, lediglich durch Abtasten verschieden geformte Gegenstände zu identifizieren. Bei Fehlern wird die Sichtkontrolle ermöglicht. Hierdurch wird ein neues taktil-visuelles Bild entwickelt.

Werden Form und Gewicht der Prüfkörper erkannt, so folgt das Training des Erkennens von Oberflächenbeschaffenheiten. Hierbei wird zunächst in ähnlicher Weise versucht, die Unterscheidung von groben Unterschieden zu erlernen, z. B. zwischen Sandpapier und Seide. Mit zunehmender Treffsicherheit werden feinere Unterschiede geübt.

An diese Übungen schließt sich das Erkennungstraining von Gegenständen des täglichen Lebens an.

Ist die Fähigkeit zur Lokalisation gestört, so kann man diese z. B. dadurch trainieren, daß man den Handbezirk ohne Sichtkontrolle des Patienten berührt und ihn danach auffordert, den Berührungspunkt zu nennen oder mit dem Zeigefinger der anderen Hand zu identifizieren. Bei Fehlern wird anschließend wieder der Sichtkontakt hergestellt.

Physikalische Maßnahmen

Eine lokale *Eisbehandlung* erleichtert bisweilen die Durchführung einer aktiv-passiven Übungsbehandlung. Dabei wird die Schmerzempfindung bei gleichzeitiger Abnahme der Hautdurchblutung herabgesetzt. Die durch den Kältereiz ausgelöste Durchblutungsverbesserung in tiefer gelegenen Gewebsabschnitten beeinflußt außerdem die Elastizitäts- und Spannungsverhältnisse der Muskulatur günstig.

Bewegungsübungen in warmen *Handbädern* sind in ihrem Wert wegen der Gefahr trophischer Störungen umstritten, fördern jedoch bisweilen die Motivation des Patienten, der im Wasser häufig einen größeren aktiven Bewegungsumfang erzielt.

Die Anwendung einer vorsichtigen *Ultraschallbehandlung* kann nach eigenen Erfahrungen zur Auflockerung chronisch indurierter Gewebe beitragen, ebenso wie eine vorsichtig durchgeführte Narbenmassage.

Zusätzlich sind bei spezieller Indikation folgende Maßnahmen Bestandteil einer physikalischen Therapie:

Iontophorese, diadynamische Strombehandlung und Reizstromtherapie *(5)* (Elektrotherapie).

Die bei ödematösen Schwellungen sehr wirksamen Lymphdrainagen können die Effektivität einer aktiv-passiven Übungsbehandlung ebenfalls steigern, vor allem wenn sie 6–24 Stunden zuvor durchgeführt werden.

Ergotherapie

Aufgabe der Ergotherapie ist es, vor allem nach schweren Handverletzungen, die mit krankengymnastischen Maßnahmen wiedererlangten Funktionen umzusetzen in eine für Alltag und Beruf notwendige und nützliche Einsatzfähigkeit der Hand. Dabei verwischen sich häufig die Grenzen zwischen Krankengymnastik und Ergotherapie.

Wichtige Maßnahmen dieser Behandlungsformen sind u. a.:

1. Anpassen und Erlernen des alltäglichen Gebrauches orthopädischer Hilfsmittel, z. B. Opponensschienen bei Medianusausfall, Radialis- und Ulnarisschienen bei Ausfall dieser beiden Unterarmnerven *(4, 7)*.
2. Das Training komplexer Bewegungsabläufe, wobei der Patient häufig zu manuellen Tätigkeiten angehalten wird, die ihm die Gebrauchsfähigkeit der Hand beweisen sowie ihre Kraft und Geschicklichkeit verbessern sollen. Hierunter fallen Beschäfti-

gungen wie Korbflechten, Sticken, Weben, Lederarbeiten usw.
3. Die Abhärtungstherapie von Amputationsstümpfen und überempfindlichen Narbenbezirken (Kap. 13.2.4).

Wichtig für die Effektivität der Ergotherapie sind außerdem eine gute informative Rückmeldung zwischen dem speziell geschulten Therapeuten und dem Operateur, eine Bestandsaufnahme vorhandener Fertigkeiten der betroffenen Hand mit Hilfe geeigneter Funktionstests vor Behandlungsbeginn und eine gute Abstimmung der jeweiligen Übungen auf die aktuellen Möglichkeiten der Hand, da Mißerfolge den Patienten deprimieren und ihm das Interesse an weiteren Behandlungen nehmen können. Hinsichtlich detaillierter Einzelheiten sei auf die spezielle Literatur verwiesen *(6, 7, 9)*.

1.4 Handchirurgie bei Kindern

Hinsichtlich des operativen Vorgehens bestehen selbst bei Kleinkindern und Säuglingen keine prinzipiellen Unterschiede gegenüber ausgewachsenen Patienten, sofern die Feinheit der Strukturen bei der Auswahl des Naht- und Osteosynthesematerials berücksichtigt wird. Hinzu kommt, daß die Chirurgie angeborener Fehlbildung der Hand ohnehin die Kinder betrifft, da im allgemeinen für die Durchführung von Korrekturoperationen nicht mehr das Ende der Wachstumsphase abgewartet wird (Kap. 22.1). Lediglich bei der Schnittführung ist zu berücksichtigen, daß Narben im Wachstum zurückbleiben können (Gefahr von Fingerverkrümmungen auch bei längs verlaufenden Seitenschnitten, wie sie sonst bei Erwachsenen erlaubt sind).

Schwierigkeiten können im Gegensatz zur Behandlung Erwachsener aufgrund der Unfähigkeit zu einsichtigem Mitarbeiten im Rahmen der Diagnosestellung und bei einer notwendigen postoperativen Ruhigstellung entstehen.

Die Anamnese läßt sich häufig nur unvollständig erheben. Funktionsprüfungen sind oftmals nur möglich nach geduldigem Überreden und wenn es gelingt, das Interesse des Kindes für die verlangte Bewegung zu wecken (z. B. Greifen nach einem Spielzeug).

Schwierig kann u. a. auch die Beurteilung frischer Nervenverletzungen sein, da brauchbare Angaben zur Sensibilität meist nicht zu erhalten sind. Hier muß man versuchen, das Kind abzulenken, um unbeobachtet einen leichten Schmerzreiz auszulösen oder das Kind zur Prüfung der Schweißsekretion mit einem Ninhydrintest (S. 210, 219) zu überreden, sofern sich nicht bereits bei der Inspektion und Palpation Unterschiede der Trophik und Schweißbildung feststellen lassen.

Beim Anlegen postoperativer Verbände und Gipsschienen ist zu berücksichtigen, daß Kinder ihre operierten oder verletzten Hände oftmals wenige Stunden nach dem Eingriff wieder einsetzen und dabei die stets gut zu polsternden Verbände oder Unterarmgipsschienen bisweilen erstaunlich rasch entfernen. Verhindern läßt sich dies im Bedarfsfall (vor allem bei lebhaften Kleinkindern) nur durch Anlegen einer den Ellenbogen rechtwinklig beugenden Oberarmgipsschiene.

Trotz dieser Schwierigkeiten verläuft die postoperative und posttraumatische Abheilung rascher und trotz der eingeschränkten Kooperationsfähigkeit im allgemeinen auch vollständiger infolge der Regenerationsfreudigkeit kindlichen Gewebes. Am deutlichsten sind diese Tatsachen nach Nerven- und Sehnennähten sowie nach Replantationen abgetrennter Handteile zu beobachten. Hinzu kommt die Fähigkeit des kindlichen Knochens, während des weiteren Wachstums Fehlstellungen in gewissem Umfang auszugleichen.

Literatur

1. *Bittar, E. S.:* Arthroscopic Surgery of the Wrist. In: Techniques in therapeutic arthroscopy ed. by. J. S. Parisien, Raven Press, New York 1993
2. *Hixson, F. P., Shafiroff, B. B., Werner, F. W., Palmer, A. K.:* Digital tourniquets: A pressure study with clinical relevance. J. Hand Surg 11 A (1986) 865
3. *Hempfling, H.:* Die Arthroskopie am Handgelenk, hrsg. von H. Hempfling. Wissenschaftliche Verlagsgesellschaft mbH, Stuttgart 1992
4. *Hohmann, D., Uhlig, R., Mannerfelt, L., Riedermann, L.:* Orthopädische Technik, 7. Auflage. Enke Verlag, Stuttgart 1982
5. *Hunter, J. M., Schneider L. H., Mackin, E. J., Callahan, A. D.* (Hrsg): Rehabilitation of the Hand. Mosby, St. Louis 1984
6. *Nigst, H.:* Ergo-, Physio- und Physikotherapie. In: Handchirurgie Bd. 1, hrsg. von H. Nigst, D. Buck-Gramcko, H. Millesi. Thieme, Stuttgart 1981
7. *Pfenninger, B., Waldner-Nilsson. B.:* Ergotherapie bei Erkrankungen und Verletzungen der Hand. Springer, Berlin 1984
8. *Scharizer, E.:* Klinische Untersuchung. In: Handchirurgie Bd. 1, hrsg. von H. Nigst, D. Buck-Gramcko, H. Millesi, Thieme, Stuttgart 1981
9. *Wynn Parry, C. B.:* Rehabilitation of the Hand. Butterworths, London 1973

2 Anästhesieverfahren

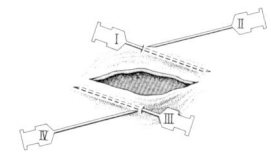

Für die Schmerzausschaltung bei handchirurgischen Operationen haben sich neben Allgemeinnarkosen vor allem die Verfahren der Lokalanästhesie, die unter bestimmten Voraussetzungen auch ohne Anwesenheit eines Anästhesisten anwendbar sind, bewährt: Infiltrationsanästhesie, Leitungsblockaden in verschiedenen Abschnitten der Hauptnervenstränge und intravenöse Regionalanästhesie.

Ihre Vorzüge sind bei sachgerechter Anwendung die geringere Allgemeinbelastung für Problempatienten (hohes Alter, kardiopulmonale Erkrankungen usw.) und ihre Risikoarmut bei dringlich zu versorgenden und daher unvorbereiteten Patienten.

2.1 Verfahrenswahl und Indikationsstellung

Die obengenannten Verfahren der Lokalanästhesie sind nicht für jeden Eingriff gleich gut geeignet. Zum Beispiel hat bei größeren Eingriffen die Narkose folgenden Ansprüchen zu genügen:

1. Bei vollständiger Betäubung des Operationsgebietes muß eine Druckmanschette am Oberarm für wenigstens $1\frac{1}{2}$ Stunden schmerzfrei ertragen werden, um in Blutsperre oder Blutleere operieren zu können.
2. Auch nach Öffnen der Blutsperre muß eine weitere Schmerzfreiheit gewährleistet sein, um eine sorgfältige Blutstillung und einen schmerzfreien Wundverschluß anschließen zu können.

Diese Notwendigkeiten erfüllen nur die *Allgemeinnarkose* und die *proximalen Leitungsblockaden* (axilläre und supraklavikuläre Blockaden des Armplexus).

Kann bei kleineren Eingriffen oder bei einer geschlossenen Frakturreposition auf eine Blutsperre verzichtet werden, dann kommen auch periphere Nervenblockaden wie die Oberstsche Leitungsanästhesie der Finger, Blockaden der Mittelhandnerven, der Nervenbahnen am Handgelenk und im Bereich des Ellenbogens in Frage.

Allerdings wird für 20 bis 30 Minuten eine Blutsperre am Oberarm auch ohne dessen Betäubung von den meisten Patienten toleriert, so daß bei kurzdauernden Operationen, die eine exakte Darstellung verletzter oder zu schonender Strukturen benötigen, auch die Kombination einer peripheren Leitungsanästhesie mit einer Blutsperre möglich ist.

Diese Verfahren können außerdem die Schmerzausschaltung bei inkompletten Plexusblockaden vervollständigen, wobei jedoch auf die Maximaldosis der verwendeten Lokalanästhetika zu achten ist *(Tab. 2)*.

Die *intravenöse Regionalanästhesie*, deren Vorzug ihre sichere Wirksamkeit darstellt, kann angewendet werden bei kleineren Operationen, die keine ausgiebige oder subtile Blutstillung, jedoch eine Blutleere zur sicheren Präparation erfordern (z.B. Entfernung kleiner Tumoren oder Ringbandspaltung bei schnellendem Finger). Sie ist weniger geeignet bei frischen Verletzungen und kontraindiziert bei infektiösen Prozessen und Störungen des kardialen Erregungsablaufes.

Die *einfache Infiltration* eignet sich nur zum Verschluß oberflächlicher Wunden, zur Entnahme von Hauttransplantaten, zu kleineren plastischen Eingriffen im Handbereich und zum Entfernen subkutan endender Kirschnerdrähte, da das Aufquellen des infiltrierten Gewebes eine anatomisch exakte Präparation tieferer Strukturen behindert.

Kontraindiziert sind Regionalanästhesien bei neurologischen Erkrankungen und bei Blutgerinnungsstörungen (einschließlich Antikoagulanzientherapie, z.B. Marcumarbehandlung mit Quickwerten unter 60%). Die Injektion eines Lokalanästhetikums in der Nähe eines infizierten Bezirkes sollte ebenfalls unterbleiben.

Allgemeinnarkosen sind im allgemeinen vorzuziehen bei Kindern bis zu 12 Jahren, sehr ängstlichen, wenig kooperativen Erwachsenen, bei Operationen an beiden Händen und bei einer zusätzlichen Gewebeentnahme in einer anderen Körperregion (Beckenkammspan, Fernlappenplastiken, Nerven- und Hauttransplantationen usw.).

2.2 Auswahl der Lokalanästhetika

Die handelsüblichen Lokalanästhetika weisen chemisch entweder eine *Esterstruktur* (z.B. Novocain®) auf oder gehören zur Gruppe der *Säureamide* (z.B. Scandicain®, Xylonest®, Carbostesin®, Dur-Anest®). Ein Nachteil der zur Estergruppe gehörenden Lokalanästhetika ist die erheblich größere Gefahr des Auftretens allergischer Reaktionen, so daß im klinischen Alltag die Substanzen der Amidgruppe im allgemeinen bevorzugt werden *(1, 3, 7)*. Im übrigen richtet sich die Auswahl des jeweiligen Lokalanästheti-

kums nach Gesichtspunkten wie Penetrations-, Resorptions- sowie Abbauverhalten und damit zusammenhängend nach der applizierbaren Maximaldosis und der gewünschten Anästhesiedauer.

Länger wirksame Lokalanästhetika können auch angewendet werden, um postoperativ für einige Stunden Schmerzfreiheit zu gewährleisten oder um die Vasodilatation, wie sie durch die Leitungsblockaden erzielt wird, als durchblutungsförderenden Faktor, z.B. nach Replantationen, noch länger aufrechtzuerhalten.

In Tabelle 2 sind die Richtwerte einiger gebräuchlicher Lokalanästhetika zusammengestellt.

Die *Verwendung eines Adrenalinzusatzes*, der über eine lokale Vasokonstriktion den Abtransport und Abbau verzögert und damit die Wirkungsdauer verlängert bzw. eine Dosissteigerung zuläßt, ist bei den in Tabelle 1 angeführten Lokalanästhetika im allgemeinen nicht erforderlich. Zumal Bedenken bestehen hinsichtlich anhaltender lokaler Gefäßspasmen (Fingerverlust bei Oberst-

Tab. 2 Richtwerte gebräuchlicher Lokalanästhetika

Lokalanästhetikum	Maximaldosis	Wirkungseintritt	Wirkungsdauer
(ohne Adrenalinzusatz)	je 70 kg KG	(bei axillärer Plexusblockade) in Minuten	(bei axillärer Plexusblockade) in Stunden)
Prilocain (Xylonest)® 0,5% 1% 2%	400 mg (80 ml) (40 ml) (20 ml) (5,7 mg/kg KG)	ca. 20	ca. 3,5 – 4
Mepivacain (Meaverin®) (Scandicain®) 0,5% 1% 2%	300 mg (60 ml) (30 ml) (15 ml) (4 mg/kg KG)	ca. 20 – 45	ca. 2 – 2,5
Bupivacain (Carbostesin®) 0,25% 0,5%	150 mg (60 ml) (30 ml) (2 mg/kg KG)	ca. 20	ca. 8 – 10
Etidocain (Dur-Anest®) 1%	300 mg (30 ml) (4,2 mg/kg KG)	ca. 3 – 10	ca. 7 – 10
Wirkungseintritt und Wirkungsdauer sind u. a. von Faktoren wie der Nähe des Lokalanästhetikums zum Nerven, von seiner Menge und Konzentration, von lokalen Durchblutungsfaktoren, dem pH-Wert des Gewebes und anderen individuellen Faktoren abhängig. (Die Angaben wurden einem Informationsheft der Firma Astra über Lokalanästhetika entnommen.)			

scher Leitungsanästhesie) und kardialer Reaktionen (Tachykardie, Blutdruckanstieg, Arrhythmie, Blutdruckabfall). Jedoch kann man durchaus ein dorsales Handgelenksganglion (S. 379) oder eine Tendovaginitis stenosans de Quervain (S. 370) unter Verwendung eines adrenalinhaltigen Infiltrationsanästhetikums blutarm und mit guter Übersicht operieren.

2.3 Komplikationen

2.3.1 Allergische Reaktionen

Sie werden vorzugsweise bei den Lokalanästhetika der Estergruppe beobachtet, wofür vor allem die beim Abbau dieser Lokalanästhetika frei werdende Paraaminobenzoesäure verantwortlich ist *(3)*, weswegen den Säureamiden im alltäglichen Gebrauch der Vorzug gegeben wird.
Die *Symptome* reichen vom urtikariellen Exanthem über Laryngospasmus und Bronchospasmus bis zum voll ausgebildeten, anaphylaktischen Schock *(1, 3, 7)*.
Die *Behandlung* besteht bei schweren Verlaufsformen in der intravenösen Applikation von Adrenalin und Kortikosteroiden, einer Volumenauffüllung und in einer sofortigen Sauerstoffbeatmung gegebenenfalls nach Intubation *(1)*.

2.3.2 Intoxikationen

Sie sind bei korrekter Dosierung und Applikationstechnik selten. Sie entstehen durch zu hohe Blutspiegel als Folge versehentlicher intravasaler Injektionen, zu rascher Resorption oder einer versehentlichen Überschreitung der Maximaldosis.

Zentralnervöse Vergiftungssymptomatik

Leichtere Fälle zeigen eine motorische Unruhe, einen Tremor, Störungen der Sinneswahrnehmungen und der Sprache sowie Wesensveränderungen. In schweren Fällen kommt es zu Krampfanfällen und einer Atemlähmung. Ursache für die zentralnervösen Erscheinungen ist die Ausschaltung hemmender Neurone *(1, 3)*.

Kardiovaskuläre Reaktionen

Sie sind auf eine Hemmung der Erregungsleitung im Herzen zurückzuführen und manifestieren sich als Blässe, Hypotonie. Bradykardie und A.V.-Block bis hin zum Herzstillstand *(1, 3)*.

Therapie

Sie besteht bei *leichteren Zeichen einer zentralvenösen Intoxikation* in: Sauerstoffzufuhr, Krampfprophylaxe mit Diazepam 5 bis 10 mg i.v.); bei *generaliertem Krampf*: Krampfunterbrechung mit Diazepam (10 mg i.v.), Sauerstoffbeatmung und Ausgleich der metabolischen Azidose; bei *Bradykardie*: Sauerstoffbeatmung und Injektion von Atropin (0,5–1 mg i.v.); bei *Herzstillstand*: kardiopulmonaler Reanimation. Sauerstoffbeatmung, Suprarenin® (initial 0,5 bis 1,0 mg i.v.) und Azidoseausgleich.
Die zerebrale und kardiale Symptomatik kann nacheinander oder gleichzeitig auftreten *(1, 3)*.

2.4 Vorbereitende Maßnahmen

Um den im vorangehenden Kapitel beschriebenen Komplikationen rechtzeitig begegnen zu können, sollte bei einer intravenösen Regionalanästhesie (Kap. 2.7) und bei allen Leitungsanästhesien mit Verwendung größerer Mengen an Lokalanästhetikum zuvor am Gegenarm ein intravenöser Zugang angelegt werden. Das Anschließen eines EKG-Monitors stellt einen zusätzlichen Sicherheitsfaktor dar, da hiermit bei einem Zwischenfall zentralnervöse von kardialen Symptomen unterschieden werden können. Als Prämedikation hat sich die Applikation von Diazepam (z. B. Valium® 5 mg bis 10 mg) oder verwandten Substanzen (i.m. 30 Minuten oder i.v. unmittelbar vor der Anwendung der Lokalanästhesie) bewährt.

Griffbereit sollten jederzeit verfügbar sein: Intubationsbesteck, Beatmungsmöglichkeit, Sauerstoffzufuhr und an Medikamenten: Atropin, Sedativa (z.B. Valium), Succinylcholin, Vasokonstriktoren (zB. Akrinor) und Sympathikomimetika (z.B. Adrenalin).

2.5 Infiltrationsanästhesie
(Indikation und Kontraindikation siehe Kapitel 2.1)

Komplikationen sind bei sorgfältigem Vorgehen (richtige Lage der Injektionskanüle, Einhalten der Dosierungsvorschriften) nicht zu erwarten *(7)*.

Meist kommen im Handbereich 0,5–1%ige Lösungen ohne Adrenalinzusatz zur Anwendung. Nach einer Vordesinfektion am Injektionsort werden zu versorgende Wunden mit einer ihrer Größe entsprechend ausgewählten Kanüle in geringer Entfernung vom Wundrand subkutan oder epifaszial umspritzt *(vgl. Abb. 2:1)*. Für eine Tumorexzision oder Hautentnahme kann ebenfalls eine subkutane oder epifasziale Umspritzung oder eine flächenhafte Infiltration des betreffenden Hautareales erfolgen.

Vor jeder Injektion muß 2mal aspiriert werden, insbesondere in gefäßreichen Gebieten. Die 2. Aspiration erfolgt nach Drehung der

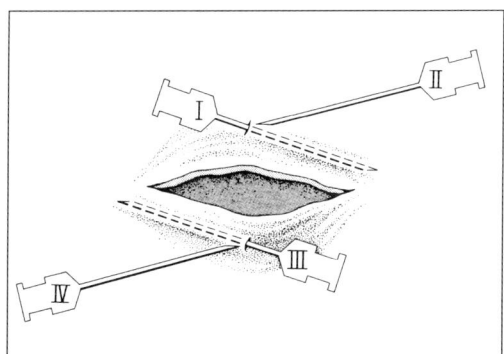

Abb. 2:1 Technik der lokalen Wundrandfiltration

Kanüle um 180°, um eine intravasale Lage der Injektionskanüle sicher auszuschließen, da durch einen Ventilmechanismus das schräg geschliffene Kanülenende bei ungünstiger Lage während der 1. Aspiration von der Gefäßwand verlegt sein kann. Nur bei negativer Aspirationsprobe darf die Injektion erfolgen.

2.6 Leitungsblockaden

Um eine annehmbare Erfolgsrate bei Leitungsblockaden zu erzielen, sind neben bestimmten technischen Voraussetzungen vor allem genaue anatomische Kenntnisse über Lage, Verlauf und Versorgungsgebiet des zu betäubenden Nervs, ein gutes räumliches Vorstellungsvermögen und manuelle Geschicklichkeit wichtig. Die Einhaltung strengster Asepsis muß als selbstverständlich gelten (sterile Einmalkanülen, steriles Aufziehen des Medikamentes, Desinfektion der Injektionsstelle).

2.6.1 Oberstsche Leitungsanästhesie

Dieses für Eingriffe im mittleren und peripheren Fingerbereich geeignete Betäubungsverfahren *(5)* weist als Vorzüge eine relativ einfache Handhabung, eine zuverlässig eintretende Wirkung und eine weitgehende Ungefährlichkeit bei Beachtung der gültigen Regeln auf. Hierzu gehören:

1. Keine Adrenalinzusätze
2. Injektion kleiner Flüssigkeitsvolumina (am Finger maximal 5 ml bis 6 ml)
3. Vermeidung der Lokalanästhetika des Estertyps
4. 2fache Aspiration vor der Injektion (siehe Kapitel 2.5).

Die Punkte 1. und 2. sind zu beachten, um anhaltende Durchblutungsstörungen, die im Extremfall zum Fingerverlust führen können, die Punkte 3. und 4. um allergische und toxische Reaktionen zu vermeiden.

Kontraindikationen bestehen bei ausgedehnteren entzündlichen Fingerprozessen (verminderte Wirksamkeit, Gefahr der Keimverschleppung) und bei bekannten, arteriellen Gefäßveränderungen.

Vorgehen *(Abb. 2:2):* Um die wegen der guten sensiblen Versorgung bestehende Schmerzhaftigkeit bei der Injektion zu mildern, ist die Verwendung möglichst dünner Kanülen angebracht. Nach Durchstechen der dorsalen, seitlichen Haut auf der Höhe der Zwischenfingerfalte und nach vorheriger Aspiration wird das hier lockere Subkutangewebe quer über dem Fingerrücken zur Blockade der feinen dorsalen Nervenäste infiltriert (1–1,5 ml eines 1%igen Lokalanästhetikums). Anschließend wird die Kanüle wieder bis in die Nähe der Einstichstelle zurückgezogen und von dort seitlich am Grundglied vorbei subkutan in Richtung auf das gleichseitige, palmare Nervengefäßbündel vorgeschoben. Injiziert man während des langsamen Vorschiebens gleichmäßig eine kleine Menge des Lokalanästhetikums, weichen kleinere Venen der Kanülenspitze aus. Ist die Gegend des Nervengefäßbündels erreicht, so genügt nach nochmaligem Aspirationstest die Injektion von 1 ml bis 1,5 ml Lokalanästhetikum. Auf der Fingergegenseite wird in gleicher Weise vorgegangen, wobei der dorsale Einstich in bereits anfangs infiltriertem Gebiet erfolgt und daher meist weniger schmerzhaft ist. Das schmerzfreie Ertragen einer Fingerblutsperre über dem Grundglied (Kap. 1.2.4) ist möglich, wobei der hierzu verwendete Gummizügel nicht zu fest angezogen werden darf, um Gefäß- und Nervenschäden zu vermeiden.

2.6.2 Mittelhandanästhesie

Sollen die Grundgliedbasen oder das Grundgelenk mitbetäubt werden, so kann in der Mitte des Handrückens beiderseits des zum betreffenden Fingerstrahl gehörenden Mittelhandknochens eine Betäubung der palmaren Mittelhandnervenstränge durchgeführt wer-

den *(Abb. 2:2a)* unter Beachtung der gleichen Grundsätze wie bei der Oberstschen Leitungsanästhesie. Auch hier wird nach Infiltration der dorsalen Subkutis die Kanüle unter gleichmäßig kontinuierlicher Injektion auf den jeweiligen Mittelhandnerven vorgeschoben: 6 bis 8 ml einer 1%igen Lokalanästhetikalösung reichen im allgemeinen aus. Die erzielte Betäubung erstreckt sich entsprechend dem Versorgungsgebiet der Mittelhandnerven auch auf die Hälfte der Nachbarfinger. Das Verfahren ist weniger schmerzhaft, jedoch auch weniger zuverlässig als die Oberstsche Leitungsanästhesie.

2.6.3 Periphere Blockaden größerer Armnerven

Hier sind vor allem die handgelenksnahen Nervenblockaden *(1, 3, 7)* von praktischer Bedeutung (Indikation siehe 2.1).

2.6.3.1 N. ulnaris

Blockade des N. ulnaris im Sulcus nervi ulnaris

Dieser Nerv wird außer im Handgelenksbereich auch an seiner Eintrittsstelle in den *Sulcus nervi ulnaris* blockiert *(1, 7)*. Die Blockade erfolgt nach Setzen einer kleinen Hautquaddel knapp proximal des am medialen Condylus humeri gut zu tastenden Sulcus mit einer feinen Injektionskanüle. Sobald in den Kleinfinger ausstrahlende Parästhesien angegeben werden und nach negativem Aspirationstest werden 2 bis 3 ml Lokalanästhetikum injiziert. Die Wirkung tritt im allgemeinen nach wenigen Minuten ein.

Kontraindiziert ist dieses Verfahren bei Verdacht auf Kompression oder Irritation des N. ulnaris im Bereich dieser Knochenrinne (bekannte Parästhesien, motorische oder sensible Ausfälle im Versorgungsgebiet dieses Nervs).

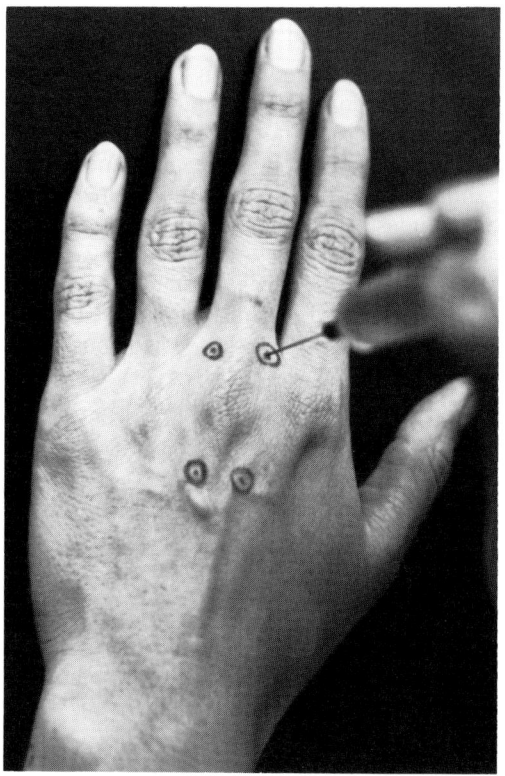

Abb. 2:2 Oberstsche Leitungsanästhesie und Mittelhandanästhesie

a Markierte Injektionsstellen am Fingergrundglied und über der Mittelhand zur Mittelhandanästhesie

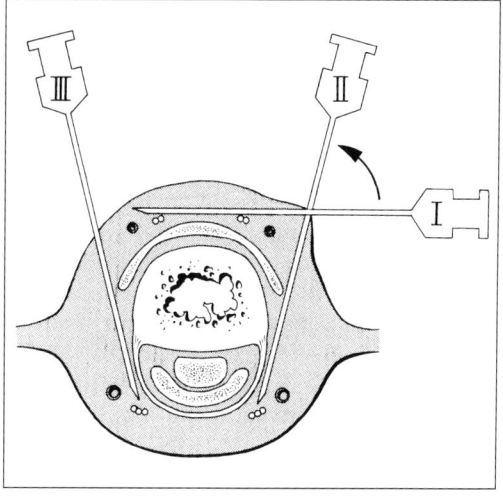

b Reihenfolge der Infiltrationen

Blockade des N. ulnaris am Handgelenk (vgl. Abb. 2:3)

Hier werden unmittelbar radial der Sehne des Flexor carpi ulnaris in 1 bis 2 cm Tiefe mit einer feinen Injektionsnadel in den Kleinfinger ausstrahlende Parästhesien ausgelöst und nach negativem Aspirationstest 2 ml bis 3 ml Lokalanästhetikum injiziert. Sollte an dieser Stelle die Nervenblockade nicht gelingen, so kann man nochmals 2 bis 3 ml medial des gut tastbaren Os pisiforme in den Anfangsteil der Gyonschen Loge nachinjizieren.
Der zur Streckseite ziehende dorsale Ast des N. ulnaris geht meist bereits proximal dieser Injektionsstelle ab und muß bei Bedarf separat betäubt werden, indem man 2 bis 3 ml subkutan um das Ellenköpfchen herum nach dorsal infiltriert.

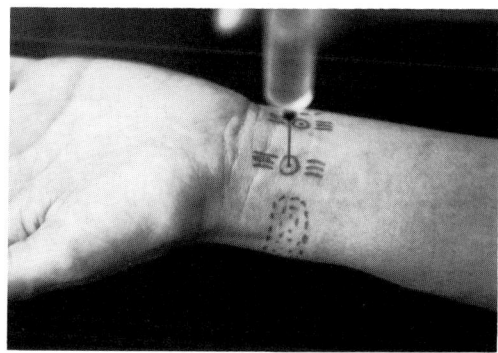

Abb. 2:3 Blockade des N. ulnaris, N. medianus (Kanülenspitze) **und N. radialis** (gepunktetes Areal über dem Proc. styloideus radii)

2.6.3.2 *N. medianus*

Dieser Nerv läßt sich sowohl in der Ellenbeuge als auch am Handgelenk ausschalten. Die *Blockade im Ellenbogenbereich* verfolgt meist diagnostische Absichten (Kap. 17.2.2, S. 311). Für operative Zwecke ist eine *handgelenksnahe Blockade* einfacher. Allerdings ist sie nicht ideal für Eingriffe unmittelbar im palmaren Handgelenksbereich, da die anatomische Übersicht wegen einer injektionsbedingten Auftreibung des peritendinösen Gewebes gestört sein kann.

Die Einstichstelle liegt zwischen der Sehne des M. palmaris longus und der Sehne des M. flexor carpi radialis unmittelbar am Rand der erstgenannten Sehne *(Abb. 2:3)*.

Wegen der oberflächlichen Lage des Nervs (direkt unter der Fascia antebrachii) sind nur geringe Injektionstiefen (0,5–1 cm) notwendig. Meist reicht nach Auslösen von Parästhesien und negativem Aspirationstest eine Injektion von 2 bis 3 ml adrenalinfreiem Lokalanästhetikum aus.

2.6.3.3 *N. radialis*

Dieser Unterarmnerv kann ebenfalls in der Ellenbeuge am medialen Rand des M. brachioradialis motorisch und sensibel betäubt werden. Für operative Belange im Handbereich genügt jedoch die Ausschaltung seines sensiblen Endastes (Ramus dorsalis nervi radialis) am Handgelenk. Dies erreicht man am einfachsten durch queres subkutanes Infiltrieren von 3 bis 4 ml Lokalanästhetikum über der Radialseite des Processus styloideus radii *(Abb. 2:3)*.

2.6.4 Plexusblockaden (axillär und supraklavikulär)
(Indikation s. Kap. 2.1)

Anatomische Verhältnisse

Der aus den ventralen Wurzeln der spinalen Nerven CV bis Th1 gebildete Plexus brachialis zieht durch die Skalenuslücke in das seitli-

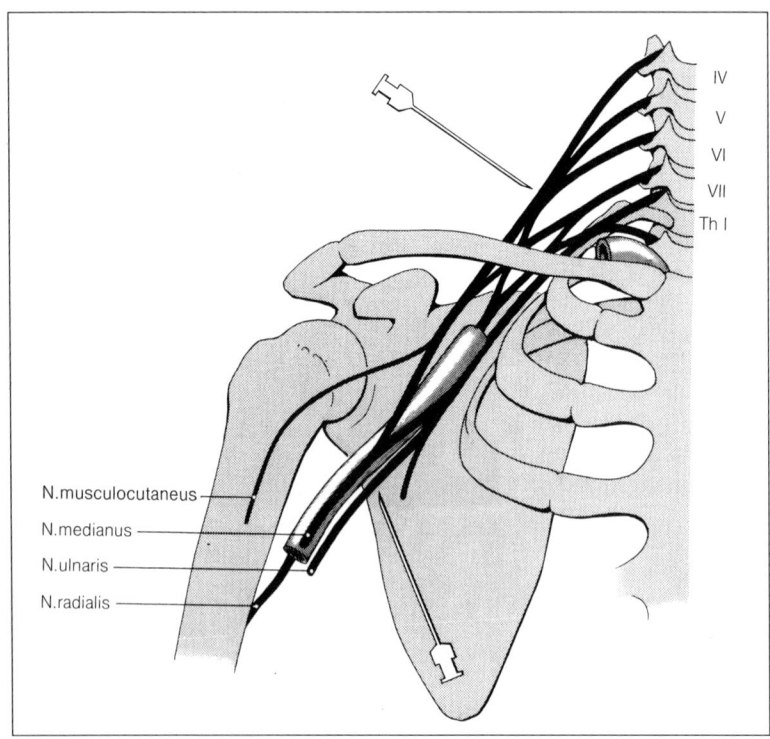

IV
V
VI
VII
Th I

N.musculocutaneus
N.medianus
N.ulnaris
N.radialis

Abb. 2:4   Schematische Darstellung des Armplexus und der axillären und supraklavikulären Injektionsstellen

che Halsdreieck nach lateral und armwärts. Zwischen 1. Rippe und Klavikula tritt er in die Achselhöhle ein. Noch oberhalb der Klavikula bilden die spinalen Nerven 3 große Primärstränge (Truncus superior, medius, inferior), die sich um die großen Armgefäße (A. und V. axillaris) herum zu 3 Sekundärsträngen (Fasciculus posterior, lateralis, medialis) umgruppieren, aus denen in der Achselhöhle die langen Armnerven hervorgehen *(Abb. 2:4)*. Von praktischer Bedeutung ist die Einhüllung des Armplexus und der großen Armgefäße in eine Art Bindegewebsscheide *(9)*.

Wahl der Injektionsstelle

Für handchirurgische Belange ergibt sich die Möglichkeit einer Plexusblockade sowohl im axillären Bereich *(1, 6, 9)* als auch supraklavikulär im seitlichen Halsdreieck *(4, 9)* oder seltener in der Skalenuslücke (interskalenär) *(8, 9)*. Für den Chirurgen ist wegen der höheren Treffsicherheit und geringeren Komplikationsträchtigkeit die axilläre Blockade i. a. zu bevorzugen.

Im Gegensatz zu peripheren Leitungsblockaden ist hier zur Wirkungsverlängerung und Dosiserhöhung das Zusetzen von Adrenalin oder anderen Vasokonstriktoren in entsprechender Dosierung möglich, jedoch bei Anwendung länger wirkender Substanzen (Carbostesin®, Dur-Anest®) oder einer speziellen Kathetertechnik nicht erforderlich *(1, 6)*.

2.6.4.1 Axilläre Blockade

Der auf dem Rücken liegende Patient hält den Oberarm 90° bis 100° in der Schulter abduziert und maximal nach außen gedreht *(Abb. 2:5 a)*. Der Einstich erfolgt über der tastbaren A. axillaris möglichst proximal in der Achselhöhle. Beim Durchstechen der bindegewebigen Nervengefäßhülle wird meist ein charakteristischer Widerstand bemerkt. Ventral und dorsal der Arterie, deren Pulsation ständig zwischen Zeige- und Mittelfinger getastet wird, können beim Einführen der Kanüle Parästhesien ausgelöst werden *(Abb. 2:5 a)*. Verwendet man eine Kanüle, die an

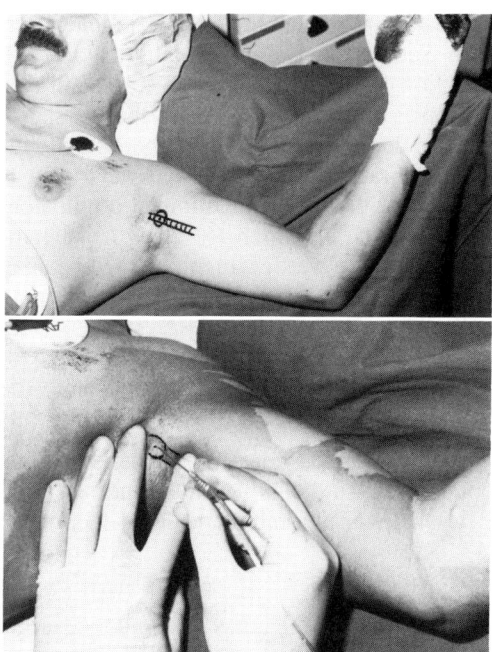

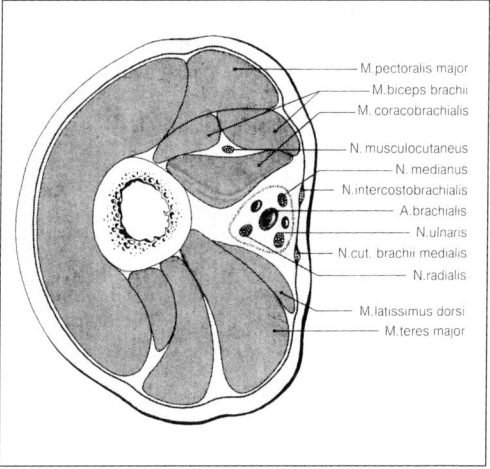

a Lagerung des Armes und Injektionsstelle

b Anatomie der Axilla im Querschnitt

M.pectoralis major
M.biceps brachii
M. coracobrachialis

N. musculocutaneus
N. medianus
N.intercostobrachialis
A.brachialis
N.ulnaris
N.cut. brachii medialis
N.radialis

M.latissimus dorsi
M.teres major

Abb. 2:5 Axilläre Leitungsblockade

einem elektrischen Nervenstimulator angeschlossen ist, so kann der Erfahrene an der
Reaktion der jeweils vom betreffenden Armnerven innervierten Muskulatur die korrekte
Lage der Kanülenspitze vor der Injektion
unabhängig von den Angaben des Patienten
erkennen. Meist sind diese Kanülen
stumpf, so daß keine Gefahr einer Verletzung
einzelner Nervenfaszikel besteht. Die Treffsicherheit und Erfolgsrate liegt im allgemeinen
bei 90% (6).

Hat man sich durch die 2fache Aspirationsprobe (S. 41) von der extravasalen Lage der
Nadel überzeugt, kann entweder das Auffüllen der Nerven-Gefäßscheide mit bis zu 40 ml
eines entsprechenden Lokalanästhetikums
erfolgen (9), wobei der Injektionswiderstand
dem einer intravenösen Injektion entsprechen
soll, oder man injiziert medial, lateral und dorsal der Arterie am Ort der durch die Injektionskanüle ausgelösten Parästhesien gezielt
jeweils 5 bis 10 ml. Dabei sollte man zusätzlich
versuchen, auch den weiter zentral aus dem
Armplexus abgehenden N. musculocutaneus,
der hinter dem M. biceps brachii verläuft,
durch ein schräges Weiterführen der Injektionskanüle zur Vorderseite des Humerus hin
nach vorheriger Lokalisation durch Parästhesien oder Elektrostimulation zu blockieren
(Abb. 2:5).

Damit das Lokalanästhetikum in der Nerven-
gefäßscheide nicht nach distal abfließen kann,
sondern eher in zentralere Bereiche des Armplexus aufsteigt, ist die Kompression der Ner-
vengefäßscheide distal der Injektionsstelle
sinnvoll (digital oder durch eine Staubinde).
Damit eine Oberarmdruckmanschette für die
Blutsperre ertragen wird, müssen durch eine
quere subkutane Infiltration zwischen vorde-
rer und hinterer Achselfalte die epifaszial verlaufenden Fasern des N. intereostobrachialis
und N. cutaneus brachii medialis (Abb. 2:5)
zusätzlich ausgeschaltet werden.

Die Verwendung von sogenannten *Plexuska-
thetern* (feinen Kunststoffkathetern) ermöglicht eine anhaltende kontinuierliche axilläre
Blockade (1, 6). Dabei wird die Nervengefäß-
scheide von distal nach proximal unter einem
schrägen Winkel von 30° bis 40° mit einem an

einem Nervenstimulator angeschlossenen
Mandrain, umgeben von einem feinen Plastikkatheter, anpunktiert. Nach Entfernen des
Metallmandrains wird über das Lumen der
zuvor vorsichtig weitergeschobenen Plastikka-
nüle ein feiner Kunststoffkatheter in die Ner-
vengefäßscheide eingeführt und die Kanüle
wieder entfernt. Über diesen Katheter kann
bei lang dauernden Eingriffen jederzeit Lokalanästhetikum nachinjiziert werden.

Ein gut liegender Plexuskatheter ist auch
geeignet, im Rahmen einer postoperativen
Übungsbehandlung oder bei bestimmten Formen der Sudecktherapie (Seite 408) über mehrere Tage ein wiederholte Schmerzausschaltung zu ermöglichen.

2.6.4.2 *Supraklavikuläre Blockade*

Durchführung

Der auf dem Rücken liegende Patient dreht
den flach gelagerten Kopf zur Gegenseite,
sein Arm liegt dem Körper an. Lateral der V.
jugularis externa erfolgt über der Klavikula
die Palpation der A. subclavia. Unmittelbar
oberhalb und seitlich neben dieser Stelle wird
nach Setzen einer kleinen Hautquaddel die
Injektionskanüle langsam in Richtung auf die
1. Rippe vorgeschoben (1, 4). Dabei versucht
man, in dem hier die 1. Rippe überquerenden
Plexus brachialis Parästhesien auszulösen
bzw. mit Hilfe der Elektrostimulation die korrekte Lage zu erkennen (6). Nach negativem
Aspirationstest werden mehrere ml Lokalanästhetikum injiziert. Dieses Vorgehen wiederholt sich mehrfach nach Zurückziehen und
bei Richtungsänderung der Nadel nach kranial
zur sicheren Blockade der oberen Nerven-
trunci.

Spezielle Nebenwirkungen harmloser und temporärer Art sind: ein Horner-Syndrom und
Paresen des N. phrenicus und des N. recurrens.

Komplikationen

Komplikationen, die ernstzunehmende Nachteile dieses Verfahrens darstellen, sind vor
allem ein Pneumothorax (daher keine beidsei-

tige supraklavikuläre Plexusanästhesie!) oder ein Hämatothorax und länger anhaltende Parästhesien nach Abklingen der Betäubung durch kleine Plexusläsionen oder Hämatombildungen.

2.6.4.3 Interskalenäre Blockade

Da bei dieser Art der Plexusblockade die Analgesie im Ausbreitungsgebiet der kaudal abgehenden Armnerven (N. ulnaris und N. medianus) meist unvollständig bleibt, sei hier nur auf diese Möglichkeit als Alternativverfahren bei besonderen Verhältnissen (Adipositas, Lungenemphysem, Einsteifung im Schulterbereich usw.) hingewiesen, ohne daß dieses Verfahren näher ausgeführt wird. Als relativ sichere Analgesiemöglichkeit kommt es vor allem bei Eingriffen im Schulterbereich und an der Oberarmaußenseite in Frage (1, 8, 9).

2.7 Intravenöse Regionalanästhesie

(Indikation und Kontraindikation s. Kap. 2.1)

Der Vorteil dieses Verfahrens *(1, 2)* gegenüber den anderen Methoden der Regionalanästhesie liegt in der zuverlässigeren Analgesie.

Durchführung

Nach Anlegen von zwei getrennten Blutsperremanschetten am Oberarm wird in ausreichender Entfernung vom OP-Gebiet eine Verweilkanüle in eine kräftige Unterarm- oder Handvene eingeführt und fixiert. Danach folgen das Auswickeln des Armes mit einer Esmarchbinde und das Aufblasen der proximalen Manschette bis zu einem Druck, der um 100 mm Hg den systolischen Blutdruck des Patienten übersteigt (bei muskulösem

Abb. 2:6 I.v. Regionalanästhesie

a Mit einer Esmarchgummibinde ausgewickelter Arm
◀

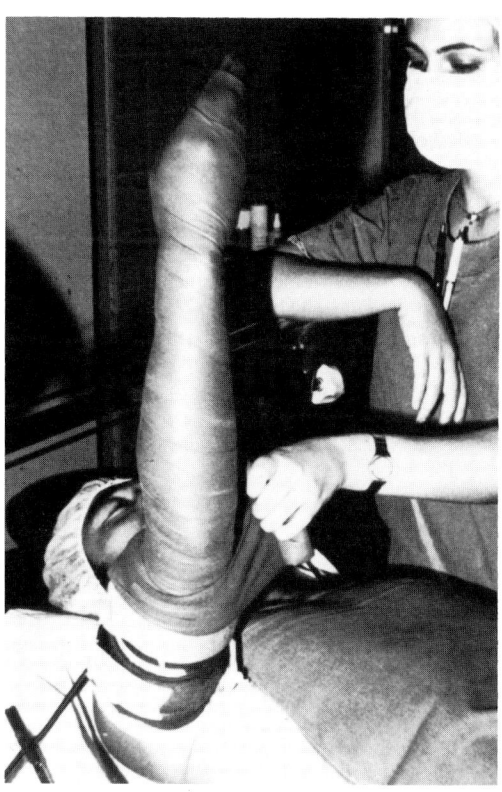

b Injektion des Lokalanästhetikums in den blutleeren Arm bei aufgeblasener proximaler Manschette
▼

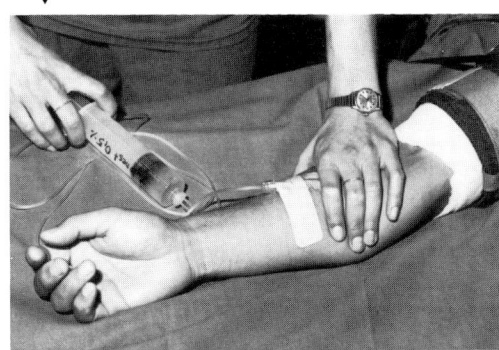

oder adipösem Arm bis maximal 350 mm Hg) *(Abb. 2:6a).*

Hat man sich überzeugt, daß die Blutleere nach Entfernen der Esmarchbinde erhalten bleibt und es nicht zu einer venösen Stauung (zu niedriger Manschettendruck, unkorrekter Sitz der Manschette usw.) kommt, werden 40 ml des entsprechend verdünnten Lokalanästhetikums über die noch liegende Venenkanüle in den Unterarm injiziert und diese daraufhin entfernt *(Abb. 2:6b).*

Durch Diffusionsvorgänge tritt nach 10 bis 15 Minuten eine vollständige Analgesie ein, die ein schmerzfreies Operieren bis zu einer Stunde zuläßt. Sobald der Patient die proximale Manschette als schmerzhaft empfindet, wird die im anästhesierten Bereich liegende distale Manschette mit dem notwendigen Druck aufgeblasen und in der proximalen der Druck abgelassen.

Nach dem Eingriff, jedoch frühestens 30 Minuten nach der Injektion, wird der Manschettendruck abgelassen. In dieser Phase ist eine sorgfältige Beobachtung des Patienten für 5 bis 10 Minuten angezeigt.

Komplikationen

Komplikationen können in Form toxischer Reaktionen vorkommen bei unsachgemäßem Vorgehen, bei Verwendung defekter Manschetten für die Blutsperre und bei der Applikation langwirksamer Lokalanästhetika, welche nur langsam abgebaut werden. Als am wenigsten toxisch und daher besonders geeignet für diese Form der Anästhesie gilt das Prilocain (Xylonest® 0,5%, 40 ml).

Literatur

1. *Astra Chemicals GmbH* (Hrsg.): Regionalanästhesie. 2. Auflage. Gustav Fischer, Stuttgart 1985
2. *Atkinson, D. I.:* The mode of action of intravenous regional anesthetics. Acta anaesth. scand. Suppl. 36 (1969) 131
3. *Hoffmann, H., Gerber, H.:* Anästhesie. In: Handchirurgie, Bd. I, hrsg. von H. Nigst, D. Buck-Gramcko, H. Millesi. Thieme, Stuttgart 1981
4. *Kulenkampff, D.:* Die Anästhesierung des Plexus brachialis. Beitr. Klin. Chir. 79 (1912) 550
5. *Oberst, A. M.:* Die Anwendung der lokalen Anästhesie in der ärztlichen Praxis. Z. ärztl. Fortbild. 10 (1913) 513
6. *Postel, J., März, P.:* Plexusanästhesie: Elektrische Nervenlokalisation und Kathetertechnik. Regional-Anästhesie 7 (1984) 104
7. *Wilhelm, A.:* Die Schmerzverhütung bei Eingriffen an der Hand. In: Allgemeine und spezielle chirurgische Operationslehre – Die Operationen an der Hand, hrsg. von W. Wachsmuth und A. Wilhelm. Springer, Berlin 1972
8. *Winnie, A. P.:* Interscalene brachial plexus block. Anesth. Analg. 49 (1970) 455
9. *Winnie, A. P.:* Plexus anaesthetica, Vol. I. Perivascular Techniques of Brachial Plexus Block. Churchill Livingstone, Edinburgh 1984

3 Hautverletzungen

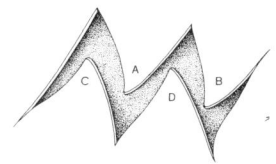

3.1 Allgemeines

3.1.1 Besonderheiten des Hautmantels

Im Vergleich zu anderen Körperregionen weist der Hautmantel im Handbereich einen besonders differenzierten Aufbau auf *(21, 39)*. Zu der Schutzfunktion gegen äußere Einflüsse kommen die speziellen Erfordernisse des Tastsinnes mit differenzierten sensiblen Qualitäten sowie besondere Anforderungen hinsichtlich Elastizität und mechanischer Beanspruchbarkeit. Je nach Handabschnitt ist die Haut durchsetzt von einer regional unterschiedlichen Anzahl und Anordnung verschiedener Nervenendorgane sowie Anhangsgebilden, wie Schweißdrüsen und Haarbälgen.

Grundsätzliche Unterschiede bestehen vor allem zwischen dem beugeseitigen Hautmantel, der vorwiegend auf Druck beansprucht wird, und der dorsalen Haut, die eine gute Verschieblichkeit aufweisen muß. Beugeseitig fehlen Haare und Talgdrüsen. Dafür sind zahlreiche Schweißdrüsen vorhanden. Die Haut ist hier außerdem durch Papillarleisten und Beugefalten gekennzeichnet. Im Bereich dieser Beugefalten wird die Haut entweder an die darunter liegende Palmaraponeurose oder an Sehnenscheiden durch relativ feste Bindegewebszüge fixiert.

Der Aufbau des subkutanen Gewebes weist eine kammerartige Unterteilung des subkutanen Fettgewebes mit senkrecht angeordneten Bindegewebsfasern auf. Die mit sogenanntem »Baufett« gefüllten Kammern sorgen durch die Art ihrer Anordnung bei punktförmiger Belastung für eine gleichmäßige Druckverteilung auf eine größere Gesamtoberfläche, wodurch die Strapazierfähigkeit entsprechend erhöht wird. Durch diesen Aufbau ist die Verschieblichkeit der palmaren Haut relativ gering.

Zum Handrücken hin wird die Haut dünner und elastischer. Die Subkutis ist meist fettarm und durch ein lockeres Faserwerk mit dem Sehnengleitgewebe verbunden, wodurch eine gute Hautverschieblichkeit gewährleistet wird.

Die Kenntnis und das Wissen um die funktionellen Besonderheiten der Haut in einzelnen Handabschnitten ist vor allem bei der operativen Planung und Auswahl von plastisch rekonstruktiven Eingriffen am Hautmantel (Kap. 3.3) wichtig. Dies betrifft sowohl die primäre Versorgung als auch sekundäre Lappenplastiken zur Korrektur von Kontrakturen oder zur Resensibilisierung besonders beanspruchter Hand- oder Fingerabschnitte.

3.1.2 Wundversorgung an der Hand

3.1.2.1 Präoperatives Verhalten

Ein steriler Verband als Erstversorgung bis zur endgültigen operativen Behandlung (bei stärkeren Blutungen auch als Kompressionsverband) muß ebenso wie die Durchführung einer ausreichenden Tetanusprophylaxe als selbstverständlich vorausgesetzt werden.

Das Ausmaß der Zusatzverletzungen (Nerven, Sehnen, Knochen, Gefäße) sollte bereits präoperativ bei noch steril verbundener Wunde durch eine genaue klinische Untersuchung mit Hilfe der Unfallanamnese und fallweise auch mit Hilfe einer Röntgenuntersuchung (bei Frakturverdacht oder Fremdkörpereinsprengung) möglichst weitgehend erfaßt werden, damit nicht versehentlich eine Knochenbeteiligung, eine Sehnendurchtrennung oder eine Nervenverletzung übersehen wird. Vor allem die beiden zuletzt genannten Strukturen ziehen sich oft aus dem Wundgrund nach zentral und peripher zurück, wodurch das Erkennen solcher Verletzungen bei der intraoperativen Wundinspektion erheblich erschwert sein kann.

Bezüglich der Untersuchungstechniken bei Sehnen- und Nervenverletzungen wird auf die entsprechenden Kapitel (8.3 und 10.3) verwiesen. Um Mißverständnissen und späteren Vorwürfen zu begegnen, sollte man neben dem intraoperativen Befund auch die durchgeführten Funktionsprüfungen aktenkundig festhalten. Die direkte Untersuchung einer Hautwunde hat in jedem Fall unter aseptischen Bedingungen mit Verwendung steriler Handschuhe zu erfolgen.

Besteht die Möglichkeit einer Zusatzverletzung, so ist das Anlegen einer Blutsperre notwendig, um bei der intraoperativen Wundinspektion einen exakten Befund erheben zu können.

Vor Beginn der Wundversorgung wird die betroffene Hand bei stärkerer Verschmutzung mit milden seifigen Desinfektionsmitteln gereinigt und anschließend die Umgebung der Wunde großzügig je nach Verletzungsausmaß bis zum Ellenbogengelenk hin desinfiziert. Diese Maßnahmen sollten jedoch erst nach einer Schmerzausschaltung im Operationsgebiet erfolgen (s. Kap. 2. Anästhesieverfahren).

3.1.2.2 Intraoperative Maßnahmen

Folgende Punkte verdienen besondere Beachtung:

1. Jede zusätzliche Infektionsgefährdung einer offenen Handwunde muß durch entsprechendes *aseptisches Verhalten* vermieden werden.
2. Ergänzend zur präoperativ durchgeführten Funktionsprüfung ist bei Wunden über Sehnen, Nerven oder wichtigen Gefäßen eine *intraoperative Inspektion* mit Darstellung der betreffenden Gebilde unerläßlich. Nur so sind Teildurchtrennungen von Sehnen oder Nerven, Gefäßwandkontusionen mit thrombotischem Verschluß betroffener Arterien und radiologisch nicht darstellbare Fremdkörper zu erfassen.

3. Der *Wundverschluß* hat möglichst rasch zu erfolgen, er darf jedoch nicht erzwungen werden, vor allem dann nicht, wenn die betroffene Haut bei der Naht unter Spannung gerät. In jedem Fall sollen folgende Strukturen bedeckt werden: freiliegende Sehnen, Sehnenscheiden, freiliegende Knochen mit oder ohne Osteosynthesematerial sowie freiliegende Nerven und Gefäße. Gegebenenfalls sind hierzu bereits bei der Primärversorgung plastische Maßnahmen notwendig.
4. Auch nach erfolgtem Wundverschluß muß eine ausreichende *Hämatom- und Sekretableitung* gewährleistet sein, insbesondere bei Wunden mit Ödemneigung (Quetschung, Explosion). Um diese Bedingung zu erfüllen, empfiehlt sich das Einlegen von Redonsaugdrainagen oder dünnen Wundwinkeldrainagen, die kleinere Sekretmengen in das saugfähige Verbandsmaterial ableiten.

Verschmutzte Wunden

Verschmutzte Wunden bedürfen einer sorgfältigen Wundreinigung mit Exzision festsitzender Schmutzpartikel im subkutanen Wundgrund. Dabei ist in einem vertretbaren Maß das betroffene Fettgewebe mitzuresezieren. Diese Maßnahmen werden kombiniert mit einer großzügigen Wundspülung, wodurch bereits ein Großteil der Schmutzpartikel entfernt wird.

Wunden mit hohem Infektionsrisiko

Bei *Wunden mit hohem Infektionsrisiko* (Metzgerverletzungen, **Bißwunden** jeder Art) hat sich im eigenen Krankengut intraoperativ als Spülflüssigkeit die Verwendung einer verdünnten Polyvinylpyrrolidon-Jod-Lösung bewährt. Eine zusätzliche Wundrandexzision ist hier angebracht. Auch nach sorgfältiger chirurgischer Wundreinigung ist bei einer solchen nicht oder nur wenig klaffenden Wunde auf eine Primärnaht zu verzichten. Müssen Sehnen, Knochen oder Nerven bedeckt werden, oder klafft eine solche Wunde nach der

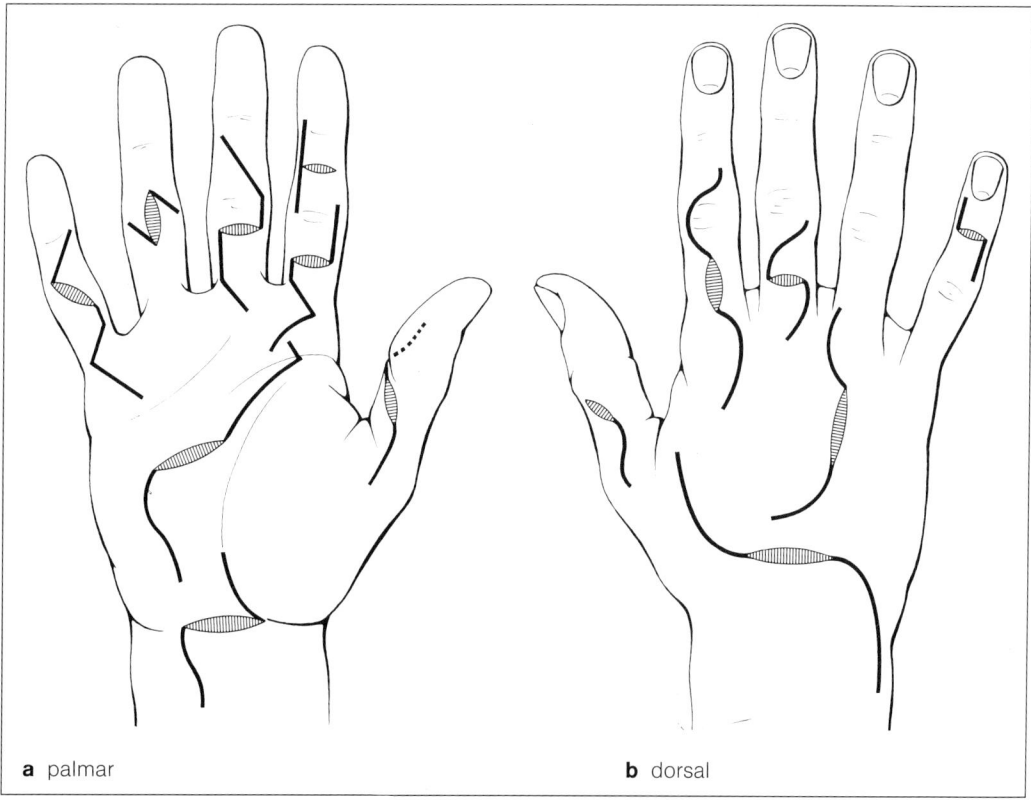

a palmar   **b** dorsal

Abb. 3:1   Mögliche Erweiterungsschnitte bei offenen Handverletzungen

sorgfältig durchgeführten Wundreinigung, dann ist ein Verschluß mit locker adaptierenden Hautnähten vertretbar, wenn die Wunde täglich kontrolliert werden kann. Eine prophylaktische Antibiotikagabe ist in solchen Fällen dringend zu empfehlen.

Eingedrungene Fremdkörper

Eingedrungene Fremdkörper im Handbereich sind möglichst zu entfernen, da andernfalls wegen der funktionellen Beanspruchung, der großen Beweglichkeit der Handstrukturen und der zahlreichen Nerven mit Behinderungen zu rechnen ist. Hinzu kommt die erhöhte Infektionsgefährdung von Verletzungswunden mit Fremdkörpereinsprengung. Bei röntgendichten Materialien kann intraoperativ eine Durchleuchtungskontrolle hilfreich sein. Falls jedoch ein Fremdkörper, bei dem auf-

grund seiner Materialeigenschaften keine ernsthafte Gewebsreaktion zu befürchten ist, nur mit größerem operativen Aufwand erreicht werden kann und keine allzu große Mobilität aufweist, ist das Belassen eines solchen Fremdkörpers zu erwägen.

3.1.3 Erweiterungsschnitte

Müssen bei einer Wundrevision Begleitverletzungen der Sehnen, der Nervengefäßbündel oder des Knochens mitversorgt werden oder sind ungünstig gelegene Wundtaschen zu inspizieren, dann ist häufig die Erweiterung durch Hilfsschnitte unumgänglich. Derartige Hilfsschnitte sollen den Regeln entsprechen, die für geplante Schnittführungen in der Handchirurgie gelten *(Abb. 3:1)*. Ein vorheriges Anzeichnen mit einem sterilen Stift ist empfehlenswert. Keinesfalls dürfen Beugefalten senkrecht überkreuzt werden.

Angebracht sind *Schnittführungen* in der Mittseitenlinie von Fingern oder eine entsprechende W-förmige Schnittführung *(4)* im palmaren Hautbereich von Hohlhand und Finger, wie sie für die Beugensehnenchirurgie angegeben wird *(Abb. 8:7, S. 174).* Wunden, die die Beugefalte primär längsverlaufend überqueren, sollten durch entsprechende Zusatzschnitte im Sinne einer Z-Plastik *(Abb. 3:6, S. 56)* zickzackförmig umgewandelt werden.

Streckseitige Erweiterungsschnitte sollten ebenfalls die Gelenkmitte nicht senkrecht überkreuzen, sondern nach Möglichkeit bogen- oder W-förmig um die Gelenke herumführen *(38)* *(Abb. 3:1b, Abb. 9:2, S. 191),* wenngleich streckseitig die Kontrakturgefahr nicht allzu groß ist.

3.1.4 Nahttechniken

Geeignet ist jede Nahttechnik, bei welcher Einschnürungen, eine zu starke Spannung oder eine Verwerfung der Wundränder vermieden wird. In Frage kommen sowohl einfache *Einzelknopfnähte* (vor allem auf der Beugeseite) als auch *Rückstichnähte*, fortlaufende Nähte oder intrakutane Nahttechniken. Mit jedem dieser Nahtverfahren kann bei exakter Führung der Nadel (die beiden gegenüberliegenden Wundränder müssen jeweils im gleichen Abstand zur Wunde und in der gleichen Tiefe gefaßt werden) eine genaue Wundrandadaption erreicht werden.

Beim Knüpfen der Nähte, welches im allgemeinen instrumentell mit dem Nadelhalter erfolgt, ist jedes stramme Zusammenziehen zu vermeiden. Der Abstand zwischen den Nähten sollte 3 bis 4 mm nur ausnahmsweise unterschreiten, um die Wundranddurchblutung nicht zu gefährden.

Auf *Subkutannähte* wird im Handbereich gerne verzichtet, da Fadengranulome, die sich um resorbierbares Nahtmaterial bilden, bei der hohen Mobilität der Hand und ihrem engen Innervationsmuster Mißempfindungen hervorrufen können.

Als *Nahtmaterial* finden beschichtete oder monofile gewebsfreundliche Kunststoffäden Anwendung (z. B. 4 x 0 oder 5 x 0 Nylon).

3.2 Freie Hauttransplantation

3.2.1 Indikationen und Voraussetzungen

Die Deckung von Hautdefekten im Handbereich erfolgt am einfachsten mit freien Hauttransplantaten. Zu deckende Defekte können als Folge von Verletzungen, nach der Resektion eines Hauttumors, nach der Exzision kontrakter Narben oder Keloiden oder als Hebedefekt bei der Verlagerung gestielter Hautlappen entstanden sein.

Voraussetzung ist die gute Durchblutung des Empfängerlagers. Geeignet als Untergrund sind gesundes subkutanes Fettgewebe, unverletztes Sehnengleitgewebe oder auch saubere Granulationen nach primär offen oder mit künstlichem Hautersatz vorbehandelten Wunden. Nicht geeignet sind Defekte über eröffneten Gelenken, über freiliegendem und von seinem Periost entblößtem Knochen und über Sehnen, deren Sehnenscheide oder Gleitgewebe zerstört ist.

3.2.2 Transplantatdicke

Freie Hauttransplantate können in ihrer Schichtdicke und in ihrer Zusammensetzung hinsichtlich der Hautschichten variieren *(Abb. 3:2).* Zweckmäßig ist eine Unterscheidung zwischen dünner Spalthaut *(45),* dicker Spalthaut *(3)* und ausgedünnter Vollhaut *(20, 49).*

Die einzelnen Transplantate weisen verschiedene Vor- und Nachteile auf, sowohl an der Entnahmestelle als auch am Verhalten im Empfängerort.

Spalthaut wird mit einem Dermatom *(Abb. 3:3)* entnommen; der Hebedefekt epithelialisiert sich normalerweise spontan innerhalb von ein bis zwei Wochen. Bei vielen Patienten

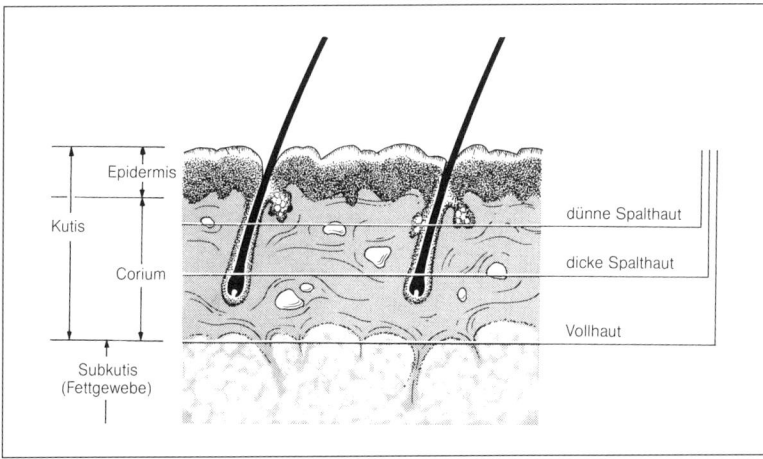

Epidermis
Kutis
Corium
Subkutis
(Fettgewebe)

dünne Spalthaut
dicke Spalthaut
Vollhaut

Abb. 3:2
Spalthaut – Vollhaut

führt die Entnahme dicker Spalthaut jedoch zu einer störenden Keloidbildung.

Zur Vollhautentnahme wird der angezeichnete Hautbezirk mit dem Skalpell umschnitten und der Hautlappen scharf mit dem Skalpell an der Grenze zwischen Kutis und subkutanem Fettgewebe abgetrennt. Der Hebedefekt wird unter Zusammenziehen der Wundränder primär vernäht. Bei ausgedehnteren Hautentnahmen müssen diese zuvor mobilisiert werden.

Im Empfängergebiet heilen freie Hauttransplantate um so sicherer ein, je dünner sie sind. Dieser Eigenschaft steht jedoch die bessere Anpassungsfähigkeit und Beanspruchbarkeit dickerer Lappen gegenüber. Insbesondere Vollhautlappen, die die größte Zahl elastischer Faserelemente besitzen, passen sich oftmals kosmetisch und funktionell sehr gut an die Bedürfnisse des Empfängergebietes an *(Abb. 3:27c, S 72)*. Aus diesem Grund sind Vollhauttransplantate im Handbereich bei zuverlässigem Transplantatlager zu bevorzugen.

3.2.3 Transplantatgröße

Das vor der Entnahme aufgezeichnete Transplantat soll der Größe des Defektes entsprechen. Nach seiner Hebung zieht es sich infolge Eigenelastizität zusammen und erscheint kleiner. Durch das Einnähen in den

Defekt erhält es wieder seine alte Größe und damit auch die richtige Vorspannung.

Sie ist wichtig, damit die für die primäre Ernährung des Transplantates verantwortlichen Gewebsspalten geöffnet sind. Dies gilt besonders für freie Vollhauttransplantate.

3.2.4 Entnahmestellen

Spalthaut wird im allgemeinen an Körpergegenden entnommen, die gut von der Kleidung bedeckt sind (proximaler Oberschenkel, Gesäß, Unterbauch). Für Vollhauttransplan-

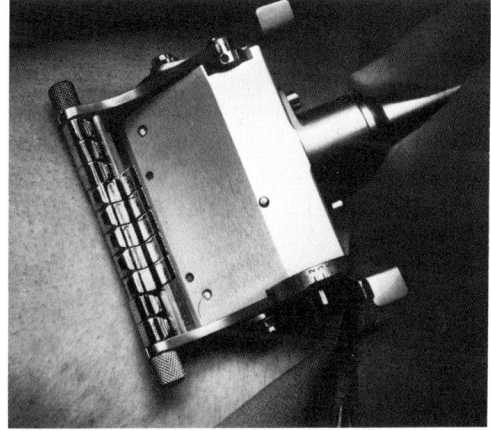

Abb. 3:3   Zur tangentialen Spalthautentnahme angesetztes, elektrisch betriebenes Dermatom

tate sind unbehaarte Hautareale an der Beugeseite von Gelenken bevorzugte Entnahmestellen (Ellenbeuge, Leiste) *(Abb. 3:4)*. Die Haut
ist hier besonders elastisch, und bei querer
Entnahme fällt die bei primärem Verschluß
des Hebedefektes entstehende Narbe wenig
störend mit der Beugefalte zusammen.

3.2.5 Technik des Einnähens

Über nach außen gewölbten Defekten (z. B.
am Handrücken oder an der dorsalen Fingerseite) liegt ein unter ausreichender Vorspannung eingenähtes Hauttransplantat bereits
relativ fest dem Transplantatlager an. Ein mil-
der Druckverband über einer dem Transplantat aufliegenden Fettgaze ist als Schutz für das
Transplantat ausreichend. Auf eine Skarifizierung des Hautlappens zur Sekret- oder Häma-
tomableitung kann verzichtet werden, wenn
bei gut vaskularisiertem Transplantatlager vor
dem Aufnähen auf eine ausreichende Blutstillung geachtet wurde.
Weist das Transplantatlager eine nach innen
gerichtete Wölbung auf (z. B. in der Hohlhand oder an Interdigitalfalten), dann muß,

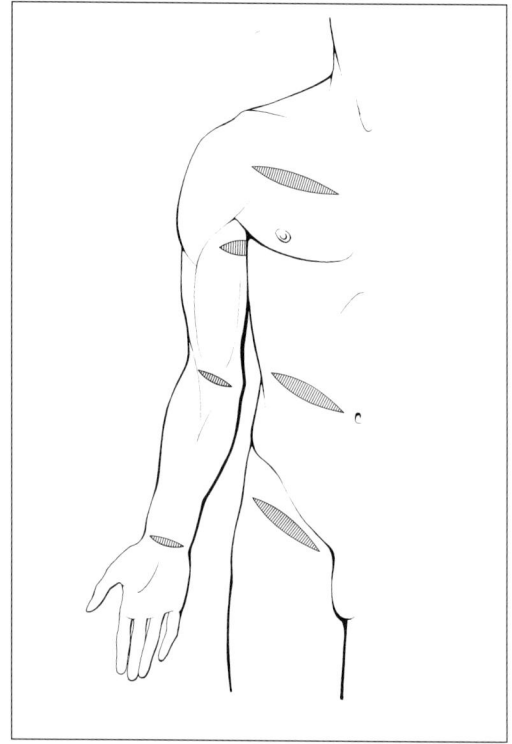

**Abb. 3:4   Entnahmestellen von Vollhauttrans-
plantaten**

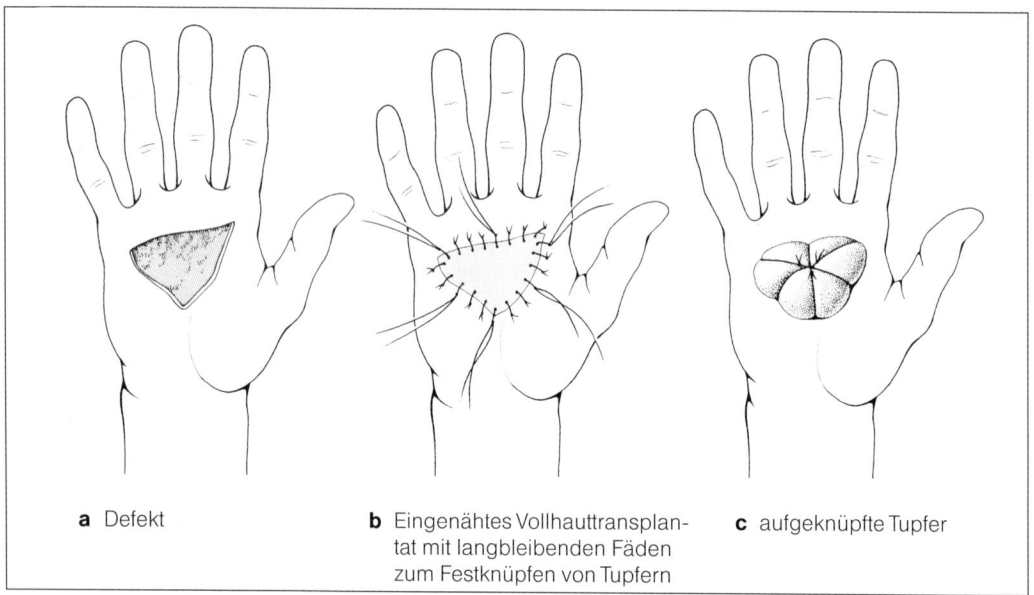

a Defekt   **b** Eingenähtes Vollhauttransplan-   **c** aufgeknüpfte Tupfer
tat mit langbleibenden Fäden
zum Festknüpfen von Tupfern

Abb. 3:5   Technik der Vollhauttransplantation

damit der notwendige Kontakt zum Wundgrund gewährleistet ist, das Transplantat für
6 Tage fest gegen die Wölbung angedrückt
werden. Am sichersten geschieht dies, indem
über dem mit einer Fettgaze bedeckten Transplantat ein oder mehrere eingepaßte Tupfer
an langgelassenen Haltefäden eingeknüpft
werden *(Abb. 3:5) (29, 38)*. Bei normal verlaufender Heilung ist das Transplantat nach
6 bis 8 Tagen ausreichend fest angewachsen,
so daß mit einer fallweise notwendigen
Übungsbehandlung begonnen werden kann.
Der erste Verbandswechsel erfolgt nach
5 bis 6 Tagen. Ab dem 10. Tag ist bei komplika-
tionsfreier Einheilung kein Verband mehr
erforderlich.

3.3 Nahlappenplastiken (ohne Fingerendglieder)

3.3.1 Z-Plastiken

Z-Plastiken stellen eine Art Verschiebelap-
penplastik dar. Zwei einander gegenüber liegende zipfelige Hautlappen werden mobilisiert. Durch ihre Verlagerung entsprechend
der *Abb. 3:6* erreicht man eine Zugentlastung
in der Längsachse *(25, 29)*. Dies gelingt jedoch
nur auf Kosten der Hautbreite, so daß eine ausreichende, seitliche Gewebsreserve vorhanden
sein muß. Anwendungsbeispiele für Z-Plastiken sind Narbenkontrakturen jeder Art. Sie
können außerdem angewendet werden zur
Vertiefung von Zwischenfingerfalten (Kap.
14.2.1) und als multiple Z-Plastik bei der operativen Behandlung der Dupuytrenschen Kontraktur (Kap. 18.4.5).

Durchführung

In der Hautrichtung, in der eine Verlängerung
erzielt werden soll, wird eine Längsinzision
angelegt bzw. eine kontrakte Narbe exzidiert.
Bei einer einfachen Z-Plastik erfolgen in
einem Winkel von 60° je eine am peripheren
und zentralen Ende der Längsinzision nach
rechts bzw. links gerichtete Inzision, wobei

diese beiden Schnitte die gleiche Länge aufweisen müssen. Hierdurch entsteht die den
Namen gebende Z-Figur *(Abb. 3:6a)*. Die beiden umschnittenen, dreieckförmigen Hautlappen werden zusammen mit ausreichend
durchblutetem Subkutangewebe gehoben
und derart gegeneinander verlagert, daß statt
der alten Z-Figur eine neue zickzackförmige
Narbe entsteht. Bei exakter Einhaltung des
60°-Winkels wird eine Verlängerung von ca.
75% erreicht *(Abb. 3:6b)*. Palmarseitig erfolgt
die Hebung möglichst mit etwas subkutanem
Fettgewebe auf der Palmaraponeurose, dorsalseitig im Bereich des Sehnengleitgewebes,
wobei im OP-Gebiet verlaufende Nervenäste
sorgfältig zu schonen sind.

Ist ein größerer Längengewinn notwendig,
oder reicht die vorhandene Elastizität des
Gewebes in den seitlichen Hautpartien für
eine einzige Z-Plastik nicht aus, dann können
mehrere kleine Z-Inzisionen aneinanderge-
reiht werden *(Abb. 3:6c)*. Hierdurch verteilt
sich der die Breite betreffende Substanzverlust
auf eine größere Fläche.

Als *Komplikationen* können vor allem Lappen-
spitzennekrosen eintreten, vor allem bei Läppchen mit zu spitzen Winkeln, und wenn quer
zur Lappenbasis verlaufende alte Narbenzüge
die Durchblutung beeinträchtigen. Daher
sollte man bei der Wahl der Schnittführung
solche Narben ebenso beachten wie die
Hauptnarbe, die zur Kontraktur geführt hat,
und deren Korrektur man anstrebt.

3.3.2 Modifizierte multiple Z-Plastiken

Gegenläufige Anordnung

Die zuvor dargestellte parallele Anordnung
der Z-Schenkel bei der multiplen Z-Plastik
ist am gebräuchlichsten und erlaubt eine
gleichmäßig breite Lappenbasis, wodurch die
Gefahr der Lappenspitzennekrose gering ist.
Bei der bisweilen empfohlenen gegenläufigen Anordnung der aneinandergereihten Z
(Abb. 3:6d) kann wegen des zum Teil ungünsti-
geren Verhältnisses zwischen Lappenbasis
und Lappenspitze die Gefahr einer Lappen-

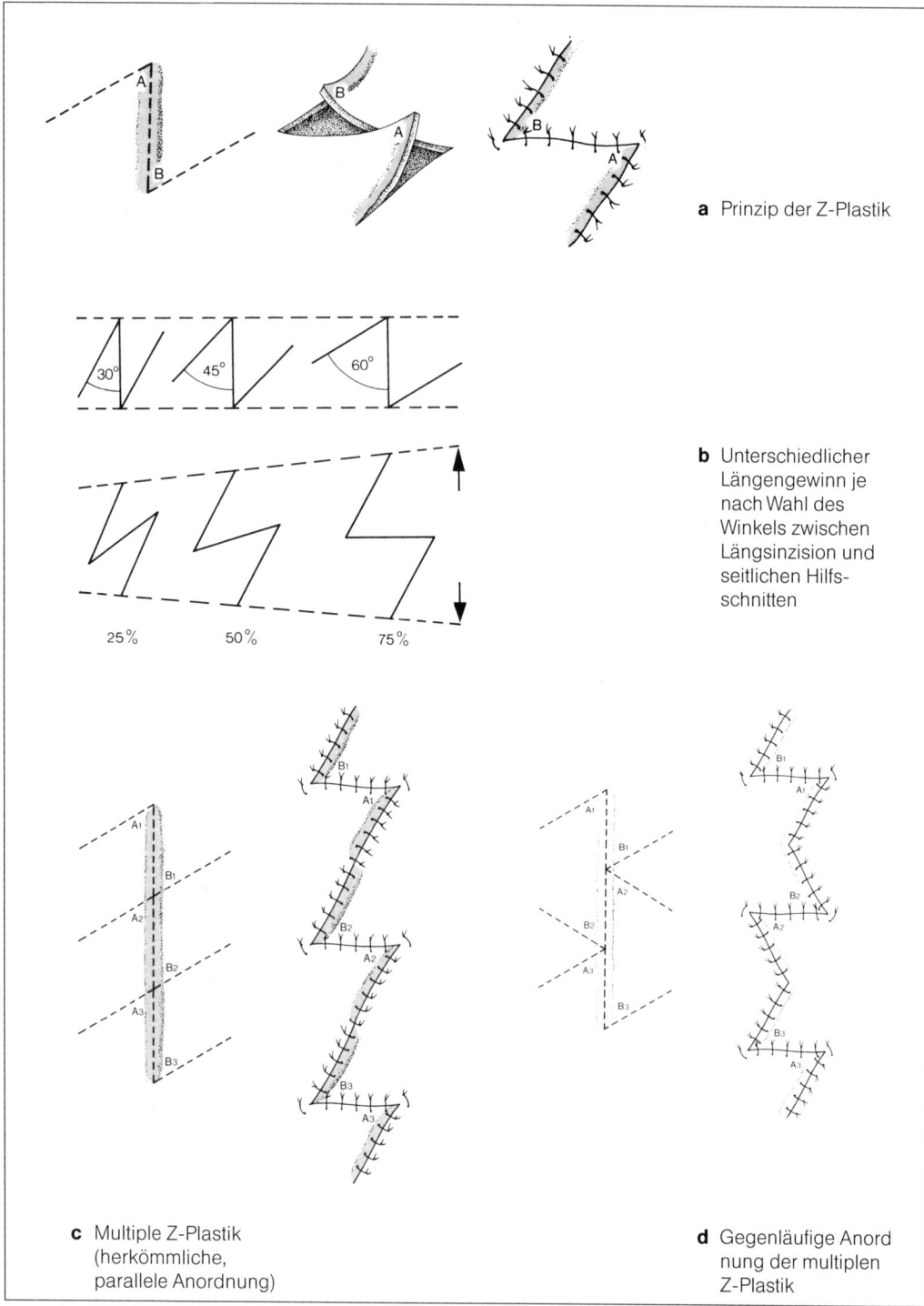

a Prinzip der Z-Plastik

b Unterschiedlicher Längengewinn je nach Wahl des Winkels zwischen Längsinzision und seitlichen Hilfsschnitten

c Multiple Z-Plastik (herkömmliche, parallele Anordnung)

d Gegenläufige Anordnung der multiplen Z-Plastik

Abb. 3:6

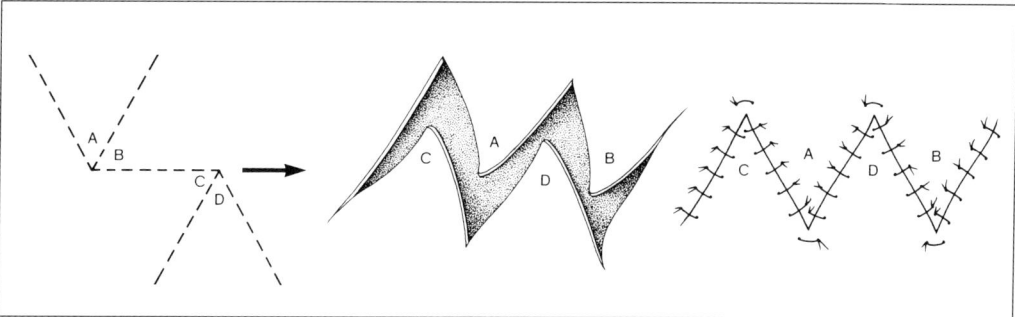

e Vier-Lappen-Z-Plastik

spitzennekrose größer sein, insbesondere wenn derbe Vernarbungen vorliegen. Dennoch kann gerade in Fällen mit zusätzlichen seitlichen Narben oder bei Kontrakturen im Bereich von Fingerzwischenfalten eine solche Anordnung notwendig und sinnvoll sein. Eine lediglich aus zwei Z bestehende Ausführung dieser gegenläufigen Z-Plastik wird auch als *Schmetterlingsplastik* bezeichnet *(4)*.

4-Lappen-Z-Plastik

Diese Modifikation einer multiplen Z-Plastik wird vor allem bei narbigen Kontrakturen in der ersten Zwischenfingerfalte angewandt. Die beiden äußeren seitlichen Schenkel weisen einen Winkel von 120° zum zentralen, in der Kontrakturrichtung verlaufenden Schenkel auf, wobei dieser Winkel durch die beiden inneren Schenkel halbiert wird, so daß vier dreieckförmige Läppchen entstehen, die alle die gleiche Seitenlänge und in der Lappenspitze einen Winkel von 60° aufweisen *(Abb. 3:6e)*. Nach der Mobilisierung mit Lösen aller subkutanen Kontraktursträngen kommt es beim Längszug in Richtung der Kontraktur meist zu einer zwanglosen Verzahnung der vier Läppchen, wobei die beiden inneren Dreiecke eine größere Drehung als die beiden äußeren erfahren.

3.3.3 Lokale Schwenk- oder Verschiebelappen

Indikation

Schwenk- oder Verschiebelappen finden Anwendung, um freiliegende Knochen, Gelenke oder Sehnen, deren Gleitgewebe zerstört ist, primär zu decken, wenn ein Substanzverlust der Originalhaut (z. B. im Rahmen von Abschleifverletzungen) entstanden ist. Des weiteren können sie indiziert sein, um notwendige rekonstruktive Eingriffe an Sehnen oder Nerven, die nur unter einem einwandfreien Weichteilmantel durchgeführt werden können, zu ermöglichen.

Operative Durchführung

Nach der Rekonstruktion tiefer liegender Strukturen (Knochen, Sehnen, Nerven) wird z. B. seitlich eines zu deckenden Defektes der geplante Lappen aufgezeichnet, wobei im allgemeinen die Länge des Läppchens höchstens das Dreifache der Lappenbasis betragen soll, um die Durchblutung in der Lappenspitze nicht zu gefährden *(24)*. Länger dürfen solche Lappen nur dann gewählt werden, wenn längs verlaufende Arterien die Durchblutung gewährleisten wie z. B. bei der Lappenplastik nach *Hilgenfeldt (31, 38)* (Kapitel 3.5.5.2). Bei der Lappenhebung müssen Sehnengleitgewebe, Sehnenscheiden und die Nervengefäßbündel geschont werden. Nach dem Einnähen des verlagerten Lappens wird der

Hebedefekt mit einem freien Hauttransplantat verschlossen *(Abb. 3:7).*

Speziell zu erwähnen ist der sensible ulnare Handrückenlappen *(37).* Dieser Lappen wird sensibel versorgt durch Endäste des N. ulnaris. Er findet Verwendung bei Defekten der ulnaren Hohlhand, die nicht mit frei transplantierbarer Vollhaut versorgt werden können. Die operative Präparation und Verlagerung entspricht dem dorso-radialen Lappen nach *Hilgenfeldt* (Kap. 3.5.5.2).

Vorteilhaft bei solchen lokalen Lappenverschiebungen ist, daß Haut mit einem handtypischen Gewebsaufbau und damit den richtigen Elastizitäts- und Dickenverhältnissen auf den Defekt verlagert wird und daß die Läppchen eine weitgehend normale Sensibilität aufweisen.

3.3.4 Cross-Finger-Lappenplastik

Beim *gekreuzten Fingerlappen (Cross-Finger) (45)* werden Fingerdefekte mit der Haut des

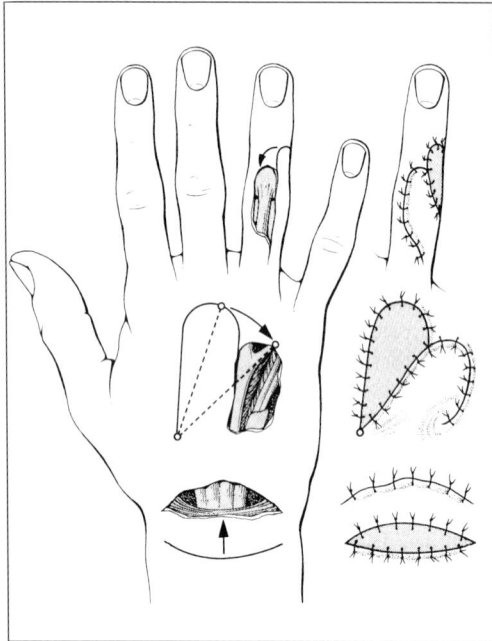

Abb. 3:7   Beispiele für Schwenklappenplastiken über dem Handrücken und dem dorsalen Fingermittelgelenk sowie für einen Visierlappen über dem Handgelenk

Nachbarfingers gedeckt *(Abb. 3:8).* Das Prinzip mit Durchtrennung des Lappenstieles nach erfolgter Einheilung ist das gleiche wie bei Fernlappenplastiken (Kap. 3.6).

Indikation

Vor allem beugeseitige Defekte mit freiliegenden Sehnen oder freiliegenden Knochen (Endglied) *(Abb. 3:8* und *3:31)* lassen sich im gesamten Fingerbereich mit diesem Verfahren in qualitativ zufriedenstellender Weise versorgen. Die Defekte müssen nicht allein nach einer Verletzung entstanden sein, sie können auch ihre Ursache in notwendigen Weichteilresektionen bei Tumoren, bei Rezidiven einer Dupuytrenschen Kontraktur oder bei störenden Narbenbildungen nach Verbrennungen haben. Sind bei Amputationsverletzungen mit einer teilweise Skelettierung des Amputationsstumpfes andere Deckungsverfahren nicht möglich, dann kann bei Verwendung distal gestielter Cross-Fingerlappen eine gute Stumpfdeckung ohne Nachamputation erfolgen.

Als nachteilig kann die primär fehlende Sensibilität vor allem bei Defektdeckungen im Fingerbeerenbereich empfunden werden. Allerdings ist mit der Wiederkehr einer gewissen Schutzsensibilität nach einigen Monaten zu rechnen. Ein weiterer jedoch erträglicher Nachteil ist die notwendige Immobilisierung der betroffenen Finger bis zur Einheilung des Läppchens.

Durchführung

Der zuvor sorgfältig angezeichnete Lappen wird dorsal am Nachbarfinger unter Schonung des paratendinösen Gleitgewebes bis zu seinem meist lateralen Stiel gehoben und in den beugeseitigen Defekt eingenäht. In den Hebedefekt wird auf das gut durchblutete Gleitgewebe der Strecksehnen ein freies Vollhaut- oder Spalthauttransplantat eingenäht. Da die beiden betroffenen Finger einer gewissen Zwangshaltung ausgesetzt sind, empfiehlt sich die Ruhigstellung z. B. mit einer Schiene oder einem Minifixateur externe bis zur Stieldurch-

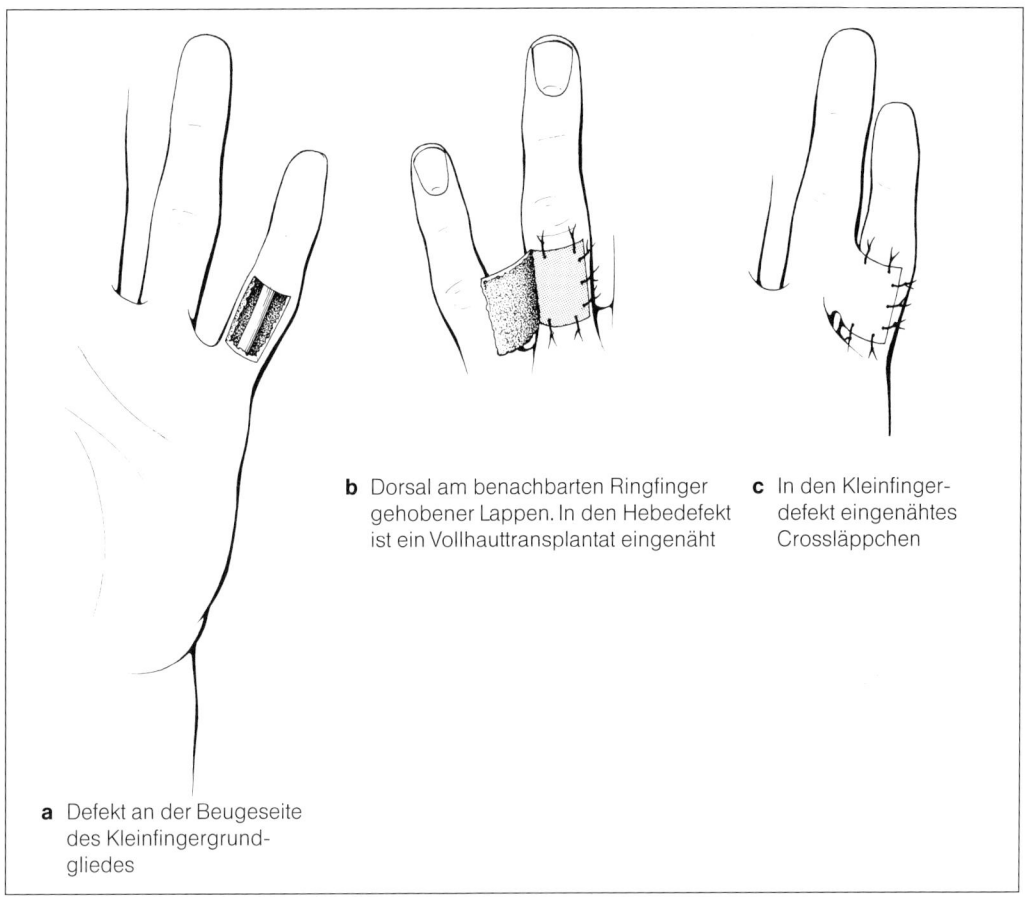

b Dorsal am benachbarten Ringfinger
gehobener Lappen. In den Hebedefekt
ist ein Vollhauttransplantat eingenäht

c In den Kleinfinger-
defekt eingenähtes
Crossläppchen

a Defekt an der Beugeseite
des Kleinfingergrund-
gliedes

Abb. 3:8   Cross-Fingerläppchen

trennung nach 10 bis 14 Tagen. Ist dies erfolgt, wird die durchtrennte Basis eingenäht, und man kann mit einer notwendigen Übungsbehandlung beginnen.

Weitere Beispiele für gestielte Nahlappenplastiken werden im Kapitel Fingerkuppendefekte (vgl. Kap. 3.5.7) dargestellt.

Bestehen größere Hautdefekte z.B. bei einer Skelettierung, dann müssen Fernlappenplastiken wie Bauchlappen, Leistenlappen oder Lappen von der Gegenseite des Armes durchgeführt werden, sofern man nicht auf einen gefäßgestielten Unterarmlappen zurückgreifen will oder kann.

3.3.5 Gefäßgestielte Unterarmlappen

Charakteristik und Indikation

Bei dem aus China bekannt gewordenen Radialislappen *(33),* der für komplexe Rekonstruktionen im Handbereich nach Defektverletzungen geeignet ist, bildet die A. radialis mit ihren Begleitvenen den Gefäßstiel, bisweilen ergänzt durch die mitpräparierte V. cephalica.

Ein sensibler Anschluß ist durch mikrochirurgische Nervennähte zwischen den im Lappen verlaufenden sensiblen Hautnerven (N. cuta-

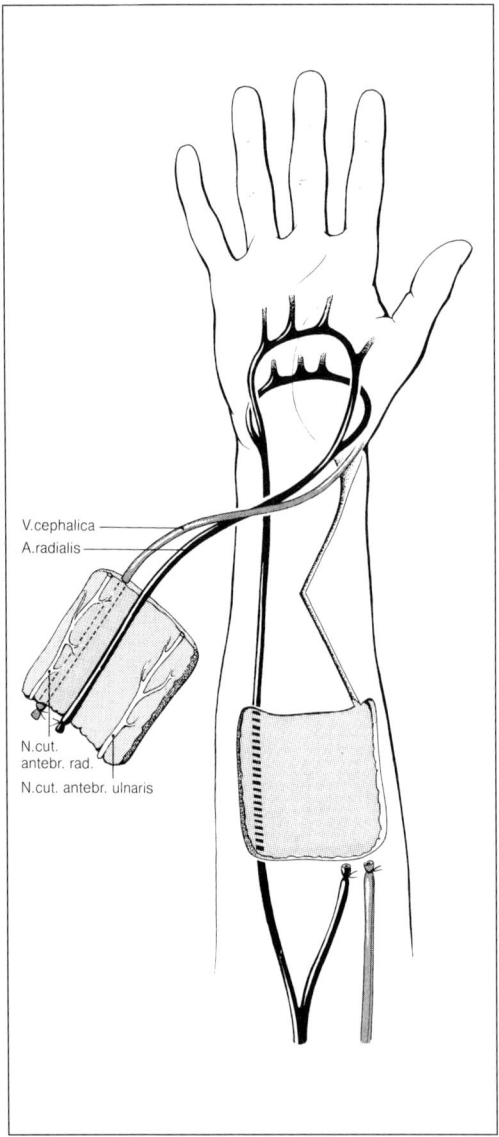

V.cephalica
A.radialis

N.cut.
antebr. rad.
N.cut. antebr. ulnaris

Abb. 3:9   Gefäßgestielter Unterarmlappen
Der gehobene und von peripher an der A. radialis
und der V. cephalica gestielte Lappen kann zur
Deckung beliebiger Defekte an Handrücken,
Daumen oder distaler Hohlhand verwendet werden,
sofern die Hohlhandbögen intakt sind

neus antebrachii ulnaris oder radialis) und
Mittelhand- oder Fingernerven möglich
(Abb. 3:9).

Die Verwendung dieses Lappens setzt intakte
Hohlhandbögen voraus (präoperative Angiographie oder zumindest eine Prüfung durch
einen Allen-Test, vgl. Kapitel 1.1.2.3, *Abb. 1:1),*
da die Durchblutung des gehobenen Lappens
von retrograd über diese Gefäßarkaden statt-
findet.

Durchführung

Zunächst wird der Lappen über der A. radialis
in der Größe des an der Hand zu versorgenden Defektes angezeichnet. Seine Hebung
erfolgt mit allen Hautschichten einschließlich
der Unterarmfaszie, der A. radialis und ihrer
Begleitvenen im Bereich zwischen M. flexor
carpi radialis und M. brachioradialis. Zurück
bleibt die freiliegende Unterarmmuskulatur.
Bei der Präparation des Gefäßstieles soll nicht
zuviel dargestellt werden, damit die Begleitvenen sicher erhalten bleiben.
Auf Höhe des Handgelenkes wird der Stiel
schlingenförmig umgebogen. Dabei ist ein
Abknicken zu vermeiden. Durch einen subkutanen Tunnel oder offen über eine geeignete
Hautinzision erfolgt dann die Verlagerung des
Lappens samt Stiel in dem zu deckenden
Defektbereich. Wird ein längerer Stiel benötigt, kann die Präparation bis zum tiefen Ast
der A. radialis in der 1. Interdigitalfalte weitergeführt werden *(28).* Hierbei müssen allerdings die in der Tabatière verlaufenden Radialisäste und die Extensor pollicis-Sehnen so
mobilisiert werden, daß der Lappen samt Stiel
hierunter durchgeführt werden kann. Die Blut-
stromumkehr wird im allgemeinen nicht nur
arteriell, sondern auch venös toleriert. Gegebenenfalls kann zusätzlich ein venöser mikrovas-
kulärer Anschluß an Hautvenen des Empfängergebietes erfolgen.
Der Hebedefekt wird möglichst mit ausgedünnter Vollhaut (z. B. aus der Leiste) gedeckt,
da diese kosmetisch besser einheilt als Spalthaut, deren Aussehen an der exponierten
Unterarmvorderseite problematisch sein kann.
Der Lappen wurde in besonderen Fällen auch
zusammen mit einem Knochenstück aus dem
Radius als sogenannter »Osteokutaner Lappen« zum gleichzeitigen Aufbau von Skelett-

und Weichteildefekten im Handbereich verwendet *(44)*.

Als *Nachteil* kann angesehen werden, daß die Blutzufuhr für die Hand über die A. radialis ausfällt, sofern man die Arterie nicht durch ein Veneninterponat (gewonnen von der Vena saphena magna) ersetzt. Hinzu kommt, daß der mit Spalt- oder Vollhaut gedeckte Hebedefekt asensibel bleibt. Dieser Lappen ist auch als freies mikrovaskulär anzuschließendes Transplantat bei Defekten am Fuß oder an der Gegenhand verwendbar.

Ein weiteres vom Prinzip her gleichartiges Beispiel stellt ein an der *A. interossea dorsalis gestielter dorsaler Lappen* dar, der sehr gut für eine Defektdeckung im Handrückenbereich geeignet ist. Hier ist allerdings die Präparation des Nervengefäßstiels im Septum intermusculare zwischen M. extensor digiti minimi und M. extensor carpi ulnaris etwas aufwendiger (28).

3.4 Fingernagelverletzungen

Der Fingernagel besitzt außer seiner kosmetischen Bedeutung eine stabilisierende Funktion für die Weichteile der Fingerbeere *(19)*. Da dies beim Betasten, Aufsammeln und Halten von Gegenständen wichtig ist, können Verletzungen der Fingernägel, vor allem, wenn sie mit einem Substanzverlust einhergehen, entsprechend unangenehme Folgen haben. Um dies zu vermeiden, ist eine sorgfältige Behandlung von Nagelverletzungen angebracht.

3.4.1 Subunguales Hämatom

Beim Einklemmen eines Fingers in Türen oder unter schweren Gegenständen entsteht durch Gefäßzerreißungen in der Nagelmatrix häufig ein subunguales Hämatom. Die Blutung breitet sich flächenhaft unter dem gesamten Fingernagel aus und ruft heftige, durch Klopfen und Pulsieren gekennzeichnete Schmerzen hervor. Nicht selten liegt zusätzlich eine Fraktur der Endphalanx vor (Rönt-

genuntersuchung!) (Kapitel 5.2.1). Die Behandlung besteht in einer frühzeitigen Druckentlastung, die am einfachsten durch die Perforation des betroffenen Nagels mit einer glühenden Büroklammer erfolgt *(Abb. 3:10)*. Durch die Hitze des Metallendes schmilzt die Hornschicht des Nagels, und das dabei entstehende Loch ermöglicht ein Abfließen des Hämatomes. Eine strenge aseptische Handlungsweise ist dabei zu beachten (Finger-

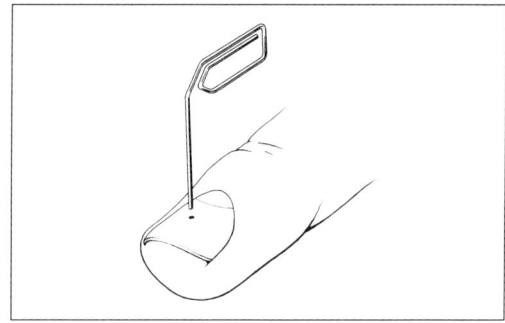

Abb. 3:10   Fingernagelrepanation bei subungualem Hämatom

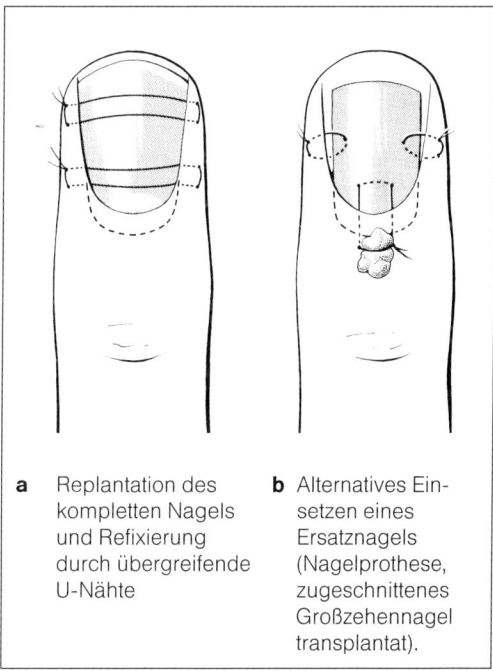

a Replantation des komplettes Nagels und Refixierung durch übergreifende U-Nähte

b Alternatives Einsetzen eines Ersatznagels (Nagelprothese, zugeschnittenes Großzehennageltransplantat).

Abb. 3:11   Behandlung vollständig abgelöster Fingernägel

desinfektion!). Die Perforation soll peripher der als Lunula sichtbaren Nagelmatrix durchgeführt werden, um spätere Wachstumsstörungen zu vermeiden.

Hat sich der Nagel zum Teil abgelöst, dann sollte er nach Ablassen des Hämatomes durch einige Nähte am Rand des Nagelbettes refixiert werden.

Bei vollständiger Nagellösung wird er gereinigt, gegebenenfalls neu zugeschnitten und in die Nagelwurzel replantiert *(Abb. 3:11)*, um das Nagelbett für den neu nachwachsenden Nagel zu schienen. Hierdurch wird eine Epithelialisierung des Nagelbettes vermieden, die die Haftung eines nachwachsenden, neuen Nagels behindern und zu seiner Deformierung führen würde.

Die Refixierung kann mit Einzelknopfnähten oder über den Nagel gelegten U-Nähten erfolgen. Das gleiche gilt auch dann, wenn Teile des Nagels bei Schnittverletzungen gelöst sind, aber noch zur Verfügung stehen.

3.4.2 Schnitt-Riß-Verletzungen

Erstrecken sich Schnitt- oder Rißwunden bis in die Nagelmatrix hinein, dann ist mit einem

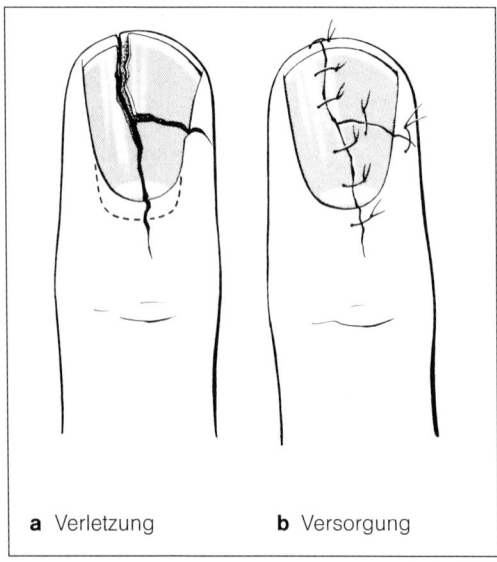

a Verletzung   **b** Versorgung

Abb. 3:12   Transunguale Riß-Schnittwunde mit Beteiligung der Nagelwurzel

Fehlwachstum des nachwachsenden Nagels zu rechnen. Dieses kann je nach Ausmaß der Schädigung von einer einfachen Längsfältelung in der Hornschicht bis zu breit gespaltenen oder häßlich gewulsteten Nägeln reichen. Um derartige Komplikationen zu vermeiden, ist eine exakte Naht im Bereich der Nagelwurzel und Nagelmatrix besonders wichtig *(Abb. 3:12)*.

3.4.3 Defektverletzungen

Führen Nagelverletzungen zu ausgedehnten Zerstörungen des Nagelbettes, dann ist eine Defektdeckung mit einem von seinem Epithel befreiten Vollhauttransplantat sinnvoll. Mit Hilfe eines aufgenähten freien Nageltransplantates (z. B. entnommen von einer Großzehe) wird das Nagelbett für den von der Matrix aus wieder vorwachsenden Fingernagel vorbereitet *(Abb. 3:11 b)*. In Frage kommen hierfür auch konservierte homologe Nageltransplantate *(35)*.

Defekte, die die Nagelmatrix mitbetreffen, und bei denen der Knochen freiliegt, bedürfen bisweilen einer plastischen Deckung durch einen Thenarlappen (Langfinger) *(vgl. Abb. 3:32)* oder Lappen vom Nachbarfinger (Daumen), da freie Hauttransplantate zwar anhielen, jedoch bei rein knöchernem Untergrund eine zu geringe Festigkeit aufweisen.

3.4.4 Eingriffe bei Fehlwachstum und Fehlen des Fingernagels

Nach Verletzungen der Nagelwurzel und des Nagelbettes können als Endzustand gespaltene oder nur teilweise korrekt vorwachsende Fingernägel mit entsprechender Problematik bei der Körperpflege zurückbleiben. Der Grund kann in Vernarbungen des Nagelbettes und der Nagelwurzel bzw. nach Frakturen auch im Vorstehen kleiner Knochenfragmente in das Nagelbett zu suchen sein. Hierdurch entstehen Probleme sowohl bei der Körperpflege als auch durch das unschöne Aussehen, teilweise allerdings auch funktionelle Probleme, wenn z. B. der betroffene Finger in einem Handschuh hängenbleibt. Daher erhebt sich häufig die Frage nach chirurgischen Korrekturmöglichkeiten dieser sogenannten *Spaltnägel*.

Eine weitere Nagelbettdeformierung liegt bei dem sogenannten *Klauennagel* (Claw nail) vor, der dann entsteht, wenn das Nagelbett bei einer Defektverletzung der Fingerkuppe über den knöchernen Stumpf nach palmar gezogen wurde. Im Extremfall kann der Nagel dann um die Fingerkuppe herum bis auf die Palmarseite wachsen und dann dort den Einsatz der verbliebenen Fingerbeere behindern. Hinzu kommt auch hier das äußerst unschöne Aussehen. Auch in solchen Fällen ist stets eine chirurgische Korrekturindikation zu diskutieren.

Fehlt der Nagel nach Unfällen, Verbrennungen oder Infektionen vollständig, so sind es meist kosmetische, gelegentlich aber auch funktionelle Überlegungen, die den Wunsch nach einer plastisch chirurgischen Wiederherstellung mit weitgehend normalem Aussehen wecken.

Liegen als Spätzustand nur kleine störende Nagelreste vor, dann kann bisweilen die Ausrottung des Nagelrestes sinnvoll sein. Hierzu wird der Nagelfalz von 2 kleinen, längs verlaufenden seitlichen Hilfsschnitten aus nach dorsal aufgeklappt und die darunter liegende Matrix exzidiert. Danach kommt es im allgemeinen rasch zu einer Verhornung des Nagelbettes.

3.4.4.1 *Gespaltene Fingernägel*

Als Ursache hierfür kommen Vernarbungen des Nagelbettes und des Stratum germinativum der Nagelwurzel nach Defektverletzungen oder starken Quetschungen in Frage. Gelegentlich können aber kleine, in das Nagelbett vorgedrungene Knochenfragmente eine Ursache sein.

Wächst der Nagel proximal zunächst normal und kommt es erst weiter distal zur Spaltung, so ist die Ursache im Nagelbett und nicht in der Nagelwurzel zu suchen. In diesen Fällen kann man durch eine Fensterung des Nagels und die

vorsichtige lokale Exzision, gefolgt von feinen, gesunden Nagelbettanteile adaptierenden Nähten, das Nagelwachstum normalisieren *(27)*. Ein evtl. in das Nagelbett ragender Knochensplitter, der zuvor auf einer streng seitlich durchgeführten Röntgenaufnahme objektiviert worden war, kann ebenfalls nach Fensterung des Nagels und vorsichtigem Abschieben des Nagelbettes mit einer feinen Luerzange abgetragen und darüber das Nagelbett wieder genäht werden.

Geht die Spaltbildung von einer Verletzung des Stratum germinativum der Nagelwurzel aus oder betrifft sie den gesamten Nagelbereich, so ist eine rinnenförmige Längsexzision des betroffenen Bereiches über die gesamte Nagellänge notwendig *(Abb. 3:13, 3:14)*. Ist der exzidierte Bereich nicht allzu breit, so gelingt meist die direkte Naht der Exzisionsränder *(Abb. 3:13 a–c, 3:14)*.

Ist dies nicht oder nur unter großer Spannung möglich, so wird beispielsweise eine gestielte Nagelhautlappenplastik *(27)* erforderlich *(Abb. 3:13 d u. e)*. Als Nahtmaterial wird in beiden Fällen 4–6/0 starkes Nylon verwendet, die Hautfäden verbleiben 10–12 Tage.

3.4.4.2 *Klauennägel (claw nails)*

Eine gut durchführbare Operation mit ansprechenden Endergebnissen zeigt *Abb. 3:15 (8, 27)*. Hier wird nach der Kürzung des Nagels bis auf Höhe der Lunula das gesamte Nagelbett einschließlich Perinychium und Nagelwurzel mobilisiert und unter lockerem Falten des proximal gestielten Hautlappens, der durch beidseitig symmetrisch angelegte Hautinzisionen entstanden ist, nach proximal verlagert. Eine Verlagerung ist bis zu 4 mm möglich.

Der hierdurch entstandene Defekt an der Fingerkuppe wird anschließend mit Hilfe einer VY-Plastik gedeckt *(Abb. 3:15, 3:16)*. Dabei ist es ratsam, zusätzlich perkutan einen Kirschnerdraht axial für 2 – 3 Wochen zu plazieren, um einmal die Spannung der Nähte zwischen VY-Plastik und dem verlängerten Nagelhautlappen zu vermindern und zum weiteren die neue Position bis zur Einheilung zu sichern.

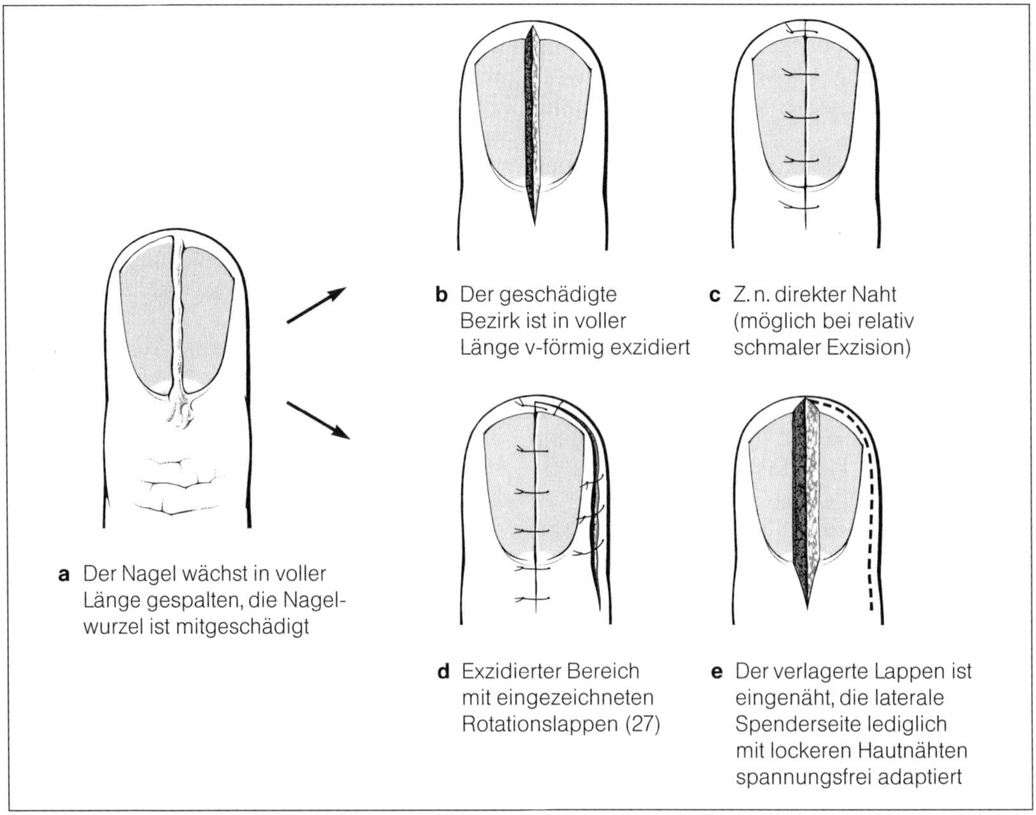

a Der Nagel wächst in voller Länge gespalten, die Nagelwurzel ist mitgeschädigt

b Der geschädigte Bezirk ist in voller Länge v-förmig exzidiert

c Z.n. direkter Naht (möglich bei relativ schmaler Exzision)

d Exzidierter Bereich mit eingezeichneten Rotationslappen (27)

e Der verlagerte Lappen ist eingenäht, die laterale Spenderseite lediglich mit lockeren Hautnähten spannungsfrei adaptiert

Abb. 3:13   Korrektur gespaltener Fingernägel

Am Daumen kommt zur Deckung des Fingerkuppendefektes auch die Verlagerung eines an beiden Nervengefäßbündeln gestielten Hautlappens (Seite 69 u. 70) *(36)* in Frage.

Weitere Möglichkeiten des Fingerkuppenaufbaus mit neurovaskulär gestieltem Lappen ohne Proximalverlagerung der Nagelstrukturen sind relativ aufwendig und kommen nur

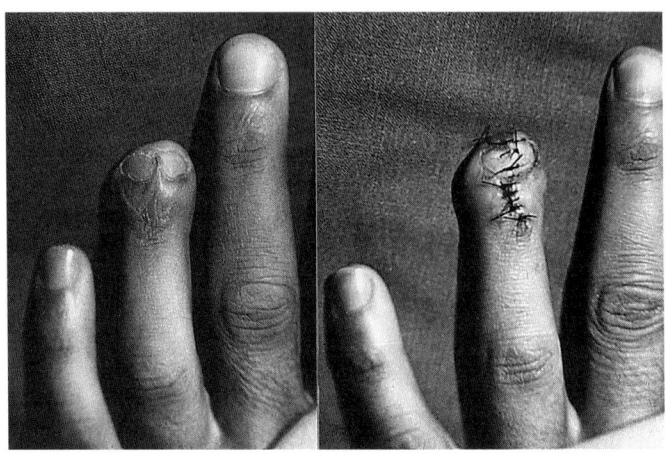

Abb. 3:14   Beispiel für die Korrektur eines Spaltnagels entsprechend Abb. 3:13 a–c

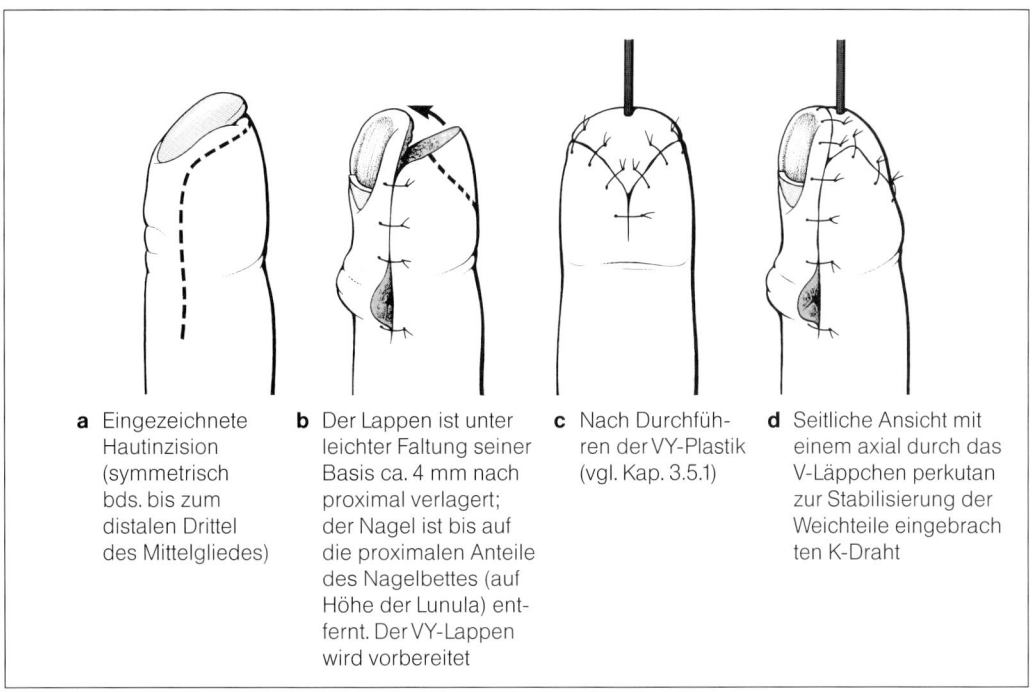

a   Eingezeichnete   b   Der Lappen ist unter   c   Nach Durchfüh-   d   Seitliche Ansicht mit
    Hautinzision   leichter Faltung seiner   ren der VY-Plastik   einem axial durch das
    (symmetrisch   Basis ca. 4 mm nach   (vgl. Kap. 3.5.1)   V-Läppchen perkutan
    bds. bis zum   proximal verlagert;   zur Stabilisierung der
    distalen Drittel   der Nagel ist bis auf   Weichteile eingebrach
    des Mittelgliedes)   die proximalen Anteile   ten K-Draht
                              des Nagelbettes (auf
                              Höhe der Lunula) ent-
                              fernt. Der VY-Lappen
                              wird vorbereitet

Abb. 3:15   Korrektur eines »Klauennagels« durch Verlagerung der Nagelstruktur nach proximal

für mikrochirurgisch erfahrene Operateure in Frage. Daher sei hier auf die weiterführende Literatur verwiesen *(15, 27, 33)*, zumal die erzielbaren Ergebnisse selten besser sind als bei dem hier vorgestellten Verfahren.

3.4.4.3 *Freie Nagelbetttransplantation*

Beim vollständigen Fehlen des Fingernagels und unschönem Nagelbett kann es bisweilen ausreichend sein, das deformierte Nagelbett zu exzidieren, evtl. samt seiner Nagelwurzel, falls aus ihr unschöne rudimentäre Nagelreste hervorwachsen, um das ganze mit einem Kutistransplantat zu decken. Das dann einge-heilte Vollhauttransplantat ist im allgemeinen in der Lage, auch Kunstnägeln als Lager zu die-nen, womit in vielen Fällen ein ausreichender kosmetischer Effekt erzielt wird.

Eine Alternative stellt die volle Transplanta-tion eines Zehennagels dar, wobei der Nagel der 2. Zehe im allgemeinen für Langfinger geeignet ist und Teile des Großzehennagels für den Daumen in Frage kommen. Bereits

seit den 50er Jahren werden erfolgreiche freie Zehennageltransplantationen unter Einschluß des Nagelbettes und ohne mikrochirurgischen Anschluß beschrieben *(23)*.

Gute kosmetische Ergebnisse lassen sich vor allem entsprechend dem Vorgehen in *Abb. 3.17 (2, 7)* erzielen, bei dem Teile des Perinychiums und auch Anteile der proximalen Nagelfalte mittransplantiert bzw. neu gebildet werden. Das Nagelbett wird unmittelbar am Knochen des Endgliedes (Endphalanx) abgelöst. Die Entnahmestellen an der Zehe werden dann mit einem ausgedünnten Vollhauttransplantat gedeckt.

Weitere Möglichkeiten haben sich durch die Einführung der Mikrochirurgie ergeben, hier können Teile der Pulpa gemeinsam mit dem Nagelbett und der Nagelwurzel mikrovaskulär verpflanzt und im Fingerbereich angeschlos-sen werden. Nachteil diesen Vorgehens ist allerdings die stärkere Verstümmelung der Spenderzehe und der wesentlich größere tech-nische Aufwand, der große mikrochirurgische Erfahrung voraussetzt *(12, 27)*.

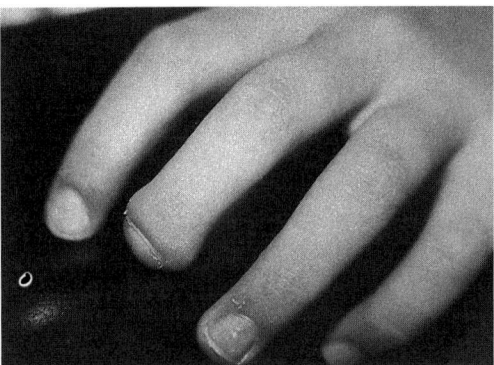

a Um die Fingerkuppe nach Endgliedteilamputation bis auf die Greifseite herum gewachsener Fingernagel

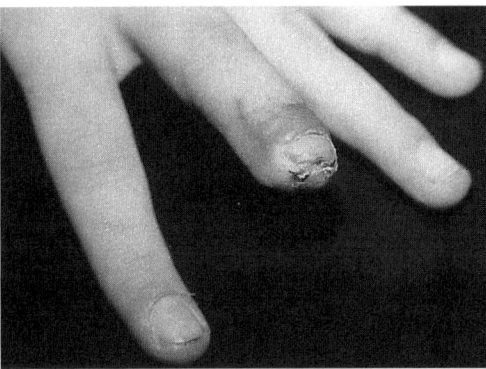

b 3 Monate nach der entsprechend *Abb. 3:15* durchgeführten Korrektur

Abb. 3:16: Beispiel für eine Klauennagelkorrektur

3.5 Defektverletzungen der Fingerkuppen

Kann der knöcherne Stumpf bei Fingerkuppenamputationen noch mit ausreichend durchblutetem Subkutangewebe bedeckt werden, dann reichen kleine freie Vollhauttransplantate (entnommen von unbehaarten Stellen am Unter- oder Oberarm) oder die entfettete Haut der abgetrennten Fingerkuppe zur Deckung aus. Auch bei solchen freien Transplantaten kann es durch in der Subkutis erhalten gebliebene Nervenendorgane zu einer zufriedenstellenden Sensibilitätswiederkehr kommen.

Beim freiliegenden Knochen erfüllen in den meisten Fällen die im folgenden beschriebenen kleinen Verschiebelappenplastiken die Forderung nach einer gut gepolsterten und sensibel versorgten Stumpfdeckung.

3.5.1 V-Y-Plastik

Für den *Fingerendgliedbereich* kommt die *V-Y-Plastik nach Tranquilli-Leali (47)* in Frage *(Abb. 3:18),* bei der ein V-förmiger Hautlappen auf der Beugeseite gebildet und über den Defekt verlagert wird. Bei der V-förmigen Inzision bis auf die Unterlage müssen die elastischen Strukturen, die Gefäße und Nerven führen, erhalten bleiben, und nur fixierende

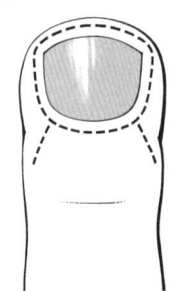

a Zehe
In der Aufsicht eingezeichnete Inzisionsbereiche zur kompletter Transplantation von Perinychium und Nagel samt Nagelwurzel und Nagelbett

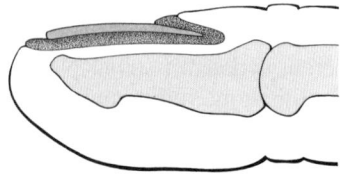

b Finger:
Das Transplantat wird der Entnahmestelle entsprechend unter Bildung einer Nagelwurzelfalte und eines Perinychiums eingenäht

Abb. 3:17 Komplette freie Nagelbetttransplantation.

Bindegewebssepten werden durchtrennt *(Abb. 3:18b)*. Die nach seinem Anheften über dem Stumpf verbleibende Y-ähnliche Wunde wird nur teilweise durch Einzelknopfnähte verschlossen. Die seitlichen Schenkel des verlagerten Läppchens werden zugunsten der Durchblutungsverhältnisse in neuerer Zeit nicht mehr genäht, zumal die hier dann sekundär heilende Wunde später im Bereich der Fingerbeere kaum sichtbar ist. Eine zusätzliche Hauttransplantation ist hier nicht erforderlich. Zu achten ist darauf, daß die Schnittführung die Endgelenksbeugefalte nach proximal nicht überschreitet.

Eine Modifikation stellt die beidseitige *V-Y-Plastik (9)* dar *(Abb. 3:19)*. Sie ist allerdings nur bei kräftigen Fingern zu empfehlen.

3.5.2 Visierlappenplastik

Ein widerstandsfähiges Hautpolster über einer amputierten Fingerkuppe läßt sich auch durch eine *Visierlappenplastik nach Klapp* erreichen. Hierbei wird ein beidseits gestielter, beugeseitiger Hautlappen nach peripher auf den Defekt verlagert *(Abb. 3:20)* und der Hebedefekt mit einem dünnen Vollhauttrans-

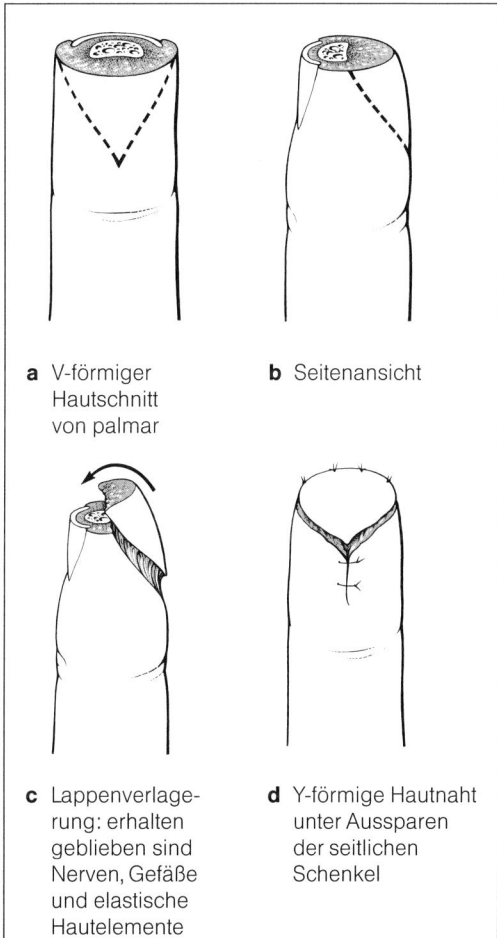

a V-förmiger Hautschnitt von palmar

b Seitenansicht

c Lappenverlagerung: erhalten geblieben sind Nerven, Gefäße und elastische Hautelemente

d Y-förmige Hautnaht unter Aussparen der seitlichen Schenkel

Abb. 3:18   V-Y-Plastik nach *Tranquilli-Leali*

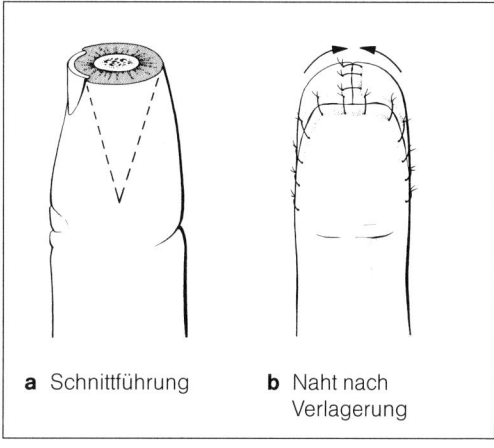

a Schnittführung

b Naht nach Verlagerung

Abb. 3:19   Beidseitige V-Y-Plastik nach *Kutler*

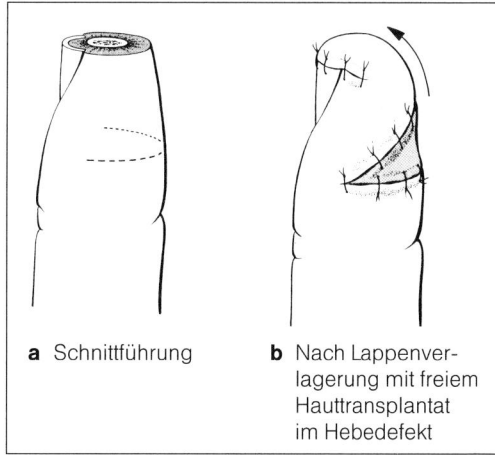

a Schnittführung

b Nach Lappenverlagerung mit freiem Hauttransplantat im Hebedefekt

Abb. 3:20   Visierlappenplastik nach *Klapp*

plantat ausgefüllt. Diese Art der Deckung ist nicht wie die beiden vorangegangenen auf das Endglied beschränkt.

3.5.3 Seitlich gestielte Rotationslappen

Ebenfalls ein Vollhauttransplantat zur Deckung eines Hebedefektes wird bei der Verwendung eines *dorsal gehobenen und palmar-lateral gestielten Läppchens* benötigt *(Abb. 3:21)*. Das Sensibilität aufweisende Läppchen wird dorsal unter sorgfältiger Schonung des gut durchbluteten paratendinösen Gleitgewebes des Streckapparates abgehoben und palmar gestielt über den Amputationsstumpf verlagert *(35)*. Diese Art der Deckung kommt bei Amputationen proximal des Fingernagels im gesamten Fingerbereich in Frage.

Der Lappen stellt eine distal angelegte Variante des sogenannten »advancement rotation flap« nach *Hueston (16)* dar *(Abb. 3:22)*.

Hier wird in der Beugefalte auf Höhe der Schwimmhäute eine quere Hautinzision angelegt sowie eine mediolaterale Längsinzision. Der palmare Hautmantel wird dann über das anliegende Nervengefäßbündel bis

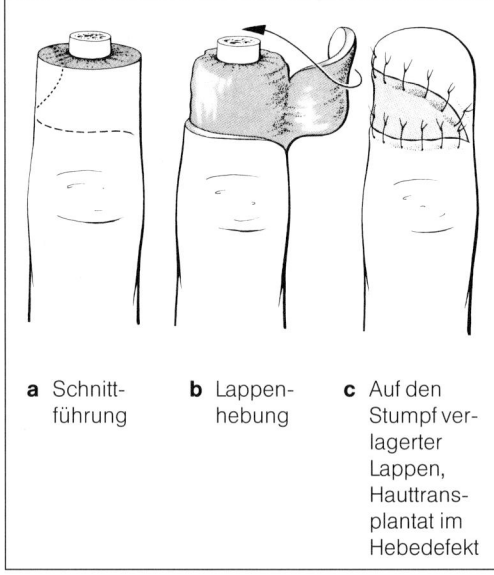

a Schnitt-   **b** Lappen-   **c** Auf den
führung   hebung   Stumpf ver-
                             lagerter
                             Lappen,
                             Hauttrans-
                             plantat im
                             Hebedefekt

Abb. 3:21   Seitlich gestielter Lappen zur Defektdeckung ohne weitere Stumpfkürzung

zum gegenüberliegenden freipräpariert und über dem Stumpf nach distal verlagert. Der dreiecksförmige Hebedefekt auf Höhe der Schwimmhautfalte wird mit ausgedünnter Vollhaut vom proximalen Unterarm gedeckt *(Abb. 3.22 a–c)*.

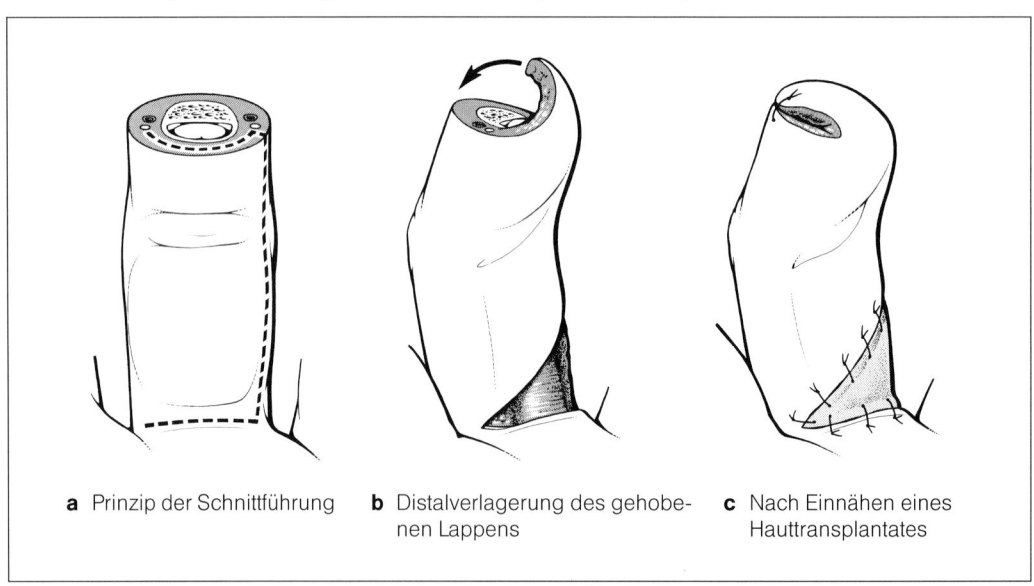

a Prinzip der Schnittführung   **b** Distalverlagerung des gehobenen Lappens   **c** Nach Einnähen eines Hauttransplantates

Abb. 3:22   Lappen nach *Hueston* (advancement rotation flap)

3.5.4 Dehnungslappen nach *Moberg,* Modifikation nach *O-Brien*

Vor allem am **Daumen** hat sich die Verlagerung beugeseitiger Lappen, die an ihren Nervengefäßbündeln gestielt bleiben, nach peripher bewährt *(30) (Abb. 3:23, 3:24)*. Hierbei soll durch die anfängliche Beugung des Endgliedes eine zu große Spannung im Bereich der Nervengefäßbündel vermieden werden.

Die Hebung und Präparation erfolgt auf der Beugesehnenscheide und erfordert die Verwendung einer Lupenbrille zur sicheren Schonung der im Lappen verbleibenden Nervengefäßbündel. Vor dem Einnähen sollte eine Redondrainage eingelegt werden, da die Gefahr einer Hämatombildung groß ist.

Nach ca. 2 Wochen kann mit Streckübungen begonnen werden.

Eine **Modifikation** hin zu einem neuro-vaskulär gestielten Lappen entsteht, wenn ein *Dehnungslappen nach Moberg (Abb. 3:23, 3:24)* an seiner Basis bis auf seine beiden Nervengefäßbündel durchgetrennt wird. Zur besseren Mobilisierung erfolgt ihre zusätzliche Präparation nach proximal. Auf den nach der Verlagerung an der Basis verbleibenden Defekt wird ebenfalls Vollhaut transplantiert *(29, 36) (Abb. 3:25)*. Durch die Dehnbarkeit der Nervengefäßbündel ist dieser Lappen weiter nach distal verlagerbar. Auch hier bleibt die Sensibilität erhalten. Der venöse Rückfluß bleibt durch kleine Begleitvenen im Bereich der Nervengefäßbündel erhalten, daher sollen diese nicht zu sehr freipäpariert werden. Die Präparation muß zumindest unter Lupenvergrößerung erfolgen.

3.5.5 Insellappen für den Daumen

Unter dem Begriff Insellappen werden Lappen zusammengefaßt, bei denen die Lappenbasis auf ein oder zwei Arterien mit ihren Begleitvenen reduziert ist. Neben dem aus dem Dehnungslappen nach *Moberg* abgeleiteten und in Kap. 3.5.4 bereits beschriebenen Insellappen kommen bei größeren Defekten zwei weitere Möglichkeiten, die Daumenkuppe mit hochwertigen sensiblen Hautanteilen zu versorgen, in Frage.

Das klassische Beispiel stellt das *Inselläppchen* mit seiner Verlagerung von der radialen oder ulnaren Beugeseite des Ringfingers auf die Daumenbeere dar *(Abb. 3.26) (22, 31)*.

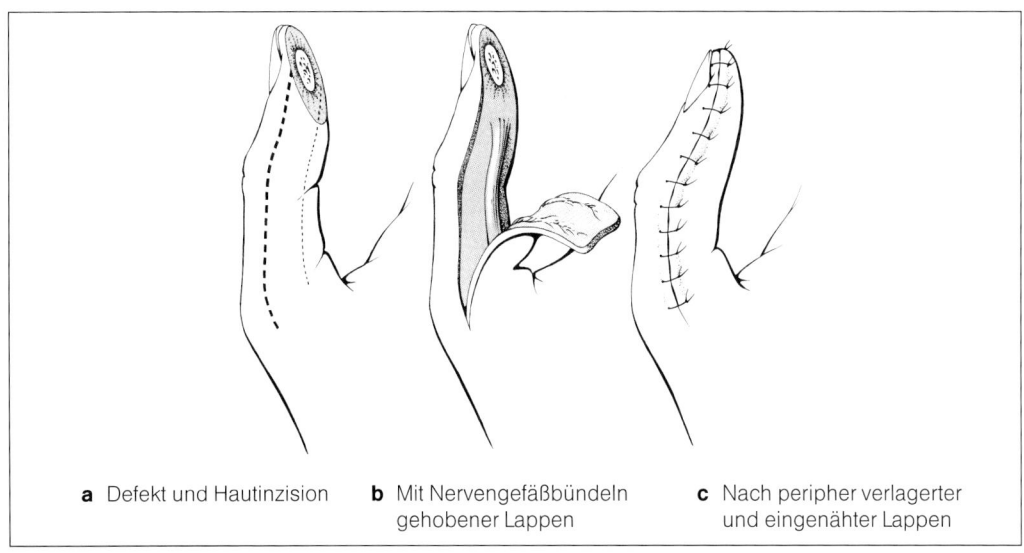

a Defekt und Hautinzision   **b** Mit Nervengefäßbündeln gehobener Lappen   **c** Nach peripher verlagerter und eingenähter Lappen

Abb. 3:23   Gestielter palmarer Hautlappen (Dehnungslappen nach *Moberg)* zur Defektdeckung im Bereich einer Daumenkuppe

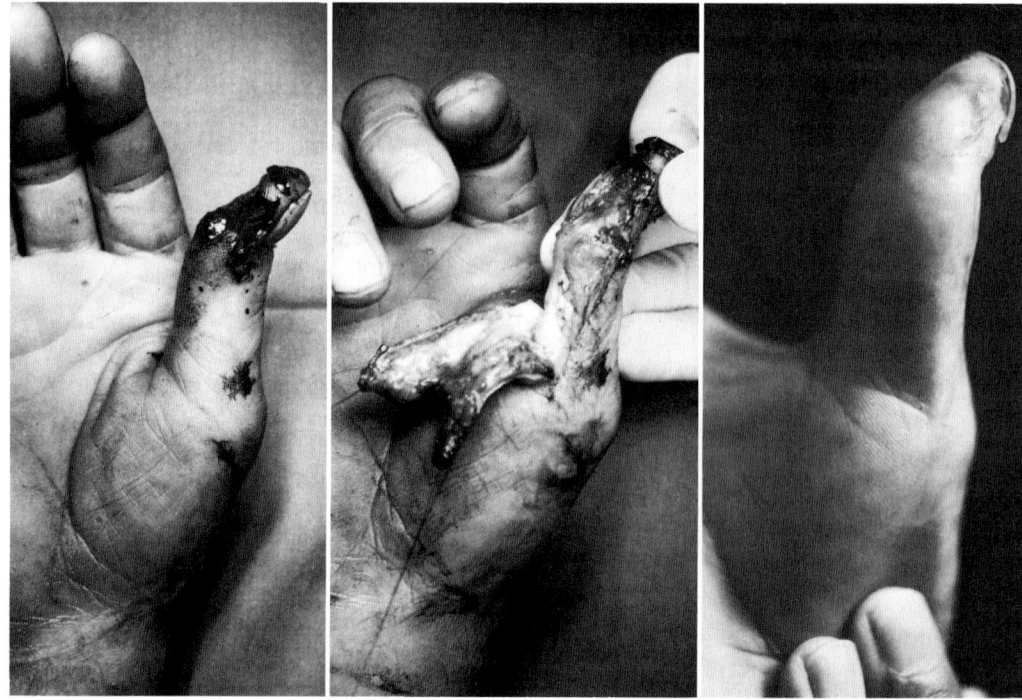

a Defekt der Daumenkuppe   b Gehobener Lappen   c Endresultat nach Einheilung

Abb. 3:24   Beispiel für die Anwendung eines Dehnungslappens nach *Moberg (Abb. 3:23)*

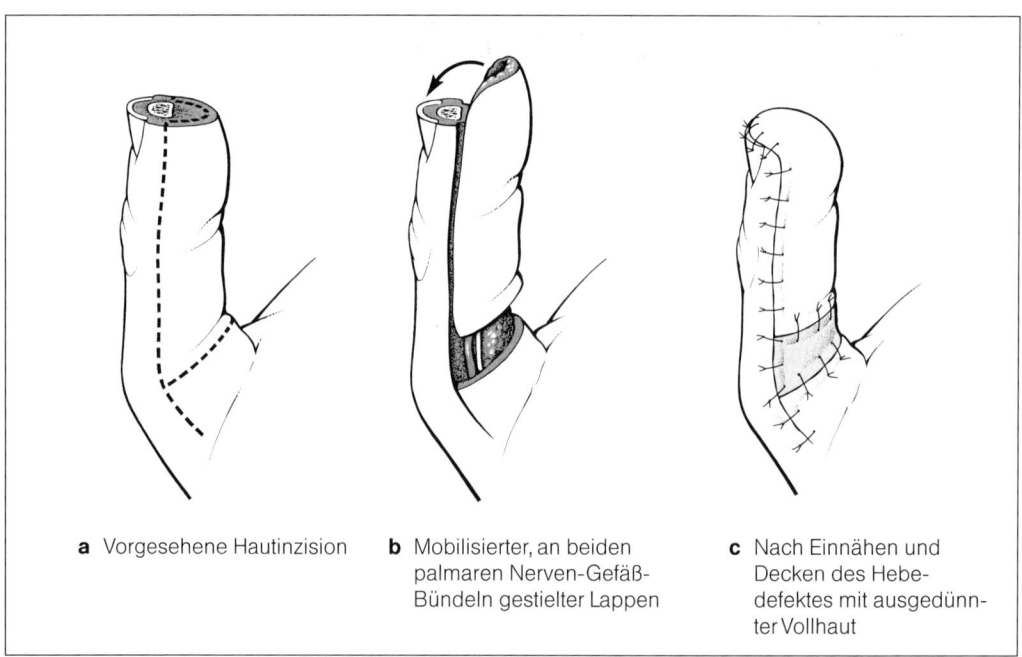

a Vorgesehene Hautinzision   b Mobilisierter, an beiden   c Nach Einnähen und
                                 palmaren Nerven-Gefäß-   Decken des Hebe-
                                 Bündeln gestielter Lappen   defektes mit ausgedünn-
                                                                    ter Vollhaut

Abb. 3:25   Neurovaskulär gestielter Insellappen *(36)* **zur Fingerkuppendeckung**

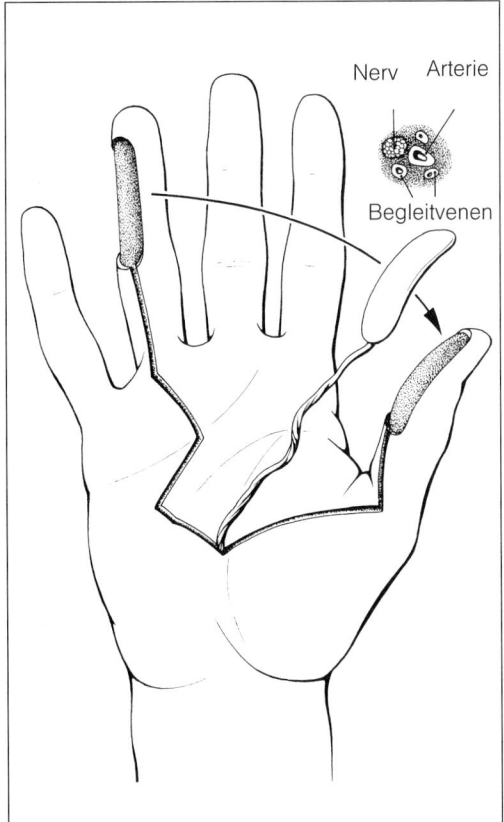

Nerv   Arterie

Begleitvenen

Abb. 3:26   Verlagerung eines neurovaskulär gestielten Inselläppchens
Rechts oben: ein Querschnitt durch den neurovaskulären Stiel

Ein zweite gut praktikable Möglichkeit ist der sogenannte Foucher-Lappen *(11),* bei der der dorsoradiale Hautbereich über dem Zeigefingergrundglied gestielt an einem Nervengefäßbündel auf die Daumenbeere verlagert wird (Kap. 3.5.5.2).

3.5.5.1 *Klassischer Insellappen*

Beim *klassischen Insellappen* von der Ulnarseite des 4. Fingers gilt als nachteilig, daß die Sensibilität umgelernt werden muß. Das heißt, die Daumengreifseite wird zunächst weiter als Ringfingerteil empfunden, was vor allem bei älteren Patienten, die nicht mehr

leicht umlernen, ein Problem darstellt. Hinzu kommen hypersensible Bereiche in der Nähe der Lappenränder und der Verlust der Zwei-Punkte-Unterscheidungsfähigkeit am Spenderfinger. Zur besseren sensiblen Integration wird auch die Durchtrennung des ulnaren Fingernervs und der mikrochirurgische Anschluß an den ulnaren Daumennerv empfohlen.

Operative Durchführung

Bei der Hebung des zuvor angezeichneten Läppchens und der vorsichtigen Präparation des Nervengefäßstieles ist es wichtig, das Fettgewebe im Nervengefäßbündel wegen der hier verlaufenden, kleinen Begleitvenen zu belassen. Im Mittelhandbereich muß der Nerv nach proximal bis zum Hohlhandbogen präpariert und gespalten werden, damit die Sensibilität der zugewandten Seite des Nachbarfingers erhalten bleibt. Die Mittelhandarterie hingegen steht nach Ligatur der Abgänge vollständig dem Läppchen zur Verfügung. Nach der Verlagerung muß ein spannungsfreies Einnähen gewährleistet sein, um den venösen Abfluß aus dem Läppchen, der über kleine Begleitvenen der Arterie erfolgt, nicht zu stören. Aus dem gleichen Grund muß bei der Verlagerung jeder Druck auf den Nervengefäßstiel vermieden werden. Die Deckung des Hebedefektes erfolgt mit einem Vollhauttransplantat.
Bereits nach 2–3 Tagen kann mit Bewegungsübungen und nach einer Woche mit einem ergotherapeutischen Sensibilitätstraining begonnen werden. Dieses muß bisweilen über 6 Monate weitergeführt werden.

3.5.5.2 *Foucher-Lappen*

Der *Foucher-Lappen* stellt eine Weiterentwicklung des Lappens nach *Hilgenfeldt* dar, bei dem die Basis auf das Gefäßnervenbündel reduziert ist *(11),* womit das Prinzip eines neurovaskulär gestielten Insellappens erfüllt wird. Hierdurch verbessert sich die Mobilität, und die erste Zwischenfingerfalte muß nicht wie beim Lappen nach *Hilgenfeldt* durchtrennt, sondern lediglich untertunnelt werden.

Da die Lappenverlagerung nach *Hilgenfeldt* jedoch nach wie vor eine excellente Möglichkeit der Wiederherstellung einer sensiblen Daumengreifseite und der Zwischenfingerfalte darstellt, sei zunächst auf diesen Lappen eingegangen. Bei der Lappenverlagerung nach *Hilgenfeldt* handelt es sich um einen dorso-radial vom Zeigefinger gehobenen Lappen, in den sensible Äste des N. radialis, axiale Hautgefäße und bisweilen auch die erste dorsale Mittelhandarterie im Bereich des Lappenstieles einstrahlen *(Abb. 3:27) (31, 38)*.

Operationstechnik

Der angezeichnete Lappen wird mit allen Hautschichten einschließlich der Nerven und Gefäße von distal nach proximal bis auf das Sehnengleitlager gehoben *(Abb. 3:27 b)* und in der ersten Interdigitalfalte, die dabei gegebenenfalls vertieft werden kann, auf die Greifseite des Daumens verlagert *(Abb. 3:27 c u. d)*. Der Lappen kann in der Länge wegen der axialen Gefäßversorgung weit über das bei Schwenklappen übliche Verhältnis von 3 zu 1 hinaus bis zu den Mittelgelenken hin geschnitten werden. Wichtig für die Durchblutung nach der Verlagerung ist ein spannungsfreies Einnähen. Der Hebedefekt wird mit Vollhaut gedeckt, die sich nach einiger Zeit in Aussehen und Funktion weitgehend unauffällig an die benachbarten dorsalen Hautareale anpaßt *(Abb. 3:27 c)*.

Beim *Foucher-Lappen,* der infrage kommt, wenn proximal Anteile der Daumengreifseite und die erste Interdigitalfalte intakt sind, wird über dem distalen Zeigefingergrundglied zunächst die Lappengröße entsprechend dem zu deckenden Defekt sowie die zickzackförmige Hautinzision über den dorsalen Nervengefäßästen des zu präparierenden Stieles *(vgl. Abb. 3:28 a)* angezeichnet.

Die Hebung des Lappens und die Präparation des Stieles erfolgt unter Lupenvergrößerung bis auf das Sehnengleitgewebe. Seitliche Venenabgänge werden ligiert. Der Nervenge-

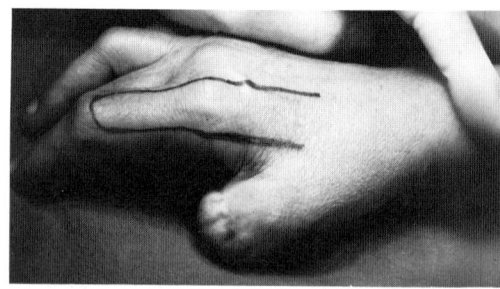

a Angezeichneter Lappen

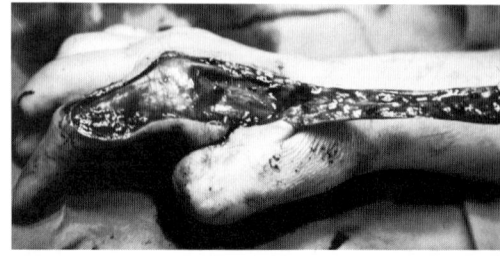

b Gehobener Lappen vor der Verlagerung

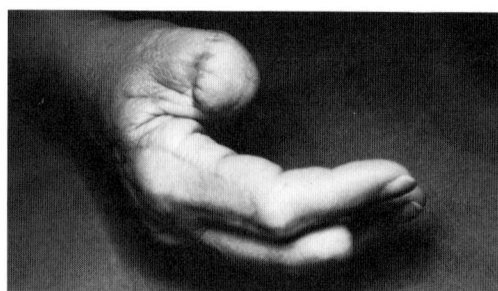

c Unauffällige Einheilung. Beachte die ebenfalls unauffällig in den Hebedefekt eingeheilte Vollhaut

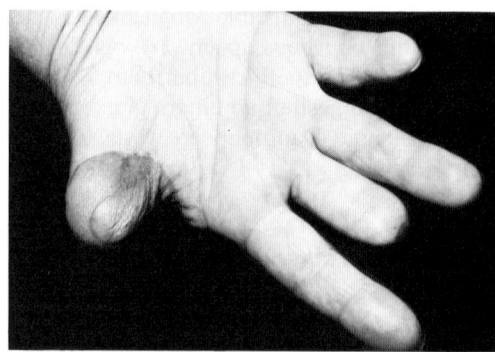

d Daumengreifseite nach Einheilung

Abb. 3:27   Sensibler Lappen von der dorso-radialen Seiten des Zeigefingers zur Resensibilisierung der Daumengreifseite

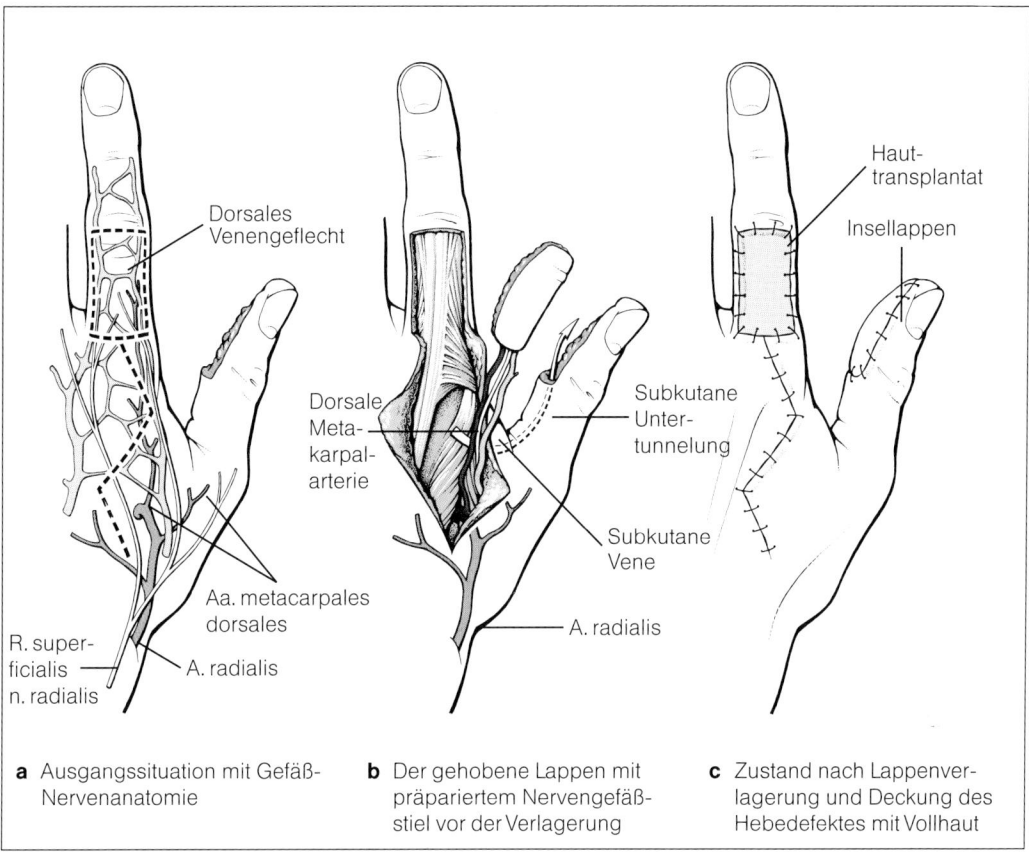

a Ausgangssituation mit Gefäß-
Nervenanatomie

b Der gehobene Lappen mit
präpariertem Nervengefäß-
stiel vor der Verlagerung

c Zustand nach Lappenverlagerung und Deckung des
Hebedefektes mit Vollhaut

Abb. 3:28   Sensibler Insellappen nach *Foucher (11)*

fäßstiel muß ausreichend von Subkutangewebe umgeben bleiben und darf nicht wie
in *Abb. 3:28b* aus Gründen der Anschaulich-
keit dargestellt, bis ins Detail präpariert werden.
Die Verlagerung des Lappens erfolgt entweder wie in *Abb. 3:28b* gezeigt durch einen
subkutanen Tunnel oder offen nach Weiterführen der Inzision auf die dorsolaterale
Daumenseite bis zum Defekt hin, je nach
Weichteil- oder Narbenverhältnissen. Der
Hebedefekt wird wiederum mit Vollhaut
gedeckt.
Der Lappen ist auch bei frischen Unfällen gut
geeignet, hat eine geringe Problematik im
Spenderbereich, ist bei sorgfältiger Präparationstechnik sicher und ergibt eine brauchbare
Sensibilität im Bereich der Daumengreifseite.

Das sensible Umdenken gelingt meist leichter
als beim Inselläppchen vom 4. Finger.
Lediglich höheren Ansprüchen an ein Feinge-
fühl genügt dieser Lappen nicht.

3.5.6 Insellappen für die Langfinger

Für den *Langfingerbereich* stehen zwei Insellappen, die aus dem Finger selbst gebildet
werden, zur Verfügung. Einmal ein direkter,
neurovaskulär gestielter Insellappen, der an
den vom Mobergschen Dehnungslappen
abgeleiteten neurovaskulären Lappen im Daumenbereich erinnert (direct island advancement flap) und zum zweiten ein retrograd
versorgter Insellappen (revise-flow sensitive

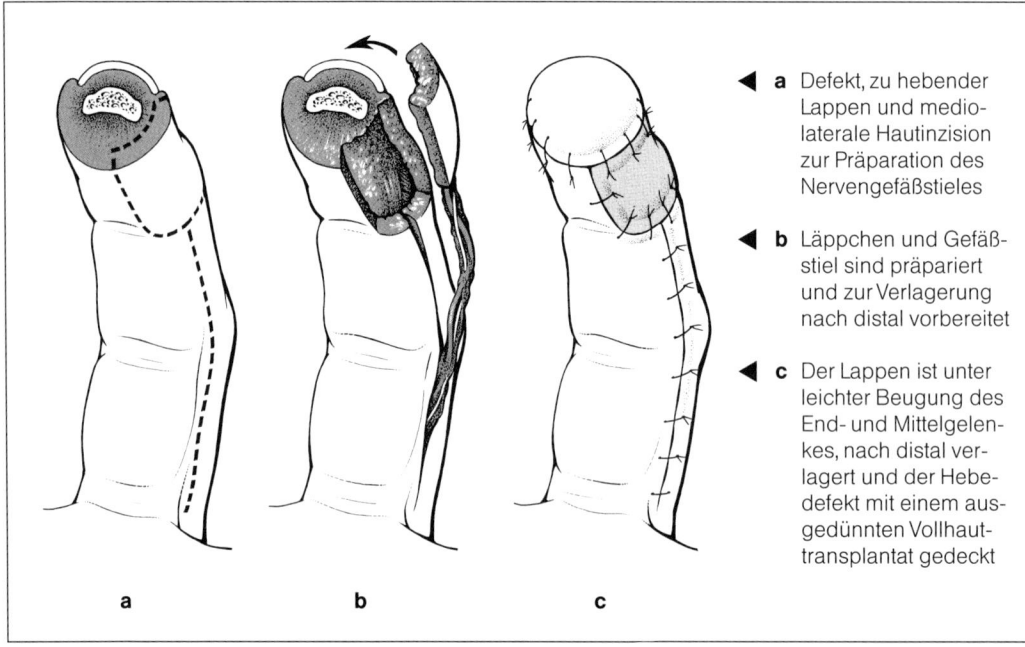

a **a** Defekt, zu hebender Lappen und medio-laterale Hautinzision zur Präparation des Nervengefäßstieles

b **b** Läppchen und Gefäß-stiel sind präpariert und zur Verlagerung nach distal vorbereitet

c **c** Der Lappen ist unter leichter Beugung des End- und Mittelgelen-kes, nach distal ver-lagert und der Hebe-defekt mit einem aus-gedünnten Vollhaut-transplantat gedeckt

Abb. 3:29 Direkter neurovaskulär gestielter Insellappen

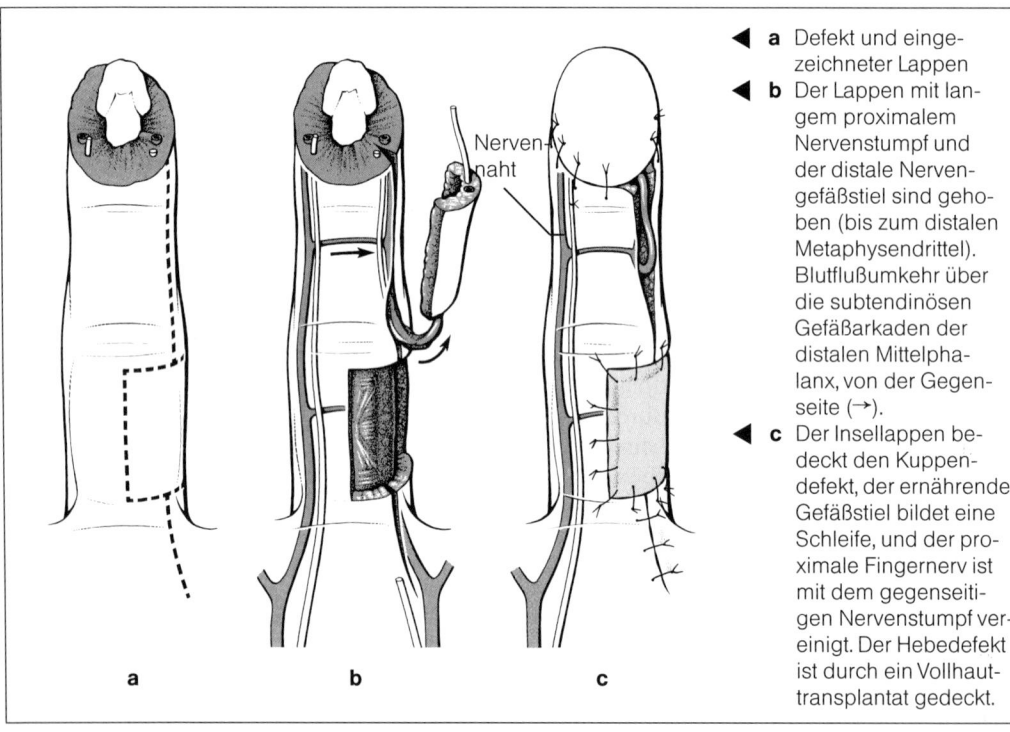

a **a** Defekt und einge-zeichneter Lappen

b **b** Der Lappen mit lan-gem proximalem Nervenstumpf und der distale Nerven-gefäßstiel sind geho-ben (bis zum distalen Metaphysendrittel). Blutflußumkehr über die subtendinösen Gefäßarkaden der distalen Mittelpha-lanx, von der Gegen-seite (→).

c **c** Der Insellappen be-deckt den Kuppen-defekt, der ernährende Gefäßstiel bildet eine Schleife, und der pro-ximale Fingernerv ist mit dem gegenseiti-gen Nervenstumpf ver-einigt. Der Hebedefekt ist durch ein Vollhaut-transplantat gedeckt.

Abb. 3:30 Retrograd versorgter Insellappen

island flap), der in kleinerer Dimension den
gefäßgestielten Unterarmlappen zur Rekonstruktion größerer Weichteildefekte an der
Hand entspricht und dessen Sensibilisierung
ebenfalls eine mikrochirurgische Nervennaht
erfordert.

3.5.6.1 *Direkter, neurovaskulär gestielter Insellappen*

Bei dem *direkten, neurovaskulär gestielten
Insellappen (15, 33)* wird ein an den Defekt
angrenzendes Areal in der Größe des Defektes umschnitten und an seinem Nervengefäßbündel (radialseitig oder ulnarseitig) bis zur
Grundgelenksbeugefalte gestielt präpariert.
Durch diese Präparation von Fingerarterie,
Fingernerv und im Fettgewebe verlaufenden
Begleitvenen gewinnt das Nervengefäßbündel
soviel Elastizität, daß der Lappenbereich in
den Kuppendefekt hineinverlagert werden
kann. Der Hebedefekt wird dann mit Hilfe
eines freien, ausgedünnten Vollhauttransplan-
tates verschlossen.
Die Präparation des Nervengefäßbündels
erfolgt unter Lupenkontrolle, Arterie und
Nerv sollen nicht einzeln freipräpariert werden, damit das für den venösen Rückfluß
wichtige Begleitgewebe erhalten bleibt. Eine
leichte Beugung des Fingers vermindert
zusätzlich die Spannung auf den Nervengefäßstiel, bis der Lappen eingeheilt ist. Nach
Möglichkeit wird für den Lappen die Seite
des Fingers ausgewählt, die nicht die Hauptarterie enthält. Am Zeigefinger ist dies die
Radialseite, an Ring- und Mittelfinger jeweils die Ulnarseite und am Mittelfinger sind
beide Arterien meist gleichwertig. Im allgemeinen ist der Lappen nach einer Woche
soweit eingeheilt, daß mit Bewegungsübungen und einem zunehmenden Sensibilitätstraining begonnen werden kann. Die Bewegungsübungen sind relativ frühzeitig wichtig,
um Kontrakturen im Mittel- und Endgelenk
sowie im Narbenbereich zu vermeiden und
um Überempfindlichkeiten des Lappens bald
in eine weitgehend normale Empfindung
überzuleiten.

Einen gewissen Nachteil stellt der durch die
Präparation des Stieles verursachte Sensibilitätsverlust der betroffenen Fingerseite im proximalen Fingerbereich dar. Diese geht jedoch
im Laufe eines Jahres in eine erträgliche Hypo-
sensibilität über. Bei sorgfältiger Operationstechnik ist die Komplikationsrate bezüglich
des Lappenverlustes sehr gering *(15) (Abb.
3:29)*.

3.5.6.2 *Retrograd versorgter Insellappen*

Der *retrograd versorgte Insellappen (15)*, wie er
in *Abb. 3:30* dargestellt ist, setzt voraus, daß
die Kollateralgefäße zwischen den beiden beugeseitigen Fingerarterien auf Höhe der Endgelenksbeugefalte intakt sind. Der Lappen ist
dem zuvor genannten Insellappen dann über-
legen, wenn der zu deckende Defekt relativ
groß ist, so daß weder Maßnahmen wie
V-Y-Plastiken noch der zuvor geschilderte
direkte Insellappen wegen einer zu großen
Spannung auf den Nervengefäßstiel in Frage
kommen.
Wie beim direkten Lappen *(Abb. 3:29)*, sollte
als Nervengefäßstiel das nicht dominante Fin-
gergefäß ausgewählt werden. Der Lappen
selbst wird über dem seitlich palmaren
Bereich des distalen Grundgliedes angezeichnet und gehoben. Zu Beginn der Operation
wird zunächst das Nervengefäßbündel proximal der Interdigitalfalte freigelegt und der Fingernerv 1–2 cm proximal des Lappens abgetrennt. Die Arterie wird auf Lappenhöhe
unterbunden und ebenfalls durchtrennt.
Anschließend wird der Lappen samt Nervengefäßbündel nach distal freipräpariert, auf
Höhe der Mittelgelenksbeugefalte endet der
Lappen und es beginnt die Präparation des
Nervengefäßstieles bis zum distalen Drittel
des Mittelgliedes. Weiter sollte die Präparation
wegen der genannten Kollateralen nicht nach
distal hin erfolgen. Der Lappen wird danach
samt dem bogenförmig gelegten Stiel subkutan nach distal verlagert und dort so eingenäht,
daß der Nerv des proximalen Lappenteils mit
dem kontralateralen Fingernerv, welcher zuvor präpariert wurde, mit 10 x 0 Nylonfaden

mikrochirurgisch vereinigt werden kann. Der Hebedefekt wird anschließend mit einem freien Vollhauttransplantat gedeckt, die übrige Hautinzision im Bereich der Umbiegestelle des Nervengefäßbündels kann offen bleiben, um einen zu starken Druck auf das Nervengefäßbündel zu vermeiden.

Die Resensibilisierung des Lappens folgt den üblichen Gesetzen einer Nervennaht (Kap. 10.4.3.3).

Die Mobilisierungsbehandlung kann bereits nach 5 – 6 Tagen erfolgen. Eine Zwei-Punkte-Diskriminierungsfähigkeit ist im allgemeinen nicht zu erwarten, die Sensibilität ist jedoch für den normalen Gebrauch meistens gut ausreichend. Ein Nachteil stellt auch hier in gewisser Weise die Denervierung einer Fingerhälfte dar. Zusätzlich ist anzumerken, daß bei der Präparation proximal des Läppchens auf den Abgang des dorsalen Nervenastes ca. 1 cm proximal der Beugefalte auf Höhe der Schwimmhäute zu achten ist und daß, falls ein längerer Nervenstiel benötigt wird, hier eine interfaszikuläre Dissektion unter Bewahrung dieses nach dorsal abgehenden Astes erfolgen muß.

3.5.7 Zweizeitige Nahlappen-plastiken

Verfahren, bei denen eine strapazierfähige Deckung jedoch zunächst ohne Sensibilität erzielt wird, stellt die Versorgung größerer beugeseitiger Defekte mit einem gekreuzten Fingerlappen *(Crossflap) (45)* oder einem Lappen, der im Daumenballenbereich gebildet wird *(Thenarlappen) (1)* dar *(Abb. 3:31 u. 3.32).*

3.5.7.1 *Crossflap*

Der gekreuzte Fingerlappen (siehe auch Seite 58) wird am ausgewählten Finger unter sorgfältiger Schonung des paratendinösen Gleitgewebes der Streckaponeurose, welches als gut durchblutetes Empfängerbett für das freie

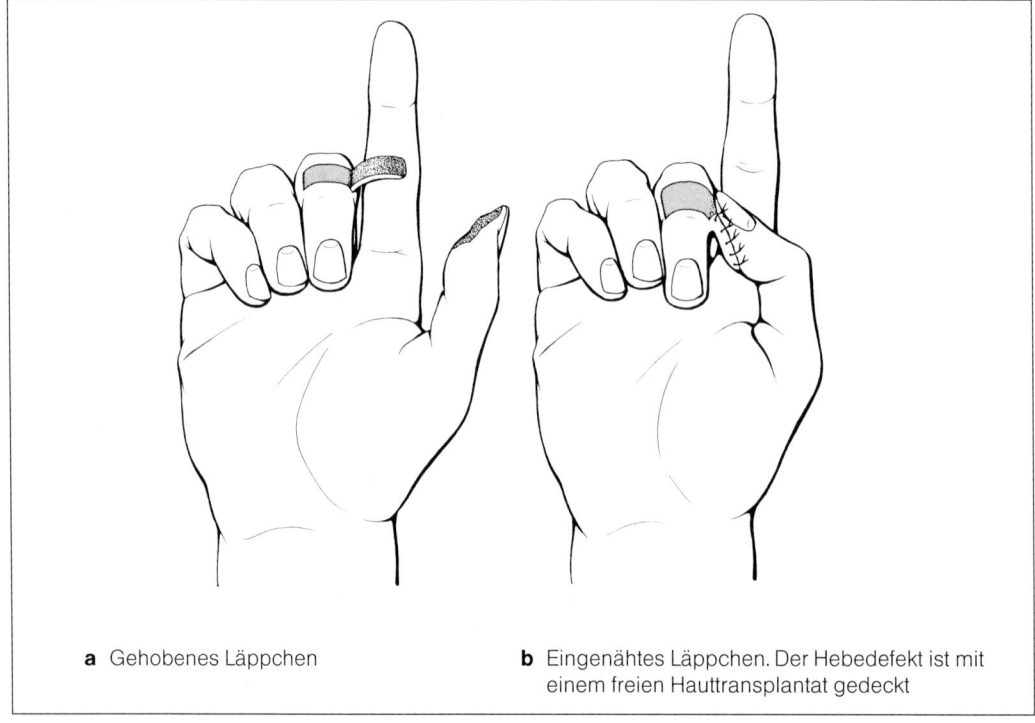

a Gehobenes Läppchen   **b** Eingenähtes Läppchen. Der Hebedefekt ist mit einem freien Hauttransplantat gedeckt

Abb. 3:31 Beispiel für einen gekreuzten Fingerlappen zur Deckung eines Daumenkuppendefektes

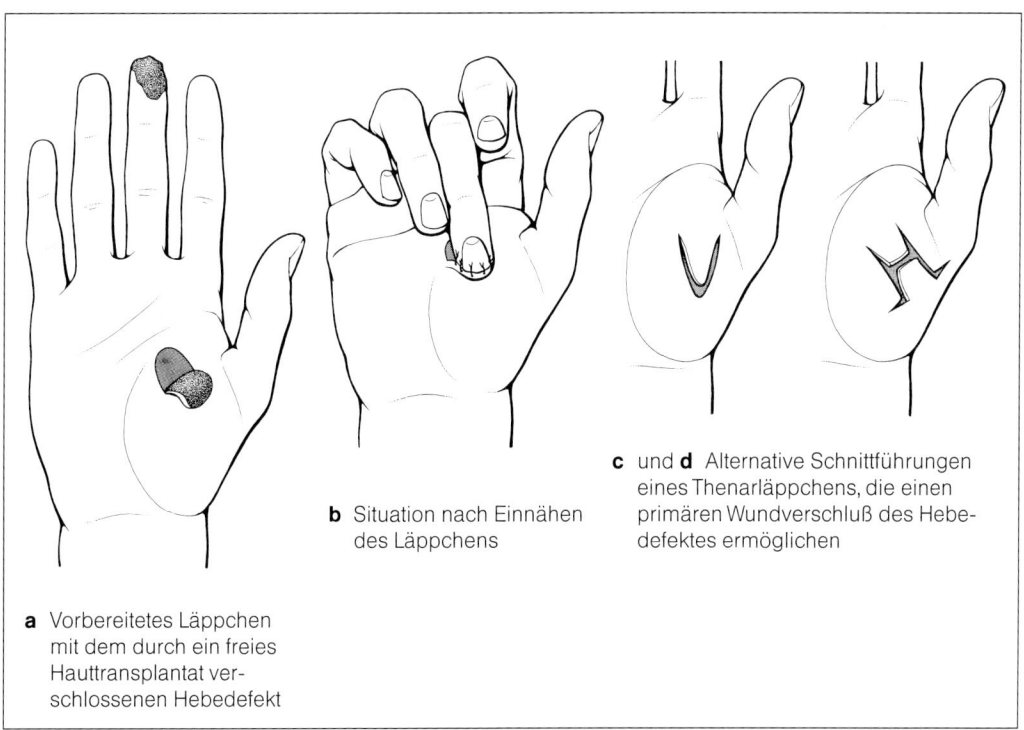

b Situation nach Einnähen
   des Läppchens

c und d Alternative Schnittführungen
   eines Thenarläppchens, die einen
   primären Wundverschluß des Hebedefektes ermöglichen

a Vorbereitetes Läppchen
   mit dem durch ein freies
   Hauttransplantat ver-
   schlossenen Hebedefekt

Abb. 3:32   Thenarlappen zur Defektdeckung im Kuppenbereich der Langfinger

Hauttransplantat erhalten bleiben muß, mit einer lateralen, proximalen oder distalen Basis gehoben und auf den Defekt des Empfängerfingers verlagert. Die Entnahmestelle wird mit Spalthaut oder gut ausgedünnter Vollhaut gedeckt. Diese Möglichkeit der Stumpfdeckung beschränkt sich nicht nur auf den Daumenbereich wie in *Abb. 3:31* gezeigt, sondern kann auch bei den Langfingern verwendet werden, wenn Nachamputationen vermieden werden sollen. Nach Einnähen des Läppchens empfiehlt sich bis zur Stieldurchtrennung nach 14 bis 16 Tagen eine die Haltung der Finger sichernde Schienenlagerung oder eine Fixierung mit einem Mini-Fixateur externe.

Im allgemeinen kehrt auch bei solchen zunächst nicht sensiblen Lappenplastiken innerhalb eines Jahres eine qualitativ gute Schutzsensibilität zurück *(18)*.

Will man von Anfang an eine bessere Sensibilität für den Daumen erreichen, so bietet sich für diesen Bereich ein sogenannter *Cross-Fingerlappen nach Gaul (14)* an, bei dem von der Dorsalseite des benachbarten Zeigefingers in dem Bereich, wo auch der Foucher-Lappen gehoben wird, ein türflügelförmiges Läppchen so präpariert wird, daß der dieses Läppchen innervierende Radialisendast erhalten bleibt. Dieser wird bei der ersten Sitzung über entsprechende Hautinzisionen wie in *Abb. 3:28* teilweise angedeutet gestielt in den Daumen verlagert und bleibt nach dem zweiten Schritt der Lappendurchtrennung für die sensible Versorgung erhalten. Der Hebedefekt wird mit einem Vollhauttransplantat wie auch beim Foucher-Lappen gedeckt. Der Lappen ist nach Meinung des Autors als Vorläufer des Foucher-Lappens (Seite 71) zu betrachten und heute dem Foucher-Lappen nur noch dann vorzuziehen, wenn Unsicherheiten bezüglich der arteriellen und venösen Durchblutungsverhältnisse im Stielbereich eines Foucher-Lappens von vorne herein bestehen.

3.5.7.2 *Thenarlappen*

Der Thenarlappen *(1, 13)* ist vor allem für Substanzdefekte im Endgliedbereich von Zeige- oder Mittelfinger geeignet. Grundsätzlich ist die Vorgehensweise ähnlich wie beim Crossflap *(Abb. 3:32)*.

Als Nachteil ist die 14tägige Zwangshaltung vor allem des Mittelgelenkes anzusehen. Beugekontrakturen sind eventuell bei Patienten über 50 Jahren möglich.

Die zurückkehrende Schutzsensibilität entspricht der des Crossflap.

Grundsätzlich handelt es sich hierbei um ein relativ sicher zu einem zufriedenstellenden Erfolg führendes Verfahren ohne zu großen technischen oder zeitlichen Aufwand.

3.6 Gestielte Fernlappenplastiken

Der *Vorzug* dieser Lappenplastiken gegenüber mikrochirurgisch anzuschließende freie Lappenplastiken (Kap. 3.7) ist darin zu sehen, daß mit ihrer Hilfe risikoarm eine sichere, qualitativ hochwertige Weichteildeckung ausgedehnter Defekte auch mit problematischem Untergrund möglich ist und daß dabei keine Rücksicht auf die Gefäßanatomie im Handbereich genommen werden muß *(40)*. Wegen der guten Hautqualität sind diese Lappenplastiken auch zur Vorbereitung sekundärer Nerven- oder Sehnentransplantationen geeignet *(Abb. 3:34)*.

Als *nachteilig* wird demgegenüber die notwendige Ruhigstellung und Fixierung der Hand und damit auch des Armes am Spendergebiet angesehen; außerdem ist kein sensibler Anschluß möglich.

Da verschiedene Fernlappen zur Verfügung stehen, sollte die Auswahl des Verfahrens im konkreten Fall nach den jeweiligen Bedürfnissen des Empfängergebietes erfolgen *(Abb. 3:33)*.

3.6.1 **Bauchlappen**

Mit ihrer Hilfe können kosmetisch zufriedenstellend größere Substanzdefekte vor allem am Unterarm und Handgelenk ausgeglichen werden *(Abb. 3:34)*. Die Hebedefekte lassen sich durch Verschieben der angrenzenden Hautpartien gut verschließen. Die Dicke des subkutanen Fettgewebes kann variiert werden. Auch besteht später die Möglichkeit, den Lappen sekundär auszudünnen. Das Verhältnis Lappenlänge zur Stielbreite darf nicht größer als 1:1 gewählt werden. Wird der Lappen am Unterbauch gehoben, kann er im Verhältnis zur Basis dann länger sein, wenn die längsverlaufenden Vasa epigastrica inferiora in die Lappenbasis eintreten *(41)*. Für die postoperative Fixierung ist ein mit Watte gepolsterter Verband mit Stärkebinden, der nach einer Woche gewechselt wird, um Schulter, Arm und Bauch herum ausreichend. Das Wundgebiet kann von einem entsprechend ausgeschnittenen Fenster in kürzeren Abständen verbunden werden. Meist reicht auch ein für den Patienten bequemerer Gilchristverband aus. Die Lappendurchtrennung mit Einnähen der Lappenbasis erfolgt nach zwei Wochen.

Als *Nachteil* wird bisweilen angesehen, daß das subkutane Fettgewebe dieser Lappen bei allgemeiner Körpergewichtszunahme ebenfalls erheblich dicker werden kann. Dies gilt in gewissem Umfang auch für den Leistenlappen.

3.6.2 **Leistenlappen**

Dieser Lappen ist unter anderem geeignet zur Versorgung von Skelettierungsverletzungen *(Abb. 15:3, S. 279)*. Wegen des axialen Verlaufes der den Lappen ernährenden Blutgefäße (Vasa circumflexa ilium superficialia) kann die Lappenbasis sehr schmal und der Lappenstiel relativ lang gewählt werden *(26)*. Hierdurch ergibt sich eine größere Mobilität als beim Bauchlappen, so daß er für den eigentlichen Handbereich geeigneter ist, als der Bauchlappen.

Bei der Hebung erfolgt die Präparation bis auf die Faszie. Die Fettgewebsschicht kann hier relativ dünn sein. Außerdem ist ein sekun-

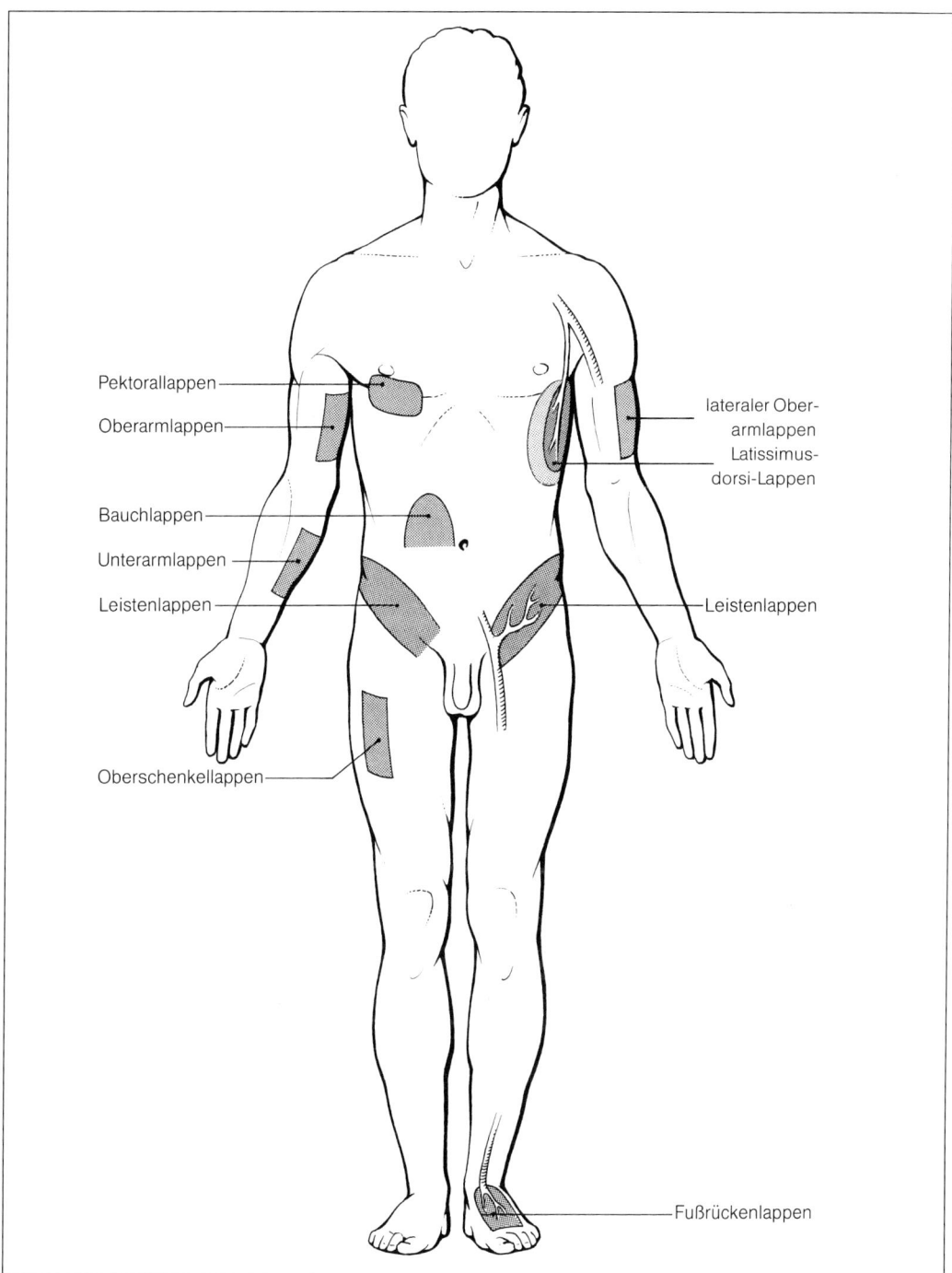

Abb. 3:33
Links: Für Handchirurgie gebräuchliche Fernlappenplastik
Rechts: Frei transplantierbare Lappen mit mikrochirurgischem Gefäßanschluß

däres Ausdünnen nach einigen Monaten möglich.

Die zentrale Lappenarterie entspringt 2 bis 3 cm unterhalb des Leistenbandes im Bereich der medialen Lappenbasis aus der A.

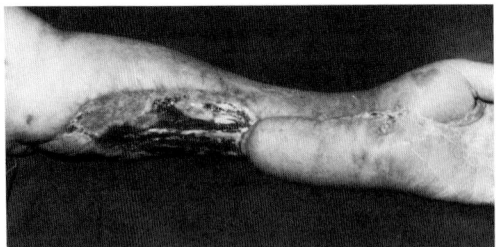

a Weichteildefekt am Unterarm nach einer schweren Fräsverletzung

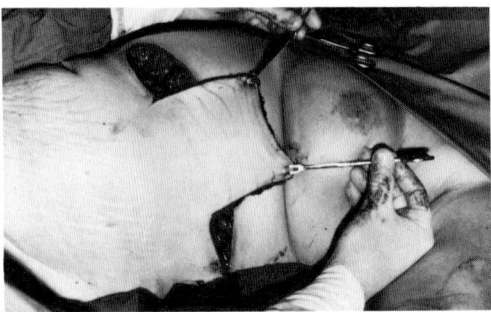

b vorbereiteter

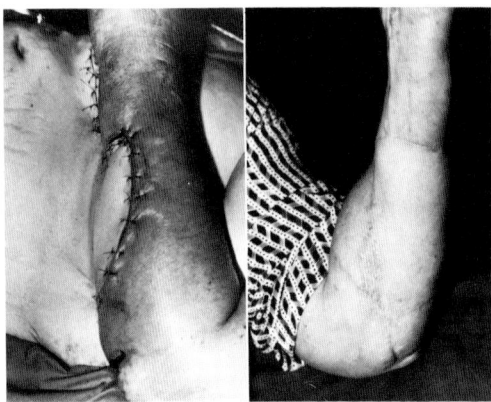

c eingenähter, **d** eingeheilter Lappen, unter welchem in einer zweiten Operation eine Nerventransplantation zur Wiederherstellung des N. ulnaris durchgeführt werden konnte

Abb. 3:34 Beispiel für eine einfache Bauch-lappenplastik

femoralis oder der A. epigastrica superficialis. Sie verläuft subfaszial bis zum M. satorius, ab welchem der weitere Verlauf subkutan erfolgt.

Zur Planung des Lappens ist es sinnvoll, als Markierungen die Spina iliaca anterior superior, das Tuberculum pubicum und das Leistenband sowie den zu erwartenden Gefäßverlauf parallel zum Leistenband auf der Haut vorzuzeichnen.

Die Lappenhebung erfolgt bis zum M. sartorius auf der Ebene der Muskelfaszie von lateral nach medial. Ab dieser Stelle ist an den subfaszialen Verlauf der Arterie zu denken und gegebenenfalls die Muskelfaszie noch einige Zentimeter bis zum Beginn des eigentlichen Lappenstieles mitzuheben.

Der Hebedefekt läßt sich wegen der guten Verschieblichkeit der umgebenden Hautpartien nach Mobilisierung der Wundränder meist primär verschließen. Auch bei diesem Lappen ist nach zwei Wochen die Stieldurchtrennung möglich. Ein nicht benötigter Lappenstiel wird dabei zurückverlagert. Die an der Basis in den Lappen eintretenden Vasa circumflexa ilium superficialia erlauben auch eine freie Transplantation mit mikrochirurgischem Gefäßanschluß, wodurch dem Patienten die 14tägige Immobilisierung (Vorgehen siehe Bauchlappen) erspart bleibt *(7)*.

3.6.3 Colson-Lappen

Im Gegensatz zu Bauch- und Leistenlappen handelt es sich um sehr dünne Lappen, die zwischen Corium und subkutanem Fettgewebe präpariert und meist am gegenseitigen Oberarm oder in der gegenseitigen Ellenbeuge gebildet werden *(Abb. 3:35) (6, 29)*. Durch die beidseitige Stielung dieser Lappen reicht trotz der nach der Präparation dünnen Hautschicht die Gefäßversorgung aus. Nach 10 bis 14 Tagen wird die Stieldurchtrennung mit Einnähen der Lappenränder durchgeführt. Der Hebedefekt muß bereits mit Spalthaut- oder Vollhauttransplantaten gedeckt werden. Diese Lappenart ist von der Qualität der Haut her besonders für ausgedehnte einseitige Skelettierungsdefekte

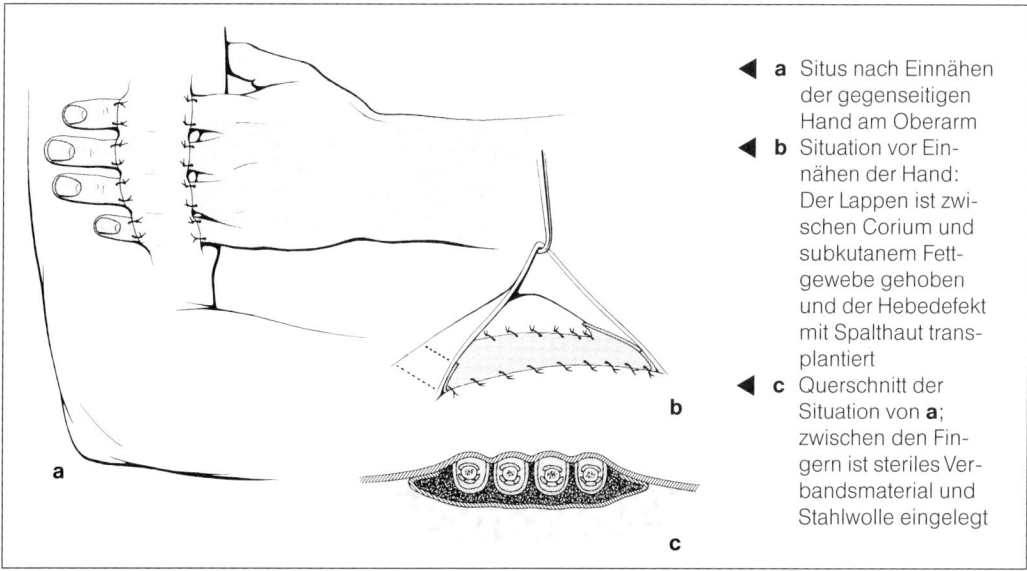

a Situs nach Einnähen der gegenseitigen Hand am Oberarm

b Situation vor Einnähen der Hand: Der Lappen ist zwischen Corium und subkutanem Fettgewebe gehoben und der Hebedefekt mit Spalthaut transplantiert

c Querschnitt der Situation von **a**; zwischen den Fingern ist steriles Verbandsmaterial und Stahlwolle eingelegt

Abb. 3:35   Colson-Lappen

eines oder mehrerer Langfinger geeignet. Lästig kann die erforderliche Ruhigstellung beider oberer Extremitäten für die Einheilungszeit sein.

Andere in Frage kommende Lappen sind der *sternopektorale Lappen* und *Lappen an der Oberschenkelinnenseite* mit einer Präparation wie beim Colson-Lappen.

3.7 Mikrochirurgisch frei transplantierbare Hautlappen

Infolge der vielen Möglichkeiten für Verschiebe-, Nah- und Fernlappenplastiken stellen mikrochirurgische anzuschließende Lappen *(Abb. 3:33)* selten die einzige Versorgungsmöglichkeit von ausgedehnten Defekten an der Hand dar. Daher sind Vor- und Nachteile hier genau abzuwägen *(40)*.

Vorteilhaft für den Patienten ist, daß man ihm die Unbequemlichkeit der Immobilisierung erspart und daß bei einigen Lappenarten außer dem mikrochirurgischen Gefäßanschluß auch eine resensibilisierende Nervennaht durchgeführt werden kann.

Nachteilig steht diesen Vorzügen der größere operative Aufwand mit dem Risiko von Thrombosen an den Mikrogefäßanastomosen und anschließender Lappennekrose gegenüber. Eine präoperative Angiographie im Spendergebiet ist bei einigen Lappen empfehlenswert, um Schwierigkeiten aufgrund von Gefäßanomalien bei der Lappenpräparation zu vermeiden.

In Frage kommen vor allem die nachfolgend angegebenen Lappenarten, deren Anwendung jedoch spezielle Erfahrungen in mikrochirurgischen und plastisch-chirurgischen Techniken voraussetzt.

3.7.1 Leistenlappen *(7)*

Auch die freien Leistenlappen werden in der im Kapitel 3.6.2 beschriebenen Weise gehoben und mit Hilfe ihrer Vasa circumflexa ilium superficialia mikrovaskulär angeschlossen. Bei Verwendung dieses Lappens ist ein resensibilisierender Nervenanschluß nicht möglich.

Von der Beschaffenheit des Gewebes her handelt es sich um einen kutanen Lappen, wobei das im Vergleich zu anderen Lappenarten dikkere subkutane Fettgewebe bisweilen als störend empfunden wird. Diesbezüglich günstiger sind im allgemeinen andere nachfolgend genannte Lappenarten.

3.7.2 Fußrückenlappen

Beim Fußrückenlappen *(2)* wird der Gefäßstiel gebildet von der A. dorsalis pedis, ihren Begleitvenen und der V. saphena magna. Vom Aufbau der Hautschichten her handelt es sich um den für die Hand qualitativ hochwertigsten Lappen. Der sensible Anschluß kann über den bei der Präparation mitzuhebenden N. peronaeus profundus an Äste des N. radialis oder an Stümpfe palmarer Mittel- oder Fingerhandnerven erfolgen. Die Lappenhebung wird auf der Schicht des Sehnengleitgewebes, welches nicht verletzt werden darf und als Lager für das einzunähende Spalthauttransplantat dienen muß, durchgeführt.

Vom funktionellen und kosmetischen Standpunkt aus ist die Versorgung des Hebedefektes mit Spalt- oder ausgedünnter Vollhaut über dem Fußrücken nicht ganz unproblematisch.

Bei flächenhaftem Handrückendefekt mit Verlust der Strecksehnen kann der Fußrückenlappen auch gemeinsam mit den langen Strecksehnen der Zehen gehoben werden. Hierdurch ist die funktionelle Rekonstruktion durch Sehneninterposition und die Wiederherstellung des Weichteilmaterials in einer Sitzung und mit hochwertigem Material möglich. Am Fußrücken muß dann die Spalthaut allerdings z.T. auf Periost transplantiert werden und der Streckverlust der Zehen wird durch die verbleibenden Zehenstrecker nur teilweise kompensiert.

Kleinere Läppchen mit hervorragender Hautqualität lassen sich in der ersten Zwischenzehenfalte bzw. an der Außenseite der Großzehe gewinnen *(2)*. Der neurovaskuläre Stiel wird durch die gleichen Arterien, Venen und Nerven gebildet wie beim Fußrückenlappen. In gleicher Weise kann auch ganz oder teilweise der Weichteilmantel der 2. Zehe samt Nagel

für Fingerendgliedrekonstruktionen transplantiert werden *(27)*.

3.7.3 Oberarmlappen

Der *laterale Oberarmlappen* stellt ebenfalls eine ausgezeichnete Möglichkeit dar, mit mikrochirurgischen Mitteln größere Defekte, vor allem im dorsalen Handbereich, kosmetisch und funktionell einwandfrei zu versorgen. Er hat hier den Fußrückenlappen bei vielen Indikationen ersetzt, vor allem da die Versorgung des Hebedefektes günstiger durchgeführt werden kann *(19, 37)*. Das Areal dieses fasziokutanen Lappens, der an der Außenseite des distalen Oberarmes in einer Größe von ca. 12 x 8 cm gehoben werden kann, wird von einem sehr konstanten Arterienast aus der A. profunda brachii, der A. collateralis radialis mit einem Gefäßdurchmesser von 1–2 mm und in bezug auf die Sensibilität vom N. cutaneus posterior versorgt. Beide Strukturen kommen aus dem Bereich des Septum intermusculare laterale, welches die Oberarmstreckmuskulatur von der Beugemuskulatur trennt.

Zur Lappenhebung wird am Hinterrand des aufgezeichneten Lappens auf den M. triceps eingegangen. Von hier aus erfolgt die Hebung des Lappens einschließlich der Muskelfaszie in Richtung auf das Septum intermusculare laterale, in welchem die zur Haut ziehenden arteriellen Seitenäste verlaufen. Nach der tiefen Abtrennung des Septums vom M. triceps kommt der anschlußfähige Nervengefäßstiel zur Darstellung. Dieser muß vorsichtig vom zum Teil parallel verlaufenden N. radialis in der erforderlichen Länge abpräpariert werden. Danach kann relativ rasch die weitere vollständige Hebung erfolgen. Angeschlossen am Empfängerort werden neben Arterie und Begleitvene im allgemeinen auch der Hautnerv. Der Hebedefekt kann bei Lappen bis zu einer Breite von 5–6 cm nach entsprechender Wundrandmobilisierung primär verschlossen werden, ansonsten erfolgt die Deckung durch ein freies Spalthauttransplantat.

Für kleinere Defekte im Fingerbereich steht in speziellen Fällen als mikrochirurgisch anschließbarer Lappen auch ein *kleiner proximaler Unterarmlappen* zur Verfügung. Dieser wurde aus dem gefäßgestielten Unterarmlappen (Kap. 3.3.5, *Abb. 3:9*) weiterentwickelt und benutzt zum mikrovaskulären Anschluß einen relativ konstanten Gefäßast aus der proximalen A. radialis. Ein sensibler Anschluß ist über einen Hautnervenast auch hier möglich. Der Hebedefekt kann wegen der geringen Größe im allgemeinen primär und damit kosmetisch einwandfrei verschlossen werden. Da seine Anwendung jedoch vor allem für den Spezialisten in Frage kommt, sei hier bezüglich näherer Einzelheiten auf die weiterführende Literatur verwiesen *(37)*.

3.7.4 Arterialisierte Venenlappen

Zur Deckung größerer Hautdefekte im Handbereich werden zunehmend seit Mitte der 80iger Jahre auch Lappen verwendet, deren venöses Gefäßnetz durch mikrochirurgischen Anschluß an eine Arterie gleichsam arterialisiert wird. Diese arterialisierten Lappen weisen, nachdem sie ein zweiwöchiges Ödem- und Blasenstadium durchlaufen haben, eine mehr als 80%ige Einheilungsrate bei bester Hautqualität auf; wobei die Mißerfolge eher in Teilnekrosen als in totalen Lappenverlusten bestehen *(50)*. Der genaue Überlebensmechanismus ist allerdings nicht bekannt.

Das operative Vorgehen besteht zunächst in einem sorgfältigen Debridement nicht vitalen Gewebes mit Präparation anschlußfähiger Venen und Arterien in der Nachbarschaft (z. B. Tabatièrenast der A. radialis für die Deckung am Handrücken). Als Spenderregion für diese Lappen, die in sehr variabler Größe gehoben werden können, dienen der gleichseitige Unterarm oder venös gut versorgte Areale der Unterschenkel. Der Lappen sollte wegen des zu erwartenden Ödems größer als der zu deckende Defekt sein und möglichst viele Venen enthalten. Die Hebung erfolgt unmittelbar auf der Muskelfaszie mit ausreichend langen Venenstielen über die Lappengrenzen hinaus. Über welche Vene der mikrochirurgische arterielle Anschluß erfolgt, spielt ungeachtet von Venenklappen und Flußrichtung offensichtlich keine Rolle *(50)*. Nach Anschließen von ein bis zwei arteriellen Zuflüssen werden zwei bis drei venöse Mikroanastomosen mit geeigneten Venen des Spendergebietes durchgeführt. Die Hautnähte sollten wegen des zu erwartenden Ödems relativ große Abstände aufweisen und locker adaptierend ausgeführt werden.

Unter den Lappen wird eine Drainage eingelegt, der Hebedefekt entweder primär (Lappenbreite unter 3 cm) oder mit einem Vollhauttransplantat verschlossen.

Die medikamentöse Nachbehandlung kann in gleicher Weise erfolgen wie bei der Replantation abgetrennter Finger (Kap. 12.8, Seite 242, Tab. 5).

Alles in allem handelt es sich bei dieser Lappenart um eine gute Alternative zu herkömmlichen gestielten Fernlappenplastiken, sofern gute Verhältnisse für den mikrovaskulären Anschluß vorliegen.

3.8 Hautexpansionsverfahren

Das Vordehnen der Haut zur Vorbereitung plastischer Maßnahmen mit Silikon-Hautexpandern, wie sie in der plastischen Chirurgie vor allem im Brustbereich oder zur Vorbereitung von Lappenplastiken in anderen Bereichen eingesetzt werden, konnte sich im Handbereich bei verletzungsbedingten Defekten bisher nicht durchsetzen, da der operative Aufwand relativ groß ist und das Aufdehnen der Haut über ein zuvor implantiertes kleines Silikonkissen mehrere Wochen erfordert. Lediglich zur Spätkorrektur von narbigen Veränderungen auf der Streckseite der Hand oder als Vorbereitung zur Syndaktylietrennung konnten kleine Silikon-Hautexpander sinnvoll eingesetzt werden *(32)*.

Literatur

1. *Beasly, R. W.:* Reconstruction of amputated fingertips Plast. reconstr. Surg. 44 (1969) 349
2. *Biemer, E. Duspiva, W.:* Rekonstruktive Mikrogefäßchirurgie, Springer, Berlin 1980
3. *Blair, V. P., Brown, J. B.:* The use and uses of large split skin grafts of intermediate thickness. Surg. Gynec. Obstet. 49 (1929) 82
4. *Brunner, J. M.:* The zig-zag volar-digital incision for flexor-tendon surgery. Plast. reconstr. Surg. 40 (1967) 571
5. *Bunnell, St.:* Surgey of the Hand. 4. ed. Lippincott Co., Philadelphia 1964
6. *Colson, P., Janvier, H.:* Le dégraissage primaire et total des lambeaux d'autoplastic á distance. Ann. Chir. plast. 11 (1966) 11
7. *Daniel, R. K., Taylor, G. J.:* Distant transfer of an island flap by microvascular anastomoses. Plast. reconstr. Surg. 52 (1973) 111
8. *Dufourmentel, C.:* Correction des extrémités digitales en »massue«. Annales de chirurgie plastique 2 (1963) 99
9. *Fisher, R. H.:* The Kutler method of repair of fingertip amputations. J. Bone Jt. Surg. 49-A (1967) 317
10. *Flatt, E. F.:* The care of Minor Hand Injuries. Mosby, St. Louis 1972
11. *Foucher, G., Braun, J. B.:* A new island flap transfer from the dorsum of the index to the thumb. Plast. Reconstr. Surg. 63 (1979) 344
12. *Foucher, G., Merle, M., Maneand, M., Michon, J.:* Microsurgical free partial toe transfer in hand reconstruction. Plast. Reconstr. Surg. 65 (1980) 616
13. *Gatewood:* Plastic repair of finger defects without hospitalization. J. of Am. Medical Ass. 87 (1926) 1479
14. *Gaul, J. S.:* Radial-innervated cross-finger flap from index to provide sensory pulp to injured thumb. J. Bone Jt. Surg. 51A (1969) 1257–1263
15. *Gilbert, A., Brunelli, F.:* "Homodigital island advancement flap" in Fingertip and Nailbed Injuries. Hrsg. Foucher, G., Churchill, Livingstone, New York 1991
16. *Hueston, J. T.:* The advancement rotationflap in Fingertip and Nailbead Injuries, hrsg. Foucher, G. Churchill, Livingstone, New York 1991
17. *Iselin, M.:* Emergency with delayed operation for wounds of the limbs. J. int. Coll. Surg. 36 (1961) 374
18. *Johnson, R. K., Iverson, R. E.:* Cross-finger pedicle flaps in the hand. J. Bone Jt. Surg. 53 A (1971) 913
19. *Katsaros, J., Schustermann, M., Beppu, N., Banis, J. C., Acland, R. D.:* The lateral upper arm flap: Anatomy and clinical applications. Ann. Plast. Surg. 6 (1984) 489
20. *Krause, F. W.:* Über die Transplantation großer ungestielter Hautlappen. Langenbecks Arch. klin. Chir. 46 (1893) 177
21. *Lampe, E. W.:* Die chirurgische Anatomie der Hand. CIBA Pharmaceutical Co. 21 (1969) 3
22. *Littler, W.:* Neurovascular pedicle transfer of tissue in reconstructive surgery of the hand. J. Bone Jt. Surg. 38-A (1956) 917
23. *McCash, C. R.:* Free nail grafting. Brit. J. Plastic. surg. 8 (1955) 19
24. *McGregor, J. A.:* Fundamental techniques of plastic surgery and their surgical applications. Livingstone Ltd., Edinburgh 1960
25. *McGregor, J. A.:* The Z-plasty in hand surgery. J. Bone Jt. Surg. 49-B (1967) 448
26. *McGregor, J. A., Jackson, J. T.:* The Groin Flap. Brit. J. plast. Surg. 25 (1972) 3
27. *Magalon, G., Zalta, R.:* Primary and secondary care of nail injuries in Fingertip and Nailbed Injuries, hrsg. G. Foucher, Churchill Livingstone New York 1991
28. *Masquelet, A. G., Gilbert, A.:* An Atlas of Flaps in Limb Reconstruction. Martin Dunitz, London 1995
29. *Millesi, H.:* Wiederherstellungschirurgie nach Hautverletzungen. In: Handchirurgie Bd. II. hrsg. von H. Nigst, D. Buck-Gramcko, H. Millesi. Thieme, Stuttgart 1983
30. *Moberg, E.:* Aspects of sensation in reconstructive surgery of the upper extremity. J. Bone Jt. Surg. 46-A (1964) 817
31. *Moberg, E.:* Ersatzoperationen bei Sensibilitätsverlust. In: Allgemeine und spezielle chirurgische Operationslehre 3. Teil – Die Operationen an der Hand, hrsg. von W. Wachsmuth u. A. Wilhelm. Springer, Berlin 1972
32. *Morgan, R. F., Edgerton, M. T.:* Tissue expansion in reconstructive hand surgery: Case report. J. Hand Surg. 10 A (1985) 754
33. *Mouchet, A., Gilbert, A.:* Couverture des amputations digitales les doigts par lambeau neurovasculaire homodigital en ilot. Annales de Chirurgie 1 (1982) 180

34. *Mühlbauer, W., Herndel, E., Stock, W.:* The Forearm Flap. Plast. reconstr. Surg. 70 (1982) 336
35. *Neumann, H.:* Zur Verletzung des Fingerendgliedes und dessen biologische Schienung durch die Nagelplastik. Monatsschr. Unfallheilkunde 66 (1963) 398
36. *O'Brien, B., McC.:* Neurovascular island pedicle flaps for terminal amputations and digital scars. Brit. J. plast. Surg. 21 (1968) 258
37. *Partecke, B.-D.:* Der Weichteilschaden an der Hand. Hippokrates, Stuttgart 1987
38. *Pieper, W.:* Die Eingriffe am Hautmantel. In: Allgemeine und spezielle chirurgische Operationslehre 3. Teil – Die Operationen an der Hand, hrsg. von W. Wachsmuth u. A. Wilhelm. Springer, Berlin 1972
39. *Poisel, S.:* Deskriptive Anatomie. In: Handchirurgie Bd. I, hrsg. von H. Nigst, D. Buck-Gramcko, H. Millesi. Thieme, Stuttgart 1981
40. *Rudigier, J., Walde, H.-J.:* Der Stellenwert herkömmlicher Fernlappenplastiken bei primären und sekundären Rekonstruktionen schwerstverletzter Hände. Hefte zur Unfallheilkunde 164 (1984) 560
41. *Shaw, D. T., Payne, R. L.:* One stage tubed abdominal flaps. Surg. Gynec. Obstet. 83 (1946) 205
42. *Shaw, D. T., Li, D. S., Richy, W. G., Nahigian, S. H.:* Interdigital Butterfly Flap. Handchirurgie, 4 (1972) 41
43. *Snow, J. W.:* Volar advancement skin flap to the fingertip. Hand Clinics 1 (1985) 685
44. *Stock, W., Stock, M.:* Der osteokutane Unterarmlappen. Handchirurgie, 15. Suppl. (1983) 49
45. *Tempest, M. N.:* Cross-finger flaps in the treatment of injuries to the fingertip. Plast. reconstr. Surg. 9 (1952) 205
46. *Thiersch, K.:* Über Hautverpflanzung. Zbl. Chir. 24 (1886) 17
47. *Tranquilli-Leali, E.:* Reconstruzione dell'a pice delle falangi mediante autoplastica volare peduncolata per scarrimento, Infort. Traum. Lavoro 1 (1935) 187
48. *Villan, R., Michon, J.:* Chirurgie plastique cutanée de la main. Masson, Paris 1968
49. *Wolfe, J. R.:* A new method of performing plastic operations. Brit. med. J. 1875/II, 360
50. *Woo, S. H., Jeong, J. H., Seul, J. H.:* Resurfacing relatively large skin defects of the Hand using arterialized venous flaps. J. Hand Surg. 21 B (1996) 222

4 Thermische, chemische und strahleninduzierte Schäden

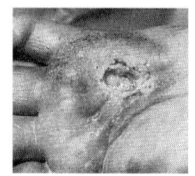

4.1 Verbrennungen

Pathophysiologie

Temperaturhöhe und Dauer der Hitzeeinwirkung bestimmen das Ausmaß der Hautschädigung. Dabei treten neben einer direkten Zerstörung der Hautelemente Störungen an Zellmembranen mit Verschiebungen der Wasser-Elektrolyt-Verteilung im Grenzbereich der Schädigung auf. Zusätzlich bewirken frei werdende, gefäßaktive Substanzen eine Weiterstellung von Gefäßkapillaren und eine Steigerung ihrer Wanddurchlässigkeit für höhermolekulare Substanzen.

Die Folgen dieser Veränderungen zeigen sich in einem ödematösen Schwellungszustand und in der Flüssigkeitssekretion nach außen. Bestehen über den Handbereich hinausgehende flächenhafte Verbrennungen, so kommt es aufgrund dieser Sekretverluste zur Verbrennungskrankheit mit drohendem Schockzustand, drohendem Nierenversagen sowie immunologischen und katabolischen Veränderungen *(10)*. Bei alleinigen Handverbrennungen sind diese schweren Allgemeinreaktionen nicht zu erwarten.

Schweregrade

Bei einer *1.gradigen Verbrennung* kommt es lediglich zu einer Rötung mit einem unterschiedlich stark ausgeprägten Begleitödem bei erhaltener Sensibilität. Innerhalb weniger Tage tritt eine Spontanheilung ein.

2.gradige Verbrennungen sind durch Blasenbildung gekennzeichnet, welche durch einen Flüssigkeitsaustritt aus weniger geschädigten, tiefen Hautanteilen mit Abheben der zerstörten Epithelschicht entstehen. Auch hier erholt sich die Haut nach Abklingen der ödematösen Schwellung im allgemeinen spontan, sofern keine Infektion den Heilungsprozeß stört.

Ab der *Verbrennung 3. Grades* liegt ein Vollhautschaden mit Sensibilitätsverlust vor. Weitergehende Gradeinteilungen beziehen sich auf zusätzlich zerstörte Strukturen wie Subkutis, Muskeln, Sehnen, Nerven und Knochen *(8)*.

In den ersten Stunden nach dem Unfall kann es sehr schwer sein, das Ausmaß eines Verbrennungsschadens zu beurteilen, insbesondere, wenn mehrere Verbrennungsgrade gleichzeitig vorliegen. Eine 3.gradig hitzegeschädigte Haut kann anfänglich gelblich weiß aussehen (z.B. bei Verbrühungen), und vielfach können feine, verkochte Blutgefäße zu erkennen sein. Diese Nekrose wird später schwarz und demarkiert sich. Bei direkten Flammenverletzungen sind die betroffenen Bezirke von Anfang an schwarz verkohlt.

Da die Abgrenzung zwischen 2.- und 3.gradiger Verbrennung therapeutische Konsequenzen hat, wird zur besseren Unterscheidung vielfach die Vitalfärbung mit Farbstoffen wie z.B. Disulfin Blau empfohlen, bei der sich alle vitalen Gewebe tief blau-grün anfärben. (Dosierung: je nach Alter 5–40 ml langsam i.v., Disulphine blue, Imperial Chemical Industries Ltd.) *(12)*. Der relativ rasche Farbstoffübertritt in das Verbrennungsödem und eine gewisse Toxizität vor allem bei Schockzuständen *(3)* kann jedoch die Handhabung solcher Vitalfärbungen einschränken. Eine Gewebsenzymbestimmung aus Biopsien wird als rasch durchführbares Alternativverfahren angegeben *(6, 8)*.

Ursachen

Häufig kann man bereits aufgrund des Unfallmechanismus Unterschiede im Ausmaß des Verbrennungsschadens erwarten. Während bei Explosionsverletzungen durch die nur kurzzeitige Hitzeeinwirkung der thermische Schaden gegenüber der direkten mechanischen Zerstörung oftmals gering ist (meist nur 1.- bis 2.gradige Verbrennungen), können Unfälle mit brennenden und dabei schmelzenden Kunststoffen, mit brennender Kleidung und mit flüssigen Metallen infolge der relativ langen Einwirkzeit oder extrem hohen Temperaturen leicht 3.gradige Verbrennungen hervorrufen. Eine Sonderstellung nehmen Verletzungen durch elektrischen Strom ein (Kap. 4.1.6).

Therapie

Akutbehandlung: Als Erstmaßnahme am Unfallort ist eine möglichst rasch einsetzende und wenigstens während 15 Minuten konsequent durchgeführte Behandlung mit kaltem Wasser hervorragend geeignet, das Ausmaß des Verbrennungsschadens zu verringern (weniger Vollhautschäden bei einer Anwendung innerhalb der ersten 10 bis 20 Minuten) *(8, 9)*. Für den Weitertransport ist eine vorsichtige sterile Abdeckung ohne Auftragen von Salben oder Puder angebracht. Nach der Einlieferung in die Klinik stehen bei ausgedehnten Verbrennungen zunächst Allgemeinmaßnahmen wie Schmerz- und Schockbekämpfung mit Intensivüberwachung und Maßnahmen, die dem drohenden Eiweißverlust entgegenwirken, sowie lokale antiseptische Maßnahmen im Vordergrund. Außerdem ist bei einer Verbrennung wie bei jeder Hautverletzung auf das Vorliegen einer ausreichenden Tetanusprophylaxe zu achten. Die im nachfolgenden vorgeschlagenen und speziell auf die verbrannte Hand bezogenen Therapiemaßnahmen sind bei weitergehenden Verbrennungen sinnvoll in die Gesamtbehandlung einzufügen.

> *Vier Gefahren* muß man bei 2.- und 3.gradigen Verbrennungen im Handbereich besonders begegnen:
> 1. der *Infektion*
> 2. den *Ödemkomplikationen* mit zusätzlicher Beeinträchtigung der Blutzirkulation,
> 3. der *Einsteifung von Gelenken,*
> 4. der *Ausbildung narbiger Kontrakturen.*

Die *Infektion* kann den Verbrennungsschaden vergrößern und damit zusätzlich die Ausbildung von Narbenkontrakturen begünstigen. Ihr ist zu begegnen durch streng aseptisches Verhalten (Gesichtsmaske, sterile Handschuhe und Verbände), frühzeitige Nekroseabtragung und Hauttransplantation sowie durch eine antibakterielle Lokalbehandlung z. B. mit Polyvinylpyrrolidon-Jod-Salben (Braunovidon, Betaisodona usw.). Eine orale oder intravenöse Antibiotikabgabe ist bei alleinigen Verbrennungen an der Hand meist nicht notwendig und mit der Gefahr einer Resistenzentwicklung belastet.

Eine *ausgeprägte* Ödembildung kann besonders bei zirkulären oder beuge- und streckseitigen Verbrennungen zu einer sehr ernsten *handchirurgischen Notfallsituation* werden *(7)*.

In solchen Fällen ist die Haut der Finger ungeachtet des Grades ihrer Schädigung zirkulär prall gespannt, der Handrücken ist stark geschwollen und die Hautfarbe erscheint, sofern keine Verkohlung vorliegt, weißlich blaß. Ein weiteres Alarmsymptom ist der zunehmende Sensibilitätsverlust auch in nur 1.- und 2.gradig verbrannten Bereichen, in denen anfangs noch Schmerzen vorhanden waren. Unbehandelt droht infolge der Durchblutungsstörungen eine Ausdehnung der bisher allein verbrennungsbedingten Nekrosen im Extremfall bis zum Fingerverlust. Dieser Situation ist mit einer raschen *Spaltung der Haut über Fingern und Hohlhand* einschließlich der Palmaraponeurose und des Karpaltunnels – ergänzt durch Entlastungsschnitte über dem Handrücken – zu begegnen *(Escharotomie) (Abb. 4:1)*. Die Schnittführung muß dabei den allgemeinen handchirurgischen Regeln entsprechen (z.B. seitlicher Kantenschnitt an den Fingern, zickzackförmige Inzision in der Hohlhand Abb. 8:7, S. 174). Unmittelbar nach der Entlastung bessern sich die Durchblutungsverhältnisse in den nur partiell geschädigten Hautarealen. Die zuvor blasse Haut wird wieder rosa. Die Inzisionen bleiben offen und werden lediglich steril mit Fettgaze, die übrigen, verbrannten Hautareale mit Polyvinylpyrrolidon-Jod-Salbe abgedeckt. Nach 1 bis 2 Wochen erfolgt ein sekundärer Wundverschluß eventuell gemeinsam mit notwendigen Hauttransplantationen.

Zur Verhinderung von Einsteifungen und Kontrakturen ist eine bereits am Tag nach dem Unfall einsetzende, konsequent 2mal täglich durchzuführende Bewegungstherapie sinnvoll. Sie wird gegebenenfalls für 8 bis 10 Tage während der Einheilungsphase nach erfolgter Hauttransplantation unterbrochen.

Der Ausbildung narbiger Kontrakturen läßt sich am besten durch eine frühzeitige Nekroseabtragung mit unmittelbarer Hauttransplantation begegnen.

Zur Frage nach dem *Zeitpunkt* bestehen keine einheitlichen Ansichten *(8)*. Vielfach wird bei Vollhautschäden ein sofortiges Vorgehen empfohlen. Dies setzt jedoch eine eindeutige Erkennbarkeit von Vollhautschäden voraus, wie sie selten zu Behandlungsbeginn vorliegt. Bei nicht sicherer Beurteilbarkeit ist es sinnvoll, unter der erwähnten aseptischen Verhaltensweise (S. 87) die operativen Maßnahmen einige Tage – bis zum 6. Tag spricht man noch von einer *Frühexzision* – oder in Sonderfällen bis zur definitiven Demarkierung aufzuschieben. Entschließt man sich zum letztge-

nannten Vorgehen, muß man sich der Gefahr infektiöser Komplikationen bewußt sein.

Freie Hauttransplantate erfordern einen einwandfrei durchbluteten Untergrund, andernfalls muß man auf lokale Verschiebelappenplastiken oder Fernlappenplastiken zurückgreifen. Eine Ruhigstellung kann bei ausgedehnter Transplantation offen mit speziellen Schienen (sogenannte *Heugabelschienen*), in denen die Hand im Bereich der Fingerendglieder über Aufhängungen, die an kleine Extensionsbügel erinnern, fixiert wird, ansonsten mit Gipsschienen und entsprechenden Fettgazeverbänden erfolgen. Auf eine korrekte Stellung der Finger in Grund- und Mittelgelenken ist dabei zu achten (vgl. Kap. 1.3.1, *Abb. 1:5, Abb. 5:2).*

Während bei 1.gradigen Verbrennungen (keine besondere Behandlung erforderlich) und bei Vollhautschäden (Hauttransplantation) das Behandlungsprinzip weitgehend eindeutig ist, bestehen bei blasenbildenden Verbrennungen 2. Grades unterschiedliche Behandlungsvorschläge *(2, 8).* Empfohlen wird, die Blasen zu erhalten und den Blasengrund vor dem Austrocknen zu schützen oder im Gegenteil, die Blasen abzutragen und die Wundflächen mit Fettgazeverbänden und

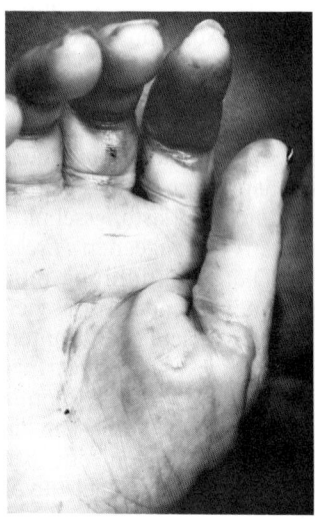 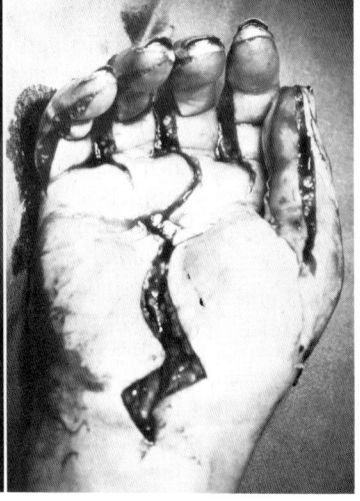

a Die Haut der überwiegend 2.gradig geschädigten Finger ist durch die Ödembildung prall gespannt und weiß verfärbt, eine Durchblutung nicht mehr nachweisbar

b Wenige Minuten nach konsequenter Hautspaltung ist das Ödem weitgehend abgeflossen, und die Fingerdurchblutung hat sich erholt

a   b

Abb. 4:1   Eschorotomie bei einer Verbrühung der gesamten Hand

Polyvinylpyrrolidon-Jod-Salbe (gute eigene Erfahrungen) abzudecken. Weitere Vorschläge sind die Anwendung von Debrisorb®-Puder in einer durch einen Gummihandschuh erzeugten, feuchten Kammer (mehrmals täglich zu wechseln bei stärkerer Sekretion) oder die trockene, offene Wundbehandlung, bei der die geschädigten Hautteile einen Schorf bilden, unter dem die tieferen Schichten regenerieren. Wichtig ist in jedem Fall, daß eine Infektion mit der Folge einer granulierenden und später vernarbenden Wundfläche sowie eine Einsteifung vermieden werden.

Sekundäreingriffe

Trotz sorgfältig und korrekt durchgeführter, frühzeitiger Nekroseabtragung und Hauttransplantation lassen sich großflächige Verbrennungskeloide sowie narbige Beuge- und Adduktionskontrakturen der Finger häufig nicht verhindern. Daran ändert auch eine adäquat durchgeführte krankengymnastische Übungsbehandlung bei ausgedehnten Verbrennungen nichts. Hierbei müssen die betreffenden, teils panzerartig derben, teils leicht verletzlichen Hautpartien zusammen mit den in das subkutane Fettgewebe reichenden Narbenzügen exzidiert und entsprechend den Grundsätzen plastischer Operationen am Hautmantel (Kap. 3.2) durch ausgedünnte Vollhauttransplantate oder Verschiebelappen ersetzt werden. Zusätzlich sind Kontrakturen durch Z-Plastiken *(Abb. 3:6, S. 56 und 58)* zu korrigieren.

Auch wenn die oberflächliche Hautqualität mechanischen Beanspruchungen genügt, können Narbenkontrakturen in tiefer gelegenen Gewebsabschnitten nach 3.gradigen Verbrennungen auftreten. In solchen Fällen ist die Haut durch eine geeignete Schnittführung quer zu indizieren. Die tiefen Narbenzüge müssen entfernt werden und nach Öffnen der Hand oder Aufrichten des kontrakten Fingers erfolgt eine Ausfüllung des verbleibenden Defektes durch ein Vollhauttransplantat. In Fällen, bei denen die ganze Hand betroffen ist, müssen bisweilen derartige Eingriffe in mehreren Sitzungen durchgeführt werden *(Abb.*

4:2). Auf eine konsequente Weiterführung der krankengymnastischen Übungsbehandlung nach Einheilen der Hauttransplantate ist auch bei später erfolgenden sekundären Hautkorrekturen zu achten.

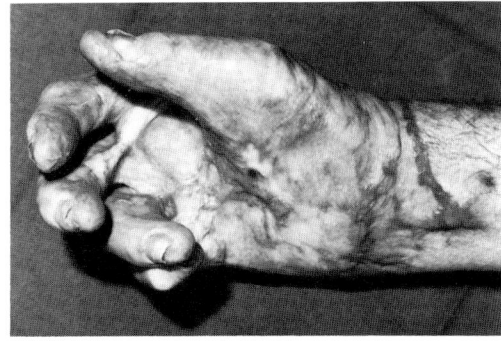

a Maximale Streckfähigkeit vor der Narbenkorrektur

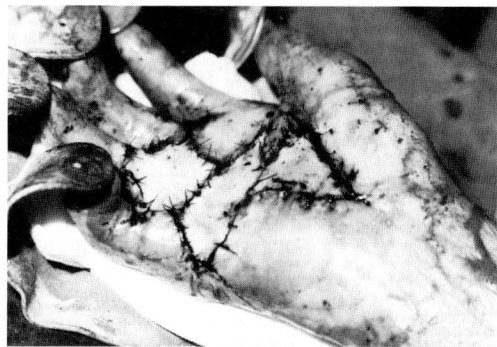

b Einsetzen von Vollhauttransplantaten nach Narbenexzision

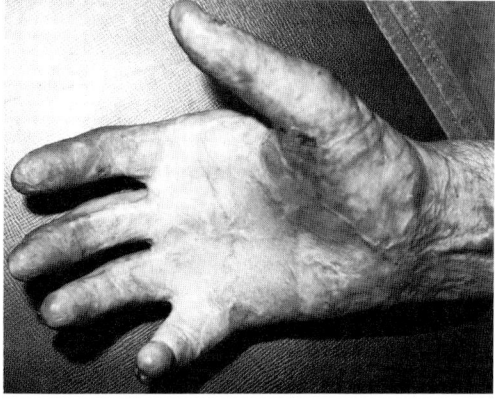

c Erzielte Verbesserung der Streckfähigkeit

Abb. 4:2 Korrektur schwerster Fingerkontrakturen nach Verbrennung mit Hilfe freier Vollhauttransplantate

4.2 Verletzungen mit elektrischem Strom

Bei dieser den Verbrennungen zuzurechnenden Gewebsschädigung kann es auch bei geringen Stromstärken schwierig sein, den Gesamtschaden in vollem Umfang bereits im Rahmen der Erstversorgung zu erkennen. So können relativ kleine Gewebsbereiche an den Ein- und Austrittsstellen drittgradig koaguliert sein, während der Hautmantel zwischen den Verbrennungsmarken unauffällig bleibt. Allerdings können in diesem Bereich Schäden an tieferen Strukturen wie Sehnen oder Nerven vorliegen.

Bei Starkstrom- und besonders bei Hochspannungverletzungen *(Abb. 4:3)* sind häufig ganze Handteile verkohlt. Auch hier kann das Ausmaß der Gewebsschädigung in Abhängigkeit von Stromstärke und Dauer des Stromflusses wesentlich größer sein, als es zunächst aufgrund noch vorhandener Durchblutung anzunehmen ist. Trotz konsequenter Therapie (z. B. frühzeitige *Escharotomie* bei stets vorhandenem Ödem, S. 87 u. 88) können in den ersten zwei Wochen bei diesen Verletzungen weitere tiefgreifende Nekrosen hinzukommen, deren Ausmaß nicht allein mit einer 3.gradigen Verbrennung zu erklären ist, sondern direkt auf den Stromdurchfluß mit zunächst nicht sichtbarer Schädigung der Zellfunktionen zurückgeführt werden muß.

Andererseits können nach eigenen Beobachtungen auch noch nach mehreren Monaten primär ausgefallene Nerven wieder eine nahezu vollständige Regeneration erfahren, sofern sie nicht in die Gewebsnekrose einbezogen waren.

Die Primär- wie auch die Sekundärbehandlung folgen im Handbereich den allgemeinen Regeln der Verbrennungen. Dabei sind stets plastische Verfahren nach ausgedehnten Nekroseentfernungen notwendig, wobei man nach eigenen Erfahrungen eine vollständige Demarkierung meist abwarten kann. Hierdurch wird unter Umständen vermieden, daß z. B. erholungsfähige Nervenstrukturen mitreseziert werden.

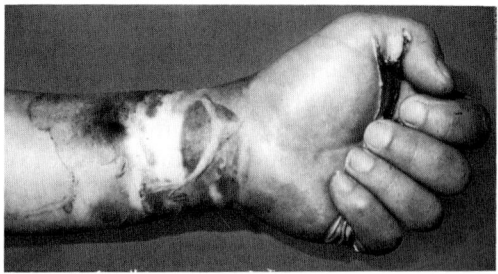

a Unfallbild mit Ischämie der Hand

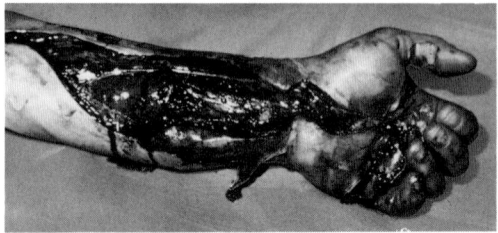

b Einwandfreie Durchblutung nach Haut- und Faszienspaltung

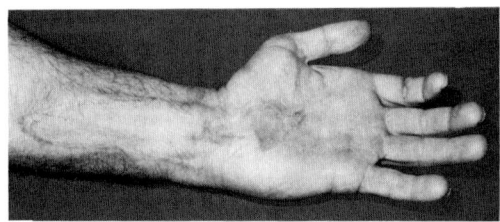

c Streckung (n. 18 Monaten)

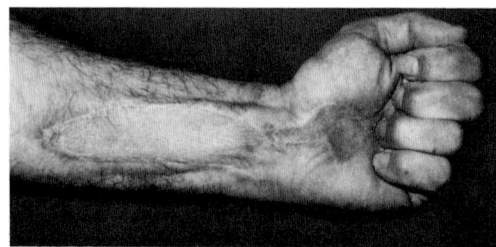

d Beugung (n. 18 Monaten)

Abb. 4:3 Starkstromverletzung

4.3 Erfrierungen

Pathophysiologie

Bei Erfrierungen im Hand- und Fußbereich entsteht die Schädigung des Gewebes meist durch zwei einander verstärkende Mechanismen. Die periphere Vasokonstriktion, mit deren Hilfe der Körper bei Kälteeinwirkung versucht, seine Kerntemperatur auf normaler Höhe zu halten, kann über die Einschränkung der Mikrozirkulation bei mehrstündiger Dauer zu einem hypoxischen Gewebsschaden führen. Hinzu kommt bei Temperaturen, die weit unter dem Gefrierpunkt liegen, der direkte Kälteschaden, der durch Gefrieren der intra- und extrazellulären Flüssigkeit zum Gewebsuntergang infolge eintretender Zellwandschäden führt. Diese Schäden sind in vollem Ausmaß häufig erst nach 1–2 Wochen sichtbar (ähnlich wie bei Stromverletzungen).

Beurteilung

> Wie bei Verbrennungen unterscheidet man verschiedene Schädigungsgrade:
> 1. Reversible Blässe mit Sensibilitätsstörungen
> 2. Blasenbildung durch Abheben der zerstörten oberflächigen Hautschichten
> 3. Tiefergehende Totalnekrosen mit Demarkierungen ganzer Fingerabschnitte

Therapie

Um den endgültigen Schaden so gering wie möglich zu halten, besteht die Akutbehandlung einer frischen Erfrierung in der Bekämpfung der allgemeinen Unterkühlung, kreislaufstützenden Infusionen, in Maßnahmen zur Verbesserung der peripheren Durchblutungsverhältnisse (z. B. Infusionen von Substanzen, die die Mikrozirkulation verbessern und i. v.-Applikationen von Hydergin) und lokal in einer raschen Erwärmung der betroffenen Hand in bis zu 42 °C warmen Handbädern *(4, 8)*.

Bei einer ausgeprägten Ödembildung kann gelegentlich auch hier wie bei einer Verbrennung *(Abb. 26)* eine Spaltung des Karpaltunnels oder der Fingerhaut notwendig werden. Nach diesen Erstmaßnahmen ist unter steriler Verbandstechnik die weitere Abheilung oder die Demarkierung der sich nach wenigen Tagen über rötliche-livide, später schwarzlivide Zwischenstadien ausbildenden Nekrosen abzuwarten; nach ihrer Abtragung sind die Defekte plastisch zu decken. Vielfach sind Fingeramputationen nicht zu vermeiden.

4.4 Chemische Schäden

4.4.1 Säure- und Laugenverätzungen

Der Hautkontakt mit Laugen oder Säuren führt je nach Art der Substanz und in Abhängigkeit von Konzentration und Zeitdauer des Kontaktes zu mehr oder weniger tiefen Nekrosen.
Im allgemeinen ist die Neutralisation von Säuren oder Laugen durch die geeigneten Gegenmittel (z. B. Natriumbicarbonat bei Säuren, Zitronensäure oder Essigsäure bei Laugen) nur bei bekanntem Chemismus der schädigenden Substanz und bei sofortiger Verfügbarkeit dieser Gegenmittel möglich. Andernfalls empfiehlt es sich, den Schaden durch sofortiges mehrminütiges Abspülen mit Wasser zu begrenzen. Auf jeden Fall sollte geklärt werden, um welche Substanz es sich handelt, um die Gefahr einer sich weiter ausbreitenden Gewebsnekrose oder von allgemeinen Reaktionen abschätzen zu können. Den bei besonders aggressiven Substanzen (z. B. Flußsäure, siehe nächsten Abschnitt) ist es weniger der Dissoziationsgrad der Säure als vielmehr die übrige molekulare Zusammensetzung, die zu tiefreichenden Zell- und Gewebsschäden führt, wobei die Schädigung bisweilen erst nach einer Latenzzeit von einigen Stunden und das Ausmaß oftmals erst nach mehreren Tagen erkennbar wird. Auch hier ist die rasch einsetzende ausgiebige Spül-

behandlung mit Leitungswasser als Erstmaßnahme zur Entfernung und Verdünnung der noch nicht eingedrungenen Substanzen sinnvoll.

Die weitere lokale Behandlung entspricht dem Vorgehen bei Verbrennungen. Spätkorrekturen können ebenfalls notwendig werden, wenn Narbenkontrakturen entstehen.

4.4.2 Verätzungen mit Fluorwasserstoff (HF)

Die wäßrige Lösung von Fluorwasserstoff (Flußsäure) wird vielfach industriell als Ätzmittel und Rohstoff verwendet *(11)*. Verätzungen führen zu einem besonders tiefreichenden und unbehandelt mehrere Tage bis Wochen fortschreitenden Gewebsuntergang verbunden mit heftigsten Schmerzen. Tiefes Eindiffundieren der lipidlöslichen Fluoride mit Blockierung intrazellulärer Stoffwechselvorgänge und Ausfällen des Gewebekalziums zu schwer löslichem Kalziumfluorid (CaF_2) sollen für diesen besonders unangenehmen Ablauf verantwortlich sein *(5, 11)*.

Die *Akutbehandlung* bei Verätzungen im Handbereich versucht nach sorgfältigem Abspülen durch eine intraarterielle Perfusion von Kalziumgluconat die Fluoride zu dem wenig toxischen CaF_2 auszufällen und damit die weitere Ausbreitung der Nekrose zu verhindern *(1, 11)* (auch nach eigenen Erfahrungen mit gutem Erfolg).

Über einen Katheter in der A. radialis oder ulnaris werden wiederholt in 12stündigen Abständen möglichst verletzungsnah 10 ml 20%iger Kalziumgluconat-Lösung mit Hilfe eines Perfusors über eine Zeitdauer von ca. 4 Stunden infundiert. Die Schmerzen gehen meist rasch zurück, die Perfusionsbehandlung wird nach eingetretener Demarkierung und Rückgang der umgebenden entzündlichen Begleitreaktion beendet. Während der Verweildauer des Katheters wird eine Heparinisierung mit ca. 15 000 Einheiten empfohlen. Der betroffene Hautbereich soll zusätzlich mit Kalziumgluconat getränkten Kompressen abgedeckt und gegebenenfalls bei ausreichender

Demarkierung bereits nach der 1. Perfusion exzidiert und später plastisch gedeckt werden *(11)*.

4.5 Strahlenschäden

Klinisches Bild

Schäden der Gewebsstruktur im Handbereich durch Röntgen- und andere ionisierende Strahlen können in Abhängigkeit von der Strahlendosis sowohl akut im Rahmen eines Strahlenunfalles oder einer hochdosierten therapeutischen Tumorbestrahlung als auch chronisch in Form sich allmählich entwickelnder, über Jahre zunehmender Hautveränderungen auftreten *(Abb. 4:4)*.

Die leichteste Form der akuten Schädigung zeigt sich in einer nach einigen Tagen wieder abklingenden Hautrötung und einer diskreten ödematösen Schwellung.

Im Gegensatz zur 1.gradigen Verbrennung bleiben jedoch meist degenerative Hautveränderungen unterschiedlichen Ausmaßes (Pigmentierung, Atrophie von Haarbälgen, Talg- und Schweißdrüsen, leichte Verletzbarkeit) zurück. Ein Übergang des chronischen Hautschadens zur Ausbildung schlecht heilenden Ulzerationen und maligner Haut-

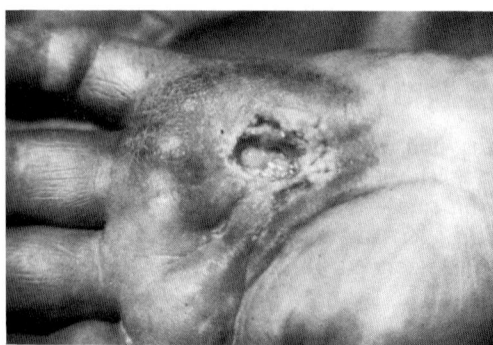

Abb. 4:4 Strahlenulkus, aufgetreten 6 Monate nach zu hoch dosierter Röntgenbestrahlung einer Dupuytrenschen Kontraktur mit falschem Tubus. Die Sanierung erfolgte durch Exzision und Deckung mit einem Schwenklappen vom ulnaren Handrücken

tumoren ist noch nach Jahren möglich. In schweren akuten Fällen kommt es gleich zur Blasenbildung und zur raschen Ulzeration mit sehr langsamer oder vollständig ausbleibender Heilungstendenz.

Therapie

Während in leichten Fällen eine konservative Behandlung anfangs mit feuchten Verbänden, später mit sorgfältiger Hautpflege durch fetthaltige Salben und wohldosierter Bewegungs-

therapie angebracht ist, müssen schlecht heilende Ulzerationen sowohl bei akutem als auch bei chronischem Verlauf exzidiert und der Defekt mit freien Hauttransplantaten oder Lappenplastiken gedeckt werden, wobei nach eigenen Erfahrungen Fernlappenplastiken (Bauchlappen, Leistenlappen; vgl. Kap. 3.6) und vaskulär gestielte Unterarmlappen (Kap. 3.3.5) ausgezeichnete Dauerresultate ergeben. Lokale Verschiebelappen kommen nur in Frage, wenn das umgebende Gewebe als sicher gesund angesehen werden kann.

Literatur

1. *Achinger, R., Köhnkein, H. E., Jacobitz, J.:* Eine neue Behandlungsmethode von Flußsäureverätzungen an den Extremitäten. Langenbecks Arch. Klin. Chir. Suppl. (1979) 229
2. *Buck-Gramcko, D., Hoffmann, R., Neumann, R.:* Der handchirurgische Notfall Kap. XXI. Thermische und chemische Hautschäden. Hippokrates, Stuttgart 1983
3. *Burri, C., Buchmann, B., Mühlbauer, R.:* Vitalfärbungen bei Verbrennungen. Helv. chir. Acta 32 (1965) 616
4. *Flatt, A:* The care of minor hand injuries. J. Bone Jt. Surg. 45-B (1963) 426
5. *Haar, H.:* Flußsäureverätzungen der äußeren Haut und ihre Behandlung. Med. Klin. 49 (1954) 339
6. *Lechner, G., Millesi, M.:* Fermentreaktion zur Bestimmung der Tiefe des Gewebeschadens bei Verbrennungen. Akt. Chir. 2 (1967) 221
7. *Mayland, J. A., Wellford, jr., A., Pruitt, B. J.:* Circulatory changes following circumferential
   extremity burnes evaluated by the ultrasonic flowmeter. An analysis of 60 thermally injured limbs. J. Trauma 11 (1971) 763
8. *Millesi, H.:* Verbrennungen. In: Handchirurgie Bd. II, hrsg. von H. Nigst, D. Buck-Gramcko, M. Millesi., Thieme, Stuttgart 1983
9. *Ofeigson, O. J.:* »Water cooling«: First-aid treatment for scalds and burns. Surgery 57 (1965) 391
10. *Rodeck, G.:* Thermische Verletzungen. In: Kurzes Lehrbuch der allgemeinen Chirurgie, hrsg. von M. Schwaiger, G. Rodeck, I. Staib. Thieme, Stuttgart 1969
11. *Scharizer, E.:* Besondere Verletzungen. In: Handchir. Bd. II, hrsg. von H. Nigst, D. Buck-Gramcko, H. Millesi. Thieme, Stuttgart 1983
12. *Tempest, M. N.:* Intravenöse Farbstoffinjektion zur klinischen Beurteilung der Lebensfähigkeit von Geweben. Chir. Praxis 5 (1961) 265

5 Frakturen

5.1 Konservative-operative Frakturbehandlung

Bei der Abwägung zwischen konservativer oder operativer Behandlung ist die gute, funktionelle Anpassungsfähigkeit der Hand auch bei Defektheilungen zu berücksichtigen.
Nachteile der operativen Behandlung sind bei *geschlossenen Frakturen* ein wenn auch geringes Infektionsrisiko, das Entstehen möglicher Verwachsungen mit benachbarten Sehnen und die Notwendigkeit, in einem zweiten Eingriff die Metallimplantate zu entfernen. Hinzu kommt durch die notwendige Fragmentfreilegung eine mehr oder weniger ausgeprägte Schädigung der knöchernen Durchblutungsverhältnisse zusätzlich zur frakturbedingten Einschränkung. Daher sollen die *Vorteile* der exakten und übungsstabilen Osteosynthese nicht überbewertet werden.

Eine *Operationsindikation* besteht dann, wenn zu erwarten ist, daß eine konservative Behandlung (z. B. mit Gipsschienen, Abb. 5:26) nicht zu einem befriedigenden Resultat führt.

Sie ist vor allem bei Frakturen mit Gelenkbeteiligung und starken Dislokationen gegeben sowie bei konservativ nicht korrigierbaren Verkürzungen und drohenden Drehfehlstellungen.
Zu *warnen* ist vor einem übertriebenen Perfektionismus. Solange Gelenkflächen und Achsenverhältnisse korrekt rekonstruiert und ausreichend stabilisiert sind, heilen bei erhaltener Knochenvitalität auch kleinere Fragmente ohne zusätzliche Fixierung ein. Ausgedehnte Freilegungen führen hingegen leicht zu Verwachsungen mit benachbarten Strecksehnen.
Bei *offenen Frakturen* und Kombinationsverletzungen mit Schädigung von Haut, Sehnen, Nerven, Gefäßen und Muskeln stellt dagegen die stabile, operative Frakturversorgung an der Hand ebenso wie in der allgemeinen Traumatologie eine wichtige Voraussetzung für die komplikationsfreie Heilung aller verletzten Strukturen dar.

5.2 Fingerfrakturen

Ursachen

Bei Frakturen im Schaftbereich aller Fingerabschnitte und am Nagelkranz des Endgliedes überwiegen direkte Gewalteinwirkungen. Bei Frakturen mit Gelenkbeteiligung spielen indirekte Gewalteinwirkungen wie axiale Stauchungen, Hyperextensionstraumen und Luxationen eine Rolle *(26)*. Hinzu kommen offene Trümmer- und Defektfrakturen nach Kreissägen- und Fräsverletzungen.

Symptome – Diagnostik

Im *Endgliedbereich* besteht meist eine pralle Schwellung mit klopfenden Schmerzen häufig in Kombination mit einem subungualen Hämatom (Kap. 3.2.1).
Sind *Mittel- und Grundglieder* betroffen, dann fallen neben der schmerzhaften Schwellung häufig Achsenabweichungen auf. Schaftfrakturen der Mittelglieder zeigen je nach Lokalisation (peripher oder zentral des Ansatzes der oberflächlichen Beugesehne) Achsenabknickungen in Richtung Handrücken oder in Richtung Beugeseite *(Abb. 5:1a u. b)*. Im Schaftbereich der Grundglieder liegen meist Achsenabknickungen nach handrückenwärts vor *(Abb. 5:1c) (4)*. Bei langen Schrägfrakturen und Gelenkfrakturen kommen Verkürzungen und seitliche Abweichungen der Fingerlängsachse vor. Röntgenbilder im streng seitlichen und dorso-palmaren Strahlengang zeigen meist ausreichend das Ausmaß der knöchernen Verletzung und der Dislokation.

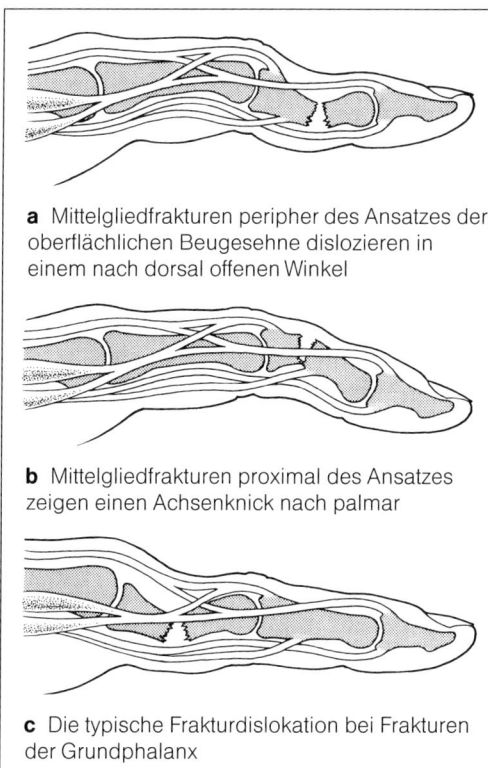

a Mittelgliedfrakturen peripher des Ansatzes der oberflächlichen Beugesehne dislozieren in einem nach dorsal offenen Winkel

b Mittelgliedfrakturen proximal des Ansatzes zeigen einen Achsenknick nach palmar

c Die typische Frakturdislokation bei Frakturen der Grundphalanx

Abb. 5:1 Achsenabweichungen bei Finger-frakturen; je nach Lokalisation des überwiegenden Sehnenzuges entsteht eine Abknickung nach palmar oder dorsal

5.2.1 Endgliedfrakturen

Liegt bei geschlossenen Endgliedfrakturen ein subunguales Hämatom vor, so muß dieses durch eine Trepanation des Fingernagels entlastet werden (Kap. 3.4.1).
Nagelkranzfrakturen und *nicht dislozierte Schaftfrakturen* werden im allgemeinen konservativ behandelt. Hier ist entweder eine kleine beugeseitig anzulegende Aluminium- oder Fingergipsschiene oder eine Finger-schiene nach *Stack*, wie sie sonst bei Strecksehnenabrissen verwendet wird *(Abb. 9:7, S. 193)* nützlich.

Bei *dislozierten Frakturen* des Endgliedschaftes reichen als intramedulläre Schienung meist ein oder zwei axial oder wenn möglich schräg

eingebrachte feine Kirschnerdrähte aus, die das Endgelenk nicht blockieren sollen. Ein vorsichtiges Vorbohren über das Endgelenk hinaus bis in das Köpfchen des Mittelgliedes ist jedoch nicht zu vermeiden, wenn das proximale Fragment sehr klein ist und dem Kirschnerdraht keinen ausreichenden Halt gibt. Das periphere Drahtende sollte subkutan versenkt und durch einen Verband geschützt werden, damit keine Infektion über den Bohr-draht entsteht.

Bei *Frakturen mit Gelenkbeteiligung* bestehen Übergänge zu knöchernen Strecksehnenabrissen *(Abb. 9:4, 9:5, 9:6, S. 192)*. Liegen eine ausreichende Fragmentgröße, eine Dislokation des dorsal abgesprengten Fragmentes und eine Subluxation der Gelenkfläche vor, dann ist eine offene Reposition und eine Stabilisierung mit feinsten Kirschnerdrähten, gegebenenfalls auch feinsten Drahtnähten oder selbstschneidenden Minischrauben der Größe 1,0 bis 1,3 mm Durchmesser sinnvoll. Andernfalls ist auch hier die konservative Behandlung z. B. mit einer Stockschen Schiene günstiger. Die Freilegung erfolgt von dorsal, die Haut-schnitte entsprechen den Schnittführungen in der Strecksehnenchirurgie *(Abb. 9:2, S. 191)*. Bei ausgedehnten Zerstörungen (z. B. Kreissägenverletzung) ergibt eine primäre funktionelle Endgelenksarthrodese das beste Endresultat *(Abb. 7:7, S. 153)*.

5.2.2 Mittel- und Grundglied-frakturen

Schaftfrakturen

Im Schaftbereich ist eine Operation nur indiziert, wenn durch eine konservative Schienenlagerung für 4 bis 5 Wochen *(Abb. 5:2)* eine zufriedenstellende Einrichtung der Achsen nicht möglich ist.
Das in *Abb. 5:2* angezeigte Vorgehen entspricht nicht mehr ganz unseren heutigen Vorstellungen. Die Grundgelenke sollen 70–80° gebeugt, die Mittel- und Endgelenke gestreckt sein *(Abb. 5:2 b)*, um Mittelgelenks-kontrakturen zu vermeiden. Das Handgelenk

wird ca. 45° überstreckt. In der Hand erfahrener Spezialisten sind unter bestimmten Bedingungen auch funktionelle Vorgehensweisen möglich aus dieser Grundhaltung heraus *(28)*.
Ein schonendes operatives Verfahren ist die geschlossene Reposition kombiniert mit der Stabilisierung durch perkutane schräge Kirschnerdrähte, die sich nicht auf Höhe des Frakturspaltes kreuzen sollen. In einem solchen Fall fehlt vor allem die Rotationsstabilität (Pseudarthrosegefahr!) *(Abb. 5:3)*.

Die *Vorteile* gegenüber anderen Operationsverfahren sind darin zu sehen, daß meist keine Frakturfreilegung notwendig und die spätere Metallentfernung einfach ist. Vor allem bei Trümmer- und Mehrfragmentbrüchen sollte man möglichst auf eine Kirschnerdrahtstabilisierung zurückgreifen, da eine aufwendige Freilegung zur Sequestrierung kleinerer Knochenfragmente führen kann.

Nachteile sind:
Das Verfahren ist geschlossen nicht immer leicht durchführbar. Bei mehrfachen Fehlbohrungen kann es zu einer zusätzlichen Traumatisierung kommen. Die Funktion von Mittel- und Grundgelenken kann durch Drahtenden behindert sein. Die Drähte werden deshalb sofort nach knöcherner Stabilisierung (meist nach 5 Wochen) entfernt. Auch die notwendige Strahlenbelastung ist zu bedenken.
Bei glatten Querbrüchen läßt sich alternativ eine gute Stabilität durch intraossäre Drahtnähte erzielen, die allerdings eine Freilegung der Fraktur erfordern und die häufig ebenfalls mit einem intramedullären Kirschnerdraht kombiniert werden *(Abb. 5:3 b) (21)*, sofern man nicht eine zweite Drahtnaht senkrecht zur ersten bevorzugt *(Abb. 5:3 d)*.

Plattenosteosynthesen (14, 24, 27) sind im **Mittelgliedbereich** durch die Einführung von Mini-Implantaten vor allem bei seitlichem Anlagern ohne funktionelle Behinderung der Strecksehne möglich.

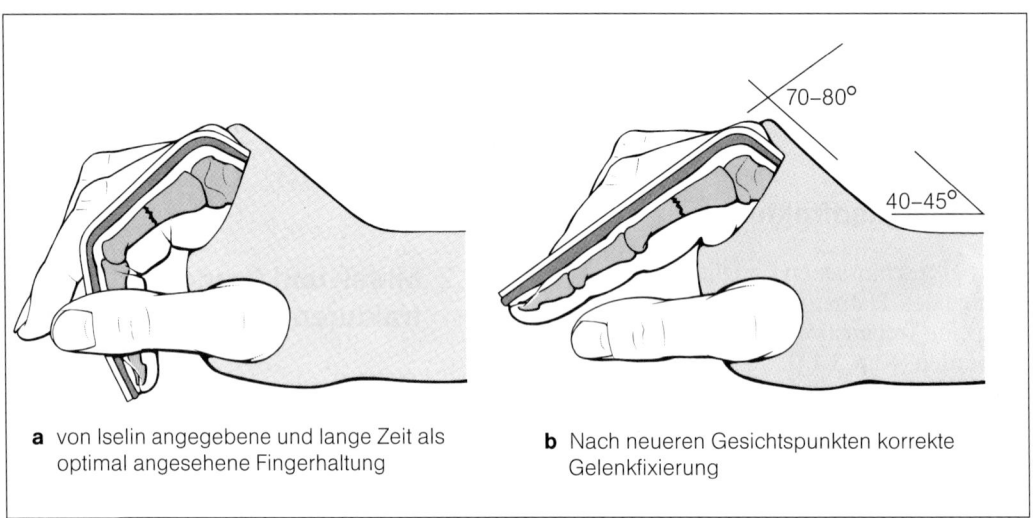

70–80°

40–45°

a von Iselin angegebene und lange Zeit als optimal angesehene Fingerhaltung

b Nach neueren Gesichtspunkten korrekte Gelenkfixierung

Abb. 5:2   Kombinierter Gipsschienenverband für die konservative Behandlung von Fingerfrakturen

Die in diesen Abbildungen dorsal angelegte und in den Gips eingelassene Aluminiumschiene ist im allgemeinen leichter zu handhaben als eine ebenfalls mögliche beugeseitige Anbringung. Wichtig ist, daß die Grundgelenke 70–80° gebeugt und die übrigen Fingergelenke gestreckt sind. Auf eine ausreichende Polsterung (hier mit Schaumgummi) und nicht zu straffe Fixierung ist zu achten. Prinzipiell die gleiche Verbandsanordnung ist auch bei Mittelhandfrakturen möglich. Hier kann dorsal oder palmar ein entsprechender Gipsschienenverband bei gleicher Gelenkstellung der Finger angelegt werden.

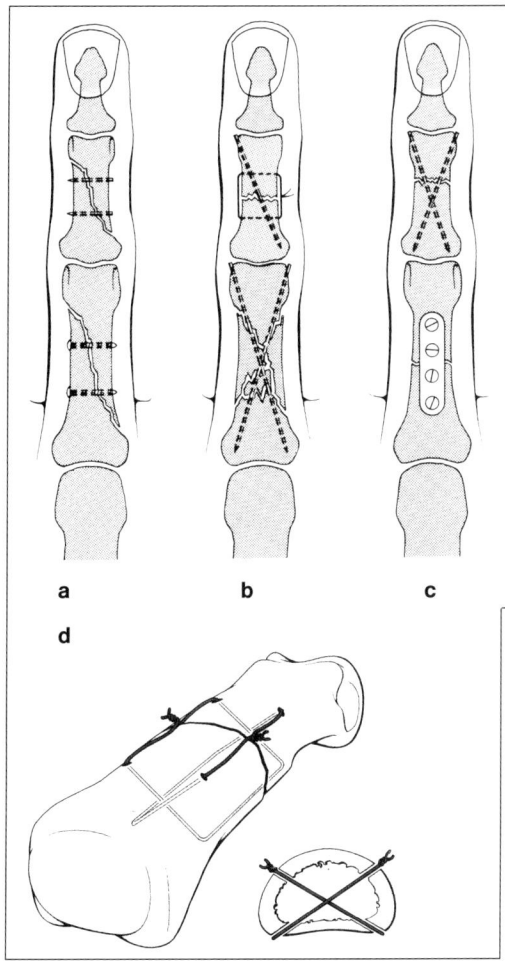

◀ **a** Beispiel für eine Stabilisierung mit ge-kreuzten Kirschnerdrähten, geeignet für Mittel- und Grundphalanx, Beispiel für eine dorsale Plattenosteosynthese; seitliche Plattenlage siehe *Abb. 5:4, 5:5*

◀ **b** Stabilisierung mit intramedullärem Kirsch-nerdraht und zusätzlicher intraossärer Drahtnaht (geeignet für Mittel- und Grund-phalanx) sowie gekreuzten Kirschnerdräh-ten bei Trümmerfrakturen. Die K-Drähte können bei im Grundgelenk gebeugtem Finger auch bisweilen einfacher von proximal nach distal vorgebohrt werden

◀ **c** Stabilisierung von Schrägfrakturen, die zu Verkürzungen und Drehfehlern neigen, mit queren Kirschnerdrähten oder Minischrau-ben

◀ **d** Prinzip einer gekreuzten intraossären Drahtnaht

Abb. 5:3 Mögliche Fingerosteosynthesen

An der *Grundphalanx* können ebenfalls seitli-che Miniplatten angelegt werden *(Abb. 5:4, 5:5)*. Dies ist jedoch bisweilen schwieriger als das dorsale Anlegen einer Platte, die dort aller-dings häufig das Strecksehnengleitlager beein-trächtigt. Diese Beeinträchtigung ist jedoch bei modernen, wenig auftragenden Titanimplanta-ten wieder geringer geworden.

Schräg- oder Spiralfrakturen im Schaftbereich stellen nur bei störender Verkürzung oder Rotationsfehlern eine Operationsindikation dar. In Frage kommen Osteosynthesen mit *Kleinfragmentschrauben* und kleinen queren Kirschnerdrähten *(Abb. 5:3 c u. 5:6) (5)*.

Vorsicht: Cerclagen sollen nicht verwendet wer-den, da die Fragmente z.T. zirkulär freigelegt werden müssen, um das Mitfassen von Beuge- oder Strecksehnen vermeiden zu können. Dies kann die Ernährung der Knochenfrag-mente und damit die Frakturheilung stören.

Zur operativen Freilegung können Haut-schnitte wie in der Strecksehnenchirurgie *(Abb. 9:2,* S. 191) oder bei lateraler Implantat-lage auch dorsolaterale Längsschnitte verwen-det werden.

Der Strecksehnenmittelzügel wird bei dorsaler Plattenlage am Grundglied längsgespal-ten, das Periost im Frakturbereich nur sparsam abgeschoben. Wenn möglich wird die fixierte Miniplatte wieder mit Gleitgewebe bedeckt; anschließend wird die längsgespaltene Streck-sehne wieder mit langsam resorbierbarem Nahtmaterial locker adaptierend genäht. Bei seitlicher Plattenlage wird am Grund-glied zwischen Mittelzügel und den Sehnen der Mm. interossei der Streckapparat längsinzi-diert und nach erfolgter Osteosynthese eben-falls locker adaptiert. Vor zu langen Platten wird gewarnt, 2 bestückte Schraubenlöcher beidseits der Frakturlinie sollten bei gut fassenden Minischrauben im Fingerbereich ausreichen. Vor dem Hautverschluß wird sub-kutan eine Minidrainage eingelegt.

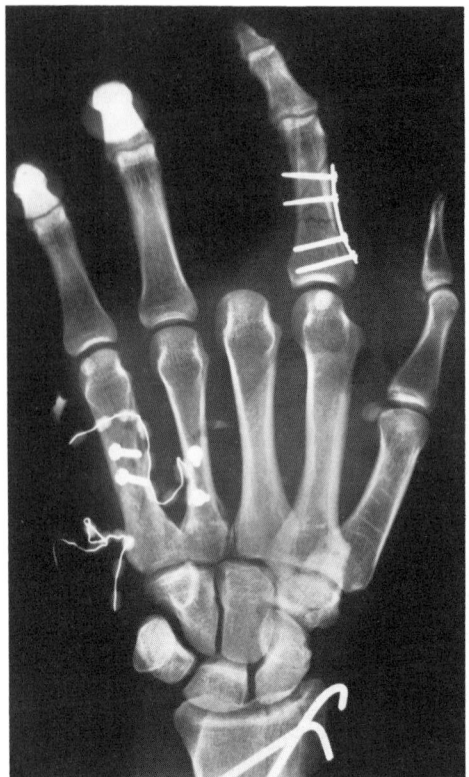

Abb. 5:4   Seitlich am Grundglied angelegte Miniplatte

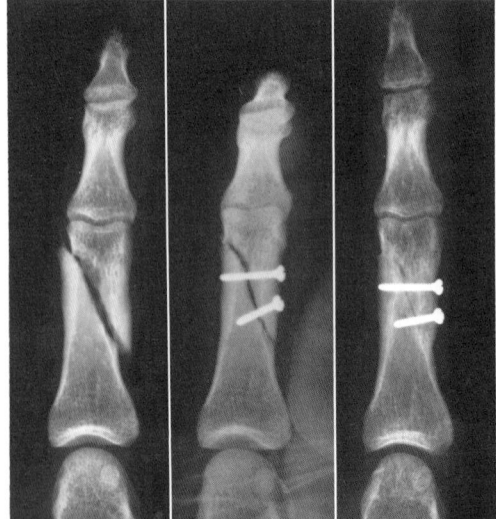

Abb. 5:6   Beispiel für eine Schraubenosteosynthese bei einer verkürzten schrägen Grundgliedfraktur

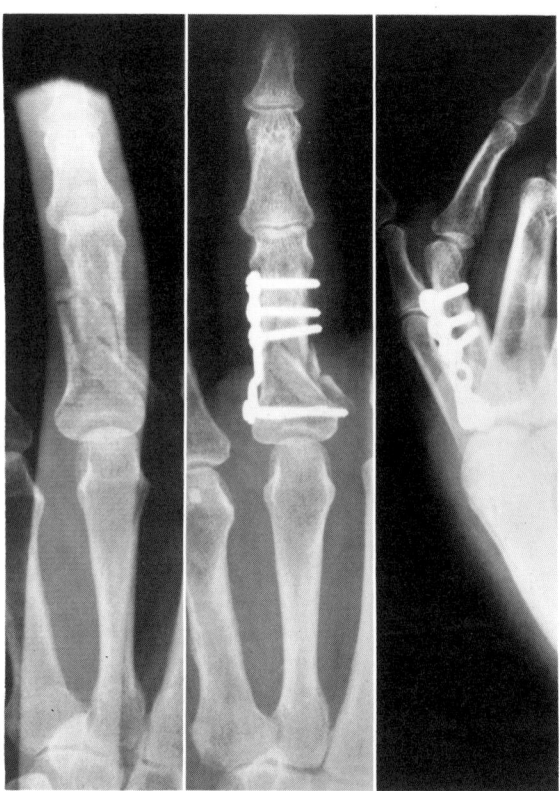

Abb. 5:5   Beispiel für eine seitlich angelegte Mini-Kondylenplatte bei einer Grundgliedtrümmerfraktur

Die *Nachbehandlung* sollte bereits nach Drainageentfernung mit aktiven und vollständig passiv geführten Bewegungsübungen beginnen um das Entstehen von Verwachsungen des Streckapparates, die im Grundgliedbereich besonders problematisch sind, zu verhindern.

Frakturen mit Gelenkbeteiligung

Da Achsenfehlstellungen und Bewegungseinschränkungen in den Mittel- und Grundgelenken der betroffenen Finger die gesamte Handfunktion erheblich behindern können, sind von Frakturen betroffene Gelenkflächen möglichst exakt wiederherzustellen *(Abb. 5:7 u. 5:8).*
Bei Trümmerfrakturen der Mittel- oder Grundgliedbasen sollten die Hauptfragmente nach

Möglichkeit adaptiert, imprimierte Gelenkanteile angehoben und mit kleinen Kirschnerdrähten oder Minischrauben unterstützt werden *(Abb. 5:9)*.

Das Anheben kann auf gewebsschonende Weise auch perkutan unter Röntgenbildwandlerkontrolle mit einem umgebogenen Draht von der Markhöhle aus erfolgen, wobei die gegenüberliegende intakt gebliebene Gelenkfläche gleichsam als Matrize bei der stufenweisen Wiederherstellung dient *(16)*.

Hierzu wird von einer distalen Stichinzision über ein schräg tangential angelegtes Bohrloch (Durchmesser 2 mm) der Markraum eröffnet und der an seinem stumpfen Ende golfschlägerartig umgebogene 1 mm starke Kirschnerdraht eingeführt.

Unter Röntgendurchleuchtung erfolgt dann das Anheben der imprimierten Gelenkfragmente von der Markhöhle aus, z.T. mit Drehen an dem den Draht haltenden Nadelhalter bei gleichzeitigem axialen Zug am betroffenen Finger. Anschließend werden zwei bis vier 0,6

bis 0,8 mm starke Minibohrdrähte gitterartig in zwei Ebenen eingebracht, die die angehobenen Imprimate abstützen.

Zusätzlich wird perkutan eine transartikuläre Kirschnerdrahtblockierung oder eine Gipsfixierung (Mittelgelenke in ca. 15° Beugung) für vier bis fünf Wochen durchgeführt. Nach dieser Zeit werden die subkutan tastbaren Drahtenden von Stichinzisionen aus entfernt.

In schwierigen Fällen kommt auch nach offener Reposition eine gelenküberbrückende Stabilisierung mit einem Minifixateur externe für 4–6 Wochen in Frage *(1)*. Lassen sich kleinere Gelenkflächendefekte z.B. an der Basis des Grund- und Mittelgliedes nicht vermeiden *(Abb. 5:7),* so können diese ohne Symptome bleiben, sofern die übrigen Fragmente anatomiegerecht einheilen und eine gute Beweglichkeit gewährleisten, da i.a. keine lang anhaltenden Druckkräfte auf die Mittel- und Grundgelenke einwirken.

Kleinere Knochenabsprengungen an der Basis von Grund- und Mittelgliedern ohne wesentli-

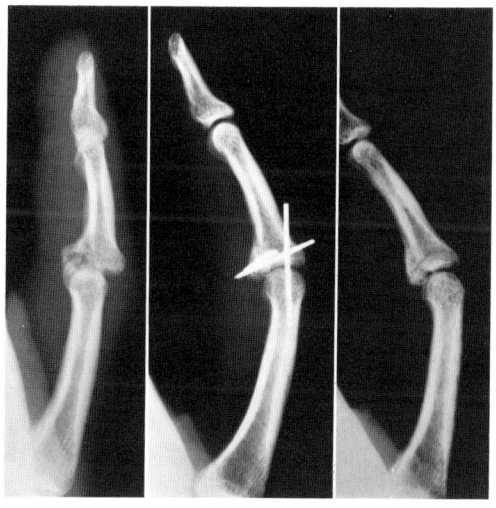

a   b   c

a Luxation des Hauptfragmentes und seiner Gelenkfläche nach dorsal
b Offene Reposition und Fixierung mit feinen Kirschnerdrähten und dreiwöchige transartikuläre Gelenkblockierung
c Funktionstüchtiges Gelenk nach knöcherner Abheilung

Abb. 5:7 Palmare Mittelgliedbasisfraktur

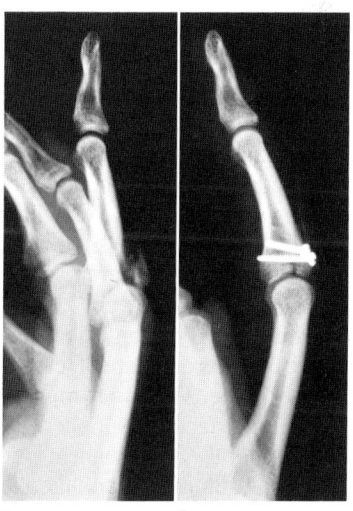

a   b

a Luxation des Hauptfragmentes nach palmar
b Stabile Osteosynthese mit 2 Minischrauben

Abb. 5:8 Großer knöcherner Ausriß des Strecksehnenmittelzügels an der Mittelgliedbasis

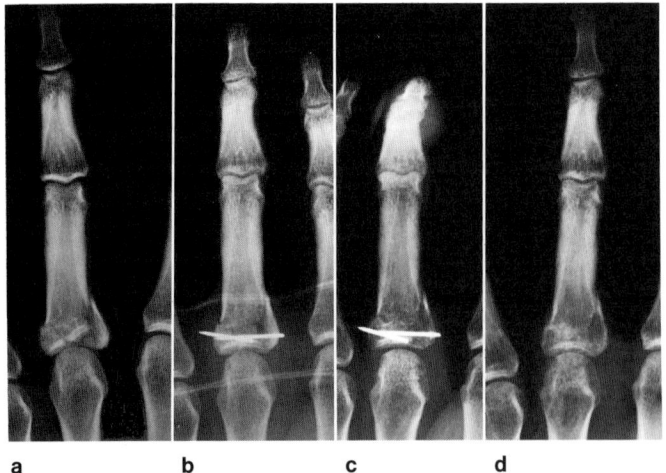

a   Unfallbild
b   Stabilisierung der rekon-
    struierten Gelenkfläche mit
    Kirschnerdrähten
c   Ausheilung vor Drahtentfernung
d   Ausheilung nach Drahtentfer-
    nung

a   b   c   d

Abb. 5:9   Versorgung einer Impressionsfraktur der Grundgliedbasis

che Beteiligung der eigentlichen Gelenkfläche oder des Bandapparates können nach einwöchiger Ruhigstellung funktionell behandelt werden.

5.2.3 Nachbehandlung

Die operative Frakturbehandlung von Phalangen sollte so stabil erfolgen, daß bereits nach 2–3 Tagen mit vorsichtigen aktiven und geführten passiven Bewegungsübungen begonnen werden kann. Eine Ausnahme stellen lediglich die gelenknahen oder das Gelenk selbst betreffenden Frakturen mit einer temporären, transartikulären K-Drahtfixierung dar, bei denen erst nach 4–5 Wochen, wenn der blockierende Draht entfernt ist, geübt werden kann. Dessenungeachtet ist jedoch die Mobilisierung benachbarter Gelenke und der funktionelle Einsatz der nicht betroffenen Finger möglich. Der Patient ist hierzu von Anfang an anzuhalten. Nach 4–5 Wochen können falls erforderlich auch intensivere passive Übungen und nach der 6. Woche auch mit Widerstand und Kraft Übungen erfolgen. Eine freie Funktion ist i. a. erst nach 12 Wochen zu erwarten; gelegentlich sind ergotherapeutische geschicklichkeitsfördernde Maßnahmen zusätzlich sinnvoll. Dies gilt insbesondere, wenn Sehnen oder Nerven mit verletzt waren.

In Fällen solcher Kombinationsverletzungen richtet sich die Übungsbehandlung nach den Möglichkeiten, die die Versorgung dieser Strukturen zulassen (siehe die Kap. 8.4.3, 9, u. 10.4.5).

5.3 Mittelhandfrakturen

Ursachen

Mittelhandfrakturen sind meist Folge direkter Gewalteinwirkung durch Schlag und Quetschung. Auch axiale Gewalteinwirkungen können im köpfchennahen Bereich eine Rolle spielen (8, 26). Basisfrakturen mit oder ohne Beteiligung der Karpometakarpal-Gelenke entstehen als Stauchungs- oder Verrenkungsfrakturen beim Sturz auf die zurückgebeugte Hand oder bei schweren direkten Gewalteinwirkungen häufig in Kombination mit anderen Handfrakturen.

Symptome – Diagnostik

Infolge der meist schmerzhaften Schwellung, die durch eine direkte Traumatisierung der umgebenden Weichteile verstärkt sein kann, sind häufig Verkürzungen und Achsenabweichungen anfangs schwer zu erkennen. Oftmals

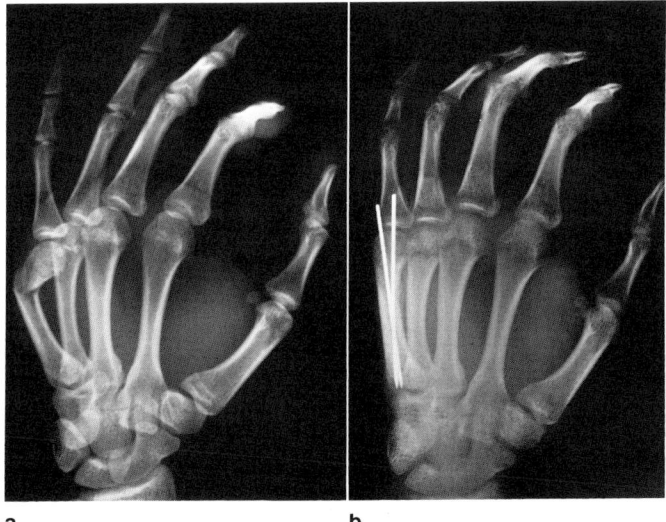

a   b

a Ausgangssituation
b 4 Wochen nach geschlossener
  Reposition und perkutaner
  Kirschnerdrahtfixierung

Abb. 5:10   Abgekippte köpfchennahe MCV-Fraktur

ist – vor allem bei köpfchennahen Frakturen der Metakarpalia II–V –, im Röntgenbild das Ausmaß einer Abknickung in Richtung Hohlhand nicht vollständig zu erkennen. Dies gilt vor allem für die Standardaufnahmen *(Abb. 5:10)*. In der direkten a. p.-Aufnahme läßt die genaue Betrachtung der Köpfchenkonturen im Vergleich mit nicht frakturierten Nachbarknochen eine Dislokation vermuten. Die Beurteilung einer streng seitlichen Aufnahme ist durch das Übereinanderprojizieren der vier Mittelhandknochen erschwert.

5.3.1 **Köpfchennahe Frakturen (MC II–V)**

Von dieser Frakturform ist vor allem der V. Mittelhandstrahl betroffen.
Problematik: Derartige Frakturen neigen zum Abkippen des Köpfchenfragmentes zur Beugeseite hin *(Abb. 5:10 u. 5:11)*.
Ausgelöst wird der Kippmechanismus vor allem durch die kurzen Handbinnenmuskeln, welche die Langfinger in den Grundgelenken beugen und in den Mittelgelenken strecken. *(Abb. 5:11a)*. Beträgt die Achsenabweichung nach konservativem Repositionsversuch und nach Anlegen einer palmaren Gipsschiene, die

die Mittelhand und den betroffenen Finger alleine oder gemeinsam mit einem Nachbarfinger einschließt *(Abb. 5:2)*, mehr als 20–30°, so sollte eine operative Stabilisierung nach nochmaliger Einrichtung erfolgen; andernfalls können durch die Fehlstellung eine schmerzhafte Überstreckhaltung im Grundgelenk, Behinderungen beim festen Zupacken durch das in die Hohlhand hinein vorspringende Mittelhandköpfchen und eine Störung des Muskel-Sehnengleichgewichtes *(12)* entstehen.

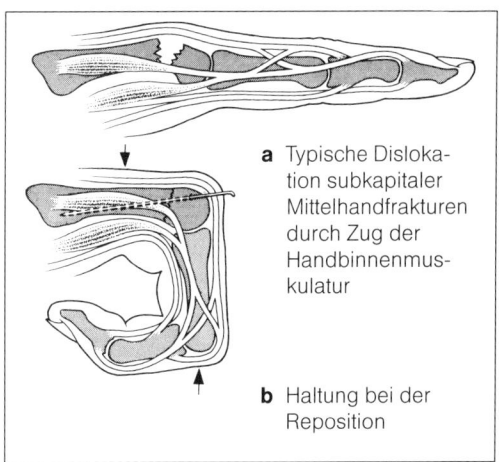

a Typische Dislokation subkapitaler Mittelhandfrakturen durch Zug der Handbinnenmuskulatur

b Haltung bei der Reposition

Abb. 5:11

Die Reposition kann geschlossen erfolgen durch einen nach dorsal gerichteten Druck auf das in Grund- und Mittelgelenken um 90° gebeugte Grundglied; die dadurch bedingte Anspannung der Strecksehnen und Entspannung der Handbinnenmuskeln und Beugesehnen erleichtern das Aufrichten *(Abb. 5:11b)*. Vor einer Fixierung in dieser Haltung durch einen partiellen Unterarmfaustgips wird wegen der Gefahr von Drucknekrosen und Beugekontrakturen im Mittelgelenk gewarnt *(5, 8, 26)*. Zur Fixierung werden perkutan unter Röntgenbildwandlerkontrolle von beiden Seiten des Kollateralbandansatzes aus *Kirschnerdrähte* eingebracht *(Abb. 5:10b u. 5:11b)* und meist subkutan versenkt.

Vorteile: Gegenüber anderen Operationsverfahren ist die perkutane Kirschnerdrahtfixierung gewebsschonend und die spätere Metallentfernung ohne größeren Aufwand möglich.

Nachteile: Die Bewegungen der Strecksehnen können dadurch behindert sein, daß die seitlich von den Strecksehnen in die Tiefe abgehenden Faserzüge von den Drähten fixiert werden.

Alternativ können derartige Frakturen offen reponiert und mit einer *Drahtzuggurtung, einer Miniplatte* oder vom freigelegten Frakturbereich aus mit Kirschnerdrähten stabilisiert werden.

Vorteile dieser Verfahrensweisen sind die mögliche exakte Reposition und die Übungsstabilität ohne Fixierung der Strecksehne.

Als *Nachteil* kann die Notwendigkeit der zweimaligen operativen Freilegung zwecks Versorgung und Metallentfernung betrachtet werden.

Weitere Möglichkeiten: In Frage kommen quere Kirschnerdrahtfixierung an das benachbarte intakte Mittelhandköpfchen und die Fixierung durch einen axial in Köpfchenmitte bei gebeugtem Grundgelenk eingebrachten Drahtstift *(14, 26)*.

Dieser wird bereits nach drei Wochen entfernt und blockiert während dieser Zeit die Streckung des Grundgelenkes endgradig dadurch, daß die Basis des Grundgliedes am intraartikulären Teil des Kirschnerdrahtes anschlägt *(14)*. Um Komplikationen wie Bruch oder die Verbiegung des Drahtes zu vermeiden, ist zusätzlich eine gut gepolsterte dorsale Gipsschiene notwendig, die auch einen Nachbarfinger mitfixiert.

Vor allem bei Köpfchenfrakturen des 5. Mittelhandstrahles kann auch retrograd von der über ein schräges Bohrloch eröffneten Markhöhle aus eine Stabilisierung mit zwei bis drei etwas vorgeschränkten Kirschnerdrähten erfolgen *(Abb. 5:12)*. Diese werden durch das Bohrloch an ihren umgebogenen Drahtenden mit Hilfe einer Flachzange unter Röntgenbildwandlerkontrolle eingebracht und ermöglichen im allgemeinen eine sofortige Übungsstabilität.

5.3.2 Köpfchennahe Frakturen mit Gelenkbeteiligung

Zusätzliche Frakturen der Gelenkfläche des Mittelhandköpfchens bedürfen einer sorgfältigen Wiederherstellung und Stabilisierung des Köpfchens und seiner anschließenden Fixierung am Schaft (Kapitel 5.3.1).

Die Rekonstruktion der Gelenkfläche kann bei größeren Fragmenten mit Hilfe von Minikleinfragmentschrauben oder feinen Kirschnerdrähten, gegebenenfalls in Kombination mit einer Mini-T- oder Kondylenplatte *(vgl. Abb. 13:16, S. 262)* erfolgen. Übungsstabile Verhältnisse sollten auch hier erreicht werden.

5.3.3 Schaftfrakturen

Die gleichen Gründe wie bei köpfchennahen Frakturen führen auch bei Frakturen in Schaftmitte zu einer Abknickung in die Hohlhand hinein.

Eine *Operationsindikation* ist gegeben bei Achsenabweichungen von mehr als 20 bis 30°, der Gefahr von Drehfehlern und bei stärkeren Verkürzungen (Schräg- oder Trümmerbrüche).

Wegen der bestehenden Bandverbindungen zwischen den vier Mittelhandknochen der

a Unfallbild   b Kontr. 5 Wo. postop.   c halbschräge Aufnahme   d nach Drahtentfernung

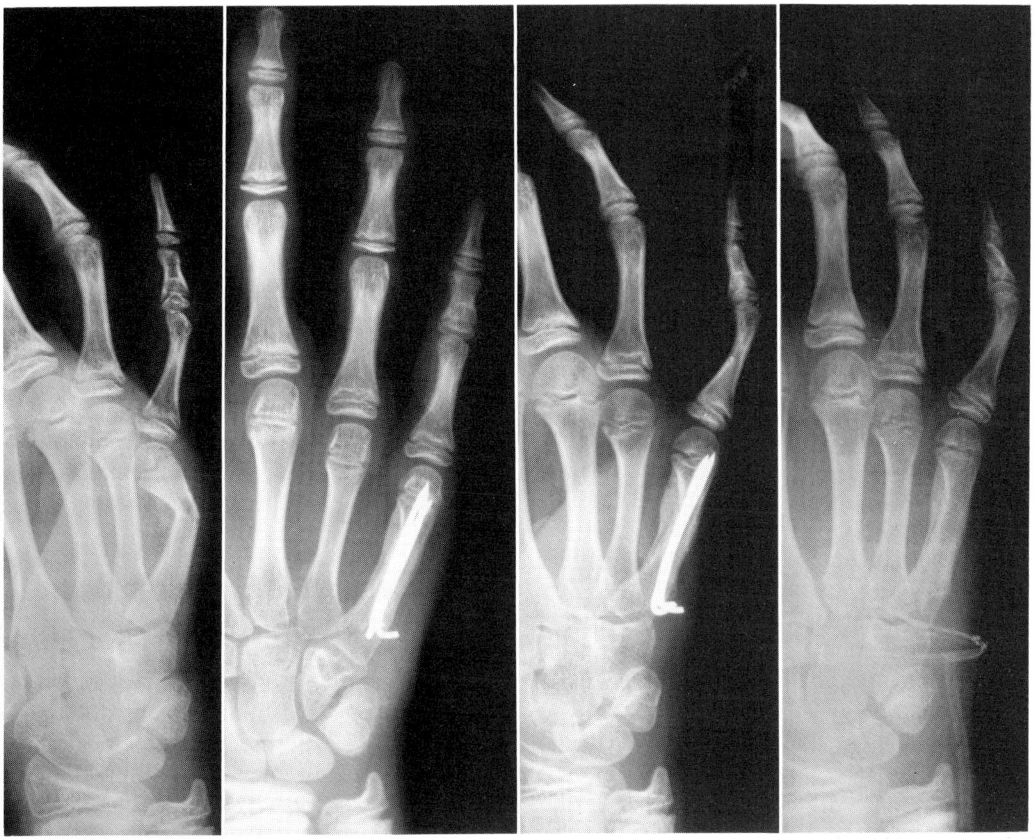

Abb. 5:12 Retrograde Stiftung einer MC-V-Fraktur über ein Bohrloch von der Basis des MC-V mit vorgeschränkten Kirschnerdrähten

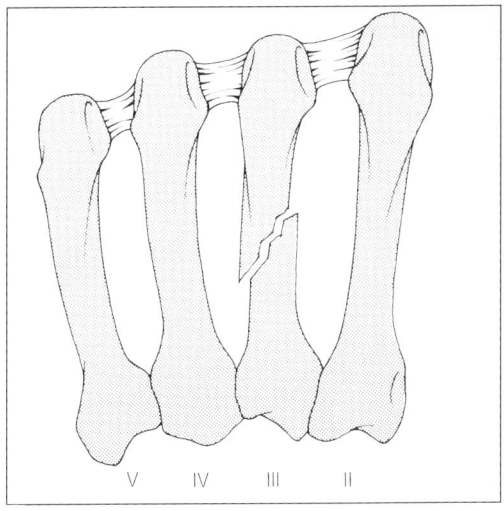

V   IV   III   II

Abb. 5:13 Relativ geringe Dislokationsneigung bei Frakturen des 3. und 4. Mittelhandknochens, sofern die Ligamenta metacarpea transversa im Köpfchenbereich intakt bleiben

Langfinger (Ligamenta metacarpea transversa) entstehen bei isolierten Frakturen des 3. und 4. Mittelhandknochens häufig nur geringe Achsenabweichungen, Verkürzungen oder Drehfehler, sofern diese Bänder nicht mitverletzt sind *(Abb. 5:13)*. Die konservative Behandlung mit einer palmaren Gipsschiene (Grundgelenk ca. 70° gebeugt, Mittel- und Endgelenke gestreckt, Handgelenk dorsalextendiert) ist hierfür die adäquate Versorgung. Vielfach reicht es bereits aus, den Gips nur bis knapp über die Grundgelenke hin anzulegen und die Finger frei zu lassen.

Für die *operative Behandlung* sind geeignet: Bei Schräg- und Spiralfrakturen Minischrauben, bei queren Schaftfrakturen intraossäre Drahtnähte, axiale Kirschnerdrähte und dorsale Kleinfragmentplatten sowie gelegentlich auch ein Minifixateur externe. Die Platte wirkt der erwähnten Abkippneigung der Fragmente zur Beugeseite hin am sichersten entgegen *(Prinzip der Zuggurtung)* *(26, 27)* und erlaubt damit einen engen Knochenkontakt im gesamten Frakturbereich. Plattenosteosynthesen sind anzustreben bei Serienfrakturen der Mittelhandknochen, bei offenen Frakturen und zur Überbrückung bei

Defekt- oder Trümmerfrakturen *(Abb. 5:14)*. Bei zusätzlicher Weichteilkontusion stellt hier allerdings auch der Minifixateur, evtl. in Kombination mit Kirschnerdrähten, eine Alternative dar. In diesen Fällen ist die sichere Stabilisierung eine wichtige Voraussetzung für die infektfreie, komplikationslose Abheilung auch der mitverletzten Weichteile.

Bei *Schaftfrakturen* des 1. Mittelhandknochens sind wegen der Dislokationsneigung durch Thenarmuskulatur und den M. adductor pollicis meist dorsoradiale Plattenosteosynthesen zwischen den Sehnen der Mm. extensor pollicis longus und brevis angezeigt, da andernfalls die Abspreizfähigkeit nach einer knöchernen Fixierung in Fehlstellung beeinträchtigt ist.

5.3.4 Basisnahe Frakturen der Mittelhandknochen II–V

Die konservative Behandlung bei fehlender oder geringer Dislokation besteht in einer 4- bis 5wöchigen Ruhigstellung mit einer palmaren Unterarmgipsschiene ohne Einschluß der Finger *(26)* bei 30–40° Dorsalextension des Handgelenkes.

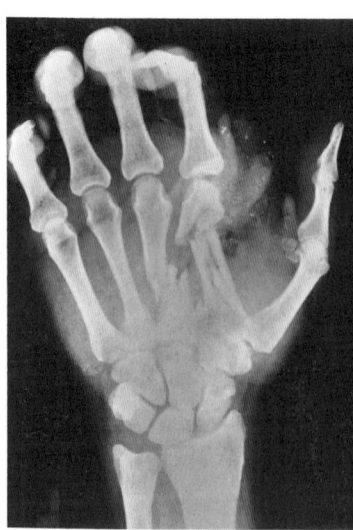 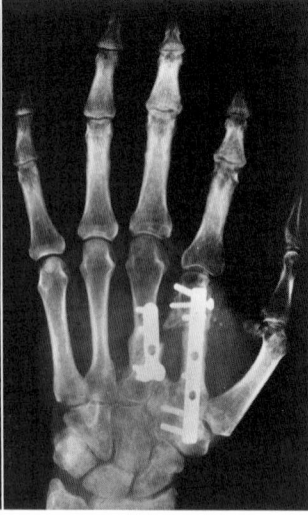

a Ausgangssituation   **b** Stabilisierung durch dorsale Plattenosteosynthesen

Abb. 5:14 Beispiel für überbrückende Plattenosteosy-thesen bei Mittelhandtrümmerfrakturen der Metakarpalia II und III

Größere Dislokationen vor allem in Verbindung mit ligamentären Verletzungen des benachbarten Karpometakarpal-Gelenkes können allerdings Osteosynthesen erfordern. Handelt es sich um *Luxationsfrakturen* nach schweren Gewalteinwirkungen (Kap. 6.3) sind besonders differenzierte Überlegungen zur korrekten Wiederherstellung der anatomischen Verhältnisse notwendig (ausführliche Darstellung im Kap. Luxationen, S. 137–139).

Hier sei zunächst auf die weniger komplizierten extraartikulären Basisfrakturen eingegangen. Vor allem die Basisfraktur des 5. Mittelhandknochens neigt durch den Muskelzug des M. abductor digiti minimi zu einer stärkeren Dislokation und sollte im Hinblick auf die normale Gewölbestruktur der Mittelhand und um Achsenfehler (Verkürzungen, Drehfehler, seitliche Abweichung) zu vermeiden, sorgfältig reponiert und zuverlässig operativ stabilisiert werden.

Meist reichen perkutan eingebrachte Kirschnerdrähte, die bis in die benachbarten Handwurzelknochen vorgebohrt werden, aus *(Abb. 6:6, S. 137)*. Diese müssen jedoch im Bereich der Metakarpalbasen IV und V bereits nach 5–6 Wochen entfernt werden, um die in den Karpometakarpalgelenken IV und V immerhin bis zu 30° betragende Opponierbarkeit nicht dauerhaft zu blockieren und um einen Ermüdungsbruch des transartikulären

K-Drahtes zu vermeiden. Eine Einsteifung in den Karpometakarpal-Gelenken II und III führt in der Regel nicht zu gravierenden funktionellen Behinderungen. Außerdem haben wir gute eigene Erfahrungen mit Mini-T- oder -L-Platten *(Abb. 5:15)*, die auch im Bereich der Metakarpalbasen IV und V bei extraartikulärer Lage unproblematisch sind.

Allerdings müssen Trümmerbrüche mit Zerstörung und Luxation der Karpometakarpal-Gelenke oftmals auch mit einer gelenküberbrückenden Plattenosteosynthese bis in die distale Handwurzelreihe hinein behandelt werden, um die wiederhergestellten Gelenkflächen (wichtig vor allem bei den Karpometakarpalgelenken IV und V) ausreichend sichern zu können. Auch diese sollte nach der knöchernen Konsolidierung bald entfernt werden (zwischen 6. und 8. Woche) *(Abb. 5:36, S. 123)*.

5.3.5 Basisfrakturen des ersten Mittelhandknochens

Am häufigsten und bekanntesten ist die intraartikuläre Luxationsfraktur des Sattelgelenkes. Bei dieser nach *Bennett* benannten Fraktur *(3)* an der Basis des ersten Mittelhandknochens *(Abb. 5:16)* disloziert das große Schaftfragment, während das kleinere ulnare Fragment, gehalten durch den Bandapparat, meist in

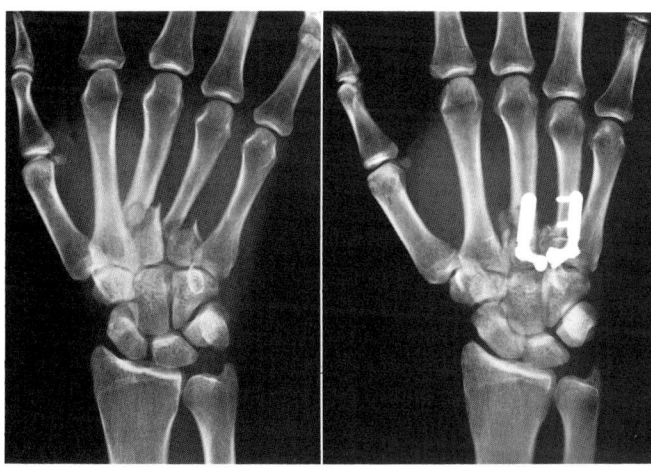

a Unfallbild   **b** Stabilisierung mit Mini-L-Platten

Abb. 5:15 Dislozierte basisnahe Frakturen der Metakarpalia III und IV

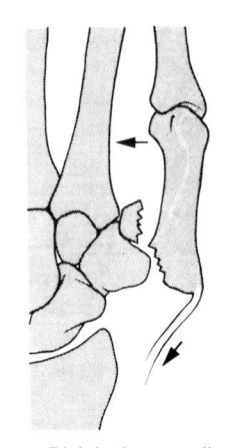 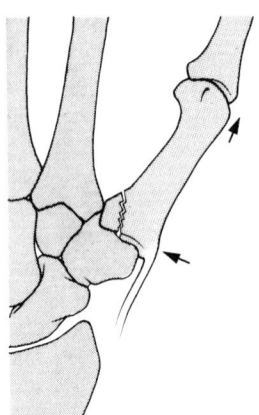 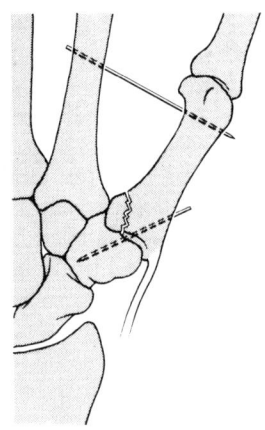

a Dislokation vor allem durch Zug des M. abductor pollicis longus nach proximal (↓) und des M. adductor pollicis in Richtung Hohlhand (←)

b Reposition durch axialen Zug am Daumen und durch Druck auf die Basis des 1. Mittelhandknochens

c Mögliche Art der Stabilisierung mit perkutanen Kirschnerdrähten

Abb. 5:16   Luxationsfraktur des 1. Karpometakarpal-Gelenkes (Bennett-Fraktur)

seiner anatomiegerechten Lage verbleibt *(Abb. 5:16a).*

Im allgemeinen gelingt die Reposition durch axialen Zug am Daumen und gleichzeitigen Druck, auf das dislozierte Fragment leicht, jedoch läßt sich das Repositionsergebnis wegen der Zugverhältnisse der Muskulatur *(Abb. 5:16a)* durch eine äußere Gipsfixierung nicht ausreichend halten – auch nicht durch spezielle Abduktionsgipse *(26)* –, so daß bei diesen Frakturen stets die Indikation zur operativen Versorgung besteht.

Als *einfachste operative Maßnahme* bietet sich – vor allem bei kleinen Fragmenten – die perkutane und axiale transartikuläre Kirschnerdrahtfixierung des reponierten Metakarpale I in das Os trapezium hinein an *(37).* Der Draht wird 5 Wochen belassen, zusätzlich muß der Daumen für die gleiche Zeit durch Gips oder einen 2. Kirschnerdraht quer durch den 1. und 2. Mittelhandknochen *(26)* fixiert werden *(Abb. 5:16c).* Diese Operation kann relativ einfach ambulant in partieller Handgelenksleitungsanästhesie (N. medianus und N. radialis, Kap. 2.6.3, Seite 42–44) an der an den Fingern aufgehängten Hand unter Durchleuchtungskontrolle bei

Beachtung steriler Bedingungen vorgenommen werden, ebenso die Kirschnerdrahtentfernung in Lokalanästhesie.

Liegt ein größeres ulnares (= zentrales) Fragment vor und kann die Fraktur nicht stufenfrei im Gelenkspalt reponiert werden oder will man keine längere Ruhigstellung in Kauf nehmen, so besteht die Möglichkeit einer offenen Einrichtung mit einer Stabilisierung durch 1 oder 2 Kleinfragmentschrauben *(2, 19).* Hierzu wird das Gelenk von einem Hautschnitt, der dorsal über dem proximalen Teil des 1. Mittelhandknochens beginnt und bogenförmig um die Basis nach palmar herumführt, freigelegt *(Abb. 5:17).* Intraoperativ muß nach Eröffnung der Gelenkkapsel die Gelenkfläche gut einsehbar sein (z. B. durch axialen Zug am Daumen), damit ihre exakte Rekonstruktion gelingt. Hierzu muß man beugeseitig die Thenarmuskulatur von ihren ligamentären Ursprüngen proximal ablösen und nach distal abpräparieren. Nach stufenfreier Stabilisierung durch ein bis zwei von radial eingebrachte Minischrauben werden Gelenkkapsel und Muskelursprünge wieder refixiert *(Abb. 5:17).*

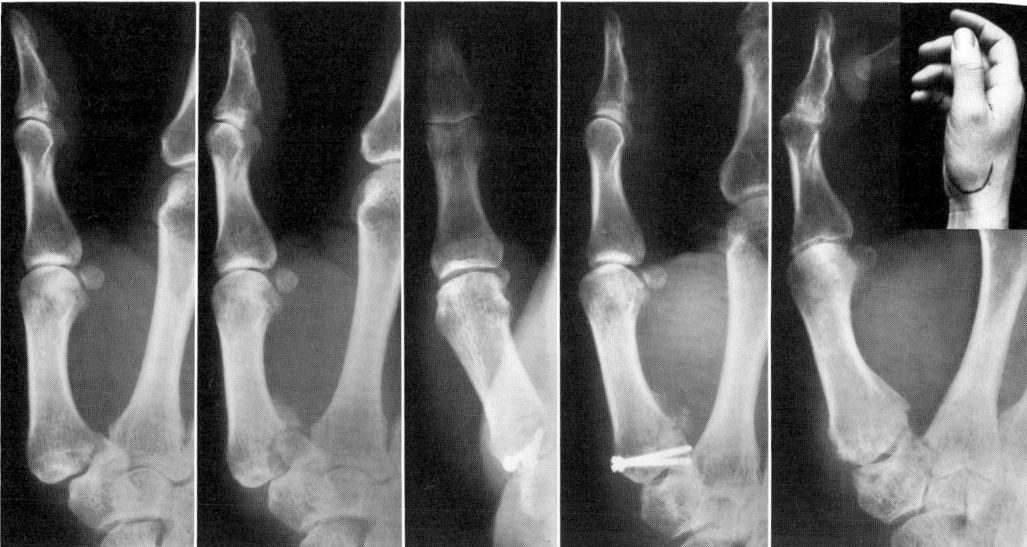

a Unfallbild   **b** nach fünf Wochen **c** Operationsergebnis   **d** Ausheilung
Gipsbehandlung

Abb. 5:17   Verschraubung einer zunächst konservativ behandelten Bennett-Fraktur, oben rechts ist
die Hautinzision eingezeichnet, von der aus der beugeseitige Gelenkspalt und der radiale Basisbereich
(zum Einbringen der Schrauben) freigelegt werden können

Weitere Frakturtypen im Bereich der Basis des 1. Mittelhandknochens stellen die Y-artige Trümmerfraktur *(Rolando-Fraktur) (Abb. 5:18) (30)* sowie der extraartikuläre Schrägbruch *(Winterstein-Fraktur* oder Pseudobennett) dar *(39).* Hier liegen grundsätzlich die gleichen Dislokationsprobleme vor, und die Richtlinien der Behandlung entsprechen z.T. denen der Bennett-Frakturen *(Abb. 5:19).*

Die *Rolando-Fraktur* bedarf einer Freilegung des Gelenkspaltes wie bei der nicht exakt reponierbaren Bennett-Fraktur (s.o.) und häufig einer kombinierten Stabilisierung mit Schrauben, radialer Miniplatte oder feinen Kirschnerdrähten *(Abb. 5:18).*

Die *Wintersteinfraktur* kann einmal mit zwei Kirschnerdrähten wie die reponierte Bennett-Fraktur mit kleinem Fragment *(vgl. Abb. 5:16 und 5:19)* oder auch übungsstabil mit einer von radial zwischen den Sehnen des Extensor pollicis longus und brevis eingebrachten Mini-T-Platte versorgt werden.

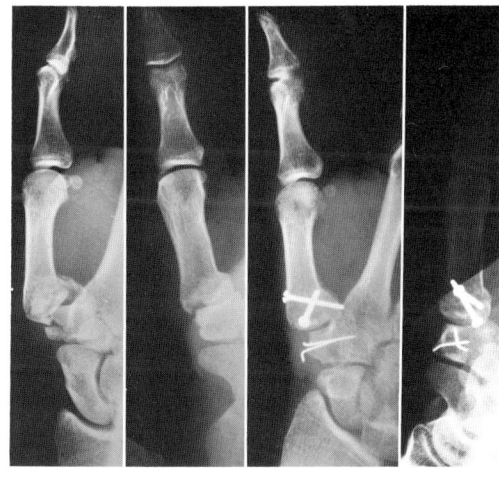

a Unfallbilder   **b** Ausheilung nach offener
Reposition und Stabili-
sierung mit Minischrau-
ben und feinen Kirsch-
nerdrähten

**Abb. 5:18   Dem Typ einer Rolando-Fraktur nahe-
kommende Trümmerfraktur der Basis des Os
metacarpale I mit zusätzlicher Fraktur im Os trapezium**

5.3.6 Nachbehandlung

Bei der operativen Behandlung der Mittelhandfrakturen ist wie bei den Frakturen im
Fingerbereich (Kap. 5.2) möglichst eine
übungsstabile Osteosynthese anzustreben, die
eine gipsfreie Nachbehandlung zuläßt.

Bereits unmittelbar nach der Drainage-Ent-
fernung wird der Patient angeleitet, unter
Beachtung der Schmerzgrenze und bei erho-
bener Hand Handgelenk und Fingergelenke

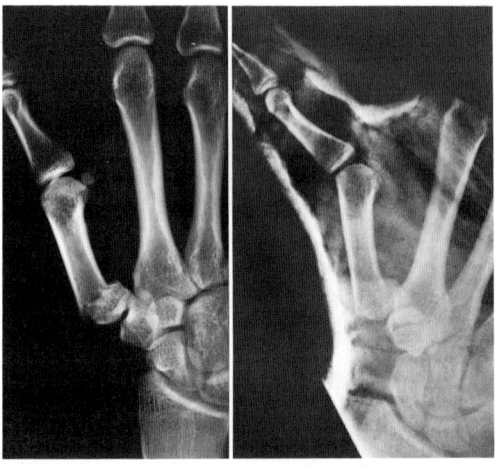

a Unfallbild   **b** Weitere Dislokation in
                          einem Daumenabduk-
                          tionsgips

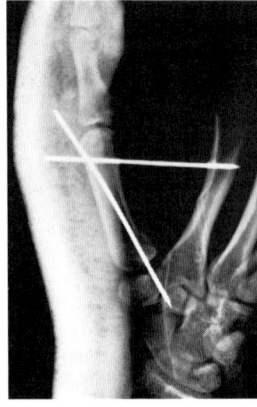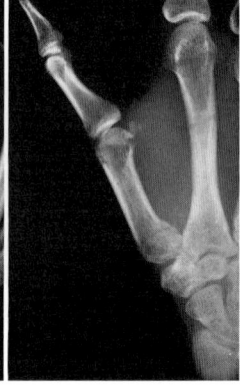

c Korrekte Achsenver-   **d** Ausheilung
hältnisse und Kirschner-
drahtfixierung wie bei
einer Bennett-Fraktur

Abb. 5:19 Basisnahe Schrägfraktur (Winterstein)

zu bewegen, sofern keine transartikuläre
K-Drahtblockierung eines Karpometakarpal-
Gelenkes oder seltener eines Grundgelenkes
vorliegt. In diesen Fällen soll der Patient
jedoch wenigstens die distalen Gelenke bewegen; bei blockiertem Daumensattelgelenk z. B.
das Grund- und Endgelenk. Läßt die Stabilität
der Osteosynthese dies zu, so soll der Patient
die verletzte und operierte Hand bereits nach
5 bis 6 Tagen wieder für leichtere Arbeiten einsetzen, jedoch darf hierdurch die Osteosynthese nicht überfordert werden.

Unterstützend erfolgen vorsichtige passive
Übungen, bei denen vor allem – wiederum
unter Beachtung der Schmerzgrenzen – die
benachbarten Gelenke durchbewegt werden.
Hierbei kann eine zusätzliche lokale Eisbehandlung während oder kurz vor diesen Übungen schmerzvermindernd und die Schwellneigung reduzierend wirken.

Forcierte Übungen mit Kraft oder Widerstand sind erst angezeigt, wenn das Röntgenbild eine gute knöcherne Bindung zeigt;
bei jüngeren Patienten meist nach 3 – 4, bei
älteren nach 4 – 5 Wochen. Sie werden dann allmählich bis über die 8. Woche hinaus gestei-
gert.

Bei konservativer Gipsbehandlung wird der
Patient von Anfang an angehalten, nicht
betroffene Finger- und Gelenkabschnitte aktiv
zu bewegen. Nach Gipsabnahme (5. bis 6.
Woche) wird zunehmend die Kraft trainiert.

5.4 Komplikationen und Spätfolgen nach Mittelhand- und Fingerfrakturen

Bei konservativ zu behandelnden Endgliedfrakturen besteht die Gefahr der Nagelablö-
sung, vor allem wenn ein subunguales Hämatom nicht entlastet wurde.

An allen Mittelhand- und Fingerabschnitten
können nach Schaftfrakturen *Pseudarthrosen*
vorkommen (Kap. 5.4.1).

Ernsthafte Komplikationen stellen ebenfalls *Verwachsungen* des Frakturkallus mit benachbarten Strecksehnen dar. Eine Blockierung der Streck- und Beugefunktion sind die Folge, wobei der Versuch einer Tendolyse häufig keine Verbesserung bringt. Gelegentlich bleibt nach konservativer Behandlung einer Fraktur im Grundglied oder nach einer Stabilisierung mit axialen Kirschnerdrähten ein Streckdefizit im Mittelgelenk zurück, welches durch eine beugeseitige Kapsulektomie der Mittelgelenkkapsel behandelt werden kann (Kap. 7.5.1).

Falls knöchern fixierte *Achsenabweichungen* – vor allem schräge Gelenkflächen und Rotationsfehler – den Faustschluß behindern, sind Korrekturosteotomien angezeigt *(36)*.

Stellt das Endresultat von Frakturen mit Gelenkbeteiligung eine schmerzhafte *posttraumatische Arthrose* dar, so können je nach Gelenk eine Arthrodese, eine Arthroplastik, die Implantation einer Fingerendoprothese oder eine *Denervierung* indiziert sein (Kap. 7.7.2).

5.4.1 Therapie bei Pseudarthrosen

Häufig reicht zur Ausheilung einer Pseudarthrose im Finger- oder Mittelhandbereich bereits ein Wechsel des Osteosyntheseverfahrens; z.B. Mini- oder Kleinfragmentplättchen statt Kirschnerdrähten.

Jedoch sollte die Plattenosteosynthese bei Defektbildungen, oder wenn Zweifel hinsichtlich der Vitalität der Knochenränder im Pseudarthrosenbereich bestehen, mit einer kortikospongiösen Spanimplantation kombiniert werden *(Abb. 5:20)*.

Gelegentlich kann eine in den Pseudarthrosenbereich eingesetzte Spanplastik auch ausreichend mit Minischrauben befestigt werden, wodurch die Einheilung und Revaskularisierung des Knochentransplantates etwas erleichtert wird *(Abb. 16:12,* S. 301). Ein derartiges Vorgehen darf jedoch nicht auf Kosten der Stabilität erfolgen. Eine weitere Möglichkeit des operativen Vorgehens zeigt *Abb. 5:21*.

Bestehen Zweifel, ob eine eventuell vorausgegangen Infektion vollständig abgeheilt ist, ist

gelegentlich eine Vorbereitung der Spanimplantation mit Ausräumen aller infektionsverdächtiger Knochen- und Bindegewebsteile und einer zweiwöchigen Einlage von lokalen Antibiotikaträgern (z.B. PMMA-Minikette oder Sulmycinschwämmchen) notwendig *(Abb. 16:12,* S. 301).

5.4.2 **Korrektur von Achsenabweichungen**

Einfache Achsenabweichungen zur Seite spielen im Endgliedbereich kaum eine Rolle, führen jedoch bereits am Mittelglied und in verstärktem Umfang am Grundglied zu einer Behinderung des Faustschlusses.

Hier kommen vor allem im köpfchen- oder basisnahen Bereich Keilosteotomien in Frage. Ein derartiges Vorgehen kann auch sinnvoll sein, wenn zusätzlich ein partieller

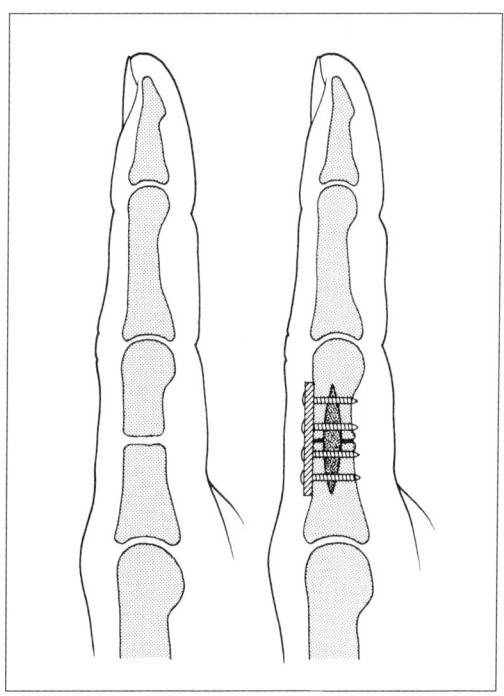

Abb. 5:20   Behandlung einer Fingerpseudarthrose mittels intramedullärer kortikospongiöser Verspanung und Stabilisierung mit einer Miniplatte

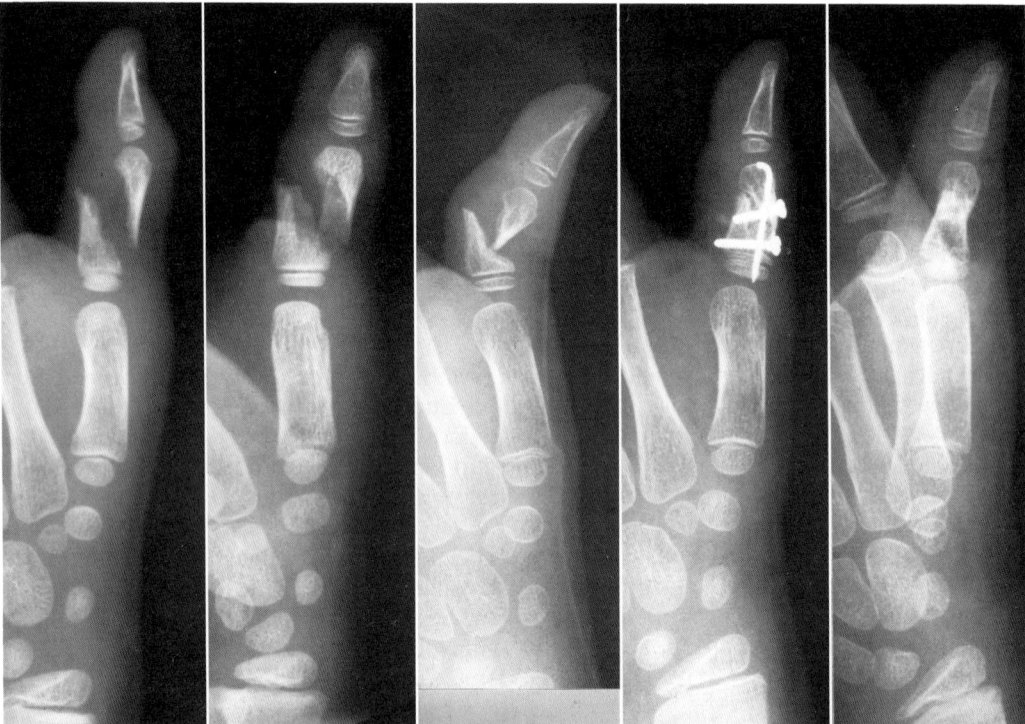

a Unfallbilder, **b** Pseudarthrose **c** Stabilisierung nach Anfrischen der Knochenfragmente und Einsetzen eines kortikospongiösen Knochenspanes **d** Ausheilung nach Entfernen von Kirschnerdraht und Schrauben

Abb. 5:21 Pseudarthrose des Daumengrundgliedes nach vorangegangener, unzureichender Kirschnerdrahtfixierung

Gelenkschaden vorliegt. Da Fingergelenke im allgemeinen nicht so sehr auf Druck beansprucht werden, kann bei erfolgter Achsenkorrektur trotzdem eine weitgehende Normalisierung der Funktion resultieren.

Die Osteosynthese nach erfolgter Herausnahme eines kleinen Knochenkeiles sollte möglichst nicht die Strecksehnen mit ihren verschiedenen Seitenzügeln im Fingerbereich tangieren. Daher kommen neben Kirschnerdrähten *(Abb. 5:22)* noch seitlich anzulegende Miniplättchen in Frage. Auch die in Kap. 5.2.2 erwähnten Minikondylenplatten werden hierfür empfohlen *(14, 9)*.

Wenig beachtet werden bisweilen *Achsenabweichungen nach dorsal oder palmar,* obwohl hierdurch die komplizierten Verhältnisse im Bereich der Strecksehenzügel und der Sehnen der Handbinnenmuskulatur sowie die normalen Zugverhältnisse der Sehnen erheblich gestört werden. (Z.B. bei dorsaler Achsenabweichung im Grundglied: Insuffizienz des Mittelzügels, Abweichung der Seitenzügel um das Mittelgelenk nach palmar mit später fixierter Kontraktur des Mittelgelenkes, wie bei einer Knopflochdeformität, Kap. 9.2.2).

Die Korrektur dieser Fehlstellung ist wegen der Gefahr von Verwachsungen zwischen Strecksehne und Osteotomiestelle bzw. zu

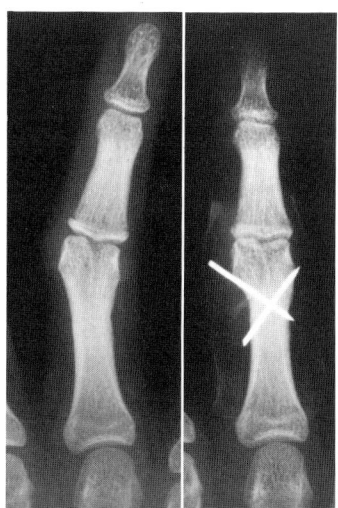

**Abb. 5:22   Korrekturosteotomie im köpfchen-
nahen Bereich der Grundphalanx** wegen einer
Achsenabweichung nach einer unbehandelten
Mittelgelenksfraktur

implantierendem Span hier nicht ganz einfach,
kann jedoch bei jüngeren Patienten durchaus
zu einer Verbesserung der Gebrauchsfähigkeit
führen *(Abb. 5:23)*.

Bei *Rotationsfehlstellungen* wird die Korrektur
möglichst subkapital am Metakarpale durchgeführt. Auch wenn der Drehfehler z. B. nach
einer Fraktur im Grundglied entstanden ist,
wird nur ausnahmsweise an der Grundgliedbasis die Osteotomie notwendig, da bezüglich
der Sehnenfunktion kleine Achsenänderun-
gen keinen oder nur wenig Einfluß haben
(Abb. 5:24).

Demgegenüber birgt eine *Korrekturosteotomie*
in der Mittelhand wesentlich weniger Gefahren bezüglich einer postoperativen Blockierung der Strecksehnen als im eigentlichen Fingerbereich; vor allem, wenn darauf geachtet
wird, daß zwischen Implantat (Miniplättchen)
und Strecksehne ausreichend Gleitgewebe
verbleibt und ab dem 2. postoperativen Tag

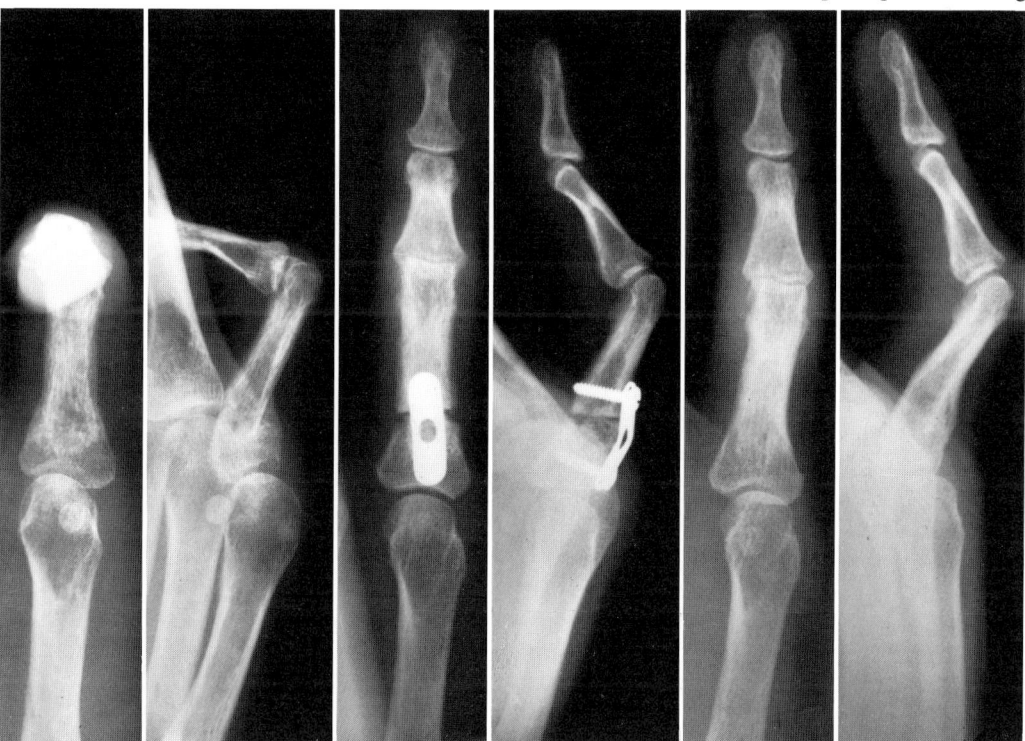

a Ausgangssituation   **b** nach Spaneinlagerung   **c** Endresultat

Abb. 5:23   Korrektur einer Achsenabweichung eines Kleinfingergrundgliedes nach dorsal (beachte die
Beugekontraktur des Mittelgelenkes)

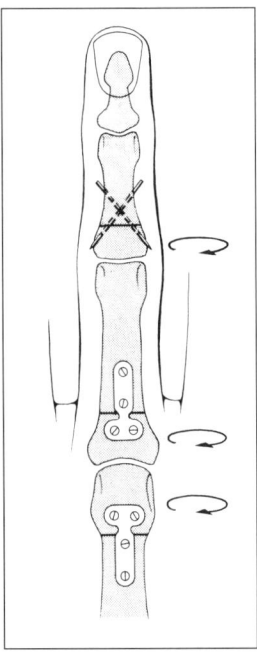

**Abb. 5:24
Möglichkeiten der
Korrektur eines
Fingerdrehfehlers**
Basisnahe Osteoto-
mien im Grund- und
Mittelglied subkapi-
tale Umstellung im
Mittelhandbereich
(Stabilisierung mit
Mini-T-Platten oder
Kirschnerdrähten,
die sich außerhalb
der Osteotomiestelle
kreuzen)

mit der Übungsbehandlung begonnen wird
(Abb. 5:24 und 5:25).
Bereits bei der präoperativen Planung muß
man berücksichtigen, daß die Längsachsen der
Langfinger nicht parallel verlaufen, sondern
sich konvergierend in einem Punkt des Kahnbeines treffen. Dies wird besonders bei der
Fingerbeugung deutlich *(Abb. 5:26).*
Die Differenz der real vorliegenden Achse zur
korrekt durch das Kahnbein verlaufenden Fingerachse ergibt den Grad der Rotationsfehlstellung. Bei der Operation ist es hilfreich, diesen Winkel mit zwei Kirschnerdrähten (einen
distal, einen proximal der Osteotomiestelle)
zu markieren. Nach Beseitigung der Drehfehlstellung müssen diese dann parallel stehen.
Die *operative Freilegung* erfolgt von dorsal wie
bei der Versorgung von Frakturen durch Plättchen oder Kirschnerdrähte. Die Osteotomie
muß mit der oszillierenden Säge exakt senkrecht zur Schaftachse und behutsam erfolgen,
damit nicht die Beugesehen verletzt oder gar
durchtrennt werden.

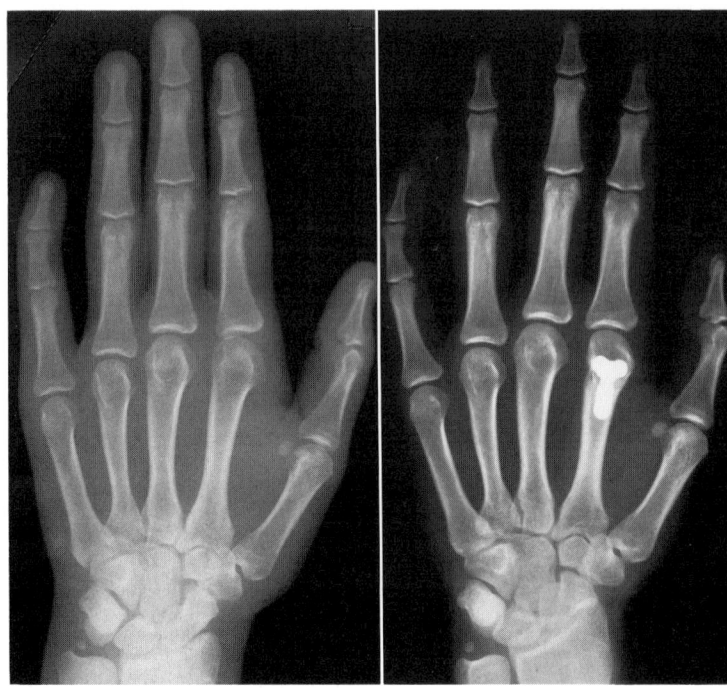

**Abb. 5:25   Beispiel für
eine Umstellungs-
osteotomie im subkapi-
talen MC-II-Bereich bei
Rotationsfehler des
II. Strahles**

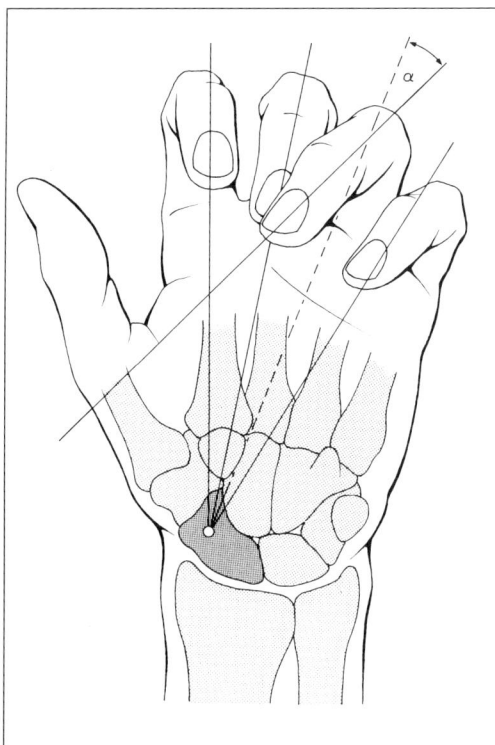

Abb. 5:26   Bei Beugung der Langfinger störender Rotationsfehler nach Grundglied- oder Mittelhandfraktur im Bereich des 4. Fingers. Der Winkel α entspricht dem Grad der Drehfehlstellung

Die *Nachbehandlung* erfolgt wie bei der operativen Behandlung von Finger- und Mittelhandfrakturen (Kap. 5.2.3 und Kap. 5.3.6).

5.5 Handwurzelfrakturen

Ursachen

Am häufigsten führt ein Sturz auf die ausgestreckte und dabei leicht dorsalextendierte Hand zu Frakturen im Handwurzelbereich. Es handelt sich sowohl um axiale Gewalteinwirkungen als auch um hyperextensionsbedingte Hebelmechanismen, ähnlich wie bei distalen Radiusfrakturen.

Symptome – Diagnostik

Klinischer Befund

Bereits durch eine exakte äußere Untersuchung können Hinweise auf ernsthafte Verletzungen einzelner Handwurzelabschnitte gefunden werden. Dazu gehören das Abtasten der verletzten Handwurzel, das Feststellen der Gegend mit der größten Druckschmerzhaftigkeit und die Prüfung der Beweglichkeit in allen Handgelenksebenen.
Vor allem bei *Kahnbeinfrakturen* können die Symptome relativ diskret sein, so daß nicht selten eine einfache Verstauchung nach einem Sturz auf die dorsalextendierte Hand vermutet wird. Bei der klinischen Untersuchung können eine leichte Schwellung und ein lokalisierter Druckschmerz in der Tabatière vorhanden sein. Charakteristisch und fast schon beweisend sind außerdem Schmerzen beim Stauchen des Daumens und bei der Seitenbewegung des Handgelenkes nach radial.

Röntgenuntersuchung

Häufig täuschen die üblichen Routinebilder im dorso-palmaren und seitlichen Strahlengang vor allem bei gering disloziertem Frakturverlauf intakte Knochenverhältnisse vor. Es empfiehlt sich daher bei entsprechendem Verdacht – aufgrund der sorgfältig durchgeführten klinischen Untersuchung – gestaffelte Röntgenaufnahmen in zwei weiteren schrägen Projektionen zu veranlassen. Kann auch dadurch ein dringender Verdacht insbesondere auf eine Kahnbeinfraktur nicht eindeutig geklärt werden, ist es sinnvoll, das Handgelenk mit einer Gipsschiene ruhigzustellen und die Röntgenaufnahmen nach 1 bis 2 Wochen zu wiederholen. Eine Fraktur müßte dann an einem Resorptionssaum erkennbar sein. Bleiben auch danach Widersprüche zwischen dem klinischen und dem Röntgenbefund, können Szintigramm (sichere Aussage erst nach 5 bis 7 Tagen), Kernspintomographie oder Computertomographie weiterhelfen (Kap. 1.1.2.5, 1.1.2.6). Bei Verdacht auf Frakturen von Handwurzelknochen, die an der Bildung des Karpalkanales beteiligt sind (vor allem Os pisiforme, Hamulus ossis hamati), können zusätzliche Tangentialaufnahmen des Karpaltunnels bei dorsalextendierter Hand eine Klärung herbeiführen. In unklaren Fällen kann auch ein nach einer Woche angefertigtes Szintigramm zur definitiven Klärung eines Frakturverdachtes beitragen.

5.5.1 Frische Frakturen des Kahnbeines

(Os scaphoideum, früher Os naviculare)

Besonderheiten

Das Kahnbein weist Artikulationen zu 5 Nachbarknochen auf, ist an allen Bewegungen des Handgelenkes beteiligt und vermittelt gemeinsam mit dem Os trapezium die Kraftübertragung zwischen Radius und Daumenstrahl. Durch seine enorme Beweglichkeit ist die Ruhigstellung erschwert. Hinzu kommt eine vorwiegend distal in den Knochen eintretende Gefäßversorgung (26), die für Fragmente im proximalen Kahnbeindrittel unterbrochen sein kann. Daher weisen vor allem Frakturen im proximalen Drittel des Kahnbeines wegen der schlechteren Blutversorgung eine längere knöcherne Ausheilungszeit auf. Ebenfalls ungünstig sind schräg vertikal verlaufende Frakturformen (Abb. 5:27). Die Problematik dieser in ca. 5 % der Kahnbeinfrakturen vorliegenden Form (26) entsteht vor allem durch im Frakturspalt wirkende Scherkräfte. Eine gute Prognose haben Frakturen im distalen und mittleren Drittel sowie mit querem Frakturverlauf.

Konservative Behandlung

Die frische Kahnbeinfraktur wird in erster Linie konservativ mit einem speziellen Kahnbeingips behandelt (Abb. 5:28). Es bestehen unterschiedliche Auffassungen, ob dieser Gips über das Ellenbogengelenk hinausgehen und damit auch die Unterarmdrehbewegungen verhindern soll, oder ob ein Unterarmgips, der den Daumen vollständig und die Mittelhand bis über die gebeugten Grundgelenke einschließt, ausreicht (26). Im eigenen Krankengut hat es sich bewährt, für die ersten 6 Wochen in jedem Fall einen zirkulären Oberarmgips anzulegen und danach – in Abhängigkeit vom radiologischen Befund – für weitere 6 Wochen nur noch mit einem Unterarmgips ruhigzustellen.

Operative Behandlung

Die Hauptindikation zu einer Osteosynthese stellen Frakturen mit starker Dislokation dar und Frakturen, bei denen mit einer Interposition von Kapsel und Bandgewebe zu rechnen ist (z. B. bei der de Quervainschen Luxationsfraktur, Kapitel 6.4, Abb. 6:12).
Weitere Gründe können sein, wenn der Patient aus sozialen Gründen nicht drei Monate auf die betroffene Hand verzichten kann oder wenn Schrägfrakturen mit großer Mobilität

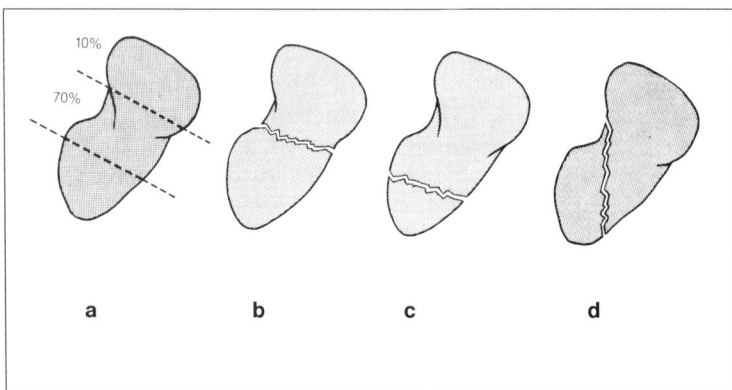

Abb. 5:27　Kahnbeinfrakturen
a und **b** Häufigste Lokalisation im mittleren Drittel (meist als Querfraktur mit erhaltener Durchblutung beider Fragmente)
c und **d** Ungünstige Frakturformen
c Gefahr eines avitalen kleinen proximalen Fragmentes
d Schrägfraktur mit großer Mobilität

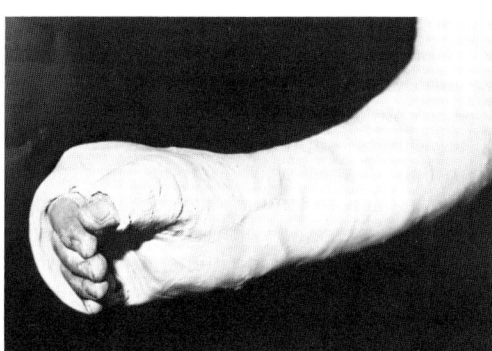

Abb. 5:28 Beispiel für einen Kahnbeingips
Das Daumenendgelenk und die Beugeseite der
Langfingergrundgelenke bleiben unfixiert

vorliegen. Es kommt dann eine Verschraubung des Kahnbeines – vor allem bei Querfrakturen im mittleren Drittel *(23, 26)* – sowie die ventrale Stabilisierung mit einer speziellen kleinen Platte nach *Ender (6)* und in begründeten Ausnahmen eine Kirschnerdrahtstabilisierung *(Abb. 5:40*, S. 128) in Frage. Bei unkompliziertem Frakturverlauf zeigen diese Operationsverfahren jedoch keine besseren Ausheilungsergebnisse, ermöglichen jedoch eine frühfunktionelle Behandlung.

Falls eine Schraube nicht exakt als Zugschraube eingebracht wurde, kann die Osteosynthese durch eine Sperrwirkung die Frakturheilung sogar verhindern.

Als besonders geeignet haben sich die sog. *Herbert*-Schraube oder von ihr weiter entwickelte kanülierte Modifikationen erwiesen, die distal ein relativ steiles Schraubengewinde

und proximal ein relativ flaches Gewinde aufweisen, während in der Mitte der Schraube jegliche Gewindegänge fehlen. Beim Eindrehen entsteht hierdurch bei exakter Plazierung der Schraube eine stabile interfragmentäre Kompression *(Abb. 5:29)*. Ein spezielles Ziel- und Applikationsgerät erleichtert die exakte Plazierung *(15)*.

Eine spätere Metallentfernung ist bei guter intraossärer Schraubenlage meist nicht erforderlich.

Operationsablauf

Die Freilegung erfolgt von einem palmaren Hautschnitt aus, ähnlich wie bei der operativen Behandlung der Kahnbeinpseudarthrose *(Abb. 5:31)*. Auf eine Durchtrennung der Sehne des Musculus flexor carpi radialis kann jedoch meist verzichtet werden. Nach Freilegen des peripheren Kahnbeinendes wird etwas der Gelenkspalt zum Os trapezium eröffnet und von dort aus wird entweder zunächst ein dünner Kirschnerdraht zur Sicherung der Fraktur oder direkt der 2-mm-Bohrer eingebracht. Danach ist eine Durchleuchtungskontrolle vor allem a.-p. in Hyperextension der Hand und seitlich empfehlenswert, um sich von der korrekten Lage des vorgebohrten Kanals zu überzeugen. Anschließend wird mit dem zweiten dickeren Bohrer im Anfangsbereich das Bohrloch erweitert, danach erfolgt das Gewindeschneiden, wobei bei Verwendung des Originalinstrumentariums bereits die Schraubenlänge ausgemessen ist. Sollte

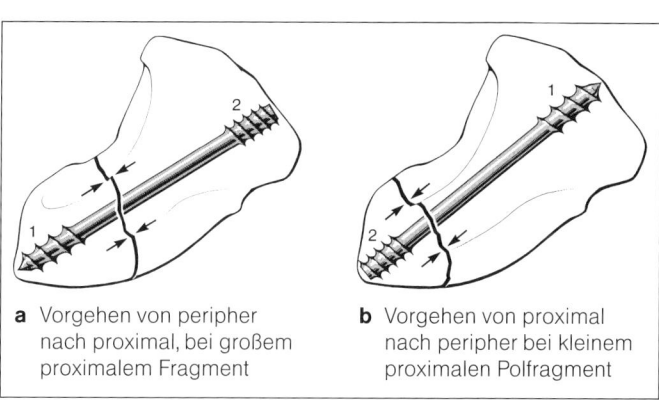

a Vorgehen von peripher nach proximal, bei großem proximalem Fragment

b Vorgehen von proximal nach peripher bei kleinem proximalen Polfragment

Abb. 5:29 Prinzip der Anwendung der Herbert-Schraube (1 steiles, 2 flache Gewinde) bei Kahnbeinfrakturen

dies nicht zur Verfügung stehen, kann man den Schraubenkanal auch konventionell ausmessen. Nunmehr wird die *Herbert*-Schraube eingebracht und unter Durchleuchtung festgedreht. Die Schraube soll nicht zu lang gewählt sein und soll sich vollständig im peripheren Kahnbeinende versenken. Die korrekte Lage wird nochmals unter Durchleuchtung kontrolliert, anschließend folgt das Einlegen einer kleinen Redondrainage an die Hautnaht. Je nach Situation ist es ratsam, für 3 bis 6 Wochen zusätzlich eine dorsale Unterarmgipsschiene anzulegen. Ein typischer Kahnbeingips ist im allgemeinen nicht erforderlich.

Kleine proximale Polfragmente können auch mit der Herbert-Schraube von proximal nach distal refixiert werden *(Abb. 5:29 b u. 5:30).* Hierzu wird die Hand maximal nach palmar flektiert, wodurch der proximale Kahnbeinpol radial des 4. Sehnenfaches der Langfingerstrecksehnen subkutan tastbar wird. Über einen kleinen queren Hautschnitt wird hier die Gelenkkapsel eröffnet und die Verbindung zwischen Mondbein und proximalen Kahnbeinpol sowie meist auch der nicht weit entfernte Frakturspalt dargestellt. Anschließend erfolgt eine temporäre Kirschnerdrahtstabili-

sierung und das Bohren des Kanals für die *Herbert*-Schraube, wie bereits zuvor beschrieben, nur von der anderen Seite aus. Auch hier wird die korrekte Lage des Bohrers und des Kirschnerdrahtes unter Bildwandlerkontrolle kontrolliert. Nach Ausarbeiten des Kanals und Einsetzen der Schraube, welche unbedingt subchondral versenkt wird, wird nochmals die korrekte Lage unter Durchleuchtung kontrolliert. Der Kirschnerdraht wird anschließend wieder entfernt und nach Einlegen einer kleinen Redondrainage und erfolgtem Wundverschluß (spezielle Kapselnähte sind nicht erforderlich) ist auch hier eine Ruhigstellung mit einer dorsalen Gipsschiene für 3 bis 6 Wochen sinnvoll.

5.5.2 **Kahnbeinpseudarthrosen**

Ursachen

In erster Linie spielen bei der Entstehung solcher Pseudarthrosen unerkannte und daher nicht behandelte Kahnbeinfrakturen eine Rolle. Hinzu kommen Kahnbeinfrakturen, die durch eine vorangegangene konservative Behandlung nicht zur Ausheilung gebracht werden konnten.

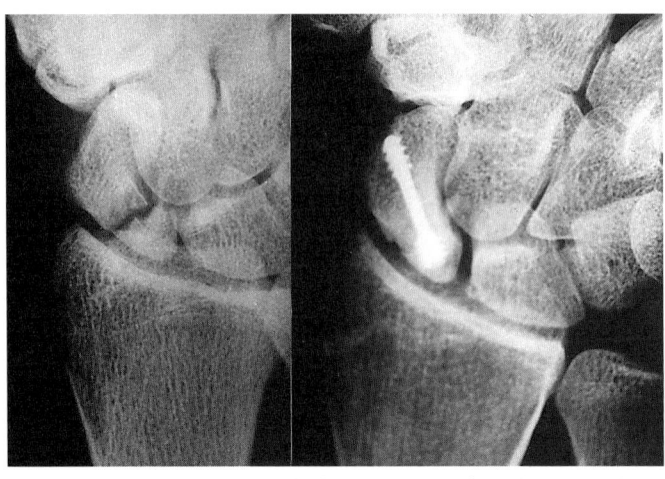

Abb. 5:30 Veraltete Kahnbeinfraktur mit kleinem proximalen Fragment (6 Monate nach Unfall)

a Ausgangsbefund   **b** 8 Monate nach Stabilisierung mit einer »retrograd« von proximal nach distal eingebrachten Herbert-Schraube und Spongiosaanlagerung in den ausgeräumten Frakturspalt

Symptome – Diagnostik

Bei einem Teil der Fälle kann eine Kahnbeinpseudarthrose über Jahre symptomlos bleiben, vor allem bei Patienten, die ihre Handgelenke keiner allzu großen Arbeitsbelastung aussetzen. Gelegentlich werden solche Kahnbeinpseudarthorsen anläßlich einer Röntgenkontrolle, die aus anderer Ursache veranlaßt wurde, als Zufallsbefund entdeckt. *Hierbei ist differentialdiagnostisch auch an die Anomalie eines Os scaphoideum bipartitum zu denken.* In den meisten Fällen führt eine Kahnbeinpseudarthrose jedoch zu allmählich zunehmenden, uncharakteristischen Schmerzen im Handwurzel- und Handgelenksbereich aufgrund arthrotischer Veränderungen.

Die *Röntgendiagnostik* entspricht derjenigen bei frischen Kahnbeinfrakturen. Es müssen Spezialaufnahmen in verschiedenen Projektionen angefertigt werden. Zielaufnahmen oder Schichtaufnahmen können in unklaren Fällen die Diagnostik ergänzen.

Eine *arthroskopische Abklärung* veralteter Fälle kann über die Ausdehnung solcher arthrotischer Veränderungen Auskunft geben und bei der Entscheidung über das operative Vorgehen eine wertvolle Hilfe sein (z.B. hat eine Pseudarthrosebeseitigung überhaupt Sinn oder kommt eine Denervierung, eine Radiusstyloidabtragung oder eine Handgelenksarthrodese in Frage) (Kap. 1.1.2.8).

Operative Spanverblockung nach Matti-Russe (22, 31)

Diese Operationsmethode gilt als Standardverfahren bei ausreichend großen und in ihrer Kontur nicht zu sehr veränderten Kahnbeinfragmenten. Aus Gründen der Gefäßversorgung wird im allgemeinen der palmare Zugang empfohlen. Hierbei ist vor allem auf den N. medianus und die A. radialis zu achten.

Die Freilegung erfolgt von einem schrägen oder queren Hautschnitt im Bereich der Handgelenksbeugefalten auf Höhe des Processus styloideus radii. Die Sehne des M. flexor carpi radialis wird Z-förmig durchtrennt, um eine gute Übersicht über das Kahnbein zu erhalten. Danach wird die Gelenkkapsel parallel zum Verlauf des Kahnbeines gespalten und die Pseudarthrose dargestellt. Liegen arthrotische Veränderungen an der Gelenkfläche des Processus styloideus radii vor, dann sollte dieser bogenförmig abgemeißelt werden *(Abb. 5:31)*. Hierbei sind die dort ansetzenden Bandverbindungen zu lösen und die über den Griffelfortsatz verlaufenden Sehnen des M. abductor pollicis longus und M. extensor pollicis brevis sorgfältig zu schonen. Die Entfernung des Processus styloideus radii soll sich auf die Ausdehnung der Arthrose beschränken, da sonst durch Überbelastung die verbleibende Gelenkfläche geschädigt werden kann. Über dem Pseudarthrosenspalt wird mit einer klei-

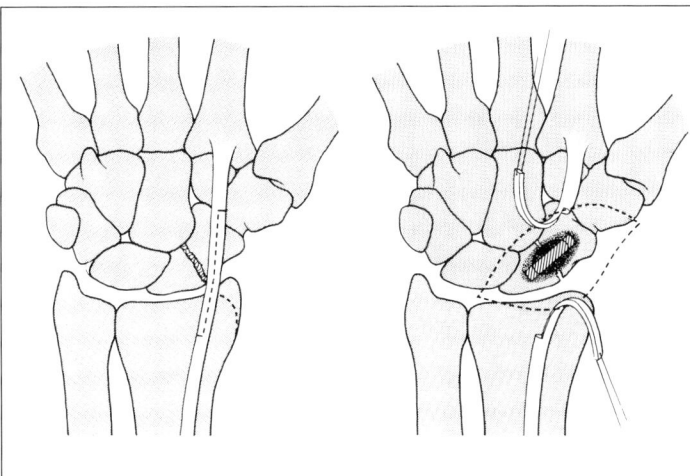

Resektion des Processus styloideus radii, Z-förmige Durchtrennung der Sehne des M. flexor carpi radialis, Auffüllen einer ausgefrästen Kahnbeinhöhle mit kortikospongiösem Span und zusätzlichem spongiösem Knochenmaterial

Abb. 5:31   Operative Behandlung einer Kahnbeinpseudarthrose nach *Matti-Russe*

nen Kugelfräse eine kurze schmale Rinne sowohl in das proximale als auch in das distale Fragment eingefräst. Von dieser Rinne aus erfolgt nach weiterem Aushöhlen der Bruchstücke das Einpassen eines kortikospongiösen Spanes aus dem Beckenkamm. Zusätzlich eingepreßte Spongiosastückchen verblocken den zentral im Kahnbein liegenden Span. Anschließend werden die Blutleere beendet, die Gelenkkapsel verschlossen, eine Redonsaugdrainage eingelegt und die Sehne des M. flexor carpi radialis genäht.

Ein entsprechender Kahnbeingips *(Abb. 5:28)* sorgt nach Verschluß der Hautwunde für die notwendige postoperative Ruhigstellung (12 Wochen).

Weitere operative Behandlungsmöglichkeiten

An Stelle einer Spanverblockung kann in günstigen Fällen auch nach Anfrischen des Pseudarthrosenbereiches und Einbringen von Beckenkammspongiosa auch die in Kap. 5.5.1, *Abb.*

5:29, 5:30, 6:12 erwähnte *Herbert*-Schraube verwendet werden. Die Dauer der Ruhigstellung kann damit im allgemeinen erheblich reduziert werden (von 12 auf 4 bis 6 Wochen).

Bei *kleinem proximalem Fragment* ist auch die in Kapitel 5.5.1 (auf Seite 116) beschriebene Stabilisierung von proximal mit Hilfe einer *Herbert*-Schraube nach Anfrischen des Pseudarthrosenspaltes und Spongiosaanlagerung möglich; läßt dessen Größe eine operative Verschraubung oder Verspanung nicht mehr zu, kommt die operative Entfernung mit Ersatz durch verschiedene Materialien in Frage.

Eine einfache Resektion ohne Ersatz ist nicht empfehlenswert, da hiernach mit einer Störung des Handwurzelgefüges gerechnet werden muß. Als Ersatz für das entfernte kleine körpernahe Fragment kommen in Frage *(Abb. 5:32)*:

1. Ein *freies Knochentransplantat* aus der Spina iliaca anterior superior, welches im peripheren Fragment wie bei einer Spanverbolzung verankert wird *(20, 31, 36)* oder mit

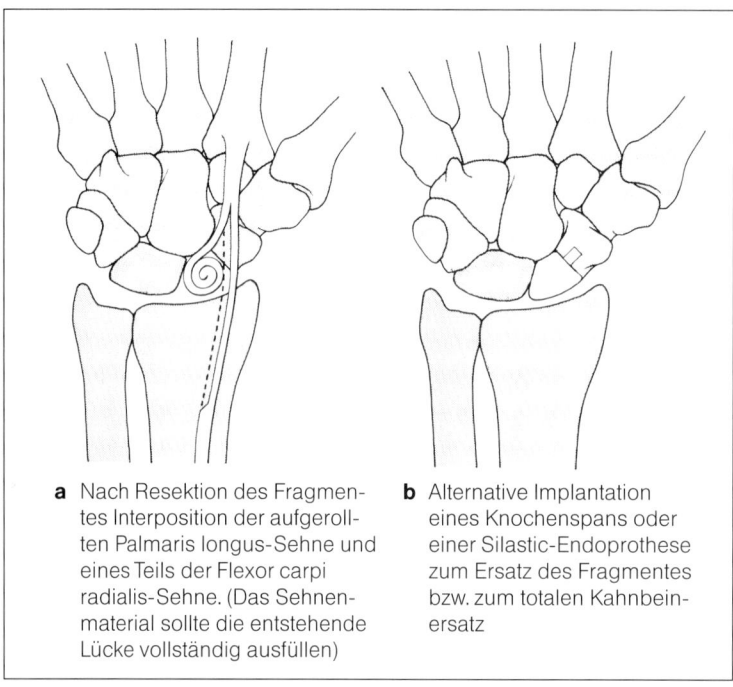

a Nach Resektion des Fragmentes Interposition der aufgerollten Palmaris longus-Sehne und eines Teils der Flexor carpi radialis-Sehne. (Das Sehnenmaterial sollte die entstehende Lücke vollständig ausfüllen)

b Alternative Implantation eines Knochenspans oder einer Silastic-Endoprothese zum Ersatz des Fragmentes bzw. zum totalen Kahnbeinersatz

Abb. 5:32   Operative Möglichkeiten bei zu kleinem und avitalem proximalen Fragment

der erwähnten *Herbert*-Schraube befestigt werden kann. Die Langzeitergebnisse können durchaus zufriedenstellend sein *(20)* *(Abb. 5:32 b)*.

2. *Eine Sehneninterpositionsarthroplastik (38),* wobei an Stelle des entfernten Fragmentes ein Sehnenknäuel bestehend aus der Palmaris longus-Sehne und Teilen der Flexor carpi radialis-Sehne eingebracht und mit der zentralen Gelenkkapsel vernäht wird.

3. Der teilweise oder vollständige Ersatz des Kahnbeins durch eine Silastic-Endoprothese *(13),* der zeitweise geübt wurde, ist wegen der Gefahr einer Synovitis als Reaktion auf einen Silikonabrieb in Verruf geraten, da hierdurch wie in den benachbarten Handwurzelknochen und im Radius große Zysten mit knochendestruierenden Granulomen einige Jahre nach der Implantation beobachtet wurden *(10)*.

Nach diesen Ersatzoperationen empfiehlt sich eine 3- bis 5wöchige Ruhigstellung mit einer dorsalen Unterarmgipsschiene, um die störungsfreie Einheilung der Ersatzmaterialien zu gewährleisten.

Liegen bei einer Kahnbeinpseudarthrose ausgedehnte arthrotische Veränderungen vor, dann kommen auch eine schmerzausschaltende Operation nach *Wilhelm* (Kap. 7.6) oder als definitive Maßnahme eine partielle oder sicherer eine vollständige Handgelenksarthrodese in Frage (Kap. 7.2.7).

5.5.3 Frakturen des Mondbeines (Os lunatum)

Besonderheiten

Wegen der zentralen anatomischen Lage dieses Knochens sind isolierte Frakturen selten und schwer im Röntgenbild darzustellen. Bisweilen liegen Frakturen im Rahmen einer Kombinationsverletzung (z. B. Handgelenksluxationsfrakturen) vor. Auch kleinere knöcherne Abrisse von Kapsel- und Bandansätzen werden beobachtet.

Therapie

Die Behandlung der Mondbeinfrakturen erfolgt im allgemeinen konservativ. Auch dislozierte Fragmente bei Luxationsfrakturen stellen sich häufig bei der Reposition der Gesamtluxation ohne operative Freilegung ein. Auf eine ausreichende Ruhigstellungszeit von 8 bis 12 Wochen in einem Unterarmgips, der bis zu den Fingergrundgelenken reicht, ist zu achten.

5.5.4 Mondbeinnekrose

Da bei dieser vor allem im mittleren Lebensalter auftretenden Erkrankung unter anderem auch unerkannte Mondbeinfrakturen oder chronische Traumen für Mondbeinnekrosen verantwortlich sein sollen *(19, 26)*, sei hierauf in diesem Zusammenhang eingegangen.

Im allgemeinen werden *ätiologisch* neben traumatischen Faktoren vor allem anlagebedingte und berufliche Ursachen mit wiederholten Mikrotraumen diskutiert. Vor allem eine Minusvariante der Elle *(Abb. 35 a)* soll in ca. 60 % der Fälle einer Lunatummalazie vorliegen *(35)*, was zur Frage führt, ob hierdurch eventuell eine zu hohe Druckbelastung des Mondbeines vorliegt.

Mondbeinnekrosen bei Leuten, die beruflich mit Schlagbohrmaschinen oder Preßlufthämmern arbeiten, werden im allgemeinen als Berufserkrankung anerkannt.

Symptome – Diagnostik

Die Beschwerden bestehen in allmählich zunehmenden Schmerzen des Handgelenkes (anfänglich nur bei stärkerer Arbeitsbelastung). Später kommen Kraftminderung und Bewegungseinschränkungen hinzu. In Spätfällen kann durch den chronischen Reizzustand in der Umgebung des Mondbeines, das den Boden des Karpaltunnels bildet, auch eine Medianus-Kompressions-Symptomatik ausgelöst werden (Kap. 19.3.1).

Röntgenologisch zeigen sich in solchen Fällen beim Vorliegen eines Frühstadiums entweder nur eine Dichtezunahme der Knochenstruktur

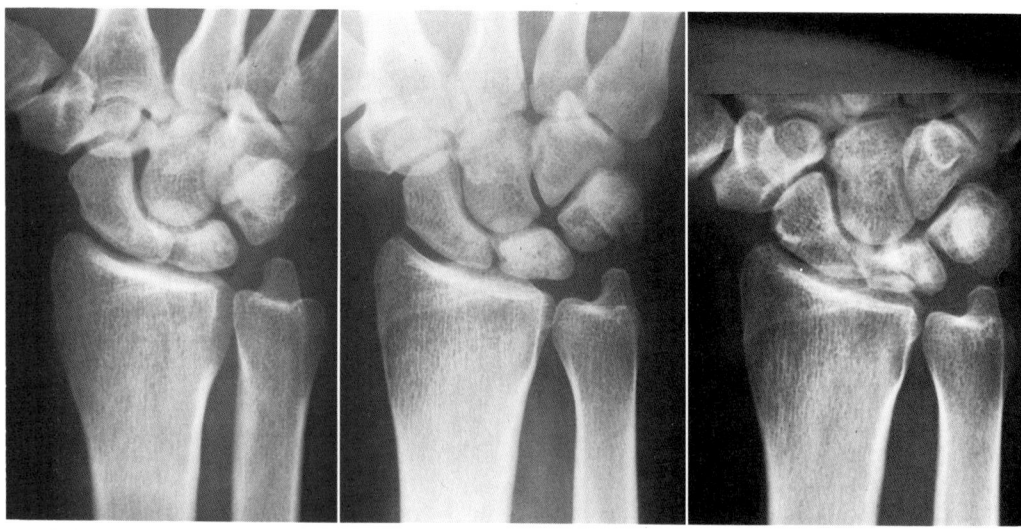

a Dichtezunahme der Knochenstruktur (St. I)   **b** Strukturveränderungen (St. II)   **c** Fragmentierung des Mondbeines (St. III–IV)

Abb. 5:33   Mondbeinnekrose in verschiedenen Stadien

(Stadium I) oder bereits strukturelle, bisweilen zystische Veränderungen im Mondbein (Stadium II), während die äußere Kontur noch erhalten ist *(11, 25)*. Die weiteren Stadien (III und IV) sind gekennzeichnet durch Veränderungen der Mondbeinkontur mit verdichteten Randbezirken und arthrotischen Ausziehungen bis hin zur Fragmentierung und zum vollständigen Kollabieren des Mondbeinkörpers *(Abb. 5:33)*. Die klarsten Aussagen über den Zustand des Mondbeines und das Stadium einer Mondbeinnekrose ergeben Kernspintomographie und Computertomographie.

Therapie

Mehrere Behandlungsverfahren stehen zur Verfügung. Eine konservative 2- bis 3monatige Immobilisierung in einem Unterarmgips kann in einem *Frühstadium* durchaus ein Fortschreiten der Mondbeinnekrose verhindern und zu einer teilweisen Normalisierung der Knochenstruktur mit Verminderung der Beschwerden führen *(25)*.
Ansonsten kommen in Frage:
1. Der *Längenausgleich* einer im Vergleich zum Radius zu kurzen Elle (Minusvariante der Elle), wenn bei Vorliegen dieser anato-

mischen Variation die Veränderungen im Os lunatum noch nicht allzu ausgeprägt sind *(5, 18)*. Sie erfolgt entweder direkt durch Z-förmige Verlängerung oder indirekt durch die technisch einfachere *Verkürzung der Speiche (Abb. 5:34)*. Diesem Vorgehen liegt die Vorstellung zugrunde, daß durch die Verlängerung der Elle eine Lockerung des ulnaren Handgelenksbandapparates und damit eine Druckentlastung der ulnaren Radiusgelenkfläche, die mit dem Mondbein artikuliert und den Druck auf dieses weitergibt, erzielt wird.
2. Die *Resektion des Mondbeines* ohne Ersatz wird als ungünstig angesehen, da durch die Überlastung der verbliebenen Gelenkflächen zwischen Radius und benachbartem Kahnbein als Spätfolge häufig eine schwere Handgelenksarthrose beobachtet wird.
Oder es kommt zu Verschiebungen im Gefüge der verbliebenen Handwurzelknochen. Daher versucht man, diese Überlastung im radialen Gelenkbereich dadurch zu vermeiden, daß anstelle des Mondbeines ein Platzhalter eingesetzt wird. Dies kann ein Sehneninterponat sein, welches der Größe des Mondbeines entspricht analog zur Resektionsinterpositionsarthropla-

stik des Os trapezium (Kapitel 7.3.2), *(18, 25, 34), (Abb. 5:34)*.

Bei der Sehneninterpositionsarthroplastik wird die komplette Palmaris longus-Sehne und die ulnare Hälfte der Flexor carpi-radialis-Sehne verwendet. Ein daraus gebildeter Sehnenknäuel wird hierzu meist von palmar anstelle des resezierten Mondbeines (Kap. 5.5.3 und 5.5.4) interponiert und mit der beugeseitigen Gelenkkapsel vernäht.

Das Einsetzen einer Siliconprothese in ähn-

licher Weise ist wiederum auch hier von einer einige Jahre nach der Operation auftretenden unangenehmen Siliconsynovitis belastet *(10)*. Die Sehneninterposition ihrerseits vermag Gefügestörungen und Verschiebungen der Handwurzelknochen gegeneinander mit nachfolgenden arthrotischen Veränderungen nicht sicher verhindern.

3. Daher haben auch Verfahren ihre Berechtigung, wie der Ersatz des zu resezierenden

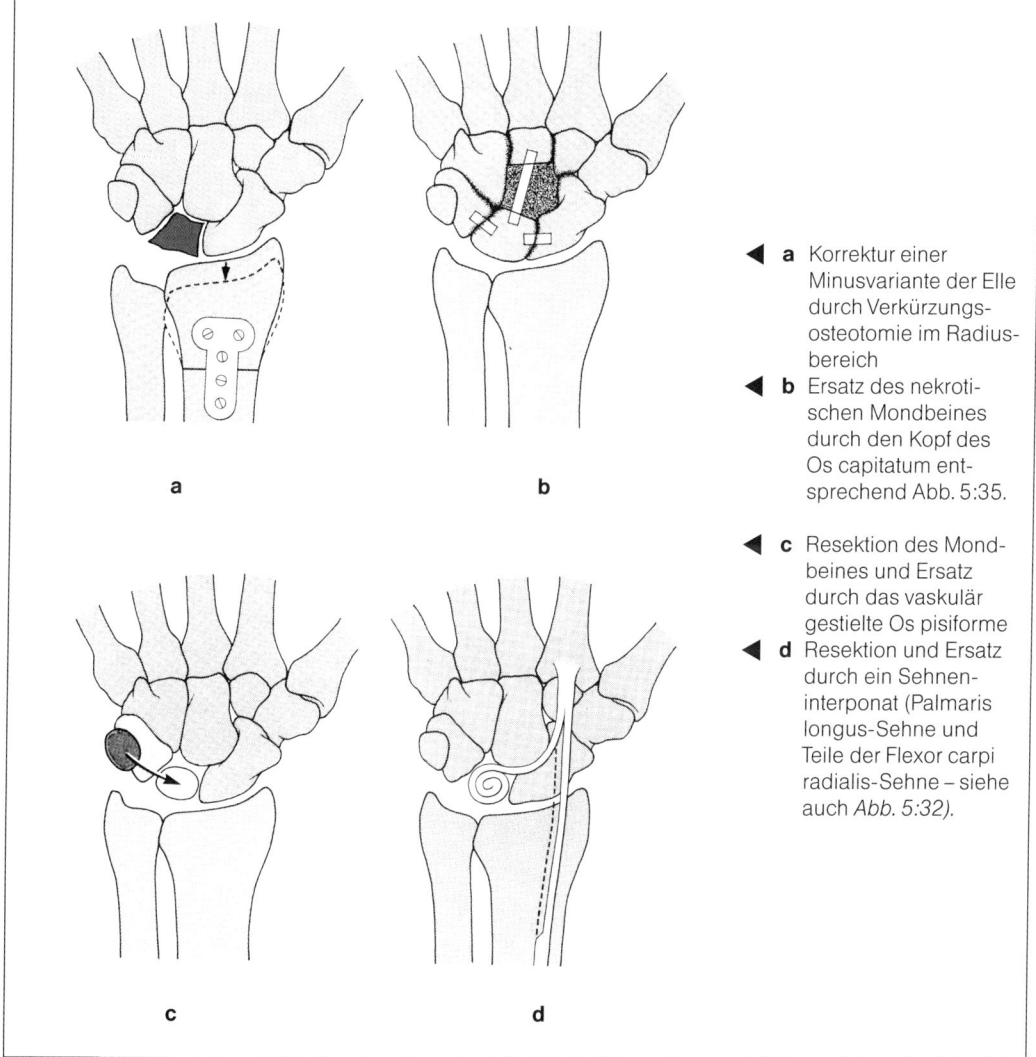

a Korrektur einer Minusvariante der Elle durch Verkürzungsosteotomie im Radiusbereich

b Ersatz des nekrotischen Mondbeines durch den Kopf des Os capitatum entsprechend Abb. 5:35.

c Resektion des Mondbeines und Ersatz durch das vaskulär gestielte Os pisiforme

d Resektion und Ersatz durch ein Sehneninterponat (Palmaris longus-Sehne und Teile der Flexor carpi radialis-Sehne – siehe auch *Abb. 5:32)*.

Abb. 5:34   Operative Behandlungsmöglichkeiten bei Mondbeinnekrosen

Mondbeines durch ein an seinem Gefäßstiel verbleibendes *Os pisiforme, Abb.
5:34c (19),* oder Verfahren wie Handgelenks-Teil-
arthrodesen zwischen Radius, Mond- und
Kahnbein (Kap. 7.2.7, Seite 156) oder zwischen Kahnbein, Trapezium und Trapezoideum, wodurch eine das Mondbein entlastende Stabilisierung im Handwurzelbereich erreicht werden soll.

4. Eine weitere gute Möglichkeit *(Abb. 5:34b)*
stellt die Resektion des Mondbeines und
dessen *Ersatz durch den Kopf des Os capitatum* dar bei gleichzeitiger interkarpaler
Arthrodese und Auffüllung des entstandenen Defektes mit einem kortikospongiösen
Beckenkammspan. Die Operation wird
ebenso wie die Handgelenksarthrodesen
(Abb. 7:11, 7:12), von dorsal her durchgeführt *(5, 25).*
Zur Stabilisierung können sowohl Kirschnerdrähte als auch kleine Platten verwendet
werden *(Abb. 5:35).* Die eigenen Erfahrungen mit dieser Methode sind gut. Das Verlagern des proximalen Kapitatumanteiles
nach querer Osteotomie bedarf einigen
Kraftaufwandes. Der Kopf sollte gerade
eben auf das Gelenkniveau zur Radiusgelenkfläche hingebracht werden. Es verbleibt
auf Dauer nach 4wöchiger Ruhigstellung
und 2- bis 3monatiger Übungsbehandlung
im allgemeinen die Beweglichkeit des
Radiokarpalgelenkes, während das Interkar-

palgelenk durch diese Operation in seiner
Beweglichkeit aufgehoben ist.
Alternativ kann bei geeigneten Patienten
zunächst auch eine Schmerzausschaltung
mit Hilfe der von Wilhelm angegebenen
Handgelenksdenervierung (Kap. 7.6) versucht werden.

5.5.5 Os triquetrum-Frakturen

Hier kennt man Ausrißfrakturen kleiner dorsaler Fragmente, die Bandansätzen entsprechen,
und Frakturen des Knochenkörpers, die meist
kombiniert sind mit komplexen Handwurzel-
verletzungen (Luxationsfrakturen) *(Abb. 6:10,
und 6:11).* Therapeutisch ist bis zum Abklingen
der akuten Beschwerden eine Ruhigstellung (1
bis 2 Wochen) ausreichend, sofern keine sonstigen Zusatzverletzungen vorliegen.

5.5.6 Os pisiforme-Frakturen

Frakturen des Os pisiforme sind funktionell
im allgemeinen von untergeordneter Bedeutung. Hier reicht eine kurzfristige Ruhigstellung bis zum Abklingen der Schmerzsymptomatik als Behandlung aus. Verbleibt eine
schmerzhafte Arthrose infolge einer Zerstörung der Gelenkfläche, so ist die Extirpation
indiziert.

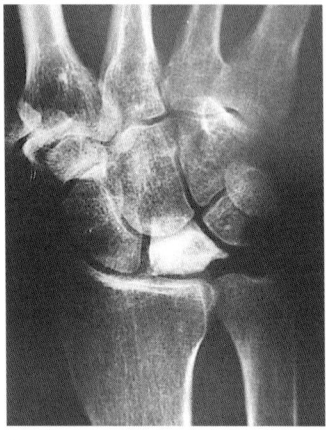
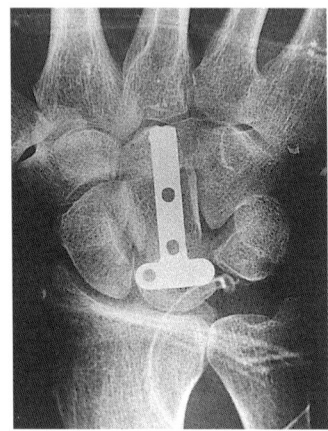

a   b

**Abb. 5:35   Mondbeinersatz
durch den Kopf des Kapitatums**
a Mondbeinnekrose St. IV
b Nach Entfernen des Mond-
    beines wurde das Kapitatum in
    der Mitte osteotomiert und sein
    Kopf nach proximal in die radio-
    karpale Gelenkebene verlagert.
    In den Zwischenraum wurde ein
    kortikospongiöser Becken-
    kammspan eingesetzt

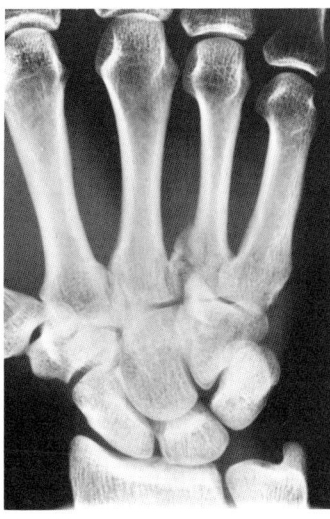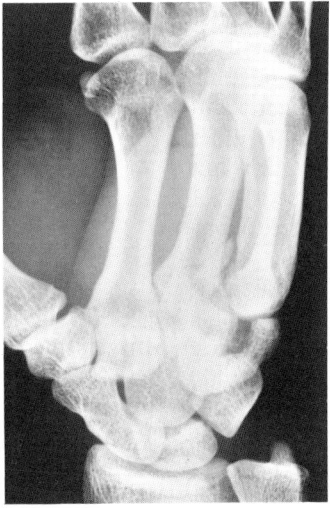

a Unfallbilder

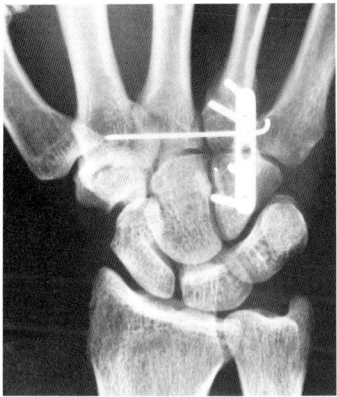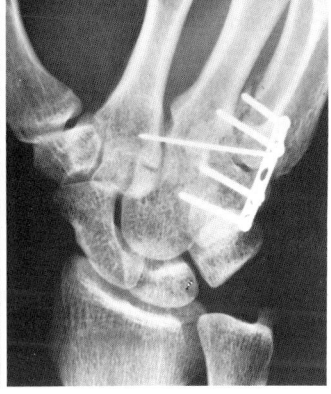

b Rekonstruktion des Karpometakarpal-Gelenkes durch eine gelenküberbrückende Miniplatte und einen Kirschnerdraht (Metallentfernung bereits nach 8 Wochen!)

Abb. 5:36   Frakturen der Basis des Os metacarpale IV und des Os hamatum (nur auf der Schrägaufnahme erkennbar)

5.5.7 Frakturen der peripheren Handwurzelreihe

Am gravierendsten sind hier Gelenkfrakturen des *Os trapezium* (Gegenstück zur Bennett-Fraktur des ersten Mittelhandstrahles). Man findet Abbrüche im distalen ulnaren Trapezium, Längsfrakturen und Bandausrisse im radialen Trapezium *(Abb. 5:18)*. Bestehen keine größeren Dislokationen, so erfolgt eine 4wöchige Ruhigstellung mit einem Unterarmdaumengips in Funktionsstellung des Daumens *(32)*. Liegen Stufenbildungen im Gelenkflächenbereich des Sattelgelenkes vor, empfiehlt sich eine Osteosynthese mit feinen Kirschnerdrähten *(Abb. 5:18)* oder Minischrauben *(7)*.

Frakturen des benachbarten *Os trapezoideum* gelten als extrem selten. Die Behandlung erfolgt meist konservativ mit einer 4- bis 6wöchigen Ruhigstellung in einem Unterarmgips.

Frakturen des *Os capitatum* kommen selten isoliert, gelegentlich in Kombination mit Luxationsfrakturen vor *(7)*. Die Behandlung der alleinigen Kapitatumfraktur erfolgt ebenfalls konservativ mit einem entsprechenden Unterarmgips. Bei Kombinationsverletzungen kann die Stabilisierung mit Kirschnerdrähten oder bei z.B. schrägem Frakturverlauf auch mit einer *Herbert*-Schraube sinnvoll sein (vor allem auch im Hinblick auf eine frühere Mobilisierbarkeit).

Im Bereich des *Os hamatum* gibt es Frakturen des Corpus sowie Abbrüche des Hamulus ossis hamati *(7)*. Bei Frakturen mit Beteiligung des Karpometakarpal-Gelenkes, die häufig mit einer Subluxationsstellung oder einer Zerstörung dieses Gelenkes einhergehen, empfiehlt sich eine operative Rekonstruktion mit feinen Kirschnerdrähten, Minischrauben oder eine temporäre Arthrodese mit kleinen Plättchen *(Abb. 5:36)*, die nach knöcherner Abheilung (i. a. nach 8–12 Wochen) entfernt werden. Die übrigen Frakturformen werden konservativ durch eine ca. 4- bis 5wöchige Gipsruhigstellung behandelt.

5.5.8 Nachbehandlung nach Handwurzelfrakturen

Da auch nach operativem Vorgehen mit einer mehrwöchigen Ruhigstellung und insbesondere nach konservativer Behandlung mit z.T. 12wöchiger Gipsfixierung das Handgelenk relativ eingesteift ist, muß eine sorgfältige und kontinuierliche krankengymnastische Übungsbehandlung nach Gipsabnahme erfolgen. Bei noch liegendem Gips, der die Finger freilassen soll, ist der Patient anzuhalten, von Anfang an diese aktiv zu bewegen und auch für Hilfsfunktionen im Alltag einzusetzen.

Sind nach Gipsabnahme die knöchernen Verletzungen sicher abgeheilt, so wird man vor allem mit Manueller Therapie, passivem Durchbewegen unter Zug, Elektrotherapie und, falls eine Schwellneigung besteht, auch mit Lymphdrainagen versuchen, die Elastizität der meist geschrumpften oder vernarbten Bandstrukturen der Handgelenkskapsel allmählich wieder herzustellen. Der Weg ist jedoch häufig in Abhängigkeit von der Dauer der Ruhigstellung und dem Lebensalter sowie eventuellen Begleiterkrankungen wie z.B. Diabetes sehr mühsam und langwierig und kann sich über 6 bis 12 Monate erstrecken.

5.6 Handgelenksnahe Unterarmfrakturen

Einteilungen

In verschiedenen Einteilungen werden einfache Radiusquerfrakturen ohne Gelenkbeteiligung von Frakturen unterschieden, die das Radiokarpal-Gelenk, das distale Radioulnar-Gelenk oder beide betreffen *(29)*. Praxisnah ist die Einteilung in Frakturen, bei denen die Gelenkflächen nach dorsal (Extensionsfraktur) oder nach palmar (Flexionsfraktur) geneigt ist mit einer entsprechend instabilen Frakturzone auf der jeweiligen Seite. So differenzierte Einteilungen, wie sie die Arbeitsgemeinschaft für Osteosynthesefragen (AO) vorsieht, dürften hingegen mehr von wissenschaftlichem Interesse im Sinne vergleichender Nachuntersuchungen sein.

Ursachen

Die auslösende Ursache ist im allgemeinen ein Sturz auf die gestreckte oder auch gebeugte Hand. Das Ausmaß und die Art des Frakturtypes wird beeinflußt durch die Heftigkeit der Gewalteinwirkung und zusätzliche Momente wie radiale oder ulnare Abduktion im Handgelenk und die Knochenfestigkeit.

Symptome – Diagnostik

Neben einer Schwellung erkennt man als Folge einer Abkippung oder Einstauchung bei Extensionsfrakturen eine mehr oder weniger ausgeprägte Bajonettstellung nach handrückenwärts oder nach radial und bei Flexionsfrakturen eine Versetzung der Hand nach palmar hin. Die Beweglichkeit des Handgelenkes ist schmerzhaft eingeschränkt.

Eine größere Dislokation kann zusammen mit der hämatom- und ödembedingten Schwellung zu Sensibilitätsstörungen im Versorgungsgebiet des N. medianus führen.

Röntgenologisch ist meistens die Anfertigung von Aufnahmen in zwei Ebenen ausreichend. Zusatzaufnahmen in zwei weiteren Projektionen sind bei unklarem Frakturverlauf durch die Radiusgelenkfläche sinnvoll.

5.6.1 Frische Verletzungen

Therapie

Ziel jeder Behandlung ist die Wiederherstellung möglichst korrekter Achsenverhältnisse *(Abb. 5:37)*, eines vollständigen Längenausgleiches und, falls es sich um eine Gelenkfraktur handelte, eine möglichst exakte Wiederherstellung der Gelenkfläche. Die Reposition kann geschlossen unter Röntgendurchleuchtung in Bruchspaltanästhesie oder besser in Leitungsanästhesie erfolgen.

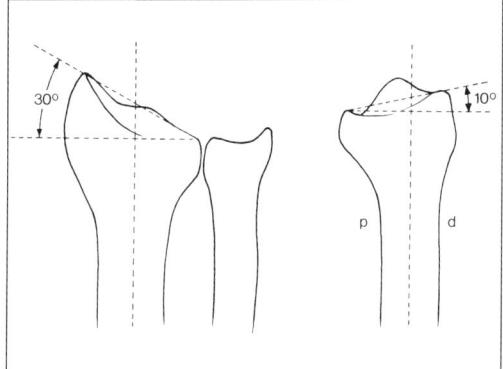

Abb. 5:37 Natürliche Neigungswinkel der Radiusgelenkfläche (p: palmar, d: dorsal)

Geschlossenes Vorgehen

Eine ausreichende Fixierung ist bei stabilen Frakturen durch eine breite dorsale Unterarmgipsschiene im allgemeinen gewährleistet. Anschließen müssen sich eine Röntgenkontrolle und am Tag nach der Reposition eine Überprüfung des Gipsverbandes. Auch sollte der Patient bei der Entlassung über die Gefahren einer weiteren Schwellung im Frakturgebiet und über die Notwendigkeit, die verletzte Hand erhöht zu tragen, informiert sein. 1 und 2 Wochen nach erfolgter Reposition ist röntge-

nologisch zu kontrollieren, ob noch zufriedenstellende Achsenverhältnisse vorliegen oder ob eine Nachreposition mit operativer Stabilisierung notwendig wird.

Wenn sich eine Radiusfraktur nicht ausreichend halten läßt, bietet sich die zusätzliche *perkutane Fragmentfixierung* mit 2 bis 3 *Kirschnerdrähten* an *(Abb. 5:38) (29)*. Abkippungen und Verkürzungen im distalen Radiusbereich lassen sich dadurch häufig vermeiden. Auch hiernach ist eine zusätzliche Fixierung mit einer dorsalen Unterarmgipsschiene oder mit einem gelenküberbrückenden Fixateur externe notwendig, der noch etwas sicherer die durch K-Drähte erreichte Reposition und Fixierung schützt *(Abb. 5:40)*.

Operative Freilegung

Sie ist indiziert, wenn bei transartikulären Frakturen durch die Distraktion des Gelenkes beim Anlegen des Fixateurs die frakturierte Gelenkfläche nicht ausreichend exakt rekonstruiert werden kann (eventuell intraoperative arthroskopische Kontrolle, s. S. 25) oder Einstauchungen zu beseitigen und mit Spongiosa zu unterfüttern sind oder um Weichteilinterponate zu beseitigen. Damit eine gute Übersicht über den Gelenkflächenverlauf des dista-

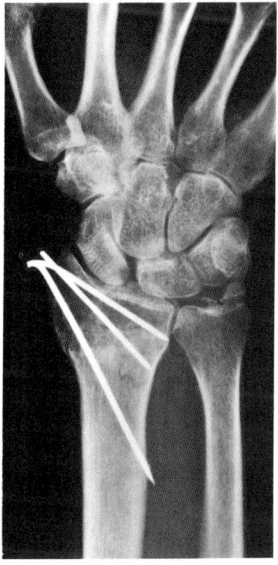

Abb. 5:38 Perkutane Kirschnerdrahtfixierung einer distalen Radiusfraktur

len Radius ermöglicht wird, beginnt der Hautschnitt bei einer *dorsalen Freilegung* im Falle
von Extensionsfrakturen über dem Processus
styloideus radii und zieht sich bogenförmig
nach proximal hin. Auf eine Schonung der sensiblen Radialisäste ist dabei zu achten. Das
Retinaculum extensorum wird vom Radius
abgelöst und zur Ellenseite hin umgeschlagen.
Auf das dritte Sehnenfach, in dem die Sehne
des Musculus extensor pollicis longus verläuft,
ist dabei besonders zu achten. Bisweilen muß
man zunächst die Sehne aus ihrer Knochenrinne im Bereich dieses Faches luxieren und
ggf. den Boden des Sehnenfaches mit einer
Lüerzange glätten. Nach Auseinanderhalten
der Strecksehnen und nach der Inzision der
Gelenkkapsel läßt sich dann die dorsale Radiusgelenkfläche einsehen.
Da es sich bei den operativ zu behandelnden
Brüchen um atypische und meist aus mehreren Fragmenten bestehenden Frakturen handelt, kann ein einheitliches Vorgehen bei der
Osteosynthese nicht empfohlen werden. Die
Fixierung kann je nach Fraktur mit feinen

Spickdrähten, Schrauben oder einer mittelgro-
ßen T-Platte erfolgen, wobei die Platte der
Knochenform durch entsprechendes Biegen
anzupassen ist. Dies kann bei der halbkreisför-
migen Wölbung der Dorsalseite durchaus
etwas anspruchsvoll sein. Spezielle distale
Radiusplatten aus neuerer Zeit berücksichtigen dies und tragen zudem weniger auf.

Bei der Osteosynthese von *Flexionsbrüchen* ist
der *palmare Zugang* von einem längs verlaufenden Hautschnitt über der Sehne des Musculus flexor carpi radialis sinnvoll. Beim operativen Vordringen in die Tiefe radial der Sehne
des Musculus flexor carpi radialis sollte man
außer auf den Medianus auch auf seinen radialseitig verlaufenden sensiblen Ramus palmaris achten und auch diesen Nervenast schonen.
Um eine exakte Reposition und eine Stabilisierung mit einer T-Platte zu ermöglichen,
muß der auf dem distalen Radius liegende M.
pronator quadratus radialseitig abgelöst und
in Richtung auf die Ulna hin abpräpariert werden. Er sollte möglichst am Ende der Operation refixiert werden. Es empfiehlt sich bei stärkeren Dislokationen, diese Operation mit
einer Spaltung des Retinaculum flexorum
(ältere Bezeichnung: Ligamentum carpi transversum) zu kombinieren, um einer Medianus-
kompression vorzubeugen *(Abb. 5:39).* (Zur
Anwendung des Fixateur externe siehe Kap.
5.7).

Nachbehandlung

Anfängliches Hochlagern, bei ambulanten Patienten konsequentes Hochhalten wie bei
allen Handverletzungen und eine frühe aktive
Bewegungstherapie der nicht fixierten Finger
sind die wichtigsten Maßnahmen.
Perkutane Kirschnerdrähte werden nach Eintreten der knöchernen Konsolidierung (meist
nach 5 bis 6 Wochen) und Platten nach 6 bis 12
Monaten entfernt. Einzelschrauben können
auch belassen werden.
Der gelenküberbrückende Fixateur wird ebenfalls nach Eintreten der knöchernen Konsolidierung, bisweilen eine Woche vor einer
K-Drahtentfernung, abmontiert. Der Patient

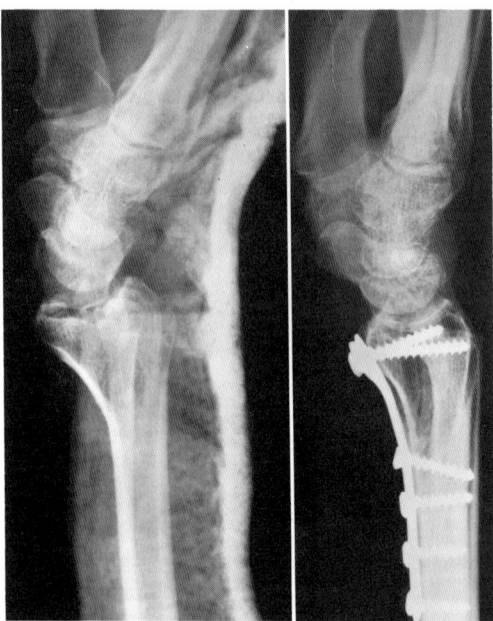

**Abb.5:39   Von palmar mit einer T-Platte stabili-
sierte Fraktur der beugeseitigen Radiusgelenkfläche**

sollte dann zunächst eine Woche selbst bewegen und dann erst bei Einschränkungen der Handgelenksfunktion eine 2- bis 3mal wöchentlich stattfindende krankengymnastische Übungsbehandlung aufnehmen. In schwierigen Fällen ist eine zusätzliche Ergotherapie angebracht und bei starker Schwellneigung auch Lymphdrainagen.

Komplikationen

Beobachtet werden vor allem nach konservativer Behandlung Verkürzungen des Radius mit entspechendem Ellenvorschub, Zerstörungen des distalen Radioulnar-Gelenkes mit Einschränkung der Unterarmdrehbewegungen sowie knöchern fixierte Achsenabweichungen. Außerdem treten nach distalen Radiusfrakturen Nervenkompressionssyndrome unterschiedlicher Ausprägung auf, selbst wenn die Fraktur achsengerecht geheilt war und röntgenologisch keine Ursache für eine Einengung des Karpaltunnels vorliegt (Kap. 19.3). Gelegentlich treten Spontanrupturen der langen Daumenstrecksehne auch nach unkomplizierten Radiusfrakturen (Kap. 9.3.3) oder ein Sudeck-Syndrom (Kap. 23) auf. Auch werden Verletzungen der feinen sensiblen Radialisäste über dem distalen Radius beim Einbringen oder unvorsichtigen Entfernen der Kirschnerdrähte beobachtet.

5.6.2 Korrekturoperationen

Hier kommen in erster Linie Aufrichtungsosteotomien bei Achsenabweichungen der Radiusgelenkfläche und Verkürzungen des distalen Ellenendes in Frage. Häufig läßt sich durch eine geeignete Korrektur auch die Situation im Radioulnar-Gelenk und damit die Unterarmdrehbewegung verbessern. Nach von dorsal oder palmar her erfolgter Freilegung kann ein kortikospongiöser Span in die Osteotomiestelle eingesetzt werden, der durch seine entsprechende Keilform die Fehlstellung der Gelenkachse in 1 oder 2 Ebenen korrigiert. Die Fixierung erfolgt meistens mit einer T-Platte. Bei zu starkem Ulnavorschub mit

irreparabler Zerstörung des distalen Radioulnar-Gelenkes ist die Resektion des Ulnaköpfchens ratsam. Gelegentlich reicht auch eine partielle Resektion des Ulnaköpfchens, bei der der Processus styloideus mit seinen Bandverbindungen zum Handgelenk erhalten bleibt, aus (Kap. 7.3.4, *Abb. 7:16*). Eine weitere Möglichkeit stellt die Operation nach Karpandi dar (Kap. 7.3.4, *Abb. 7:17*).

5.7 Osteosynthesen mit dem Fixateur externe

Der gelenküberbrückende Fixateur externe ist besonders bei Zerstörung der distalen Radiusgelenkfläche im Vergleich zu anderen Verfahren erste Wahl. Durch die Distraktion kann unter Umständen bereits über die Kapselbandverbindungen eine gewisse Reposition und Korrektur der Fragmente im Gelenkbereich erreicht werden. Von kleinen Stichinzisionen kann im Bedarfsfall das eine oder andere Fragment zusätzlich offen reponiert und entweder mit Kirschnerdrähten oder Kleinfragmentschrauben so stabilisiert werden, daß die Gelenkfläche ganz oder zumindest teilweise wiederhergestellt ist. Auch bei weiteren Verletzungen im Handwurzelbereich stellt die Verwendung des Handgelenkfixateurs eine optimale Lösung dar *(Abb. 5:40)*. Beim Anbringen des Fixateurs im Handbereich ist sorgfältig darauf zu achten, daß die Strecksehnen nicht blockiert werden, indem man die distalen Schanzschen Schrauben möglichst dorso-radial im Metarkapale II verankert. Desgleichen können auch im *Mittelhand-* und *Fingerbereich* mit kleinen Fixateur externe-Modellen vor allem bei Defektfrakturen sowie bei anders nicht rekonstruierbaren Ge- lenkzerstörungen überbrückende Stabilisierungen durchgeführt werden *(1) (Abb. 5:41)*.

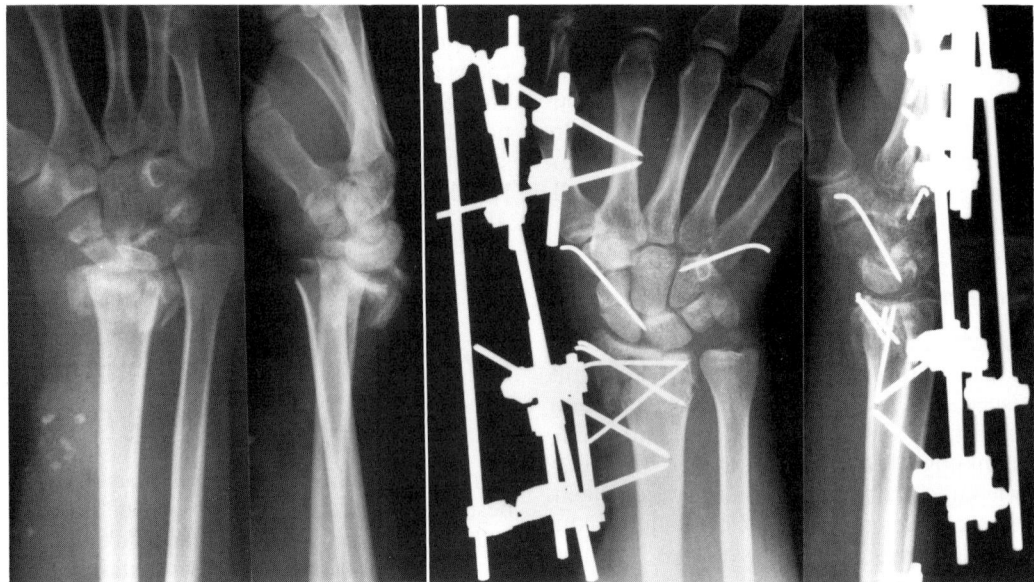

Abb. 5:40   Anwendungsmöglichkeit des Fixateur externe bei einer komplexen Handwurzel- und Handgelenksfraktur (offen und mit Weichteilkontusion)

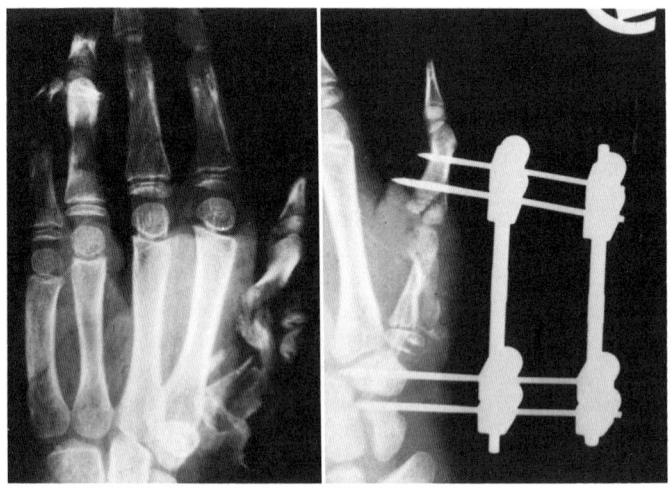

Abb. 5:41   Minifixateur externe bei einer kindlichen Trümmerfraktur des Os metacarpale I

5.8 Osteosynthesen mit resorbierbarem Material

Osteosynthesen mit resorbierbaren Materialien wie z. B. *PDS-Splinte* haben sich in der allgemeinen klinischen Anwendung gegenüber Kirschnerdrähten und Minischrauben nicht durchsetzen können, da ihre relativ geringe Biegefestigkeit eine wirklich sichere Fixierung nur selten zuläßt. Hinzu kommt während des Resorptionsvorganges die Tendenz, intraössäre Granulomhöhlen auszubilden.

Literatur

1. *Asche, G.:* Stabilisierungsmöglichkeit fingergelenksnaher Frakturen mit dem Minifixateur externe. Handchir. Mikrochir. Plast. Chir. 16 (1984) 192
2. *Badger, F. C.:* Internal fixation in the treatment of Bennett's fracture. J. Bone Jt. Surg. 38-B (1956) 771
3. *Bennett, E. H.:* Fractures of the metacarpal bones. Dublin, J. med. Sci. 73 (1882) 72
4. *Böhler, L.:* Die Technik der Knochenbruchbehandlung. Bd. I, 12./13. Auflage. Maudrich, Wien 1951
5. *Böhler, J.:* Die Eingriffe an Knochen und Gelenken. In: Allgemeine und spezielle chirurgische Operationslehre, 3. Teil. Die Operationen an der Hand, hrsg. von W. Wachsmuth und A. Wilhelm. Springer, Berlin 1972
6. *Böhler, J., Ender, H. G.:* Erfahrungen mit der Kahnbeinplatte nach Ender. In: Frakturen, Luxationen und Dissoziationen der Karpalknochen, hrsg. von H. Nigst (Bibliothek für Handchirurgie). Hippokrates, Stuttgart 1982
7. *Böhler, J., Kuderna, H.:* Frakturen und Luxationen der peripheren Handwurzelreihe. In: Frakturen, Luxationen und Dissoziationen der Karpalknochen, hrsg. von H. Nigst (Bibliothek für Handchirurgie). Hippokrates, Stuttgart 1982
8. *Bradford, Ch., Dophin, J. H.:* Fractures of the hand and wrist. In: Hand surgery, hrsg. von J. E. Flynn. Williams & Wilkins, Baltimore 1966
9. *Büchler, U.:* Kondylenplättchen-Osteosynthesen der Hand. Handchir. Mikrochir. Plast. Chir. 19 (1987) 136
10. *Carter, P. R., Benton, L. J., Dysert, P. A.:* Silicone rubber carpal implants: A study of the incidence of late osseous complications. J. Hand. Surg. 11 A (1986) 639
11. *Decloux, P., Marchaud, M., Minet, P., Razemon, J. P.:* La maladie de Kienböck chez le mineur. Etude clinique et pathogénique. Lille Chir. 2 (1957) 65
12. *Gadzaly, D.:* Zur pathologischen Biomechanik der Fingergelenke nach Mittelhandfraktur. Handchirurgie 1 (1970) 37
13. *Gadzaly, D.:* Indikationen zur Alloarthroplastik der Kahnbeinpseudarthrose. Hefte Unfallheilkunde 148 (1980) 141
14. *Heim, U., Pfeiffer, K. M.:* Periphere Osteosynthese. 3. Aufl., Springer Berlin 1988
15. *Herbert, T. J., Fisher, W. E.:* Management of the fractured scaphoid using a new bone screw. J. Bone Jt. Surg. 66B (1984) 114
16. *Hintringer, W., Ender, H. G.:* Perkutane Versorgung von intraartikulären Frakturen der Fingermittelglieder. Handchir. Mikrochir. Plast. Chir. 18 (1986) 356
17. *Iselin, M., Blanguernon, S. Benoist, D.:* Fractures de al base du 1er métacarpien. Mém. Acad. Chir. 82 (1956) 771
18. *Koob, E.:* Die Mondbeinnekrose. Handchirurgie 5 (1973) 173
19. *Kuhlmann, J. N.:* Experimentelle Techniken zur Behandlung der Kienböckschen Krankheit. In: Frakturen, Luxationen und Dissoziationen der Karpalknochen, hrsg. von H. Nigst (Bibliothek für Handchirurgie). Hippokrates, Stuttgart 1982
20. *Kukla, Chr., Wozasek, G. E.:* Langzeitergebnisse dcr modifizierten Kahnbeinverschraubung nach Russe II. Handchir., Mikrochir., Plast.Chir. 24 (1992) 267
21. *Lister, G.:* Intrasosseous wiring of the digital skeleton. J. Hand. Surg. 3 (1978) 427
22. *Matti, H.:* Technik und Resultate meiner Pseudarthrosenoperation. Zbl. Chir. 63 (1936) 1442
23. *McLaughlin, H. L.:* Fracture of the carpal navicular (scaphoid) bone. Some observations based on the treatment by open reduction and internal fixation. J. Bone Jt. Surg. 35-A (1954) 765
24. *Müller, M. E., Allgöwer, M., Schneider, R., Willeneger, H.:* Manual der Osteosynthese, 2. Auflage. Springer, Berlin 1977
25. *Nigst, H.:* Erkrankungen der Knochen. In: Handchirurgie Bd. I, hrsg. von H. Nigst, D. Buck-Gramcko, H. Millesi. Thieme, Stuttgart 1981
26. *Nigst, H.:* Frakturen der Karpalknochen, der Phalangen, der Metakarpalia. In: Handchirurgie Bd. II. hrsg. von H. Nigst, D. Buck-Gramcko, H. Millesi. Thieme, Stuttgart 1983
27. *Pannike, A.:* Osteosynthese in der Handchirurgie. Springer, Berlin 1972
28. *Pezzei, Ch., Leixnering, M., Hintringer, W.:* Die funktionelle Behandlung von Grundgliedfrakturen der dreigliedrigen Finger. Handchir. Plast. Chir. 25 (1993) 319
29. *Pfeiffer, K. M.:* Frakturen des distalen Unterarmes, Kap. 19. In: Handchirurgie Bd. II hrsg.

von H. Nigst, D. Buck-Gramcko, H. Millesi. Thieme, Stuttgart 1983

30. *Rolando, S.:* Fracture de la base du premier métacarpien et principalement sur une variété non encore décrite. Press méd. 18 (1910) 303

31. *Russe, O.:* Die Kahnbeinpseudarthrose, Behandlung und Ergebnisse. Hefte Unfallheilkunde 148 (1980) 129

32. *Schild, H., Walde, H.-J., Rudigier, J., Schwarzkopf, W.:* Das Trapezium – Anatomie, Röntgenologie und Traumatologie. Handchirurgie 13 (1981) 238

33. *Steinhäuser, J.:* Langzeitergebnisse mit der transnaviculolunären Resektionsarthroplastik bei fortgeschrittener Mondbeinnekrose. Arch. orthop. Unfallchir. 78 (1974) 237

34. *Swanson, A. B.:* Reconstructive Surgery in the Arthritic Hand and Foot. CIBA Pharmaceuticalk Co. 31 (1979) 6

35. *Taleisnik, J.:* The wrist. Churchill Livingstone, New York 1985

36. *Trojan, E., Vecsei, V.:* Wiederherstellungschirugie nach Knochen- und Gelenkverletzungen. In: Handchirurgie Bd. II, hrsg. von H. Nigst, D. Buck-Gramcko, H. Millesi. Thieme, Stuttgart 1983

37. *Wagner, C. J.:* Method of treatment of Bennett's fracture dislocation. Amer. J. Surg. 80 (1950) 230

38. *Wilhelm, K., Quick, L.:* Sehneninterpositionsplastik zum Ersatz traumatisch bedingter Fragment-Nekrosen des Scaphoids. Hefte Unfallheilkunde 148 (1980) 140

39. *Winterstein, O.:* Die Frakturen des Os metacarpale I. Schweiz. med. Wschr. 57 (1927) 193

6 Luxationen – Bandverletzungen

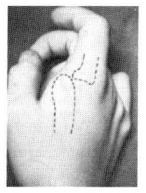

Aus Gründen einer besseren Übersichtlichkeit werden die Kapsel-Bandverletzungen in einem eigenen Kapitel aufgeführt, obwohl zwischen Frakturen und Luxationen fließende Übergänge bestehen (Luxationsfrakturen, knöcherne Bandausrisse) und häufig die gleichen Unfallmechanismen vorliegen. Überschneidungen in der thematischen Zuordnung – vor allem bei den Luxationsfrakturen – sind daher nicht zu vermeiden.

Auch ohne knöcherne Beteiligung sind alle Gelenkverletzungen sehr ernst zu nehmen, da Behandlungsfehler zu Funktionseinbußen der gesamten Hand führen können.

Bei Gelenkluxationen zerreißen häufig außer Gelenkkapselanteilen auch wichtige Bänder und Sehnenansätze. Daher ist die Darstellung von Luxationen und Bandverletzungen in einem gemeinsamen Kapitel sinnvoll.

6.1 Langfinger

Ursachen

Zu Gelenkverletzungen im Fingerbereich führen heftige direkte, axial oder schräg auftreffende Gewalteinwirkungen. Hinzu kommt das Hängenbleiben und Verkanten in einer normalerweise durch eine straffe Bandführung blockierten Richtung.

Symptome – Diagnostik

Bei bestehender fixierter Luxation ist die Diagnose eindeutig *(Abb. 6:1)*. Hat sich jedoch z. B. nach einer Bandruptur das Gelenk wieder normal eingestellt, so liegt zumindest eine Schwellung mit schmerzhafter Bewegungseinschränkung vor. Die exakte klinische Prüfung der Gelenkstabilität, dokumentarisch ergänzt durch gehaltene Röntgenaufnahmen, hilft bei der Klärung, ob wichtige Kapsel- oder Bandanteile zerrissen sind.

Ist die genaue klinische Untersuchung kurze Zeit nach der Verletzung zu schmerzhaft, kann sie nach einigen Tagen Ruhigstellung nachgeholt werden. Differentialdiagnostisch muß bei jeder Luxation – auch bei stabilen Gelenkverhältnissen – der röntgenologische Ausschluß (Aufnahme in 2 Ebenen) einer Gelenkfraktur oder eines knöchernen Bandausrisses erfolgen. Eine Röntgenkontrolle ist außerdem nach jeder Reposition durchzuführen, da Reluxationen möglich sind und Subluxationsstellungen weiter bestehen können, wenn Kapselanteile oder Bandstrukturen eingeschlagen sind *(Abb. 6:5 b und c)*. Hier ist die operative Freilegung und offene Reposition ebenso angezeigt wie bei direkten Repositionshindernissen (z. B. in den Gelenkspalt verlagerte Sehnen, *Abb. 6:2)*.

Langfingerendgelenke (DIP-Gelenke)

An den *Langfingerendgelenken* ist bei einer einfachen *Luxation nach dorsal* die beugeseitige Gelenkkapsel eingerissen. Relativ selten kommt es zusätzlich zu einem Ausriß der an der Beugeseite der Endgliedbasis ansetzenden langen Beugesehne. Im allgemeinen reicht ein kurzer kräftiger axialer Zug aus, um das Gelenk zu reponieren. Bei entsprechender Vorsicht des Patienten ist eine zusätzliche Ruhigstellung wegen der guten Führung durch Beuge- und Strecksehnen bei der dorsalen Luxation nicht erforderlich, sofern die Seitenbänder nach der Reposition ausreichend stabil sind.

Eine *Luxation nach palmar* ist häufig verbunden mit einem subkutanen Strecksehnenabriß mit oder ohne knöcherne Beteiligung *(Abb. 9:3, 9:4, 9:5 und 9:6)*.

Geschlossene Verletzungen der Endgelenksseitenbänder (selten) können im allgemeinen konservativ behandelt werden. Bei offenen Verletzungen ist eine entsprechende Bandnaht indiziert. In beiden Fällen reicht eine ca.

3wöchige Ruhigstellung des Endgelenkes in einer Fingerschiene nach Stack *(Abb. 9:7*, S. 193) oder einer beugeseitigen Fingergipsschiene in Streckstellung der Mittel- und Endgelenke aus.

Mittelgelenke (PIP-Gelenke)

An den *Mittelgelenken* führen Überstreckmechanismen und Luxationen der Mittelgliedbasis nach dorsal zu *Zerreißungen* der beugeseitigen Gelenkkapsel und der hier die Gelenkkapsel verstärkenden Faserknorpelplatte *(Fibrocartilago palmaris)* z.T. mit Einrissen der hier einstrahlenden Seidenbänder. Kleine knöcherne Abrisse können diese Verletzungen begleiten.

Als Therapie ist im allgemeinen eine Ruhigstellung in Streckstellung der Mittelgelenke für 2 bis 4 Wochen und eine anschließende funktionelle aktive Übungsbehandlung ausreichend (Aluminium-, Plastik- oder Gipsschiene). Weitere Gelenke sollen möglichst freibleiben, damit durch das Bewegen des Endgelenkes die Strecksehnenseitenzügel nicht verkleben.

Stabile Gelenke können bei zuverlässigen Patienten auch von Anfang an funktionell behandelt werden. Auch hierbei ist darauf zu achten, daß stets die volle Streckung vom Patienten täglich bewußt trainiert wird.

Erfolgt die Ruhigstellung nicht in Streckhaltung oder wird das tägliche Strecken nicht eingehalten, ist mit fixierten Beugekontrakturen der Mittelgelenke zu rechnen.

Über die Tatsache, daß derartige Gelenkverletzungen mit lang anhaltenden Schwellungszuständen und häufig auch mit bleibenden Verdickungen des Kapselbandapparates einhergehen, ist der Patient zu informieren.

Bei konsequentem Einhalten der genannten Richtlinien sind die funktionellen Endergebnisse meist gut und die Beugefähigkeit des Mittelgelenkes wird i.a. auch nach 4wöchiger Ruhigstellung in Streckung wieder voll erreicht *(2)*. Eine operative Reinsertion der Faserknorpelplatte, die meist an der Basis der Mittelphalanx abreißt, ist nur bei einer deutlichen Überstreckbarkeit nach der Reposition zu empfehlen.

Sie erfolgt mit einer transossären Naht an der Basis des Mittelgliedes (2). Die operative Behandlung stellt jedoch eher die Ausnahme dar. Die Nachbehandlung besteht auch hier in 2wöchiger Ruhigstellung in Streckhaltung des Mittelgelenkes und weiterem funktionellen Vorgehen.

Eine Luxation des Grundgliedköpfchens nach dorsal führt im Mittelgelenk zusätzlich zu einer Zerreißung des Strecksehnenmittelzügels und damit zu einer *Knopflochdeformität* (Therapie siehe Kap. 9.2.2).

Seitenbandrupturen, die im Bereich der Mittelgelenke relativ häufig vorkommen, können auch hier mit einer kleinen Gips- und Plastikschiene für 4 Wochen in einer Streck- oder leichten Beugestellung der Mittelgelenke von ca. 15° ruhiggestellt werden.

Im allgemeinen ist die operative Freilegung und Bandnaht von einem seitlichen Längsschnitt unnötig, auch wenn hierdurch eine bessere Adaptation der zerrissenen Bandanteile möglich wird und zusätzlich Einrisse der Gelenkkapsel dorso-lateral mitversorgt wer-

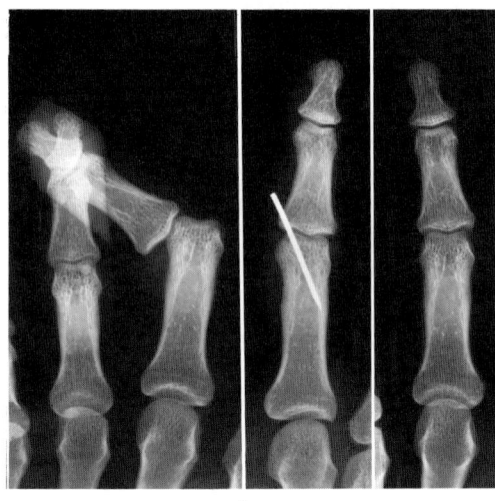

a   **b**   **c**
a Ausgangssituation
b Schräge temporäre Kirschnerdrahtfixierung in Streckstellung
c Nach Drahtentfernung

Abb. 6:1 Mittelgelenksluxation

den können. Auch hiernach ist eine ca. 3- bis 4wöchige Ruhigstellung in Streckstellung des Mittelgelenkes (Schiene oder transartikulärer Kirschnerdraht) notwendig *(Abb. 6:1)*.

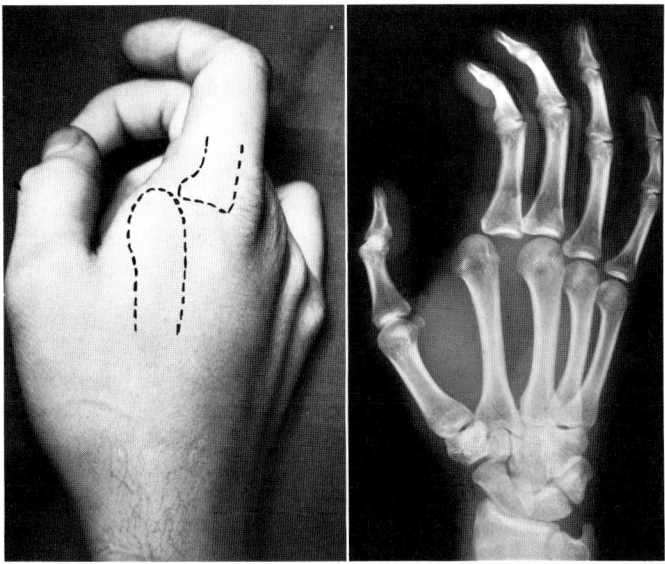

a Ausgangssituation

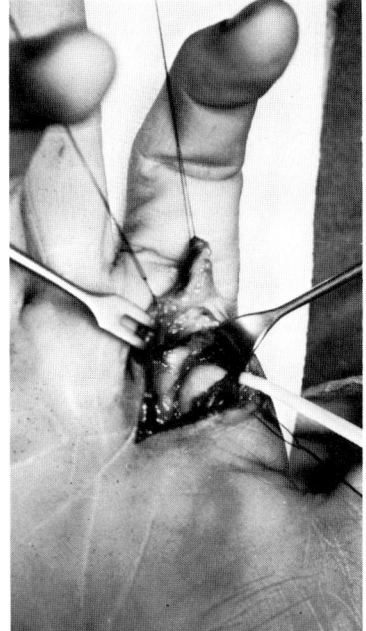

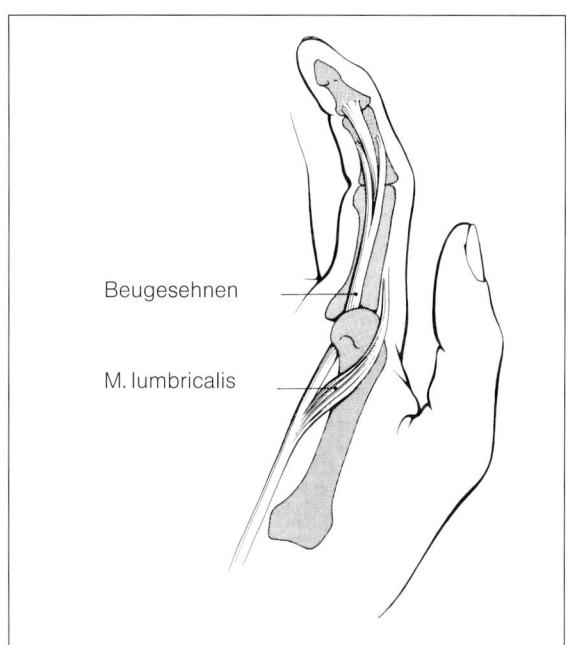

Beugesehnen

M. lumbricalis

b Das MC II-Köpfchen ist zwischen der tiefen Beugesehne und dem dazugehörenden M. lumbricalis eingeklemmt

Abb. 6:2   Grundgelenksluxation des Zeigefingers mit Repositionshindernis

Grundgelenke (M-P-Gelenke)

Isolierte *Grundgelenksluxationen* der Langfinger kommen meist nur an den beiden randständigen Fingern (2. und 5. Finger) vor. Es handelt sich überwiegend um eine Luxation des Mittelhandköpfchens nach hohlhandwärts *(Abb. 6:2)*. Gelingt die Reposition durch axialen Zug und Druck auf die Basis des Grundgliedes nicht, so sind Teile der beugeseitigen Faserknorpelplatte interponiert oder das luxierte Mittelhandköpfchen des Zeigefingers ist wie in *Abb. 6:2* zwischen der langen Beugesehne und dem an dieser Beugesehne ansetzenden M. lumbricalis wie durch ein Knopfloch hindurchgetreten und wird von diesen beiden Strukturen eingeklemmt. Interponiert im Gelenkspalt sind dabei die Beugesehnen *(Abb. 6:2 c* und *d)* und die beugeseitige Faserknorpelplatte. Von einer palmaren Inzision entlang der Hohlhandbeugefalten über dem betroffenen Gelenk *(Abb. 6:2 c)* werden die Hindernisse beseitigt. Nach Längsspaltung störender Querverbindungen der Palmaraponeurose und der palmaren Gelenkkapsel parallel zu den Beugesehnen wird das Köpfchen durch axialen Zug am Finger reponiert. Im all-

gemeinen ist eine 2wöchige postoperative Ruhigstellung auf einer Gipsschiene in 70–80°-Beugestellung des Grundgelenkes ausreichend *(3)*.

Isolierte *Kollateralbandzerreißungen* werden im Bereich der Grundgelenke des 2. und 5. Fingers durch Hängenbleiben beobachtet *(8)*. Bei erhaltener Führung des Gelenkes durch intakte Handbinnenmuskulatur kommt es i. a. nach anfänglicher Ruhigstellung für 2 bis 3 Wochen unter funktioneller Behandlung zur folgenlosen Abheilung. Allerdings besteht nicht selten eine gewisse Schmerzsymptomatik bis zu 6 Monaten weiter.

6.2 Daumengrundgelenk

Während für das Daumenendgelenk die gleichen Bedingungen wie bei den Langfingern vorliegen, kommt es beim Daumengrundgelenk in erster Linie auf eine schmerzfreie Stabilität und weniger auf eine gute Beweglichkeit an – im Gegensatz zu den Langfingergrundgelenken.

Die häufigste Verletzung ist die Ruptur des ulnaren Kollateralbandes *(Abb. 6:3)*.

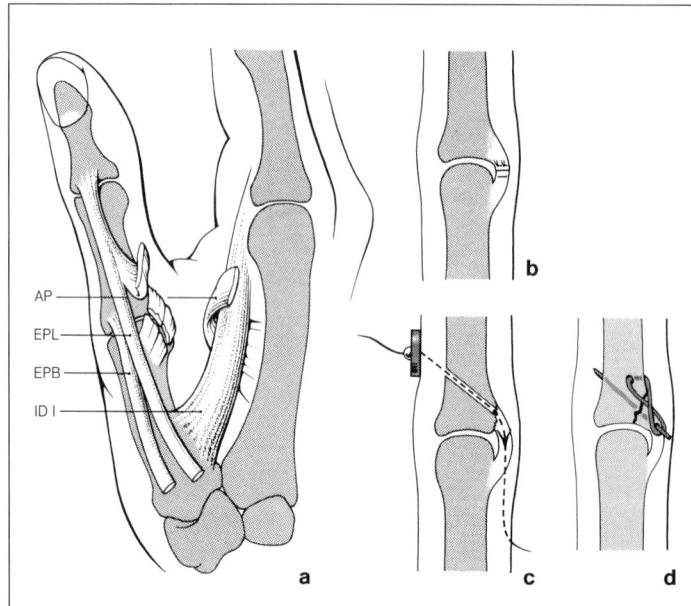

a Aufsuchen der Bandruptur nach Spaltung der Aponeurose des M. adductor pollicis (AP) (EPL: M. extensor pollicis longus, ID I: M. interosseus dorsalis I, EPB: M. extensor pollicis brevis)

b Einfache U-Nähte bei Rupturen in Bandmitte

c Ausziehdrahtnaht bei knochennahen Rupturen.

d Refixierung eines knöchernen Bandausrisses mit einem Kirschnerdraht und Zuggurtung mit langsam resorbierbarem Nahtmaterial

AP
EPL
EPB
ID I

a   c   d   b

Abb. 6:3 Naht des ulnaren Kollateralbandes am Daumengrundgelenk

Ursachen

Am meisten gefährdet sind die dorso-ulnare Seite der Gelenkkapsel und das ulnare Seitenband am Daumengrundgelenk durch einen gewaltsamen Abspreizmechanismus, wie er beim Hinfallen auf die Hand ober beim Hängenbleiben des Daumens während eines Sturzes auftreten kann (Entstehung des sog. *Skistockdaumens*).

Tangentiale Gewalteinwirkungen und Hyperextensionsmechanismen können außerdem Luxationen der Daumengrundgliedbasis nach dorsal oder weniger häufig nach palmar hervorrufen.

Zu den selteneren Verletzungen des radialen Seitenbandes kommt es durch direkte von radial den Daumen treffende Gewalteinwirkungen (Sturz, Anschlagen) *(Abb. 6:4)*. Wiederholte Distorsionsverletzungen können zu

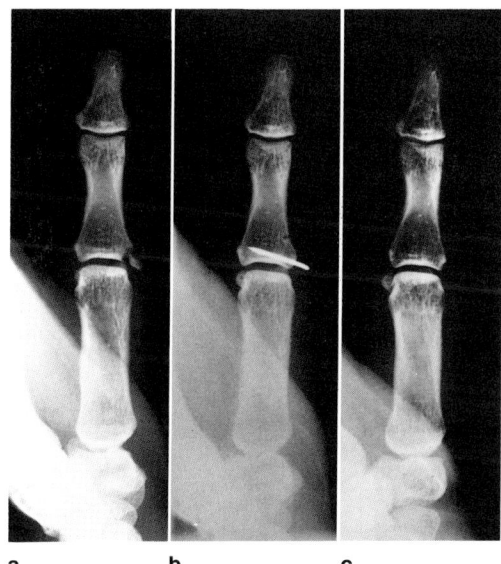

a   b   c

a Unfallbild
b Fixierung des offen reponierten Fragmentes mit Kirschnerdraht und Zuggurtung aus resorbierbarem Nahtmaterial. (Der hierzu angelegte Bohrkanal ist distal des Kirschnerdrahtes erkennbar)
c Nach Ausheilung Drahtentfernung (6 Wochen postoperativ)

Abb. 6:4   Behandlung eines knöchernen radialen Seitenbandausrisses

dem zu einer chronischen Kapselinstabilität führen.

Symptome – Diagnostik

Der Daumen wird durch die ulnare Instabilität im Grundgelenk unfähig, seine Haltefunktion im Gegengriff zu den Langfingern auszuüben. Ein fester Spitzgriff und das Halten von Gegenständen wie z. B. einer Flasche werden weitgehend unmöglich. Daher ist vor allem die sorgfältige Prüfung einer ulnaren Aufklappbarkeit wichtig. Ein Seitenvergleich mit der unverletzten Hand und eine Greifprobe, bei der mit etwas Kraft ein Gegenstand gehalten werden soll, können bei nicht ganz eindeutigen Befunden zur Klärung beitragen, ebenso wie gehaltene Röntgenaufnahmen in aufgeklappter Stellung (ebenfalls im Seitenvergleich mit der gesunden Hand). Dabei ist unbedingt die natürliche Daumenstellung (90° Rotation zur Ebene der Langfinger) zu berücksichtigen! D. h. die Röntgendiagnostik muß parallel zur Ebene der Langfinger durchgeführt werden. Diagnostische Schwierigkeiten können vor allem bei einer *dorso-ulnaren Gelenkkapselinstabilität* entstehen.

Anatomie

Der ulnare Daumenseitenbandapparat besteht aus 2 schräg von dem dorsalen Köpfchenbereich des Mittelhandknochens ausgehenden und zum palmaren Bereich der Grundgliedbasis ziehenden Faserzügen, dem eigentlichen Hauptband und einem akzessorischen *(9)*. Diese weisen mit einzelnen Faserzügen Verbindungen zu den palmaren Sehnenscheidenstrukturen der Beugesehnen auf. Dorsal zur Strecksehne hin findet man unter dem Streckapparat zusätzlich relativ festes Kapselgewebe, welches bei der typischen Ruptur des ulnaren Seitenbandes miteinreißt und mitversorgt werden muß.

Bedeckt wird der Seitenbandapparat von Anteilen der Adduktoraponeurose, die etwa auf Höhe des Gelenkes in den ulnaren Teil des Streckapparates übergeht *(Abb. 6.3)*. Nicht selten findet man diesen Strukturen unmittelbar anliegend einen bei Operationen sorgfältig zu schonenden und für die Sensibilität der dorso-ulnaren Daumenseite verantwortlichen Endast des N. radialis.

Therapie

Das zerrissene ulnare Kollateralband ist meist unter der Aponeurose des M. abductor pollicis umgeschlagen, seltener in den Gelenkspalt interponiert und nur in Ausnahmefällen, mit denen man nicht rechnen darf, liegen die Bandenden beieinander *(8, 12)*. Daher sind konservative Behandlungsversuche in über 90 % der Fälle erfolglos. Die Freilegung erfolgt von einem dorso-ulnar um das Gelenk herumgeführten Hautschnitt. Häufig findet man neben der Strecksehne zusätzlich zerrissene Gelenkkapselanteile. Die Aponeurose des M. adductor pollicis, die zur Grundgliedbasis zieht und das ulnare Kollateralband verbirgt, muß parallel zur Daumenachse durchtrennt und nach der Bandrekonstruktion wieder genäht werden. Die Bandnaht erfolgt bei frischen Zerreißungen in Bandmitte durch einfache Einzelknopf- oder durch U-Nähte *(Abb. 6:3b)*. Abrisse am Knochenansatz und knöcherne Ausrisse werden durch eine transossäre Ausziehdrahtnaht *(Abb. 6:3c)* oder durch kleine Kirschnerdrähte *(Abb. 6:3d, 6:4b)* behandelt.

Bisweilen kann man Bandabrisse, die unmittelbar an der Grundgliedbasis erfolgt sind, auch mit gutem Erfolg an der Sehnenscheide der Beugesehne fixieren. Begleitende Zerreißungen der dorso-ulnaren Gelenkkapsel werden ebenfalls genäht.

Die postoperative Ruhigstellung kann entweder mit einem transartikulären, schräg verlaufenden Kirschnerdraht oder einem den Daumen einschließenden Unterarmgips in Mittelstellung der Daumengelenke für insgesamt 5 Wochen erfolgen. Anschließend übt der Patient selbsttätig, wobei in den ersten 2 Wochen stärkere Belastungen zu vermeiden sind. Eine zusätzliche krankengymnastische Behandlung ist nur ausnahmsweise notwendig.

Ein *zerrissenes radiales Kollateralband* des Daumengrundgelenkes – ligamentär oder mit knöchernem Ausriß – wird ebenfalls operativ *(Abb. 6:4)* behandelt.

Bei veralteten Bandläsionen, bei denen man i.a. keine geeigneten Bandstümpfe mehr findet, muß man auf Bandplastiken (Kap. 7.1.1) oder eine Arthrodese (Kap 7.2.3, *Abb. 7:8* u. *7:9)* zurückgreifen.

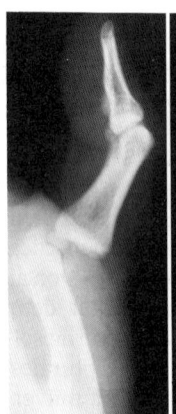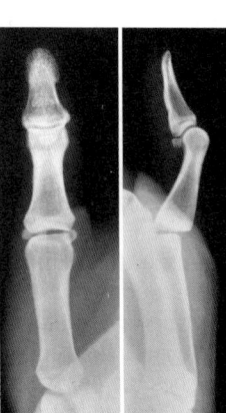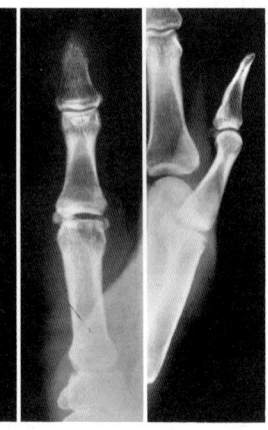

Abb. 6:5
Daumenluxation im Grundgelenk nach dorsal

a Ausgangssituation

b Interposition palmarer Gelenkkapselanteile und eines Sesambeines nach geschlossener Reposition

c Normale Gelenkverhältnisse nach operativer Beseitigung der Repositionshindernisse

Luxationen des Daumens im Grundgelenk nach dorsal (Abb. 6:5) können wiederum wie bei den entsprechenden Langfingergelenken eine Interposition der langen Beugesehne oder beugeseitigen Gelenkkapselanteile einschließlich der Sesambeine sowie eine knopflochartige Umschlingung des ersten Mittelhandköpf-

chens durch den M. adductor pollicis (ulnar) zur Folge haben *(8)*, woraus eine Beugeunfähigkeit und dorsale Luxations- oder Subluxationshaltung resultiert *(Abb. 6:5 c)*. Auch diese interponierten Gewebsanteile müssen von einem beugeseitigen Zugang operativ beseitigt werden.

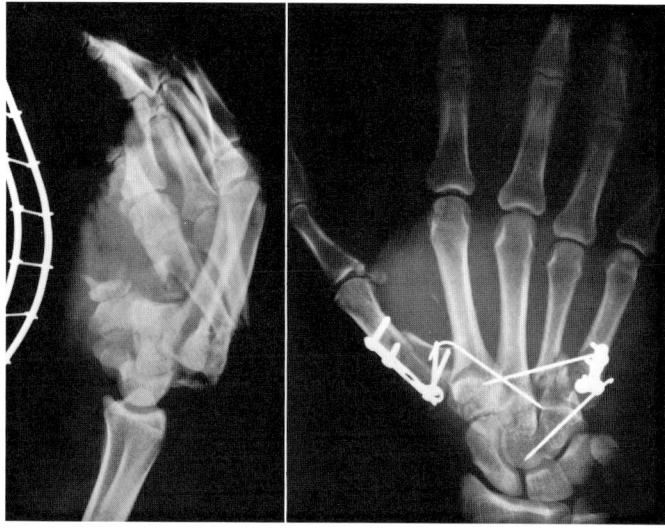

a Unfallbild   **b** Operative Versorgung

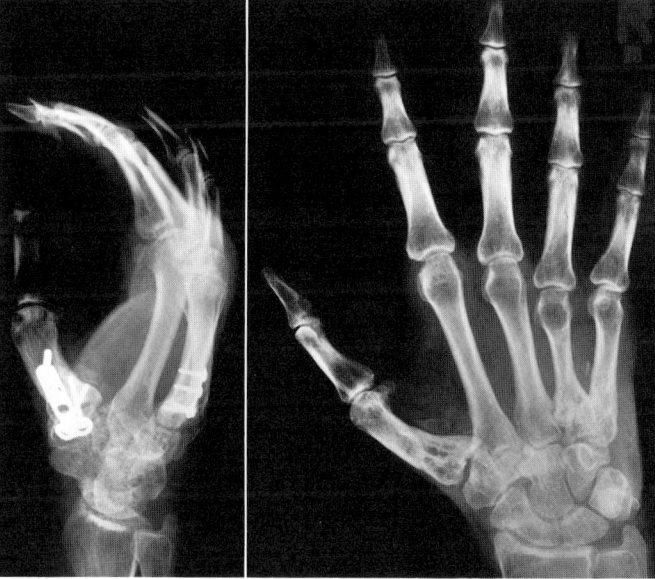

c Zwischenergebnis   **d** Endergebnis nach 6 Monaten
nach 6 Wochen

Abb. 6:6   Direkte Handquetschung mit Serienluxation der Karpometakarpal-Gelenke II und III, kombiniert mit basisnahen Frakturen der Metakarpalia I, IV, V (Sturz mit dem Motorrad)

Liegt eine pathologische Überstreckbarkeit dieses Gelenkes vor, kann auch hier eine Naht oder transossäre Refixierung der palmaren Grundgelenksplatte notwendig werden.

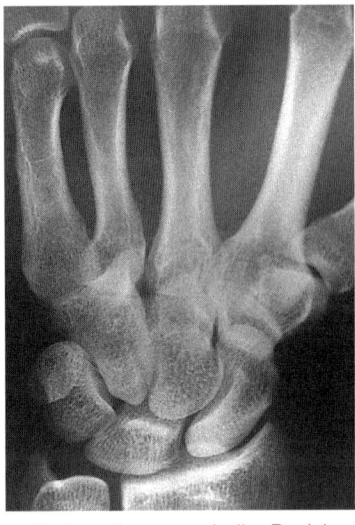
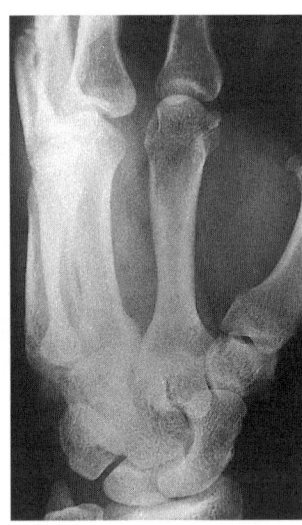

a Die Luxationen um halbe Basisbreite sind leicht zu übersehen. Auffällig ist die gestörte Parallelität vor allem des V. Metakarpale gegenüber seinen Nachbarn in der Schrägaufnahme

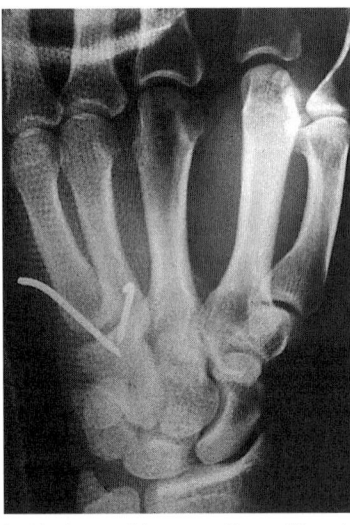
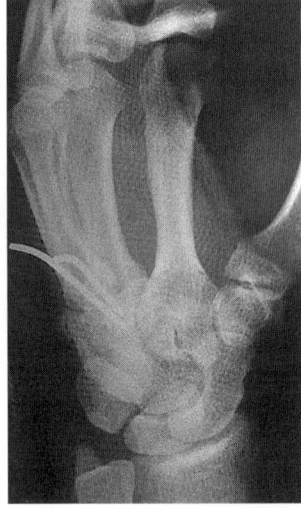

Abb. 6:7 Luxationen der Karpometakarpal-Gelenke IV u. V.

b Nach geschlossener Reposition durch Zug an Ring- und Zeigefinger sowie Druck auf die Basen der betroffenen Metakarpalia transartikuläre Kirschnerdrahtsicherung für 5 Wochen (vgl. die Schrägaufnahme in a u. b)

6.3 **Karpometakarpal-Gelenke**

Ursachen

Verrenkungen in diesen Gelenken entstehen meist durch heftige Gewalteinwirkungen, häufig als Begleitverletzungen bei direkten Handquetschungen. Serienluxationen in mehreren oder allen Karpometakarpal-Gelenken sind typisch für heftige Gewalteinwirkungen wie sie z.B. beim Sturz mit einem Motorrad, bei dem die Lenkstange mit der Hand festgehalten wurde, auftreten können *(Siehe Bsp. in Abb. 6:6) (6).*
Isolierte Luxationen ohne knöcherne Begleitverletzung sind vor allem im Bereich des 1.–4. Strahles relativ selten *(8)*. Es kommt eher zu Luxationsfrakturen *(Abb. 5:36,* Seite 123), von denen die Bennett-Fraktur des Sattelgelenkes am bekanntesten ist (Kap. 5.3.5).

Symptome – Diagnostik

Der 1. Mittelhandknochen ist bei Verrenkungen des Sattelgelenkes meist nach dorso-radial verlagert und wird durch den M. adductor pollicis longus nach proximal gezogen, entsprechend dem Dislokationsmechanismus bei der Bennett-Fraktur (S. 106), wobei eine reine Luxation mit Zerreißung der Bandverbindungen zur Basis des Os metacarpale II wesentlich seltener ist als eine Bennett-Fraktur.
In den anderen Karpometakarpal-Gelenken kommt es ebenfalls zur Luxation der Mittelhandknochen an ihrer Basis nach dorsal *(Abb. 6:6)*. Bei nicht zu großem Hämatom läßt sich in der Regel eine Stufe am Handrücken ertasten und bei seitlicher Betrachtung eine verstärkte Wölbung gegenüber der gesunden Hand feststellen.
Subluxationen, vor allem im Bereich des 4. und 5. Karpometakarpal-Gelenkes können in den üblichen Röntgendarstellungen (a.-p. und halb schräg) leicht übersehen werden. Hinweise, daß in diesen Gelenken etwas nicht stimmt, findet man unter anderem beim Betrachten der Konturen der einzelnen Metakarpalschäfte. Sind diese im halbschrägen Röntgenbild nicht parallel ausgerichtet, so muß in den Karpometakarpal-Gelenken ein pathologischer Zustand vorliegen *(Abb. 6:7b mit d)*. Die diagnostische Durchleuchtung mit Drehen der Hand unter einem Röntgenbildwandler kann hier definitiv Klarheit schaffen.

Therapie

Im Daumensattelgelenk sollen Kapsel- und Bandzerreißungen möglichst frühzeitig durch Naht bzw. Raffen des verbliebenen Kapselgewebes behandelt werden, andernfalls wird hier eine Bandplastik erforderlich (Kap. 7.1.4, *Abb. 7:2)*. Der Zugang entspricht dem bei der Operation einer Bennett-Fraktur. Eine transartikuläre Kirschnerdrahtfixierung ist zur Sicherung der Naht kombiniert mit einem Daumen-Unterarmgips für 4 bis 5 Wochen notwendig.
Bei den Karpometakarpal-Gelenken 2 bis 4 gelingt die Reposition meist geschlossen durch gleichmäßigen axialen Zug und dorsalen Druck auf die Basen der Metakarpalia. Die Retention erfolgt ebenfalls mit perkutan eingebrachten transartikulären Kirschnerdrähten für 5 bis 6 Wochen *(Abb. 6:6b, 6:7)*, da sonst zumindest eine Subluxation nach dorsal zurückbleibt.
Unbehandelte Luxationen in diesen Gelenken können zu erheblichen Beschwerden führen und gegebenenfalls später eine Arthrodese erfordern. Zusätzlich zur Kirschnerdrahtfixierung ist eine 5wöchige Ruhigstellung auf einer palmaren Unterarmgipsschiene in Mittelstellung des Handgelenkes notwendig. Die Fingergelenke können hierbei frei bleiben (Gipsschiene nur bis zu den Grundgelenken). Luxationsfrakturen, bei denen entweder die Gelenkflächen der Mittelhandknochen oder der peripheren Handwurzelreihe (Os trapezium, trapezoideum, capitatum, hamatum) betroffen sind, können mit einer gelenküberbrückenden Osteosynthese *(Abb. 5:36,* Seite 123) oder, wenn es sich um den 2. oder 3. Strahl handelt, einer primären Arthrodese behandelt werden.

6.4 Handwurzel: perilunäre Luxationen und de Quervainsche Luxationsfraktur

Die häufigste Verrenkung der Handwurzel ist die *perilunäre Luxation*. Sie kommt sowohl isoliert als auch in Kombination mit Frakturen des Os scaphoideum (De Quervainsche Luxationsfraktur), des Os capitatum, des Os triquetrum und des Processus styloideus radii oder ulnae *(Abb. 6:10, 6:11, 6:12)* vor. Von Bedeutung sind außerdem Rupturen der Bandverbindungen zwischen Kahnbein einerseits, benachbarten Handwurzelknochen und Radius andererseits. Begriffe wie *karpale Instabilität* und *skapholunäre Dissoziation* beziehen sich auf die Folgen dieser Bandverletzungen *(1, 4)*.

Ursachen

Bei der perilunären Luxation steht zwar, wie das seitliche Röntgenbild zeigt, das Mondbein vor den benachbarten Karpalknochen und ist auch aus der Radiusgelenkfläche heraus in unterschiedlichem Ausmaß verdrängt worden *(Abb. 6:11b* und *6:12b)*, dennoch spricht man unter Berücksichtigung des Unfallmechanismus nicht mehr von einer palmaren Mond-

beinverrenkung *(7, 8)*, sondern von einer *perilunären dorsalen Luxation*. Der Unfallhergang wird folgendermaßen erklärt: Bei einem Sturz auf die ausgestreckte und maximal dorsal extendierte Hand bleibt das Mondbein im Bereich seiner palmaren Bandverbindungen an der Radiusgelenkfläche stehen, die palmare Bandverbindung zwischen Mondbein und Kopfbein (Os capitatum) zerreißt, und das Mondbein rutscht zusammen mit dem Radius und der Elle gegenüber der fixierten Hand nach der Beugeseite hin weg. Am Ende dieses Vorganges zerreißt auch die handrückseitige Bandverankerung des Mondbeines zu Kapitatum und Radius. Beim Nachlassen der Gewalt reponieren sich die übrigen Handwurzelknochen mehr oder weniger vollständig und drängen dabei das Mondbein nach palmar aus der proximalen Handwurzelreihe heraus.

»Perilunäre palmare Luxationen«, bei denen das Mondbein dorsal der übrigen Handwurzel zu finden ist, kommen nach Stürzen auf die gebeugte Hand ebenfalls vor *(7, 10)*, sind jedoch ebenso selten wie eine reine lunäre Luxation, die dann entsteht, wenn die palmare Bandverbindung zwischen Lunatum und Kapitatum statt derjenigen zum Radius intakt bleibt *(5, 7)*. Die Höhlung der Mondbeinsichel ist in einem solchen Fall auf die Handwurzel gerichtet, umgekehrt wie bei der meist vorliegenden *»perilunären dorsalen Luxation«*.

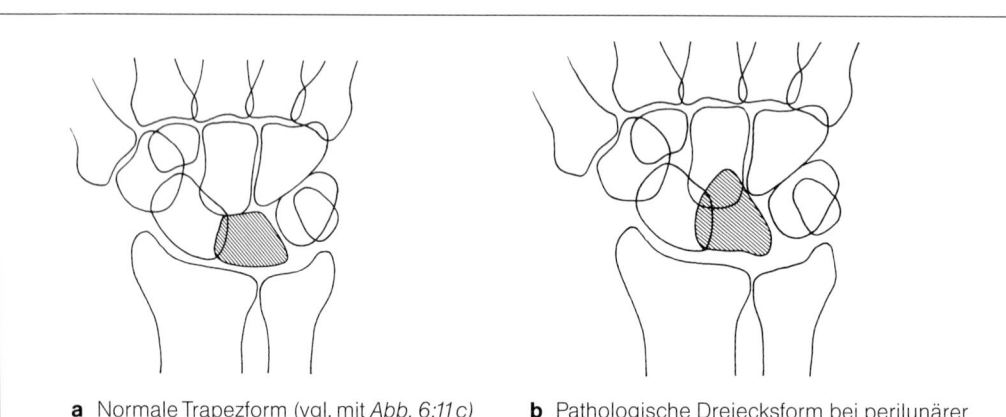

a Normale Trapezform (vgl. mit *Abb. 6:11c*) **b** Pathologische Dreiecksform bei perilunärer Luxation (vgl. mit *Abb. 6:11a*)

Abb. 6:8   Röntgenprojektion des Mondbeines im dorso-palmaren Strahlengang einer Standardröntgenaufnahme

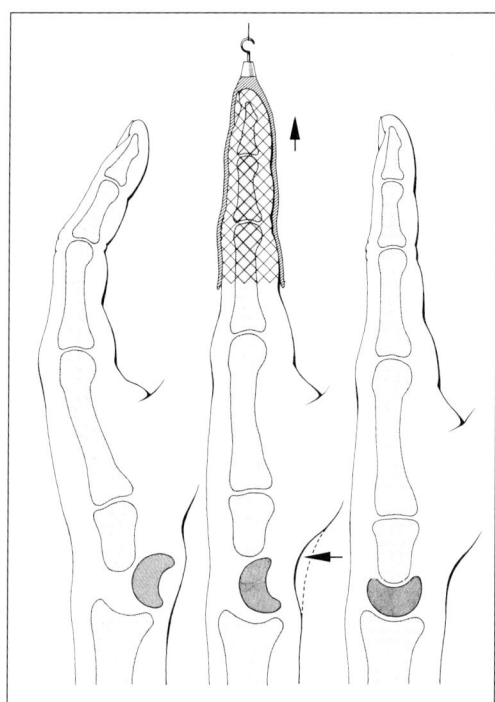

Abb. 6:9   Reposition des luxierten Os lunatum
durch axialen Dauerzug und manuellen Druck auf
den peripheren Teil des dislozierten Mondbeines

Symptome – Diagnostik

Klinisch liegen meist diffuse Schmerzen, eine unterschiedlich starke Schwellung und gelegentlich Sensibilitätsstörungen im Bereich des N. medianus vor. Die Diagnose wird vor allem aufgrund des Röntgenbildes gestellt.

Um derartige Luxationen und Luxationsfrakturen trotz einwandfrei durchgeführter Röntgendiagnostik nicht zu übersehen, ist die genaue Betrachtung der Mondbeinkonturen wichtig. A.p. erscheint das sonst trapezförmig mit den Gelenkflächen der Nachbarknochen korrespondierende Mondbein mehr dreieckig, die Kongruenz der Gelenkflächen zum Os scaphoideum, Os capitatum und zum Os triquetrum ist gestört *(Abb. 6:8)*. Auf der streng seitlichen Aufnahme ist die Sichel des Mondbeines meist aus der proximalen Handwurzelreihe herausgedrängt und umschließt nicht mehr den Kopf des Os capitatum *(Abb. 6:11b)*. Je nach Schwere der Luxation kann das Mondbein auch verdreht sein und bis proximal des Handgelenkes luxieren.
Zur Abklärung begleitender Frakturen sind bei entsprechendem Verdacht Zusatzaufnahmen in 2 schrägen Projektionen sinnvoll.

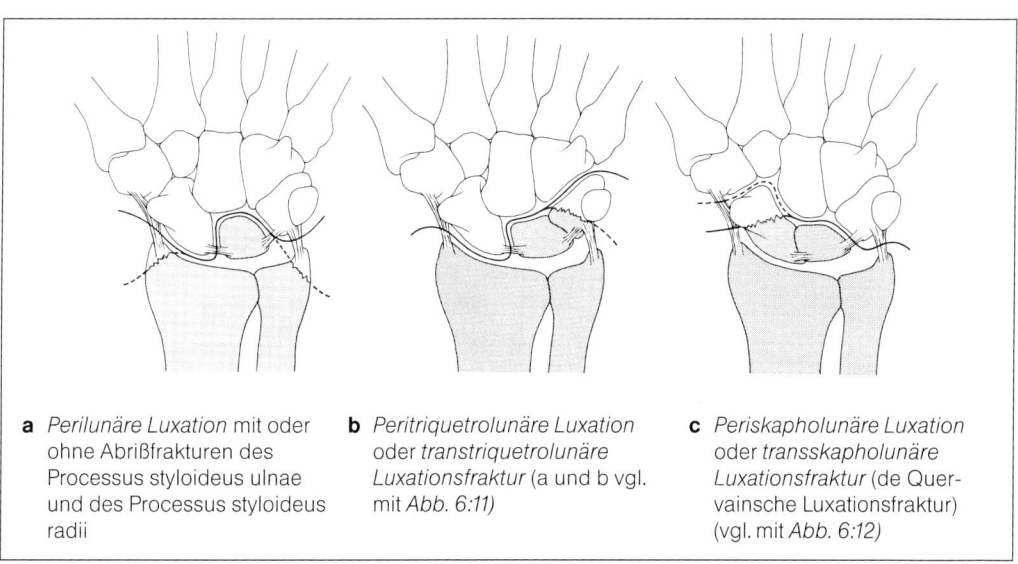

a *Perilunäre Luxation* mit oder ohne Abrißfrakturen des Processus styloideus ulnae und des Processus styloideus radii

b *Peritriquetrolunäre Luxation* oder *transtriquetrolunäre Luxationsfraktur* (a und b vgl. mit *Abb. 6:11)*

c *Periskapholunäre Luxation* oder *transskapholunäre Luxationsfraktur* (de Quervainsche Luxationsfraktur) (vgl. mit *Abb. 6:12)*

Abb. 6:10   Verschiedene Handwurzelluxationen und Luxationsfrakturen

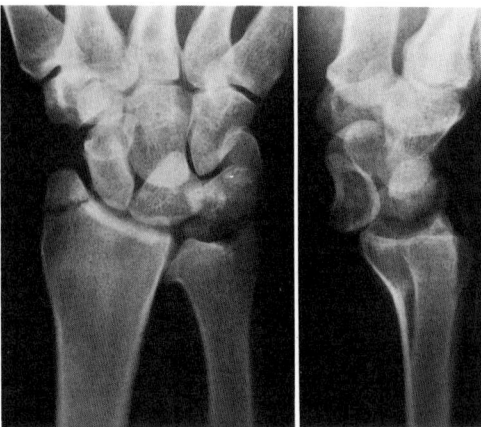

a Ausgangssituation, beachte in der ap-Aufnahme die dreiecksförmige Mondbeinkontur

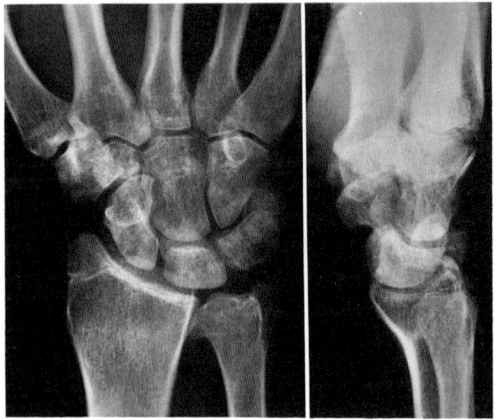

b Ausheilungsbilder 3 Monate nach offener Reposition und 6-wöchiger Gipsbehandlung (Normale Trapezform des Mondbeines)

Abb. 6:11 Perilunäre Luxation mit Fraktur des ostriquetrum *(vgl. Abb. 6:10)* **und des processus styloideus radii**

Therapie

Wichtig ist das sofortige Einrichten der frischen Luxation. Sie gelingt innerhalb der ersten Stunden ohne operative Freilegung *(Abb. 6:9)*. Ist das Mondbein verdreht, so kann eine primäre operative Reposition angezeigt sein, ebenso bei länger bestehenden Luxationen mit oder ohne Kompressionssyndrom des N. medianus. Die *Schnittführung* entspricht derjenigen bei der offenen Operation eines Karpaltunnelsyndroms *(Abb. 19:2 c,* S. 332). Nach Spaltung des Retinaculum flexorum (Ligamentum carpi transversum) werden die durch den Karpaltunnel ziehenden Strukturen zur Seite gehalten, das Mondbein nach Eröffnen der Gelenkkapsel reponiert und die Gelenkkapsel wieder vernäht. Bei der reinen Luxation ist eine 5- bis 6wöchige Ruhigstellung mit einer dorsalen Gipsschiene notwendig, um eine Abheilung zerrissener Bandstrukturen zu ermöglichen.

Bei einer zusätzlichen Fraktur des Kahnbeines *(De Quervainschen Luxationsfraktur)* ist es notwendig, wenn nach einer geschlossenen Reposition der Kahnbeinbruch eine Diastase oder eine Versetzung der Fragmente zeigt, das Kahnbein von einem palmaren Zugang aus freizulegen, interponierte Bandanteile aus dem Frakturspalt zu entfernen und eine Osteosynthese (Schraube oder Kirschnerdraht) vorzunehmen *(Abb. 6:12)* (7). Eine postoperative Ruhigstellung in einem Kahnbeingips *(Abb. 5:28,* S. 115) ist zusätzlich notwendig (5–6 Wochen in jedem Fall, 3 Monate, wenn keine Schraubenosteosynthese durchgeführt wurde).

Nachbehandlung

Diese erfordert Konsequenz und sehr viel Geduld und ist bis zu einem Jahr nach der Verletzung sinnvoll. Sie besteht vor allem in einer behutsamen Mobilisierung des Handgelenkes und der Handwurzel durch aktive und passive Bewegungsübungen. Ergänzt durch Manuelle Therapie und Lymphdrainagen, ggf. auch durch Ergotherapie. Ansonsten gelten auch hier die in Kap. 5.5.8 dargelegten Grundsätze.

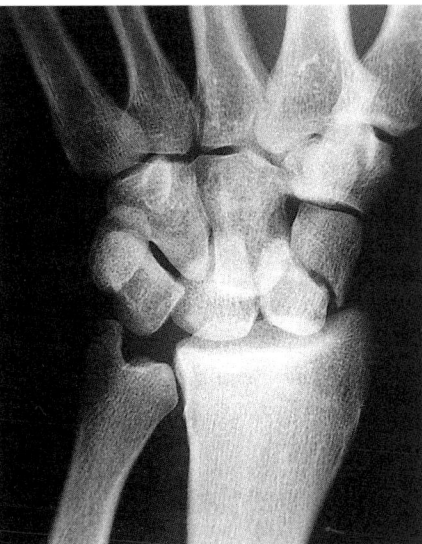 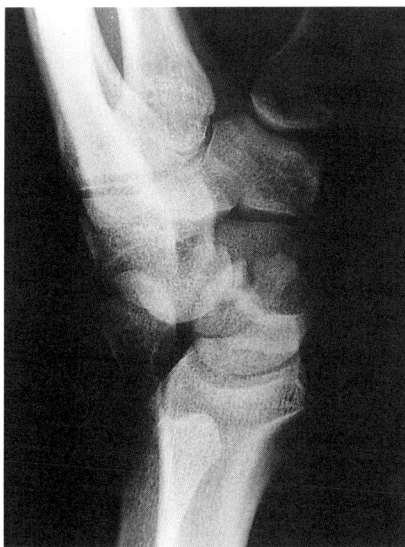

a Proximales Kahnbeinfragment und Mondbein stehen in korrekter Position, der übrige Teil der Handwurzel ist nach dorsal versetzt

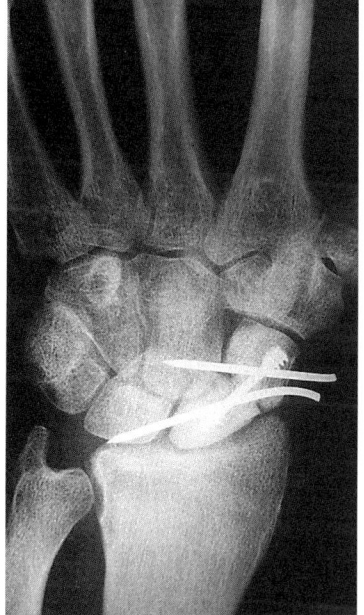 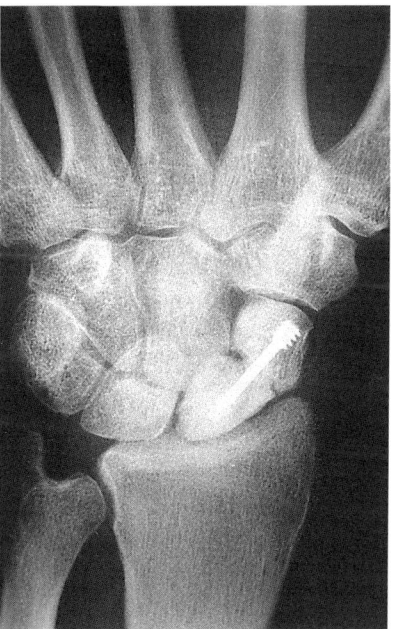 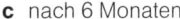 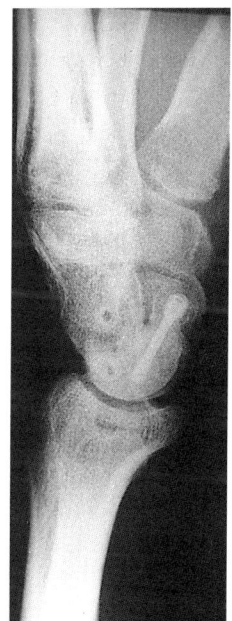

b Nach offener Reposition und Stabilisierung der Kahnbeinfraktur mit *Herbert*-Schraube und temporärer Kirschnerdrahtblockierung des Interkarpalgelenkes für 5 Wochen

c nach 6 Monaten

Abb. 6:12   De Quervainsche Luxationsfraktur

6.5 Karpale Instabilität, skapholunäre Dissoziation

Ursachen

Zur *skapholunären Dissoziation* kommt es als Folge einer Zerreißung des Ligamentum interosseum zwischen Kahn- und Mondbein, der beugeseitigen Bandverbindungen zwischen Radius, Kahnbein und Mondbein und zwischen Kahnbein und Kopfbein. Hierdurch entsteht eine Instabilität im Gelenk zwischen Mondbein und Kopfbein, da beide Knochen über ihre Bandverbindungen zum Kahnbein gegeneinander stabilisiert werden. Meist resultiert außerdem eine Drehfehlstellung des Kahnbeins. Nicht selten sind Kombinationen mit weiteren Verletzungen im Handwurzelbereich wie z. B. Gelenkfrakturen des Radius oder benachbarter Handwurzelknochen. Diese stehen dann im Vordergrund und die Bandzerreißungen bleiben unbehandelt.

Diagnostik

Röntgenologisch erkennt man in der dorsopalmaren Aufnahme häufig eine Diastase zwischen Mond- und Kahnbein *(Abb. 7:4a und 7:11a)*. In der streng seitlichen Röntgenprojektion stellt sich das Mondbein bei einer *dorsalen Instabilität* nach palmar gekippt *(Abb. 7:4b)* und die Längsachse des Kahnbeines ebenfalls nach palmar gedreht dar. Hierdurch hat sich der skapholunäre Winkel, den die Längsachsen von Mondbein und Kahnbein miteinander bilden, vergrößert (normal 30 bis 60°, größer als 70° pathologisch) *(1)*.
Ist das Mondbein im seitlichen Strahlengang nach dorsal subluxiert, so spricht man von einer *palmaren Instabilität;* der skapholunäre Winkel ist auf Werte unter 30° verkleinert *(1, 4, 8)*. Röntgenaufnahmen in maximaler Radial- und Ulnarabduktion zeigen noch deutlicher die pathologische Verkippung der beiden Handwurzelknochen gegeneinander.

Im Kernspintomogramm läßt sich zudem die Zerreißung oder das Fehlen der Bandverbindungen recht zuverlässig darstellen. Das Ausmaß der Schädigung einschließlich der Zustand der Gelenkflächen ist auch sehr gut mit Hilfe einer Arthroskopie zu beurteilen (Kap. 1.1.2.8). Dies ist vor allem sinnvoll zur Planung eines operativen Vorgehens.
Die Beuge- und Streckfähigkeit des Handgelenkes wird durch die entstandenen Veränderungen der karpalen Gelenkfläche eingeschränkt, unbehandelt kommt es innerhalb weniger Jahre zu schmerzhaften arthrotischen Gelenkveränderungen.
In Frühstadien ist meist eine Naht der zerrissenen Handwurzelbänder möglich, wobei zusätzlich eine Stabilisierung mit einem oder mehreren Kirschnerdrähten angezeigt ist. Bei veralteten Fällen ist nur bei intakten Gelenkflächen durch eine Bandplastik eine Besserung zu erreichen *(1, 4, 8, 11)* (ausführliche Darstellung in Kap. 7.1.5), oder man verhindert das Wegdrehen des Kahnbeines durch eine Arthrodese zwischen Skaphoid, Trapezium und Trapezoideum *(13) (Kap. 7.2.6)*.

6.6 Dissoziation zwischen Os lunatum und Os triquetrum

Auch hier kommen – wenn auch noch seltener – Bandzerreißungen wie bei der skapholunären Dissoziation vor *(11)*. Sie können sehr gut arthroskopisch und kernspintomographisch dargestellt werden (Kap. 1.1.2.6 und 1.1.2.8).
Die primäre Versorgung, meist im Rahmen komplexer Verletzungen, entspricht dem der skapholunären Dissoziation. Meist liegen jedoch veraltete Zustände vor, bei denen eine Bandplastik notwendig ist (Kap. 7.1.5, *Abb. 7:3b)*.

6.7 Luxationen im Handgelenksbereich

6.7.1 Radiokarpal-Gelenk

Hierbei handelt es sich um Verletzungen in Folge extremer Gewalteinwirkung. Im allgemeinen ist der gesamte Bandapparat zwischen Handwurzel und Radius sowie zwischen Handwurzel und Elle zerrissen *(Abb. 7:11*, S. 156). Sehnen und Nerven bleiben häufig intakt, sofern keine Ausrißamputation vorliegt. Nach der Reposition ist eine Ruhigstellung entweder durch transartikuläre Kirschnerdrähte oder eine alleinige Gipsfixierung angezeigt. Im allgemeinen handelt es sich hier um prognostisch ungünstige Verletzungen bezüglich der späteren Handgelenksbeweglichkeit.

6.7.2 Distales Radioulnar-Gelenk

Eine seltene Verletzung ist die *isolierte* Verrenkung des distalen Radioulnar-Gelenkes ohne Fraktur des Radius. Quetschung oder Sturzverletzungen gelten als Auslösemechanismen. Dabei muß entweder der Processus styloideus ulnae selbst oder der *Discus articularis* vom Processus styloideus abreißen. Es resultiert eine erhebliche Schmerzsymptomatik, vor allem bei Unterarmdrehbewegungen. Obwohl sich die Luxation relativ gut reponieren und in einem Oberarmgips oftmals halten läßt, wird mehrfach die primäre operative Naht der zerrissenen Bandverbindungen empfohlen *(8)*, um einer späteren Luxationsneigung vorzubeugen, wobei die operative Darstellung und Naht der verletzten Strukturen kaum befriedigend gelingt, so daß man in geeigneten Fällen bei einer Instabilität auf eine Bandplastik wie in Abb. 7:5 zurückgreifen sollte (Kap. 7.1.6). In Kap. 7.1.6 wird näher auf die Problematik des Discus ulnaris und der Bandverbindungen zwischen Ulnaköpfchen und Radius in Diagnostik und Therapie eingegangen.

Literatur

1. *Buck-Gramcko, D.:* Instabilität des Handgelenkes. In: Frakturen, Luxationen und Dissoziationen der Karpalknochen (Bibliothek für Handchirurgie), hrsg. von H. Nigst. Hippokrates, Stuttgart 1982
2. *Hintringer, W., Leixnering, M.:* Knöcherne oder ligamentäre Verletzungen am Mittelgelenk und ihre Behandlung. Handchir. Mikrochir. Plast. Chir. 23 (1991) 59
3. *Kaplan, E. B.:* Dorsal dislocation of the metacarpophalangeal joint of the index finger. J. Bone Jt. Surg. 39-A (1957) 1081
4. *Nigst, H., Buck-Gramcko, D.:* Luxationen und Subluxationen des Kahnbeines. Handchirurgie 7 (1975) 81
5. *Perschel, A.:* Luxation des Mondbeines nach volar und nicht perilunäre Luxation der Hand nach dorsal. Arch. orthop. Unfall. Chir. 38 (1938) 658
6. *Resnick, S. M., Green, T. L., Roeser, W.:* Simultaneous dislocation of the five carpometacarpal joints. Clin. Orthop. 192 (1985) 210
7. *Scharizer, E.:* Die Verletzungen des Os lunatum. In: Frakturen, Luxationen und Dissoziationen der Karpalknochen (Bibliothek für Handchirurgie), hrsg. von H. Nigst, Hippokrates, Stuttgart 1982
8. *Scharizer, E:* Frische Gelenkverletzungen. In: Handchirurgie Bd. II, hrsg. von H. Nigst, D. Buck-Gramcko, H. Millesi. Thieme, Stuttgart 1983
9. *Schmidt, H.-M., Lanz, U.:* Chirurgische Anatomie der Hand. Hippokrates, Stuttgart 1992
10. *Schnek, F.:* Die Verletzungen der Handwurzel. Ergebn. Chir. Orthop. 23 (1930) 1
11. *Sennwald, G.:* Das Handgelenk. Springer, Berlin 1987
12. *Stenner, B.:* Displacement of the ruptured ulnar collateral ligament of the metacarpophalangeal joint of the thumb: a clinical and anatomical study. J. Bone Jt. Surg. 44-B (1962) 869
13. *Taleisnik, J.:* The wrist. Churchill Livingstone, New York 1985.

7 Sekundär-rekonstruktive Gelenkeingriffe

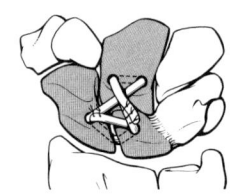

Haben Gelenkverletzungen zu bleibenden Schäden wichtiger Gelenkteile geführt (knöchern oder ligamentär), so können verschiedene sekundäre Eingriffe die Funktion des betroffenen Handabschnittes verbessern. In Frage kommen Bandplastiken, Arthrolysen, Arthrodesen, Arthroplastiken, Implantationen von Gelenkendoprothesen und die schmerzausschaltende Gelenkdenervierung sowie in ausgesuchten Fällen auch das Abtragen knöcherner Anbauten und eine Synovektomie. Diese Verfahren können miteinander konkurrieren oder sich ergänzen.

Wichtig ist bei der Auswahl des Eingriffes auf die jeweils besondere Funktion des betroffenen Gelenkes zu achten und die persönliche und damit auch berufliche Situation des Patienten zu berücksichtigen.

Eine spezielle Diagnostik ist bei traumatischen Folgezuständen häufig nicht erforderlich, da im allgemeinen durch den Behandlungsverlauf der klinische und radiologische Befund bekannt ist und der Patient selbst mit konkreten Wünschen an den behandelnden Chirurgen herantritt.

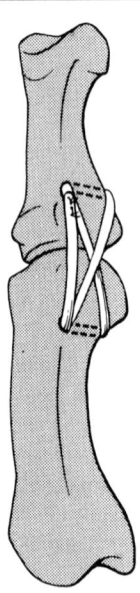 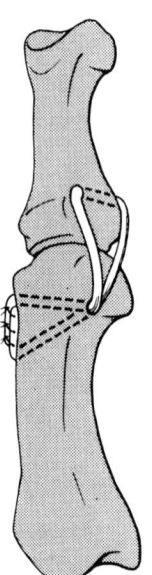 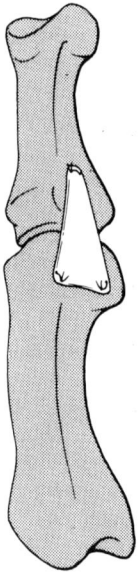

a Durchflechtung eines Sehnentransplantates durch einen dorso-palmar angelegten Bohrkanal im Grundglied und zwei auseinanderlaufende Bohrkanäle im distalen Metakarpale I

b Kreuzweise Durchflechtung einer Sehne (z.B. Palmaris longus-Sehne) durch jeweils einen Bohrkanal zentral und peripher des Gelenkes (zusätzliche Längszügelung auf der Streckseite bei dorsaler Kapselinstabilität)

c Verstärkung verbliebener Reste des Bandapparates mit einem Faszienstreifen

Abb. 7:1 Möglichkeiten einer Bandplastik am Beispiel des Daumengrundgelenkes

7.1 Bandplastiken

Indikation

Bei einer veralteten Bandläsion sind gut erhaltene Gelenkflächen ohne arthrotische Veränderungen Voraussetzung für die erfolgreiche Durchführung einer Bandplastik. Andernfalls können Arthrodesen oder Arthroplastiken günstiger sein.

Verschiedene gebräuchliche Operationstechniken zur Seitenbandplastik an Fingergelenken zeigt *Abb. 7:1*.

7.1.1 Daumengrundgelenk

Vor allem bei nicht erkannten oder unzureichend behandelten Läsionen des ulnaren Seitenbandes im Daumengrundgelenk sollte eine Seitenbandplastik durchgeführt werden, da die ulnare Instabilität im Daumengrundgelenk eine schwere Funktionsbehinderung darstellt (S. 135).

Die Bandplastik sollte dem natürlichen schrägen Verlauf des normalen Seitenbandes Rechnung tragen. Die Freilegung erfolgt in gleicher Weise wie bei einer frischen Seitenbandruptur *(Abb. 6:3*, S. 134) von einem bogenförmig dorso-ulnar um das Gelenk herumgeführten Hautschnitt aus. Auch hier muß die Aponeurose des M. adductor pollicis durchtrennt werden, um an die ulnare Gelenkseite zu gelangen. Nach Freilegen des köpfchennahen Bereiches des 1. Mittelhandknochens und der Basis des Daumengrundgliedes kann z.B. je ein Kanal (2,7 mm Durchmesser) in dorso-palmarer Richtung in die ulnare Seite der Grundgliedbasis und zwei divergierende Bohrkanäle von ulnar nach radial, genau an der Stelle des natürlichen Seitenbandansatzes im Metakarpale-I-Köpfchen gebohrt werden. Anschließend wird ein freies Sehnentransplantat (z.B. Sehne des M. palmaris longus) durch die Bohrkanäle geführt.

Das durchgezogene Sehnentransplantat wird meist auf der Radialseite mit sich selbst vernäht. Hierzu ist entweder eine kleine zusätzliche radiale Hautinzision nötig oder die Hautinzision wird von vorne herein soweit bogen-förmig angelegt, daß die Radialseite erreicht werden kann. Dabei ist allerdings auf eine sorgfältige Schonung des Gleitgewebes des Streckapparates zu achten.

Wichtig ist hierbei, daß das Band ausreichend gespannt wird, daß vor der endgültigen Vernähung die Beugefähigkeit des Gelenkes geprüft wird und daß eine suffiziente Ruhigstellung des Gelenkes gewährleistet ist. Dies kann entweder mit Hilfe eines Daumenunterarmgipses oder mit Hilfe eines schrägen transartikulären Kirschnerdrahtes, der nach 5 bis 6 Wochen entfernt wird, erfolgen.

Vor allem die in *Abb. 7:1a* gezeigte Möglichkeit ergibt nach eigenen Erfahrungen am sichersten sehr rasch eine gute Beweglichkeit des Gelenkes sowohl bei Beugung als auch bei Streckung mit gleichzeitig stabiler Bandführung.

7.1.2 Langfingermittelgelenk

Wegen der geringeren seitlichen Belastung im Vergleich zum Daumengrundgelenk reicht in diesem Bereich nach eigenen Erfahrungen eine einfache Rekonstruktion mit Sehnen- oder Faszienstreifen aus, die an erhalten gebliebenen Kollateralbandstümpfen mit Einzelknopfnähten fixiert werden.

Fehlen solche Kollateralbandreste völlig, kann auch eine transossäre Fixierung mit Ausziehdrahtnähten erfolgen. Für Bandplastiken wie im Bereich des Daumengrundgelenkes sind die anatomischen Verhältnisse meist zu klein, und es besteht die Gefahr störender Verwachsungen mit den Strecksehnenseitenzügeln.

Der operative Zugang erfolgt wie bei frischen Verletzungen durch einen seitlichen Längsschnitt über dem Kollateralbandbereich. Die postoperative Sicherung des Seitenbandes geschieht durch eine schräge transartikuläre Kirschnerdrahtarthrodese für 4 Wochen *(Abb. 6:1*, S. 132).

7.1.3 Langfingergrundgelenke

Isolierte traumatische Kollateralbandzerreißungen im Bereich der Grundgelenke heilen

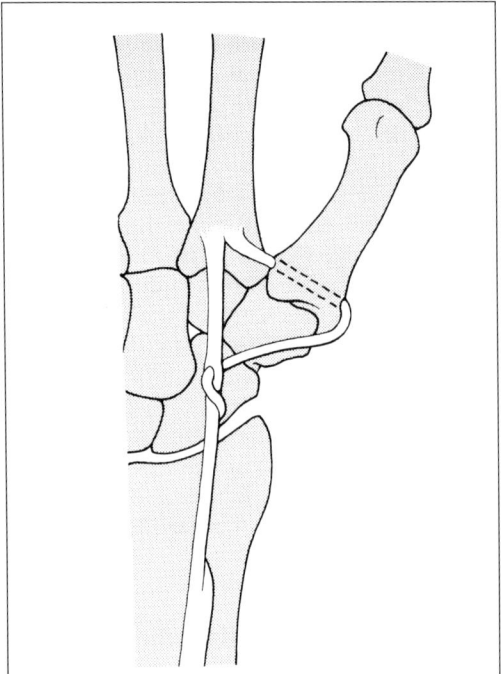

Abb. 7:2 Mögliche Bandplastik bei Instabilität des Daumensattelgelenkes mit Hilfe des radialen Teiles der Flexor carpi radialis-Sehne

im allgemeinen folgenlos aus, wenn auch häufig erst nach einigen Monaten (Kap. 6.1, Seite 131). Daher stellt sich die Problematik einer Seitenbandinsuffizienz am ehesten bei der chronischen Polyarthritis mit einer ulnaren Fingerdeviation in den Grundgelenken (Kap. 10.1.2.5).

7.1.4 Daumensattelgelenk

Ist hier die Bandführung zwischen 1. und 2. Metakarpalknochen betroffen, kommt es entsprechend dem Dislokationsmechanismus bei der Bennett-Fraktur *(Abb. 5:16 a,* S. 106) zu einer Subluxationstendenz der Gelenkfläche des Os metacarpale I gegenüber dem Os trapezium nach radial. Bleibt diese Situation länger bestehen, ist mit einer vorzeitigen schmerzhaften Arthrose zu rechnen. Als günstigste Form einer Bandplastik gilt der transossäre Ersatz durch einen radialen Teil der Sehne des M. flexor carpi radialis *(Abb. 7:2) (3).*

Hierzu wird von einem bajonettförmigen Hautschnitt (Abb. 7:15 c) aus sowohl der radiale Teil des Sattelgelenkes als auch über der Handwurzel der periphere Teil der Flexor carpi radialis-Sehne dargestellt. Diese wird nach vorsichtigem Abpräparieren der proximalen Thenarmuskulatur nach distal und ulnar bis in Ansatznähe neben den Resten der Bandverbindungen zur Basis des Metakarpale I dargestellt und evtl. unter Verlängerung des Hautschnittes nach proximal auf eine Strecke von ca. 8 cm gespalten und nach distal bis zur Basis des Metkarpale II präpariert. Dieser Ansatzbereich befindet sich unmittelbar neben der sonst hier verlaufenden Bandverbindung zwischen der Basis des Metakarpale I und II, die insuffizient geworden ist oder fehlt.

Der abgespaltene radiale Teil wird durch ein 3,2 mm großes Bohrloch durch die Basis des 1. Mittelhandknochens durchgezogen, mit der radialen Gelenkkapsel und mit sich selbst vernäht. Danach wird die Thenarmuskulatur wieder an der Gelenkkapsel der Handwurzel refixiert. Häufig ist eine transartikuläre Kirschnerdrahtfixierung bis zum sicheren Einheilen für 5 bis 6 Wochen sinnvoll.

Nachbehandlung

Zusätzlich erfolgt eine postoperative Ruhigstellung mit einem Daumenunterarmgips für die gleiche Zeit. Nach Draht- und Gipsentfernung übt der Patient zunächst 1 bis 2 Wochen selbst. Anschließend werden mit Hilfe krankengymnastischer und ergotherapeutischer Übungsbehandlungen Kraftentfaltung und Geschicklichkeit trainiert.

7.1.5 Bandplastiken bei Dissoziationen in der proximalen Handwurzelreihe

Zur Ätiologie, Diagnostik und Prognose siehe auch Kap. 6.5.
Vorgehen bei der veralteten skapho-lunären Dissoziation: Das von mir bei der *skapho-lunären Dissoziation* bevorzugt angewandte Verfahren zeigt *Abb. 7:3 a.* Hier wird von einem dorsa-

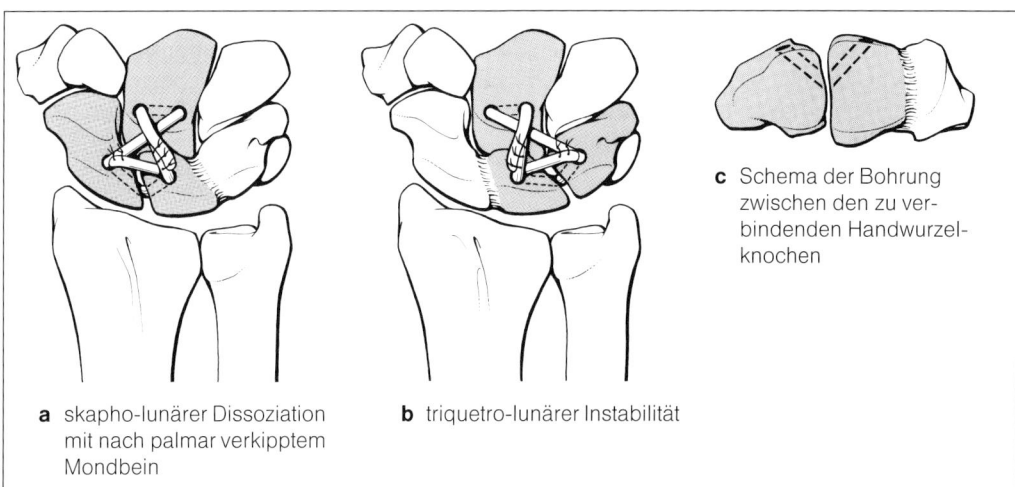

c Schema der Bohrung zwischen den zu verbindenden Handwurzelknochen

a skapho-lunärer Dissoziation mit nach palmar verkipptem Mondbein

b triquetro-lunärer Instabilität

Abb. 7:3   Schema einer möglichen Bandplastik von dorsal bei karpaler Instabilität

len Zugang aus mit Hilfe schräger, sich zwischen Mond- und Kahnbein treffender Bohrkanäle und einem durch diese Kanäle hindurchgezogenen Sehnentransplantat (z. B. Palmarislongus-Sehne) die Bandverbindung wiederhergestellt. Das Sehneninterponat wird danach durch einen v-förmigen Bohrkanal im Kapitatum durchgezogen, um die Verkippung des Mondbeines zu beseitigen. Zusätzlich müssen die Gelenke zwischen Kahn- und Mondbein und bisweilen auch zum Kapitatum hin mit Kirschnerdrähten für 7 bis 8 Wochen blockiert werden *(Abb. 7:4) (15)*.

Nachbehandlung

Zunächst erfolgt zusätzlich eine Ruhigstellung über 5 bis 6 Wochen mit einem Unterarmgips, danach übt der Patient 2 Wochen selbst bei noch liegenden Kirschnerdrähten, anschließend nach Drahtentfernung folgt Krankengymnastik bzw. Physiotherapie ähnlich wie nach der perilunären Luxation (vgl. Kapitel 6.4, Seite 142).

Vorgehen bei der veralteten Dissoziation zwischen Lunatum und Triquetrum

Auch hier in diesem Gelenk kommen veraltete Bandzerreißungen vor *(15)*, die Hauptsymptomatik kann, wie wir z. T. beobachtet haben, ein schmerzhaftes Springen der Handwurzel bei der Handgelenksbeugung sein. Die operative Behandlung entspricht der bei einer veralteten skapho-lunären Dissoziation, wobei das Os triquetrum am Os lunatum ligamentär befestigt wird *(Abb. 7:3 b)*.

7.1.6 Bandplastiken im Bereich des distalen Radioulnargelenkes

Symptomatik

Bei einer chronischen Instabilität im distalen Radioulnargelenk, die meist von einer erheblichen Zerstörung des diskoligamentären Komplexes distal des Ulnaköpfchens und zum Radius hin herrührt, steht vor allem eine schmerzhaft eingeschränkte Handgelenksfunktion bei Belastung im Vordergrund, hinzu kommen Schnapphänomene bei Unterarmumwendbewegungen.

Diagnostik

Die Diagnostik erfordert eine genaue klinische Untersuchung der Handgelenksfunktionen, möglichst mit Feststellung des Punctum maximum der Schmerzsymptomatik sowie Standardröntgenaufnahmen, die bei entsprechendem Verdacht ergänzt werden sollten durch eine Arthrographie oder alternativ durch eine Kernspintomographie, wobei vor allem auch die Handgelenksarthroskopie (vgl. Kap. 1.1.2.8) für die Sicherung der Operationsindikation zur Beurteilung des Knorpelüberzuges der betroffenen Gelenkanteile von großem Wert ist.

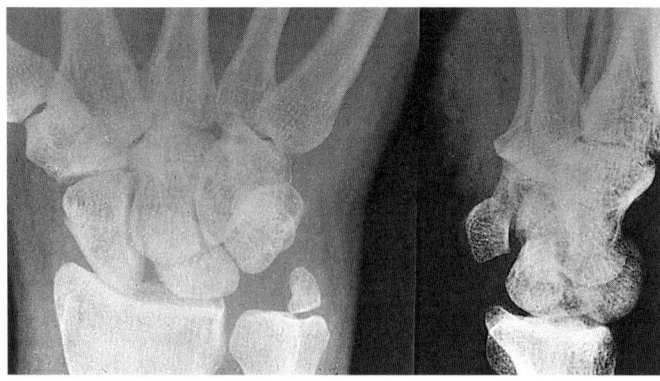

a Eine distale Radiusfraktur ist in leichter Fehlstellung abgeheilt; Kahn- und Mondbein sind gegeneinander verkippt

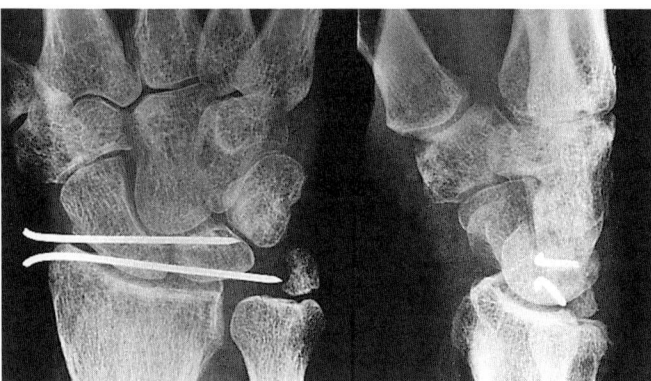

b Nach Bandplastik *(vgl. Abb. 7:3 a)*, gesichert durch Kirschnerdrähte (für 7 Wochen)

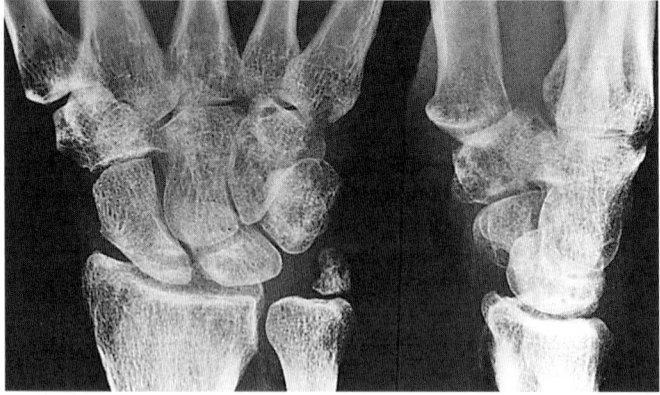

c Zustand 1 Jahr nach Bandplastik

Abb. 7:4   Skapho-lunäre Dissoziation

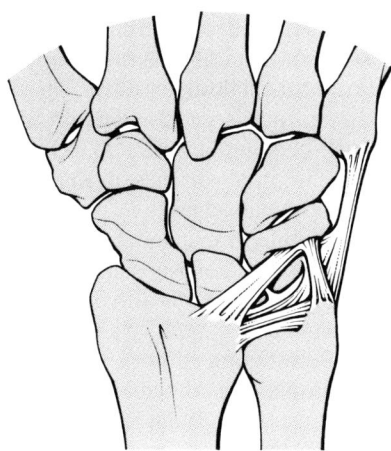

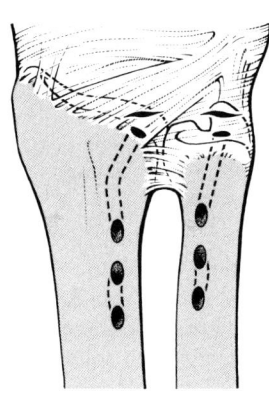

a Normale Bandanatomie des diskoligamentären Komplexes von dorsal

b Benötigte dorsale Kapselinzisionen und
Bohrlöcher

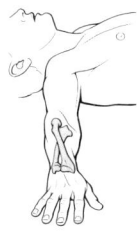

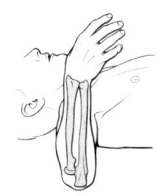

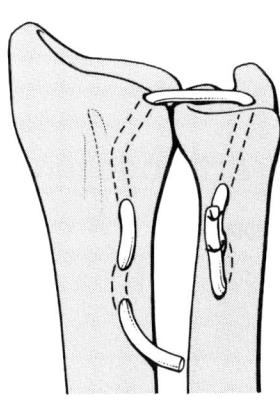

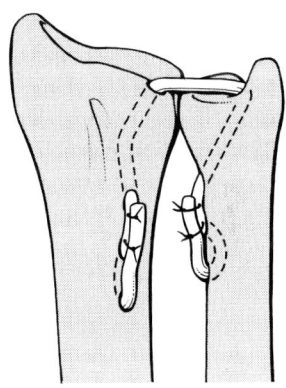

c In Pronation eingefädeltes Sehnentransplantat, bereits an der Ulna fixiert

d Nach Anziehen und Straffen des Transplantates in Supination erfolgt die
Fixierung auch am Radius

**Abb 7:5   Bandplastik des distalen Radioulnargelenks mit einem freien Sehnentransplantat durch
dorsalen Radius und Ulnaköpfchen (intrakapsulär)**

Therapie

Zur Beseitigung der Instabilität sind zahlreiche Verfahren, unter anderem mit Hilfe von Fascia lata, freien und gestielten Sehnentransplantaten (z. B. Sehnen des M. flexor carpi ulnaris oder M. extensor carpi ulnaris) sowie Kunststoffmaterialien vorgeschlagen und verwendet worden. Bei diesen Verfahren waren die Ergebnisse auf längere Sicht bezüglich freier Beweglichkeit, Haltbarkeit und Schmerzfreiheit allerdings wenig zufriedenstellend.

Eine Bandplastik, die der Anatomie des distalen Radioulnargelenkes, des Discus ulnaris und der vor allem wichtigen dorsalen Bandverbindung Rechnung trägt, wurde von handchirurgischen Kollegen aus Louisville, Kentucky angegeben *(13)*. Vor allem bei Patienten unter 40 Jahren ist hiermit eine dauerhaft gute Funktion zu erreichen. Das Verfahren ist in *Abb. 7:5* dargestellt.

Von einer dorsalen Hautinzision zwischen distaler Ulna und Radius wird der Bereich des 4. und 5. Sehnenfaches an dem in Pronation gelagerten Arm freigelegt. Unmittelbar proximal des Strecksehnenretinakulums wird die Unterarmfaszie längs durchtrennt und der distale Bereich zwischen Ulna und Radius dargestellt (peripher des Musculus extensor pollicis brevis).

Von einer kleinen queren Inzision in der Gelenkkapsel aus, welche zwischen dem 4. und 5. Sehnenfach angelegt wird, erfolgt die Freilegung der dorso-ulnaren Kante der Radiusgelenkfläche, von wo aus ein ca. 3,2 mm dicker Bohrkanal nach proximal angelegt wird. Dieser trifft auf einen zweiten Kanal der gleichen Stärke, der von einem Punkt ca. 3 cm proximal der Radiusgelenkfläche gebohrt wird, so daß ein durchgehender Kanal mit einer kleinen Biegung entsteht, geeignet, um ein Sehnentransplantat durchzuziehen. Zwei weitere schräg gegeneinander gerichtete Bohrungen proximal dieses Kanals, in die dem Operateur sichtbare Kortikalis, ermöglicht hier die spätere sichere Verankerung des auch hier durchgezogenen Endes des Sehnentransplantates *(Abb. 7:5 b)*. Ein entsprechender Bohrkanal wird im Bereich der distalen Ulna über eine weitere quere

Gelenkkapselinzision über dem Processus styloideus ulnae radial der Sehne des Musculus extensor carpi ulnaris unmittelbar neben dem Processus styloideus ulnae zur dorsoradialen Ulnakorticalis ca. 2–3 cm proximal gebohrt. Auch hier werden wieder zwei weitere Bohrlöcher proximal von diesem Kanal zur Fixierung der Sehne angelegt.

Das Sehnentransplantat wird nun zuerst zwischen den beiden Kapselinzisionen intrakapsulär und von dort aus durch die Bohrkanäle entsprechend der *Abb. 7:5 c* durchgezogen. Nach der Befestigung an der Ulna wird der Arm aus der Pronation in die Supinationshaltung umgelagert und danach das Sehnentransplantat radialseitig gespannt sowie in der in *Abb. 7:5 d* gezeigten Weise am Radius fixiert. Während des Wundverschlusses verbleibt der Arm in Supination.

Nachbehandlung

Nach einer Immobilisierung für 3 Wochen in einem Oberarmgips in Neutralstellung wird nach Entfernen der Hautfäden für weitere 3 Wochen in 20–30° Pronation ein neuer Oberarmgips angelegt. Weitere 6 Wochen wird unter krankengymnastischer Anleitung die Unterarmdrehung nur aktiv geübt, anschließend weitere 3 Monate aktiv und passiv.

7.2 Arthrodesen

Indikation

Arthrodesen kommen vor allem in Frage bei schmerzhaften Gelenkflächenzerstörungen und einer Gelenkinstabilität mit zusätzlicher Arthrose. Außerdem muß berücksichtigt werden, welchen Anforderungen die betroffene Hand im Alltag ausgesetzt ist und ob es sich um ein Gelenk mit großem natürlichen Bewegungsausschlag handelt – hier sind bewegungserhaltende Verfahren günstiger – oder um ein Gelenk, bei dem die Stabilität Vorrang hat. Eine weitere Indikation für Arthrodesen kann im Bereich der Fingergelenke auch eine zer-

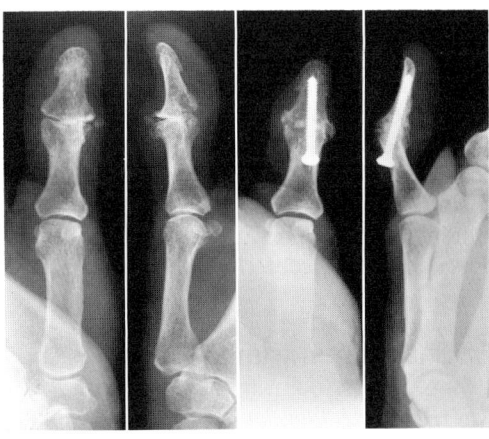

Abb. 7:6   Daumenendgelenksarthrodese mit einer Kleinfragmentschraube

störte tiefe Beugesehne sein, sofern hier keine Naht möglich ist.

Operative Durchführung

Am wichtigsten bei der Planung einer Arthrodese ist das Festlegen des Gelenkwinkels, der dem Patienten die beste Funktion erlaubt. Folgende Beugestellungen werden im Bereich der Fingergelenke als günstig angesehen *(6, 20):*

Fingerendgelenk	0°–25°
Fingermittelgelenk	35°–45°
Langfingergrundgelenk	30°
(selten indiziert, am ehesten	
am Zeigefinger)	
Daumengrundgelenk	0°–20°

Bei Arthrodesen im Daumenend- und Grundgelenk ist zusätzlich eine etwas stärkere Innenrotation des Daumens in Richtung Hohlhand um ca. 10–15° im Interesse einer guten Oppositionsfähigkeit des Daumens empfehlenswert.

Das Handgelenk soll bei einer Handgelenksarthrodese eine leichte Dorsalextension von 20–30° und eine Mittelstellung zwischen Radial- und Ulnarabduktion aufweisen.

Nach Resektion der Gelenkflächen kommen zur Stabilisierung je nach Gelenk und Winkel Kompressionsschrauben, Kleinfragmentplatten, Zuggurtungen, Kirschnerdrähte und intraossäre Drahtnähte in Frage. Ergänzt werden können diese Osteosynthesen durch zusätzliche Verriegelungsspäne, die früher auch alleine zur Arthrodese verwendet wurden *(10).*

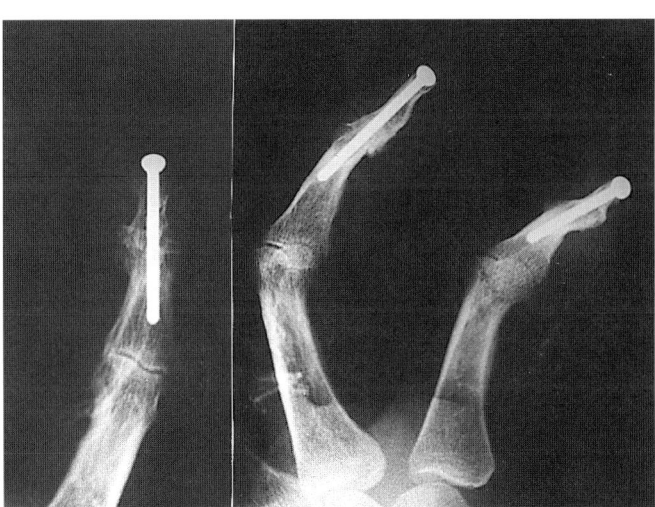

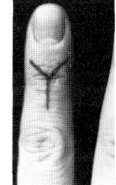

Abb. 7:7   Endgelenksarthrodesen der Langfinger mit von distal eingebrachter 2-mm-Minischraube. Der Schraubenkopf wird im relativ weichen, spongiösen Nagelkranzbereich der Endphalanx etwas versenkt

7.2.1 Endgelenke

An den *Endgelenken* erfolgt die Freilegung meist durch einen dorsalen S- oder Y-förmigen Hautschnitt *(Abb. 7:7)*. Nach der Inzision der Streckaponeurose werden die Gelenkflächen sparsam entsprechend der angestrebten Winkelstellung reseziert und wie bei einer Fraktur fixiert z.B. mit 2 Kirschnerdrähten, die sich nicht im ehemaligen Gelenkspalt kreuzen dürfen, oder mit einer von der Fingerspitze über eine Stichinzision aus eingebrachten Zugschraube *(Abb. 7:7) (6, 22)*. Im Daumenendgliedbereich kann die Verschraubung auch von zentral her über ein entsprechendes Bohrloch im Köpfchenbereich des Grundgliedes durchgeführt werden *(Abb. 7:6)*. Den Schraubenkopf muß man dabei etwas in den Knochen hineinversenken. Hierzu ist meist eine ovaläre Ausarbeitung des Bohrloches notwendig.

7.2.2 Mittelgelenke

Im *Mittelgelenkbereich* erfolgt die Durchführung einer Schraubenarthrodese *(14)* in gleicher Weise, wie sie für das Daumenendgelenk beschrieben wurde. Alternativ kann eine Kleinfragmentplatte, die entsprechend vorgeschränkt ist, oder eine Zuggurtung *(14)* auf der dorsalen Seite angebracht werden.

7.2.3 Daumengrundgelenk

Am *Daumengrundgelenk* kommen ebenfalls alle beschriebenen Verfahren zur Anwendung, wobei sowohl durch Platten als auch durch Zugschrauben eine gute primäre Stabilität erzielt werden kann. Es ist unbedingt darauf zu achten, daß die Beugung im Daumengrundgelenk nicht mehr als 20° beträgt, um die Greiffunktion nicht zu behindern *(Abb. 7:8* u. *7:9)* und daß die auf Seite 153 erwähnte zusätz-

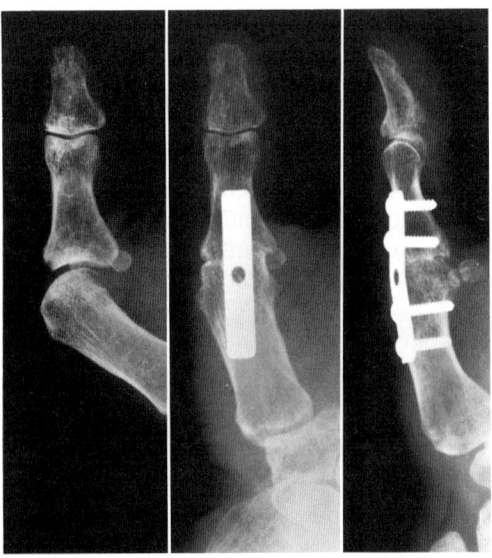

Abb. 7:8   Daumengrundgelenksarthrodese bei Arthrose nach jahrelang unbehandelter Läsion des radialen Daumenseitenbandes mit einer Kleinfragment-AO-Platte

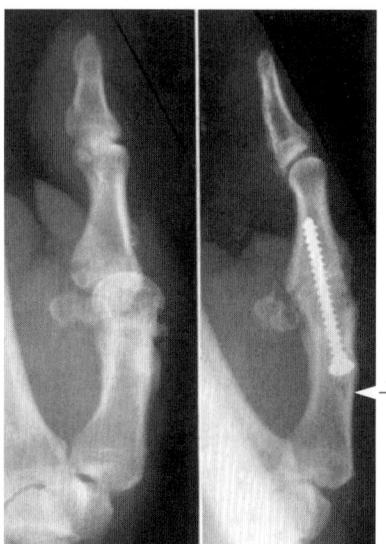

Abb. 7:9   Beispiel für eine Schraubenarthrodese des Daumengrundgelenkes bei lange bestehender Instabilität.
Beachte den versenkten Schraubenkopf und die geringe Beugung des versteiften Gelenkes.
Um dies zu erreichen, muß die schräge Bohrung für den Schraubenkanal im Grundglied sehr weit proximal erfolgen (in einem Bereich etwa im proximalen Drittel des Metakarpale I ↑).

liche Innenrotation von 10–15° eingehalten wird.

7.2.4 Daumensattelgelenk

Im *Daumensattelgelenk* läßt sich eine Arthrodese gut mit einer Kleinfragment-T-Platte nach entsprechender Resektion der Gelenkflächen durchführen *(Abb. 7:10)*. Eine zusätzliche kortikospongiöse Verblockung ist im allgemeinen nicht notwendig. Auf eine mittlere Oppositionsstellung des Daumens ist bei der Durchführung dieser Arthrodese zu achten.

Ein *Nachteil* dieser Arthrodese gegenüber der Arthoplastik (Kap. 7.3.2) ist darin zu sehen, daß in relativ kurzer Zeit arthrotische Veränderungen in den dem Trapezium benachbarten Gelenkflächen von Skaphoid, Kapitatum und Trapezoideum auftreten können. Deswegen werden vom Autor kaum noch Arthrodesen des Sattelgelenkes, sondern fast ausschließlich Arthroplastiken mit bestem Erfolg durchgeführt.

7.2.5 Karpometakarpalgelenke II–V

Schmerzzustände der übrigen *Karpometakarpalgelenke,* die von veralteten dorsalen Bandzerreißungen, Subluxationen und Arthrosen nach Luxationsfrakturen herrühren können, lassen sich ebenfalls durch Arthrodesen mit dorsalseitigen Kleinfragment-T-Platten beseitigen, wobei sich hier nach Entfernung des Gelenkknorpels eine Spongiosaauffüllung in den Gelenkspalt empfiehlt, um einen ausreichenden knöchernen Durchbau zu gewährleisten.

Zu bedenken ist, daß Arthrodesen der Karpometakarpalgelenke IV und V wegen der relativ großen Beweglichkeit in diesen Gelenken (Opponierbarkeit vor allem des 5. Strahles bis zu 45° in Richtung Daumen) eine größere Funktionseinbuße darstellen als die der ohnehin nahezu starren Metakarpokarpalgelenke II und III.

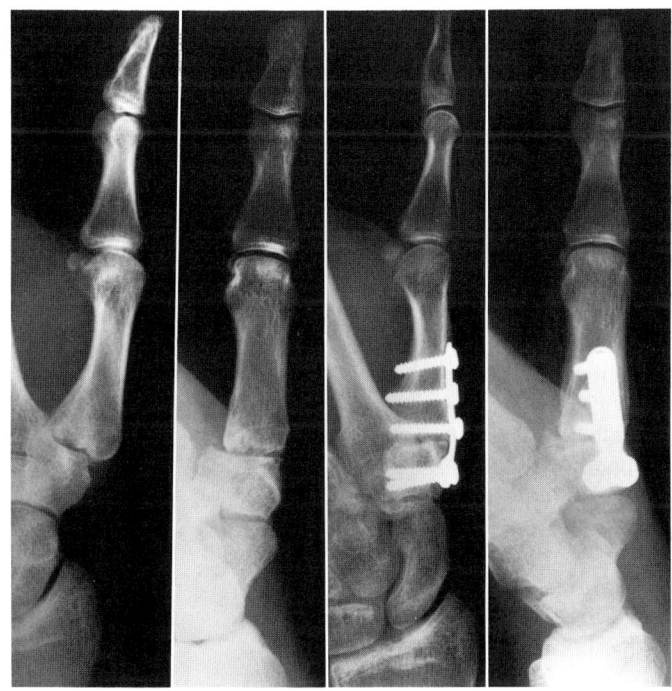

Abb. 7:10 Arthrodese eines durch eine Schußverletzung zerstörten Daumensattelgelenkes mit einer kleinen T-Platte

7.2.6 **Handwurzelgelenke**

Im Bereich der *Handwurzelgelenke* können verschiedene Subluxationsstellungen sowie posttraumatische Arthrosen eine schmerzhafte Bewegungsbehinderung bewirken. Je nach Situation sind hier – meist von einem dorsalen Zugang – Arthrodesen zwischen einzelnen Mittelhandknochen oder der proximalen und der peripheren Handwurzelreihe möglich, wobei die Stabilisierung mit geeigneten Miniplatten, mit Zugschrauben oder mit Kirschnerdrähten in Kombination mit Spongiosaplastiken oder Spanverblockungen erfolgen kann *(Abb. 5:34b, S. 121)*. Zusätzlich ist eine Ruhigstellung mit einer palmaren Unterarmgipsschiene für 4 bis 5 Wochen bei einigen dieser Stabilisierungsverfahren (K-Drähte, Schrauben) erforderlich.

Eine gewisse *Bedeutung* hat vor allem die *Arthrodese zwischen Skaphoid, Trapezium und Kapitatum* erlangt. Dies gilt auch für Fälle von karpaler Instabilität, wie sie z. B. in der skapho-lunären Dissoziation zum Ausdruck kommt.

Bei einer Arthrose zwischen Os trapezium und Os trapezoideum sowie Os scaphoideum kann allerdings auch wie bei der Arthrose im Sattelgelenk nach Resektion des Trapeziums eine Interpositionsarthroplastik durchgeführt werden *(Abb. 7:14* und *7:15, Seite 160)*.

7.2.7 **Handgelenk**

Am *Handgelenk* hat sich die Durchführung einer Arthrodese mit einer dynamischen Kleinfragment-Kompressionsplatte oder einer speziell den Bedürfnissen der Hand entsprechenden Arthrodesenplatte (weniger auftragend, kleinere Dimension für den Mittelhandteil) der AO bewährt *(Abb. 7:11)*. Die Operation wird von einem leicht S-förmigen Hautschnitt aus, der sich von der Mittelhand über die dorsale Handwurzel bis zum distalen Unterarm erstreckt, durchgeführt. Die Fingerstrecksehnen müssen dabei in ihren Sehnenfächern zum Teil freigelegt und sorgfältig geschont werden, ebenso die radial und ulnar verlaufen-

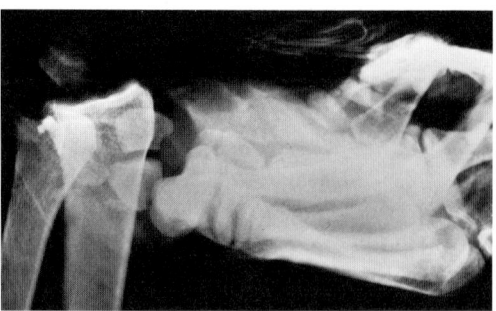

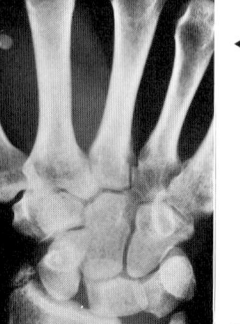

▲ **a** Schwerste Handgelenksluxation (Motorradunfall)

◀ **b** Nach der Reposition verbleibende *skapholunäre Dissoziation,* deren operative Beseitigung wegen des zusätzlichen Weichteilschadens nicht zur Verbesserung der Beweglichkeit und Schmerzsituation führte

▼ **c** Arthrodese mit einer Kleinfragment-DC-Platte

Abb. 7:11   Beispiel für eine Plattenarthrodese des Handgelenks

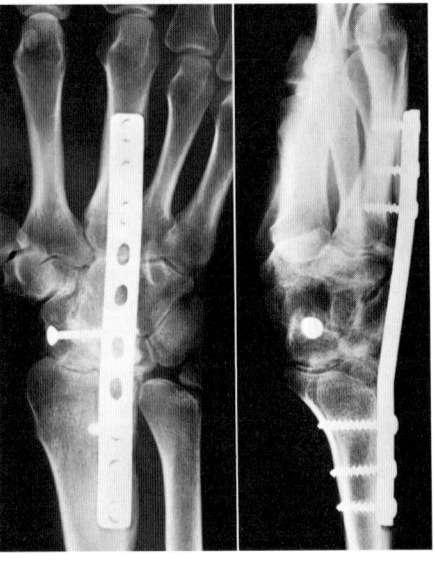

den dorsalen Endäste des N. ulnaris und N. radialis.

Vor allem auf die Sehne des M. extensor pollicis longus im 3. Sehnenfach ist zu achten. Sie ist am ehesten in Gefahr, verletzt oder durchtrennt zu werden (dies gilt auch bei einer späteren Metallentfernung).

Nach sparsamer Resektion der Gelenkflächen zwischen Radius, Kahnbein und Mondbein folgt die Entknorpelung der Gelenkflächen zwischen Mondbein, Kahnbein und Kopfbein sowie zwischen der Handwurzel und dem 3. Mittelhandknochen. Die genannten Gelenkspalten können zusätzlich mit Spongiosa aufgefüllt werden. Die entsprechend vorgeschränkte Platte wird dorsal angelegt. Mit ihrer Hilfe kann gegebenenfalls zusätzlich ein dorsal auf die Handwurzel aufgelegter Span fixiert werden. Durch exzentrisches Bohren kann man einen für den knöchernen Durchbau günstigen Druck an den ehemaligen Gelenkflächen erzielen. Die Unterarmdrehbewegungen bleiben bei dieser Art der Arthrodese erhalten. Nur bei einer Arthrose im distalen Radioulnargelenk kann auch eine zusätzliche Resektion des Ulnaköpfchens indiziert sein (teilweise wie in Abb. 7:12 oder vollständig bei ausgedehnter Deformierung).

Handgelenksteilarthrodesen zwischen Radius und Kahnbein (skapho-radial) oder Radius und Mondbein (skapho-lunär) oder Radius, Kahn- und Mondbein (radio-skapho-lunär) *(Abb. 7:12)* kommen z.B. bei Mondbeinnekrosen, Arthrosen der skapho-radialen Gelenkfläche, nach Kahnbeinpseudarthrosen und Gefügestörungen der proximalen Handwurzelreihe in Frage, sofern das Interkarpalgelenk intakt geblieben ist (evtl. präoperative arthroskopische Abklärung!). Sie gestatten bei Schmerzfreiheit eine Teilbeweglichkeit von ca. 40–50 % (ca. 50° nach dorsal, ca. 35° nach palmar).

Sie werden durchgeführt, indem meist von dorsal die Gelenkflächen entknorpelt werden (kleine Kugelfräse, Luerzange) und anschließend in die betreffende Gelenkspalte spongiöses Knochenmaterial eingesetzt wird. Die

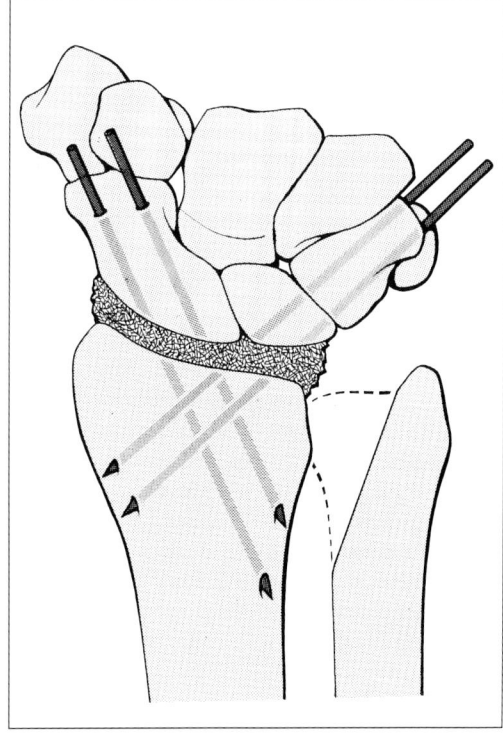

Abb. 7:12   Beispiel für eine Handgelenksteilarthrodese
Radio-skapho-lunäre Ausführung und Fixierung mit Kirschnerdrähten fixiert ist (nach Anlagerung von spongiösem Knochenmaterial). Zusätzlich kann – wie hier gezeigt – eine Teilresektion des Ulnaköpfchens zur Verbesserung der Umwendbewegungen notwendig sein.

Fixierung kann mit Kirschnerdrähten oder mit Kleinfragmentplättchen jeweils zwischen Radius und Kahn- bzw. Mondbein erfolgen *(Abb. 7:12)*. Meist ist eine ergänzende Gipsruhigstellung für 5 bis 6 Wochen zusätzlich notwendig *(21)*.

Die Ergebnisse sind allerdings nach eigenen Erfahrungen bezüglich Schmerzfreiheit weniger gut als bei einer korrekt durchgeführten kompletten Handgelenksarthrodese.

7.3 **Arthroplastiken**

Indikation

Arthroplastiken können vor allem im Bereich der Langfingergrundgelenke die funktionelle Situation nicht nur bei der chronischen Polyarthritis (Kapitel 20.1), sondern auch nach schweren posttraumatischen Gelenkzerstörungen verbessern. An den Endgelenken sind dagegen Arthrodesen vorzuziehen. Bei den Mittelgelenken können einerseits die Arthrodese, andererseits, vor allem bei jungen Patienten, eine Arthroplastik oder ein Kunstgelenk indiziert sein. Unbedingte Voraussetzungen sind einwandfreie Hautverhältnisse und eine intakte muskuläre beziehungsweise sehnige Führung des Gelenkes. Verschiedene, vor allem zur Behandlung der chronischen Polyarthritis entwickelte Verfahren mit Sehnen, Faszien- oder Koriuminterpositionen, stehen zur Verfügung *(4, 22, 23)*.

7.3.1 **Langfingergrundgelenke**

Zur Durchführung einer Grundgelenksarthroplastik bei posttraumatischen Veränderungen werden die Strecksehne über dem Gelenk längs gespalten, das Mittelhandköpfchen subkapital reseziert, der Resektionsstumpf abgerundet und mit einem Faszienstück oder einem Koriumlappen *(9, 22)* eingehüllt *(Abb. 7:13)*. Die zuvor abgelösten Seitenbänder sind über transossäre Nähte dorsolateral am Mittelhandknochen zu reinserieren. Anschließend wird die Strecksehne wieder genäht und dabei etwas gerafft. Fehlende Seitenbänder können mit Teilen des Interponates, die radial- und ulnaseitig über den Gelenkspalt hinweg am Periost der Grundgliedbasen zu fixieren sind, ersetzt werden *(9, 22)*. Eine weitere Möglichkeit wird in *Abb. 20:9*, S. 366 dargestellt.

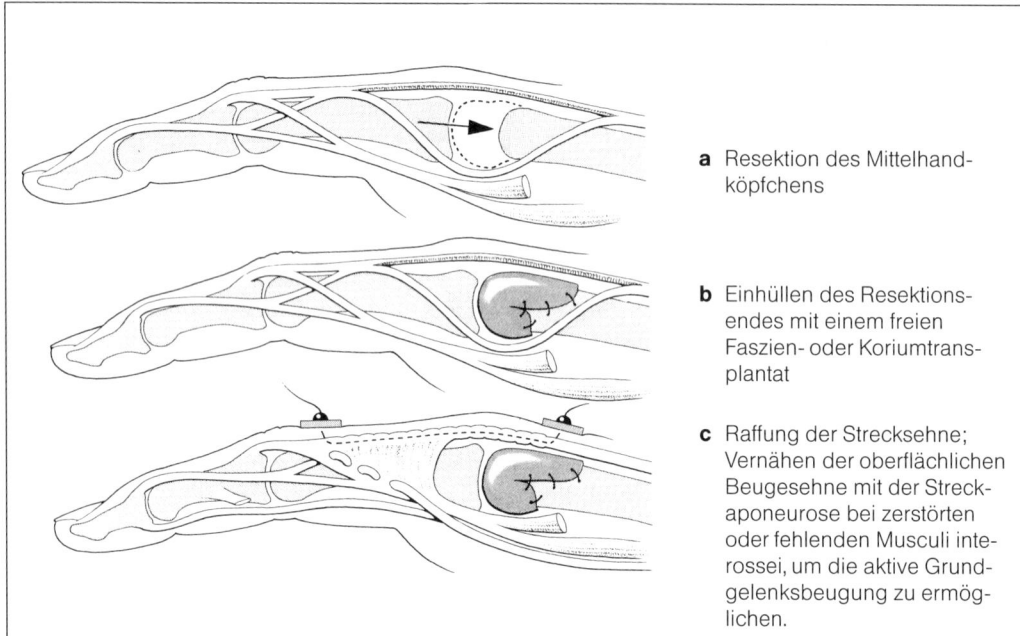

a Resektion des Mittelhandköpfchens

b Einhüllen des Resektionsendes mit einem freien Faszien- oder Koriumtransplantat

c Raffung der Strecksehne; Vernähen der oberflächlichen Beugesehne mit der Streckaponeurose bei zerstörten oder fehlenden Musculi interossei, um die aktive Grundgelenksbeugung zu ermöglichen.

Abb. 7:13 Arthroplastik eines Langfingergrundgelenkes

7.3.2 **Daumensattelgelenk**

Während posttraumatische Zerstörungen im Daumenend- und -grundgelenk mit einer Arthrodese funktionell am günstigsten zu behandeln sind, kann eine aufgehobene oder schmerzhafte Minimalbeweglichkeit im Daumensattelgelenk eine gravierende Funktionseinbuße darstellen. Hier wie bei Arthrosen aufgrund anderer Ursachen bietet sich als Alternative zur Arthrodese eine Resektions-Interpositions-Arthroplastik an *(11) (Abb. 7:14)*.

Von einem ca. 3 cm großen, längs verlaufenden Hautschnitt über der Tabatière, welcher an der Basis des Os metatarsale I beginnt, wird zunächst quer über dem Sattelgelenk die Gelenkkapsel eröffnet *(7:15 c)*. Die Inzision wird T-förmig über das Trapezium Richtung Kahnbein weitergeführt. Danach wird am Os trapezium das Kapselgewebe scharf abpräpariert. Dabei soll so viel wie möglich von der bindegewebigen Kapsel erhalten bleiben.

Vor der Resektion ist es ratsam, sich durch Bewegen des Os metacarpale I evtl. auch kurz durch eine Röntgendurchleuchtung zu überzeugen, daß man wirklich das Os trapezium und nicht versehentlich im peripheren Kahnbeinbereich freigelegt hat. Die Resektion des meist durch arthrotische Randzacken verwinkelten Trapeziums wird durch eine vorsichtige Zerlegung in drei Teile mit einer kleinen oszillierenden Säge oder Osteotomiemeißeln erleichtert, wobei man jedoch behutsam vorgehen muß, um nicht die in einer Knochenrinne des Trapeziums in der Tiefe verlaufende Sehne des M. flexor carpi radialis zu verletzen. Ein aufgeknäueltes Sehneninterponat, bestehend aus der mit einem Sehnenstripper entnommenen Palmaris longus-Sehne und einem Teil der Flexor carpi radialis-Sehne, wird in das Lager des Os trapezium eingelegt und mit der Gelenkkapsel fest vernäht *(Abb. 7:14 und 7:15)*.

Hierzu wird eine ca. 5 cm lange Längsinzision über der Flexor carpi radialis-Sehne bis zu ihrem Eintritt in die Handwurzel unter der Thenarmuskulatur angelegt und die Sehne zur Häfte gespalten. Der vorsichtig abgespaltene Teil wird unter der Thenarmuskulatur mit einer kleinen Sehnenfaßzange in die Resektionshöhle durchgezogen und von dort weiter nach distal präpariert.

Fehlt eine ausreichende Bandverbindung zwischen der Basis des Os metacarpale I und der Basis des Os metacarpale II, die sich röntgenologisch in einer Verbreiterung des Abstandes zwischen diesen beiden Knochenabschnitten zeigt, dann empfiehlt es sich, den abgespaltenen Teil der Flexor carpi radialis-Sehne vor der Verlagerung in das Lager des resezierten Os trapezium durch einen ca. 2,7 mm großen Bohrkanal an der Basis des Os metacarpale I wie bei einer Bandplastik hindurchzuziehen *(Abb. 7:14 b)*, und die Basis des Metatarsale I gleichsam aufzuhängen. Beim Versenken des Sehnenknäuels wird dieses, um einer Luxation des Sehneninterponates vorzubeugen, noch mit einer Naht am verbliebenen Teil der Flexor carpi radialis-Sehne in der Tiefe der Resektionshöhle fixiert. Die verbliebenen Gelenkkapselreste werden wieder über dem Interponat fest vernäht.

Postoperativ erfolgt eine 5wöchige Ruhigstellung zunächst mit einer Daumenunterarmgipsschiene und ab der 3. Woche (nach Entfernen der Hautfäden) mit einem zirkulären Daumenunterarmgips.

Nach der Freigabe des Gelenkes übt der Patient zunächst zwei Wochen selbst. Unter einer weiteren krankengymnastischen und ergotherapeutischen Behandlung, die vor allem die Daumenopposition und die Kraftverhältnisse verbessern soll, werden die Patienten im allgemeinen innerhalb von 3 bis 6 Monaten beschwerdefrei.

Diese Methode konkurrierte zeitweise mit dem Ersatz des Os trapezium durch Silastic-Endoprothesen *(20)*, die vor allem bei der chronischen Polyarthritis implantiert wurden, wobei jedoch das Auftreten einer Silikonsynovitis mit großen Zysten in den Knochen der Handwurzel, wie beim Mond- oder Kahnbeinersatz (Kap. 5.5.2, Seite 118 und 5.5.4, Seite 121) dieses Vorgehen in Verruf gebracht hat.

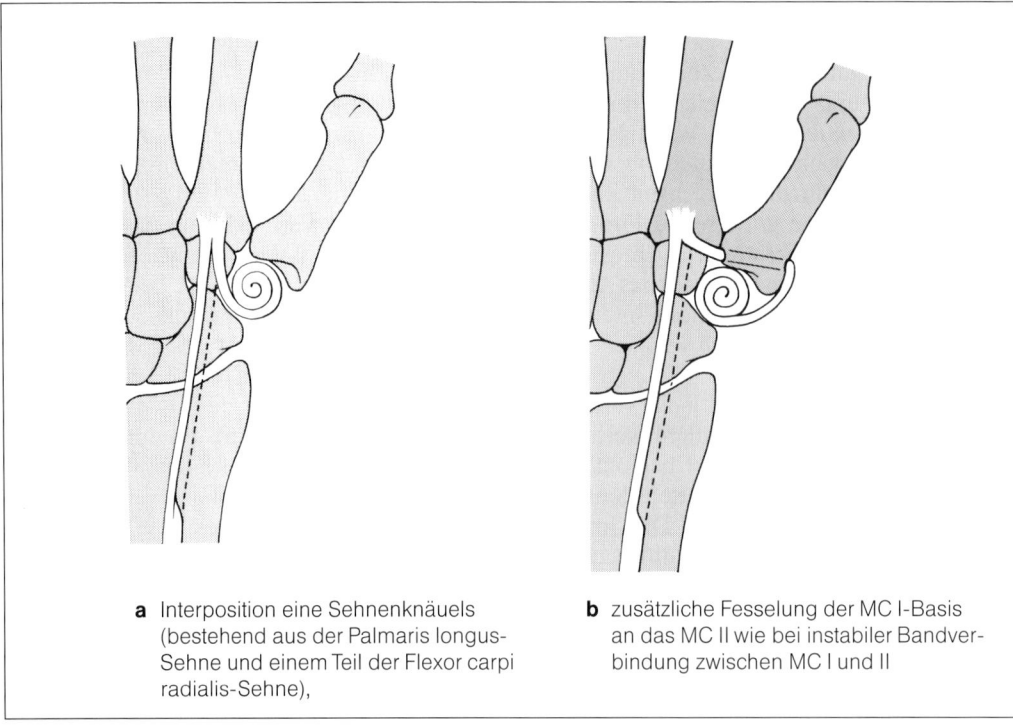

a Interposition eine Sehnenknäuels
(bestehend aus der Palmaris longus-
Sehne und einem Teil der Flexor carpi
radialis-Sehne),

b zusätzliche Fesselung der MC I-Basis
an das MC II wie bei instabiler Bandverbindung zwischen MC I und II

**Abb. 7:14   Arthroplastiken im Bereich des Daumensattelgelenkes mit Resektion des Os trapezium
und Sehneninterposition**

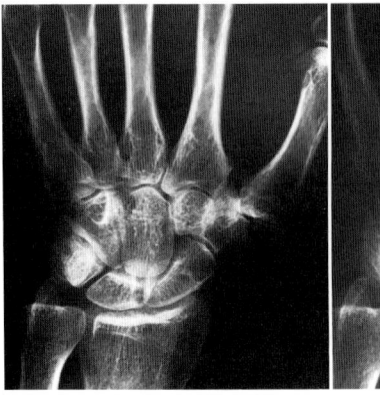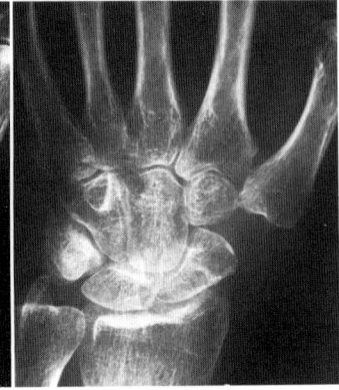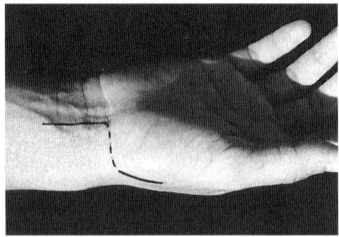

c Hautinzision für die Sattelgelenk-
arthroplastik (der gestrichelte Teil
muß meist nicht inzidiert werden)

a Arthrose des Daumensattelgelenkes

b 1 Jahr nach Resektionsinter-
positions-Arthroplastik entsprechend *Abb. 7:14 b*

Abb. 7:15   Beispiel für eine Resektionsarthroplastik des Daumen-Sattelgelenkes

7.3.3 **Handgelenk**

Arthroplastiken im radiokarpalen Handge-lenksbereich treten gegenüber der Arthodese in den Hintergrund, da bei einer sachgerecht durchgeführten Arthrodese die Umwendbe-wegungen in vollem Umfang erhalten bleiben und die fehlende Handgelenksbeweglichkeit bei frei beweglichen Nachbargelenken (Finger, Arm) zum Teil kompensiert wird. Hinzu kommt, daß die Arthrodese wesentlich bela-stungsfähiger ist.

Beschrieben werden die Resektion des Mond-beines zusammen mit zwei Dritteln des Kahn-beins *(18)* und Interpositionsarthroplastiken nach Gelenkflächenresektion im distalen Radius- und Ulnabereich sowie an Kahn- und Mondbein *(19)*.

Auch die komplette Resektion der proximalen Handwurzelreihe (**Proximal Row Carpec-tomy**) soll in vielen Fällen zufriedenstellende Ergebnisse aufweisen *(5, 17)*.

7.3.4 **Distales Radioulnargelenk**

Für posttraumatische oder sonstige Arthro-sen des distalen Radioulnargelenkes kom-men im wesentlichen drei Verfahren in Frage:
1. die partielle Resektion des Ulnaköpfchens mit Interposition von Kapselgewebe *(Abb. 7:16)*

2. die Operation nach *Sauvé-Karpandji (vgl. Abb. 7:17)*.
3. die sparsame vollständige Resektion des Ulnaköpfchens wie bei einer Zerstörung infolge chronischer Polyarthritis (vgl. Kap. 20.1.1.1, Seite 358).

Partielle Ulnaköpfchenresektion

Von einem kleinen dorsalen, radial der Exten-sor carpi ulnaris-Sehne angelegten Haut-schnitt wird das Gelenk eröffnet und der radiale Teil des Ulnaköpfchens reseziert (ent-sprechend *Abb. 7:16)*. Der verbleibende ulnare Anteil wird abgerundet und soll möglichst an den karpo-ulnaren Bandverbindungen und über die Sehnenscheide der Extensor carpi ulnaris-Sehne geführt bleiben. Anschließend wird Kapselgewebe interponiert und das Handgelenk nach Wundverschluß und Einle-gen einer Redondrainage für 3 Wochen mit einer dorsalen Oberarmgipsschiene ruhigge-stellt. Daran schließt sich eine 2 x wöchentlich durchzuführende Übungsbehandlung für ca. 12 Wochen an.

Die *Endergebnisse* bezüglich schmerzfreier Drehung und Belastbarkeit waren im eigenen Krankengut stets gut.

Wiederherstellung der Unterarmdrehung mit der Operation nach Sauvé-Karpandji

Diese Operation stellt die an sich wider-sprüchliche Kombination einer Arthrodese

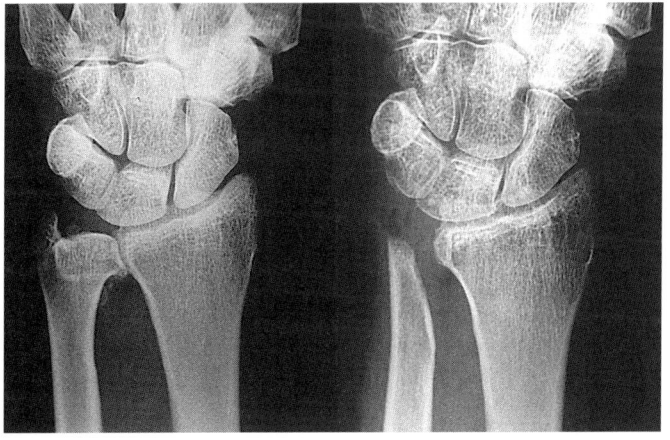

Abb. 7:16   Partielle Ulna-köpfchenresektion mit Inter-position von Kapselgewebe bei einer ausgeprägten Arthrose des distalen Radioulnargelen-kes. (Alternative zur Operation nach *Sauvé-Karpandji* bei nicht handwerklich tätigen Patienten)

a Ausgangsbefund   **b** 9 Monate postoperativ

mit einer Arthroplastik dar. Das distale Radioulnargelenk wird einerseits fusioniert, andererseits wird die Unterarmdrehung wieder hergestellt. Dies erfolgt durch eine Ulnasegmentresektion über eine Strecke von 1,5 cm, ca. 2 cm proximal des peripheren Ulnagelenkspaltes. *Abb. 7:17* zeigt eine empfehlenswerte Variante dieser von den Erstautoren beschriebenen Beseitigung schmerzhafter Zustände im Radioulnargelenk *(1, 12)*.

Die Operation ist vor allem indiziert bei einer Zerstörung des distalen Radioulnargelenkes, die rekonstruktive Maßnahmen, wie z. B. in Kap. 7.1.6 dargestellt, nicht mehr erlaubt. Vor allem auch posttraumatische Fehlstellungen der Radiusgelenkfläche und ein posttraumatischer Ulnavorschub, der bei der Operation allerdings korrigiert wird, gehören mit in die Gruppe der guten Indikationen für diese Operation. Diese kommt außerdem bei der chronischen Polyarthritis oder auch bei lang andauernder Instabilität mit arthrotischen Veränderungen zwischen Ulna und Karpus in Frage, wobei intakte Gelenkflächen im Bereich des Radiokarpalgelenkes vorausgesetzt werden müssen. Bei schwereren Zerstörungen und arthrotischen Veränderungen des Ulnaköpfchens sind allerdings partielle oder vollständige Resektionen des Ulnaköpfchens vorzuziehen (siehe oben). Dies gilt ebenfalls, wenn das Handgelenk im Alltag nicht zu sehr belastet wird.

Die Operation, wie sie in *Abb. 7:17* dargestellt ist, wird über eine 6–7 cm lange Inzision über der Elle zwischen den Sehnen des M. extensor und M. flexor carpi ulnaris durchgeführt. Ca. 2 cm proximal des Ulnaendes erfolgt nach Abschieben des Periostes die Präparation eines 2 x 0,6 cm großen Spanes mit Hilfe der oszillierenden Säge. Daran schließt sich die vollständige Segmentresektion in diesem Bereich über eine Strecke von ca. 1,5 cm an. Unter Röntgenbildwandlerkontrolle erfolgt dann die Einstellung des Ulnaköpfchens (vor allem wichtig bei bestehendem Ulnavorschub) auf das Niveau der Radiusgelenkfläche. Dort wird es in neutraler Mittelstellung des Unterarmes mit einem 1,6 mm dikken Kirschnerdraht fixiert. Ein zweiter gleich starker Kirschnerdraht oder eine Kleinfragmentschraube proximal werden zur zusätzlichen Fixierung eingebracht. Dazwischen erfolgt die Spanverblockung über einen ca. 6 mm großen Bohrkanal. Das Periost wird am Ende der Operation im Bereich der Resektion wieder verschlossen.

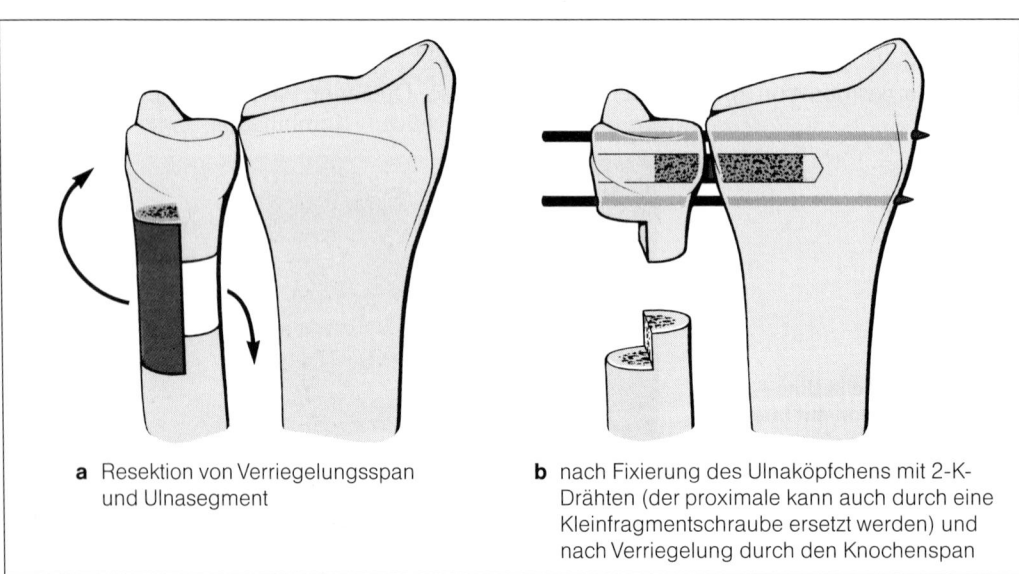

a Resektion von Verriegelungsspan und Ulnasegment

b nach Fixierung des Ulnaköpfchens mit 2-K-Drähten (der proximale kann auch durch eine Kleinfragmentschraube ersetzt werden) und nach Verriegelung durch den Knochenspan

Abb. 7:17   Modifizierte Operation nach *Sauvé-Karpandji (1)*

Postoperativ wird für 5 bis 6 Wochen ein Unterarmgips angelegt, die Kirschnerdrähte werden nach 8 bis 9 Wochen entfernt. Mit vorsichtigen Unterarmdrehungen, die nach Gipsabnahme intensiviert werden können, beginnt der Patient bereits am 1. postoperativen Tag.

Die Langzeitergebnisse werden im allgemeinen als gut angegeben, wobei bisweilen Knochenneubildungen im resezierten Segment sekundär die wiedererlangte Unterarmdrehung erneut beeinträchtigen können, weswegen wir im eigenen Krankengut die partielle Ulnarköpfchenresektion (Kap. 7.3.4) bei entsprechender Indikation bevorzugen.

7.4 Endoprothesen

Indikation

Eine Indikation zur Endoprothesenimplantation ist bei Patienten, die ihre Fingergelenksbeweglichkeit in den betroffenen Gelenken, aus welchen Gründen auch immer, dringend benötigen und die keine schwere Arbeit mit den Händen ausführen, eher gegeben als bei Schwerarbeitern.

Im allgemeinen werden jedoch Arthrodesen, Arthroplastiken oder eine Handgelenksdenervierung bei posttraumatischen Zuständen bevorzugt, da es sich um meist jugendliche Patienten handelt und die Maßnahmen zufriedenstellende Ergebnisse zeigen. Hinzu kommt, daß die Implantation von körperfremdem Material mit der Gefahr möglicher Lockerungen oder Unverträglichkeitsreaktionen verbunden ist.

Modelle

Vor allem für den Fingerbereich stehen verschiedene Endoprothesenmodelle zur Verfügung. Von der Rheumachirurgie übernommen sind vor allem die Silastic-Endoprothesen nach *Swanson (18)* auch bei posttraumatischen Gelenkzerstörungen verwendbar. In entsprechender Ausführung können sie vor allem Langfingergrundgelenke ersetzen *(Abb. 20:10,*

S. 367). Diese Endoprothesen werden in die Markhöhle der beiden betreffenden Knochen ohne zusätzliche Verankerung eingesetzt (Kap. 2.1.4, S. 366f.). Bei einzelnen Langfingergrundgelenken, die von intakten Nachbarfingern umgeben sind, ist nach eigenen Erfahrungen die Dauerbelastbarkeit relativ gut.

Weitere Endoprothesentypen stellen die sogenannten isoelastischen Modelle dar, die nach dem Prinzip eines Dübels in den beiden gelenkbildenden Knochen verankert werden.

Als 3. Variante können Scharnierendoprothesen, die mit Knochenzement verankert werden, implantiert werden. Bei diesen Prothesen ist in jedem Fall eine gute Seitenstabilität gewährleistet, wodurch sie für die Mittelgelenke besser geeignet sind als für die Grundgelenke, die auch seitliche Bewegungen erlauben sollten.

Endoprothesen sind auch für den Handgelenksbereich vorhanden, sowohl Silastic- wie auch Metall-Endoprothesen. Die Hauptindikationen stellen hier jedoch wiederum rheumatische Hände und weniger posttraumatische Zustände dar (Kap. 2.1.4, S. 368).

Wegen der speziellen Thematik und der Vielfalt der Modelle muß hier bezüglich der operativen Durchführung auf die weiterführende Literatur und auf die jeweiligen Firmenprospekte mit ihren Operationsanleitungen verwiesen werden.

7.5 Arthrolysen

Ursachen für Einsteifungen

Nach Gelenkverletzungen und gelenknahen Frakturen, vor allem im Zusammenhang mit schweren Quetschungen, kann es in Mittel- und Grundgelenken trotz sonst ausreichender Übungsbehandlungen zu bleibenden Bewegungsbehinderungen kommen. Oft liegt in den Mittelgelenken ein Streckdefizit und in den Grundgelenken eine Einschränkung der Beugung vor. Zu den Behinderungen in den Mittelgelenken führt vor allem eine Schrumpfung der beugeseitigen Gelenkkapselanteile. Diese kann durch eine Einblutung oder durch eine fehlerhaft durchgeführte Ruhigstellung ausgelöst worden sein. Auch Verwachsungen von Beuge- oder Strecksehnen mit Knochenkallus können eine Rolle spielen.

7.5.1 Mittelgelenke

Mit Hilfe einer beugeseitigen Kapsulektomie *(2)* können Kontrakturen der Mittelgelenke erfolgreich behandelt werden, sofern eine adäquate postoperative Übungsbehandlung gewährleistet ist. Voraussetzung für Arthrolysen sind intakte Gelenkflächen und eine bereits vorangegangene Übungsbehandlung.

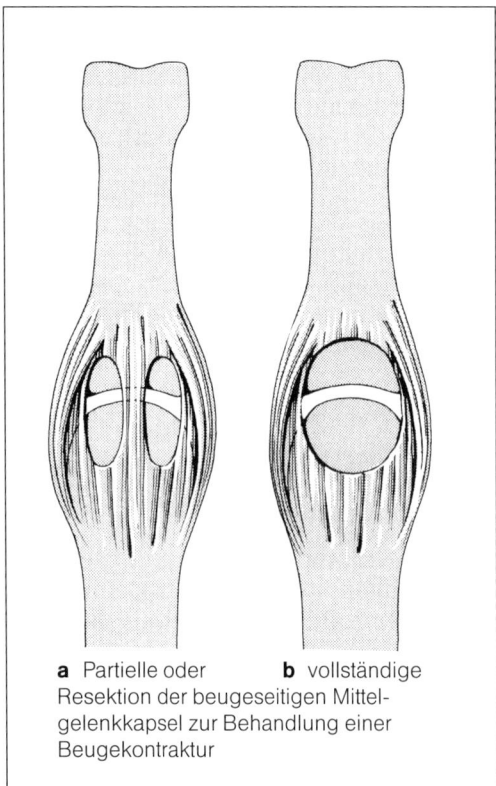

a Partielle oder **b** vollständige Resektion der beugeseitigen Mittelgelenkkapsel zur Behandlung einer Beugekontraktur

Abb. 7:18 Kapsulektomie im Bereich der Mittelgelenke

Die *Operation* sollte möglichst erst 6 Monate nach der verursachenden Verletzung oder nach Voroperationen erfolgen, da ab diesem Zeitpunkt das Gewebe erst wieder ödemfrei ist und eine gewisse Elastizität wiedererlangt hat.

Man kann von einem winkligen Hautschnitt wie bei der Beugesehnenchirurgie *(Abb. 8:7,* S. 174) auf die Beugesehnenscheide über dem Mittelgelenk eingehen und nach Darstellen der Nervengefäßbündel zwischen diesen und der Sehnenscheide die beugeseitige Gelenkkapsel freilegen. Eine teilweise Exzision der palmaren Gelenkkapsel reicht oftmals aus *(2) (Abb. 7:18 a* u. *b)*. Liegen zusätzliche Verwachsungen der Beugesehnen vor, empfiehlt es sich, in diesem Bereich die Sehnenscheide, die ebenfalls geschrumpft sein kann, quer rings um die Beugesehnen herum zu inzidieren und evtl. auch etwas längs zu eröffnen und die Beugesehnen von Verwachsungen zu befreien. Ergeben sich nach teilweiser oder vollständiger Resektion der beugeseitigen Gelenkkapsel beim Versuch, das Gelenk passiv zu strecken, noch immer Schwierigkeiten, so müssen die seitlichen Bänder leicht eingekerbt werden. Eine vollständige Durchtrennung ist zu vermeiden.

Unmittelbar an den Eingriff sollte sich bereits am 1. postoperativen Tag eine krankengymnastische *Nachbehandlung* anschließen, die gegebenenfalls 1 bis 2 Wochen stationär und weitere 4 Wochen ambulant in konsequenter

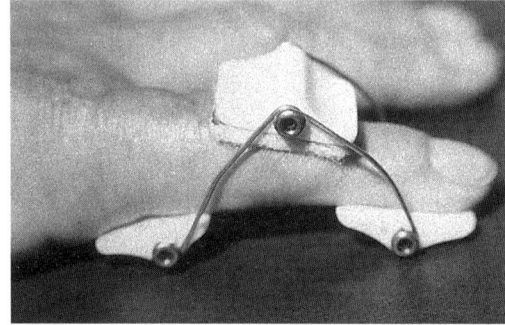

Abb. 7:19 Beispiel für eine Quengelbehandlung eines Kleinfingermittelgelenkes mit einer handelsüblichen elastischen Schiene.

Weise durchgeführt wird und vor allem die passive Streckung des operierten Gelenkes beinhaltet. Gegebenenfalls ist eine ergänzende, vorsichtig dosierte Quengelbehandlung durch spezielle Fingerschienen sinnvoll, (z. B. mit einer handelsüblichen Sporlastik-Fingerschiene, die stundenweise zu tragen ist *(Abb. 7:19).*

7.5.2 Grundgelenke

Im Bereich der Grundgelenke liegt meist eine Verklebung der beugeseitigen Gelenkkapsel, kombiniert mit einer Schrumpfung der Kollateralbänder, vor.

Als mobilisierende *Operation,* durch die der fehlende Faustschluß unter Umständen wieder hergestellt werden kann, empfiehlt sich das Abtrennen der Kollateralbänder am Mittelhandköpfchen mit Lösen der beugeseitig intraartikulären Verwachsungen *(22)* über eine dorsal um das Grundgelenk herumgeführte Hautinzision oder über feine Stichinzisionen beiderseits der Strecksehnen. Gelegentlich müssen zusätzlich verdickte dorsale Kapselanteile zwischen Gelenk und Strecksehnen reseziert werden. Danach lassen sich die Gelenke in der Regel bis 90° beugen.
Bereits ab dem 2. postoperativen Tag sollten 1- bis 2mal täglich die Gelenke vorwiegend aktiv, aber auch vorsichtig passiv unter gleichzeitigem axialem Zug durchbewegt werden. Die weitere *Physiotherapie* ist konsequent mindestens 3 Monate fortzusetzen und sollte Manuelle Therapie und fallweise auch Ergotherapie beinhalten.

7.6 Handgelenksdenervierung

Indikation

Die sensible Neurotomie als palliative gelenkerhaltende Maßnahme wurde von *Wilhelm* für die Behandlung sowohl der Epikondylitiden des Ellenbogens, der Neuralgie des N. interosseus dorsalis im dorsalen Handgelenk- und

Handwurzelbereich und der Styloiditis radii als auch für schmerzhafte arthrotische Prozesse der Handwurzel und Fingergelenke angegeben *(24, 25).* Sie ist als funktionserhaltende Alternative zur Handgelenksarthrodese vor allem bei Arthrosen, unbehandelten Kahnbeinpseudarthrosen (Kap. 5.5.2, S. 117) nach Lunatummalazie (Kap. 5.5.4, S. 122) und bei Radiustrümmerfrakturen gedacht. Motorik, Oberflächen- und Tiefensensibilität bleiben hierbei erhalten, lediglich gelenkinnervierende Nervenäste werden ausgeschaltet (sorgfältige Präparation vorausgesetzt).

Dem *Vorzug* der Funktionserhaltung stehen bei diesen Verfahren nach eigenen Erfahrungen im klinischen Alltag folgende *Nachteile* gegenüber:
1. Bei der Beurteilung des Operationserfolges ist man einzig und allein auf die subjektiven Angaben und die Ehrlichkeit des Patienten angewiesen, eine objektive Überprüfung ist kaum möglich. Das bedeutet z. B., daß bei einem Rentenwunsch die Behauptung des Patienten, die schweren Gelenkschmerzen bestünden weiter, nicht zu widerlegen ist.
2. Die Symptomatik kann auch bei anfänglicher Schmerzfreiheit nach einigen Jahren wiederkehren.
Diese Faktoren sollten bei der Abgrenzung der Indikation gegenüber Alternativverfahren bedacht werden.

Um die Mißerfolgsrate gering zu halten, müssen präoperativ *folgende Voraussetzungen* erfüllt sein *(24):*
1. Die betroffenen Gelenke sollten einen erhaltenswerten Bewegungsumfang aufweisen.
2. Die Schmerzsymptomatik sollte möglichst auf den Gelenkbereich begrenzt sein, da bei hochgradigen Arthrosen mit ausgedehnter Schmerzsymptomatik ein Teil der Schmerzleitung über nicht beeinflußbare intraossäre Nervenfasern erfolgt.
3. Durch eine Testausschaltung der zu durchtrennenden Nervenbahnen und Nervenäste mit einem Lokalanästhetikum muß eine Schmerzfreiheit zu erzielen sein, andernfalls ist ein denervierender Eingriff kontraindiziert.

7.6.1 Innervation des Handwurzel-skelettes

Streckseitig hat der N. interosseus posterior (ein Endast des N. radialis) die größte Bedeutung *(Abb. 7:20a)*. Er versorgt mit seinen Aufzweigungen dorsalseitig das distale Radioulnargelenk, das Radiokarpalgelenk und die meisten Interkarpalgelenke mit ihrem Bandapparat bis hin zu den Karpometakarpal-gelenken II bis V. Ergänzt wird die streckseitige Innervation durch feine Gelenkäste aus dem N. cutaneus antebrachii posterior (ebenfalls aus dem N. radialis abzweigend), dem Ramus dorsalis nervi ulnaris (ulnare Handwurzel) und dem Ramus superficialis nervi radialis (radiale Handwurzel).

Beugeseitig ist der N. interosseus anterior für die palmare Innervation des distalen Radioulnargelenkes, des Radiokarpalgelenkes und für die dem Karpalkanal benachbarten Interkarpalgelenke am wichtigsten. Weitere Bedeutung haben auf der radialen Beugeseite feine Gelenkäste aus dem N. cutaneus antebrachii lateralis (Endast des N. musculocutaneus) und aus dem Ramus palmaris nervi mediani. Ulnarseitig erfolgt die palmare Innervation

proximal durch Gelenkäste des N. ulnaris, distal durch Abzweigungen aus dem Ramus profundus nervi ulnaris und in geringerem Umfang durch Ausläufer aus dem N. cutaneus antebrachii medialis *(Abb. 7:20)*.

Präoperative Testblockade

Für diese zur Abschätzung des postoperativen Erfolges und der notwendigen Ausdehnung des Eingriffes wichtige Maßnahme sind vor allem rasch wirksame Lokalanästhetika geeignet. Um eine genaue Information über die für die Schmerzsymptomatik hauptverantwortlichen Nervenstränge zu erhalten, empfiehlt es sich, nach jeder Blockade zunächst einen etwaigen Erfolg abzuwarten und dann erst die nächste Region zu infiltrieren. Blockiert werden:

1. Der N. interosseus posterior: mediane Injektion 3 cm proximal des Handgelenkes bis auf den Radius (ca. 1 ml Lokalanästhetikum).
2. Der R. articularis spatii interossei I: Injektion von ca. 0,5 ml Lokalanästhetikum dorsal zwischen den Basen des 1. und 2. Mittelhandknochens.

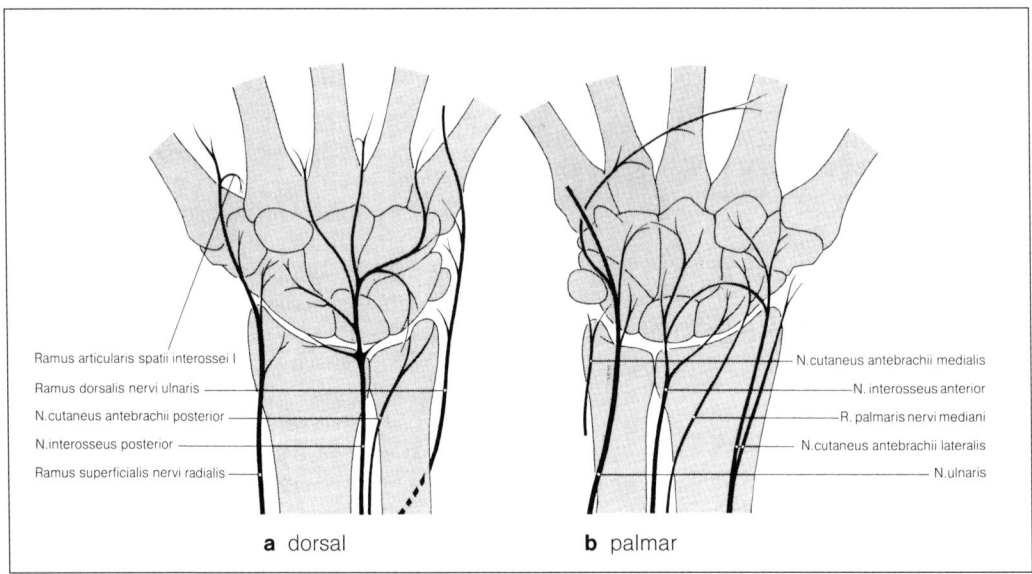

Ramus articularis spatii interossei I

Ramus dorsalis nervi ulnaris

N. cutaneus antebrachii posterior

N. interosseus posterior

Ramus superficialis nervi radialis

N. cutaneus antebrachii medialis

N. interosseus anterior

R. palmaris nervi mediani

N. cutaneus antebrachii lateralis

N. ulnaris

a dorsal   **b** palmar

Ab. 7:20   Innervation der Handwurzel

3. Die Gelenkäste des N. cutaneus antebrachii lateralis: Umspritzen der A. radialis 3 cm proximal des Handgelenkes (ca. 1 ml Lokalanästhetikum).

4. Der R. superficialis nervi radialis: quere subkutane, um den Radius herumgeführte Injektion (ca. 3 ml Lokalanästhetikum).

5. Der R. palmaris nervi mediani: subkutane Infiltration zwischen A. radialis und der Sehne des M. palmaris longus in der distalen Handgelenksbeugefalte (ca. 1–2 ml Lokalanästhetikum).

6. Der N. interosseus anterior: Infiltration 3 cm proximal der distalen Handgelenksbeugefalte ulnar des M. palmaris longus bis auf den Radius (ca. 2 ml Lokalanästhetikum).

7. Die aus dem tiefen Endast des N. ulnaris stammenden Rami perforantes im Bereich der Intermetakarpalgelenke II und III: dorsale Injektion in diesem Bereich von jeweils ca. 0,5 ml Lokalanästhetikum.

8. Die vom R. dorsalis nervi ulnaris abgehenden Gelenkäste: Infiltration der Umgebung des Processus stylodieus ulnae (ca. 2 ml bis auf den Knochen).

9. Der N. cutaneus antebrachii posterior: quere subkutane Infiltration von der Basis des Processus styloideus ulnae bis zum Radioulnargelenk (ca. 2 ml Lokalanästhetikum).

Operative Durchführung

Als erstes erfolgt die Darstellung des N. interosseus posterior von einer queren Inzision etwa 3 cm proximal der Handwurzel. Die Fingerstrecksehnen müssen zum Auffinden des über dem Radius längs verlaufenden Nervs nach ulnar gehalten werden (Nr. 1 in *Abb. 7:21*). Nach möglichst proximaler Durchtrennung wird der zentrale Nervenstumpf mit einer Klemme gefaßt und durch Ausreißen zusätzlich zerstört.

Es schließt sich die Darstellung des R. articularis spatii interossei I von einem kleinen dorsalen Hautschnitt über dem 1. Intermetakarpalgelenk an (Nr. 2 in *Abb. 7:21*). Diesen findet man in der Nähe der Teilungsstelle des zum Daumen und Zeigefinger ziehenden Radialisastes, der dorso-radial von einer leicht zu findenden Vene begleitet wird und aus

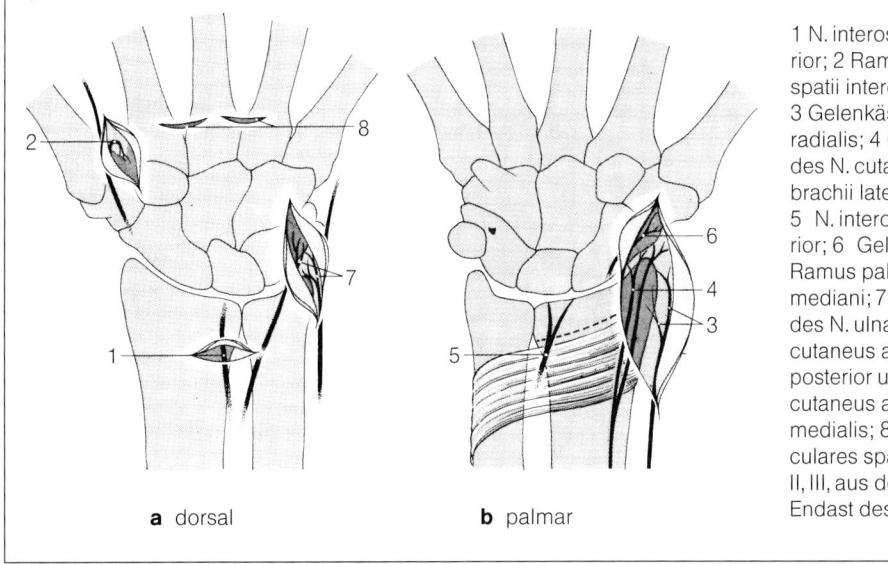

1 N. interosseus posterior; 2 Ramus articularis spatii interosseus I; 3 Gelenkäste des N. radialis; 4 Gelenkäste des N. cutaneus antebrachii lateralis; 5 N. interosseus anterior; 6 Gelenkäste des Ramus palmaris nervi mediani; 7 Gelenkäste des N. ulnaris, des N. cutaneus antebrachii posterior und des N. cutaneus antebrachii medialis; 8 Rami articulares spatii interossei II, III, aus dem tiefen Endast des N. ulnaris

a dorsal   **b** palmar

Abb. 7:21   Denervierung der Handwurzel

dem der Gelenkast nach palmar hin abgeht. Auch hier wird eine Exhärese nach seiner Abtrennung vom Radialisast empfohlen *(24)*. Die weitere Denervierung erfolgt ohne gezielte Nervendarstellung.

Auf der radialen Beugeseite wird ein vom Os trapezium bis über den Pronator quadratus reichender bogenförmiger Hautschnitt angelegt. Beim epifaszialen Abpräparieren des Hautmantels um den distalen Radius und seinen Processus styloideus herum nach dorsal kommt es zur Durchtrennung der Gelenkäste, die hier von in der Subkutis verlaufenden Rami superficiales nervi radialis abgehen (Nr. 3 in *Abb. 7:21*). Die zum Gelenk ziehenden Endäste des N. cutaneus antebrachii lateralis werden vom gleichen Hautschnitt aus nach Darstellen der A. radialis ausgeschaltet, indem man das paravasale Gewebe zusammen mit den Begleitvenen ligiert und durchschneidet (Nr. 4 in *Abb. 7:21*).

Zur Unterbrechung des N. interosseus anterior folgt zwischen der A. radialis und der Sehne des M. flexor carpi radialis die Darstellung des distalen M. pronator quadratus. Der N. medianus und die Beugesehnen werden mit einem langen Haken nach ulnar gehalten, und das Bindegewebe am distalen Rand wird elektrisch bis auf das Periost des Radius parallel zur Gelenkfläche samt den darin befindlichen Nerven durchtrennt. (Nr. 5 in *Abb. 7:21*). Am distalen Ende der bogenförmigen Inzision kann man durch subkutanes Präparieren nach medial auch den Gelenkast des R. palmaris nervi mediani durchtrennen (Nr. 6 in *Abb. 7:21*).

Erstreckt sich die Schmerzsymptomatik auf das ulnare Handgelenk, so kann durch einfaches epifasziales Abpräparieren des Hautmantels um den Processus styloideus ulnae und das ulnare Handgelenk herum bei sorgfältiger Schonung des im subkutanen Gewebe verlaufenden dorsalen Astes des N. ulnaris (leicht S-förmig geschwungener dorso-ulnarer Hautschnitt) eine zusätzliche Denervierung der ulnaren Handseite erfolgen (Nr. 7 in *Abb. 7:21*).

Fallweise kann zudem bei Schmerzen im distalen Handwurzelbereich ein dorsales Frei-

legen der Interkarpalgelenke II und III (quere Hautinzision, Auseinanderhalten der Strecksehnen) mit nachfolgender elektrischer Durchtrennung des nervenhaltigen Bindegewebes über der Basis der betreffenden Mittelhandknochen sinnvoll sein (Nr. 8 in *Abb. 7:21*).

Postoperativ ist eine 3wöchige Ruhigstellung des Handgelenkes mit einer dorsalen Unterarmgipsschiene angebracht. Die Finger bleiben dabei für sofortige Bewegungsübungen frei.

7.7 Denervierungen an anderen Gelenken

Für derartige Eingriffe bei schmerzhaften posttraumatischen oder sonstigen Arthrosen kommen außer dem Handgelenk auch das Daumensattelgelenk und die Mittel- und Endgelenke der Langfinger in Frage.

7.7.1 Daumensattelgelenk

Bei der Denervierung dieses Gelenkes müssen außer dem R. superficialis nervi radialis mit seinem R. articularis spatii interossei I und dem N. cutaneus antebrachii lateralis (das genaue Vorgehen wurde bereits bei der Denervierung der Handwurzel beschrieben) noch zusätzlich vom N. medianus kommende Gelenkäste durchtrennt werden. Hierzu erfolgt eine palmare Freilegung des Gelenkes durch einen bogenförmigen Schnitt mit Ablösen der proximalen Thenarmuskulatur. Anschließend wird das Gelenk distal und proximal elektrisch bis auf das Periost palmar und radial umschnitten.

7.7.2 Fingermittel- und -endgelenke

Zu diesen Gelenken ziehen feine Äste der dorsalen und palmaren Fingernerven. Sie verlaufen teils neben der Beugesehnenscheide, teils unter der Streckaponeurose oder treten durch diese zur Gelenkkapsel hindurch.

Die Denervierung erfolgt von seitlichen Mittelschnitten beiderseits der Gelenke. Sie müssen dabei in ihrer Länge bis zur Mitte der dem Gelenk benachbarten Fingerglieder reichen. Nach der Darstellung des Seitenbandapparates werden der palmare Weichteilman-

tel mit den in ihm verlaufenden Fingernerven von der Beugesehnenscheide und der dorsale Weichteilmantel vollständig von den Anteilen der Streckaponeurose abpräpariert. Um auch auf dem Periost verlaufende Nervenfasern zu erfassen, ist zusätzlich proximal und distal der Gelenkkapsel der Knochen unter dem Streckapparat freizulegen.

Literatur

1. *Blanco, R., Blanko, F.:* The use of a bone peg in the Sauvé-Kapandji Operation J. Hand Surg. 19-B (1994) 221
2. *Curtis, R. M.:* Capsulectomy of the interphalangeal joints of the fingers. J. Bone Jt. Surg. 36-A (1954) 1219
3. *Eaton, R. G., Littler, J. W.:* Ligament reconstruction for the painful thumb carpometacarpal joint. J. Bone Jt. Surg. 55-A (1973) 1655
4. *Fowler, S. B.:* Arthroplasty of metacarpophalangeal joints in rheumatoid arthritis. J. Bone Jt. Surg. 44-A (1962) 1037
5. *Green, D. P.:* Proximal Row Carpectomie in Hand Clinics. Management of Wrist problems. Hrsg. J. Taleisnik Saunders comp. London 1987
6. *Heim, U., Pfeiffer, K. M.:* Periphere Osteosynthesen. 3. Aufl., Springer, Berlin 1988
7. *Lener, M., Judmaier, W., Gabel, M., Pechlauer, S., Dessel, A., Hackel, M.:* Diagnostik des ulnokarpalen Komplexes im MR-Movie Handchir. Mikrochir. Plast.Chir. 26 (1994) 115.
8. *Milford, L.:* »The hand« in Campbell's Operative Orthopaedics Vol. I, Editors: A. S. Edmonson, A. H. Crenshaw, 6. Edition. Mosby Comp., St. Louis 1980
9. *Millesi, H.:* Gelenkplastiken der Fingergelenke nach posttraumatischen Zuständen. Hefte Unfallheilkunde 141 (1980) 229
10. *Pieper, W.:* Fingerhaltung durch operative Gelenkversteifung in Funktionsstellung. Langenbecks Arch. klin. Chir. 299 (1961) 126
11. *Reill, P.:* Die operative Behandlung der Daumensattelgelenksarthrose. Plastische Chirurgie 1 (1977) 37
12. *Sauvé, L., Kapandji, M.:* Nouvelle technique de traitement chirurgical des luxations récidivantes isolées de l'extrémité inferieure du cubitus. Journal de Chirurgie 47:4 (1936) 589
13. *Scheker, L. R., Belliappa, P. P., Acosta, R., German, D. S.:* Reconstruction of the dorsal ligament of the triangular fibrocartilage complex. J. Hand Sug. 19-B (1994) 310
14. *Segmüller, G.:* Stabile Osteosynthese in der rekonstruktiven Chirurgie der Hand. Handchirurgie 8 (1976) 23
15. *Sennwald, G.:* Das Handgelenk. Springer, Berlin 1987
16. *Smith, R. J.:* Posttraumatic instability of the metacarpophalangeal joint of the thumb. J. Bone Jt. Surg. 59-A (1977) 14
17. *Stamm, T. T.:* Excision of the proximal row of the carpus. Proc. R. Soc. Med. 38 (1944) 74
18. *Steinhäuser, J.:* Langzeitergebnisse mit der transnaviculolunären Resektionsarthroplastik bei fortgeschrittener Mondbeinnekrose. Arch. orthop. Unfallchir. 78 (1974) 14
19. *Stellbrink, G.:* Arthroplastik des Handgelenkes. Orthopädie 2 (1973) 48
20. *Swanson, A. B.:* Reconstructive Surgery in the Arthritic Hand and Foot. CIBA-Pharmaceutical Co. 31 (1979) 6
21. *Taleisnik, J.:* The wrist. Churchill Livingstone. New York 1985
22. *Trojan, E., Vecsei, V.:* Wiederherstellungschirurgie nach Knochen- und Gelenkverletzungen. In Handchirurgie Bd. II, hrsg. von H. Nigst, D. Buck-Gramcko, H. Millesi, Thieme, Stuttgart 1983
23. *Vainio, K., Reimann, J., Pulkki, T.:* Results of arthroplasty of the MCP joints in rheumatoid arthritis. Reconstr. Surg. Traumat. 9 (1967) 1
24. *Wilhelm, A.:* Die Eingriffe zur Schmerzausschaltung durch Denervierung. In: Die Operationen an den Extremitäten 3. Teil; Die Operationen an der Hand, hrsg. von W. Wachsmuth und A. Wilhelm. Springer, Berlin 1972
25. *Wilhelm, A.:* Schmerzzustände im Bereich der oberen Extremitäten und ihre Behandlung. Chirurg 44 (1973) 249

8 Beugesehnenverletzungen

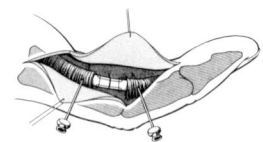

8.1 Anatomie

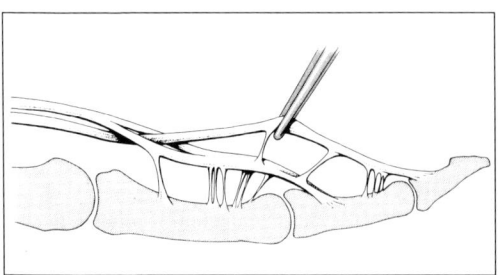

Abb. 8:1 Anordnung der zu beiden Beuge-sehnen ziehenden *Vincula*

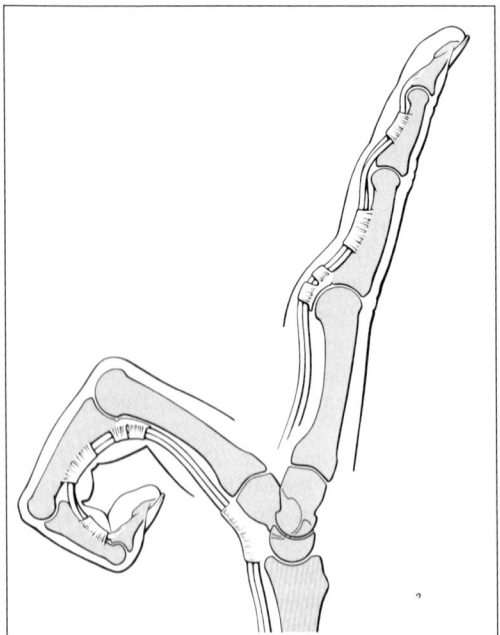

Abb. 8:2 Darstellung der Ringbandfunktion bei Fingerstreckung und Beugung
(Sind mehrere Ringbänder zerstört, so ist ein norma-ler Beugevorgang nicht möglich)

Langfinger

Besonders im Bereich der Langfinger weisen die Beugesehnen eine sehr differenzierte Ana-tomie auf *(Abb. 8:1, 8:2, 8:3)*. Die tiefe Beuge-sehne tritt durch die oberflächliche in Höhe der Grundphalanx hindurch. An der dem Kno-chen zugewandten Seite der Sehnen findet man mehrere als *Vincula tendinum* bezeichnete Faserzüge, die Arterien und Venen für die Beu-gesehnen enthalten. Nach Verlassen der Vin-cula verlaufen die Gefäße vorwiegend in der dem Knochen zugewandten Seite des peritendinösen Gewebes. Ein Teil der Vincula ent-springt vom Peritendineum der nach ihrer Tei-lung tiefer liegenden oberflächlichen Beuge-sehne oder treten durch sie mit ihren ernähren-den Gefäßen hindurch *(Abb. 8:1)*. Dieser für die Sehnenernährung wichtigen Bedeutung der Vincula ist in der Beugesehnenchirurgie Rech-nung zu tragen.

Zusätzlich kompliziert werden die anatomi-schen Verhältnisse durch feste fibröse Sehnen-scheiden, in die kreuzförmige Bandstrukturen und sogenannte Ringbänder im Bereich zwi-schen End- und Grundgelenk eingearbeitet sind *(Abb. 8:3) (15)*. Die wichtigsten Ringbänder findet man über der Grund- und Mittelphalanx *(Abb. 8:2 u. 8:3)*. Sind Ringbänder und Sehnen-scheide teilweise zerstört, dann kommt es bei der Fingerbeugung zu einem lästigen Vorsprin-gen der Sehnen bis in den subkutanen Bereich und zu einer Einschränkung der Beugefähig-keit, da die Sehne, wenn sie nicht am Knochen festgehalten wird, ihren Weg abkürzt und damit ihre Gleitamplitude entsprechend vermindert *(Abb. 8:4)*. Hinzu kommen Verwachsungen, die hierdurch im subkutanen Bereich provoziert werden.

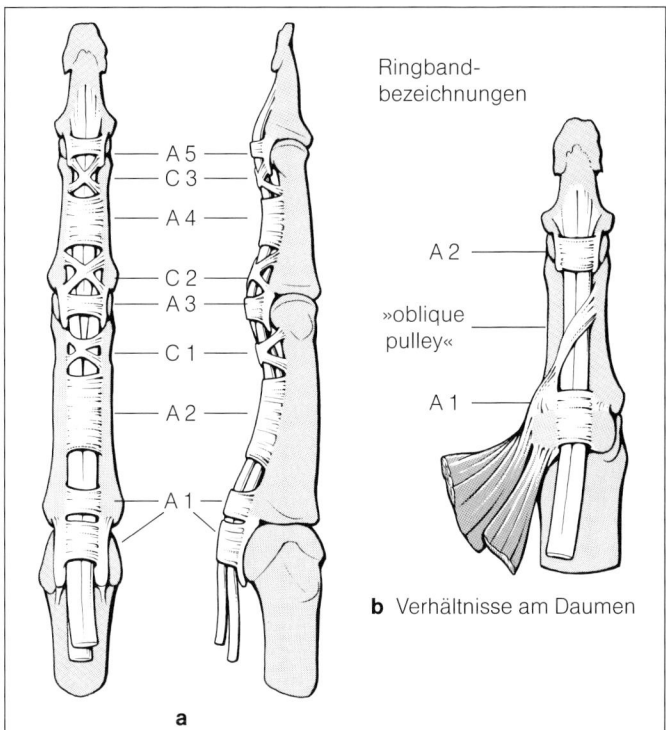

Ringband-
bezeichnungen

A 5
C 3
A 4

C 2
A 3

C 1

A 2

A 1

A 2

»oblique
pulley«

A 1

b Verhältnisse am Daumen

a

**Abb. 8:3 Die wichtigsten Kreuz-
und Ringbandstrukturen im
Bereich der Sehnenscheiden
am Finger**
(Kleinere individuelle Unterschiede in der Anordnung kommen vor) *(15)*
a Langfinger: A1- und A2-Ring-
bänder sind besonders zu schonen oder bei Beugesehnenersatzplastiken zu rekonstruieren!
(Abb. 8:14, 8:19).

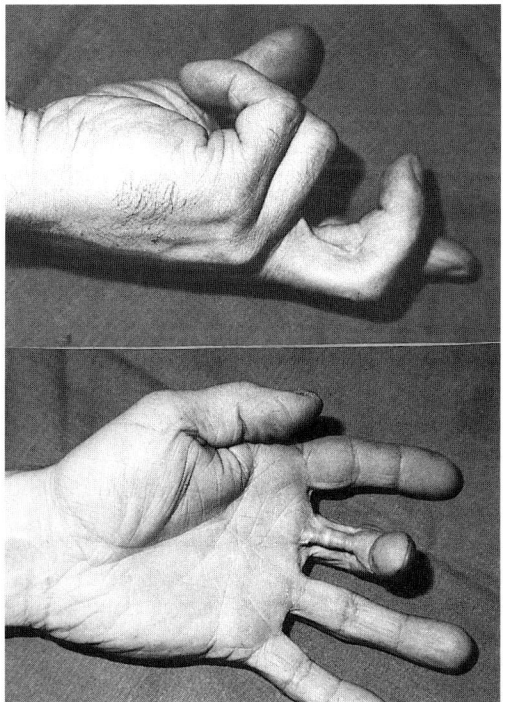

Daumen

Hier verläuft die Sehne des M. flexor pollicis
longus ebenfalls in einem festen Sehnenscheidenkanal, der über dem Grundgelenk und
Grundgliedbereich mit einem Ringbandsy-
stem verstärkt ist. Statt einer oberflächlichen
Beugesehne wie bei den Langfingern findet
man den zur Daumenballenmuskulatur gehörenden M. flexor pollicis brevis. Dieser setzt
am ulnaren und radialen Sesambein des Daumens zu beiden Seiten der Sehne des M. flexor pollicis longus an *(1)*. Seine Beugefunktion
im Grundgelenk wird unterstützt durch
benachbarte Thenarmuskeln (M. abductor pollicis brevis und M. adductor pollicis).

**Abb. 8:4 Die Auswirkung fehlender Ringbän-
der.**
Die Beugesehnen (hier Mittelfinger) verlaufen unmittelbar subkutan statt in Knochennähe und sind hier
mit der Haut verwachsen, wodurch eine Streckhemmung entstanden ist

8.2 Geschichtliches

Wegen unzureichender Ergebnisse nach primären Beugesehnennähten – zeitweise wurde sogar die Fingeramputation bei Durchtrennung beider Beugesehnen empfohlen – sprachen sich zwischen den beiden Weltkriegen führende Handchirurgen gegen die primäre Versorgung von Beugesehnenverletzungen in der Zone des eingeengten Beugesehnenbereiches aus. Diese reicht bei den Langfingern von der Hohlhandbeugefalte bis zum Ansatz der oberflächlichen Beugesehen am Mittelglied. Wegen der hier besonders ausgeprägten Verwachsungs- und Blockierungsgefahr wurde die primäre oder sekundäre Wiederherstellung der tiefen Beugesehne in diesem sogenannten »Niemandsland« mit Hilfe freier Sehnentransplantationen *(Abb. 8:5)*

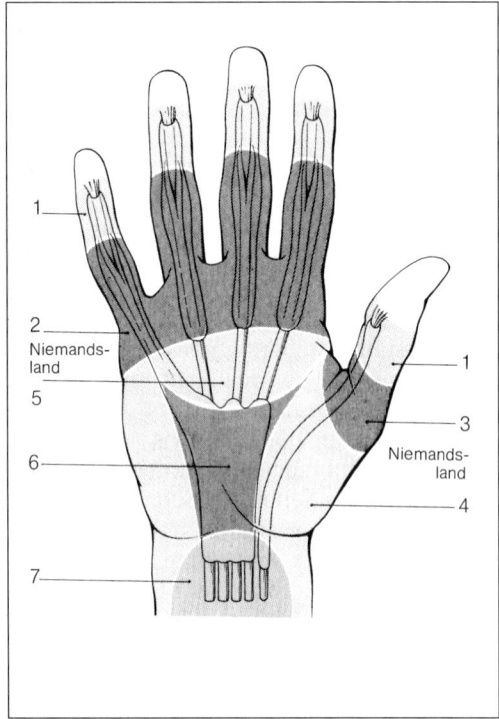

Abb. 8:5 Übersicht über die Beugesehnenverhältnisse mit Einteilung in Zonen (1–7)
Die Zonen 2 und 3 entsprechen dem sogenannten *Niemandsland,* in dem früher keine primäre Sehnennaht durchgeführt werden sollte

empfohlen bei gleichzeitiger Resektion der oberflächlichen Beugesehnen. Hierdurch verlegte man die verwachsungsgefährdeten Bezirke in Bereiche außerhalb der Problemzonen (Endgliedbasis, Hohlhandmitte oder Handgelenk). Lagen keine optimalen Verhältnisse bei der Erstversorgung vor, so sollte nur eine sorgfältige Wundversorgung mit Hautnaht und Ruhigstellung bis zur primären Wundheilung durchgeführt und der Patient zur früh-sekundären einzeitigen oder nach Einführung der Silasticsplinte zur zweizeitigen Wiederherstellung einem erfahrenen Handchirurgen zugewiesen werden.

An dieser Grundeinstellung änderten auch Berichte über die guten Resultate nach primärer Beugesehnennaht anderer Autoren *(10, 17, 18)* nichts, so daß auch so einleuchtende Verfahren wie die blockierende Flexorennaht im Niemandsland nach *Verdan (17)* keine allgemeine Verbreitung fanden.

Erst nachdem *Kleinert* und Mitarbeiter 1973 *(11)* ihre ausgezeichneten Ergebnisse nach primärer Sehnennaht im Niemandsland bei sofortiger Frühmobilisierung mit Hilfe einer sogenannten »Dynamischen Fixierung« publiziert hatten, wurden die alten Verfahrensprinzipien auf Fälle mit ausgedehnter Gewebszerstörung und Verschmutzung sowie auf mehrere Wochen alte, primär unversorgt gebliebene Verletzungen zurückgedrängt und zunehmend nach den Kleinertschen Richtlinien vorgegangen.

8.3 Symptome – Diagnostik

Folgende Symptomatologie läßt sich an den Langfingern je nach Ausmaß der Sehnenverletzung erkennen:
1. Bei *Durchtrennung beider Beugesehnen* kann der betroffene Finger im Mittel- und Endgelenk nicht aktiv gebeugt werden.
2. Bei *alleiniger Durchtrennung der tiefen Beugesehne* fällt lediglich die aktive Beugung im Endgelenk aus *(Abb. 8:6b)*
3. Bei *alleiniger Durchtrennung der oberflächlichen Beugesehne* kann der betroffene Fin-

ger nicht mehr isoliert aktiv gebeugt werden, wenn man die übrigen Langfinger in völliger Streckstellung festhält *(Abb. 8:6a)*. Dies ist auf den gemeinsamen Muskelbauch und Sehnenverlauf der intakten tiefen Beuger am proximalen Unterarm zurückzuführen. Ausnahmen kommen vor allem am Zeigefinger vor, dessen tiefe Beugesehne häufig isoliert verläuft und einen eigenen Muskelbauch besitzt.

Vorsicht: Vor allem bei Glassplitterverletzungen werden isolierte Durchtrennungen einzelner Beugesehnen häufig übersehen. Bei schrägem Eindringen eines spitzen Glassplitters kann z.B. die oberflächliche Beugesehne weitgehend inakt bleiben, während die tiefe durchtrennt wird.

Um Verletzungen begleitender Nervengefäßbündel mitzuerfasen, ist unbedingt auch die Sensibilität zu prüfen.

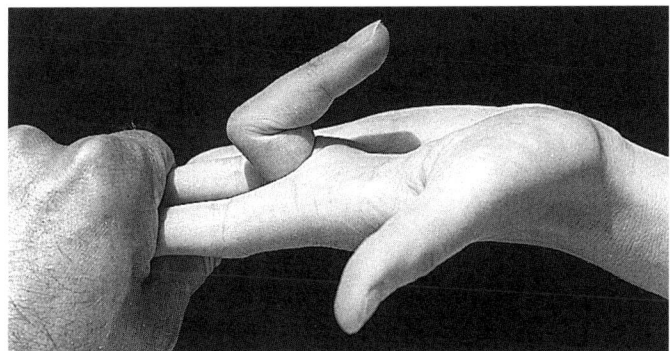

a Prüfung der oberflächlichen Beugesehnen: Werden die Nachbarfinger in Streckstellung (einschließlich Endgelenk) fixiert, kann eine Beugung im Mittelgelenk nur durch die Superficialis-Sehne erfolgen, da die Profundussehne über Verbindungen zu den Nachbarsehnen im Handgelenksbereich blockiert ist. Bei einer Durchtrennung der Superficialis-Sehne ist eine Beugung im Mittelgelenk so nicht möglich

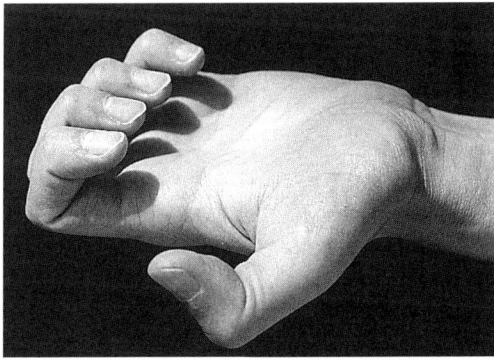 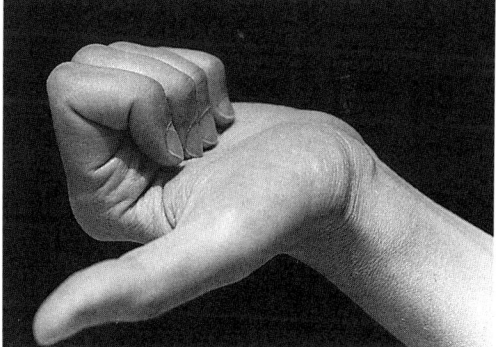

b und **c** Prüfung der bis zum Endglied ziehenden tiefen Beugesehnen. In **c** wird die Funktion der Interossei- und Lumbricalis-Sehnen mitgeprüft, da nur diese für die Beugung in den Langfingergrundgelenken verantwortlich sind

Abb. 8:6   Funktionsprüfung der Beugesehnen

8.4 Primäre Beugesehnen-rekonstruktion

8.4.1 Schnittführung

Als Zugang zu den Beugesehnen hat sich die W-förmige Schnittführung über der Palmarseite der Langfinger *(2)* in die Hohlhand hinein gegenüber seitlichen Längsschnitten in der Regel durchgesetzt *(Abb. 8:7).* Hierdurch werden eine optimale Übersicht im Operationsgebiet erzielt und Beeinträchtigungen der Sensibilität auf der Fingerbeugeseite weitgehend vermieden.

Lediglich am Daumen erleichtert der seitliche Längsschnitt das Vorgehen.

Es ist empfehlenswert, in der Art dieser Schnittführung auch die Erweiterung der Verletzungswunde durchzuführen, um Sehnenstümpfe, die vor allem zentral weit im Sehnenscheidenkanal zurückgleiten können, aufzusuchen *(Abb. 8:8).*

8.4.2 Operationstechnik

Im *Bereich des ehemaligen Niemandslandes* muß bei Sehnenverletzungen oftmals die Sehnenscheide in ihren seitlichen Anteilen längs eingeschnitten werden, um genügend Raum für die Sehnennaht zu erhalten. Nicht verletzte Ringbänder sollten dabei erhalten bleiben. Das periphere Ende läßt sich im all-

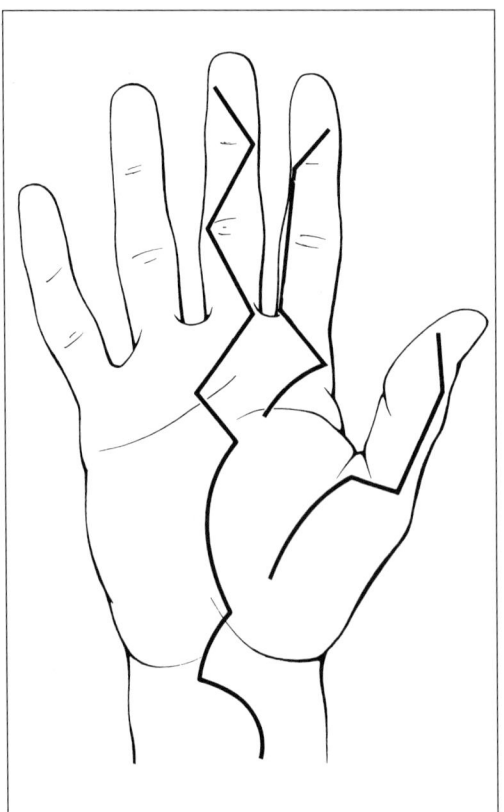

Abb. 8:7   Für die Beugesehnenchirurgie geeignete Schnittführungen

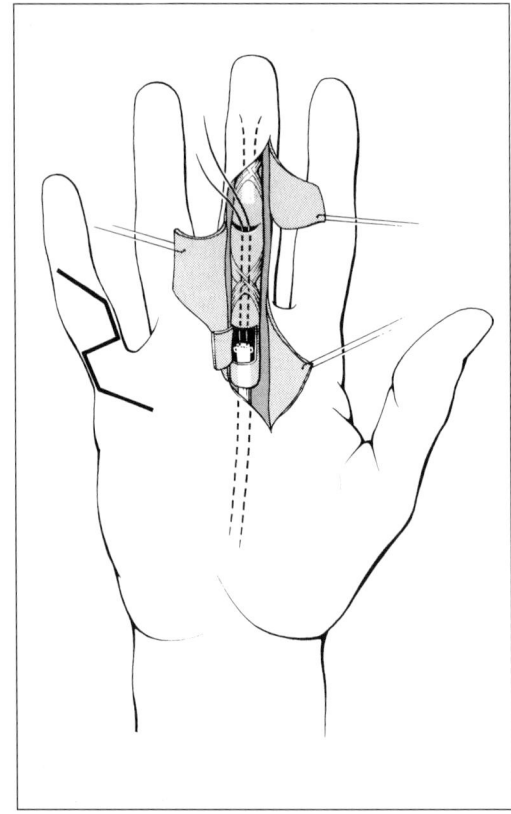

Abb. 8:8   Die Sehnenscheide über dem zurückgerutschten zentralen Sehnenstumpf ist gefenstert. Am bereits durchgeführten ersten Teil der Kleinertschen Naht wird die Sehne zur Verletzungsstelle hin durchgezogen

gemeinen durch maximale passive Beugung wieder bis in den Verletzungsbereich hineinschieben. Das zentrale Ende kann bis zu 4 cm vom Verletzungsort in der Sehnenscheide zurückgerutscht sein.

Erfolgte die Verletzung bei gebeugtem Finger, dann ist der periphere Sehnenstumpf weiter zur Fingerspitze hin verlagert. Bei Verletzungen in gestrecktem Zustand kann der periphere Stumpf in der Schnittebene liegen, der zentrale ist jedoch in diesem Falle entsprechend weiter proximal der Verletzungsstelle zu suchen. Nach Erweiterung der Wunde *(Abb. 8:8)* oder von einem separaten Hautschnitt über der Stelle, an der der zentrale Sehnenstumpf zu vermuten ist, wird die Sehnenscheide dargestellt und gefenstert. Der zentrale Sehnenstumpf läßt sich mit dem ersten Teil der inneren Hauptnaht fassen und, nachdem der Faden in die Sehnenscheide bis zur Verletzungsstelle hin eingefädelt worden ist, vorsichtig bis zur Verletzungsstelle hin vorziehen *(Abb. 8:8)*. Eine Quetschung durch Klemmen oder Pinzetten kann hierbei gut vermieden werden.

Eine Blockierung mit einer feinen Kanüle quer durch Sehne und Sehnenscheide während der nun folgenden Vervollständigung der Naht verhindert ein erneutes Zurückgleiten des Sehnenendes *(Abb. 8:9)*.

Zur Wiedervereinigung der Sehnenenden dienen stets zwei Nähte *(Abb. 8:10)*:

1. Eine kräftigere innere Durchflechtungsnaht, die der Schnürsenkelnaht nach *Bunnell (Abb. 8:10)* entfernt ähnelt (weitere Modifikationen siehe *Abb. 8:10 b* und *c);* z. B. mit 4 x 0 monofilem Nahtmaterial. Der Knoten kann in der Schnittfläche oder an anderer Stelle im Sehnengewebe versenkt werden *(Abb. 8:10)*.

2. Eine feinere 6 x 0 Naht aus dem gleichen Material, die fortlaufend zirkulär ausgeführt wird, dient der exakten Adaptation der Stümpfe und erhöht zusätzlich die Reißfestigkeit *(Abb. 8:10)*.

Vorsicht: Ein zu kräftiges Anziehen der inneren Naht kann zum Aufwerfen der Sehnenenden mit entsprechender Raumforderung führen.

In der Zone des ehemaligen *Niemandslandes* werden wie von *Kleinert* vorgeschlagen *(11)* beide Beugesehnen genäht. Versorgt man nur die tiefe und reseziert die oberflächliche Sehne, vergrößert sich die Gefahr einer verzögerten Heilung der Sehnenstümpfe mit möglichen Spontanrupturen infolge einer Minderdurchblutung der Sehnenenden (Zerstörung von Vinculagfäßen) *(4, 11)*.

Die Gefahr der Ruptur ist nach Freigabe von der Dynamischen Fixierung noch bis zur 7. bis 8. Woche gegeben (Vorsicht bei der krankengymnastischen Übungsbehandlung, keine Übungen gegen Widerstand!).

Schwierig kann es sein, beide Sehnen an ihrer Kreuzungsstelle zu nähen. Nach der Versorgung der tiefen Beugesehne können die 2 Hauptschenkel der hier geteilten oberflächlichen Sehne separat und am günstigsten mit der Nahttechnik nach *Tsuge (9, 16)* oder einer entsprechenden Modifikation versorgt werden. Dabei sollten die Knoten an der Außenfläche liegen *(5)*.

Gehen die Verletzungen tiefer bis an den Knochen, so empfiehlt es sich mit feinsten Einzelknopfnähten das Sehnengleitlager vor der Sehnennaht an der Knochenoberfläche wieder zu rekonstruieren. Eine Wiederherstellung der Sehnenscheide mit 6 x 0 oder 7 x 0 Nahtmaterial ist anzustreben, sollte jedoch im unmittelbaren Gleitbereich der Sehnennaht nicht erzwungen werden und darf auf keinen Fall die Nahtstelle beim Glei-

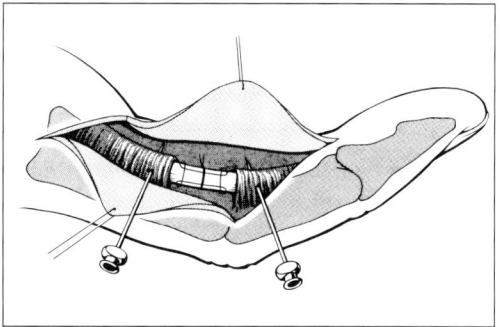

Abb. 8:9   Feine Kanülen quer durch Sehne und Sehnenscheide hindern die Sehnenstümpfe während des Nähens am erneuten Zurückgleiten

a Beugesehnennaht nach
Kleinert (I: innere Naht,
II: Modifikation mit zwei
inneren Fäden [nach
Lanz],
III: zirkuläre Adaptations-
naht mit feinerem Faden)

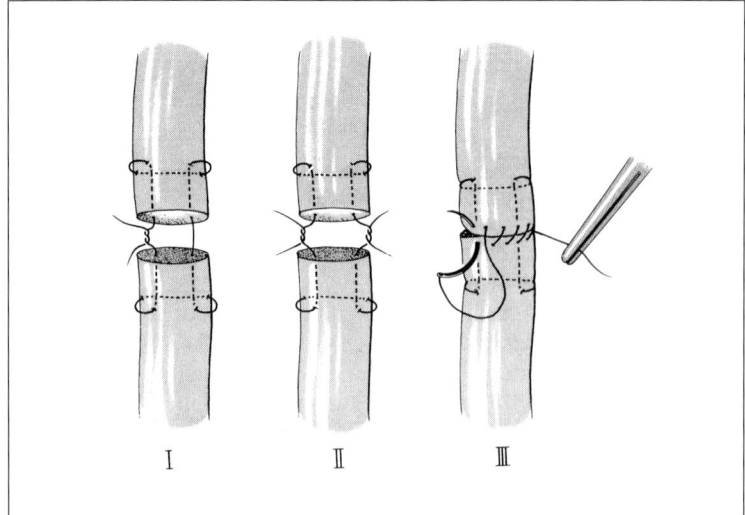

b Beugesehnennähte
nach *Tsuge* (links),
nach *Bunnell* (Mitte),
nach *Wilms* und *Sievers*
(rechts) als weitere
Möglichkeiten für die
innere Hauptnaht

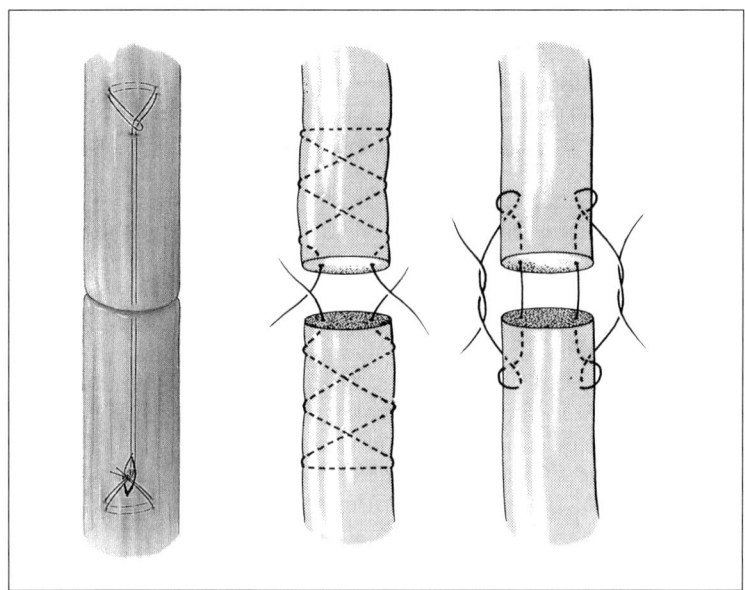

Abb. 8:10   Gebräuchliche Sehnen-Nahttechniken (a und b)

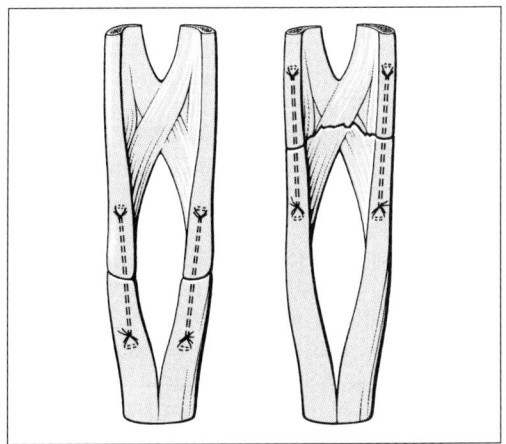

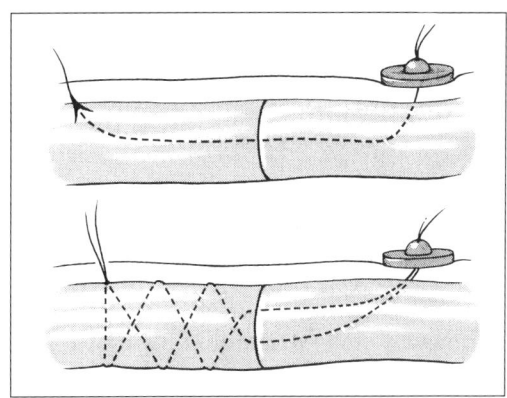

d Ausziehdrahtnähte nach *Lengemann* (oben) und *Bunnell* (unten); Hauptanwendung in der Strecksehnenchirurgie

c Die *Tsuge-Naht (16),* verwendet zur Rekonstruktion der oberflächlichen Beugesehne im Teilungs- und Durchtrittsbereich der tiefen Beugesehne. Links mehr proximal, rechts mehr distal: hier mit feinadaptierender fortlaufender Naht *(9)* zu ergänzen

e Durchflechtungsnaht nach *Pulvertaft* (geeignet für Sehnentransplantationen, Sehnentranspositionen). Die dünnere Transplantatsehne wird in 90°-Abständen in die dickere Sehne eingeflochten

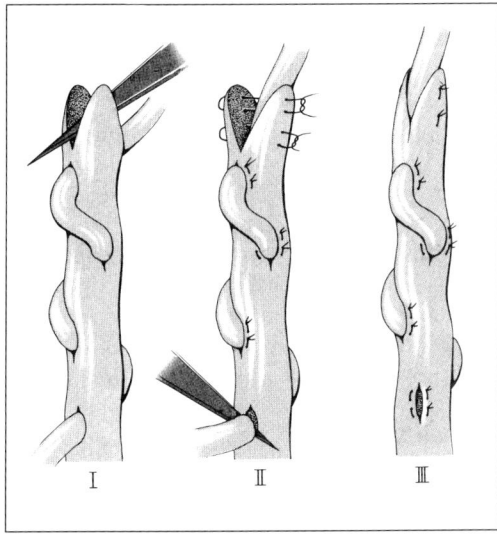

Abb. 8:10 Gebräuchliche Sehnen-Nahttechniken (c–e)

ten behindern. Bisweilen ist hierbei die Verwendung einer Lupenbrille nützlich.

In der *Hohlhand* kann man bei sonst gleichem Vorgehen wie im Niemandsland auf die Naht der oberflächlichen Beugesehne verzichten, da hier die Anatomie der Gefäßversorgung weniger problematisch ist; dies ist

jedoch wegen der daraus resultierenden Kraftminderung des betroffenen Fingers nicht zu empfehlen.

Im *Bereich des Endgliedes und Endgelenkes* kommen zur Reinserierung der tiefen Beugesehne an einen kurzen Sehnenstumpf abweichend vom bisher beschriebenen Vorgehen auch U-Nähte oder Ausziehdrahtnähte in Frage.

Am *Handgelenk* sind häufig die Sehnen mehrerer Finger betroffen. Hier ist auf eine genaue Darstellung der einzelnen Strukturen mit exakter Identifizierung der einander zugehörigen Sehnenenden und der Stümpfe ebenfalls durchtrennter Nerven und Gefäße zu achten.
Vorsicht: Verhängnisvoll ist die versehentliche Vereinigung eines Sehnenstumpfes mit einem Stumpf des N. medianus oder N. ulnaris.
Die in *Abb. 8:10* gezeigten Nahttechniken sind auch im Handgelenksbereich sehr gut geeignet.

Bei Verletzungen im *muskulären Unterarmbereich* müssen entsprechende Sehnenspiegel miteinander vereinigt werden, da eigentliche Sehnen kaum noch zu finden sind. Die Nahttechnik kann hier je nach Verletzungsmuster variieren. Adaptierende Nähte der Muskelfaszien sollten zusätzlich durchgeführt werden.

8.4.3 Nachbehandlung

Bei der postoperativen Nachbehandlung ist zu bedenken, daß die anfänglich recht feste Sehnennaht zunehmend an Reißfestigkeit verliert, die Heilungsvorgänge aber erst ab der 2. Woche eine zunehmende Festigkeit bewirken.
Die sich unmittelbar an eine Beugesehnenrekonstruktion anschließende sogenannte *dynamische Fixierung* nach *Kleinert (4, 11, 12)* trägt diesen Gegegebenheiten bei Beugesehnenverletzungen in jedem Abschnitt Rechnung.
Über dem gepolsterten Verband wird eine dorsale Unterarmgipsschiene angelegt, die das Handgelenk in Beugung zur Entlastung der Sehnennaht ruhigstellt (volle passive Beugung reduziert um 20°; *Abb. 8:11*). Die Langfinger weisen im Grundgelenk ca. 20° Beugestellung auf, und die Interphalangealgelenke sollen voll streckbar sein.
Modifikationen dieser Fixierung sind vor allem bei älteren Patienten empfehlenswert. Diese tolerieren die Beugehaltung im Handge-

lenk oftmals nicht und bekommen bisweilen Sensibilitätsstörungen im Medianusgebiet (siehe Phalentest auf Seite 334).
In solchen Fällen kann die Fixierung des Handgelenkes auch in gerader Haltung erfolgen, sofern dafür die Langfingergrundgelenke in 60–70° Beugung durch die Gipsschiene gehalten werden.
Elektromyographische Untersuchungen *(12)* haben eine reflektorische Entspannung der Beugemuskulatur während des Streckvorganges in dieser Haltung nachgewiesen, so daß fast keine Nahtbelastung entsteht.
Die Beugung wird durch einen Gummizügel ohne aktiven Einsatz der eigenen Muskulatur bewirkt. Die Streckung erfolgt bis zum Anschlag an die dorsale Schiene und gegen den Widerstand des Zügels. Bereits am Tag nach der Operation wird mit Bewegungsübungen begonnen, wobei unbedingt darauf zu achten ist, daß der Patient Mittel- und Endgelenke voll strecken kann. Anfangs kann hier ein vorsichtiges passives Nachhelfen durch die Physiotherapeutin sinnvoll sein.
Die Fixierung am Finger erfolgt am einfachsten durch eine quere Naht am Fingernagel *(Abb. 8:11)*, die im allgemeinen schmerzfrei toleriert wird, oder mit auf den Fingernagel aufgeklebten Ösen. Das andere Ende des Gummizügels wird mit Hilfe einer Sicherheitsnadel am elastischen Verband fixiert. Die axialen Zugrichtungen der einzelnen Langfinger, die in einem Punkt über dem Os scaphoideum zusammenlaufen, sollten dabei beachtet werden *(Abb. 8:11, 8:12)*, da andernfalls Schmerzen in den Fingergelenken auftreten können.
Der Gummizügel sollte so lange wie möglich gewählt werden. Dadurch entsteht ein relativ gleichmäßiger Widerstand, der auch bei voller Streckung nicht zu groß wird, wie dies bei kurzen Gummis wegen der geringen Elastizitätsreserve leicht der Fall ist.
Eine sehr gute Alternative zum Gummizügel stellen feine in Plastikröhren geführte Spiralfedern dar, die einen gleichmäßig starken Zug noch etwas sicherer garantieren.
Erst wenn der Patient gelernt hat, die Mittel- und Endgelenke gegen den Widerstand der

elastischen Zügelung voll zu strecken und dies auch zuverlässig häufig (mindestens 6mal täglich 3–5 Minuten lang) durchführt, sollte der Patient ambulant weiterbehandelt werden *(mindestens:* wöchentliche ärztliche Kontrolle, ob Anordnung der Fixierung noch korrekt ist und ob die Übungen richtig durchgeführt werden).

Nach 4 bis 5 Wochen wird die Gipsschiene entfernt und die dynamische Fixierung 1 Woche weitergeführt (z.B. durch Anbringen des Gummizügels am Uhrenarmband).

Man darf nicht erwarten, daß nach Entfernen der dynamischen Fixierung bereits eine volle Beweglichkeit und Belastbarkeit vorliegt. Diese Möglichkeit der frühzeitigen Nachbehandlung verbessert lediglich die Ausgangsposition für die weitere überwiegend aktiv durchzuführende Übungsbehandlung (selbsttätig oder unter Anleitung).

Meist empfiehlt es sich, den Patienten zunächst 1 Woche selbst den Finger aktiv ohne zu große Belastung und ohne Widerstand bewegen zu lassen und erst ab der 7. bis 8. Woche krankengymnastische Übungsbehandlungen oder Ergotherapie zu verordnen. Bei zu forciertem Vorgehen ist die Rupturgefahr im Nahtbereich noch bis zur

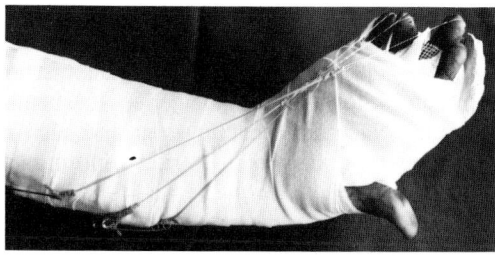

a Langfinger

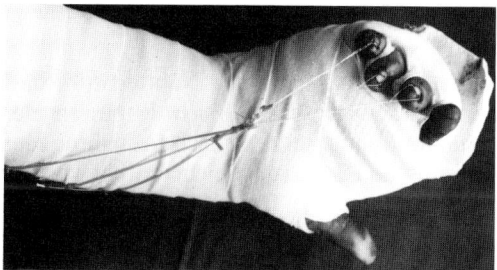

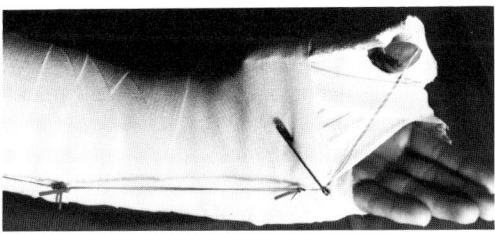

b Daumen

Abb. 8:11   Postoperative dynamische Fixierung nach *Kleinert*

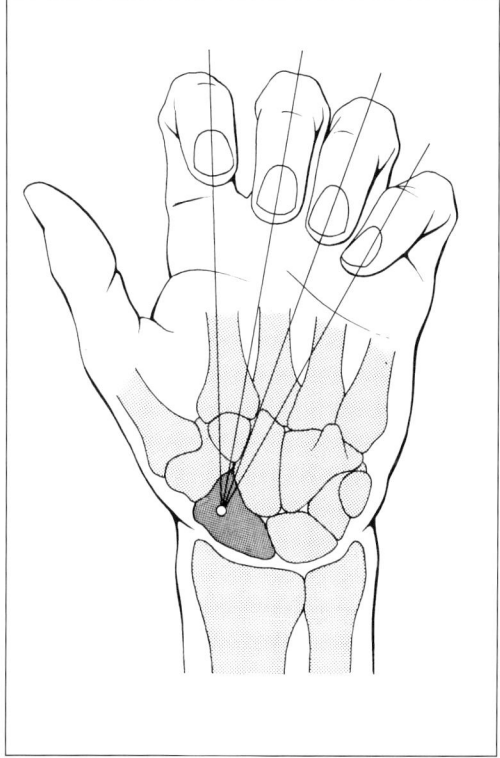

Abb. 8:12   Die Fingerlängsachsen kreuzen sich bei Beugung über dem Kahnbein

8. Woche relativ groß (Dehnungsübungen in Extension und kraftfördernde Widerstandsübungen daher möglichst erst nach der 8. Woche). In Tabelle 3 ist das Nachbehandlungsschema nochmals kurz zusammengefaßt. Alternativen zur Zügelung durch einen Gummizügel oder ähnliches sind bei ähnlicher Nahttechnik kontrollierte aktive oder passive Übungsbehandlungen, die jedoch sehr zuverlässige Patienten und tägliche Behandlungen durch sorgfältig geschulte Physiotherapeuten voraussetzen. Da dies häufig nicht vorausgesetzt werden kann, ist nach wie vor die hier beschriebene Dynamische Fixierung das Standardverfahren.

Tab. 3 **Nachbehandlung nach primärer Beugesehnennaht**

1.–4. Woche:	Üben mit Dynamischer Fixierung
5. Woche:	Dynamische Fixierung ohne Handgelenksbeugung (d.h. ohne Gips)
6.–7. Woche:	Pat. übt selbständig ohne Belastung und ohne Widerstand (z.B. 3 x täglich 10 Min. ganz bewußt oder öfter)
8.–12. Woche:	Krankengymnastik und evtl. Ergotherapie (Kraft, Geschicklichkeit)

8.4.4 Besonderheiten im Daumenbereich

Hier muß nur eine Sehne (Flexor pollicis longus) versorgt werden. Der zentrale Stumpf dieser Sehne kann sich sehr weit bis unter die Thenarmuskulatur retrahieren, wodurch das Auffinden dieses Sehnenstumpfes erschwert sein kann. Auf die den Daumenballen entlang verlaufenden Nervi digitalis palmares proprii des Daumens ist sorgfältig zu achten. Die dynamische Fixierung wird ebenfalls bei Beugung des Handgelenkes mit einer Gipsschiene

vorgenommen. Der Gummizügel muß allerdings rechtwinklig zur Langfingerebene ziehen. Dies kann durch einen kurzen Gummizügel oder durch Umleitung einer gut gleitenden Perlonnaht mit der Öse einer Sicherheitsnadel erfolgen *(Abb. 8:11 c)*.

8.4.5 Begleitverletzungen

Die relativ häufig mitverletzten beugeseitigen Nervengefäßbündel sollten im Anschluß an die Sehnennaht mit Hilfe einer Lupenbrille oder des Operationsmikroskopes ebenfalls versorgt werden (Kap. 10.4.3.3). Bei beidseitiger Durchtrennung sind beide Nerven und wenigstens eine Arterie zu nähen. Eine mikrochirurgische Nerven- oder Gefäßnaht im Fingerbereich ist kein Hindernis für die dynamische Fixierung. Sie kann nach eigenen Erfahrungen ohne Nachteil sofort angelegt und nach 2 bis 3 Tagen vorsichtig in Betrieb genommen werden.

8.4.6 Komplikationen

Selbst bei sorgfältigster Nahttechnik und Nachbehandlung lassen sich Rupturen der genähten Beugesehnen nach Abnahme der dynamischen Fixierung nicht immer vermeiden. Als mögliche Ursache kommt eine zu frühe und zu forsche Übungsbehandlung mit zu starker Belastung der noch nicht optimal reißfesten Beugesehnenregenerate in Frage. Auch Verwachsungen mit Blockierungen der Sehnen sind möglich bei falscher Handhabung der dynamischen Fixierung oder wenn z.B. das Gleitlager über eine längere Strecke mitverletzt war.

Führt eine Tendolyse nicht zum Ziel (Kap. 8.6, dann bietet – ebenso wie nach einer Ruptur im Nahtbereich – die Durchführung einer sekundären zweizeitigen Sehnentransplantation noch Aussicht auf ein zufriedenstellendes Endergebnis (Kap. 8.5).

8.5 Sekundäre Beuge-sehnenrekonstruktion

8.5.1 Alternativen zur Sehnentransplantation

Ist eine primäre adäquate Versorgung innerhalb der ersten 6 Stunden nicht möglich, so kann die Wunde zunächst ohne Sehnennaht verschlossen werden. Innerhalb der ersten 10 bis 14 Tage läßt sich – einwandfreie Wundverhältnisse vorausgesetzt – unter handchirurgischen Bedingungen die *Kleinert*-Naht mit dynamischer Fixierung nachholen. Nach mehr als 3 Wochen werden i.a. durch Schrumpfung und Vernarbung die Bedingungen für die verzögert primäre Versorgung ungeeignet. Ausnahmen kommen vor allem bei sehr jungen Patienten vor. Ist nur die tiefe Beugesehne durchtrennt, kann man, falls eine primäre Naht versäumt wurde, in besonderen Fällen zwar eine Beugesehnentransplantation durchführen *(14),* da jedoch Grund- und Mittelgelenke durch die intakte oberflächliche Beugesehne bewegt werden können, ist im allgemeinen eine Versteifung des Endgelenkes in funktionsgerechter Stellung durch eine *Arthrodese* (Kap. 7.2, *Abb. 7:7)* oder einfacher durch eine *Tenodese* vorzuziehen.

Zur *Tenodese* wird der periphere Sehnenstumpf bei Beugung des Endgelenkes um 15° bis 20° mit der Sehnenscheide über dem Mittelglied vernäht. Die Gelenkstellung sichert ein transartikulärer Kirschnerdraht, der nach 5 bis 6 Wochen wieder entfernt wird *(18).*

Im Daumenbereich kann man bei intaktem M. flexor pollicis brevis ebenfalls entweder das Endgelenk in funktionsgerechter Stellung versteifen oder bei einer Abtrennung in der Nähe des Endgelenkes, vor allem bei jüngeren Patienten, die geschrumpfte Sehne des M. flexor pollicis longus nach einer Z-Verlängerung, die im Handgelenksbereich durchgeführt wird, am Endglied reinserieren (anschließende dynamische Fixierung) *(Abb. 8:13).*

Bei veralteten Durchtrennungen beider Beugesehnen der Langfinger sind zur Rekonstruk-tion meist zweizeitige Ersatzplastiken notwendig.

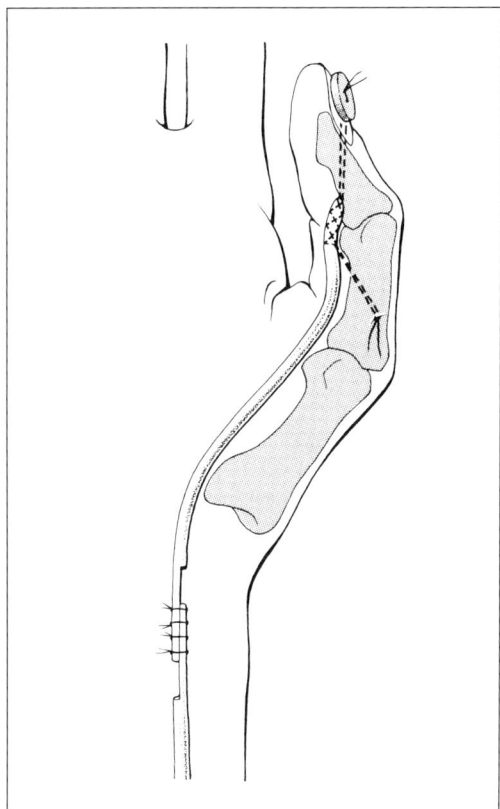

Abb. 8:13   Refixierung der Sehne des M. flexor pollicis longus nach Z-förmiger Sehnenverlängerung im Handgelenksbereich mittels transossärer Ausziehdrahtnaht am Endglied (geeignet bei erst wenige Wochen alter Durchtrennung in Endgelenksnähe)

8.5.2 Indikation zur Sehnentransplantation

Sehnentransplantationen kommen in Frage bei mehrere Wochen zurückliegenden Durchtrennungen beider Beugesehnen, gescheiterten primären Rekonstruktionsversuchen und ausgedehnten Zerstörungen (z.B. durch Fräsen, Kreissägen, Explosionen), die eine primäre Rekonstruktion nicht erlaubten, sowie nach ausgeheilten Sehnenscheidenphlegmonen. Zuvor sollten jedoch die Wunden reizfrei abgeheilt und die Gelenke passiv gut beweglich sein. Rekonstruiert wird nur die tiefe Beugesehne.

8.5.3 Operatives Vorgehen

Das *Prinzip* jeder Sehnentransplantation besteht darin, verwachsungsgefährdete Nahtstellen in Bereiche zu verlegen, die unproblematisch sind. Dies trifft einerseits für das Fingerendglied, andererseits für die Hohlhand (hier kann die Naht gut mit Handbinnenmuskulatur gedeckt werden) und auch für den handgelenksnahen Unterarmbereich zu.
Die Operationen werden im allgemeinen zweizeitig durchgeführt. Dabei dient die 1. Operation, bei der ein Silasticplatzhalter eingelegt wird, vor allem der Wiederherstellung eines geeigneten Sehnengleitlagers. Die eigentliche Sehnentransplantation erfolgt je nach Alter des Patienten und Ablauf der Wundheilung 8 bis 12 Wochen später.
Von der erwähnten W-förmigen Schnittführung *(Abb. 8:7)* aus wird das gesamte Sehnenlager bis zur Hohlhand hin freigelegt. Verbliebene Sehnenreste mit Ausnahme eines ca. 1 cm langen distalen Sehnenstumpfes werden reseziert. Nach Möglichkeit sollten Ringbänder geschont werden. Sind diese zerstört, so müssen sie nach Einlegen des Silasticstabes in das ehemalige Beugesehnenlager über diesem Platzhalter wieder rekonstruiert werden.

Hierzu dienen Teile der resezierten Sehnen (siehe *Abb. 8:14* u. *8:19*).
In Frage kommt entweder das Einlegen eines kurzen Splintes vom Endglied bis zur Mittelhand mit späterem Auswechseln gegen ein

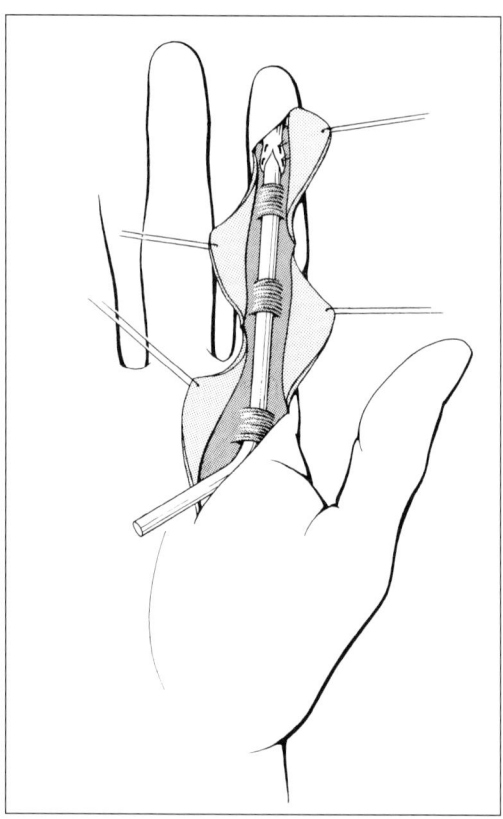

Abb. 8:14   Ein Silasticsplint wird in das Sehnenlager eingelegt; die wichtigsten Ringbänder sind über dem Splint rekonstruiert

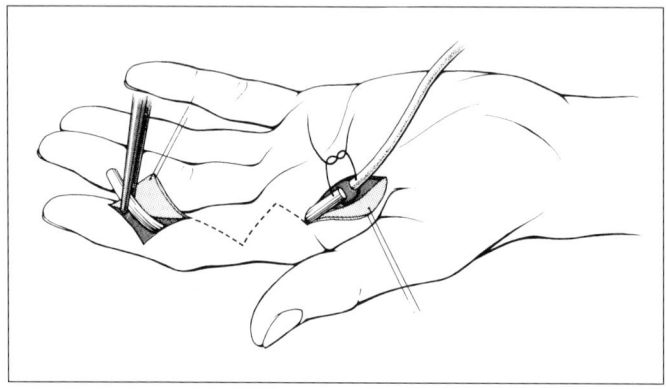

Abb. 8:15   Auswechseln des Silasticsplintes gegen das Sehnentransplantat

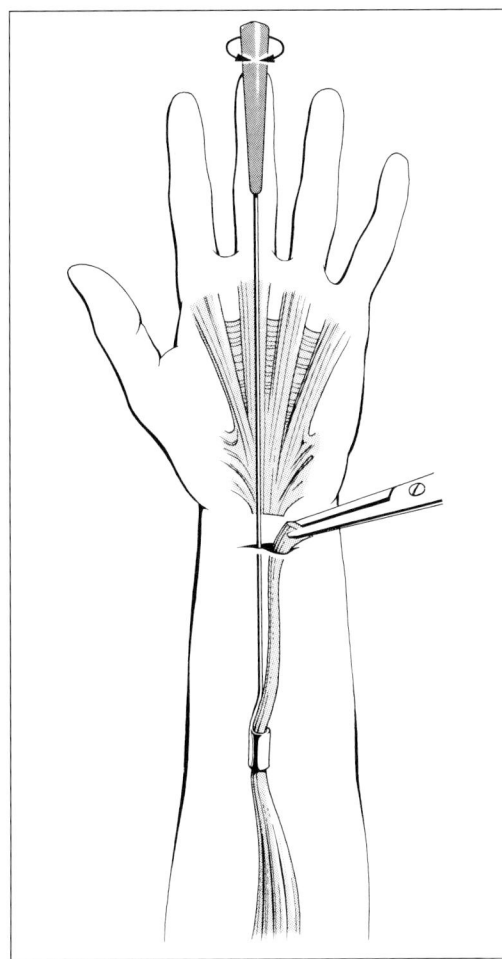

Abb. 8:16   Entnahme einer Palmaris longus-Sehne mit Hilfe eines Sehnenstrippers

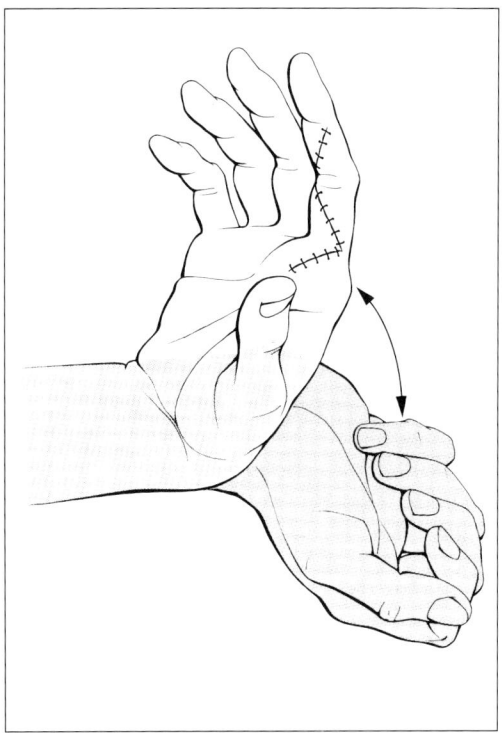

Abb. 8:17   Prüfung der normalen Sehnenlänge. Spontanhaltung der Finger bei Beugung und Streckung im Handgelenk

kurzes Sehnentransplantat oder das Einlegen eines langen Splintes, der bis zum handgelenksnahen Unterarm reicht.

Silasticsplinte gibt es in verschiedenen Ausführungen mit rundem Querschnitt oder oval, wobei die ovalen weniger Gefahren hinsichtlich einer Hautperforation aufweisen. Die im eigenen Krankengut bevorzugten, runden Splinte erlauben demgegenüber die Transplantation dickerer Sehnen.

Beim Einlegen der Splinte ist auf eine gute Bedeckung des peripher angeschrägten Endes durch den noch übriggebliebenen Beugeseh-nenstumpf zu achten, damit hier keine Perforation durch die Haut erfolgen kann. Um Dislokationen zu vermeiden, wird distal das Splintende mit 2 U-Nähten am Sehnenstumpf fixiert. Wird das zentrale Ende auf eine Strecke von 2 cm umgebogen und mit sich selbst vernäht, so gewinnt man hier Raum für die spätere Naht zwischen Transplantatsehne und zentralem Sehnenstumpf des Originalbeugers.

Während der 1. Sitzung empfiehlt es sich, mit Hilfe des Operationsmikroskopes mitverletzte Nerven oder auch eine von zwei verletzten beugeseitigen Fingerarterien zu rekonstruieren. Bei Defektzerstörungen und länger zurückliegenden Verletzungen sind Nerventransplantationen (Kap. 10.4.3.4) notwendig. Während der Ausbildung des Sehnengleitlagers um den Silasticsplint können Nervenheilung und Reinnervation ungestört erfolgen.

Bei der 2. Operation werden nur noch die beiden Enden des Silasticsplintes freigelegt. Das Sehnentransplantat wird an einem Ende des Silasticsplintes angenäht und so beim Herausziehen desselben in das neu gebildete Gleitlager eingezogen *(Abb. 8:15)*.
Für die Transplantation kommen in Frage:
1. Die Sehne des M. palmaris longus am Unterarm (als kurzes Transplantat; z.B. vom Fingerendglied bis zur Hohlhand).
2. Die Sehne des M. plantaris neben der Achillessehne (beide können anlagebedingt fehlen).
3. Die langen Strecksehnen der 3. und 4. Zehen.
Die Entnahme erfolgt am günstigsten mit einem Sehnenstripper über eine kleine distale Inzision *(Abb. 8:16)*.
Am Fingerendglied wird die neue Sehne mit einer transossären Ausziehnaht *(Abb. 8:13) (7)* oder auch nur mit einfachen U-Nähten an der Basis des Endgelenkes bzw. am Stumpf der ehemaligen Beugesehne fixiert. Das zentrale Ende wird z.B. im Handgelenksbereich mit dem Stumpf einer der beiden zugehörigen Beugesehnen (tiefe oder oberflächliche) vereinigt. Man sollte denjenigen Sehnenstumpf verwenden, der nach der Freipräparation die größere Gleitamplitude besitzt. Um die Muskulatur dieser beiden Sehnen während der Zeitdauer der Silasticimplantation weiter in Training zu halten, empfiehlt es sich, bei der 1. Sitzung die Sehnenstümpfe an ligamentäre Strukturen anzunähen. Bei langstreckiger Sehnentransplantation z.B. an das Retinaculum flexorum im Handgelenksbereich. Auf keinen Fall darf er an das proximale Splintende angenäht werden, da sonst eventuell der Silikonsplint distal abreißt und weit nach proximal verlagert wird.
Als Nahttechnik zwischen Transplantat und proximalem Sehnenstumpf bietet sich neben anderen Verfahren die sehr reißfeste Durchflechtungsnaht nach *Pulvertaft* an *(Abb. 8:10e)*.
Bei der 2. Transplantatnaht (entweder am zentralen Sehnenstumpf oder bei der Fixierung am Endglied) ist es wichtig, die richtige Länge zu wählen. Hierbei geht man von der Spontanhaltung der Langfinger aus und muß berück-

sichtigen, daß der Kleinfinger dabei am meisten und der Zeigefinger am wenigsten gebeugt ist. Mittel- und Ringfinger nehmen Zwischenpositionen ein. Hat man eine erste Naht angebracht, dann sollte man die betroffene Hand im Handgelenk beugen und strecken und dabei die koordinierte Fingerbewegung beobachten und mit einer gesunden Hand vergleichen. Hierdurch läßt sich kontrollieren, ob das Sehnentransplantat die richtige Länge aufweist *(Abb. 8:17)*.

8.5.4 Sonderverfahren des Beugesehnenersatzes

Gute eigene Erfahrungen bestehen mit der Verwendung der oberflächlichen Beugesehne als gestieltem Transplantat zur Verlängerung

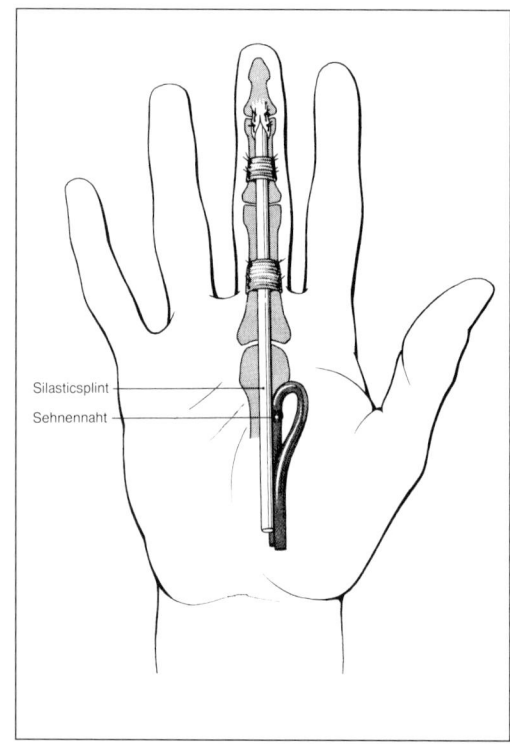

Abb. 8:18   Die Verwendung der oberflächlichen Beugesehne als Sehnentransplantat. Kurzer Silasticsplint, bogenförmige Nahtvereinigung beider zentraler Sehnenstümpfe in der 1. operativen Sitzung

der tiefen *(1)*. Hierzu werden nach Einlegen eines Silasticplatzhalters im Mittelhandbereich die zentralen Stümpfe der tiefen und der oberflächlichen Beugesehne U-förmig miteinander vernäht. Dabei ist darauf zu achten, daß die Sehnennaht – wie in *Abb. 8:18* dargestellt – im proximalen Anteil der U-förmigen Schlinge und damit außerhalb der Sehnenscheide zu liegen kommt. In der 2., ebenfalls nach 8 bis 12 Wochen erfolgenden Operation wird die oberflächliche Beugesehne im Handgelenksbereich durchtrennt und zur Hohlhand hin durchgezogen. Die bogenförmige Naht wird geradegelegt und man hat dann ein gestieltes Transplantat, welches in der Regel problemlos bis zum Fingerendglied reicht. Es wird in der üblichen Weise

nach distal durchgezogen und am Endglied befestigt. Eine dynamische Fixierung *(Abb. 8:11)* schließt sich an.
Vorteile: Man muß keine zusätzliche Sehne entnehmen und hat bei der 2. Sitzung nur eine Sehnennaht durchzuführen.
Nachteile: Die Präparation im Hohlhandbereich kann bei der 2. Operation infolge ausgedehnter Verwachsungen schwierig sein.

Eine weitere *Sonderform* stellt die *Transposition* einer Superficialis-Beugesehne des Ringfingers auf Daumen oder Kleinfinger dar *(18)*. Diese Sehne wird bei der 2. Operation von ihrem Ansatz am Mittelglied abgetrennt, zum Handgelenk hin durchgezogen und dort wieder beim Entfernen des Silasticsplintes in

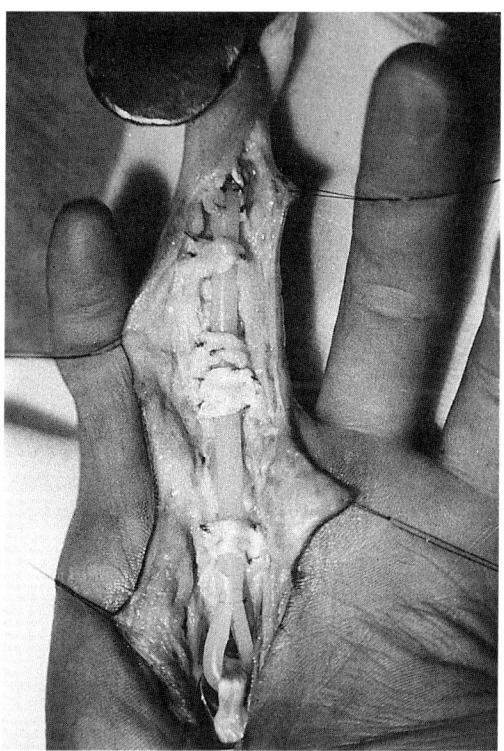

Abb. 8:19   Beugesehnenersatz, 1. Sitzung:
Splinteinlage und Rekonstruktion der wichtigsten Ringbänder (sowie gegebenenfalls zerstörter Fingernerven). Kurzer Silikonsplint mit Bildung einer Sehnenschlaufe entsprechend *Abb. 8:18*

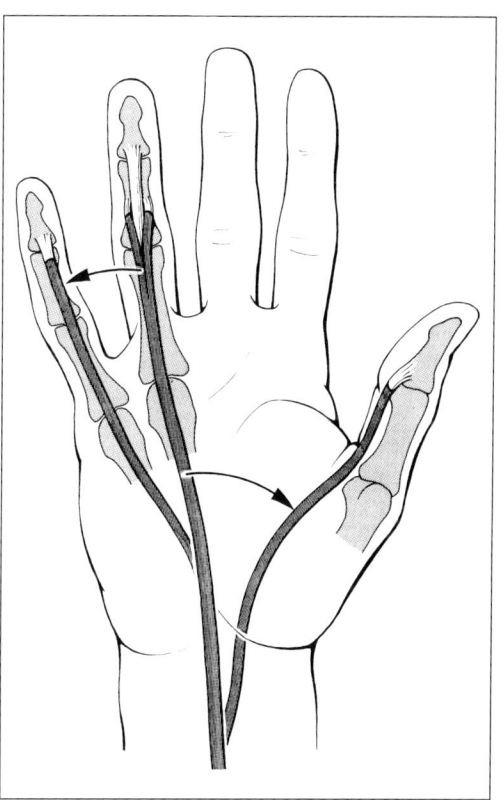

Abb. 8:20   Transposition der oberflächlichen Ringfingerbeugesehne zum Sehnenersatz für Kleinfinger und Daumen (2. Sitzung nach Implantation eines langen Siliconsplintes in der 1. Sitzung, Seite 182)

das neu gebildete Gleitlager des Daumens oder Kleinfingers eingezogen. Auch hier muß lediglich die Naht am Endglied durchgeführt werden *(Abb. 8:20)*.

Vorteile: Es wird bei der 2. Sitzung voll trainierte Muskulatur für die betroffenen Finger verwendet.

Nachteil: Man muß eine geringfügige Schwächung der Beugekraft im betroffenen Ringfingerbereich in Kauf nehmen. Das Verfahren kann an den übrigen Langfingern wegen der unzureichenden Sehnenlänge keine Anwendung finden.

8.5.5 Nachbehandlung

Nach Einsetzen eines Silasticsplintes wird zunächst die normale Wundheilung abgewartet (ca. 2 Wochen). Danach sollten gegebenenfalls durch Übungsbehandlung passiv Grund-, Mittel- und Endgelenk frei beweglich sein, bevor die endgültige Sehnentransplantation 3 Monate nach der 1. Operation erfolgt. Im Anschluß an diese 2. Operation hat sich ebenfalls das Anlegen einer dynamischen Fixierung für 4 bis 5 Wochen bewährt. Eine Ausziehnaht am Endglied wird nach 5 Wochen entfernt. Die weitere Nachbehandlung entspricht mit einer Woche Verzögerung den Angaben in Tab. 3. Die erforderliche Dauer der weiteren krankengymnastischen Übungsbehandlung kann allerdings bis zu einem halben Jahr betragen.

8.5.6 Komplikationen

Auch bei zweizeitigen Beugesehnentransplantationen können verwachsungsbedingte Blockierungen, seltener auch Rupturen im Nahtbereich vorkommen. Bleibt eine ausreichende Beugefähigkeit aus, kann die Ursache in einem zu langen Transplantat zu suchen sein, oder die Muskulatur der angeschlossenen Beuger war nicht mehr ausreichend funktionstüchtig (zu lange Inaktivität, Fibrosierung). Eine fatale Komplikation stellt die Verwechslung des benachbarten N. medianus mit einer zur

Transplantation vorgesehenen Palmaris longus-Sehne dar.

Weitere Fehler, die das Operationsergebnis beeinträchtigen können, sind:
1. Zu kleiner Splint im Verhältnis zum Sehnentransplantat,
2. Unzureichend rekonstruierte Ringbänder über Mittel- und Grundglied,
3. Annähen des proximalen Splintendes an Beugesehnenstümpfe mit der Folge der Splintwanderung und proximal z.T. aus dem Finger heraus; d. h. das angestrebte Gleitlager wird nicht ausgebildet.

8.6 Tendolyse

8.6.1 Indikation

Die häufigsten Ursachen für eine Blockierung der Sehnengleitfähigkeit sind Verwachsungen nach primären und sekundären Sehnennähten und Sehnentransplantationen sowie nach partiellen Sehnenverletzungen, Frakturen benachbarter Fingerknochen und abgelaufenen Infektionen.

Sinnvoll ist eine operative Lösung dieser Verwachsungen nur, wenn die postoperative Mitarbeit des Patienten gewährleistet ist und die Weichteilverhältnisse einwandfrei (Trophik, Sensibilität, Durchblutung, Verschieblichkeit), das Skelett (Gelenke, Knochen) intakt und der blockierte Beugemuskel funktionstüchtig sind. Die Operation darf nicht zu früh erfolgen, i.a. erst 3 bis 6 Monate nach einer Sehnennaht oder Verletzung, wenn das umgebende Gewebe seine Induration und Ödemneigung verloren hat *(8)*.

8.6.2 Operatives Vorgehen

Zuerst wird die Sehnenscheide im ursprünglich verletzten Gebiet dargestellt (üblicher W-förmiger Hautschnitt oder lateraler Längsschnitt) und gefenstert, indem man sie seitlich einschneidet und aufklappt oder bei extremer Verwachsung unter Schonung der

Ringbänder reseziert. Von diesem Fenster aus löst man die Beugesehnen von allen erreichbaren Verwachsungen, ohne die Sehnenstruktur zu zerstören (Auffasern, Belassen einer glatten Oberfläche). Bei ausgedehnten Verwachsungen müssen bisweilen weitere Fenster proximal oder distal des ersten angelegt und das Auslösen der Sehne fortgesetzt werden, wobei auf die Ringbänder *(Abb. 8:3, 8:14)* unbedingt zu achten ist. Nicht selten kann man erst nach der Resektion der oberflächlichen Beugesehne oder nach einer beugeseitigen Kapsulektomie im Mittelgelenk (vgl. Kap. 7.5.1) eine freie Beweglichkeit der tiefen erreichen.

Die Prognose ist um so besser, je kürzer die Strecke der zu lösenden Verwachsungen war.

8.6.3 Nachbehandlung

Bereits am 1. Tag nach dem Eingriff muß eine intensive aktive Übungsbehandlung aufgenommen und konsequent 6 bis 8 Wochen durchgeführt werden. Stärkere Belastungen und gewaltsames Dehnen sind jedoch in den ersten 5 Wochen nach der Tendolyse zu vermeiden, da sonst infolge der anfänglich vorhandenen Minderernährung der ausgelösten Sehne leicht eine Ruptur auftreten kann. In einem solchen Fall käme zur Rekonstruktion eine zweizeitige Beugesehnentransplantation in Frage.

8.7 Prognose und Beurteilung des Behandlungserfolges einer Beugesehnenrekonstruktion

Zur Beurteilung des Behandlungsergebnisses hat sich in Deutschland ein 1976 von *Buck-Gramcko* veröffentlichtes Bewertungsschema *(3)* allgemein durchgesetzt.

Folgende Werte werden dabei erfaßt:

Langfinger:

1. Fingerkuppenhohlhandabstand (FKHA) = Abstand zwischen Fingerkuppe und distaler Hohlhandbeugefalte bei maximaler Beugung.
2. Gesamtbeugefähigkeit als Summe der gemessenen Winkelgrade der Beugestellung aller 3 Fingergelenke.
3. Die Summe der Streckdefizite aller drei Fingergelenke (Gesamtstreckdefizit).
4. Gesamtes Bewegungsausmaß (Gesamtbeugung nach Abzug des Streckdefizites).

Daumen:

1. Beugung im Endgelenk.
2. Streckdefizit im Endgelenk.
3. Gesamtes Bewegungsausmaß.

Die ermittelten Maße erfahren eine Punktwertung, die eine Vergleichbarkeit sehr guter, guter, befriedigender und schlechter Ergebnisse erlaubt.

Nach Literaturangaben *(5)* können aufgrund einer solchen Bewertung zwischen 75% und 80% gute und sehr gute Ergebnisse bei primären Beugesehnennähten und ca. 60% bis 70% gute und sehr gute Endresultate nach zweizeitigen Beugesehnentransplantationen erzielt werden. Dabei hängt das Endergebnis nicht zuletzt von der Sorgfalt der durchgeführten krankengymnastischen Nachbehandlung ab.

Literatur

1. *Brug, E., Stedtfeld, H.-W.:* Experience with the two-staged pedicled flexor tendon graft. The Hand 11 (1979) 192
2. *Brunner, J. M.:* The zig-zag volar digital incision for flexor tendon surgery. Plast. reconstr. Surg. 40 (1967) 571
3. *Buck-Gramcko, D., Dietrich, F. E., Gögge, S.:* Bewertungskriterien bei Nachuntersuchungen von Beugesehnenwiederherstellungen. Handchirurgie 8 (1976) 65
4. *Buck-Gramcko, D.:* Erstbehandlung von Beugesehnendurchtrennungen an der Hand. Unfallheilkunde 80 (1977) 57
5. *Buck-Gramcko, D.:* Verletzungen der Beugesehnen. In: Handchirurgie Bd. II, hrsg. von N. Nigst, D. Buck-Gramcko, H. Millesi. Thieme, Stuttgart 1983
6. *Bunnel, St.:* Repair of tendons in the fingers and description of two new instruments. Surg. Gynec. Obstet. 26 (1918) 103
7. *Bunnell, St.:* Primary repair of severed tendons. The use of stainless steel wire. Amer. J. Surg. 47 (1940) 502
8. *Fetrow, K. O.:* Tendolysis in the Hand and Wrist. J. Bone Jt. Surg. 49-A (1967) 667
9. *Greulich, M., Gubisch, W., Reichert, H.:* Die Tsuge-Naht. Experimentelle und klinische Erfahrungen. Handchir. Mikrochir. Plast.Chir. 22 (1990) 59
10. *Kelly, A. P.:* Primary tendon repair. A. Bone Jt. Surg. 41-A (1959) 581
11. *Kleinert, H. E., Kutz, J. F., Atosoy, E., Stormo, A.:* Primary repair of flexor tendons. Orthop. clin. N. Amer. 4 (1973) 865
12. *Lister, G. D., Kleinert, H. E., Kutz, J. F., Atosoy, E.:* Primary flexor tendon repair followed by immediate controlled mobilisation. J. Hand Surg. 2 (1977) 441
13. *Poisel, S.:* Deskriptive Anatomie. In Handchirurgie Bd. I, hrsg. von H. Nigst, D. Buck-Gramcko, H. Millesi. Thieme, Stuttgart 1981
14. *Pulvertaft, R. G.:* Problems of flexor-tendon surgery of the hand. J. Bone Jt. Surg. 47-A (1965) 123
15. *Schmidt, H.-M., Lanz, U.:* Chirurgische Anatomie der Hand. Hippokrates, Stuttgart (1992)
16. *Tsuge, K., Ikuta, Y., Matsuishi, Y.:* Infratendinous Tendon Suture in the Hand. A new Technique. Hand 7 (1975) 250
17. *Verdan, C. E.:* Primary repair of flexor tendons. J. Bone Jt. Surg. 42-A (1960) 647
18. *Verdan, C. E.:* Die Eingriffe an Muskeln, Sehnen und Sehnenscheiden. In: Allgemeine und spezielle chirurgische Operationslehre 3. Teil. Die Operationen an der Hand, hrsg. von W. Wachsmuth und A. Wilhelm. Springer, Berlin 1972

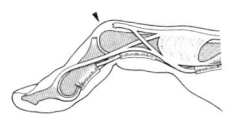

9 Strecksehnenverletzungen

9.1 Anatomie der Streck-sehnen

9.1.1 Langfinger

In ihrem gesamten Verlauf zeigen die Streck-sehnen einen sehr differenzierten Aufbau, der je nach Abschnitt variiert und jeweils entspre-chende Konsequenzen für die Versorgung von Verletzungen nach sich zieht. Ähnlich wie bei den Beugesehnen werden verschiedene Zo-nen unterschieden *(Abb. 9:1a) (13, 14),* wobei vor allem die Bereiche über den Gelenken von besonderer Bedeutung sind.

Über dem distalen Grundglied teilt sich die Strecksehne. Der mittlere Anteil (Tractus medialis) zieht über das Mittelgelenk, bildet dort die dorsale Gelenkkapsel und setzt an der Basis der Mittelphalanx an.

Vor dem Mittelgelenk gehen 2 Seitenzügel ab, die jenseits des Gelenkes wieder zusammen-laufen und an der Basis der Endphalanx

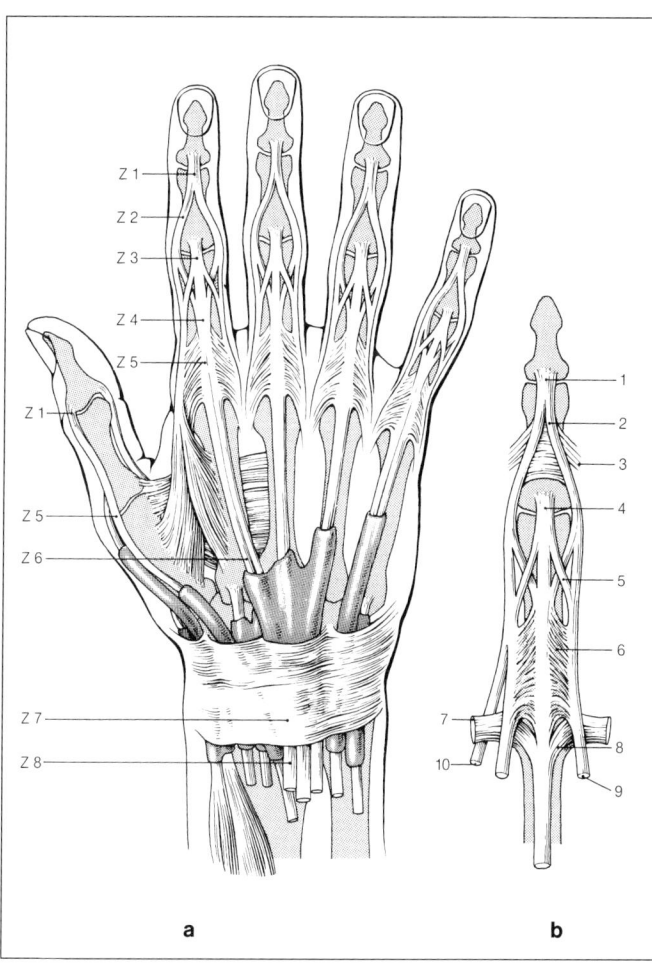

a

b

Abb. 9:1   Anatomie der Streck-sehnen

a Handrückenseiten, Zoneneintei-lung.

Zone 1   Endgelenk
Zone 2   Mittelglied
Zone 3   Mittelgelenk
Zone 4   Grundglied
Zone 5   Grundgelenk
Zone 6   Handrücken-Mittelhand
Zone 7   Sehnenfächer
Zone 8   Unterarm

b Verhältnisse am einzelnen Langfinger.

1. Strecksehnenansatz am Endglied
2. Seitenzügel
3. *Landsmeersche Bänder* (Ligamenta retinaculare transversa et obliqua)
4. Mittelzügel
5. medialer Teil der interosseus-Sehnen
6. Lamina intertendinea (auch als Sehnen-häubchen bezeichnet)
7. Ligamentum meta-carpeum transversum profundum
8. Retinaculum (Lamina transversa)
9. Sehnen der Musculi interossei
10. Sehne eine Musculus lumbricalis

ansetzen. Mit diesen Seitenzügeln vereinigen sich Sehnenanteile der Handbinnenmuskeln. (Mm. interossei und Mm. lumbricales) *(Abb. 9:1 b)*. Zusätzlich strahlen feine seitliche Faserzüge in den Streckapparat über dem Mittelglied ein. Sie werden als *Landmeersche Bänder* oder *Ligamenta retinacularia* bezeichnet, sind in eine Pars obliqua und eine Pars transversa aufgeteilt *(13)* und entspringen von der Sehnenscheide der Beugesehnen proximal des Mittelgelenkes.

Auf der Höhe der Fingergrundgelenke werden die Strecksehnen durch Retinacula über dem Köpfchen des betreffenden Mittelhandstrahles in der Gelenkachse festgehalten. Diese reichen proximal vom tiefen Ligamentum metacarpeum transversum zur Strecksehne; über der Basis des Grundgliedes bestehen Verbindungen zu den Sehnen der Handbinnenmuskeln (sog. Sehnenhäubchen).

Im *Handrückenbereich* finden sich wechselnd breite, schräg oder quer verlaufende Faserzüge, die in individuell unterschiedlichem Ausmaß die einzelnen Strecksehnen miteinander verbinden.

Über dem Handgelenk verlaufen die Strecksehnen unter dem breiten Retinaculum extensorum jeweils in sogenannten Sehnenfächern und sind von einer Sehnenscheide umgeben (im 4. Sehnenfach die Strecksehnen der Finger 2 bis 4, im 5. Sehnenfach die Kleinfingerstrecksehne).

9.1.2 **Daumen**

Der Streckapparat des Daumens ist über dem Grundglied bis zu seinem Ansatz an der Basis des Endgliedes breitflächig angelegt. Diese Streckaponeurose stellt die direkte Fortsetzung der Sehne des für die Streckfunktion besonders wichtigen M. extensor pollicis longus dar. Diese Sehne bildet die handrückenseitige Begrenzung der sogenannten Tabatière; sie überkreuzt die beiden radialen Handgelenksstrecker (Sehnen der Mm. extensor carpi

radialis longus et brevis) peripher ihres schräg angelegten Sehnenfaches. Am distalen Radius wird der Boden dieses 3. fibrösen Sehnenfaches durch eine mehr oder weniger tief ausgeprägte Knochenrinne gebildet. Die Sehne unterkreuzt proximal die Strecker der Finger 2, 3 und 4, bevor sie in den entsprechenden Muskelbauch übergeht, der parallel zum Streckmuskel des Zeigefingers (M. extensor indicis) an der Ulna seinen Ursprung hat.

Die Sehne des kurzen Daumenstreckers (M. extensor pollicis brevis) setzt meist an der Basis der Grundphalanx an; sie kann sich aber auch an der Bildung der Streckaponeurose im Grundgliedbereich beteiligen. Über der Handwurzel bildet sie die palmare Begrenzung der Tabatière und verläuft im 1. Sehnenfach gemeinsam mit der Sehne des M. abductor pollicis longus, die an der Basis des Os metacarpale I ansetzt, bisweilen auch in einem eigenen separaten Unterfach. Beide Muskeln überkreuzen proximal des Sehnenretinaculums die radialen Handgelenksstrecksehnen, um dann ebenfalls an der Ulna in der tiefen Unterarmstreckmuskulatur ihren Ursprung zu nehmen.

9.1.3 **Besonderheiten**

Im eigentlichen Fingerbereich ist der Strecksehnenverlauf weitgehend uniform.
Eine große Variationsbreite findet sich dagegen an Handrücken, Handgelenk und Unterarm *(14)*. Viele Langfingerstrecksehnen sind in diesen Bereichen mehrfach angelegt. Es kommen für mehrere Finger gemeinsame Sehnenverläufe vor mit Aufzweigungen verschiedenster Art über dem Handrücken.
Der Kleinfinger kann neben seiner eigenen isoliert verlaufenden Strecksehne in Grundgelenkshöhe zusätzlich Strecksehnenanteile vom 4. Fingerstrahl erhalten.

9.2 Verletzungen der Langfingerstrecksehnen

Aufgrund der unterschiedlichen Sehnenverhältnisse führen Durchtrennungen in den einzelnen Hand- und Fingerabschnitten zu verschiedenen Bewegungsausfällen und Fehlstellungen. Außerdem können Strecksehnen häufiger als Beugesehnen ohne Verletzung des Hautmantels aufgrund verschiedener Mechanismen an bestimmten Stellen rupturieren. Für die operative Behandlung sind die in *Abb. 9:2* gezeigten Schnittführungen geeignet.

Während früher vor allem gebogene Hautschnitte als korrekt angesehen wurden, haben sich auf der Dorsalseite der Hand neu-

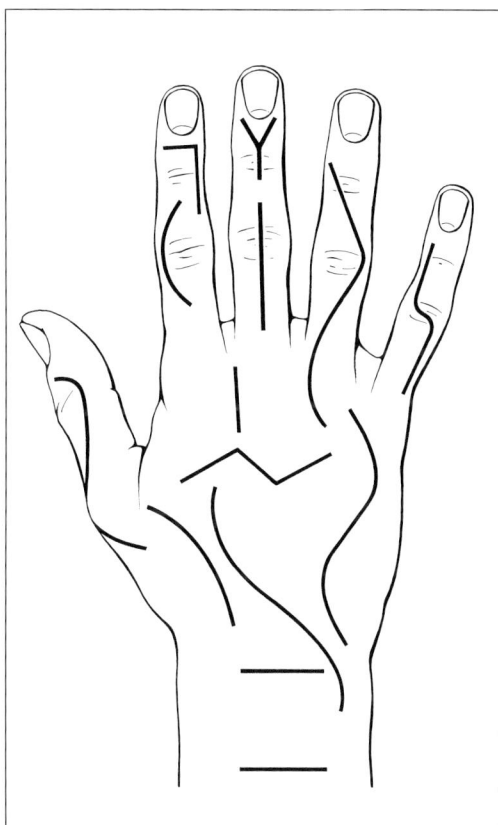

Abb. 9:2 Für die Strecksehnenchirurgie geeignete Schnittführungen

erdings auch gerade axial verlaufende Längsschnitte in Fingermitte sogar über den Gelenken bewährt. Sie berücksichtigen besser die hauptsächlich längsverlaufenden venösen Abflußverhältnisse und führen bei Primärheilung auf der Streckseite im Gegensatz zur Beugeseite auch nicht zu Kontrakturen.

9.2.1 Verletzungen über dem Endgelenk und dem Mittelglied

Ursachen

Zu nennen sind hier:
1. Offene Durchtrennung infolge einer direkten Schnittverletzung.
2. Subkutane Strecksehnenrupturen durch eine gewaltsame unvorhergesehene Beugung des Endgliedes nach palmar (häufigste Form einer subkutanen Strecksehnenruptur), wie sie z.B. beim Auftreffen eines hart geworfenen Balles, beim Anstoßen an eine Wand oder beim Einstecken des Bettuches neben der Matratze vorkommen kann.

Symptome – Diagnostik

Das Endglied wird bei kompletter Durchtrennung des Streckapparates in diesem Bereich spontan in etwa 60° Beugestellung (gemessen von der Fingerlängsachse aus) gehalten und kann nicht mehr aktiv aus dieser Position heraus gestreckt werden *(Abb. 9:3)*. Bleiben die seitlichen Partien des Streckapparates erhalten, ist der Funktionsausfall geringer. Ein stärkerer Druckschmerz über dem Endgelenk spricht zusätzlich für einen knöchernen Ausriß des Strecksehnenansatzes. Die klinische Diagnostik sollte in jedem Fall eine Röntgenuntersuchung zum Ausschluß einer knöchernen Beteiligung beinhalten *(Abb. 9:5)*.

Therapie

Offene Schnittverletzung

Hier ist die sofortige primäre Naht mit 2 oder 3 U-Nähten bei gleichzeitiger temporärer

Kirschnerdrahtarthrodese in Überstreckstellung des Endgelenkes angezeigt. Der Kirschnerdraht sollte schräg durch das Gelenk eingebracht und das Ende des Drahtes subkutan versenkt werden *(Abb. 9:4a) (14)*. Die Drahtstärke sollte möglichst 1,2–1,4 mm nicht übersteigen. Ebenfalls im Interesse des Gelenkknorpels sollte der Bohrvorgang möglichst langsam erfolgen und Fehlbohrungen sollten vermieden werden. Bei schrägem Einbringen des Drahtes ist die Gefahr einer Bohrdrahtosteomyelitis geringer als bei axial von der Fingerspitze her eingebrachten transarti-

kulären Kirschnerdrähten. Der Draht wird nach 5 bis 6 Wochen entfernt. Der Patient übt 3 bis 4 Wochen zunächst selbst, falls danach noch eine Funktionsbehinderung besteht, sollte sich eine krankengymnastische Übungsbehandlung anschließen (aktive und passive Übungen).

Subkutane Strecksehnenabrisse

Drei Behandlungsverfahren bieten sich an.

Die *einfachste Maßnahme* ist die Behandlung mit einer *Kunststoffschiene nach Stack (10)*

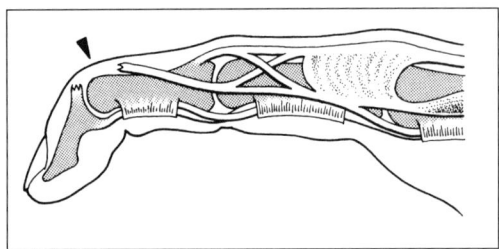

Abb. 9:3   Strecksehnenabriß über dem Endgelenk

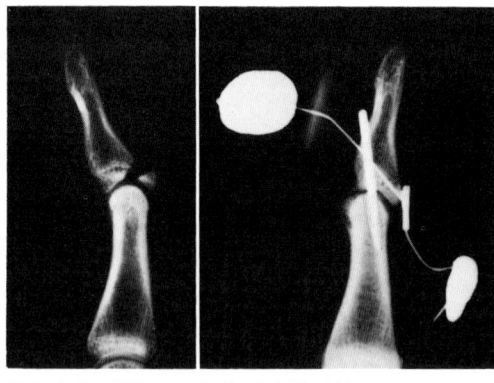

Abb. 9:5   Röntgenbeispiel für *Abb. 9:4*

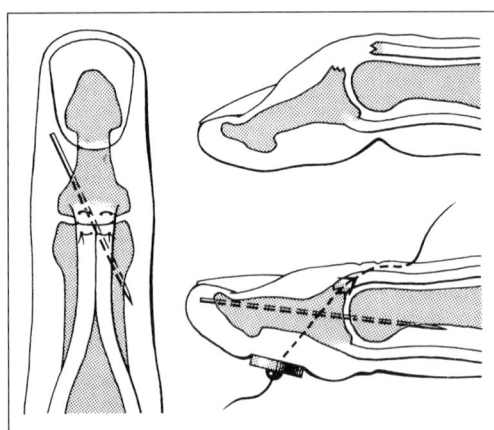

a Versorgung einer offenen Strecksehnendurchtrennung

b Versorgung eines knöchernen Strecksehnenabrisses mit temporärer Kirschner drahtarthrodese in Überstreckstellung und transössärem Lengemann-Ausziehdraht.

Abb. 9:4   Operative Möglichkeiten der Strecksehnenwiederherstellung über dem Endgelenk

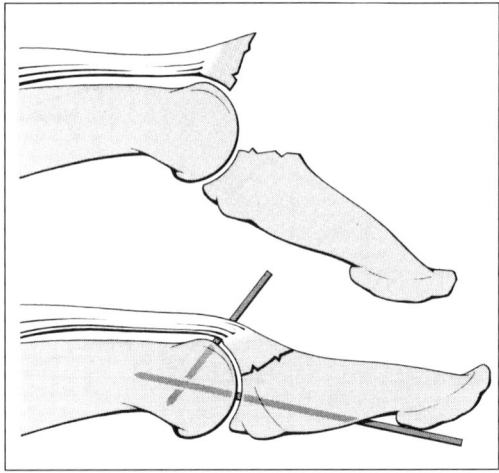

Abb. 9:6   Möglichkeit der indirekten Fixierung eines knöchernen Strecksehnenabrisses mit einem schrägen, transartikulären und einem das Fragment zurückhaltenden Kirschnerdraht (beide werden nach 5 bis 6 Wochen entfernt)

(Abb. 9:7), die das Endgelenk in leichter Überstreckstellung hält. Dadurch werden die rupturierten Sehnenenden einander angenähert. Über ein innerhalb von 5 bis 6 Wochen entstehendes Ersatzgewebe kann in den meisten Fällen eine Streckfunktion wiedererlangt werden. Bei der Auswahl der Schiene sollte darauf geachtet werden, daß das Mittelgelenk frei beweglich bleibt.

Der Patient ist anzuleiten, wie er einmal täglich die Schiene wechseln und Hautpflege betreiben kann (ggf. Zweitschiene verordnen). Je nach Persönlichkeitsstruktur des Patienten sollte wöchentlich die Handhabung überprüft werden. Eventuell muß nach Abschwellen des Fingers auch auf ein kleineres Modell übergegangen werden. (Zur weiteren Nachbehandlung siehe auch *Abb. 9:9* und Seite 194: veraltete Strecksehnenabrisse).

Vorteile: Keine Operation, keine Lokalanästhesie, keine Gefahr einer exogenen Infektion. Die Beweglichkeit aller übrigen Fingergelenke bleibt ungestört.

Nachteile: Durch die vor allem bei kompletten Strecksehnenabrissen nicht ganz optimale Adaptation *(Abb. 9:7b)* kann nach Beendigung der Schienenbehandlung ein Streckdefizit von 5-15° zurückbleiben. Bei insuffizienter Hautpflege kann es unter der Plastikschiene zur Mazeration der Haut kommen.

Als 2. *Verfahren* wird eine Fixierung des betroffenen Fingers mit Überstreckung im Endgelenk und Beugung in den Mittel- und Grundgelenken empfohlen *(Abb. 9:8) (7)*.

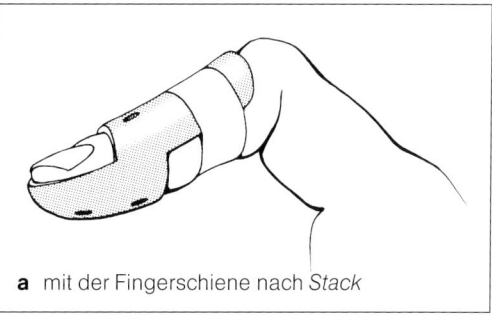

a mit der Fingerschiene nach *Stack*

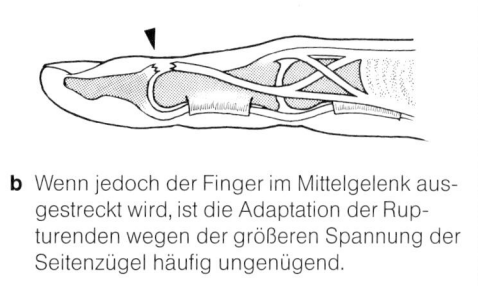

b Wenn jedoch der Finger im Mittelgelenk ausgestreckt wird, ist die Adaptation der Rupturenden wegen der größeren Spannung der Seitenzügel häufig ungenügend.

Abb. 9:7   Konservative Behandlung eines subkutanen Strecksehnenabrisses

Hierdurch werden die rupturierten Sehnenanteile optimal aneinander angenähert *(Abb. 9:8b)*. Auch diese Art der Ruhigstellung wird insgesamt 5 Wochen durchgeführt.

Vorteile: Gute Adaptation der rupturierten Sehnenenden, keine Gefahr einer exogen ausgelösten Infektion.

Nachteile: Vor allem bei älteren Patienten kann sich die Fixierung des Mittel- und

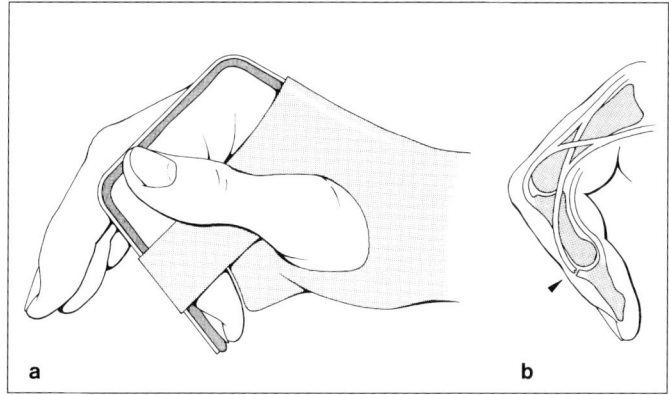

a   **b**

a Die Beugehaltung wird fixiert durch eine gut gepolsterte Aluminiumfingerschiene, die in einem Unterarmgips befestigt ist
b Gute Adaptation der Sehnenenden

Abb. 9:8   Konservative Behandlung eines subkutanen Strecksehnenabrisses mit einem modifizierten *Mommsengips (7)*

Grundgelenkes in Beugestellung sowie die dadurch mitbeeinträchtigte Beweglichkeit der Nachbarfinger nachteilig auswirken (Gefahr der Sudeckschen Reflexdystrophie oder von Beugekontrakturen im Mittelgelenk). Auch die Hautpflege ist hier nicht ganz einfach. Das *3. Verfahren,* die transartikuläre Kirschnerdrahtfixierung des Endgelenkes in Überstreckstellung *(Abb. 9:4),* stellt wie bei den offenen Verletzungen eine Behandlungsmaßnahme dar, mit der bei zuverlässigen Patienten ein optimales Ergebnis erreicht werden kann.

Vorteile: Leichte Hautpflege, keine Ruhigstellung der übrigen Gelenke und Finger.
Nachteile: Notwendigkeit der Lokalanästhesie, Gefahr von Fehlbohrungen beim Einbringen der Drähte (Gelenkschäden), Gefahr einer Bohrdrahtinfektion bei unzuverlässigen Patienten.

Knöcherner Streckssehnenabriß

Auch bei einem Streckssehnenabriß mit einem kleinen Knochenfragment kann eines der beiden konservativen Behandlungsverfahren angewendet werden. Sicherer ist hier jedoch die schräge transartikuläre Kirschnerdrahtruhigstellung des Gelenkes in Hyperextension. Gelingt durch Überstreckung keine ausreichende Reposition (Röntgen-

kontrolle), dann ist die operative Reposition und Refixierung mit transossären Drahtnähten nach *Bunnell* oder *Lengemann (Abb. 8:10 d, 8:13 u. 9:5)* (vgl. auch Kap. 5.2.1) oder mit Hilfe einer indirekten Blockierung mit zwei feinen Kirschnerdrähten *(Abb. 9:6)* angezeigt. Das direkte Fassen des Fragmentes mit feinen Kirschnerdrähten kann sehr schwierig sein und gelegentlich zu seiner Sprengung führen.

Veraltete Streckssehnenabrisse

Sind Streckssehnenunterbrechungen in der Nähe des Endgelenkes nicht oder insuffizient behandelt worden, dann bildet sich auch hier zwischen den ruptierten Enden ein Sehnenregenerat aus, welches jedoch zu lang ist, um eine ausreichende aktive Streckung im Endgelenk zu ermöglichen. In solchen Fällen werden verschiedene sekundäre Rekonstruktionsmöglichkeiten angegeben *(5, 8, 9, 15).* Verbleibt nur ein aktives Streckdefizit bis 25°, was gelegentlich auch nach 6wöchiger Schienenbehandlung vorkommen kann, so führt häufig noch das nächtliche Tragen der Stackschen Schiene mit Hyperextension des Endgelenkes über einen Zeitraum von 3 Monaten zu weiteren Verbesserungen der Streckfähigkeit bis zur Horizontalen. Operativ am einfachsten sind Raffnähte und Sehnenduplika-

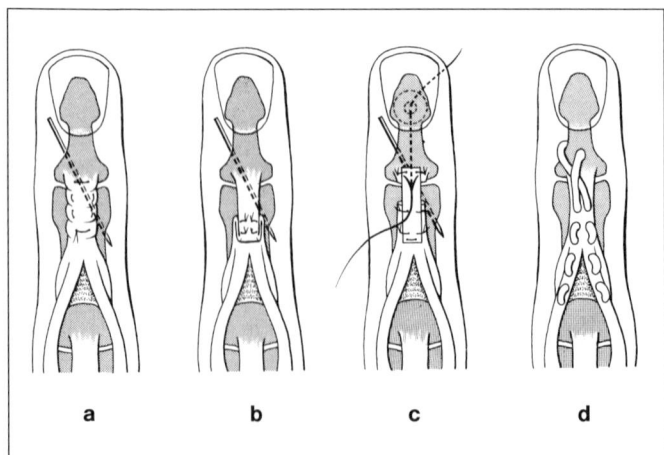

a Einfache Raffung nach *Georg*
b Doppelung der mit zu langem Ersatzgewebe geheilten Streckssehne nach *Pulvertaft*
c Rekonstruktion mit einfachem Sehnentransplantat. (Eine zusätzliche Ausziehdrahtnaht ist nur bei schlechtem peripheren Sehnenstumpf notwendig)
d Aufwendigere Streckssehnenrekonstruktion nach *Nichols* mit freiem Sehnentransplantat (transossäre Befestigung am Endglied, Durchflechtung der übriggebliebenen Streckaponeurose, ohne temporäre Kirschnerdrahtfixierung)

Abb. 9:9   Behandlung veralteter Streckssehnenabrisse

turen verbunden mit einer temporären Kirschnerdrahtarthrodese für 4 bis 5 Wochen *(Abb. 9:9a* u. *b)*. Voraussetzung hierfür ist ein ausreichend fest ausgebildetes Ersatzgewebe.

Auch eine Resektion der überlangen Teile des Ersatzgewebes mit einfacher Naht der Resektionsenden und 5wöchiger Kirschnerdrahtfixierung des Endgelenkes in Überstreckstellung kann zum Ziel führen. Ist das Ersatzgewebe minderwertig oder bestehen ausgedehnte Defekte, dann werden Sehnenplastiken mit Sehnentransplantaten erforderlich *(Abb. 9:9c* u. *d)*, sofern der Patient sich nicht zu einer funktionsgerechten Endgelenksarthrodese entschließen kann (Kap. 7.2.1).

Veraltete knöcherne Strecksehnenabrisse sind nur dann operativ zu behandeln, wenn noch keine knöcherne Überbrückung zwischen den Fragmenten entstanden ist und ein größeres Streckdefizit vorliegt. Man wird dann das pseudarthrotische Gewebe zwischen den Fragmenten entfernen und wie bei einer frischen Verletzung operativ mit 0,6–0,8 mm dicken Kirschnerdrähten versorgen.

Häufig verursachen solche knöchernen, unter einer geringen Distanz verheilten Abrisse, abgesehen von einer leichten dorsalen Verdikkung, keine ernsthaften funktionellen Einbußen.

In Fällen mit knöcherner Bindung und subjektiv ungestörter Funktion ist eine operative Korrektur nicht mehr indiziert, zumal posttraumatische Arthrosen wegen der geringen Druckbelastung der Endgelenke trotz leichter Fehlstellung selten sind und ggf. durch eine Arthrodese in funktionsgerechter Stellung zufriedenstellend behandelt werden können (Kap. 7.2.1).

9.2.2 Verletzungen über dem Mittelgelenk

Ursachen

Die Durchtrennung des Strecksehnenmittelzügels über dem Mittelgelenk kommt offen durch direkte Schnittverletzungen und wie beim Endgelenk auch als geschlossene Ruptur

bei einer Luxation des Köpfchens der Grundphalanx gegen die dorsale Gelenkkapsel vor.

Symptome – Diagnostik

Über dem Mittelgelenk führen Strecksehnenverletzungen häufig zur sogenannten *Knopflochdeformität*. Wird der das Gelenk überquerende Mittelzügel durchtrennt, schlüpft das Köpfchen der Grundphalanx zwischen den intakten Seitenzügeln wie durch ein Knopfloch hindurch. Es entsteht eine Beugestellung im Mittelgelenk bei gleichzeitiger Überstreckhaltung des Endgelenkes. Dieser Mechanismus wird oft erst einige Tage nach der Verletzung deutlich; dann, wenn die Seitenzügel allmählich auseinanderweichen *(Abb. 9:10)*. Gerade bei geschlossenen Verletzungen ist es daher ratsam, den Patienten nach einigen Tagen nochmals zu untersuchen.

Bei Schnittverletzungen, die auch die Seitenzügel miterfassen, hängt der Finger im Mittelglied komplett herab und kann aktiv nicht mehr gestreckt werden; hier ist die Symptomatik eindeutig.

Therapie

Offene Verletzungen

Die operative Behandlung besteht darin, das Mittelgelenk durch einen schräg verlaufen-

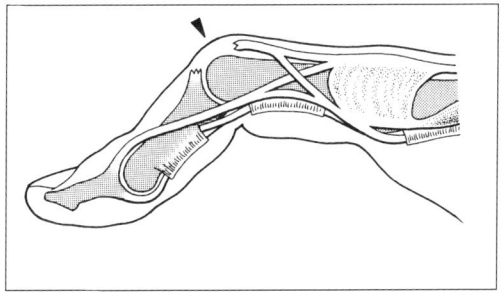

Abb. 9:10   Knopflochmechanismus bei zerstörtem Strecksehnenmittelzügel. Das Köpfchen der Grundphalanx tritt zwischen den Strecksehnenseitenzügeln hindurch

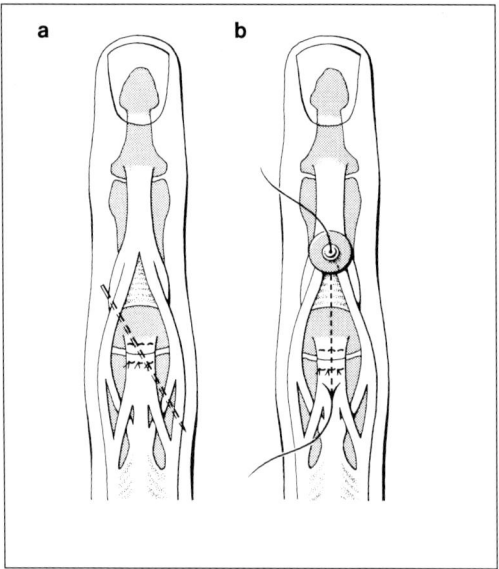

a Mit U-Nähten und temporärer Kirschnerdrahtarthrodese im Mittelgelenk
b Rekonstruktion durch Lengemann-Ausziehdrahtnaht und adaptierende U-Nähte (zusätzliche
Schienenlagerung)

**9:11   Operative Versorgung einer Strecksehnen-
mittelzügeldurchtrennung**

den transartikulären Kirschnerdraht in Streckstellung zu halten *(13)*. Der durchtrennte Mittelzügel wird anschließend mittels feiner
U-Nähte über der Dorsalseite des Mittelgelenkes rekonstruiert *(Abb. 9:11 a)*.
Nach 5 Wochen wird der Draht entfernt und
das Gelenk mobilisiert.
Vorteile: Die transartikuläre Kirschnerdrahtfixierung beeinträchtigt die Funktionen der
übrigen Gelenke nicht.
Nachteile: Bei unzuverlässigen Patienten und
unsachgemäßer Handhabung ist die Gefahr
einer Bohrdrahtinfektion nicht ganz auszuschließen.

Alternativ wird empfohlen, als entlastende
Naht eine *Lengemann-Drahtnaht* und zur Feinadaptation U-Nähte zu verwenden *(Abb.
9:11 b) (14)*. Die hierdurch etwas bessere primäre Reißfestigkeit der genähten Sehne
erlaubt eine Ruhigstellung auf einer entsprechenden Schiene statt mit einem transartikulä-

ren Kirschnerdraht. Das Grundgelenk wird
dabei leicht gebeugt, Mittel- und Endgelenk
gestreckt. Diese Entlastung des Mittelzügels
in Streckstellung des Gelenkes muß ebenfalls
5 Wochen eingehalten werden. In jüngerer
Zeit werden auch dynamische Schienen *(Abb.
9:12* und *9:14)* bei kooperativen und zuverlässigen Patienten verwendet.
Vorteile: Die Gefahr einer sekundär ausgelösten Bohrdrahtosteomyelitis entfällt und bei
Verwenden dynamischer Schienen ist die Ver-
wachsungsgefahr geringer bei zeitlich kürzerer
Nachbehandlung.
Nachteile: Der das Gelenk in der Sehne überquerende Draht kann bei unsachgemäßer
Handhabung den Gelenkknorpel verletzen
und über die aus der Haut herausgeleiteten
Drahtenden ebenfalls zu einer Eintrittspforte
für eine Infektion werden. Bei unsachgemäßer
Handhabung der dynamischen Schienen
besteht die Gefahr einer Nahtruptur.

Geschlossene Verletzungen

Konservativ kann durch eine konsequente ca.
5wöchige Entlastung des Mittelzügels mit Hilfe spezieller Schienenanordnungen *(Abb.
9:12),* die lediglich das Mittelgelenk in Überstreckstellung halten, kann eine freie Funktion bereits nach 6 bis 8 Wochen erreicht werden *(13)*.
Vorteile: Keine Infektionsgefahr, keine operative Intervention.
Nachteile: Unvollständige Ruhigstellung durch
die notwendige Polsterung der jeweiligen
Schienen, nur bei zuverlässigen Patienten zu
empfehlen.

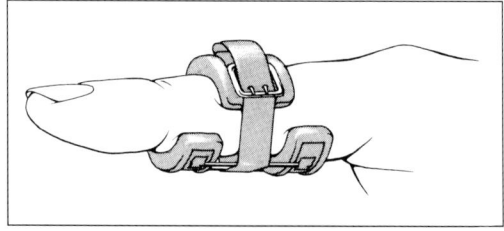

Abb. 9:12   Halbelastische Deichselschiene

Die *operative Behandlung* entspricht dem Vorgehen bei offenen Verletzungen.
Vorteile: Alle verletzten Strukturen können exakt rekonstruiert werden (z. B. begleitende Einrisse von Kollateralbändern und Seitenzügeln).
Nachteile: Operationsrisiko, Notwendigkeit einer Anästhesie, Möglichkeit einer Bohrdrahtinfektion.
Knöcherne Ausrisse können je nach ihrer Größe mit feinen Kirschnerdrähten oder mit Minischrauben nach offener exakter Reposition stabilisiert werden *(vgl. Abb. 5.8, S. 99)*. Je nach Festigkeit der Osteosynthese ist eine zusätzliche Schienenbehandlung notwendig.
Bestehen Defektverletzungen, so können Sehneninterponate bereits primär sinnvoll sein.

Veraltete Verletzungen

Bei unversorgten Verletzungen kann die eingetretene Knopflochdeformität vor allem durch die kompensatorische Streckhaltung in dem benachbarten Grundgelenk zu erheblichen Beschwerden führen.
Alle aussichtsreichen Behandlungsverfahren haben eine Rekonstruktion des Strecksehnenmittelzügels zum Ziel.
Voraussetzung ist jedoch eine weitgehend freie passive Beweglichkeit des Mittelgelenkes. Bei einer Streckbehinderung durch Schrumpfung der beugeseitigen Mittelgelenkskapsel empfiehlt es sich zunächst, durch eine beugeseitige Kapsulektomie (vgl. Kap. 7.5.1) und eine zusätzliche Übungsbehandlung die Operation vorzubereiten. Zur eigentlichen Rekonstruktion werden zahlreiche Verfahren angegeben *(13, 15)*.
Am einfachsten ist die Resektion des überlangen Sehnenersatzgewebes mit nachfolgender Reinsertion und zusätzlicher Kirschnerdrahtfixierung des Mittelgelenkes für 5 Wochen *(Abb. 9:11) (13)*. Bei festem Ersatzgewebe kann auch

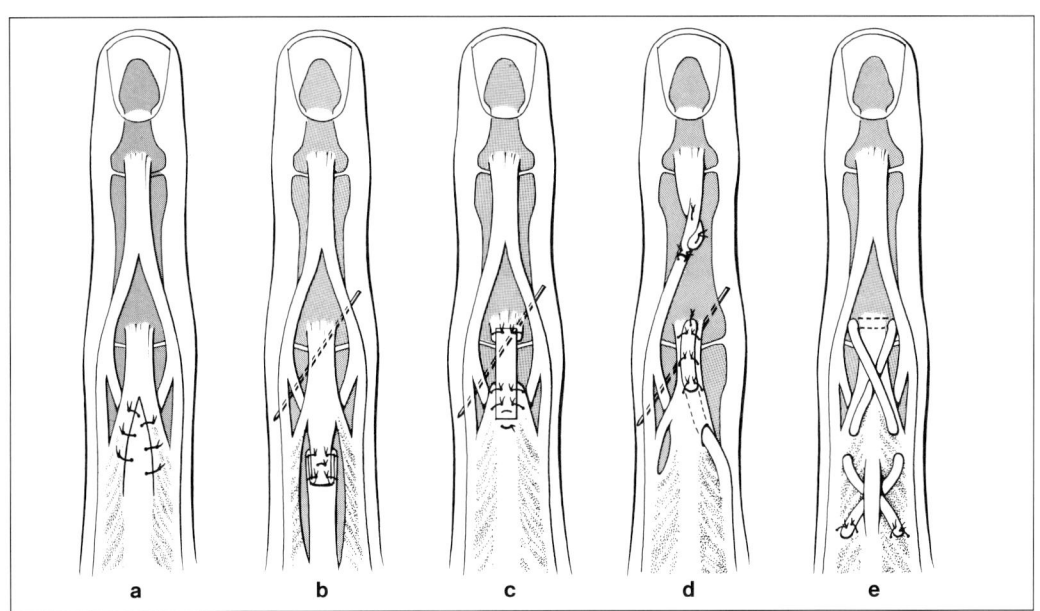

a Verkürzung des Mittelzügels durch Y-förmige Inzision und V-förmiges Einnähen des proximalen Sehnenteils in den distalen Sehnenbereich
b Mittelzügel-Doppelung nach *Verdan (13)*
c Einfache Sehnentransplantation
d Seitenzügelumsetzung nach *Matev (6)*
e Rekonstruktion mit transossärem und durchflechtendem Sehnentransplantat nach *Fowler (3)*

Abb. 9:13   Rekonstruktionsmöglichkeit bei veralteten Mittelzügelverletzungen

eine Doppelung des Mittelzügels erfolgreich sein *(Abb. 9:13)*.

Falls nach der Resektion unbrauchbaren Ersatzgewebes ein Defekt vorliegt, können einfache Sehnentransplantate bei Sicherung der Streckhaltung durch einen transartikulären Kirschnerdraht *(Abb. 9:13c)* ebenso zum Ziel führen wie Durchflechtungen mit einem Sehnentransplantat *(Abb. 9:13e)*.

Sehnenersatzplastiken durch Umsetzen der Seitenzügel nach *Matev* *(Abb. 9:13d)* bergen die Gefahr einer zusätzlichen Störung der Streckung im Endgelenk und stellen nicht in gleicher Weise die natürlichen anatomischen Verhältnisse wieder her. Bei Sehnendurchflechtungen kann der das Mittelgelenk in Streckstellung blockierende Kirschnerdraht bereits nach 3 Wochen durch eine dynamische Schienenbehandlung ersetzt werden, sofern es sich um einen intelligenten und zuverlässigen Patienten handelt.

9.2.3 Verletzungen über dem Grundglied

Symptome – Diagnostik

Komplette Sehnendurchtrennungen über der Dorsalseite der Grundphalanx sind relativ selten, da der Streckapparat Faserverbindungen zu den Sehnen der Handbinnenmuskeln auf

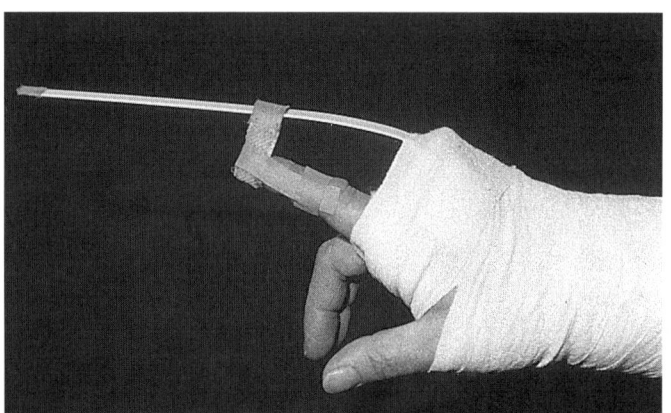

Das Verfahren ist geeignet bei Langfinger-Strecksehnennähten über Grundgelenken, Grundgliedern, Handrücken, Handwurzel und Unterarm, nicht jedoch bei Nähten der Daumenstrecksehnen! (Rupturen infolge zu großer Daumenbeweglichkeit im Sattelgelenk)

Das Prinzip ist das gleiche wie bei der dynamischen Beugesehnennachbehandlung nach *Kleinert*.

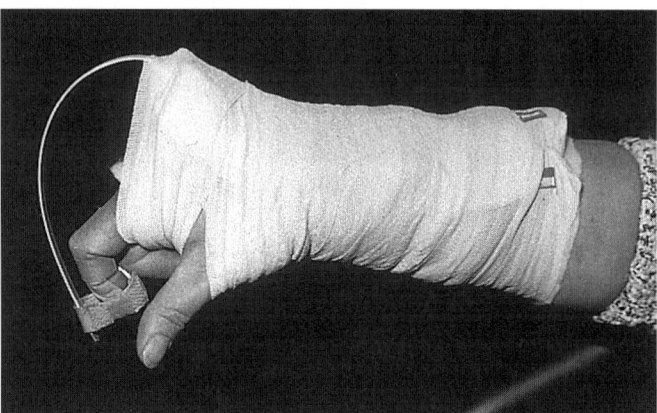

Abb. 9:14   Dynamische Übungsbehandlung einer Strecksehnennaht (nach *Leixnering* und *Hintringer*) *mit Hilfe einer in eine Gipsschiene eingelassenen Korsettstange, die mit Vaseline für den Klettverband gleitfähig gemacht wurde.*

beiden Seiten aufweist und die Sehnenplatte die Grundphalanx halbkreisförmig umgibt. Kleinere Verletzungen führen häufig zu keinem erkennbaren Funktionsausfall. Lediglich Durchtrennungen, die größere Anteile der mittleren und seitlichen Strecksehnenplatte betreffen, weisen eine Kraftminderung beim Streckversuch auf.

Therapie

Durchtrennungen der mittleren Sehnenanteile können mit feinen adaptierenden U-Nähten (4 bis 5 x 0 atraumatisches Nahtmaterial) genäht werden. Eine Ruhigstellung ist bei kleineren Defekten nur für die Dauer der Wundheilung notwendig, bei größeren Durchtrennungen mit klinisch deutlichem Funktionsausfall sollte der betroffene Finger für mindestens 4 Wochen eventuell gemeinsam mit einem Nachbarfinger in Entlastungsstellung durch eine Fingerschiene fixiert werden. Auch hier können dynamische Schienen, wie sie Abb. 9:14 zeigt, sinnvoll angewendet werden und zu besseren Endergebnissen und Verkürzung der Nachbehandlungsdauer führen.

9.2.4 Verletzungen über dem Grundgelenk

Symptome – Diagnostik

Bei kompletten Durchtrennungen resultiert ein vollständiger Funktionsausfall der Streckfähigkeit im Grundgelenk, während die Streckfähigkeit im Mittel- und Endgelenk des betroffenen Fingers durch die intakte Handbinnenmuskulatur erhalten bleibt. Sind zusätzlich die seitlichen Anteile des Strecksehnenhäubchens mitverletzt oder solitär parallel zur Sehne durchtrennt, kann es zum Abweichen der Strecksehnen in Richtung unverletzter Seite kommen, d.h. die Strecksehne gleitet nicht mehr über der Mitte des Mittelhandköpfchens, sondern rutscht in die Vertiefung zum benachbarten Mittelhandköpfchen ab (Abb. 9:15a). Durch diese Abkürzung von ihrer normalen Streckrichtung resultiert ein Streckdefizit. Diese Verletzungen können

auch subkutan durch entsprechende Gewalteinwirkungen auf die Mittelhandköpfchen entstehen, wobei zunächst Teileinrisse ohne Funktionsausfall vorliegen können, die sich dann bei weiterem Gebrauch soweit vergrößern, daß es zur Sehnenluxation – vorzugsweise nach ulnar – kommt.

Therapie

U-Nähte mit 4 x 0 atraumatischen Nahtmaterial sind im allgemeinen für die Rekonstruktion der Strecksehne ausreichend. Eine Ruhigstellung für wenigstens 4 Wochen schließt sich an, wobei wegen der Sehnenverbindungen am Handrücken (Conexi intertendinei) die Nachbarfinger mit ruhiggestellt werden. Die sonst empfohlene Flexionsstellung der Fingergrundgelenke kann hier nicht in vollem Umfang angewandt werden. Das Handgelenk muß eine Dorsalextension, die Grundgelenke sollen eine Beugehaltung von ca. 50–60°, Mittel- und Endgelenke eine Streckhaltung aufweisen.
Eine vorsichtige Übungsbehandlung ab der 5. Woche führt im allgemeinen rasch zu einer normalen Funktionswiederkehr. Auch hier haben sich zunehmend dynamische Schienen wie in Abb. 9:14 gezeigt, an Stelle der beschriebenen starren Fixierung bewährt. Der Vorteil ist auch hier die relativ gute Beweglichkeit nach Schienenabnahme und die Verkürzung der Nachbehandlungszeit.
Werden in diesem Bereich Lengemann-Ausziehdrahtnähte verwendet (14), so muß sorgfältig darauf geachtet werden, daß der Draht nicht durch die Gelenkkapsel auf den Gelenkknorpel des Mittelgliedköpfchens gerät und hier eine unerwünschte Synovitis oder Gelenkknorpelverletzung hervorruft.
Um bei offenen Verletzungen des Sehnenhäubchens eine seitliche Luxation der Strecksehne zu verhindern, sollte man diese primär nähen. Bei veralteten Verletzungen oder subkutanen Zerstörungen (z.B. bei der chronischen Polyarthritis) dieser seitlichen Haltebänder (2, 11, 14), kommen unter anderem die in Abb. 9:15 dargestellten Rekonstruktionsverfahren in Frage.

9.2.5 Verletzungen über dem Handrücken

Symptome – Diagnostik

Im Handrückenbereich zeigt eine Strecksehnendurchtrennung wegen der queren und schrägen Verbindungen der Strecksehnen untereinander nur einen partiellen Streckverlust im Grundgelenk und kann daher gelegentlich übersehen werden. Ein weites Zurückgleiten kommt wegen dieser Verknüpfungen nur bei den isoliert beweglichen Strecksehnen des Daumens und des Kleinfingers vor, wodurch Schwierigkeiten beim Auffinden dieser Sehnen entstehen können.

Therapie

Empfohlen wurden früher Ausziehdrahtnähte *(14)*, jedoch finden zunehmend Nahttechniken wie bei den Beugesehnenverletzungen Anwendung *(Abb. 8:10*, S. 176, 177*). Wichtig* ist die Rekonstruktion des umgebenden Gleitgewebes sowohl zum Knochen wie auch zur Haut hin. Die postoperative Ruhigstellung mit einer palmaren Unterarmgipsschiene in Funktionsstellung beträgt insgesamt 4 Wochen. Bei Verwendung einer Lengemann-Ausziehdrahtnaht wird der Draht nach der 5. Woche entfernt. Durch selbsttätige Übungsbehandlung kommt es danach innerhalb von ca. 3 bis 5 Wochen zu einer meist vollständigen Funktionswiederkehr. Durch die in Abb. 9:14 gezeigte dynamische Nachbehandlung wird das gute Endresultat häufig bereits unmittelbar nach Schienenabnahme (nach 4 bis 5 Wochen) erreicht.

9.2.6 Verletzungen im Handgelenksbereich

In diesem Bereich können die Sehnenstümpfe, da sie nicht mehr miteinander verbunden sind, in den Sehnenfächern weit nach proximal zurückgleiten.

Symptome – Diagnostik

Meist resultiert ein deutlicher Streckausfall der betroffenen Finger in den Grundgelenken,

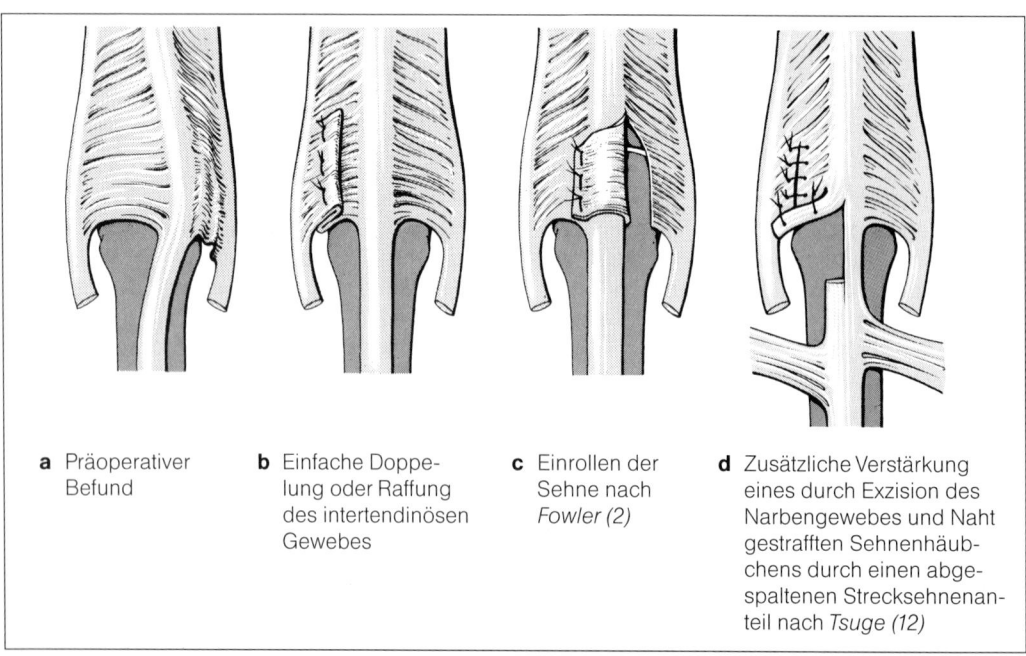

a Präoperativer Befund

b Einfache Doppelung oder Raffung des intertendinösen Gewebes

c Einrollen der Sehne nach *Fowler (2)*

d Zusätzliche Verstärkung eines durch Exzision des Narbengewebes und Naht gestrafften Sehnenhäubchens durch einen abgespaltenen Strecksehnenanteil nach *Tsuge (12)*

Abb. 9:15 Möglichkeiten der Behandlung ulnarer Strecksehnenabweichungen über dem Grundgelenk

der wegen der Sehnenverbindungen am Handrücken bei einer einzelnen Durchtrennung unvollständig bleibt, da die Nachbarsehnen teilweise die Funktion übernehmen. Verletzungen der dorsalen Handgelenksstrecker (Mm. extensor carpi radialis longus et brevis, M. extensor carpi ulnaris) können bei der klinischen Funktionsprüfung leicht übersehen werden, sofern diese Verletzungen ebenfalls nur einzelne Sehnen betreffen.

Therapie

Außer den Fingerstrecksehnen sollten auch die Sehne des M. extensor carpi ulnaris und wenigstens eine Sehne der beiden radialen Handstrecker rekonstruiert werden. Wegen des Zurückweichens der zentralen Sehnenstümpfe sind entsprechende Erweiterungsschnitte erforderlich – unter Umständen bis in den Unterarmbereich. Die jeweiligen Sehnenfächer werden dabei gespalten und sollten nach der Sehnennaht nicht wieder genäht oder zumindest erweitert werden, um Verwachsungen und Blockierungen mit der Strecksehne zu vermeiden. Für die primäre Naht in diesem Bereich eignen sich sehr gut die bei der Beugesehnennaht zur Anwendung kommenden Nahttechniken (*Abb. 8:10*, S. 176, 177).
An eine 4- bis 5wöchige Ruhigstellung auf einer palmaren Unterarmgipsschiene in leichter Dorsalextension des Handgelenkes schließt sich eine mehrwöchige Übungsbehandlung an, sofern nicht auch hier die in Abb. 9:14 gezeigte dynamische Nachbehandlung mit ihrem guten und schnelleren Endergebnis durchgeführt wird.

9.2.7 Verletzungen am distalen Unterarm

Symptome – Diagnostik

Der Ausfall der Strecksehnen des 3. und 4. Fingers kann infolge der am Handrücken vorhandenen Conexi intertendinei durch Nachbarsehnen kompensiert sein, beim Zeige- und Kleinfinger kann man eine Durchtrennung

der Strecksehne an einem Streckausfall nur feststellen, wenn sowohl der gemeinsame Extensor digitorum als auch die eigene Strecksehne komplett durchtrennt sind. Der isolierte Ausfall einzelner Handgelenksstreckmuskeln kann bisweilen nur durch eine Widerstandsprüfung an der Verminderung der Streckkraft erkennbar werden.

Therapie

Auch in diesem Abschnitt ziehen sich die zentralen Sehnenstümpfe relativ weit zurück. Entsprechend müssen die Schnittwunden erweitert werden. Anzustreben ist die primäre Rekonstruktion durch belastungsfähige Nähte, wie sie auch in der Beugesehnenchirurgie ihre Anwendung finden. Liegen die Sehnennähte in der Nähe der Sehnenfächer des Retinaculum extensorum, dann sollten diese gespalten bzw. erweitert werden, um einer verwachsungsbedingten Blockierung vorzubeugen.
Die Nachbehandlung gleicht dem Vorgehen wie im Handgelenks- und Handrückenbereich.

9.3 Verletzungen der Daumenstrecksehnen

9.3.1 Endgelenk- und Grundgliedbereich

Symptome

Über dem Grundglied und Endgelenk entsteht je nach Ausdehnung der Verletzung der Strecksehnenplatte ein mehr oder weniger großes Streckdefizit im Endgelenkbereich, wobei komplette Durchtrennungen der breit ausgebildeten Streckaponeurose selten vorliegen, so daß der Funktionsausfall diskret sein kann.

Therapie

Meistens reichen einfach U-Nähte zur Rekonstruktion der Streckaponeurose aus. Bei größeren Durchtrennungen sind die Lengemann-Ausziehdrahtnaht oder Nahttechniken, wie sie bei den Beugesehnen verwendet werden (S. 176, 177), sinnvoll. Die Ruhigstellung erfolgt in leichter Überstreckung des Daumens in einem Daumenunterarmgips für 4 bis 5 Wochen. Danach läßt man den Patienten selbsttätig üben.

Dynamische Schienen sind am Daumen wegen seiner großen Beweglichkeit in mehreren Ebenen (bedingt durch das Sattelgelenk) nur schwer in effizienter Weise anzubringen, so daß hier die Rupturgefahr des Nahtbereiches groß ist und die konventionelle Ruhigstellung sicherer zum Erfolg führt.

9.3.2 Verletzungen über dem Grundgelenk- und Mittelhandbereich

Symptome – Diagnostik

Je nachdem ob beide Daumenstrecksehnen (Extensor pollicis longus und brevis) betroffen sind, kann das Streckdefizit in Grund- und Endgelenk unterschiedlich stark ausgeprägt sein. Zu beachten ist, daß die kurze Daumenstrecksehne, die im allgemeinen an der Basis des Grundgliedes ansetzt, auch in die Streckaponeurose einstrahlen und die Funktion der langen Daumenstrecksehne in diesem Bereich teilweise mitübernehmen kann.

Therapie

Die proximalen Stümpfe können bei beiden Sehnen weit nach zentral bis unter das Retinaculum extensorum zurückrutschen. Vor allem die Sehne des M. extensor pollicis longus ist bisweilen schwer aufzufinden. Hierzu muß man gelegentlich das Retinaculum nach Erweiterung der Verletzungswunde aufsuchen, das 3. Sehnenfach spalten oder sogar die Sehne unter den Langfingerextensoren am distalen Unterarm suchen. Bei kräftiger Ausbildung der Sehnen können die gleichen Nahttechniken wie bei den Beugesehnen angewendet werden. Bei dünneren Sehnen sind auch Lengemann-Ausziehdrahtnähte *(Abb. 8:10 c,* S. 177) möglich.

Die anschließende Ruhigstellung erfolgt mit einem Daumenunterarmgips in leichter Abduktion und Überstreckung des Daumens für 4 bis 5 Wochen.

9.3.3 Verletzungen über der Handwurzel und dem Unterarm

Ursachen – Symptome

Vor allem am distalen Unterarm im Bereich des Sehnenretinaculums kann es neben offenen Durchtrennungen auch zu *subkutanen Rupturen der Sehne des M. extensor pollicis longus* kommen.

Häufig ist eine distale Radiusfraktur vorangegangen. Die Sehne verläuft hier in einem engen – zu zwei Drittel von Knochen gebildeten – Kanal, aus dem sie nicht ausweichen kann, so daß Unebenheiten als Frakturfolge oder die Ausbildung von Kallus sowie Ernährungsstörungen durch Minderdurchblutung zu einer Schädigung der Sehne in diesem Kanal führen können *(4, 14).* Die typische Anamnese ergibt eine plötzliche Streckunfähigkeit des Daumens meistens 1 bis 2 Wochen nach der Gipsabnahme.

Therapie

Hier gelten bei offenen Verletzungen die gleichen Versorgungsprinzipien wie bei den Langfingern. Zu beachten ist, daß der zentrale Stumpf der Extensor pollicis longus-Sehne weit unter die übrigen Langfingerextensoren weggerutscht sein kann.

Da es sich bei den subkutanen Rupturen um degenerative Veränderungen handelt, ist eine primäre Wiederherstellung nicht möglich. Hier hat sich als relativ einfache motorische Ersatzoperation die *Transposition der ulnaren Extensor indicis-Sehne* durch das 3. Sehnenfach hindurch auf den peripheren Stumpf der Sehne des M. extensor pollicis longus bewährt *(Abb. 9:16) (1, 13, 15).*

Ca. 1 cm proximal des Zeigefingergrundgelenkes erfolgt die schräge Abtrennung der ulna-

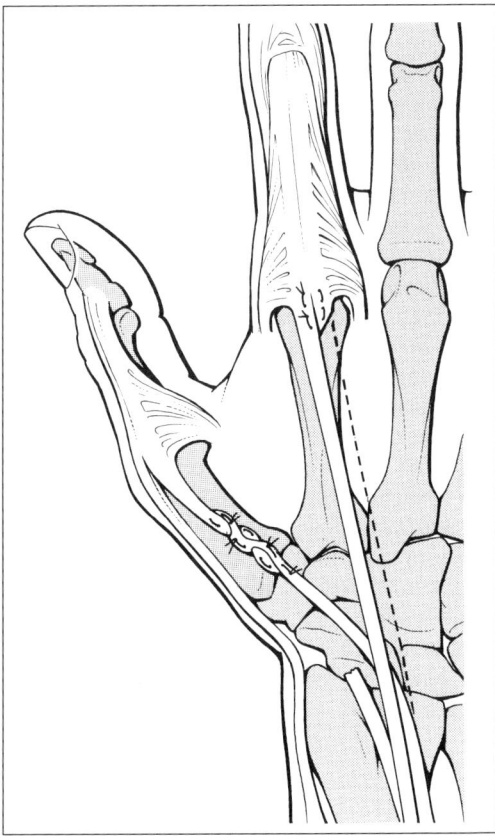

Abb. 9:16 Transposition der ulnaren Extensor indicis-Sehne zur Rekonstruktion der langen Daumenstrecksehne

ren Zeigefingersehne. Ihr peripherer Stumpf wird mit der verbliebenen Sehne vernäht, um eine Achsenabweichung zu vermeiden. Anschließend zieht man die ulnare Zeigefingerstrecksehne bis zu einem kleinen, separaten Hautschnitt über dem proximalen Eingang des Retinaculums hindurch und leitet die Sehne durch das 3. Sehnenfach oder subcutan auf den peripheren Stumpf der langen Daumenstrecksehne um. Ist das 3. Sehnenfach obliteriert, kann man auch distal des Retinaculums die Verlagerung der Sehne in Richtung Daumen vornehmen. Die Naht der transponierten Sehne mit dem peripheren Stumpf des langen Daumenstreckers läßt sich als Durchflechtungsnaht nach *Pulvertaft (Abb. 8:10 d)* durchführen. Auf eine gute Vorspannung (der

Daumen soll Extensionshaltung einnehmen) ist dabei zu achten.

Nachbehandlung

Nach einer Transposition erfolgt wie bei einer Sehnennaht eine 4wöchige Ruhigstellung mit einem Daumenunterarmgips, in Abspreizhaltung und Extension. Ein spezielles Umlernen nach Freigabe des Daumens ist nicht notwendig. Anfänglich kann der Zeigefinger einen leichten Streckverlust aufweisen, der sich im allgemeinen nach einiger Zeit durch kompensatorische Hypertrophie des verbliebenen Zeigefingerstreckers ausgleicht.

9.4 Defektverletzungen

Größere Substanzverluste im Sehnenverlauf entstehen beispielsweise bei ausgedehnten Fräs- und Abschleifverletzungen. Mitbetroffen sind des öfteren Haut, Sehnengleitgewebe und Knochen. Zusätzliche Weichteilverletzungen müssen vorrangig primär plastisch gedeckt werden, z. B. mit Crosslappen oder Verschiebelappen, gegebenenfalls kommen bei gut vaskularisiertem Untergrund auch freie Hauttransplantate zur Weichteildeckung in Frage. Ist das Sehnengleitlager zwischen Sehnen und Knochen einschließlich des Periosts verletzt, besteht bei jeder Art von Primärversorgung die Gefahr ausgedehnter Verwachsungen und einer Blockierung der Sehnengleitfähigkeit bzw. des Endgelenkes.

Bei Defektverletzungen über dem Mittelgelenk und Grundglied können primär Sehnentransplantate eingesetzt werden – ein gutes Gleitlager über dem Knochen vorausgesetzt. Fehlt z. B. der Ansatz des Mittelzügels an der Basis der Mittelphalanx, kann man entweder durch einen Bohrkanal quer durch die Mittelgliedbasis mit Hilfe eines Sehnentransplantates den Tractus medialis rekonstruieren *(Abb. 9:17)* oder das Transplantat unter den Seitenzügeln am Mittelglied durchziehen. Dabei sollen sich die beiden verbliebenen Sehnenschenkel über dem Mittelglied überkreuzen.

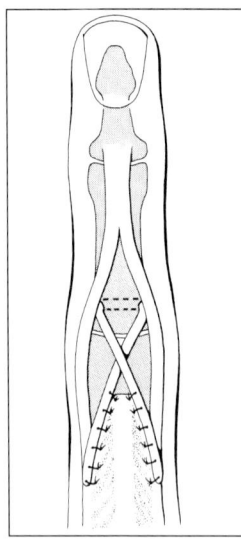

**Abb. 9:17
Möglichkeit der
Mittelzügelrekon-
struktion bei einer
Defektverletzung
durch ein Sehnen-
transplantat.**
Transossäre Fixierung
an der Mittelgliedbasis

Die Transplantatenden werden anschließend auf die seitliche Streckaponeurose und die Interosseus-Sehnen aufgenäht *(3, 15).* Auch hier muß sich wieder eine 5wöchige Ruhigstellung in Streckstellung des Mittelgelenkes anschließen. Sofern man nicht auch hier eine Dynamische Schienung *(Abb. 9:14)* von Beginn an verwenden will.

Ausgedehntere Defektverletzungen der Sehnen über Grundglied, Handrücken und Handgelenk können zweizeitig wie bei einer Beugesehnenersatzplastik versorgt werden. Es empfiehlt sich, zunächst ein Sehnengleitlager mit Hilfe ovalärer Silasticsplinte (vgl. Kap. 8.5.3) vorzubereiten und nach ca. 8 Wochen die Strecksehnenrekonstruktion mittels eines freien Sehnentransplantates durchzuführen. Über dem Handrücken kann man zum Teil auch distale Sehnenstümpfe auf erhaltengebliebene Strecksehnen der Nachbarlangfinger aufnähen, wodurch die betroffenen Finger mit den Nachbarfingern mitgestreckt werden. Ebenso kommen verschiedene Sehnentranspositionen, ähnlich wie bei der Ruptur der langen Daumenstrecksehne, in Frage. Wichtig ist, daß bei allen Ersatzoperationen im Strecksehnenbereich einwandfreie Verhältnisse bezüglich Knochen, Gleitgewebe und Hautbedekkung vorliegen.

Literatur

1. *Bunnell, St.:* Surgery of the Hand, 4. ed. Lippincott Co., Philadelphia 1964
2. *Fowler, S. B., Riordan, D. C.:* Surgical treatment of rheumatoid deformities of the hand. J. Bone Jt. Surgery 40-A (1958) 1431
3. *Fowler, S. B.:* The management of tendon injuries. J. Bone Jt. Surg. 41-A (1959) 579
4. *Freilinger, G., Zacherl, H.:* Zur Ruptur der langen Daumenstrecksehne nach Radiusfraktur. Handchirurgie 2 (1970) 76
5. *Georg, H.:* Zur Behandlung des geschlossenen Strecksehnenabrisses am Fingerendglied. Langenbecks Archiv klin. Chir. 292 (1959) 485
6. *Matev, I.:* The boutonnière deformity. Hand 1 (1969) 90
7. *Mommsen, F.:* Muskelphysiologie der Fingerstrecker und Verbandsbehandlung des Strecksehnenabrisses am Endgelenk. Zbl. Chir. 79 (1954) 265
8. *Nichols, H. M.:* Tendon ruptures of the upper extremity. In: Hand Surgery, hrsg. von J. E. Flynn. Williams & Wilkins, Baltimore 1966
9. *Pulvertaft, R. G.:* Repair of tendon injuries in the hand. Ann. roy. Coll. Surg. Engl. 3 (1948) 3
10. *Stack, H. G.:* Mallet finger. Hand 1 (1969) 83
11. *Stellbrink, G.:* Eingriffe bei der Polyarthritis rheumatica. In: Allgemeine und spezielle chirurgische Operationslehre Bd. X/3. Die Operationen an der Hand, hrsg. von W. Wachsmuth, A. Wilhelm. Springer, Berlin 1972
12. *Tsuge, K.:* Atlas der Handchirurgie. Hippokrates, Stuttgart 1991
13. *Verdan, C.:* Die Eingriffe an Muskeln, Sehnen und Sehnenscheiden. In: Allgemeine und spezielle chirurgische Operationslehre Bd. X/3. Die Operationen an der Hand, hrsg. von W. Wachsmuth, A. Wilhelm. Springer, Berlin 1972
14. *Wilhelm, W.:* Verletzungen der Strecksehnen. In: Handchirurgie Bd. II, hrsg. von H. Nigst, D. Buck-Gramcko, H. Millesi. Thieme, Stuttgart 1983
15. *Wilhelm, A.:* Wiederherstellungschirurgie der Strecksehnen. In: Handchirurgie Bd. II hrsg. von H. Nigst, D. Buck-Gramcko, H. Millesi. Thieme, Stuttgart 1983

10 Nervenverletzungen

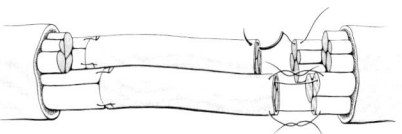

10.1 Anatomie

10.1.1 Feinstruktur

Zum besseren Verständnis der modernen Nahttechniken und der Heilungsvorgänge ist es wichtig, den strukturellen Aufbau eines Nervs zu kennen.

Periphere Nerven bestehen aus Bündeln unterschiedlicher Nervenfasern, die lange Ausläufer von Nervenzellen im Rückenmark oder in paravertebralen Nervenganglien darstellen und von dort zu ihren sensiblen, motorischen und vegetativen Endorganen in der Peripherie ziehen.

Die kleinste Untereinheit stellt das Axon der Nervenzelle dar. Es ist umgeben von einer Schwannschen Zelle und einer Basalmembran. Diese Strukturen bilden zusammen die anatomische Einheit einer Nervenfaser. Zwischen den Nervenfasern findet man ein relativ lockeres Bindegewebe, welches Gefäßkapillaren enthält und als Endoneurium bezeichnet wird. Unter dem Begriff Perineurium versteht man ein straffes, elastisches Bindegewebe, welches Hunderte von Nervenfasern zu einem Faszikel zusammenfaßt. Dieser stellt die strukturelle Einheit dar, die bei einer Durchtrennung mit Hilfe des Operationsmikroskopes rekonstruiert werden soll.

Mehrere Nervenfaszikel werden häufig zu Faszikelbündeln zusammengefaßt; dazwischen findet sich wiederum lockeres Bindegewebe mit Blutgefäßen, welches als Epineurium bezeichnet wird *(s. Schema 1 und Abb. 10:1)*.

Die äußere Hüllschicht des Epineuriums geht in ein sehr lockeres und elastisches Gewebe über, welches den Nerv einerseits in seiner Position hält und ihm andererseits eine gewisse Gleitfähigkeit ermöglicht. *Millesi* hat für dieses am Leichenpräparat infolge Schrumpfungsvorgängen kaum nachweisbare Gewebe die Bezeichnung *Paraneurium* vorgeschlagen. Seine Bedeutung wird vor allem im Falle narbiger Fixierungen des Nerven nach Verletzung oder abgelaufenen Entzündungen deutlich.

Zwischen den Faszikeln eines peripheren Nervs findet ein reger Faseraustausch statt *(Abb. 10:2)*. Daher weisen diese in zentralen Abschnitten eine andere prozentuale Zusammensetzung bezüglich motorischer und sensibler Fasern als in der Peripherie auf *(11, 17)*.

Unterschieden werden nach dem Querschnittsbild monofaszikuläre, oligofaszikuläre (z. B. N. radialis am Oberarm) und polyfaszikuläre Nerven (z. B. N. ulnaris und N. medianus im Handgelenksbereich).

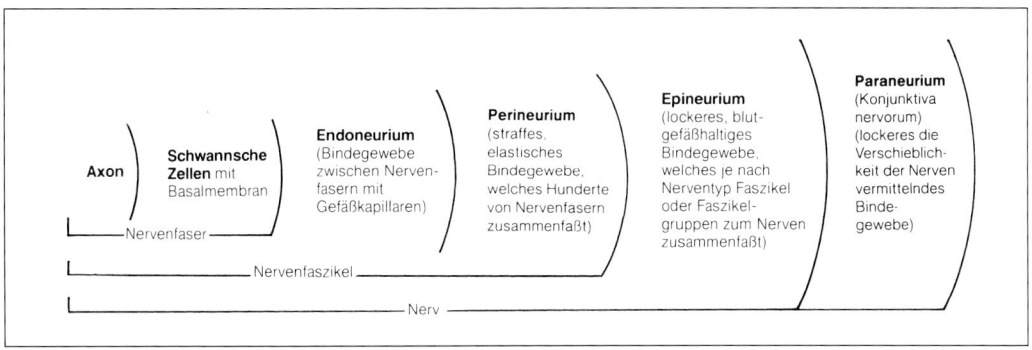

Schema 1   Aufbau peripherer Nerven

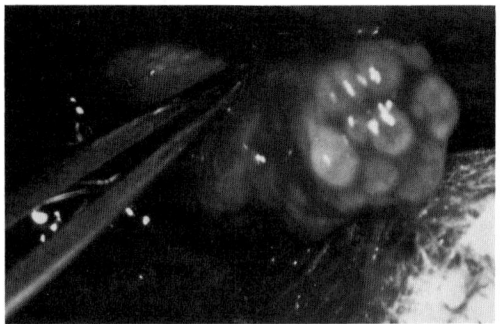

a Mikrophoto

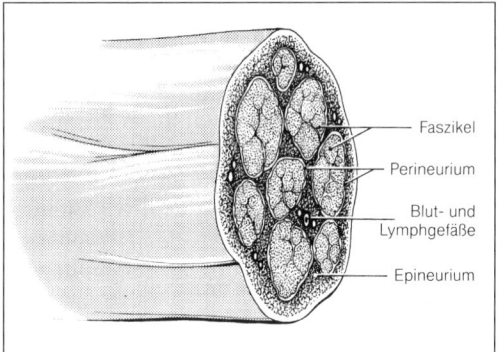

Faszikel

Perineurium

Blut- und
Lymphgefäße

Epineurium

b Schemazeichnung

Abb. 10:1   Querschnitt eines peripheren Nervs

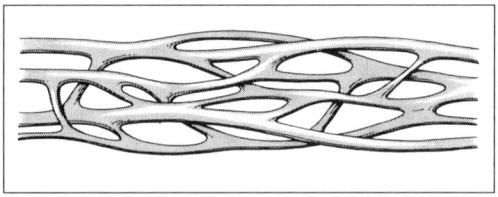

Abb. 10:2   Schematische Darstellung des Nervenfaseraustausches zwischen den Faszikeln

10.1.2 Innervationsgebiete

Bei der Diagnostik und der Beurteilung der Regeneration nach peripheren Nervenläsionen ist die genaue Kenntnis der Innervationsgebiete der betroffenen Nervenstämme ebenso wichtig wie die Kenntnis von Innervationsanomalien.

10.1.2.1 *Sensible Innervation*

Die Versorgungsgebiete der 3 wichtigsten Nerven im Unterarm-Handbereich sind in der *Abb. 10:3* dargestellt. Im Grenzbereich sind zahlreiche Überschneidungen oder Variationen möglich (z. B. zwischen den Innervationsgebieten des N. medianus und des N. ulnaris). Auf der Palmarseite der Hohlhand und der Finger kann die Grenze auch in der Mitte des Mittelfingers verlaufen, oder der N. ulnaris beschränkt sich allein auf den Kleinfinger.
Auch führen ausgedehntere Überschneidungen des Innervationsgebiets zwischen N. radialis und N. medianus auf der radialen Beugeseite des Daumens bei Unkenntnis dieser Variationsmöglichkeiten zu Irrtümern bei der Sensiblitätsprüfung.

10.1.2.2 *Topographie und motorische Innervation*

N. medianus

Dieser Nerv verläuft neben der A. brachialis im medialen Sulcus des M. biceps und tritt neben der A. brachialis unter der Aponeurose des M. biceps in die Ellenbeuge ein *(vgl. Abb. 19:1, S. 331)*. Erst hier und in seinem weiteren Verlauf am proximalen Unterarm gibt er Äste zur Innervation der meisten Unterarmbeuger ab (Ausnahme: M. flexor carpi ulnaris und ulnarer Teil des M. flexor digitorum profundus). Der Nerv tritt durch den M. pronator teres hindurch und verläuft zwischen der Muskulatur der tiefen und oberflächlichen Unterarmbeuger zum Handgelenk. Vor seinem Eintritt in den Karpalkanal findet man ihn relativ oberflächlich zwischen der Sehne des M. flexor carpi radialis und des M. palmaris longus. Am Ende des Karpalkanales spaltet er sich üblicherweise in 3 verschiedene Mittelhandnerven auf, die beugeseitig Daumen, Zeige-, Mittel- und die radiale Hälfte des Ringfingers sensibel versorgen und gibt den rein motorischen Ramus muscularis ab, der für die Innervation der Daumenballenmuskulatur zuständig ist (mit Ausnahme des M. adductor polli-

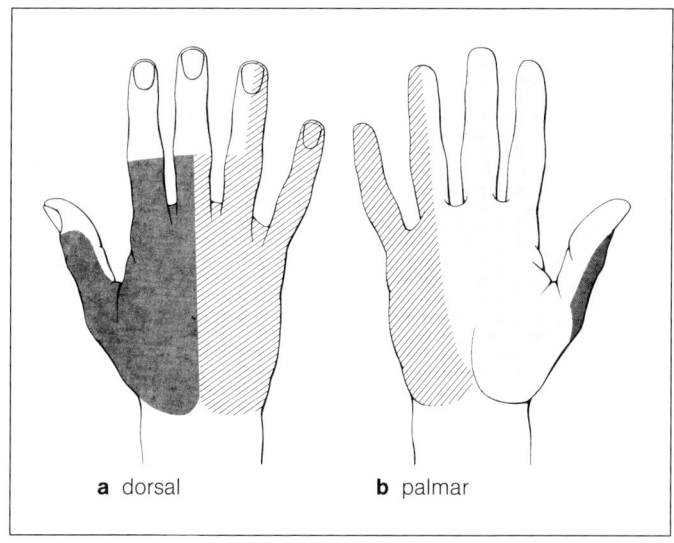

a dorsal   **b** palmar

Abb. 10:3   Die sensiblen Innervationsgebiete des N. medianus (hellgrau), des N. ulnaris (schraffiert) und des N. radialis (dunkel) im Handbereich

cis und des tiefen Kopfes des M. flexor pollicis brevis). Einzelne motorische Nervenfasern zweigen von den zu den Fingern ziehenden Ästen des N. medianus zu den Musculi lumbricales I und II ab.

N. ulnaris

Der N. ulnaris verläßt am proximalen Oberarm die A. brachialis und zieht auf der Vorderseite des Caput mediale des M. triceps nach peripher zum Epicondylus humeri medialis und durchläuft hier den zu zwei Dritteln aus Knochen bestehenden Sulcus nervi ulnaris *(Abb. 19:10, S. 346).* Unmittelbar nach seinem Austritt aus diesem osteofibrösen Kanal gibt er motorische Äste zum M. flexor carpi ulnaris ab, durch den er hindurchtritt. Auf der Beugeseite des Unterarmes verläuft er neben der A. ulnaris. In individuell unterschiedlicher Höhe gibt er vor dem Handgelenk einen relativ kräftigen Ramus dorsalis ab, der für die sensible Innervation der ulnaren Handrückseite, des Ring- und Kleinfingers sowie der ulnaren Hälfte des Mittelfingers zuständig ist. Der Eintritt in den Handbereich erfolgt radialseitig vom Os pisiforme. Sein Ramus profundus dringt zwischen dem M. flexor brevis und dem M. abductor des 5. Fingers in die Tiefe,

überkreuzt den tiefen Hohlhandbogen und gibt zu allen Muskeln des Kleinfingerballens, zu sämtlichen Mm. interossei, zu den Mm. lumbricales 3 und 4, zum M. adductor pollicis und zum tiefen Kopf des M. flexor pollicis brevis entsprechende Nervenäste ab.
Der Ramus superficialis innerviert den M. palmaris brevis und teilt sich dann in die 3 rein sensiblen Nn. digitales palmares proprii, die normalerweise den 5. Finger und die ulnare Seite des 4. Fingers versorgen.

N. radialis

Dieser Nerv ist vor allem bei Verletzungen am Oberarm und am proximalen Unterarmbereich betroffen. Er innerviert die dorsale Oberarmmuskulatur, verläuft hier im Sulcus nervi radialis humeri auf der Rückseite des Knochens und tritt zwischen M. brachialis und M. brachio-radialis in die Ellenbeuge ein *(vgl. Abb. 19:13, S. 350).* Dort teilt er sich in einen Ramus profundus und Ramus superficialis. Der Ramus profundus innerviert den M. supinator und, nachdem er diesen Muskel durchlaufen hat, sämtliche Extensoren des Unterarmes. Sein Endast ist der rein sensible N. interosseus antebrachii posterior, der Handgelenk und Periost des Unterarmes sensibel versorgt.

Der Ramus superficialis zieht mit der A. radialis zum distalen Unterarm, verläßt die Arterie im unteren Drittel und zieht unter der Sehne des M. brachio-radialis zum Handrücken und zur Dorsalseite der radialen Finger.

10.2 Nervenregeneration

10.2.1 Arten der Nervenschädigung

Neurapraxie

Als *Neurapraxie (11, 16)* wird eine traumatisch ausgelöste Unterbrechung der Leitfähigkeit ohne erkennbare Zerstörung der Nervenstrukturen oder der Axone bezeichnet. Meist liegen dieser Form der Nervenverletzung eine Zerrung, Kontusion, Quetschung oder eine vorübergehende Minderdurchblutung zugrunde. Im Verlauf von einigen Tagen bis wenigen Wochen bilden sich die Ausfälle wieder zurück. Da die motorischen Fasern für solche Läsionen empfindlicher als die sensiblen sind, kann trotz ausgefallener motorischer Funktion die Sensibilität des betroffenen Nervenversorgungsgebietes erhalten sein.

Axonotmesis

Bei der *Axonotmesis (11, 16)* handelt es sich um eine traumatisch erfolgte Unterbrechung der Axone, jedoch bei erhalten gebliebener Bindegewebshülle (Endoneurium, Perineurium, Epineurium). In diesem Fall kommt es zu einem kompletten Nervenausfall. Eine Unterscheidung zur vollständigen Nervendurchtrennung ist aufgrund des äußeren klinischen Bildes nicht möglich, daher muß auch bei dieser Form der Nerv freigelegt werden. Im allgemeinen findet man dann ein mehr oder weniger ausgebildetes Hämatom, bei der Präparation zeigen sich jedoch intakte Faszikelstrukturen. Das Auswachsen der Axone in die erhalten gebliebenen Endoneuralrohre der peripher der Verletzung gelegenen Nerventeile findet im allgemeinen statt sofern es nicht zu intraneuralen Vernarbungen kommt. Die *Regenerationszeit* ist von der Höhe der Verletzung abhängig (mehrere Monate bis zu 2 Jahren).

Neurotmesis

Bei der *Neurotmesis (11, 16)* handelt es sich um die komplette Durchtrennung sämtlicher Nervenstrukturen. Eine zufriedenstellende Regeneration ist nur nach einer korrekt ausgeführten Nervennaht möglich.

10.2.2 Ablauf der Nervenregeneration

Bei Unterbrechung des Nervenaxons kommt es peripher der Läsionsstelle zum Zerfall des Achsenzylinders (Axon) und zur Degeneration der Markscheide, die von den Schwannschen Zellen gebildet wird (sogenannte *Wallersche Degeneration)*. Die Zerfallsprodukte werden phagozytiert. Die Degeneration ist nach 3 Wochen abgeschlossen. Aus erhalten gebliebenen Schwannschen Zellen werden neue Leitstrukturen gebildet, in die die Nervenaxone vom zentralen Stumpf ein- und bis zu ihrem peripheren Endorgan durchwachsen können, sofern die auswachsenden Axone derartige Leitstrukturen (sog. *Hanken-Büngnersche Bänder)* erreichen. Zentral finden zytoplasmatische Veränderungen in der im Rückenmark oder in einem paravertebralen Ganglion gelegenen Nervenzelle statt. Es kommt entweder zum Untergang oder zur Erholung der Nervenzelle, die nach 2 bis 3 Tagen mit einem Aussprossen mehrerer Nervenaxone im Bereich der Läsionsstelle reagiert. Sofern eines dieser Axone eine endoneurale Leitschiene erreicht, wächst es bis zu dem Endorgan in die Peripherie hin aus. Sinn der peripheren Nervenchirurgie ist es, dieses Auswachsen zu ermöglichen.

10.3 **Symptome – Diagnostik**

Je nachdem, ob es sich um frische oder veraltete Nervenverletzungen handelt, bestehen
für die Diagnostik unterschiedliche Voraussetzungen.

Tab. 4 Motorische Ausfälle bei Nervendurchtrennung

Nerv	betroffene Muskeln	Klinik der Muskelausfälle
N. medianus	Unterarm: M. flexor carpi radialis M. flexor digitorum profundus (radialer Teil) M. flexor pollicis longus M. flexor digitorum superficialis M. palmaris longus M. pronator teres M. pronator quadratus Hand: M. abductor pollicis brevis M. flexor pollicis brevis (oberfl. Kopf) M. opponens pollicis Mm. lumbricales I u. II	Behinderung und Schwäche bei der Handgelenksbeugung, *Ausfall der Beugefähigkeit der Finger D I, D II und D III* (je nach Anteil der Medianus-innervation an dem tiefen Unterarmbeu-ger mehr oder weniger deutlich ausge-prägt). Schwäche bei der Pronation. Die *Opponierbarkeit des Daumens* gegenüber den Langfingern und *seine Abduktion* senkrecht zur Handfläche *sind aufgehoben* (sofern keine Mischinnervation mit dem N. ulnaris vorliegt).
N. ulnaris	Unterarm: M. flexor carpi ulnaris M. flexor digitorum profundus (ulnarer Teil) Hand: Hypothenarmuskulatur (M. flexor brevis, M. opponens, M. abductor digiti minimi) Mm. interossei Mm. lumbricales III u. IV M. adductor pollicis M. flexor pollicis brevis (tiefer Kopf)	D IV und D V können nur unzureichend gebeugt werden. Störung der *Grundgelenksbeugung des Kleinfingers, Ausfall der Finger-spreizung* aller Langfinger. Der *Daumen* kann nicht mehr mit Kraft in der Handflächenebene *adduziert* wer-den.
N. radialis	Oberarm (distaler Bereich): Handgelenkstreckmuskeln (Mm. extensor carpi radialis longus et brevis, M. extensor carpi ulnaris) M. brachioradialis Unterarm (Ramus profundus): M. supinator M. extensor digitorum Mm. extensor pollicis longus et brevis M. abductor pollicis longus	Aufgehoben sind die Streckfunktionen im Bereich des Handgelenkes *(Fallhand).* Es besteht eine Schwäche bei der Supination. Die *Streckfähigkeit* in allen *Finger-grundgelenken* und im *Daumenend-gelenk* sowie die *Abduktion des Daumens* in der Handflächenebene *sind ausgefallen.*

10.3.1 Frische Verletzungen

Bei der Sensibilitätsprüfung ist man auf die Mitarbeit des Verletzten angewiesen. Durch Schmerzen, durch den psychischen Zustand unter dem Eindruck der Verletzung, durch länger angelegte Unterbindungen, durch Luxationen, die Druck auf Nervenstämme ausüben, und eine vorangegangene medikamentöse Schmerzbekämpfung können hierbei Probleme und Fehler entstehen.

Im Zweifelsfall darf man sich daher nicht allein auf die Angaben des Verletzten verlassen, sondern muß aufgrund genauer Kenntnis der Nervenbahnen, ihrer Topographie und aus der Lokalisation der Verletzung den Verdacht auf eine Nervenläsion ableiten. Hinzu kommt, daß eine Prüfung der Nervenfunktion bei ausgedehnten Kombinationsverletzungen schwierig ist.

Demgegenüber ist bei kleineren Verletzungen ohne zusätzliche Sehnen- oder Knochenbeteiligung eine genaue Diagnostik möglich, denn trotz kleiner oberflächlicher und unbedeutender Wunden können z. B. durch einen eingedrungenen Glassplitter isoliert ein Mittelhandnerv, ein Fingernerv oder am Handgelenk der N. medianus, der N. ulnaris komplett oder teilweise durchtrennt sein.

Zur Feststellung einer Nervenläsion dienen:
1. Subjektive Angaben des Patienten, der sein Taubheitsgefühl entsprechend schildert.
2. Die Prüfung der Berührungsempfindlichkeit mit einem spitzen Gegenstand. Die Untersuchung kann durch die Prüfung der Zwei-Punkte-Unterscheidungsfähigkeit vervollständigt werden (S. 218).
3. Die Prüfung der motorischen Funktionen (sofern keine schweren Begleitverletzungen vorliegen) (Tab. 4).
4. Bei Verletzungen in unmittelbarer Nähe bekannter Nervenstämme sollte man in Zweifelsfällen bei der chirurgischen Wundversorgung den der Wunde benachbarten Nerv darstellen und durch die direkte Inspektion eine Schädigung ausschließen.
5. Auch die Prüfung der Schweißsekretion mit Hilfe des Ninhydrintestes (S. 219) kann bei

unvollständigen Angaben hilfreich sein (z. B. bei Kindern).

10.3.2 Veraltete Verletzungen

Hierbei kann man die Untersuchung mit mehr Ruhe und entsprechend größerer Genauigkeit durchführen. Neben den bereits bei den frischen Verletzungen erwähnten Untersuchungsverfahren sollte man einen exakten Status der Muskelausfälle erheben. Bei länger bestehenden Nervenverletzungen ist dabei auch auf Atrophien einzelner Muskelgruppen (Daumenballenmuskulatur, Interdigitalmuskulatur usw.) zu achten *(Abb. 10:4)*. Eine auffällige Schuppung der Haut im Innervationsareal eines Nervenstammes gibt bereits bei der Inspektion der Hand einen Hinweis auf den Ausfall des Nervs, da die Schuppung auf die fehlende Schweißsekre-

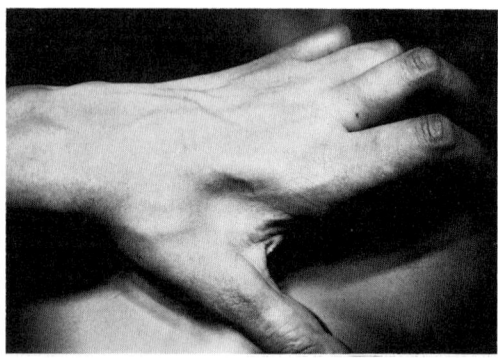

a Sichtbare Atrophie des M. interosseus dorsalis I

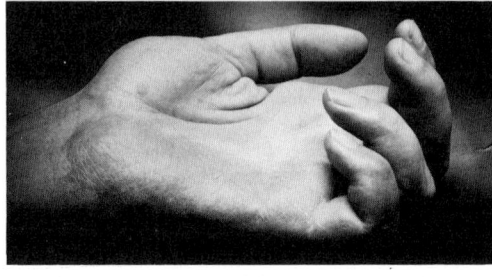

b Angedeutete Krallenstellung der Finger IV und V (s. auch Kapitel 11.4)

Abb. 10:4   Ulnarisparese

tion zurückzuführen ist, die auch durch den *Ninhydrintest* nachgewiesen wird.

Weitere Zeichen trophischer Störungen, die in unterschiedlicher Ausprägung vorliegen können, sind Papillarleistenabflachungen, Behaarungsanomalien und Nagelwachstumsstörungen im denervierten Handbereich.

Treten diagnostische Schwierigkeiten, z. B. bei inkompletten Läsionen auf, können in solchen Fällen elektromyographische Ableitungen und die Bestimmung der Nervenleitgeschwindigkeit wertvoll sein.

Weitere Funktionsprüfungen – auch einzelner Seitenäste sind im Kapitel 19: *Nervenkompressionssyndrome* angegeben (Seite 333f., 343, 345, 351f.).

Differentialdiagnostisch sind *Innervationsanomalien* zu berücksichtigen. Die Daumenballenmuskulatur kann z. B. trotz eines komplett durchtrennten N. medianus funktionsfähig bleiben, wenn sie durch Äste des N. ulnaris mitinnerviert wird.

10.4 Therapie

10.4.1 Indikation zur Operation

Während die vollständige Durchtrennung wichtiger Unterarmnerven (Neurotmesis) in jedem Fall eine Operationsindikation darstellt, ist bei äußerlich nicht erkennbarer Schädigung des Nervs (Neurapraxie oder Axonotmesis) eine spontane Regeneration abzuwarten. Bleibt diese infolge zu großer Schädigung der Nervenstrukturen und des Hüllgewebes aus, d. h. ergeben sich keine Regenerationszeichen innerhalb von 6 bis 12 Monaten, dann ist eine operative Behandlung, die in einer Neurolyse oder in der Durchführung einer Nerventransplantation nach Resektion des geschädigten Nervenabschnittes bestehen kann, notwendig. Sehnenverletzungen, die primär versorgt werden, stellen keine Gegenindikation zur primären Nervennaht dar. Größere Kombinationsverletzungen werden für primäre Nervennähte im allgemeinen als ungünstig angesehen und häufig erst sekundär mit einer Nerventransplantation (Kap. 10.4.3.4) versorgt. Diesem Vorge-

hen widersprechen jedoch die Erfahrungen der Replantationschirurgie.

10.4.2 Wahl des operativen Vorgehens

Bei vollständiger Nervendurchtrennung stehen zur Verfügung:

1. Die direkte mikrochirurgische Vereinigung der durchtrennten Nervenenden.
2. Die Kontinuitätswiederherstellung durch eine Nerventransplantation.

Bezüglich des *Operationszeitpunktes* unterscheidet man eine *Primärversorgung* unmittelbar nach der Verletzung, eine frühe *Sekundärversorgung* nach Abheilen der umgebenden Weichteile (nach 1 bis 3 Wochen) und eine späte sekundäre Nervenwiederherstellung bis zum Ablauf von 6 Monaten.

Die *Vorteile* der primären mikrochirurgischen Nervennaht gegenüber der sekundären Wiederherstellung sind:

1. Das Fehlen jeglicher Schrumpfung der Nervenenden mit entsprechender Retraktion der Stümpfe.
2. Eindeutige anatomische Verhältnisse mit der Möglichkeit einer optimalen Zuordnung der entsprechenden Faszikelgruppen in den beiden durchtrennten Nerventeilen, wodurch auch nach eigenen Erfahrungen die Chancen für eine gute Funktionswiederkehr größer werden als bei den sekundären Verfahren *(5, 8)*.

Allerdings müssen bestimmte *Vorbedingungen* erfüllt sein. Es muß sich um glatte, saubere Schnittverletzungen ohne Quetschung der Stumpfenden handeln, und die operativ-technischen, personellen und zeitlichen Möglichkeiten müssen für einen solchen mikrochirurgischen Eingriff gegeben sein (qualifizierter Operateur, geeignetes Mikroinstrumentarium, Operationsmikroskop, Operation ohne Zeitdruck). Ungeeignet sind Quetsch-, Ausriß- und Defektverletzungen.

Sind die genannten Voraussetzungen für eine adäquate, primäre mikrochirurgische Behandlung nicht gegeben, so ist der einfache Wundverschluß und nach Abschluß der Wundheilung der früh-sekundäre Versuch einer Nerven-wiederherstellung sinnvoll. Dieser Zeitpunkt liegt meist in der 3. Woche nach der Verletzung *(11)*. Allerdings haben wir in besonderen Fällen und bei glatten Schnittverletzungen ohne größere Schädigung umgebender Weichteile auch schon nach 1 bis 2 Tagen eine aufgeschobene Primärnaht ohne Nachteile für den Patienten und mit allen Vorteilen der Erstversorgung durchgeführt. Man kann den primären Wundverschluß in solchen Fällen als sterilen Wundverband betrachten.

Bereits bei der früh-sekundären Nervenwiederherstellung nach 2 bis 3 Wochen muß in vielen Fällen wegen einer Schrumpfung und Retraktion der Stümpfe eine Nerventransplantation durchgeführt werden.

Liegen Komplikationen seitens der Wundheilung vor, oder muß man aufgrund eines Ausriß- oder Quetschmechanismus mit einer größeren Schädigung der Nervenenden rechnen, dann empfiehlt es sich zu einem Zeitpunkt, der nach der 6. Woche und vor Ablauf von 6 Monaten anzusetzen ist, eine Nerventransplantation durchzuführen. Wartet man länger als 6 Monate, verschlechtert eine zunehmende Degeneration vor allem der motorischen Nervenendorgane die späteren Erfolgsaussichten. Resensibilisierende Nerventransplantationen sind hingegen noch bis zum Ablauf von 5 Jahren nach der Verletzung und in Ausnahmefällen auch noch nach diesem Zeitraum sinnvoll *(9)*.

10.4.3 Operationstechnik

10.4.3.1 *Grundbedingungen*

Eine Nervennaht – vor allem im Bereich der gemischt sensibel-motorischen Unterarmnerven – erfordert neben entsprechenden Operationstechniken ein geeignets Operationsmikroskop, entsprechendes Mikroinstrumentarium, bei dem sich unter anderem eine Mikroschere mit Wellenschliff befinden sollten, sowie geeignetes Nahtmaterial (9 x 0, 10 x 0 Nylonfäden). Als weitere Grundbedingung sollten einwandfreie Durchblutungsverhältnisse der umgeben-

den Weichteile vorliegen. Andernfalls ist die Weichteilsituation vor der Nervenrekonstruktion zu verbessern, z.B. durch eine Lappenplastik (Kap. 3.3.3 und 3.6).

10.4.3.2 *Prinzip der Nervennaht*

Grundsätzlich ist jede Methode geeignet, durch welche korrespondierende Nervenfaszikel spannungsfrei und möglichst exakt aneinander adaptiert werden, um ein Einwachsen der aus dem zentralen Nervenstumpf aussprossenden Achsenzylinder in die entsprechenden Endoneuralrohre des peripheren Nervenstumpfes zu gewährleisten. Anzustreben ist eine möglichst exakte Adaptation bei Verwendung von möglichst wenig Nahtmaterial und bei geringem Operationstrauma.

Besonders wichtig ist die spannungsfreie Durchführung jeglicher Nervennaht, da sonst die Nervenstümpfe fibrosieren und dadurch ein Durchwachsen der aussprossenden Achsenzylinder nicht zustande kommt *(7, 11)*.

Ist eine spannungsfreie Naht nicht gewährleistet, ist eine Nerventransplantation unbedingt vorzuziehen.

10.4.3.3 *Primärnaht*

Nach Erweiterung der Verletzungswunde werden die Nervenstümpfe in gesunden Abschnitten aufgesucht. Je nach Art der Verletzung muß man sie mehr oder weniger sparsam und in jedem Fall schonend anfrischen (scharfes Skalpell, sterile Rasierklinge).

Die weitere Präparation nimmt man mit Hilfe einer Mikroschere mit Wellenschliff unter dem Mikroskop vor. Bei polyfaszikulären Nerven werden in den beiden Nervenstümpfen nach Möglichkeit einander zugehörige Faszikel aufgrund ihrer anatomischen Anordnung im Nervenquerschnitt identifiziert. Eine kurzstreckige präparative Zerlegung einander entsprechender Faszikelgruppen kann bei Nervenstämmen proximal der Handwurzel die exakte Nervennaht erleichtern *(10)*.

Während die Präparation im allgemeinen in Blutleere oder Blutsperre erfolgt, sollte vor der eigentlichen Nervennaht der Blutstrom freigegeben und eine sorgfältige Blutstillung sowohl in der Umgebung wie an den Nervenstümpfen selbst durchgeführt werden. Für kleine Gefäße im Nervenstumpf kommen Gefäßligaturen, Umstechungen mit mikrochirurgischen Nähten oder eine vorsichtige Gefäßkoagulation mit der bipolaren Pinzette in Frage. Anschließend werden korrespondierende Faszikelgruppen mit perineuralen Nähten einzelner Faszikel möglichst exakt aneinander adaptiert *(Abb. 10:5 a)*. In Randbezirken können diese perineuralen Nähte gegebenenfalls durch Epineuralnähte oder durch Nähte, die sowohl Epi- als auch Perineurium fassen, ergänzt werden.

Die zusätzliche Naht einer den verletzten Nerv begleitenden Arterie (z.B. A. ulnaris neben dem N. ulnaris im Handgelenksbereich) kann nicht nur die Durchblutung des peripheren Nervenstumpfes und seiner Umgebung verbessern, sondern erleichtert bisweilen auch die spannungsfreie Adaptation des zu nähenden Nervs ebenso wie eine mittlere Beugehaltung benachbarter Gelenke. Sind alle Faszikelgruppen adaptiert, wird die Bluttrockenheit überprüft und eine feine Redondrainage, jedoch nicht unmittelbar neben die Nervennaht, in das Verletzungsgebiet eingelegt.

Die Kombination von epi- und perineuraler Nahttechnik läßt im allgemeinen eine bessere Adaptation zu als die alternativ mögliche faszikuläre Naht, bei der das Bindegewebe zwischen den passenden Faszikelgruppen gefaßt wird *(Abb. 10:5 c)*. Bei den rein sensiblen, dünneren, oligofaszikulären Mittelhand und Fingernerven reichen für eine

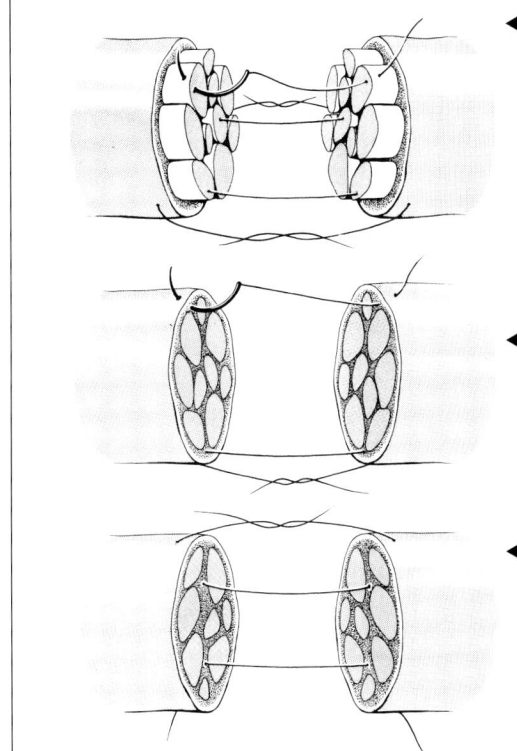

◄ **a** *Perineurale Naht*
Mehrere korrespondierende Faszikel werden mit Nähten, die das Perneurium erfassen, miteinander adaptiert. In peripheren Bereichen können die Perineuralnähte zusätzlich das Epineurium mitfassen. Der Vorteil dieser Naht ist ein exakt mögliche Adaptation korrespondierender Faszikelgruppen. Der Nachteil besteht in dem größeren präparativen Aufwand als bei den unter **b** und **c** abgebildeten Nahttechniken

◄ **b** *Epineurale Naht*
Hierbei wird nur das periphere Epineurium genäht. Der Vorteil dieser Naht liegt in einem geringen Präparationstrauma, der Nachteil liegt in der Gefahr, daß bei polyfaszikulären Nerven die Faszikelquerschnitte nicht oder nur unzureichend aufeinanderkommen

◄ **c** *Faszikuläre Naht*
Durch eine zentralere Nahtführung zwischen korrespondierenden Faszikelbündeln ohne Naht des Perineuriums wird versucht, eine möglichst exakte Adaptation der Faszikelquerschnitte zu erreichen und dabei Verdrehungen oder Verwerfungen zu vermeiden. Ergänzend wird eine epineurale Feinadaptation durchgeführt

Abb. 10:5   Mögliche Nervennahttechniken

exakte Adaptation meist drei 10 x 0 Nylon-
nähte aus, die entweder das Epineurium
alleine oder auch Epi- und Perineurium
gemeinsam fassen *(Abb. 10:5 a u. b)*.
Begleitverletzungen benachbarter Sehnen werden mitversorgt. Liegen die Sehnen tiefer als
der Nerv, werden sie zuerst genäht.

10.4.3.4 *Nerventransplantation*

Die Transplantation freier nicht mikrovaskulär angeschlossener Hautnerven (z. B. N. suralis) ist nach wie vor und seit Jahren das
bestens bewährte Standardverfahren zur
Überbrückung von Nervendefekten *(12)*. Versuche, kürzere Defektstrecken mit Hilfe kleiner Röhrentransplantate (Veneninterponate
oder Kunststoffröhrchen) zu überbrücken
(2), sind über das tierexperimentelle Stadium
nicht hinausgekommen. Spannungsentla-
stende Maßnahmen zur Überbrückung kurzer
Defektstrecken (bis 2,5 cm am Unterarm) mit
Hilfe resorbierbarer PDS-Bändchen, die seitlich epineural aufgenäht werden *(6)*, sind
ebenfalls noch nicht allgemein erprobt und
wegen möglicher Fremdkörperreaktionen auf
das sich auflösende PDS mit einer gewissen
Skepsis zu betrachten. Auf vaskularisierte Nerventransplantate wird in Kap. 10.6.3 eingegangen.

Wegen der Retraktion der Nervenstümpfe im
unmittelbaren Verletzungsbereich wird meist
unabhängig von der Verletzung eine großzügige Hautinzision durchgeführt, um den
betroffenen Nerv in gesunden Abschnitten
aufsuchen zu können. Dort beginnt die Präparation.
Sofern ein entsprechender zeitlicher Abstand
zur Verletzung vorliegt, weist der zentrale
Stumpf ein Neurom auf, bevor er – wie der
periphere Stumpf – in Narbengewebe endet.
Die Nervenstümpfe müssen vor der Rekonstruktion in Abschnitten mit einwandfreier
Faszikelstruktur angefrischt werden (siehe Primärnaht).
Vor der weiteren Präparation sollte man den
als Transplantat vorgesehenen Hautnerv zu
Verfügung haben, um sich an seinem Durchmesser orientieren zu können. Bei den polyfaszikulären Handgelenksnerven (N. medianus und N. ulnaris) lassen sich in beiden
Stümpfen zusammenhängende Faszikelgruppen präparieren, deren Größe dem Durchmesser des Nerventransplantates entsprechen *(Abb. 10:6)*. In der bei der Primärnaht
beschriebenen perineuralen Nahttechnik
erfolgt nun die Adaptation des Nerveninter-
ponates an die entsprechend seinem Durchmesser präparierten Faszikelgruppen (interfaszikuläre Nerventransplantation) *(11)*. Obwohl sich diese sowohl im proximalen als

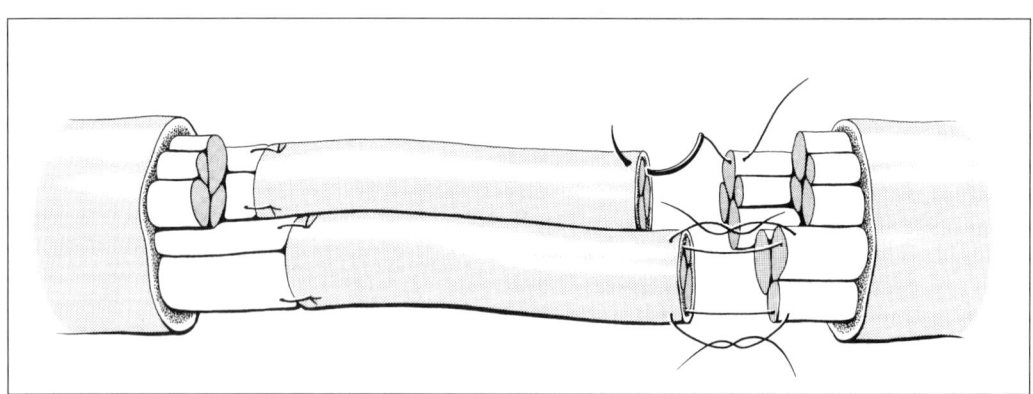

Abb. 10:6　Interfaszikuläre Nerventransplantation
Der zu rekonstruierende Nerv ist stufenförmig aufgespalten in 3 Faszikelgruppen, an welche Nerventransplantate (2 von 3 sind hier abgebildet) mit feinsten Perineuralnähten adaptiert werden

auch im peripheren Stumpfbereich bezüglich ihrer Anordnung im Querschnitt entsprechen sollten, darf man wegen des interfaszikulären Austausches von Nervenfasern *(Abb. 10:2)* bei langstreckiger Nerventransplantation nicht damit rechnen, sicher korrespondierende Faszikelgruppen über das Interponat miteinander zu verbinden. Beim N. medianus sind im allgemeinen 4 bis 5 N. suralis-Interponate ausreichend, um den gesamten Nervenquerschnitt zu überbrücken, beim N. ulnaris 3 bis 4. Die Interponatlänge muß spannungsfreie mikrochirurgische Nervennähte bei einer Streckhaltung der benachbarten Gelenke erlauben. Wegen einer möglichen Schrumpfung sollte das Transplantat zusätzlich 10% länger als die Defektstrecke gewählt werden. Da unbedingt ein gut vaskularisiertes Gewebsbett vorliegen muß, kann es notwendig sein, die Transplantate auch um eine schlecht ernährte Muskelnarbe herum durch gut durchblutetes Subkutangewebe umzuleiten. Dies bedingt eine zusätzliche Verlängerung.

Als *Transplantate* werden folgende Hautnerven bevorzugt:
1. der N. suralis
2. der N. cutaneus antebrachii medialis
Weiter in Frage kommen: N. cutaneus antebrachii lateralis, N. cutaneus femoris lateralis und N. saphenus.

10.4.3.5 *Technik der Transplantatentnahme*

Grundsätzlich muß jede Nervenentnahme möglichst atraumatisch und ohne Dehnung des Nervs erfolgen. Der proximale Stumpf des Spendernervs sollte zur Vermeidung von Neuromschmerzen möglichst in tiefe Gewebsschichten, in Muskulatur oder subfaszial zu liegen kommen.

N. suralis (Abb. 10:7 a u. b).

Von queren oder kleinen längs verlaufenden Hautinzisionen oder einem durchgehenden Längsschnitt in der Mitte zwischen Außenknö-chel und Achillessehne wird als Leitstruktur die Vena saphena parva aufgesucht, in deren unmittelbarer Nähe die ca. 3 mm dicke N. suralis zu finden ist. Von multiplen, weiteren Inzisionen wird er nach zentral hin vorsichtig freipräpariert und entnommen. Ab der Wadenmitte in Richtung Kniekehle verläuft der vorher epifaszial verlaufende Nerv unter der Muskelfaszie. Er kann hier weiterverfolgt werden bis über die Kniekehle nach proximal.

Für eine einwandfreie Regeneration ist es wesentlich, daß bei der Präparation und Entnahme die Nervenstrukturen nicht gezerrt werden.

Dies ist von einem durchgehend über dem Nerv angelegten Hautschnitt am sichersten möglich.

Nach der Entnahme wird der Nerv bis zur Transplantation vor Austrocknung durch Einlegen in eine mit Ringerlösung getränkte Kompresse geschützt.

N. cutaneus antebrachii medialis (Abb. 10:7 c)

Der *Nervus cutaneus antebrachii medialis* erlaubt in seinem Verlauf am Oberarm von mehreren queren Inzisionen aus ebenfalls eine Entnahme in einer Länge bis zu 20 cm. Die Leitstruktur ist hier die V. basilica. Am Unterarm können seine Rami ulnaris oder anterior ca. 8 cm lang über eine bogenförmige oder 2 quere Inzisionen entnommen werden *(Abb. 10:7 c).*

Der N. suralis ist vor allem zur Nerventransplantation bei Defekten im Bereich des N. ulnaris, des N. medianus, des N. radialis und der Mittelhandnerven geeignet.

Für Fingernerven reicht jedoch häufig der Ramus ulnaris des N. cutaneus antebrachii medialis aus. Seine *Vorteile* gegenüber dem N. suralis sind darin zu sehen, daß bei alleiniger Entnahme am proximalen Unterarm der sensible Ausfall ein kleineres Areal betrifft und daß der Nerv an der zu behandelnden Extremität entnommen werden kann.

Erfolgt das Einsetzen des Nerventransplantates in umgekehrter Verlaufsrichtung, so können Verluste durch abzweigende Nerven-

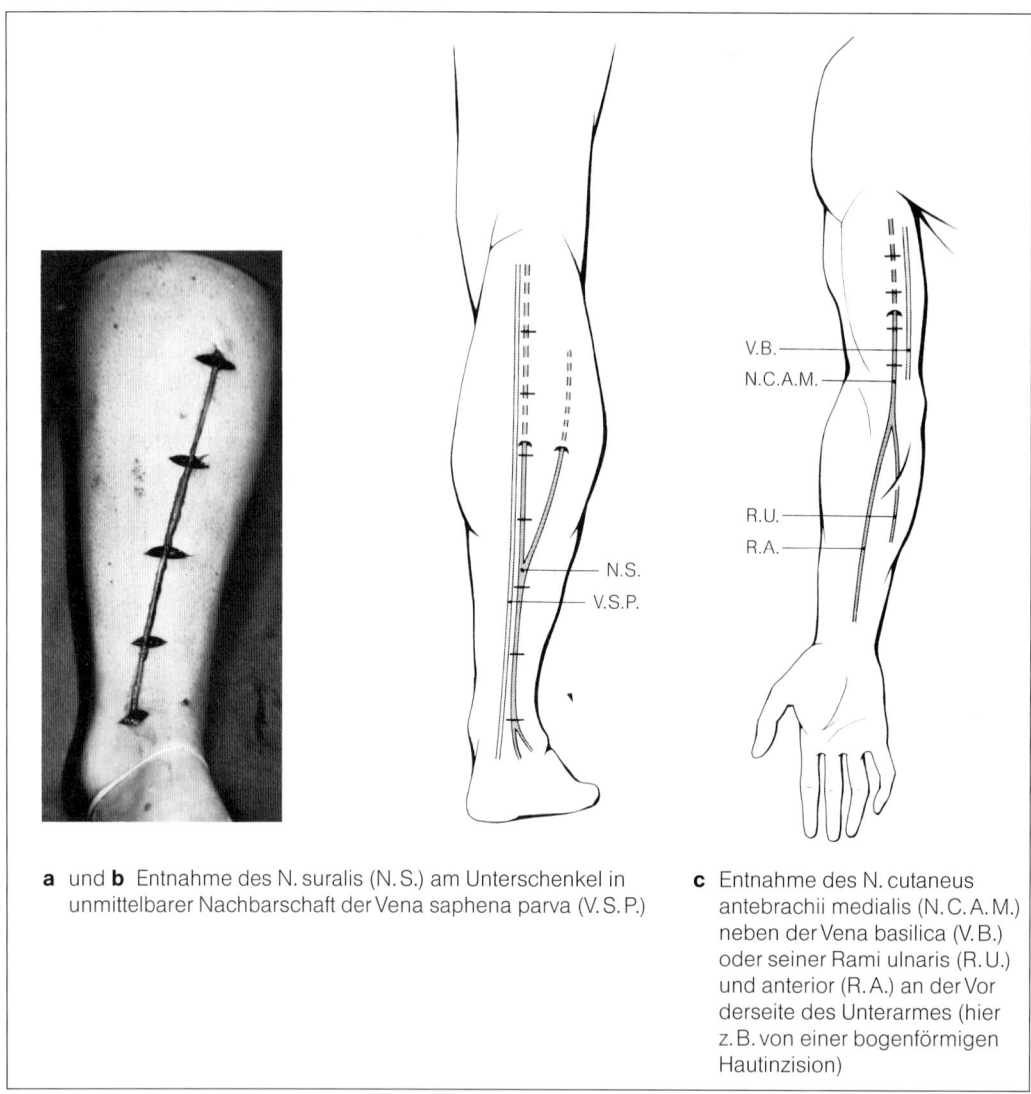

a und **b** Entnahme des N. suralis (N. S.) am Unterschenkel in unmittelbarer Nachbarschaft der Vena saphena parva (V. S. P.)

c Entnahme des N. cutaneus antebrachii medialis (N. C. A. M.) neben der Vena basilica (V. B.) oder seiner Rami ulnaris (R. U.) und anterior (R. A.) an der Vorderseite des Unterarmes (hier z. B. von einer bogenförmigen Hautinzision)

Abb. 10:7   Spendernerven für Nerventransplantate

fasern vermieden werden. Ein Nachteil für das Durchwachsen der von zentral aussprossenden Axone besteht durch das umgedrehte Einsetzen nicht. Die Länge eines Nerventransplantates ist prinzipiell nicht beschränkt. Vor allem bezüglich der Resensibilisierung sind auch mit Transplantaten von über 20 cm Länge zufriedenstellende Ergebnisse zu erzielen.

10.4.4 Prognose

Berücksichtigt man die in der Literatur aufgrund der gebräuchlichsten Teste (S. 218 und 219) angegebenen Ergebnisse, so können sowohl im N. medianus- als auch im N. ulnaris-Bereich hinsichtlich der motorischen Wiederkehr in 40–90% der Fälle ansprechende Ergebnisse erzielt werden, hinsichtlich einer qualitativ guten Resensibilisierung schwanken die Angaben zwischen 50% und 60% (11).

Bezüglich der motorischen Funktionswiederkehr gilt im allgemeinen der N. radialis bei Verletzungen im proximalen Unterarmbereich oder am Oberarm als der Nerv mit der günstigsten Prognose (11).

Abgesehen vom jeweiligen Charakter des Nervs wird die Prognose durch die Höhe der Verletzung mitbeeinflußt. Hinzu kommt ein individueller Faktor des Operateurs, da es nicht nur auf eine entsprechend gute mikrochirurgische Technik sondern auch auf die Fähigkeit ankommt, die Nervenstümpfe richtig zu beurteilen, die Nervenresektionen auch wirklich in gesunden Abschnitten durchzuführen, die Vaskularisierung des Transplantatbettes zu berücksichtigen und korrespondierende Faszikel richtig abzuschätzen.

10.4.5 Nachbehandlung

Nach einer spannungsfrei durchgeführten Nervennaht oder Nerventransplantation reicht bei größeren Nervenstämmen im Handgelenksbereich im allgemeinen eine 10- bis 20tägige Ruhigstellung mit einer Unterarmgipsschiene bei leichter Beugestellung des Handgelenkes aus. Nach der Rekonstruktion von Finger- und Mittelhandnerven ist bei zuverlässigen Patienten eine Gipsfixierung unnötig, sofern die operierte Hand geschont wird.

Wurden mit der Nervenverletzung auch durchtrennte Sehnen rekonstruiert, so kann nach eigenen Erfahrungen ohne Nachteil für die Nervennaht ab dem 3. oder 4. postoperativen Tag vorsichtig mit der dynamischen Übungsbehandlung nach Kleinert (S. 178) begonnen werden.

Der Patient ist auf die wegen der sensiblen Ausfälle erhöhte Verletzungsgefahr hinzuweisen, vor allem hinsichtlich Verbrennungen. Das Fortschreiten der Resensibilisierung sollte regelmäßig kontrolliert werden (Kap. 10.4.6). Ist eine Resensibilisierung eingetreten, sollte ein gezieltes Training zur Verbesserung der sensiblen Qualität erfolgen (18) (Kap. 1.3.3). Bezüglich der ausgefallenen Motorik emp-

fiehlt sich die Durchführung einer krankengymnastischen Übungsbehandlung, um in der Anfangszeit die Beweglichkeit der Gelenke und die Dehnbarkeit der nicht ausgefallenen antagonistischen Muskulatur zu erhalten. Mit beginnender motorischer Regeneration sollten Übungen zum Training der Willkürinnervation und zunehmendes Krafttraining der bereits reinnervierten Muskelanteile veranlaßt werden (15).

Die Anwendung statischer oder dynamischer Schienen (z.B. Radialis-Schiene bei Fallhand, Opponens-Schiene bei Medianusläsionen usw.) unterstützt die krankengymnastische Übungsbehandlung und verbessert die Gebrauchsfähigkeit der verletzten Hand bis zum Einsetzen der motorischen Reinnervation (15, 18).

Die vielfach geübte Elektrisierungsbehandlung ist in ihrem Wert sehr umstritten. Sinn dieser Behandlung ist es im allgemeinen, die Atrophie der denervierten Muskulatur zu verhindern, jedoch wird eine Schädigung der motorischen Endorgane durch diese Behandlung für möglich gehalten. Nicht zu verkennen ist ein guter psychologischer Effekt auf den Patienten, wozu bereits geringe Stromstärken ausreichen.

10.4.6 Verlaufskontrolle

Um die Regeneration im Versorgungsgebiet des verletzten Nervs beurteilen zu können, haben sich folgende Untersuchungsmöglichkeiten bewährt:

1. Die Kontrolle des Hoffmann-Tinelschen-Zeichens (11): hierbei handelt es sich um das Beklopfen des Nervs in seinem Verlauf distal der Nahtstelle. Dabei werden elektrisierende Mißempfindungen über aussprossenden und regenerierenden Nervenaxonen angegeben. Bei normal verlaufender Regeneration wandert dieses Zeichen bei mehrwöchigen Kontrolluntersuchungen nach peripher.

Wie die klinische Beobachtung zeigt, sind Angaben bezüglich einer Regenerationsgeschwindigkeit wie 1 mm bis 3 mm pro Tag ungenau. Die Regeneration kann sowohl schneller als auch langsamer verlaufen. Das *Hoffmann-Tinelsche Zeichen* ist vor allem in der Anfangsphase nach einer durchgeführten Nervenrekonstruktion wertvoll, später wird es ersetzt durch regelmäßige Sensibilitätsprüfungen.

2. *Sensibilitätsprüfung:* Im allgemeinen kehrt eine gewisse Schutzsensibilität als erste sensible Qualität zurück.

Diese läßt sich mit spitzen Gegenständen und als Berührungswahrnehmung feststellen. Die Grenze zur absoluten Gefühllosigkeit verlagert sich bei normalem Verlauf zunehmend nach peripher zu den Fingerspitzen. Bevor weitere Qualitätsverbesserungen der Sensibilität eintreten, kann es gelegentlich zu Phasen einer störenden Hypersensibilität kommen. Meist wird diese Überempfindlichkeit durch qualitativ wertvollere und normale sensible Empfindungen abgelöst. Bleibt sie jedoch bestehen, so kann ihre Ursache in einer Nervenirritation im Bereich der Nervennahtstelle liegen (kann eine Indikation zur Neurolyse sein). An die einfache Prüfung der Schutzsensibilität schließen sich später die Prüfung der Zwei-Punkte-Unterscheidungsfähigkeit sowie die Feststellung vegetativer und motorischer Funktionen an (Kap. 10.5).

3. *Prüfung der motorischen Funktionen:*
Im Bereich des *N. medianus* ist vor allem die klinische Prüfung der Thenarmuskulatur wichtig (sofern diese nicht in atypischer Weise vom N. ulnaris mitinnerviert wird). Am eindrucksvollsten ist im allgemeinen die wiederkehrende Oppositionsfähigkeit des Daumens. Ist der N. medianus *zentral* ausgefallen, so kommt die funktionelle Prüfung der radialen Handgelenks- und Fingerbeugemuskulatur und der die Hand pronierenden Muskeln hinzu.

Im Bereich des *N. ulnaris* ist vor allem auf die Ab- und Adduktionsfähigkeit der Langfinger und auf die Adduktion des Daumens in Richtung Zeigefinger zu achten. Bereits die äußere Betrachtung läßt weiterbestehende Muskelatrophien zwischen den Mittelhandknochen erkennen. Liegt ein zentraler Ausfall dieses Nervs vor, kommt die Prüfung der Funktion des M. flexor carpi ulnaris hinzu.

Beim *N. radialis* betrifft die Reinnervationskontrolle die Funktionen der Finger- und Handgelenksstrecker.

Die klinische Prüfung der ausgefallenen Muskulatur ist zur Beurteilung des Wertes, den die eingetretene Regeneration für den Patienten hat, vorrangig. Eine Ergänzung durch eine elektromyographische Kontrolle wird erst nach 4 bis 6 Monaten sinnvoll. Aus der Art der Aktionspotentiale lassen sich Rückschlüsse auf eine fortschreitende Reinnervation ziehen *(11)*. Ergänzt werden kann diese Untersuchung durch eine Bestimmung der elektrischen Nervenleitgeschwindigkeit.

10.5 Beurteilung des Endergebnisses

Ein Endzustand ist je nach Höhe der Verletzung und je nach Alter des Patienten meist nach 1–2 Jahren erreicht.

Bezüglich der *sensiblen Funktion* werden folgende Untersuchungen durchgeführt:

1. Die Prüfung der *Spitz-Stumpf-Unterscheidungsfähigkeit*.
2. Die Prüfung des Kalt- und Warmempfindens.
3. Die Prüfung der Berührungsempfindlichkeit (Watte, Holzstäbchen).
4. Das *Erkennen* und *Aufheben* verschiedener *kleiner Gegenstände (13)* wie Schrauben, Schraubenmuttern und ähnlichem ohne Sichtkontrolle.
5. *Die Zwei-Punkte-Unterscheidungsfähigkeit*. Hierzu werden z.B. mit einer aufgebogenen Büroklammer 2 Stellen der Fingerbeere mit jeweils einem Ende gleichzeitig berührt *(13)*. Die Enden werden dabei leicht in die Haut eingedrückt. Bei zu engem Abstand wird die doppelte Berührung (vom Patienten) nur als eine einzige Berührungsempfindung angegeben. Erst bei größerem Abstand werden 2 Berührungspunkte erkannt. Normalerweise beträgt die Zwei-Punkte-Unterscheidungsfähigkeit an den

Fingerbeeren 3 mm bis 6 mm, ein Seitenvergleich zur unverletzten Hand ist empfehlenswert.

Um die Ergebnisse einer Resensibilisierung vergleichbar werden zu lassen, wurden verschiedentlich Schemata aufgestellt, durch welche das Endergebnis eine Bewertung erfährt *(11)*.

Am bekanntesten ist das Schema nach *Highet*. Es weist folgende Klassifizierung auf:

S 0: keine Sensibilität,

S 1: Schmerzempfindung im Innervationsgebiet des betroffenen Nervs,

S 2: eine geringe oberflächliche Sensibilität ist vorhanden,

S 2[+]: zur Qualität von S 2 kommt eine bleibende Überempfindlichkeit,

S 3: oberflächliche und tiefe Sensibilität sind vorhanden ohne Überempfindlichkeitsreaktion,

S 3[+]: eine Zwei-Punkte-Unterscheidungsfähigkeit liegt vor,

S 4: die Sensibilität ist normal.

Für die *vegetative Funktion* hat sich neben verschiedenen anderen Methoden die Prüfung der Schweißsekretion mit Hilfe des *Ninhydrintests* als gut praktikable Prüfmethode erwiesen *(13)*. Das früher notwendige Ansetzen einer geeigneten Testmischung ist bei Verwendung eines fertigen Sprays nicht mehr erforderlich. Ein Finger- oder Handabdruck auf einem normalen Schreibmaschinenpapier wird mit einer fertigen Lösung übersprüht und anschließend in einem Wärmeschrank oder über heißem Wasserdampf entwickelt. Die Stellen, an denen Schweißpunkte nachzuweisen sind, färben sich dabei blau. Eine Korrelation zwischen dieser Prüfung der vegetativen Funktionen und der wiedergekehrten Sensibilität besteht weder qualitativ noch im zeitlichen Ablauf.

Für die Beurteilung der *motorischen Funktion* wurden ebenfalls verschiedene Schemata aufgestellt *(9)*. Als Beispiel sei auch hier wieder das Schema nach *Highet* für die Beurteilung des N. ulnaris und des N. medianus aufgeführt. Dabei bedeutet:

M 0: vollständige Lähmung,

M 1: sichtbare Muskelkontraktion am Unterarm, jedoch ohne Bewegung,

M 2: gute Funktion der vom N. medianus und N. ulnaris innervierten Muskulatur am Unterarm, keine Funktion im Bereich der jeweils innervierten Handmuskeln,

M 2[+]: (gilt nur für den N. ulnaris). Hier liegt eine zufriedenstellende Funktion der Unterarmmuskeln und der Handmuskeln mit Ausnahme des den Daumen adduzierenden M. interosseus dorsalis I vor,

M 3: (gilt für beide Nerven). Sowohl die Unterarm- als auch die Handmuskeln weisen eine gute Funktion auf,

M 4: eine Muskelaktivität ist auch gegen stärkeren Widerstand möglich,

M 5: normale Funktion.

Wie schwierig es ist, den Wert einer Reinnervation objektiv zu erfassen, zeigt die Tatsache, daß Ergebnisse, die aufgrund dieser oder ähnlicher Schemata als gut einzustufen sind, vom Patienten subjektiv als schlecht beurteilt werden oder umgekehrt, daß der Patient mit objektiv relativ schlechten Ergebnissen zufrieden ist.

10.6 Komplikationen – Mißerfolge

Ursachen für das Ausbleiben der Nervenregeneration

Folgende Faktoren kommen in Frage:

1. Nervennaht unter Spannung,
2. Nahtgranulome,
3. Ein intraneurales Hämatom im unmittelbaren Nahtbereich, durch welches die Adaptation der Faszikel gestört wird,
4. Ein ungenügend vaskularisiertes Transplantatbett,
5. Eine Fibrosierung der zu vereinigenden Nervenabschnitte (vor allem nach traumatischer Quetschung oder Überdehnung),
6. Eine Degeneration der Endorgane.

Behandlungsmöglichkeit

Bleibt eine Nervenregeneration sowohl im sensiblen als auch im motorischen Bereich aus, so sollte innerhalb eines Jahres nach der Verletzung eine Nerventransplantation wiederholt werden unter Berücksichtigung der Faktoren, die möglicherweise die Regeneration behindert haben. Ist bei der Kontrolle des Hoffmann-Tinelschen Zeichens die Nervenregeneration im Bereich der 2. Nahtreihe am Ende des Transplantates steckengeblieben, so kann man hier bei ausreichender Transplantatlänge diese Naht wiederholen. Hat sich eine gute Resensibilisierung ergeben und blieb die motorische Funktion aus, dann ist einer erneuten Revision der Nervennähte eine motorische Ersatzoperation vorzuziehen (Kap. 11).

Vaskularisierte Nerventransplantate

Eine weitere Möglichkeit der Nervenwiederherstellung bietet die gemeinsame Transplantation eines Nervs mit mikrochirurgisch anschließbaren Blutgefäßen. Da aufgrund der zahlreich vorhandenen Literatur jedoch eine Überlegenheit gegenüber dem konventionellen Nerventransplantat im Bereich von Unterarm und Handgelenk äußerst zweifelhaft ist und die Präparation sowie der mikrochirurgische Anschluß einen wesentlich höheren Aufwand erfordern, wird die Indikationsstellung im allgemeinen auf das Vorliegen eines vernarbten, durch plastische Maßnahmen nicht zu verbessernden Transplantatlagers oder auf

Nerventransplantationen im Bereich des Plexus brachialis beschränkt. Bezüglich weiterer Einzelheiten sei hier auf die weiterführende Literatur verwiesen (1, 3, 4).

10.7 Neurome

Wird nach Durchtrennung peripherer Nerven keine Adaptation der Stümpfe durchgeführt, dann entsteht durch das ungeordnete Auswachsen der Achsenzylinder aus dem proximalen Stumpf ein Neurom, welches bei oberflächlicher subkutaner Lage oder bei Einbeziehung in eine Verletzungsnarbe erhebliche Beschwerden verursachen kann (elektrisierende Schmerzen bei Berührung und Bewegung).

Operativ bewährt hat sich neben anderen Verfahren vor allem die Neuromresektion mit Verlagerung des Nervenstumpfes in tiefere Gewebsschichten, möglichst unter bzw. in die Muskulatur oder durch ein Bohrloch in den Knochen, sofern, wie im Fingerbereich, Muskulatur nicht verfügbar ist (14).

Handelt es sich um wichtige Nervenäste (hierzu sind auch die Hautäste des N. ulnaris oder N. radialis am dorsalen Handgelenk oder Handrücken zu rechnen), kann zur Beseitigung quälender Neuromschmerzen eine Neuromresektion in Kombination mit einer Nerventransplantation sinnvoll sein (11), selbst wenn der sensible Ausfall vom Patienten als nicht gravierend empfunden wurde.

Literatur

1. *Berger, A.:* Freie vaskularisierte Nerventransplantate, freie Spendernerven, geeignete Spenderzonen. Handchirurgie 20 (1988) 83
2. *Berger, A., Lassner, F., Schaller, E.:* Die Dellonröhrchen bei Verletzungen peripherer Nerven. Handchir. Mikrochir. Plast.Chir. 26 (1994) 44
3. *Frey, M., Giersch, W., Gruber, J., Happak, W., Gruber, H.:* Vaskularisiertes Nerventransplantat – theoretische Vorteile und Nachteile. Handchir. Mikrochir. Plast.Chir. 20 (1988) 76
4. *Frey, H. P., Büchler, U.:* Anmerkungen zur vaskulär gestielten Nerventransplantation im Bereich der oberen Extremität. Handchir. Mikrochir. Plast.Chir. 21 (1989) 4
5. *Grabb, W. C.:* Median and ulnar nerve suture. An experimental study comparing primary and secondary repair in monkeys. J. Bone Jt. Surg. 50-A (1968) 964
6. *Haas, H. G.:* Spannungsentlastung bei Nervennähten. Handchir. Mikrochir. Plast.Chir. 25 (1993) 316

7. *Highet, W. B., Holmes, W.:* Traction injuries to the lateral popliteal nerve and traction injuries to peripheral nerves after suture. Brit. J. Surg. 30 (1943) 212

8. *Kline, D. G., Hacket, E. R.:* Reappraisal of timing for exploration of civilian peripheral nerve injuries. Surgery 78 (1975) 54

9. *Larsen, R. D., Posch, J. L.:* Nerve injuries in the upper extremity. Arch. Surg. 77 (1958) 469

10. *Millesi, H., Ganglberger, J., Berger, A.:* Erfahrungen mit der Mikrochirurgie peripherer Nerven. Chir.plast. Rekonstr. 3 (1967) 47

11. *Millesi, H.:* Verletzungen der Nerven. In: Handchirurgie Bd. II hrsg. von H. Nigst, D. Buck-Gramcko, H. Millesi. Thieme, Stuttgart 1983

12. *Millesi, H.:* Chirurgie der peripheren Nerven. Urban & Schwarzenberg München – Wien – Baltimore 1992

13. *Moberg, E.:* Objektive methods for determining functional value of sensibility in the hand. J. Bone Jt. Surg. 46 (1958) 3

14. *Nigst, H.:* Amputationen. In: Handchirurgie Bd. II, hrsg. von H. Nigst, D. Buck-Gramcko, H. Millesi. Thieme, Stuttgart 1983

15. *Pfenninger, B.:* Ergotherapie bei Erkrankungen und Verletzungen der Hand. 2. Auflage, bearb. von B. Waldner-Nilsson. Springer, Berlin 1984

16. *Seddon, H. J.:* Three types of nerve injuries. Brain 66 (1943) 237

17. *Sunderland, S.:* The intraneural topography of the radial, median and ulnar nerves. Brain 68 (1945) 243

18. *Wynn Parry, C. B.:* Rehabilitation of the Hand. Butterworths, London 1973

11 Motorische Ersatzoperationen

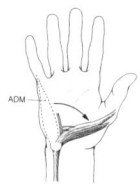

11.1 Allgemeines

Die Notwendigkeit, ausgefallene Muskelfunktionen durch Umsetzen intakter Hand- und Armmuskeln ersetzen zu müssen ist in Europa geringer geworden, seit sich verbesserte und erfolgreichere Nervennahttechniken durchgesetzt haben und die Poliomyelitis, deren Spätzustände häufig mit motorischen Ersatzoperationen gemildert wurden, keine Rolle mehr spielt. (Außereuropäisch ist für solche Indikationen neben der Poliomyelitis heute noch die Lepra von Bedeutung.) Dennoch verbleibt eine Anzahl Defektheilungen nach peripheren Nervenverletzungen und auch nach traumatischen Plexusläsionen, bei denen motorische Ersatzoperationen zu einer hervorragenden Verbesserung der durch eine Lähmung eingeschränkten Handfunktion führen.

Die Schwierigkeit dieser verantwortungsvollen Operationen zeigt sich unter anderem darin, daß zahllose Verfahren angegeben werden. Im Rahmen dieses Buches erfolgt eine Beschränkung auf besonders praktikable Vorgehensweisen.

11.1.1 Voraussetzungen

1. Die lokalen Weichteilverhältnisse in Hand- und Unterarmbereichen, die durch die Operation direkt betroffen sind oder durch welche umgesetzte Sehnen verlaufen sollen, müssen einwandfrei sein (keine Vernarbungen, keine Verletzungsgefahr für umgesetzte Sehnen).
2. Es muß eine ausreichende Schutzsensibilität vorliegen.
3. Kontrakturfreie Gelenke der betroffenen Hand- und Fingerabschnitte mit uneingeschränkter passiver Beweglichkeit sind unabdingbar.

4. Von seiten des Patienten müssen vor allem Lernwille und Kooperationsfähigkeit vorhanden sein.
5. Bei jüngeren Patienten wird man sich leichter zu einer aufwendigen Muskel- bzw. Sehnentransposition entschließen.

Die beiden letzten Punkte sind weniger schwerwiegend bei der Verwendung von Muskeln, deren herkömmliche Funktion der neuen nach der Transposition weitgehend entspricht.

11.1.2 Indikation

Motorische Ersatzoperationen kommen unter den vorgenannten Voraussetzungen in Frage entweder bei ausgedehnten Muskelzerstörungen oder bei ausgebliebener motorischer Reinnervation nach einer Nervenverletzung, sofern die Sensibilität wiedergekehrt ist und eine Revision der Nervenverletzungsstelle problematisch ist (vgl. Kap. 10.6). Hinzu kommen Nervenläsionen in Bereichen, die für eine Nervennaht wenig Aussicht auf Erfolg bieten, z.B. im Aufzweigungsbereich motorischer Endäste oder bei partiellen Plexusläsionen.

In die Überlegungen zur Indikation sind teils konkurrierende, teils ergänzende Verfahren einzubeziehen, wie z.B. Arthrodesen (S. 152) und Tenodesen (S. 181, 314). In neuerer Zeit sind auch mikrochirurgische, neurovaskuläre Muskeltransplantationen möglich (S. 309). Sie kommen vor allem bei ausgedehntem Muskeluntergang, wenn für eine Transposition geeignete Spendermuskeln fehlen, in Frage.

Bei der Indikationsstellung ist zu berücksichtigen:
1. Besteht eine vernünftige Relation zwischen dem zu erwartenden Funktionsgewinn einerseits und dem Funktionsverlust durch die Umsetzung des Spendermuskels andererseits?

2. Welche Funktion weist der vorgesehene Ersatzmuskel im Verhältnis zum ausgefallenen Muskel auf? War er Synergist oder Antagonist? (Falls beide Muskeln funktionell synergistisch gearbeitet haben, ist das Umlernen leichter).

3. Sind Kraft und Bewegungsausmaß des in Frage kommenden Spendermuskels für die gewünschte neue Funktion adäquat?

4. Welchen Weg wird nach der Operation die umgesetzte Sehne nehmen? (Bei einer Zugrichtung, die der des ausgefallenen Muskels nahe kommt, ist am ehesten mit einer guten Funktion zu rechnen.)

11.1.3 Vorbereitung einer motorischen Ersatzoperation

Ist nach gründlicher Überlegung die Indikation gegeben und ein genauer präoperativer Status bezüglich der aktiven und passiven Beweglichkeit mit einer genauen Analyse der ausgefallenen und der für die Umsetzung in Frage kommenden Muskeln durchgeführt worden, so kann präoperativ bei eingesteiften Gelenken eine physiotherapeutische Mobilisierungsbehandlung notwendig sein. Liegen keine einwandfreien Hautverhältnisse vor, dann sind diese vor der eigentlichen Durchführung einer motorischen Ersatzoperation, z. B. mit Hilfe von Lappenplastiken, zu verbessern.

Bei komplexeren motorischen Ersatzoperationen empfiehlt sich ebenfalls eine physiotherapeutische Vorbehandlung (10), insbesondere wenn der zum Ersatz vorgesehene Muskel eher eine antagonistische Funktion gegenüber dem ausgefallenen Muskel aufweist. Hierbei soll die bewußte isolierte Kontraktion des zu transferierenden Muskels bei gleichzeitiger Entspannung der übrigen Muskulatur erlernt werden. An diese Vorbereitung knüpft nach der Gipsabnahme die postoperative Übungsbehandlung an.

11.2 Ersatzoperationen bei Ausfall des N. radialis

Diese Ersatzoperationen kommen vor allem nach Verletzung des N. radialis bei Humerusschaftfrakturen und bei der operativen Versorgung proximaler Radiusfrakturen relativ häufig in Betracht.

Man unterscheidet die tiefe Läsion des überwiegend motorischen Ramus profundus am proximalen Unterarm mit Ausfällen der Fingerstrecker und die hohe, proximale N. radialis-Läsion im Oberarmbereich mit zusätzlichem Ausfall der Handgelenksstreckmuskulatur.

Operationstechnik

Es werden zahlreiche, häufig gleichwertige und prinzipiell ähnliche Verfahren angegeben (2, 7). Im eigenen Krankengut hat sich folgendes Vorgehen bewährt (6) (Abb. 11:1):

Bei der *hohen Läsion* wird zur Wiedererlangung der Streckfähigkeit im Handgelenk der (vom N. medianus innervierte) M. pronator teres (PT) auf die Sehnen der Mm. extensor carpi radialis longus (ECRL) et brevis (ECRB) umgesetzt.

Von einem ca. 4–6 cm langen Längsschnitt über der Radialseite des distalen Unterarmes aus wird dorsal vom M. brachioradialis der in das Periost des Radius einstrahlende Ansatz des M. pronator teres dargestellt und, um eine ausreichende Länge zu erhalten, mit etwas Periost vom Knochen abgetrennt. Die dorsalen, neben dem M. pronator teres liegenden Sehnen des M. extensor carpi radialis longus (ECRL) und brevis (ECRB) werden längs geschlitzt, der Ansatz des M. pronator teres (PT) wird in diese Schlitze eingezogen und bei dorsal flektierter Hand unter Spannung des Muskels mit den beiden Extensorsehnen vernäht.

Den Ersatz der Fingerstreckfunktion übernimmt der (vom N. ulnaris innervierte) M. flexor carpi ulnaris (FCU), der von einer kleinen Inzision an der Beugeseite des Handgelenkes unmittelbar vor dem Os pisiforme abgetrennt und zu einer 2. Inzision ca.

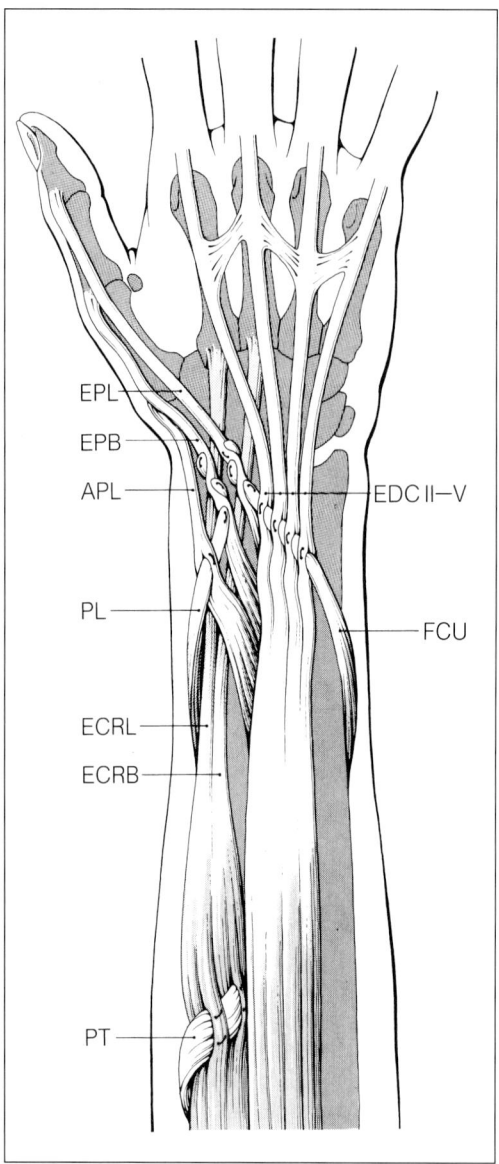

Abb. 11:1   Darstellung einer Mehrsehnenersatz-plastik bei hoher Radialisparese (Erläuterung s. Kap. 11.2)

10 cm proximal der ersten durchgezogen wird.

Von hier aus erfolgt die subkutane Umleitung auf die Extensorsehnen (EDC II–V); auch hier werden die Originalsehnen längs gespalten und von der Spendersehne perforiert. Das

Ende der Sehne wird mit der Sehne des M. extensor pollicis longus (EPL) vereinigt.

Um zusätzlich eine isolierte Abduktion und in gewissem Umfang auch eine unabhängige Streckfunktion des Daumens zu gewährleisten, wird von einem queren Hautschnitt in der Beugefalte des Handgelenkes die Sehne des M. palmaris longus (PL) unmittelbar vor dem Karpaltunnel abgetrennt und nach entsprechender Mobilisierung in die geschlitzten Sehnen des M. extensor pollicis brevis (EPB) und des M. abductor pollicis longus (APL) am palmaren Rand der Tabatière unter kräftiger Spannung eingenäht bzw. eingeflochten. Fehlt eine Palmaris longus-Sehne, so kann alternativ die oberflächliche Beugesehne des 4. Fingers nach ihrer Durchtrennung über dem beugeseitigen Grundgelenk zum Handgelenk hin durchgezogen und in gleicher Weise verwendet werden *(7)*. Der ebenfalls vorgeschlagene M. flexor carpi radialis sollte hingegen in seiner normalen Funktion belassen werden, damit beim Öffnen der Faust die notwendige beugeseitige Stabilisierung im Handgelenk erhalten bleibt *(11)*.

Bei der alleinigen *Läsion des tiefen N. radialis-Astes* am Unterarm ist lediglich die Streckfunktion der Finger zu ersetzen. Dies kann in der zuvor beschriebenen Weise durch den M. flexor carpi ulnaris und den M. palmaris longus oder auch unter Verwendung des von einer peripheren Radialisläsion nicht betroffenen M. extensor carpi radialis longus an Stelle des M. flexor carpi ulnaris geschehen. Der M. extensor carpi radialis brevis wird in alter Funktion belassen *(7)*.

Nachbehandlung

Nach 3- bis 4wöchiger Gipsruhigstellung in Dorsalflektion des Handgelenkes und bei Abduktion des Daumens schließen sich physiotherapeutische Übungen an. Dabei werden zunächst die alten und neuen Bewegungen gleichzeitig ausgeführt. So trainieren Pronation und gleichzeitig Dorsalflektion des Handgelenkes den nun als Extensor wirkenden M. pronator teres. Das gleichzeitig Strecken der Finger, kombiniert mit dem Beugeversuch des Handgelenkes gegen einen Widerstand, trainiert den umgesetzten M. flexor carpi ulnaris. Zum Üben des M. palmaris longus in seiner neuen Funktion ist es günstig, wenn präoperativ die isolierte Anspannung des Muskels erlernt wurde und nun aus diesem bereits bekannten Vorgang heraus der neue Bewegungsablauf abgeleitet wird. Hilfreich kann es nach eigener Erfahrung sein, gleichzeitig an der gesunden Gegenhand die entsprechenden Muskeln die ursprünglichen Bewegungen mitausführen zu lassen.

Die *Ergebnisse* sind, was die Fingerstreckung betrifft, im allgemeinen sehr gut, bezüglich der Handgelenkstreckung häufig weniger zufriedenstellend. Hier ist nach eigenen Erfahrungen eine gute muskuläre Vorspannung des M. pronator teres beim Einnähen in die Handgelenksextensoren (das Handgelenk soll hierbei maximal dorsal extendiert sein) besonders wichtig, um eine zufriedenstellende Streckfunktion im Handgelenk zu erreichen.

11.3 Ersatzoperationen bei Ausfall des N. medianus

Auch hier wird zwischen tiefen peripheren und hohen proximalen Ausfällen unterschieden *(Tab. 4, S. 209)*. Bei proximaler Läsion sind zusätzlich zur Daumenballenmuskulatur die Funktionen des langen Daumenbeugers und der tiefen Beugesehnen des 2. und 3. Fingers zu ersetzen.

Operationstechnik

Ein Beispiel unter zahlreichen beschriebenen Möglichkeiten für den motorischen Ersatz bei proximaler N. medianus-Läsion ist in *Abb. 11:2 a* dargestellt. Vorausgesetzt werden u.a. eine intakte Innervation im Versorgungsgebiet des N. ulnaris und des N. radialis. Die tiefen Beugesehnen von Zeige- und Mittelfinger (FDP II und III) werden mit den vom N. ulnaris innervierten tiefen Beugern des 4. und 5. Fingers (FDP IV und V) vereinigt. Zusätzlich wird das Paket der tiefen Langfingerbeugesehnen mit der Sehne des (vom N. radialis innervierten) M. brachioradialis (BR) verstärkt.

Die Verbindung der Sehnen des M. flexor pollicis longus (FPL) mit der Sehne des M. extensor carpi radialis longus (ECRL) stellt am Daumen die Beugefunktion wieder her. Um eine ausreichende Oppositionsfähigkeit zu erzielen, kann der M. extensor carpi ulnaris (ECU) nach einer Verlängerung durch ein Sehnentransplantat auf das Daumengrundgelenk hin umgeleitet werden. Dabei ist im Bereich des Os pisiforme auf die Gefahr einer Irritation des N. ulnaris durch die umgeleitete Sehne zu achten. Das Ende der Transplantatsehne wird aufgespalten. Der periphere Teil wird an der Basis des Grundgliedes oder an der Streckaponeurose, der proximale Zügel am radialen Kollateralband oder transossär im köpfchennahen Bereich des 1. Mittelhandknochens befestigt. Ein ausgewogenes Gleichgewicht zwischen diesen beiden aufgespaltenen Zügeln ist wichtig, damit nicht einerseits eine unerwünschte Beugehaltung bei Überfunktion des am Grundglied ansetzenden Zügels und andererseits eine radiale Subluxation des Grundgelenkes bei Überwiegen des am Metacarpale I ansetzenden Zügels auftreten *(10)*.

Eine gute Oppositionsfähigkeit ohne größere Probleme beim Umlernen ergibt im allgemeinen auch das Umsetzen des M. abductor digiti minimi (ADM) *(Abb. 11:2 b)* *(5)*. Dazu wird dieser Muskel nach einem Hautschnitt, der palmarseitig um den Hypothenar herumführt, in voller Länge freigelegt und das von radial aus der A. ulnaris und dem N. ulnaris kommende Nervengefäßbündel dargestellt und freipräpariert. Nach Abtrennen der Aponeurose des M. abductor digiti minimi in seinem sehnigen Anteil über dem proximalen Grundglied erfolgt das vorsichtige Heben des Muskels unter sorgfältiger Schonung des zuvor dargestellten Nerven-Gefäßstieles. Die Präparation wird um das Os pisiforme herum bis in die Sehne des M. flexor carpi ulnaris hinein weitergeführt. Danach wird der Muskel nach radial umgeklappt und in einen breiten, entsprechend präparierten subkutanen Tunnel im Thenarbereich bis zu einer kleinen Inzision am ulnaren Grundgelenk in die neue Position subkutan durchgezogen. Ein Teil des sehnigen peripheren Muskelendes wird auf dem gemeinsamen Ansatz der ausgefallenen Mm. opponens und abductor pollicis brevis, der 2. Teil wieder am radialen Kollateralband mit feinen Einzelknopfnähten befestigt.

Da bei peripherem Medianusausfall die oberflächlichen und tiefen Fingerbeuger intakt bleiben, kann auch die oberflächliche Beugesehne des 4. Fingers (FDS IV) zur Daumenopposition umgeleitet werden (Abb. 11:2 c, 11:3) (3, 8, 10). Dieses Verfahren ist technisch einfacher als das Umsetzen des M. abductor digiti minimi. Als Hypomochlion für die Umleitung kommen eine Schlaufenbildung aus dem radialen Teil der Sehne des M. flexor carpi ulnaris im Bereich des Os pisiforme (OP), das Os pisiforme selbst oder ein Fenster im Retinaculum flexorum (HRF) in Frage, wobei die letzte Möglichkeit den Vorzug aufweist, gut praktikabel zu sein (10) bei ausgezeichneten Resultaten. Die Fixierung erfolgt wieder nach Aufspaltung der Sehne sowohl an der Grundgliedbasis als auch am distalen Metacarpale I.

Eine Fixierung des Daumens in Oppositionsstellung durch Implantation eines Knochenspanes zwischen den Metacarpalia I und II (Abb. 17:6, S. 310) (1, 7) ist dann empfehlenswert, wenn bei kombinierten Läsionen nicht

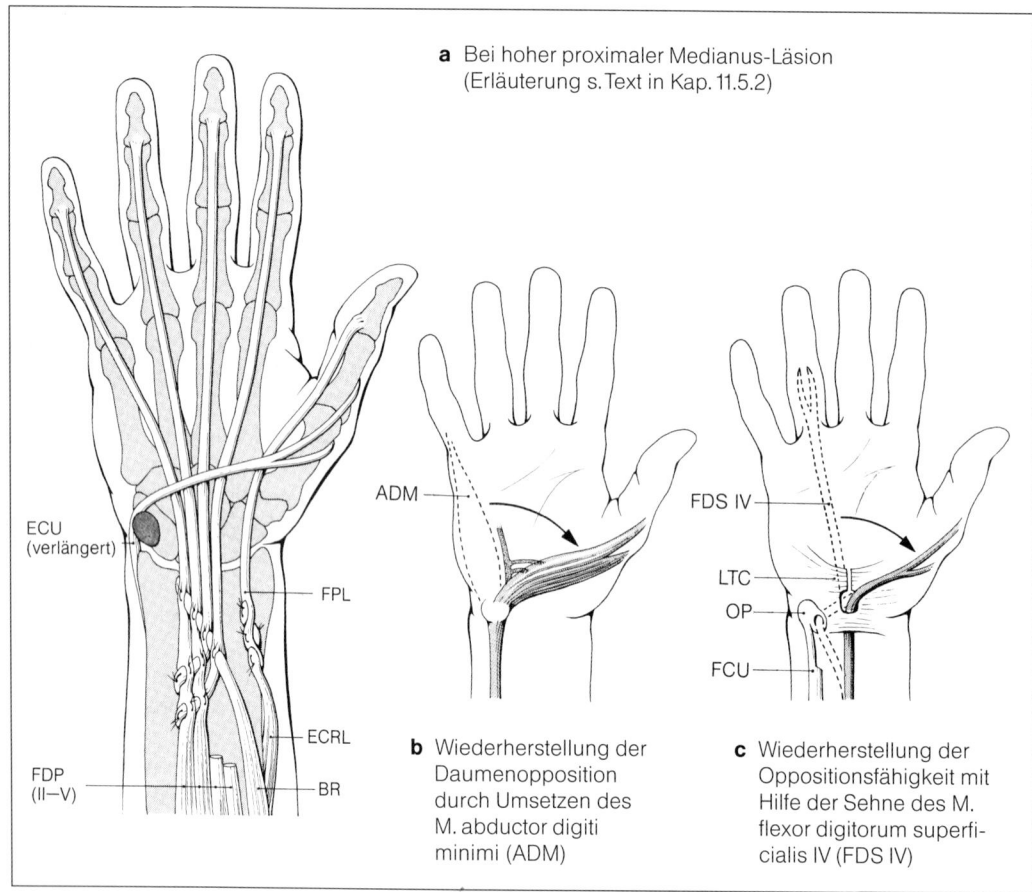

a Bei hoher proximaler Medianus-Läsion (Erläuterung s. Text in Kap. 11.5.2)

ECU (verlängert)

FPL

FDP (II–V)

ECRL

BR

ADM

b Wiederherstellung der Daumenopposition durch Umsetzen des M. abductor digiti minimi (ADM)

FDS IV

LTC

OP

FCU

c Wiederherstellung der Oppositionsfähigkeit mit Hilfe der Sehne des M. flexor digitorum superficialis IV (FDS IV)

Abb. 11:2   Beispiele für motorische Ersatzoperationen bei Nervus medianus-Läsionen

genügend Kraftspender zur Verfügung stehen oder es sich um Patienten handelt, bei denen nicht mit einer guten Lernfähigkeit gerechnet werden kann.

Nachbehandlung

Nach einer 3- bis 4wöchigen Gipsfixierung in Oppositionsstellung des Daumens und Beu-

gung des Handgelenks schließt sich wie bei den Radialis-Ersatzoperationen eine entsprechende Übungsbehandlung an. Hat man den M. abductor digiti minimi umgesetzt, werden zunächst die gleichzeitige Abspreizung des Kleinfingers und die Opposition des Daumens geübt. Bei Verwendung der oberflächlichen Beugesehne des 4. Fingers sollen die

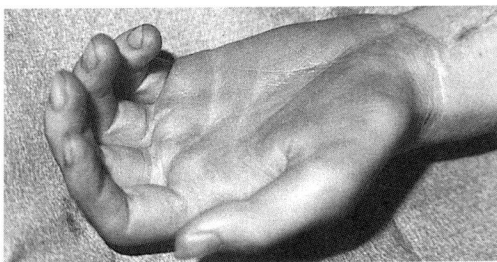

a Ausgangssituation mit gut erkennbarer Thenaratrophie

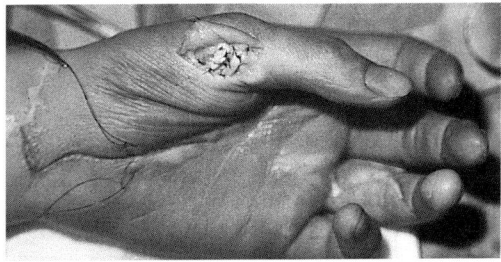

d Die Sehne ist subkutan verlagert und mit so viel Vorspannung proximal und distal des Grundgelenkspaltes an die Kapsel angenäht, daß eine spontane Oppositionshaltung resultiert

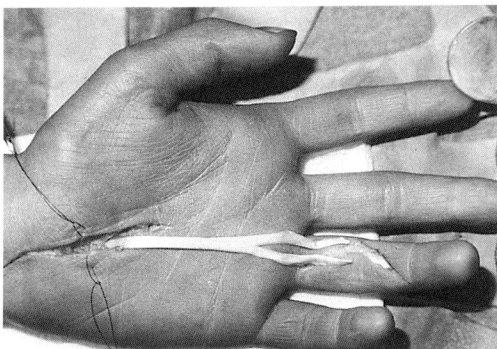

b Bis zum Karpaltunnel durchgezogene FDS IV-Sehne

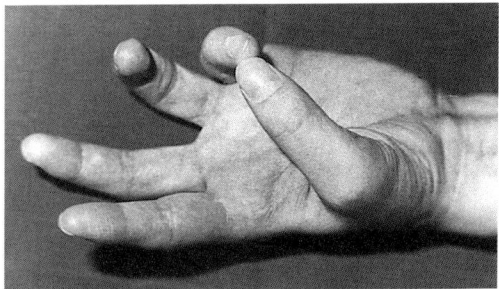

e Opponierbarkeit nach 6 Monaten

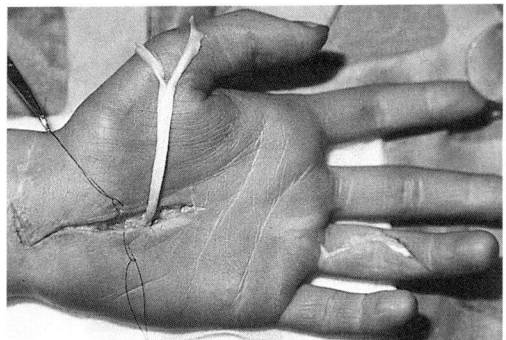

c In die neue Position gelegte FDS IV-Sehne

Abb. 11:3   Wiederherstellung der Daumenopposition mit Hilfe der Sehne des M. flexor digitorum superficialis IV entsprechend *Abb. 11:2 c*

Opposition des Daumens und die Beugung des 4. Fingers gleichzeitig ausgeführt werden. Beim Ersatz der Beugefähigkeit von Zeige- und Mittelfinger durch eine Vereinigung der tiefen Beugesehnen 2 und 3 mit den Sehnen 4 und 5 bei gleichzeitiger Verstärkung durch die Brachioradialis-Sehne ist ein spezielles Umlernen nicht erforderlich. Wird die Beugesehne des Daumens durch die Sehne des M. extensor carpi radialis longus ersetzt, empfiehlt es sich, die Daumenbeugung gemeinsam mit der Dorsalflektion des Handgelenkes ausführen zu lassen. Nach ca. 2 Wochen sind die gewünschten neuen Bewegungen zunehmend isoliert zu üben. Eine gute intraoperative Vorspannung des umgesetzten Muskels ist auch hier eine wesentliche Voraussetzung für ein gutes funktionelles Endergebnis.

11.4 Ersatzoperationen bei Ausfall des N. ulnaris

Die Notwendigkeit einer Ersatzoperation ist nach einem alleinigen Ulnarisausfall geringer als bei Ausfällen der Nn. medianus und radialis, da die Betroffenen sich teilweise relativ gut an den Ausfall gewöhnen und ihn auch ausreichend kompensieren lernen.

Vorrangiges Ziel ist hier die *Korrektur der Krallenhand,* die dadurch entsteht, daß die von der Handbinnenmuskulatur ausgeführte Beugung in den Grundgelenken und die Streckung in Mittel- und Endgelenken ausfällt. Gleichzeitig werden die Grundgelenke durch die intakte Unterarmfingerstreckmuskulatur in Streckstellung und die Mittel- und Endgelenke durch die intakt gebliebenen Beugemuskeln in Beugung gehalten. Fallen bei einer hohen proximalen Ulnaris-Läsion auch die tiefen Bueger des 4. und 5. Fingers aus, dann ist aus den vorgenannten Gründen die Krallenhandstellung des 4. und 5. Fingers weniger ausgeprägt. 2. und 3. Finger sind bei reiner N. ulnaris-Parese weniger betroffen, da hier die Mm. lumbricales meist vom N. medianus innerviert werden. Das Problem der Krallenhand liegt vor allem

im gestörten Ablauf des Greifaktes *(Abb. 10:4, S. 210).*

Die Wiederherstellung der Daumenadduktion und Radialabduktion des Zeigefingers kann allerdings in speziellen Fällen ebenfalls sinnvoll sein *(Abb. 11:7* u. *11:8).*

Operationstechnik

Als eines von zahlreichen Verfahren zur Korrektur der Krallenhand *(3, 7, 8, 10, 12)* zeigt *Abb. 11:4* den Ersatz der Lumbricalismuskulatur durch die oberflächliche Beugesehne des 3. oder 4. Fingers *(3, 8).* Als erstes wird die ausgewählte oberflächliche Beugesehne von einer schrägen volaren Hautinzision aus an ihrem Ansatz am Mittelgelenk abgetrennt, bis zur Durchtrittsstelle der tiefen Beugesehne über dem Grundglied gespalten und zu einer queren Inzision in der Mitte der Hohlhand hindurchgezogen. Dort wird die Sehne mit dem Skalpell weiter längs gespalten. Sind nur Ring- und Kleinfinger betroffen, reicht die Spaltung in 2 Längssehnen. Bestehen Störungen auch des Mittel- und Zeigefingers, kann die Aufspaltung je nach Bedarf in 3 (wie in *Abb. 11:4* gezeigt) oder in 4 Sehnenstreifen erfolgen, oder man verwendet außer der oberflächlichen Mittelfingerbeugesehne noch zusätzlich die des Ringfingers. Mit einer feinen Klemme werden nacheinander die präparierten Sehnenzügel zu dorsoradialen Längsinzisionen über den Fingergrundgliedern hin durchgezogen. Dabei muß darauf geachtet werden, daß die Lumbricalis-Ersatzsehnen im Bereich der Mittelhandköpfchen palmar der intermetacarpalen Bandverbindungen verlaufen, um die funktionell wichtige Zugrichtung einzuhalten und die Nervengefäßbündel nicht zu überkreuzen. Anschließend werden sie an der Streckaponeurose im Bereich der Lumbricalis-Einstrahlung mit feinen Einzelknopfnähten fixiert *(Abb. 11:4 b).* Dabei sollen die Grundgelenke ca. 60° gebeugt, Mittel- und Endgelenke gestreckt sein. Eine gute Spannungsverteilung auf die einzelnen Finger (ulnar etwas mehr als radial) ist wichtig für einen koordinierten Bewegungsablauf im Zusammenspiel der korrigierten Finger.

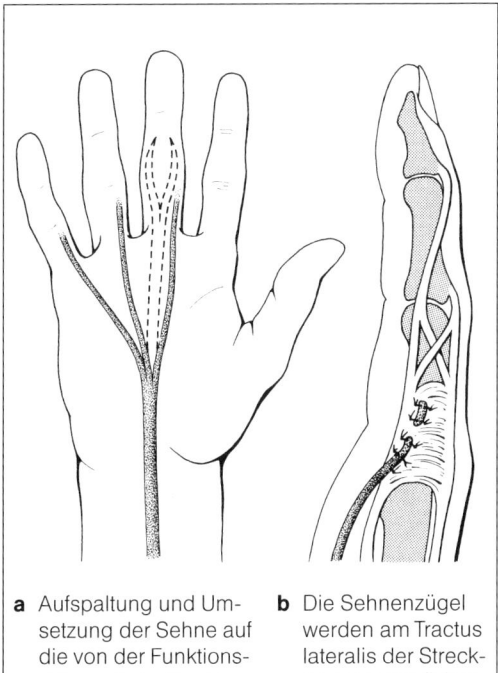

a Aufspaltung und Um-
setzung der Sehne auf
die von der Funktions-
störung betroffenen
Finger

b Die Sehnenzügel
werden am Tractus
lateralis der Streck-
aponeurose fixiert

Abb. 11:4   Lumbricalis-Ersatzoperation unter
Verwendung des oberflächlichen Mittelfingerbeu-
gers

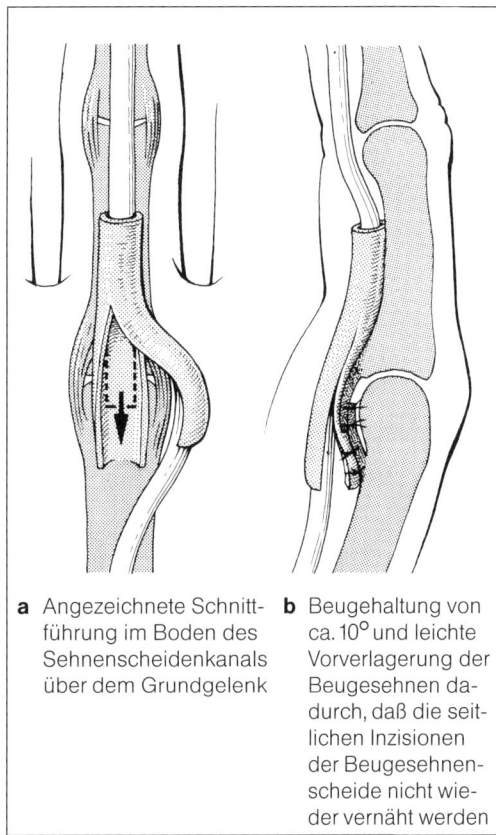

a Angezeichnete Schnittführung im Boden des
Sehnenscheidenkanals
über dem Grundgelenk

b Beugehaltung von
ca. 10° und leichte
Vorverlagerung der
Beugesehnen da-
durch, daß die seit-
lichen Inzisionen
der Beugesehnen-
scheide nicht wie-
der vernäht werden

Abb. 11:5   Korrektur der Überstreckhaltung bei
Krallenhand durch eine Kapsulodese nach *Zancolli*

Weitere dynamische Ersatzoperationen können in zum Teil ähnlicher Weise mit den Sehnen folgender Muskeln durchgeführt werden
(7):
M. extensor carpi radialis longus, M. extensor
carpi radialis brevis, M. palmaris longus, M.
extensor digiti brevis, M. palmaris longus, M.
extensor digiti minimi, M. extensor indicis.
(Bei Verwendung der 3 erstgenannten Sehnen
sind Verlängerungen mit kleinen Sehnentransplantaten notwendig.)
Eine weitere Korrekturmöglichkeit der Krallenhand stellt die in *Abb. 11:5* gezeigte Operation (Kapsulodese) nach *Zancolli (12)* dar, bei
der die Beseitigung der Grundgelenksüber-
streckung dadurch erfolgt, daß das straffe
Gewebe der beugeseitigen Gelenkkapsel

(Fibrocartilago) U-förmig inzidiert, nach zentral verschoben und gedoppelt wird *(Abb.
11:5 a)*. Hierdurch sollte ein Streckdefizit von
mindestens 10° entstehen. Das vor der Verkürzung der beugeseitigen Gelenkkapsel beidseits von proximal her bis über das Grundgelenk gespaltene Ringband wird nicht wieder
vernäht, so daß sich die Beugesehnen von der
Unterlage etwas abheben und ein normalerweise kaum vorhandenes Drehmoment auf
das Grundgelenk ausüben können *(Abb.
11:5 b) (10)*.
Von *Zancolli* kommt auch die sogenannte
Lasso-Operation (13, 14), bei der die oberflächliche Beugesehne distal abgetrennt und
zwischen 1. und 2. Ringband (A_1 u. A_2 in *Abb.
11:6)* aus der Beugesehnenscheide herausge-

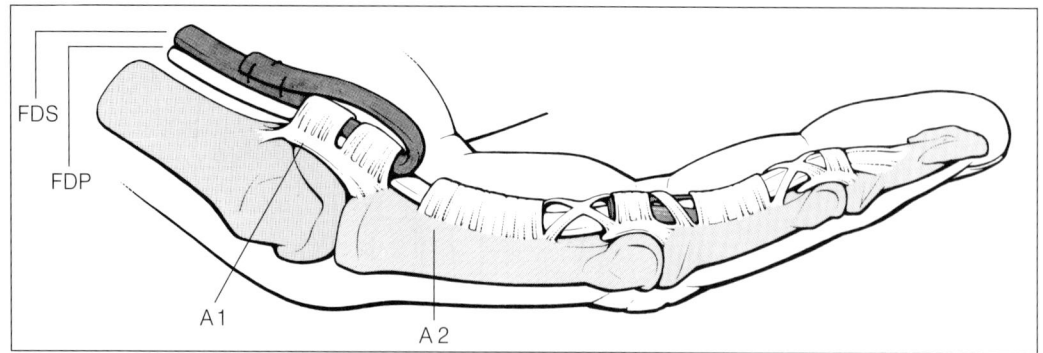

Abb. 11:6   Schema der Lasso-Operation n. *Zancolli (13).* Umleiten der distal resezierten Sehne des M. flexor digitorum superficialis (FDS) zwischen den Ringbändern A₁ und A₂ der Beugesehnenscheide und Vernähen mit sich selbst im Mittelhandbereich proximal des 1. Ringbandes (A₁). FDP: Flexor digitorum profundus

zogen, umgeschlagen und proximal des 1. Ringbandes mit sich selbst vernäht wird *(Abb. 11:6).* Dabei befindet sich der betroffene Finger in einer leichten Beugestellung des Grundgelenkes (ca. 15–20°) und die Sehne wird vor ihrem Festnähen maximal gespannt, damit auf Dauer die zur Vermeidung einer erneuten Hyperextension notwendige Beugung des Grundgelenkes erhalten bleibt. Im eigenen Krankengut konnten mit dieser Methode die besten Langzeitergebnisse erzielt werden.

Nachbehandlung

Bei der hier zuerst angegebenen dynamischen Ersatzoperation wird postoperativ eine ca. 4wöchige Ruhigstellung mit einer palmaren Gipsschiene durchgeführt. Dabei bleiben das Handgelenk gestreckt, die Fingergrundgelenke in 80–90° gebeugt, die Mittel- und Endgelenke gestreckt. Nach der Gipsbehandlung schließt sich eine vorwiegend aktiv durchzuführende Nachbehandlung mit Training der Handöffnung und des Faustschlusses an.
Bei der beugeseitigen *Grundgelenkskapselraffung nach Zancolli* erfolgt ebenfalls eine 4wöchige Ruhigstellung, allerdings mit einer dorsalen Unterarmgipsschiene, die die Grundgelenke in einer Beugehaltung von ca. 80° fixiert und die übrigen Fingergelenke frei läßt. Diese werden von Anfang an aktiv beübt, die Grundgelenke erst nach der Gipsabnahme. Die Operation nach *Zancolli* kann bei kombinierter N. ulnaris- und N. medianus-Läsion für alle 4 Finger sinnvoll sein.
Nach einer »Lasso-Operation« (Seite 229, Abb. 11:6) nach Zancolli wird ebenfalls für ca. 4 Wochen eine dorsale Unterarmgipsschiene angelegt, die das Handgelenk in Neutralstellung fixiert und in den Langfingergrundgelenken eine Streckung über 20–30° Beugehaltung verhindert; die übrigen Fingergelenke sollen dabei voll streckbar bleiben. Nach einer Woche wird dann aus der angelegt bleibenden Schiene heraus vorsichtig mit aktiven Übungen in die Fingerbeugung begonnen.
Ein spezielles Umlerntraining ist hiernach ebensowenig notwendig wie nach der Gelenkkapselraffung nach *Zancolli.*

Weitere ersetzbare N. ulnaris-Funktionen

Ergänzend lassen sich dynamische Ersatzoperationen unter Verwendung von Extensorsehnen auch zur Rekonstruktion der Daumenadduktion und zur Abspreizung des Zeigefingers durchführen mit dem Ziel, einen kräftigen Spitzgriff zwischen Daumen und Zeigefinger wiederherzustellen.
Da jedoch der Verlust dieser Handfunktionen im allgemeinen als weniger gravierend empfunden wird, sind hier die Erfolgsaussichten wegen mangelnder Motivation des Patienten relativ dürftig und damit auch die Indikation hierfür nur in speziellen Fällen gegeben *(10).*

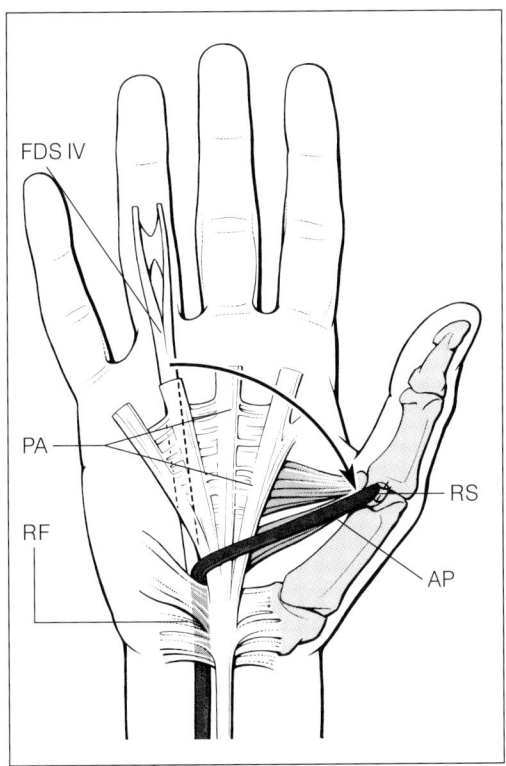

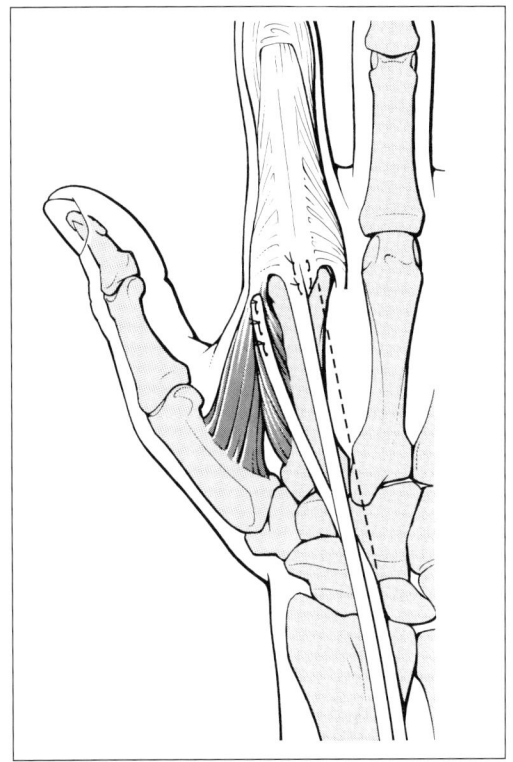

Abb. 11:7   Wiederherstellung der Daumen-adduktion mit Hilfe des M. flexor digitorum superficialis (FDS IV) *(4).* PA: Palmaraponeurose, RF: Retinaculum flexorum, RS: radiales Sesambein, AP: Adductor pollicis

Abb. 11:8   Umleitung der ulnaren Extensor indi-cis-Sehne auf die Sehne des M. interosseus dorsalis I zur Wiederherstellung der radialen Zeigefinger-stabilität bzw. Abduktion *(4)*

Zur *Wiederherstellung der Daumenadduktion* kann z. B. die Sehne des M. flexor superficialis des Ringfingers am peripheren Ende des Karpaltunnels (distal des Retinaculum flexorum) um kräftige Faserzüge der Palmaraponeurose herumgeleitet und von dort entweder subkutan zum radialen Sesambein *(2, 4, 14)* am Daumengrundgelenk oder zur Sehne des M. adductor pollicis umgeleitet werden *(Abb. 11:7).*

Die Radialabduktion des Zeigefingers erfolgt am einfachsten durch die Transposition der Sehne des M. extensor indicis proprius auf die distalen Anteile bzw. die Sehne des M. interosseus dorsalis I *(Abb. 11:8) (2).*

Die *Nachbehandlung* erfordert eine ca. 4wöchige Ruhigstellung mit einer Unterarmgipsschiene, durch die der Daumen in Adduktion und der Zeigefinger in Streckung fixiert werden.

Zum Erlernen der Funktion und Kräftigung der umgesetzten Muskeln schließen sich ergotherapeutische und krankengymnastische Übungen bis zu 3 Monaten entsprechend den in Kap. 11.1.3, Seite 223 formulierten Grundsätzen an.

11.5 Ersatzoperationen bei kombiniertem N. medianus- und N. ulnaris-Ausfall

Die nicht selten kombinierte Verletzung dieser beiden Unterarmnerven führt zum Ausfall sämtlicher Handbinnenmuskeln bei Verletzungen in einem Bereich bis zum Handgelenk (Mm. interossei, lumbricales, Thenar- u. Hypothenarmuskulatur). Das bedeutet, daß der bei einer isolierten Verletzung eines der beiden Nerven vorliegende Funktionsausfall addiert wird. Hierdurch vermindern sich die Spontankompensationsmöglichkeiten ebenso wie die Zahl der möglichen motorischen Ersatzoperationen. Diese werden im allgemeinen auf die vom Unterarm kommenden Beuger und Strecker begrenzt.

Vorrangiges Ziel einer Ersatzoperation bei kombiniertem N. medianus- und N. ulnaris-Ausfall muß daher sein:
1. Korrektur der Krallenstellung der Langfinger (Ulnarisausfall)
2. Wiederherstellung der Daumenopposition (Medianusausfall)
3. Wiederherstellung des Spitzgriffes zwischen Daumen und Zeigefinger (Ulnarisausfall)

Vorrangig sind vor allem die Punkte 1 und 2.

Operatives Vorgehen

Zur Beseitigung der Krallenstellung der Langfinger kommen alle in Kapitel 11.4 dargelegten Maßnahmen in Frage (z. B. Lumbrikalisersatz durch oberflächliche Beugesehnen, Kapsulodese nach *Zancolli*, Lasso-Operation nach *Zancolli* u.a.), wobei die Kapsulodese den Vorteil hat, oberflächliche Beugesehnen für die Wiederherstellung der Daumenfunktion übrig zu lassen.
Auch die Wiederherstellung der Zeigefingerabduktion kann in der in Abb. 11:8 dargestellten Weise mit Hilfe der Sehne des M. extensor indicis proprius erfolgen.

Bezüglich der ausgefallenen Daumenopposition steht die vom N. ulnaris innervierte Hypothenarmuskulatur nicht zur Verfügung. Es verbleiben u.a. die in *Abb. 11:2 a* und *c* dargestellten Möglichkeiten mit Hilfe einer verlängerten Extensor carpi ulnaris-Sehne *(Abb. 11:2 a)* oder einer beim Ulnarisersatz ausgesparten oberflächlichen Beugesehne. Eine gewisse Adduktionsfähigkeit des Daumens wird hiermit ebenfalls erreicht *(2, 4)*, so daß meist auf eine zusätzliche Wiederherstellung dieser Fähigkeit verzichtet werden kann und ein ausreichender Spitzgriff zwischen Daumen und Zeigefinger bereits hierdurch möglich wird.
Stehen nach komplexen, auch die Beugesehnen am Unterarm betreffenden Verletzungen oder hohen proximalen Verletzungen am Oberarm nicht genügend Sehnen zur Verfügung, kommen auch dynamische Thenodesen der Langfinger oder eine Arthrodese des Daumengrundgelenkes, wodurch der Extensor pollicis brevis frei wird, in Frage. Näheres hierzu in der weiterführenden Literatur *(2)*.

11.6 Ergänzende motorische Ersatzoperationen an der oberen Extremität

Weitere motorische Ersatzoperationen am Arm betreffen ausgefallene Funktionen im Bereich des Ellenbogengelenkes, des Schultergelenkes und des Schultergürtels *(9)*.
Sie stellen vor allem eine wertvolle Ergänzung nach partiellen Plexusparesen dar und können in einem mehrere Sitzungen umfassenden Behandlungsplan motorische Ersatzoperationen im Handbereich überhaupt erst sinnvoll werden lassen. Da hier eine eingehende Darstellung des operativen Vorgehens den Rahmen dieses Buches sprengen würde, sei auf die in der Reihe *Bibliothek für Handchirurgie* erschienene Monographie verwiesen *(9)*. Zur Information sollen allerdings

kurz die wichtigsten Möglichkeiten erwähnt werden.

Die *Beugung im Ellenbogengelenk* ist zu ersetzen bei einem gemeinsamen Ausfall der Mm. biceps, brachialis und brachioradialis. Als Ersatz kommen Verlagerungen des M. latissimus dorsi, des M. pectoralis major, des M. triceps und der Ansätze intakter Unterarmbeugemuskulatur nach proximal im distalen Humerusbereich in Frage.

Die *Streckung* kann (falls die Schwerkraft nicht für die Bedürfnisse des Patienten ausreicht) durch Umsetzen ebenfalls des M. latissimus dorsi, des M. brachioradialis, des M. biceps (bei intaktem M. brachialis) und mit Hilfe dorsaler Deltoideusanteile erfolgen.

Eine *ausgefallene Schulterfunktion* bedarf meist komplexer Umsetzverfahren, wobei die größte Bedeutung der Deltoideusersatz durch eine Ansatzverlagerung des M. trapezius, kombiniert mit einem Supraspinatusersatz durch den M. levator scapulae und einem M. subscapularis-Ersatz durch den M. pectoralis minor hat *(9)*.

Literatur

1. *Brooks, D. M.:* Intermetacarpal bone graft for thenar paralysis. Technique and end-results. J. Bone Jt. Surg. 31-B (1949) 511
2. *Buck-Gramcko, D., Nigst. H.:* Motorische Ersatzoperationen der oberen Extremität, Bd. II: Hand und Unterarm. Hippokrates Stuttgart 1991
3. *Bunnell, St.:* Surgery of the hand. 4. ed. Lippincott Co., Philadelphia 1964
4. *Edgerton, M. T., Brand, P. W.:* Restoration of Abduction and Adduction to the unstable Thumb in Median and Ulnar paralysis. Plast. Reconstr. Surg. 36 (1965) 150
5. *Littler, J. W., Cooley, G. E.:* Opposition of the thumb and its restoration by abductor digiti quinti transfer. J. Bone Jt. Surg. 45-A (1963) 1389
6. *Merle D'Aubigné, R., Benassy, J., Ramadier, J. O.:* Chirurgie orthopédique des paralysies. Masson & Cie., Paris 1956
7. *Nigst, H.:* Motorische Ersatzoperationen. In: Allgemeine und spezielle chirurgische Operationslehre Dritter Teil, Die Operationen an der Hand, hrsg. von W. Wachsmuth und A. Wilhelm. Springer, Berlin 1972
8. *Omer, G. E.:* Evaluation and reconstruction of the forearm und hand after acute traumatic peripheral nerve injuries. J. Bone Jt. Surg. 50-A (1968) 1454
9. *Rudigier, J.:* Motorische Ersatzoperationen der oberen Extremität. Band 1: Oberarm und Ellenbogen. Hrsg. Buck-Gramcko, D., Nigst, H. Hippokrates, Stuttgart 1991
10. *Wintsch, K.:* Ersatzoperationen für Motorik und Sensibilität der Hand. Enke, Stuttgart 1980
11. *Zachary, R. B.:* Tendon transplantation for radial paralysis. Brit. J. Surg. 33 (1946) 358
12. *Zancolli, E. A.:* Claw-hand caused by paralysis of the intrinsic muscles. J. Bone Jt. Surg. 39-A (1957) 1076
13. *Zancolli, E. A.:* Corrección de la Garra digital por parálisis intriusca. La operación del »lazo«. Acta orthop. Latino Americana 1 (1974) 65
14. *Zancolli, E. A.:* Structural and Dynamic Basis of Hand Surgery. 2nd ed. Lippincott, Philadelphia, Toronto 1979

12 Gefäßverletzungen

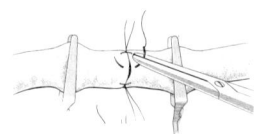

12.1 Allgemeines

Seit der Einführung mikrochirurgischer Naht-
techniken ist es möglich, verletzte Gefäße im
Mittelhand- und Fingerbereich bis zur Mitte
von Fingerendgliedern wiederherzustellen (2).
Meist liegt eine Kombination mit Sehnen-,
Muskel- oder Nervenverletzungen und im
Extremfall eine Amputation vor.

Je nach Ort und Ausdehnung der Gesamtverletzung kommt den betroffenen Arterien
eine unterschiedliche Bedeutung zu. Begin-
nend bei Arterienverletzungen, die durch
Umgehungskreisläufe weitgehend kompensiert sind, über Arterienverletzungen, bei
denen ein Kollateralkreislauf nur eine unzureichende Minderdurchblutung aufrecht erhält,
bis zur kompletten Unterbrechung des arteriellen Blutstroms.

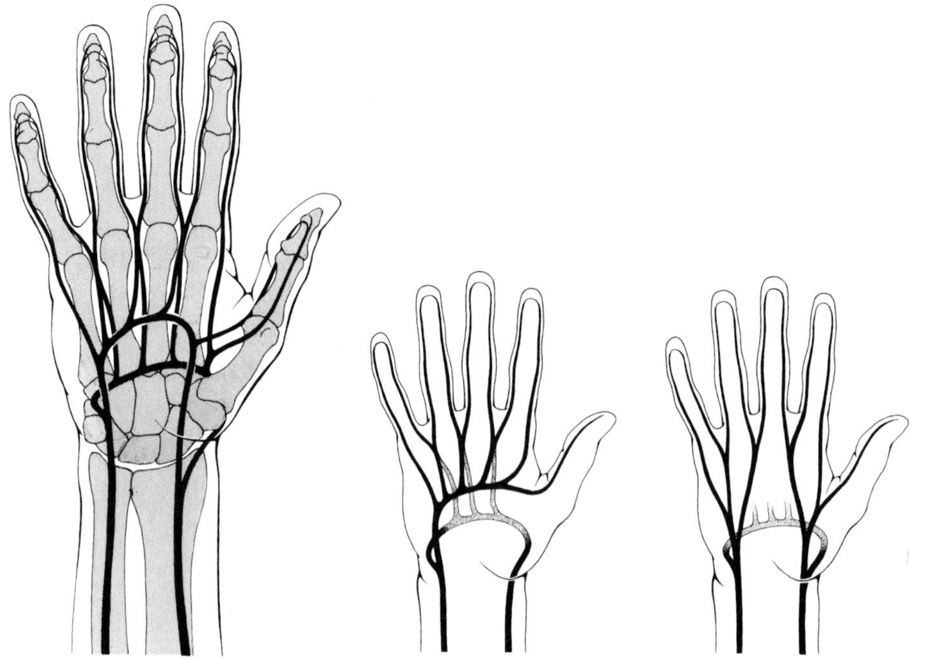

a »Normaler« Arterienverlauf
(ca. 40 %)

b Unvollständiger oberflächlicher Hohlhandbogen
(die A. ulnaris ist vorwiegend für die Fingerdurch-
blutung verantwortlich;
ca. 20 %)

c Fehlen des oberflächlichen Hohlhandbogens
(ca. 30 %)

Abb. 12:1   Darstellung des arteriellen Gefäßverlaufes an der Hand

Da der venöse Rückstrom durch zahllose unverletzte Venen gewährleistet bleibt, sind Venenrekonstruktionen meist nur bei der Replantation vollständig amputierter Hand- oder Armteile oder bei Verletzungen wichtiger Hauptvenenstämme wie der V. axillaris *(9)* nötig.

Wichtig ist für den Operateur die genaue Kenntnis sowohl der normalen Gefäßanatomie als auch der in Frage kommenden Anomalien insbesondere im Bereich des oberflächlichen Hohlhandbogens und des Handgelenkes *(Abb. 12:1) (8)*. Hier liegen häufiger Variationen vor, als allgemein angenommen wird (seltener im Bereich des tiefen Hohlhandbogens). So können A. ulnaris und A. radialis ohne Ausbildung eines oberflächlichen Hohlhandbogens wichtige Hand- und Fingerabschnitte alleine versorgen, oder eine A. mediana, die embryonal immer vorhanden ist, kann den N. medianus durch den Karpaltunnel begleiten und sich bei kräftiger Ausbildung am Hohlhandbogen wesentlich mitbeteiligen. Das Wissen um solche anatomischen Variationen ist vor allem dann von Bedeutung, wenn es um die Entscheidung geht, eine Arterie zu nähen oder zu ligieren.

Zeitfaktoren spielen bei vollständiger Unterbrechung des arteriellen Blutstroms ebenfalls eine große Rolle, insbesondere wenn von der Ischämie Muskulatur mitbetroffen ist. In diesem Fall sollte eine Revaskularisierung innerhalb von 4 bis 5 Stunden angestrebt werden, um Komplikationen wie ischämische Kontrakturen (Kap. 17.1) oder ein *Tourniquet-Syndrom (6)* zu vermeiden.

Unterschiedliche Probleme können auch durch vorbestehende *Gefäßerkrankungen* (Fibrose von Gefäßwandabschnitten, Arteriosklerose im höheren Lebensalter) entstehen.

12.2 Ursachen und Verletzungsformen

Am häufigsten sind glatte Durchtrennungen der Arterien im Rahmen einer Schnitt- oder Stichverletzung. Gelegentlich kann durch diesen Mechanismus auch eine *Teilverletzung der Arterienwand* hervorgerufen werden *(5, 9)*. Hinzu kommen Gefäßdurchtrennungen, die keine glatten Schnittränder aufweisen, wie sie beispielsweise im Rahmen von Kreissägenverletzungen entstehen. Allerdings ist auch hier die Zerstörungszone der Gefäßstümpfe relativ klein.

Arteriendurchtrennungen, die im Rahmen von Quetschungs- oder Ausrißverletzungen entstehen, bieten größere Probleme, da Intimaschäden bei intakter Adventitia häufig schwer zu erkennen sind. Bei Quetschungen kann ein Hämatom in der Gefäßwand den Verdacht auf eine zusätzliche Intimaschädigung in den jeweiligen Gefäßstümpfen wecken. Diese beiden zuletzt genannten Verletzungsmechanismen sind trotz einwandfreier Gefäßanastomosen besonders thrombosegefährdet, sofern die Zusatzschädigung nicht erkannt und die entsprechende operative Konsequenz (Resektion des betroffenen Gefäßabschnittes und Überbrückung mit einem Veneninterponat) versäumt wird.

Weitere Ursachen sind Explosionsverletzungen. Hierbei liegen häufig langstreckige Defekte im Verlauf betroffener Arterien vor.

Ohne daß es sich um eine offene Verletzung handelt, können Arterienwände im Rahmen einer Quetschung oder Kontusion geschädigt und durch ein *intramurales Hämatom* mit nachfolgender Thrombose auch ohne Durchtrennung verlegt werden *(5, 9)*. Daran ist insbesondere im Zusammenhang mit Frakturen zu denken.

Außerdem kann bei Frakturen auch durch ein Abknicken des Gefäßverlaufes infolge falscher Lagerung oder durch direkten Druck von Fragmenten auf die Hauptarterie eine geschlossene Gefäßverletzung mit entsprechender Pulslosigkeit vorgetäuscht werden.

12.3 Symptome – Diagnostik

Frische offene Verletzungen stellen im allgemeinen keine diagnostischen Probleme dar. Hat sich die Blutung durch reflektorischen

Gefäßspasmus oder Thrombosierung der durchtrennten Gefäßstümpfe gestillt, so geben die peripher der Verletzung fehlenden Pulse meist den entsprechenden Hinweis. Zur Diagnostik gehört weiterhin das Beachten der Nagelbettdurchblutung. Dabei wird insbesondere geprüft, ob sich nach Druck auf den Fingernagel das blasse Nagelbett rasch oder verzögert füllt. Schwierigkeiten können bei mehrfach verletzten Patienten entstehen, wenn wegen anderer Verletzungen ein Schockzustand vorliegt. Während bei offenen Verletzungen meist die rasche operative Revision die Situation endgültig klärt, können Unklarheiten vor allem bei Vorliegen von Gefäßwandkontusionen im Rahmen geschlossener Verletzung bestehen. Hier sind außer der Erhebung des Pulsstatus und der Beurteilung der Kapillarfüllung im Bereich der Fingernägel folgende zusätzliche Untersuchungen hilfreich:

1. Die Ultraschalluntersuchung mit einer Dopplersonde als relativ einfache Möglichkeit.
2. Als einfache klinische Untersuchung, der Allen-Test (Kap. 1.1.2.3, *Abb. 1:1,* Seite 22), sofern die Art der Verletzung die zur Prüfung notwendige Kompression der Handgelenks- oder Fingerarterien zuläßt *(1)*.
3. Eine Angiographie, welche die Situation am eindeutigsten klärt und dokumentiert.
4. Eine Pulsoxymetrie am Fingerendglied, wie sie bei Narkosen routinemäßig angewendet wird.

12.4 Erstmaßnahmen

Im allgemeinen kann jede Blutung an der oberen Extremität durch einen festen Kompressionsverband und Hochhalten der Extremität zum Stehen gebracht werden. Sollte ausnahmsweise eine Blutsperre dennoch erforderlich sein, dann muß man sich von ihrer Effektivität überzeugen, damit nicht durch zu lockeres Anlegen eine Blutstauung mit zusätzlichem Blutverlust provoziert wird. Steril gesetzte Ligaturen und Klemmen stellen ohne Frage die sicherste und manchmal nicht zu vermeidende Erstmaßnahme dar, um bei einer Verlegung in eine weiterversorgende Klinik einen Blutverlust zu vermeiden. Sie schädigen jedoch die Gefäßstümpfe, so daß diese bei der Rekonstruktion zusätzlich nachreseziert werden müssen.

12.5 Indikationen zur Gefäßnaht

Liegen außer der Arm- oder Handverletzung keine weiteren Verletzungen vor, dann gibt es keine Kontraindikation gegen die Naht einer durchtrennten Arterie.

Unterbrechungen des Blutstroms im Bereich der Hauptarterien in der Axilla, am Oberarm und am Ellenbogen sollten im allgemeinen rasch beseitigt werden, da andernfalls die Gefahr bleibender Schäden für Hand und Unterarm bis hin zu später notwendigen Teilamputationen groß ist. Liegen dringlich zu versorgende Begleitverletzungen vor und erscheint die betroffene Hand trotz fehlender Pulse noch ausreichend durchblutet (warme Hand, ausreichende Füllung des Nagelbettes, hellrote Blutung bei einer Stichinzision in die Fingerbeere), dann kann unter weiterer Beobachtung der Extremität eine Gefäßrekonstruktion zu einem späteren Zeitpunkt nachgeholt werden.

Sind A. radialis und A. ulnaris gemeinsam durchtrennt, besteht die Notwendigkeit, beide Arterien zu nähen. Ist nur eine Arterie verletzt, so kann auf eine Wiederherstellung verzichtet werden, jedoch muß man sich vor dem Entschluß zur Ligatur wegen möglicher Anomalien des Hohlhandbogens von einer guten retrograden Blutung aus dem peripheren Gefäßstumpf überzeugen.

Da im Handgelenksbereich die Arterienverletzungen meist mit Sehnen- oder Nervendurchtrennungen kombiniert sind, führen wir im Rahmen der Gesamtversorgung auch die Naht einer einzelnen Arterie durch, unter anderem unter der Vorstellung, daß bei optimaler Durchblutung die Aussicht auf eine ungestörte Heilung der Gesamtverletzung verbessert wird. Bei Verletzungen des Hohlhandbogens kann man auf eine Rekonstruktion verzichten, sofern man sich von einer einwandfreien Fingerdurchblutung überzeugt hat und beide Gefäßstümpfe kräftig pulsieren.

Eine Indikation zur Wiederherstellung besteht im Fingerbereich bei einer Durchtrennung von beiden beugeseitigen Arterien *(4),* da sonst eine erhebliche Mangeldurchblutung des Fingers mit entsprechenden Beschwerden bei Kälte und Belastung zurückbleibt. Die Rekonstruktion einer einzelnen Fingerarterie ist Ermessenssache. Sie bietet sich an, wenn der meist mitdurchtrennte Fingernerv ohnehin mikrochirurgisch versorgt wird.

12.6 **Operatives Vorgehen**

An der oberen Extremität ist zu unterscheiden zwischen Gefäßverletzungen, die ohne optische Hilfsmittel versorgt werden können *(Makrogefäßchirurgie)* und Gefäßdurchtrennungen, bei deren Naht die Verwendung einer Lupenbrille oder eines Operationsmikroskopes notwendig wird *(Mikrogefäßchirurgie).* Den Übergangsbereich zwischen Makro- und Mikrogefäßchirurgie stellt die Gegend des Handgelenkes dar, wobei bereits bei der Versorgung der hier verlaufenden Arterien opti-

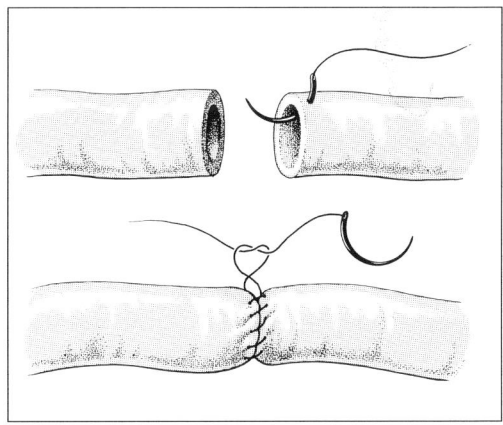

Abb. 12:2   Gefahr der Einengung einer Gefäß-anastomose durch fortlaufende Nahttechnik bei kleinen Arterien

sche Hilfsmittel die korrekte Gefäßnaht erleichtern.

Die *Grenze mikrochirurgisch nähbarer Gefäße* liegt bei 0,3 mm Innendurchmesser *(7).* Beim Erwachsenen wird diese Größenordnung im allgemeinen in der Mitte des Fingerendgliedes erreicht.

12.6.1 **Makrogefäßchirurgischer Bereich**

Das Aufsuchen der Gefäßstümpfe setzt die genaue anatomische Kenntnis des Gefäßverlaufes und möglicher begleitender Nervenstämme voraus. Der zentrale Stumpf ist durch Tasten der Pulsation (sofern keine Blutsperre angelegt ist) meist relativ leicht zu finden. Distal wird sinnvollerweise die betroffene Arterie im gesunden Bereich dargestellt und von dort aus nach zentral auf den Verletzungsbereich hin präpariert. Beide Gefäßstümpfe werden mehrere Zentimeter von der Verletzungsstelle entfernt angeschlungen und mit Gefäßklemmen, in ihrer Größe und ihrer Kraft dem Gefäßkaliber entsprechen müssen, abgeklemmt. Vor dem Abklemmen werden die Gefäßstümpfe mit einer Heparin-Ringerlösung (50 E/ml) angespült. Gegebenenfalls können Gefäßklemmen auch durch eine Oberarmblutsperre ersetzt werden.

Sind die Schnittränder der verletzten Arterie glatt, und fehlen Zeichen einer Gefäßwandkontusion wie Wandhämatome in der Nähe der Durchtrennung, so wird eine direkte Gefäßnaht durchgeführt. Als Nahtmaterial kommen atraumatische Kunststoffäden zur Anwendung, deren Fadenstärke zwischen 4/0 (A. axillaris) und 7/0 (A. radialis oder ulnaris) liegt. Während bei größeren Arterien von 2 seitlichen Einzelknopf-Ecknähten aus Vorder- und Hinterwand der Arterien fortlaufend genäht werden können, empfiehlt es sich bei kleineren Gefäßen (distal der A. cubitalis) ausschließlich Einzelknopfnähte zu verwenden, um eine Einschnürung im Anastomosenbereich zu vermeiden*(Abb. 12:2).*

Muß ein Gefäßabschnitt wegen langstreckiger Zerstörung oder einer kontusionsbedingten

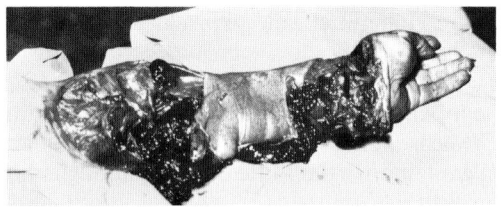

a 22 Jahre alter Patient mit schwerster Unterarmzerstörung durch eine Schneidemaschine; Durchtrennung der beugeseitigen Weichteile in mehreren Etagen

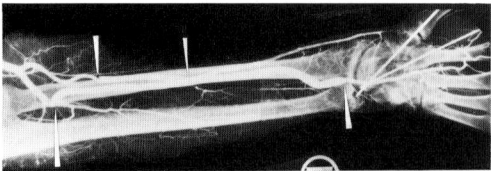

b Angiogramm nach Wiederherstellung der A. radialis durch ein kurzes (obere Pfeile) und der A. ulnaris durch eine langes Veneninterponat (untere Pfeile)

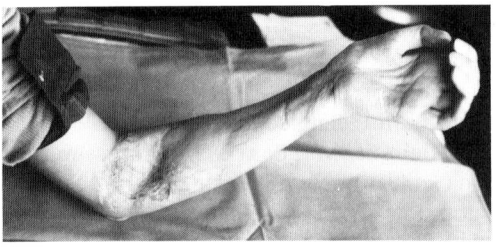

c Endzustand nach 18 Monaten: Primäre Muskel- und Sehnennähte haben eine gute motorische Funktion, sekundäre Nerventransplantationen (langstreckige N. suralis-Interponate, s. Kap. 10.4.3.4–5) eine zufriedenstellende Resensibilisierung der Hand ergeben

Abb. 12:3   Beispiel für ausgedehnte Gefäßrekonstruktionen mit autologen Venentransplantaten

Wandschädigung reseziert werden, dann erfolgt die Überbrückung des Defektes mit Hilfe eines ausreichend langen *autologen Venentransplantates (9) (Abb. 12:3),* um spannungsfreie Gefäßanastomosen zu gewährleisten. Die Spannungsfreiheit ist um so wichtiger, je kleiner die Gefäße sind, da sich durch einen axialen Zug das Gefäßlumen verkleinert und an der Anastomose leichter eine Thrombose entstehen kann. Allerdings dürfen

gelenkübergreifende Veneninterponate auch nicht zu lange gewählt werden, da sonst die Gefahr des Abknickens bei der Gelenkbeugung besteht. In einem solchen Fall sollte man sich nicht scheuen, nachzuresezieren und eine Anastomose erneut zu nähen.

Als Spendervenen kommen in Frage: V. saphena magna vom Ober- oder Unterschenkel, V. cephalica oder V. basilica vom Oberarm, multiple gerade verlaufende Unterarmvenen und Venen vom Handrücken.
Die Wahl des Venentransplantates richtet sich nach der Dicke der betroffenen Arterie und der Länge des zu überbrückenden Defektes.
Die Entnahme setzt eine schonende Präparationstechnik ohne Zerrung und Quetschung des Transplantates voraus. Kleinere Venenabgänge werden sorgfältig ligiert. Vor dem Einsetzen wird das Transplantat mit Heparin-Ringerlösung über eine entsprechende Kanüle gespült und durch Abklemmen eines Endes beim Spülvorgang vorsichtig aufgedehnt *(8).* Um eine Verlegung der Strombahn durch Venenklappen zu vermeiden, muß das Transplantat in seiner ursprünglichen Strömungsrichtung eingesetzt werden. Das bedeutet, daß die zukünftige als Arterie Verwendung findende Vene um 180° gedreht werden muß. Die Vereinigung der transplantierten Vene mit den Arterienstümpfen kann in der zuvor beschriebenen Weise durchgeführt werden: fortlaufende Naht bei größeren, Einzelknopfnähte bei kleineren Arterien nach der gleichen Technik, wie sie in *Abb. 12:4* für Mikrogefäßanastomosen dargestellt ist. Häufig wird ein schräges Anschneiden von Arterie und Vene im Anastomosenbereich empfohlen *(3, 9).* Bestehen kleinere längs oder quer verlaufende Schnittverletzungen der Arterienwand ohne komplette Durchtrennung, so können diese Verletzungen mit dem erwähnten und der Dicke der Arterienwand angemessenen Nahtmaterial fortlaufend oder mit feinen Einzelknopfnähten nach vorheriger Heparin-Ringerspülung geschlossen werden, sofern dies ohne Einengung des Lumens möglich ist. Andernfalls ist eine kurzstreckige Resektion mit nachfolgender End-zu-End-Anastomose günstiger.

12.6.2 Mikrogefäßchirurgischer Bereich

Von Mikrogefäßchirurgie spricht man bei Gefäßdurchmessern zwischen 0,3–2 mm. Sie setzt das Vorhandensein geeigneter Mikroinstrumente, eines Operationsmikroskopes und von entsprechend feinem Nahtmaterial (monofile Nylonfäden mit einer Fadenstärke von 9/0 bis 11/0) voraus. Sie umfaßt den gesamten Handbereich vom Handgelenk bis zu den Fingerendgliedern.

Hier ist eine besonders sorgfältige Präparations- und Nahttechnik die Voraussetzung für das Gelingen funktionstüchtiger Gefäßanastomosen. Die durchtrennten Arterienstümpfe werden bis in absolut gesunde Gefäßabschnitte nachreseziert und mit Heparin-Ringerlösung angespült. Sofern keine äußere Blutsperre am Oberarm vorliegt, erfolgt das Setzen von feinen Mikroclips. Anschließend wird ein schmaler Adventitiastreifen von 0,5 bis 1 mm Ausdehnung an der Schnittfläche der Anastomose abpräpariert, um die Durchführung einwandfreier Nähte zu gewährleisten. Vor der ersten Naht empfiehlt es sich, die Stümpfe mit der Mikropinzette vorsichtig aufzudehnen und nochmals die Lumina mit Heparin-Ringerlösung anzuspülen. Eine spannungsfreie Adaptation ist hier besonders wichtig, da sonst eine Einengung des Lumens mit Verlegung des Blutstromes und nachfolgender Thrombose entstehen kann.

Bewährt hat sich das in *Abb. 12:4* dargestellte Vorgehen, wobei zuerst an der Vorderwand im Abstand von ca. 120° 2 Nähte gesetzt werden, deren Enden als Haltefäden dienen können *(Abb. 12:4a–c)*. Die Adaptation der Vorderwand wird durch weitere Nähte vervollständigt. Nach Drehen des Gefäßes an den Haltefäden oder den Mikrogefäßklemmen erfolgt der Nahtverschluß der Hinterwand in gleicher Weise *(Abb. 12:4d)*. Sind die Gefäßstümpfe zum Drehen nicht ausreichend mobil (zu kurze Strecke, unmittelbare Nähe einer Aufzweigung), so kann auch zuerst die Hinterwand mit einer Naht gefaßt werden, um dann in 120°-Abständen zunächst weitere Nähte folgen zu lassen. Werden diese als Haltefäden ver-

wendet, erleichtern sie die Durchführung weiterer Einzelknopfnähte. Das Knoten erfolgt mit Hilfe des Mikronadelhalters und der Mikropinzette, die Fäden sollten hierzu nicht länger als 6 cm sein. Es gilt mit möglichst wenig Nähten auszukommen. Bei exakter Stichtechnik reichen im Bereich der Fingerarterien 3 bis maximal 6 Einzelknopfnähte. Die Verwendung sogenannter Approximatoren (hierbei handelt es sich um 2 auf einer Schiene montierte Mikrogefäßklemmen, die auf der Schiene zusammengeschoben werden können) empfiehlt sich aus Platzgründen bei der Versorgung von Hand- und Fingerverletzungen nicht. Außerdem wird bei der Verwendung dieser Geräte das Drehen der Gefäßwand und die Beurteilung der Spannung im Anastomosenbereich erschwert.

Da Mikrogefäßanastomosen hinsichtlich Spannung besonders empfindlich sind, hat sich auch hier das großzügige Einsetzen von *Veneninterponaten (1)* bewährt. Als Spenderregion eignen sich vor allem die kleinen Venen an der Beugeseite des Handgelenkes, da ihr Kaliber dem der Fingerarterien entspricht. Das prinzipielle Vorgehen gleicht dem in der Makrogefäßchirurgie. Auch hier ist mit feinen Venenklappen zu rechnen. Daher müssen die Interponate in Gegenrichtung eingesetzt werden. Allerdings ist ein Kalibersprung nicht immer zu vermeiden. Das Vorgehen in solchen Fällen wird in *Abb. 12:5* gezeigt. Nach Fertigstellung der Anastomose wird wie in der Makrogefäßchirurgie zuerst die distale Gefäßklemme entfernt und danach die proximale. Bei kleineren Blutungen dichtet die Anastomose unter einem vorsichtig aufgelegten Präpariertupfer nach wenigen Minuten spontan ab. Andernfalls sind ergänzende Einzelknopfnähte notwendig. Die Überprüfung des Blutstromes kann in der in *Abb. 12:6* gezeigten Weise erfolgen *(7)*.

Intraoperativ erschwert bisweilen ein *Gefäßspasmus* die Beurteilung der Mikrogefäßanastomose. Man kann in solchen Fällen die Gefäßwand mit einem Lokalanästhetikum beträufeln und muß im übrigen geduldig abwarten bzw. kann zwischenzeitlich andere mitverletzte Strukturen versorgen.

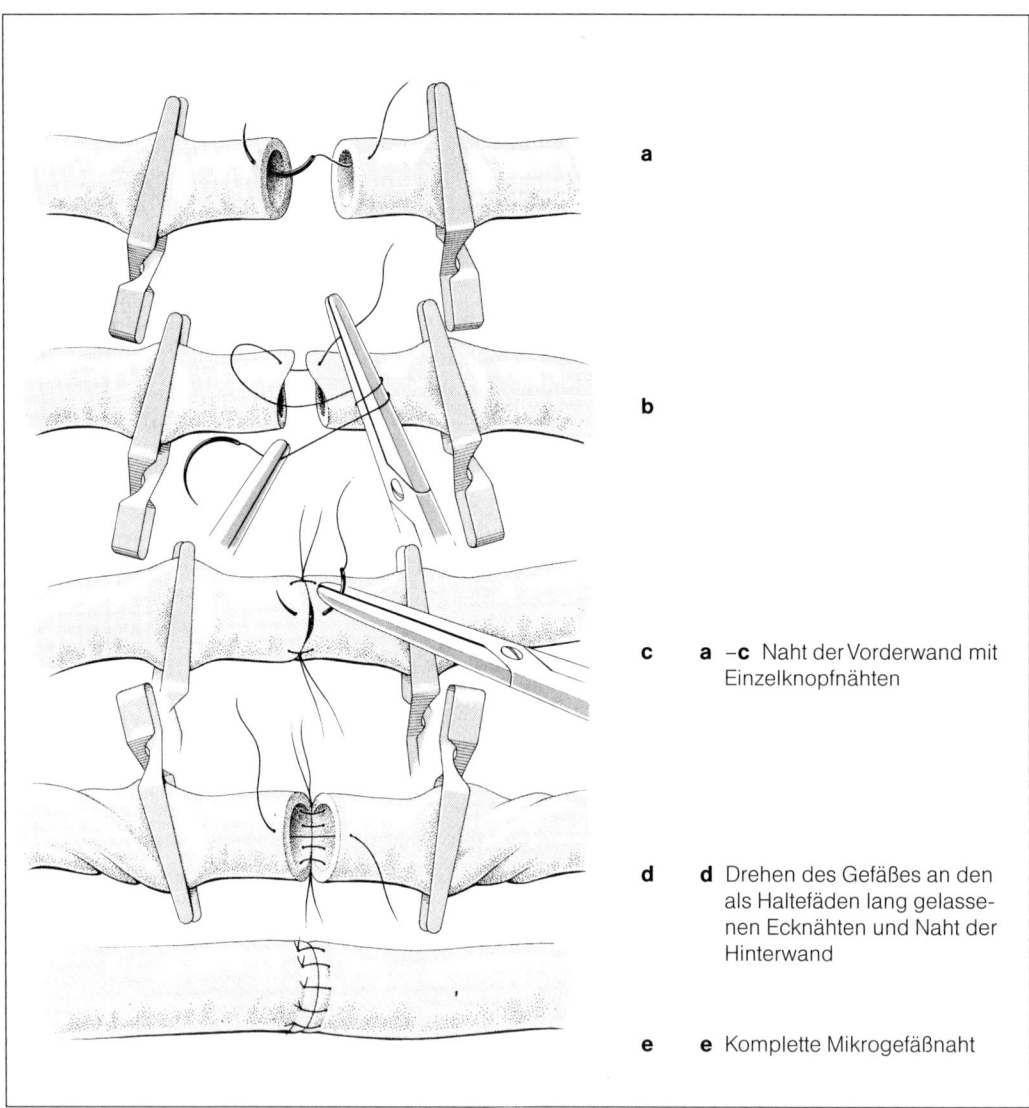

a

b

c   **a –c** Naht der Vorderwand mit
    Einzelknopfnähten

d   **d** Drehen des Gefäßes an den
    als Haltefäden lang gelasse-
    nen Ecknähten und Naht der
    Hinterwand

e   **e** Komplette Mikrogefäßnaht

Abb. 12:4   Operationstechnik einer Mikrogefäßanastomose

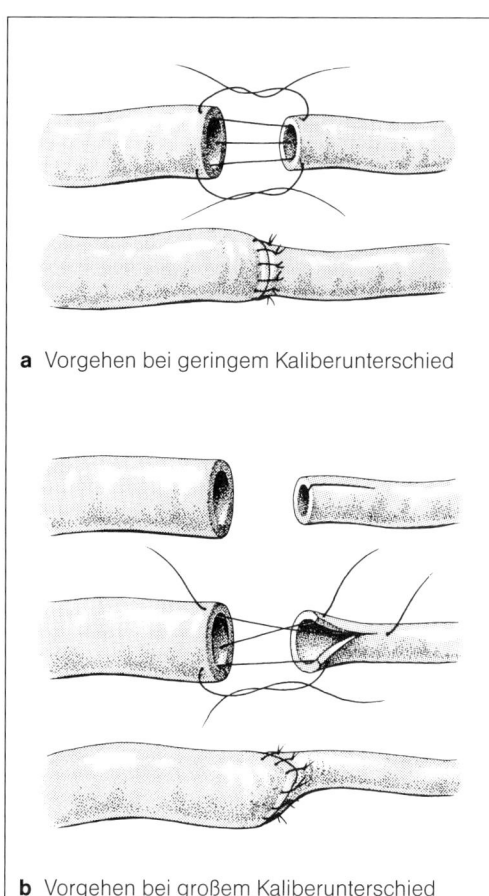

a Vorgehen bei geringem Kaliberunterschied

b Vorgehen bei großem Kaliberunterschied

Abb. 12:5   End-zu-End-Anastomosen bei unterschiedlichem Gefäßdurchmesser

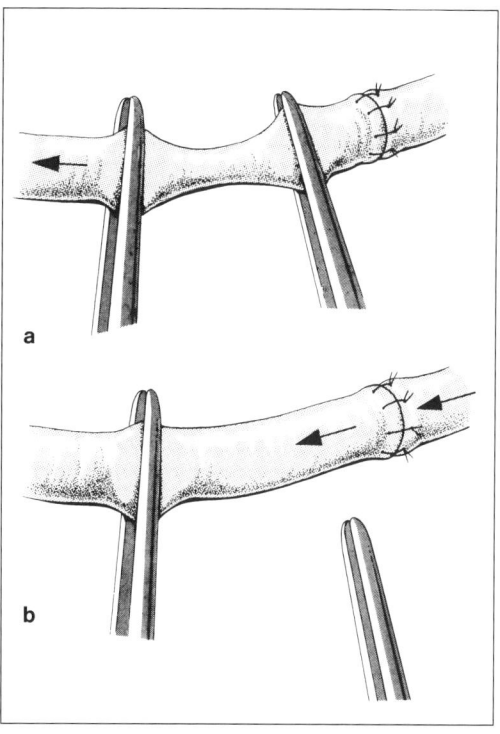

a

b

Abb. 12:6   Prüfung der Funktionstüchtigkeit einer Mikrogefäßanastomose
a jenseits der Gefäßnaht wird mit zwei Mikropinzetten das Gefäß ausgestrichen
b bei intakter Anastomose füllt sich nach Abnehmen der anastomosennahen Pinzette rasch der ausgestrichene Gefäßabschnitt

12.7 **Komplikationen**

An erster Stelle steht hier die Thrombose im Anastomosenbereich. Als Ursachen kommen sowohl im makrogefäßchirurgischen Bereich meist technische Fehler wie Mitfassen der Hinterwand, Gefäßnaht unter Spannung sowie Anastomosen in vorgeschädigten Gefäßwandabschnitten, die nicht ausreichend reseziert wurden, in Frage. Auch eine Abknickung, z.B. bei zu langem Veneninterponat, kann zu einem Frühverschluß führen. Die relativ seltene versehentliche Verbindung einer Arterie mit einer Vene kann bedeutungslos bleiben oder zu einer arteriovenösen Fistel führen. Nachblutungen und Thrombosierung der Anastomose können auf dem Boden einer Wundinfektion entstehen *(9)*.
Die Behandlung von Thrombosen im Gefäßnahtbereich erfordert meistens eine Resektion der Anastomose und je nach Ausdehnung dieser Resektion eine Überbrückung durch ein Veneninterponat. Arteriovenöse Fisteln sollten unterbunden werden. Bei einer infizierten Anastomose ist entweder die

Resektion des Gefäßes mit der Ligatur seiner Stümpfe erforderlich, oder man kann das infizierte Gebiet mit Hilfe eines langstreckigen Veneninterponates und dem Anschluß des Interponates an nicht infizierte Gefäßstümpfe umgehen (unter adäquatem Antibiotikaschutz).

12.8 Nachbehandlung

Diese entspricht im medikamentösen Bereich der Nachbehandlung nach Replantationen und setzt bereits intraoperativ ein, wenn es sich um Hauptarterien handelt, deren erneute Unterbrechung schwerwie-

gende Schäden hervorrufen würde. Bereits vor dem Freigeben des Blutstromes werden bis zu 500 ml einer niedermolekularen Dextranlösung (mittleres Molekulargew. 40000), z.B. Onkovertin, Rheofusion usw., infundiert. Zur Vermeidung allergischer Zwischenfälle empfiehlt es sich, 20 ml Promit (11,5 g/10 ml) zuvor intravenös zu injizieren. Postoperativ wird entsprechend Tabelle 5 die medikamentöse Behandlung weitergeführt (2).

Die postoperative Verbandstechnik muß jegliche Einschnürungen vermeiden. Je nach Art der Begleitverletzungen kann eine gut gepolsterte Gipsschiene angebracht sein. Bei alleinigen Gefäßverletzungen reicht jedoch die vorsichtige Lagerung ohne zusätzliche Fixierung im allgemeinen aus.

Tab. 5 **Medikamentöse Nachbehandlung nach der Wiederherstellung wichtiger Gefäßabschnitte und nach Replantationen** (Kap. 13.1)

Substanz	Handelsname	Dosierung		
Niedermolekulares Dextran	Rheofusin®, Onkovertin®	i.v. 2 x 250 ml	tgl.	6 Tage
Acetylsalicylsäure	Colfarit®	p.o. 3 x 0,5 g	tgl.	14 Tage
Dipyridamol	Persantin®	p.o. 2 x 75 mg	tgl.	14 Tage
Antibiotika:				
Cephalosporin		i.v. 3 x 2 g	tgl.	6 Tage
Gentamicin		i.m. 2 x 40 mg	tgl.	6 Tage

Literatur

1. *Allen, E.V.:* Thrombangitis obliterans: methods of diagnosis of chronic occlusive arterial lesions distal to the wrist with illustrative cases. Am. J. Med. Sci. 178 (1929) 237
2. *Biemer, E., Duspiva, W.:* Rekonstruktive Mikrogefäßchirurgie. Springer, Berlin 1980
3. *Cooley, D. A., Wukusch, D. C.:* Techniques in Vascular Surgery. Saunders Co., Philadelphia 1979 (Gefäßchirurgie – Indikation und Technik. Schattauer, Stuttgart 1980)
4. *Kleinert, H. E., Kasdan, M. L., Romero, J. L.:* Small blood-vessels anastomosis for salvage of severely injured upper extremity. J. Bone Jt. Surg. 45-A (1963) 788
5. *Linder, F., Vollmar, J.:* Die chirurgische Behandlung akuter Arterienverletzungen und ihrer Folgezustände. Hefte Unfallheilkunde 81 (1965) 38
6. *Mehl, R. L., Paul, H. A., Shorey, W., Schneewind, J., Beattle, E.:* Treatment of »toxemia« after extremity replantation. Arch. Surg. 89 (1964) 871
7. *O'Brien, B., Mc. C.:* Microvascular reconstructive surgery. Churchill Livingstone, Edinburgh 1977
8. *Poisel, S.:* Deskriptive Anatomie. In: Handchirurgie Bd. I, hrsg. von H. Nigst, D. Buck-Gramcko, H. Millesi, Thieme, Stuttgart 1981
9. *Vollmar, J.:* Rekonstruktive Chirurgie der Arterien, 3. Auflage. Thieme, Stuttgart 1982 (Reconstructive Surgery of the Arteries. Thieme-Stratton Inc., New York 1980)

13 Amputationsverletzungen

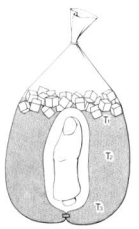

13.1 Replantationen

13.1.1 Allgemeines

Die *Behandlungsmöglichkeiten von Amputationsverletzungen* im Hand- und Fingerbereich wurden durch die Einführung mikrochirurgischer Verfahren, wie aus der großen Zahl weltweit erfolgreich durchgeführter Replantationen zu ersehen ist, erheblich verbessert. Dennoch haben die hergebrachten Methoden der Versorgung eines Amputationsstumpfes ihre Bedeutung behalten, da in vielen Fällen eine Replantation nicht sinnvoll oder nicht möglich ist.

Nicht zuletzt infolge der großen Publizität, die Berichte über erfolgreiche Replantationen erfahren haben – beim Patienten wurden vielfach Erwartungen geweckt, die die Möglichkeiten dieser Verfahren übersteigen –, stellt sich zu Beginn jeder Behandlung von Amputationsverletzungen als erstes die Frage nach der Durchführbarkeit einer Replantation.

Die *Definition der Replantation* geht von der Wiederherstellung der vollständig unterbrochenen Durchblutung in einem subtotal oder total abgetrennten Glied aus. Bei subtotalen Amputationen können für die spätere Funktion wertvolle Strukturen wie einzelne Nerven, Sehnen oder auch Venen aufweisende Hautbrücken erhalten geblieben sein. Lag noch eine, wenn auch ungenügende Restdurchblutung vor und wurden die Hauptblutbahnen wiederhergestellt, so spricht man von einer *Revaskularisation* (Kap. 12.5) *(2)*.

Grundlage für eine erfolgreiche Replantationstätigkeit ist die Beherrschung der in den vorgenannten Kapiteln dargelegten Operationsverfahren bezüglich der Versorgung von Frakturen, Sehnen-, Nerven- und Gefäßverletzungen. Eine Unterscheidung zwischen Makro- und Mikroreplantation ist insofern sinnvoll, als muskeltragende Amputate eine kürzere Toleranzzeit der Durchblutungsunterbrechung aufweisen und bei Makroreplantationen die Gefäße nicht unter dem Mikroskop genäht werden müssen.

13.1.2 Historische Entwicklung

Voraussetzung für das erfolgreiche Wiederannähen abgetrennter Hand- und Fingerteile war die Entwicklung und Perfektionierung der Mikrochirurgie. 1953 wurde das moderne Operationsmikroskop mit coaxialer Beleuchtung und variabler Vergrößerung *(Carl Zeiss)* eingeführt. Mit dieser Verbesserung der Mikroskope, der Verfeinerung des Operationsinstrumentariums und der Nahtmaterialien hat sich seit etwa 1960 außer der Chirur-

Tab. 6 Behandlung von Amputationsverletzungen bis zur Replantation

Amputationsstumpf:	1. keine Reinigungsversuche 2. keine Unterbindungen (wenn möglich) 3. sterile Kompressionsverbände
Amputat:	1. keine Reinigungsversuche 2. kein Einlegen in Lösungen irgendwelcher Art 3. trocken einwickeln in sterile Kompressen oder Tücher und wasserdicht verpackt auf Eis (Abb. 13:2) oder in einem Replantationsbeutel (Abb. 13:1) transportieren 4. in der Klinik: steril verpackt in + 4 °C gekühlten Schrank legen

gie der peripheren Nerven *(14)* auch die der kleinen Blutgefäße entwickelt *(5)*.

1965 gelang erstmals die erfolgreiche Replantation eines vollständig abgetrennten Daumens in Japan *(6)*. Über größere Fallzahlen erfolgreich replantierter Finger wird seit 1973 *(1, 9)* berichtet. Parallel hierzu wurden seit ca. 1972 die Techniken der freien Gewebstransplantationen mit mikrochirurgischem Gefäßanschluß entwickelt. Von diesen Techniken haben für die Handchirurgie die freie Zehentransplantation als Fingerersatz und in gewissem Umfang auch mikrovaskuläre Haut-, Muskel- und Knochentransplantationen Bedeutung erlangt *(2, 4)*.

13.1.3 Behandlung vor der Replantation

Der sachgerechte Umgang mit abgetrennten Körperteilen stellt die erste Voraussetzung für das Gelingen einer Replantation dar *(Tab. 6)*.

In erster Linie sind Reinigungsmittel zu vermeiden, da Desinfektionsmittel die Gefäßstümpfe zusätzlich schädigen können. Dies gilt für den Amputationsstumpf wie für das Amputat.

Das Einlegen in Lösungen führt, auch wenn es sich um Ringerlösung handelt, nach einiger Zeit zu Verquellungen der Gefäßintima in den anzuschließenden Arterien und Venen.

Bei zu tiefer Kühlung (unter 0° C) besteht die Gefahr von Gefrierschäden am Amputat. Vor allem bei der Kühlung auf dem Transport muß dies beachtet werden. Sinn der Kühlung ist die Verlängerung der Zeitspanne, in der ein Amputat wieder an die Blutversorgung angeschlossen sein muß *(Tab. 7) (2, 8)*.

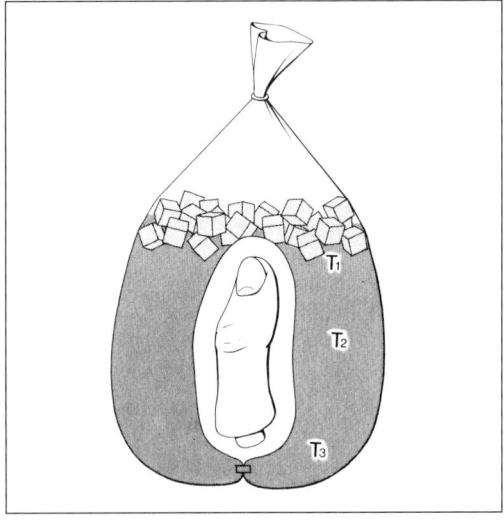

T_1: Temperatur in Eisnähe: ca. 0° C
T_2: Temperatur ca. 3–4 cm unterhalb der Eisschicht: +2° C bis +3° C
T_3: Temperatur im Abstand von mehr als 6 cm von der Eisschicht: ca. +4° C

Abb. 13:1   Transport eines Amputates in einem doppelwandigen Replantationsbeutel

Transport von Amputaten (13)

Für den Transport wird zur Verpackung meist ein doppelwandiger Plastikbeutel empfohlen *(Abb. 13:1)*.

Diesem Verfahren liegt folgende Überlegung zugrunde: Wasser mit einer Temperatur von +4° C hat die höchste physikalische Dichte und ist damit bei dieser Temperatur am schwersten. Daher findet man in einem mit Wasser und Eis gefüllten Gefäß bei Temperaturen der umgebenden Luft zwischen +10° C und +25° C im Bereich des an der Oberfläche schwimmenden Eises eine Temperatur von 0 ° C. Diese Temperatur steigt mit zunehmen-

Tab. 7   Maximale Revaskularisationszeiten verschiedener Amputate

Amputate ohne Muskulatur (z.B. Finger)	ungekühlt	8–12 Stunden
	gekühlt (+ 4° C)	bis 24 Stunden
Amputate mit Muskulatur (z.B. Arme)	ungekühlt	4–5 Stunden
	gekühlt (+ 4° C)	bis 8 Stunden

der Wassertiefe bis auf + 4 °C am Grund eines solchen Behälters an.

Allerdings sollte bei der Verwendung solcher Replantationsbeutel darauf geachtet werden, daß das wasserdicht verpackte Amputat einen Abstand zur an der Wasseroberfläche schwimmenden Eisschicht aufweist (hängender Transport). Alternativ zur Wasser-/Eismischung können auch andere Kühlmischungen verwendet werden, sofern eine Kühlung auf ca. + 4 °C erreicht wird.

Gute Erfahrungen haben wir auch mit der einfachen Lagerung eines durch Kompressen und einen wasserdichten Plastikbeutel geschützten Amputates auf Eis (entsprechend *Abb. 13:2) (3, 16)*. Selbst bei der Verwendung von anfänglich tiefgefrorenem Eis (–25° C) verhindern 1 bis 2 Kompressenlagen eine zu tiefe Kühlung *(Abb. 13:2* u. *13:3)*.

In der Klinik ist ein + 4 °C aufweisender Kühlschrank der geeignete Aufenthaltsort bis zum Replantationsbeginn (nicht das Tiefgefrierfach!!!). Diese Aufbewahrungsweise ist vor allem wichtig bei Amputationen mehrerer Finger, die nacheinander replantiert werden sollen.

Bei subtotalen Amputationsverletzungen, bei denen Strukturen wie Beugesehnen, Nerven oder Hautbrücken erhalten sind, sollten lediglich trockene Kompressionsverbände angelegt werden. Ist ein rascher Transport gewährleistet, ergeben sich durch das Fehlen der Kühlung keine wesentlichen zeitlichen Nachteile *(Tab. 7)*.

13.1.4 Indikationsstellung

Der *zeitliche Aufwand* einer einzelnen Fingerreplantation beträgt bei glatten Amputationen 2 bis 4, bei ungünstigen Verhältnissen 4 bis 6 Stunden. Sind mehrere Finger oder eine ganze Hand betroffen, so verlängert sich die Operationszeit auf 10 bis 12 Stunden. Nach der Replantation an der oberen Extremität ist bis zur primären Einheilung mit einem stationären Krankenhausaufenthalt von 2 bis 3

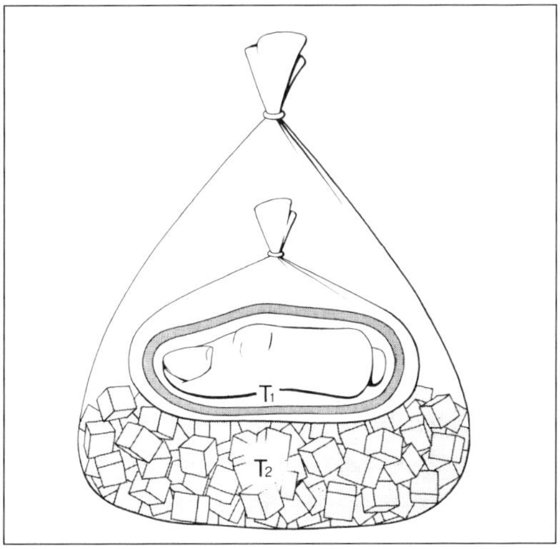

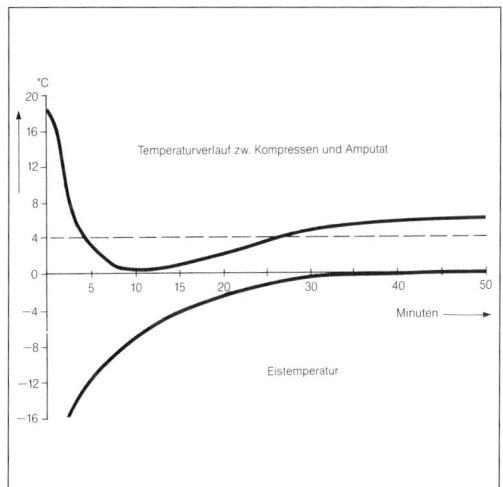

T₁: Temperatur an der dem Eis zugewandten
    Seite des in Kompressen eingepackten
    Amputates
T₂: Eistemperatur
(s. *Abb. 13:3* Grafik des Temperaturverlaufes)

Abb. 13:2   Transport eines durch Kompressen und Plastikbeutel geschützten und auf Eis gelagerten Amputates

**Abb. 13:3   Temperaturverlauf von T₁ und T₂ in
Abb. 13:2** (Umgebungstemperatur: +19°C, anfängliche Eistemperatur: –25° C, Eismenge: entsprechend 250 ml Wasser, Dicke der Kompressenschicht: 0,6 cm)

Wochen zu rechnen. Je nach Art der Amputation, Alter des Patienten, Amputationshöhe und Art des Berufes beträgt die Gesamtdauer der Arbeitsunfähigkeit 3 bis 18 Monate. Gerade bei älteren Patienten läßt die erreichbare Beweglichkeit viele Wünsche offen. Vor dem Hintergrund dieser Gegebenheiten, über die der Patient vor Beginn der Operation in einem vertretbaren Umfang aufgeklärt werden sollte, stellt sich die Frage nach der Indikation.

Bei der Indikationsstellung sollten, wie in *Tabelle 8* berücksichtigt, die *funktionellen Gesichtspunkte* vorrangig sein. Es gibt eine Reihe von Amputationsverletzungen, bei denen die Notwendigkeit, eine Replantation durchzuführen, außer Frage steht *(Abb. 13:4)*. Demgebenüber fordern vor allem die in der Gruppe der relativen Indikation *(Tab. 8)* zusammengefaßten Verletzungen ein eingehendes Gespräch mit dem Patienten, um Sinn und Wert einer Replantation zu klären. So kann z.B. bei intakten Nachbarfingern ein im Mittel- oder Grundgelenk versteifter Finger beim Handarbeiter die verbliebene Handfunktion zusätzlich stören, oder als Gegenbeispiel hierzu kann ein isoliert abgetrennter Finger für die persönliche oder berufliche Situation eines Patienten eine spezielle Bedeutung haben, so daß in diesem Fall aus einer relativen eine echte Indikation wird.

Gegenüber diesen Überlegungen spielt das Lebensalter eine eher untergeordnete Rolle. Nach eigenen Erfahrungen lassen sich auch noch bei Patienten im Alter von über 60 Jahren wertvolle Funktionsgewinne nach erfolgreich durchgeführter Replantation erzielen, wobei auch bei diesen Patienten die Einheilung meist komplikationslos abläuft.

Tab. 8   **Indikation zur Replantation**

Absolute Indikation

1. Amputation mehrerer Langfinger
2. Amputation bei gleichzeitiger Verletzung mehrerer Langfinger
3. Amputation des Daumens
4. Amputation der Mittelhand
5. Amputation der Hand
6. Amputationsverletzung bei Kindern

Relative Indikation

1. isolierte Langfinger bei intakten Nachbarfingern (Ausnahme: besondere berufliche oder persönliche Situation, die dem betroffenen Finger eine besondere Funktion zuweisen)
2. einzelne Endglieder
3. einzelne Langfinger mit zerstörten Grund- oder Mittelgelenken

Keine Indikation liegt vor bei

1. Zusatzverletzungen von vitaler Bedeutung
2. unsachgemäßer Behandlung des Amputates (tiefgefroren, Lagerung in Lösungen)
3. ausgedehnter Zerstörung des Amputates
4. Amputationen jenseits der Nagelwurzel
5. fehlender Replantationswilligkeit oder Kooperationsbereitschaft des Patienten

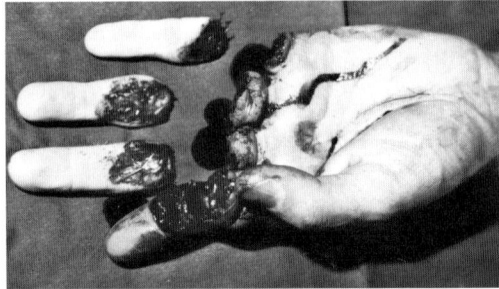

a Ausgangssituation. Eindeutige Indikation zur Replantation von wenigstens 2 bis 3 Fingern

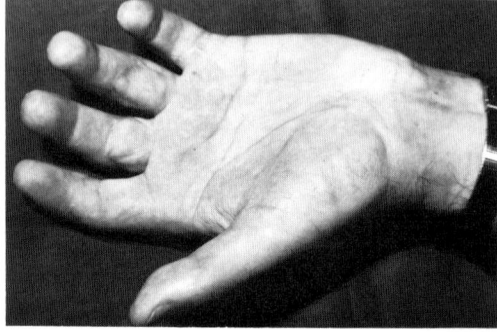

b Zustand 6 Monate nach erfolgreicher Replantation aller 4 Langfinger

Abb. 13:4   Replantation bei einer Kreissägenamputation aller 4 Langfinger

Bei *Mehrfachamputationen,* vor allem wenn der Daumen mitbetroffen ist, kann es sinnvoll sein, ein gut erhaltenes Amputat nicht an den ihm zugehörigen Amputationsstumpf zu replantieren, sondern an den Stumpf eines funktionell wichtigeren Fingers, dessen Amputat infolge zu starker Zerstörung für eine Replantation nicht mehr in Frage kommt *(Abb. 13:5).*

Die *anatomische Grenze* der Replantierbarkeit mit mikrochirurgischen Mitteln stellt der Nagelfalz im Fingerendglied dar *(Abb. 13:6),* da hier vor allem Venen in ausreichender Größe fehlen und die Nerven bereits in Endäste aufgezweigt sind *(2).*

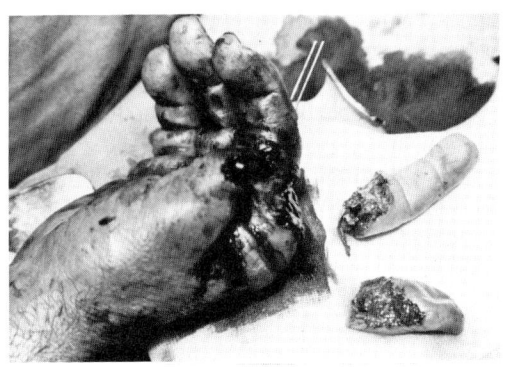

a Intraoperativ

13.1.5 **Amputationsarten**

Die operativen Voraussetzungen können sich je nach Unfallmechanismus zu Beginn einer Replantation erheblich unterscheiden.

Am günstigsten sind glatte Amputationen ohne zusätzliche Schädigung des Amputates (Beilhieb, Schneidemaschinen). Solche Amputationsverletzungen lagen im eigenen Krankengut allerdings nur bei ca. 5% aller Replantationen vor. Etwas schwieriger zu versorgen sind Kreissägenverletzungen (ca. 50% im eigenen Krankengut), bei denen durch Zähne im Sägeblatt und deren Schränkung Zerreißungen in den Weichgeweben und Splitterungen

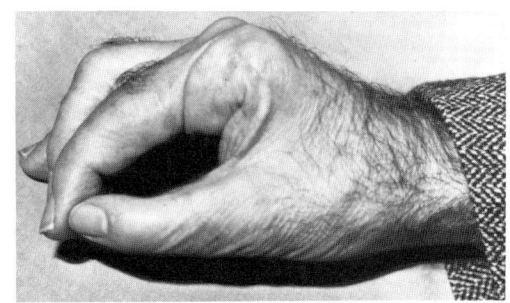

b Nach 1 Jahr

Abb. 13:5   Primäre Transplantation eines abgetrennten Zeigefingers auf den Amputationsstumpf des Daumens bei weit bis in die Fingerbeere hinein zerstörtem Daumenamputat

in den Knochenstümpfen entstehen. Allerdings betrifft diese Schädigung meist nur

a Durch Ausriß amputiert sind das Ringfingerendglied jenseits der anatomischen Replantationsgrenze, der Mittelfinger im Endgelenk, der Zeigefinger zwischen Endgelenk und Nagelwurzel (keine Replantation möglich wegen Ausriß der Gefäße bis über die Replantationsgrenze hinaus)

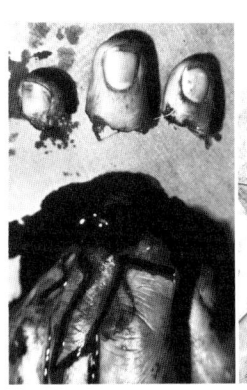

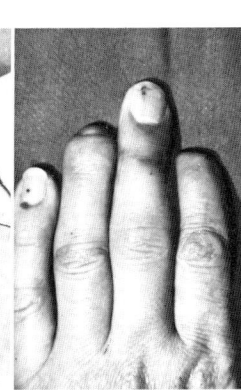

b Sekundäre Nerventransplantation am replantierten Mittelfinger

c Endzustand nach 6 Monaten

Abb. 13:6   Replantationsgrenzen

einen relativ kleinen Bereich in der unmittelbaren Verletzungszone, so daß nach kurzstreckiger Resektion zerfetzter Strukturen die Bedingungen bezüglich der Einheilung ebenfalls gut sind.

Wesentlich ungünstiger sind Amputationen, die aufgrund von Quetsch- oder Ausrißmechanismen (zum Teil mit Skelettierung des Amputationsstumpfes) entstehen. Bei solchen Verletzungen liegen häufig anfänglich schwer zu erkennende Schädigungen der verschiedensten Strukturen bis weit in das Amputat oder den Amputationsstumpf hinein vor (Kap. 13.1.7).

13.1.6 Operatives Vorgehen

Präoperative Vorbereitung

Vor Beginn der eigentlichen Operation sollten Amputat und Amputationsstumpf unter sterilen Bedingungen gereinigt werden. Dies kann bei starker Verschmutzung vorsichtig mit Äther oder Benzin geschehen, anschließend ist ein kurzes Abwaschen in steriler Ringerlösung, gegebenenfalls versetzt mit einem gewebefreundlichen Desinfiziens (z.B. Polyvinylpyrrolidon-Jod-Lösung), sinnvoll.

Das Anlegen einer pneumatischen Blutsperre kann zu Beginn die Präparation im Amputationsstumpf erleichtern und hilft den Blutverlust in Grenzen zu halten. Bei größeren Amputationsverletzungen (mehrere Finger, Hand oder Unterarm) sollten 1 bis 3 Blutkonserven bereitgestellt werden.

Beginnt man die eigentliche Operation mit der Präparation des Amputationsstumpfes, so kann während dieser Zeit das Amputat weiterhin bei +4° C im Kühlschrank verbleiben.

Operationstechnik

Als erstes werden die zu vereinigenden Strukturen mit Hilfe von Erweiterungsschnitten dargestellt. Zu stark geschädigte Gewebsabschnitte sind zu resezieren.

Der Knochen wird entsprechend dem Ausmaß der Weichteilschädigung gekürzt und für die

Osteosynthese vorbereitet. Bei Amputationen mit Gelenkzerstörungen sind funktionsgerechte Arthrodesen anzustreben (Kap. 7.2, S. 152f.). Beugesehnennähte können bereits durch Anlegen des ersten Teiles einer inneren Haltenaht *(Abb. 8:10a*, S. 176) vorbereitet werden. Die Präparation der Nervengefäßbündel erfolgt zumindest im Finger- und Mittelhandbereich unter dem Operationsmikroskop. Ist auf diese Weise der Stumpf für die Replantation vorbereitet, wird die entsprechende Präparation am Amputat durchgeführt, sofern dies nicht bereits durch ein zweites Operationsteam erfolgt ist.

Zur *Vereinigung der einzelnen Strukturen* hat sich die in der *Abb. 13:7* gezeigte Reihenfolge bewährt *(2)*.

Als rasch durchzuführende Osteosynthese im Fingerbereich genügen häufig 2 parallele Kirschnerdrähte (dieses Verfahren ist in jedem Fall anwendbar) oder eine intraossäre Drahtnaht in Kombination mit einer zweiten oder einem schrägen Kirschnerdraht *(vgl. Abb. 5.3b* u. *d*, S. 97).

Das letztere Verfahren hat den Vorteil einer besseren Stabilität, ist jedoch nicht möglich in gelenknahen Bereichen oder bei längsverlaufenden Splitterverletzungen der Knochenstümpfe, wie sie bei Kreissägenamputationen häufig vorkommen.

An der Mittelhand, der Handwurzel und bisweilen auch an den Fingergrund- und Mittelgliedern kommen dorsal anzulegende Mini- oder Kleinfragmentplatten besonders in Form von Mini-H-Platten *(Abb. 13:8)*, am Handgelenk oder Unterarm Drittelrohrplatten oder Kleinfragmentkompressionsplatten zur Anwendung. Bei fortgeschrittener Ischämiezeit kann eine primär rasch durchgeführte Kirschnerdraht-Osteosynthese, auch wenn sie nicht ideal stabil ist, für die Einheilung ausreichen und unter Umständen später durch eine stabile Plattenosteosynthese ersetzt werden *(Abb. 13:10e–g)*.

Die *Naht der Beugesehnen* erfolgt in der in Kap. 8.4.2. (S. 174) angegebenen Weise.

Im Fingerbereich sollten *beide beugeseitigen Arterien*, im Mittelhandbereich der oberflächli-

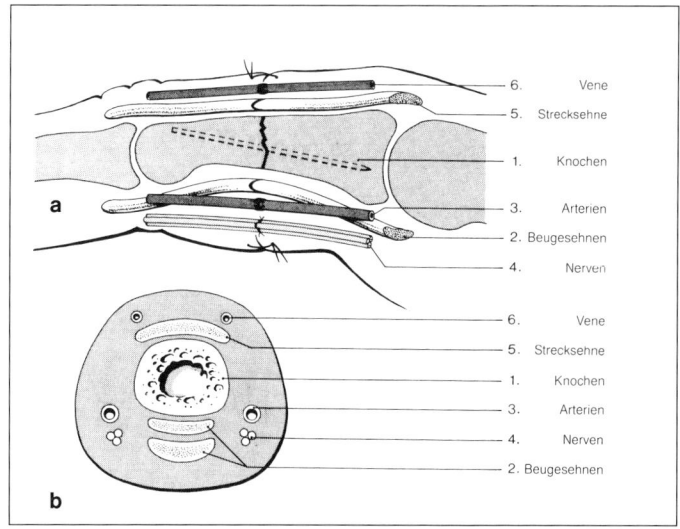

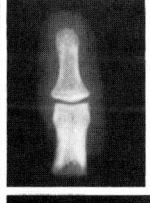

6.   Vene
5.   Strecksehne
1.   Knochen
3.   Arterien
2. Beugesehnen
4.   Nerven

6.   Vene
5.   Strecksehne
1.   Knochen
3.   Arterien
4.   Nerven
2. Beugesehnen

Abb. 13:7   Reihenfolge der bei einer Replantation zu versorgenden Strukturen

che Hohlhandbogen und am Handgelenk und Unterarm A. radialis und A. ulnaris rekonstruiert werden (Operationstechnik s. Kap. 12.6.2). Ist bei der Gefäßrekonstruktion eine spannungsfreie Anastomose nicht gewährleistet, so erfolgt die Wiederherstellung durch ein *Mikroveneninterponat* (Kap. 12.6.2).

Die Vereinigung der *Nervenstümpfe* wird mit Hilfe einer kombinierten epi-perineuralen oder rein perineuralen Nahttechnik durchgeführt (Kap. 10.4.3.3, S. 212).

Für die Versorgung der Strecksehnen reichen einfache U-Nähte aus. Sofern möglich, sollte man dabei je nach Höhe der Amputations-

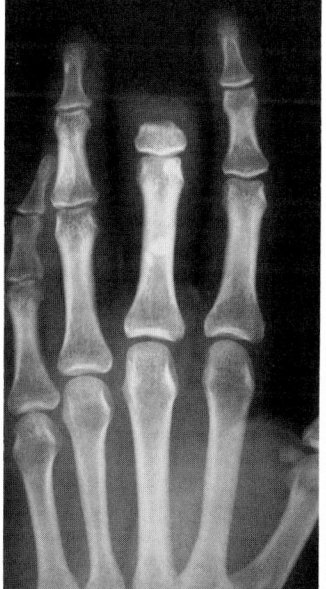

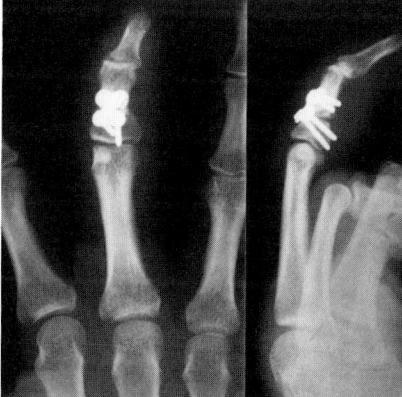

a Abriß des Mittelfingers durch ein Pferdehalfter

b Knöcherne Refixierung, bei der die Mini-H-Platte nur eine geringe Freilegung der Knochenränder erfordert und eine sofortige Übungsstabilität gewährleistet

Abb. 13:8   Beispiel für eine Osteosynthese mit einer Mini-H-Platte

Tab. 9 **Zusammenstellung der Abtrennungsbereiche bei Ausrißamputationen**

Strukturen	Bevorzugter Abtrennungsbereich und Ausmaß der Schädigung
Knochen (Skelett)	Gelenkbereich (Erwachsene), Wachstumsfugen (Kinder und Jugendliche)
Sehnen	Ausriß weit proximal aus der Unterarmmuskulatur
Nerven	Über eine lange Strecke reißen immer wieder einzelne Faszikel ab; dies führt zu einem spindeligen Auslaufen der Nervenstümpfe. Zusätzlich werden die Faszikel durch Überdehnung geschädigt.
Arterien	Der Abriß erfolgt proximal oder distal des Amputationsbereiches, wobei die drei Wandschichten einer Arterie unterschiedlich geschädigt werden: z.B. Skelettierung der Media und Intima durch Abstreifen der Adventitia auf der einen Seite der Amputation, während auf der anderen Seite nur der leere Adventitiaschlauch zurückbleibt. Zusätzlich liegen zum Teil weit in die Gefäßstümpfe hineinreichende Läsionen der Intima vor, so daß proximal einer einwandfrei durchgeführten Gefäßanastomose leicht ein thrombotischer Verschluß entstehen kann.
Venen	Hier findet die Durchtrennung meist im Bereich der Hautdurchtrennung statt, wobei die Gefäßstümpfe im allgemeinen nur kurzstreckig geschädigt sind.
Haut	Häufig liegt eine Skelettierung der Amputationsstümpfe von mehreren Zentimetern vor.

stelle die differenzierte Struktur des Streckapparates (Mittelzügel, Seitenzügel, Sehnen der Handbinnenmuskulatur) berücksichtigen.

Die *Technik der Venennaht* entspricht prinzipiell dem Vorgehen, welches bei der Rekonstruktion von Arterien beschrieben wurde (Kap. 12.6.2, S. 239). Infolge der dünneren Gefäßwand kommt es jedoch leicht zum Kollabieren der Vene, und es kann daher etwas schwieriger sein, bei den ersten Nähten das Lumen für die Naht offenzuhalten. Hier ist besondere Sorgfalt nötig, um nicht versehentlich bei einer Naht die Gegenwand mitzufassen.

Bezüglich der Anzahl zu rekonstruierender Venen wurde früher ein Verhältnis gefordert von 2 Venen pro genähter Arterie. Inzwischen hat sich jedoch gezeigt, daß am Finger eine und im Handbereich zwei gut durchgängige dorsale Venen zur komplikationslosen Einheilung ausreichen, auch wenn auf der Beugeseite 2 Arterien genäht wurden. Offensichtlich wird zusätzlich durch den zwangsläufig entstehenden raschen Blutdurchfluß bei nur einer rekonstruierten Vene die Thrombosegefahr im Anastomosenbereich vermindert. Eigene Erfahrungen bestätigen hier die Beobachtung von *Biemer (2)*. Da Venen auf Spannung im Anastomosenbereich besonders leicht mit einer Verengung des Gefäßlumens (Begünstigung eines thrombotischen Verschlusses) reagieren, ist auch bei der Wiederherstellung des venösen Abflusses die großzügige Verwendung von Veneninterponaten angebracht.

Wegen der Bedeutung, die der ungehinderte Abfluß nach zentral für das Offenbleiben genähter Venenanastomosen hat, ist beim *Hautverschluß* mit locker adaptierenden Einzelknopfnähten jegliche Einengung der venösen Ausstrombahn zu vermeiden. Dabei muß auch die postoperative Schwellung im Abtrennungsbereich berücksichtigt werden. Um diesen Forderungen gerecht zu werden, sind häufig kleinere Lappenverschiebungen und das Einsetzen freier Vollhauttransplantate in die angelegten Hilfsschnitte notwendig.

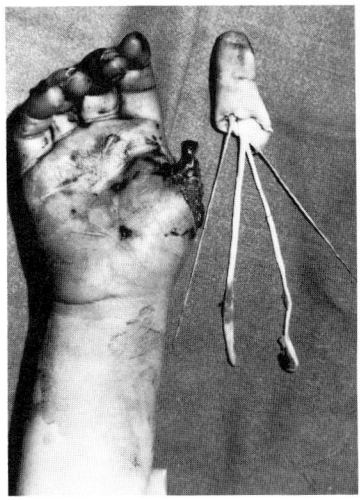 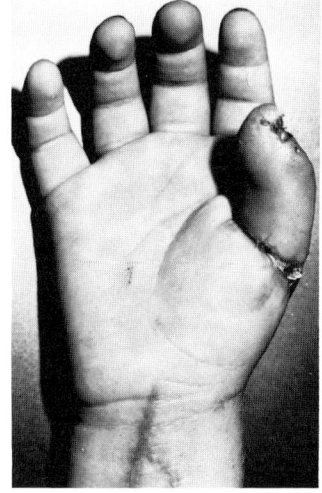 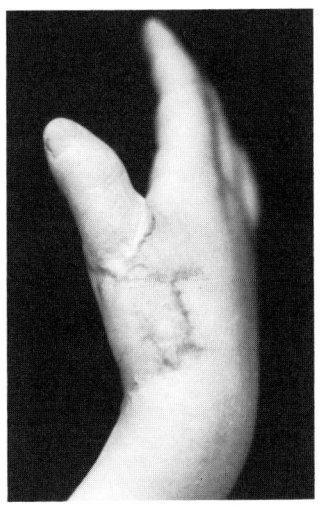

a Ausgangsbefund   **b** 1 und 6   **c** 6 Monate nach Replantation

13.1.7 Besonderheiten bei Ausrißamputationen

Da diese die höchste Zahl an Mißerfolgen sowohl hinsichtlich der Einheilung als auch der späteren Gebrauchsfähigkeit aufweisen, wurden sie vielfach für eine Replantation als ungeeignet angesehen *(3).* Ihre besondere Problematik besteht darin, daß die Abtrennungsstelle der zu versorgenden Strukturen nicht wie bei den übrigen Amputationsverletzungen im äußerlich sichtbaren Amputationsbereich, sondern an unterschiedlichen Stellen im Stumpf oder im Amputat liegt und daß die Strukturen infolge Überdehnung zusätzlich geschädigt werden. Die nebenstehende Zusammenstellung zeigt diese Problematik *(Tab. 9).*

Vor allem durch die Veränderungen in den Arterien ist die Replantierbarkeit bei solchen Ausrißverletzungen präoperativ oft schwer abzuschätzen. So kann bei einem Ausreißen der Gefäßbündel bis in die Fingerbeere hinein ein normalerweise nach seiner Amputationshöhe noch gut replantierbares Amputat aufgrund des Ausrißmechanismus inoperabel werden *(Abb. 13:6).*

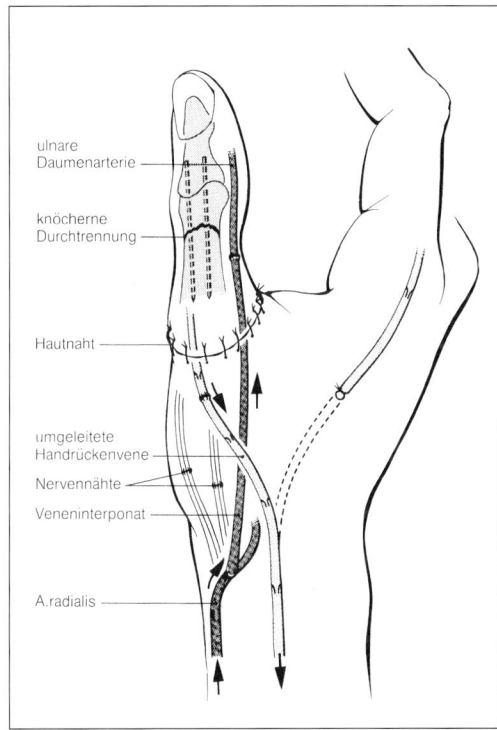

ulnare
Daumenarterie

knöcherne
Durchtrennung

Hautnaht

umgeleitete
Handrückenvene

Nervennähte

Veneninterponat

A. radialis

d Schemazeichnung des operativen Vorgehens

Abb. 13:9 Ausrißamputation eines Daumens bei einem 4jährigen Jungen (Beispiel einer möglichen Vorgehensweise)

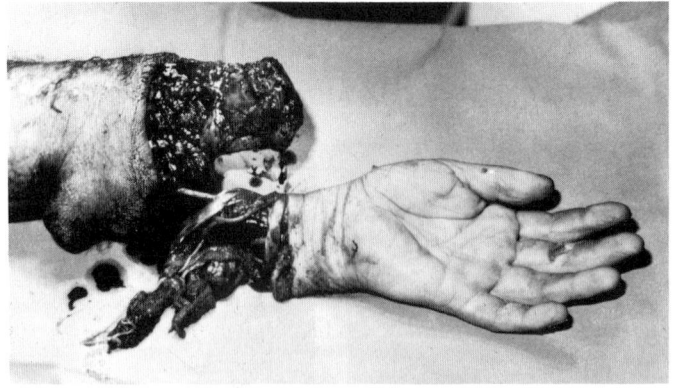

a

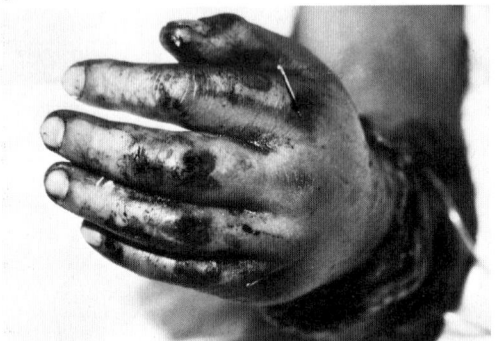

b

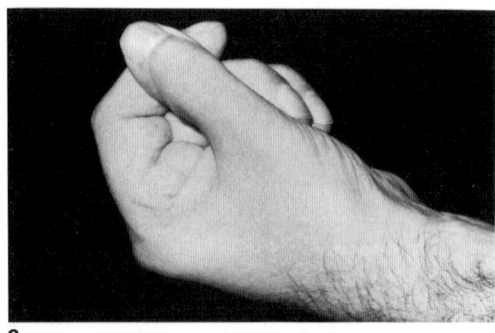

c

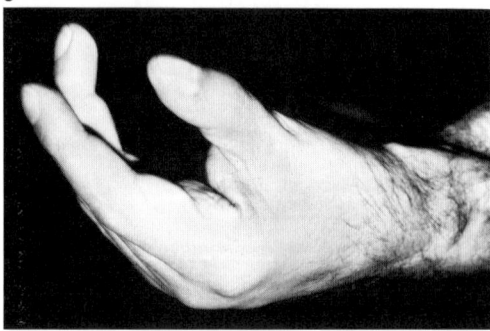

d

Abb. 13:10   Ausrißamputation der Hand durch eine Transportwalze
a und **e** Ausgangsbefund
Wegen Zeitmangels rasche Kirschnerdraht-Osteosynthese zwischen Handwurzel und nachreseziertem Radius (**b** und **f**); postoperativ deutlich sichtbare Quetschmarken **(b)**; Wechsel der Osteosynthese nach 4 Wochen, gleichzeitige Beseitigung einer traumatischen arterio-venösen Fistel (**g**); funktionelles Endergebnis nach 1 Jahr (**c** und **d**), knöcherne Ausheilung nach Metallentfernung (nach 2 Jahren) (**h**)

Langfinger

Die Replantation einzeln ausgerissener Langfinger ist nur ausnahmsweise sinnvoll, wobei kosmetische Gründe überwiegen.

Dies gilt insbesondere für die relativ häufigen Ausrißamputationen des Ringfingers infolge Hängenbleibens am hier getragenen Fingerring. Im allgemeinen wird der Weichteilmantel von der Mitte des Grundgliedes bis zum Endgelenk hin abgestreift. Dort erfolgt dann meist eine Exartikulation. Gleichzeitig wird die tiefe Beugesehne in voller Länge mitausgerissen. In einem Teil dieser Fälle können die Fingerarterien bis in das Endglied hinein beschädigt oder zerstört sein *(15)*.

Da Kürzungen der Amputate nicht unbegrenzt möglich sind, müssen bei der Präparation die intakten Anteile der Nerven-Gefäßbündel über entsprechend lange Erweiterungsschnitte auf der Beugeseite des Amputationsstumpfes und des Amputates aufgesucht und dort reseziert werden (bis zu 2 cm oder mehr von der Abtrennungsstelle entfernt). Zur Wiederherstellung der Durchblutung sind in solchen Fällen defektüberbrückende Veneninterponate (mehrere cm) notwendig, sowohl bei den beugeseitigen Arterien als auch bei den dorsalen Venen.

Die primäre Rekonstruktion der ausgerissenen Beugesehnen ist nicht sinnvoll, so daß man sich bei einer Exartikulation im Endgelenk durch den Ausrißmechanismus (z.B. bei

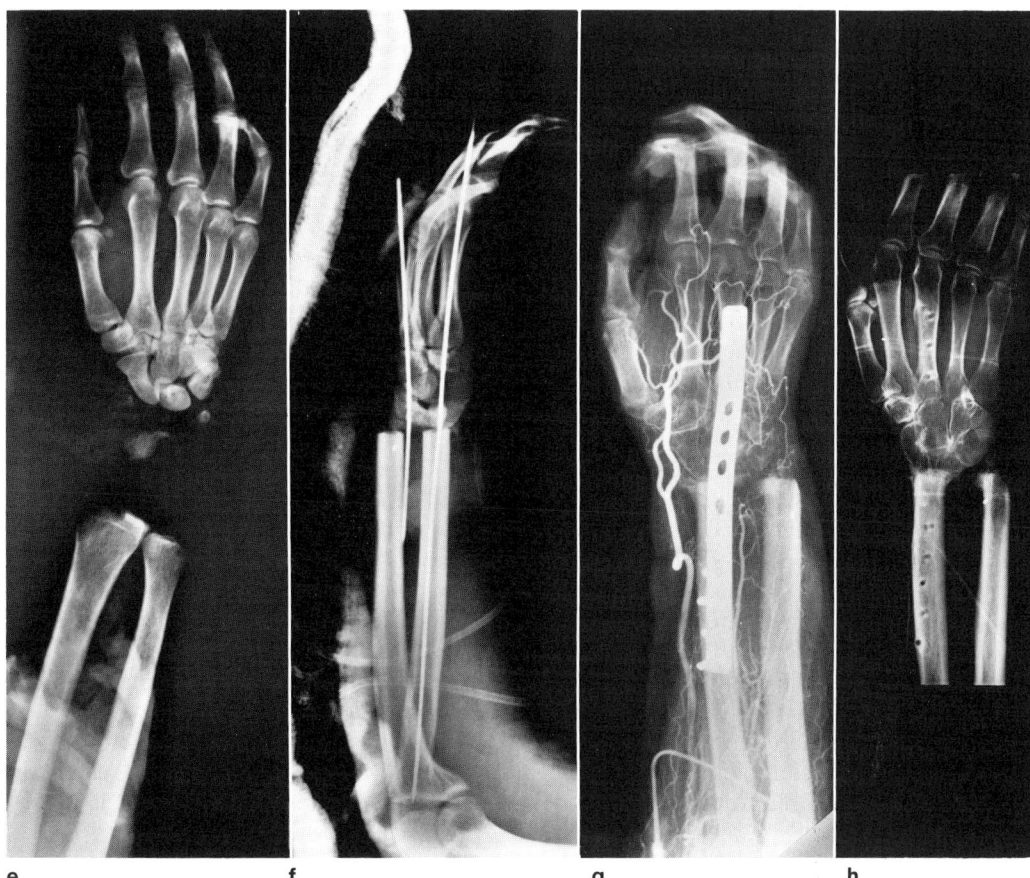

e   f   g   h

Abb. 13:10   (Legende s. Seite 252)

Fingerskelettierungen durch Hängenbleiben an einem Ring) zur primären Arthrodese (Kap. 7.2) oder Tenodese (Kap. 8.5.1 und 17.2.5, S. 314) in Funktionsstellung entschließen sollte.

Auch die Nerven können häufig nur mit Hilfe zwischengeschalteter Transplantate wiederhergestellt werden. Diese Maßnahme kann während der eigentlichen Replantation zu aufwendig sein und unter günstigeren Bedingungen nach erfolgreicher Einheilung 4 bis 6 Wochen später nachgeholt werden.

Daumen

Im Gegensatz zu den Langfingern ist bei einem ausgerissenen Daumen die Rekon-struktion der Originalgefäßbahnen auch mit Hilfe von Veneninterponaten wegen seiner besonderen anatomischen Stellung den Langfingern gegenüber schwierig. Hier besteht die Möglichkeit, über ein langes Veneninterponat die in der Regel am kräftigsten ausgebildete ulnare Daumenarterie – in sicher gesundem Gefäßbereich – mit dem in der Tabatière zu findenden Ast der A. radialis (End-zu-Seit-Anastomose) zu verbinden *(Abb. 13:9)*.

Die aus dem N. medianus bis zum Unterarm langstreckig ausgerissenen Nerven können außerdem an sensible, ebenfalls aus der Tabatière kommende Äste des N. radialis angeschlossen werden *(Abb. 13:9 d)*, wodurch sich eine ausreichende Resensibilisierung des replantierten Daumens erreichen läßt. Wegen der zu erwartenden Verwachsungen ist bei diesen Verletzungen im Daumenbereich ein Verzicht auf eine Rekonstruktion der ausgerissenen Beugesehne gerechtfertigt und eine Tenodese oder Arthrodese des betroffenen End- oder Grundgelenkes in Funktionsstellung sinnvoll. Durch das Sattelgelenk ist eine für die Hauptfunktionen des Daumens noch immer ausreichende Beweglichkeit gegeben. Der venöse Anschluß kann entweder mit Hilfe eines Interponates oder durch Umleiten einer außerhalb des Ausrisses liegenden dorsalen Mittelhandvene wiederhergestellt werden *(Abb. 13:9 d)*.

Hand

Handausrisse erfolgen im allgemeinen im Handgelenksbereich *(Abb. 13:10)*. Während das exartikulierte Amputat zwar häufig gequetscht, aber in seinen Strukturen erhalten ist, erfährt der verbleibende Unterarmstumpf eine teilweise Skelettierung mit Ausriß aller Beuge- und Strecksehnen aus der Muskulatur und den beschriebenen Verletzungen an den Nerven- und Gefäßstümpfen. Da im Unterarmbereich eine radikale Kürzung des Amputationsstumpfes um 10 cm oder mehr möglich ist, können nach rasch durchgeführter Arthrodese zwischen nachreseziertem Radiusstumpf einerseits und der Handwurzel oder Mittelhand andererseits die A. ulnaris und A. radialis meist ohne Veneninterposition mit einer End-zu-End-Anastomose rekonstruiert werden. Die ausgerissenen Beuge- und Strecksehnen werden dann in erhalten gebliebene Sehnenspiegel der zugehörigen Muskulatur eingenäht.
Auch bei den zu rekonstruierenden Nerven (N. ulnaris und N. medianus) ist durch die Kürzung des Amputationsstumpfes die mikrochirurgische Vereinigung gesunder Abschnitte häufig direkt möglich. Andernfalls sollte nach 6 bis 8 Wochen eine Nerventransplantation durchgeführt werden. Bedingt durch die Verkürzung kann auch der Hautverschluß im allgemeinen spannungsfrei und ohne Gefahr einer Behinderung des venösen Abflusses erfolgen.

13.1.8 **Nachbehandlung**

In der ersten Woche nach einer Replantation steht die Vermeidung von Thrombosen im Bereich der genähten Gefäßanastomosen im Vordergrund. Die hierzu bewährte medikamentöse Therapie ist bereits im Kapitel 12 Gefäßverletzung dargestellt worden *(Tab. 5, S. 242)*. Der lockere, saugfähige und gut gepolsterte Verband muß wegen entstehender Verkrustung in der 1. Woche täglich erneuert werden. Bei postoperativer Lagerung der betroffenen Hand auf ein Kissen etwa in Herzhöhe kann man auf Schienen jeglicher Art meist verzichten.
Zur *Kontrolle der Durchblutungsverhältnisse* sind folgende klinische Prüfungen hilfreich:
1. Die Prüfung der Nagelbettdurchblutung im Vergleich zu derjenigen intakter Nachbarfinger. Diese Kontrolle sollte während der ersten 5 Tage mehrmals täglich erfolgen.
2. Das vorsichtige Tasten der vor allem in den ersten Tagen nach der Replantation kräftigen Fingerpulse.
3. In Zweifelsfällen kann die Fingerbeere skarifiziert werden. An der Farbe des austretenden Blutes erkennt man, ob das Replantat ausreichend arteriell versorgt ist.
4. Mit Hilfe einer Temperatursonde kann eine eintretende Minderdurchblutung erkannt werden.

(Die Beachtung von 1–3 ist im allgemeinen ausreichend.)
Nach 6 Tagen wird mit vorsichtigen Bewegungsübungen begonnen. Hat eine 5 Wochen nach der Replantation erfolgte Röntgenkontrolle eine ausreichende Knochenbindung ergeben, werden eventuell verwendete Kirschnerdrähte entfernt und die Übungen intensiviert. Ab diesem Zeitpunkt erfolgt die regelmäßige Kontrolle der Reinnervation. Die Arbeitsfähigkeit ist, von Ausnahmen abgesehen, frühestens nach Wiedererlangung einer ausreichenden Schutzsensibilität gegeben, sofern nicht ergänzende Korrektureingriffe notwendig werden.

13.1.9 Komplikationen

Während *Frühkomplikationen* das Überleben der Replantate gefährden, beeinträchtigen die sogenannten *Spätkomplikationen* die Gebrauchsfähigkeit des erfolgreich eingeheilten Replantates *(12)*. Die Bezeichnung Spätkomplikation bezieht sich nur auf den Zeitpunkt der Erkennbarkeit. Die Ursachen sind hingegen in der Art der Verletzung und des operativen Vorgehens bei der Replantation begründet.

In *Tabelle 10* sind Art, Lokalisation, Ursachen und Behandlung beider Komplikationsformen zusammengestellt.

Unter den Frühkomplikationen ist die *venöse Thrombose* am häufigsten *(2, 7, 12)*. Sind tech-

Tab. 10   Komplikationen nach Replantationen peripherer Gliedmaßen

	Frühkomplikationen	Spätkomplikationen
Art der Komplikation	1. venöse Thrombosen 2. arterielle Thrombosen 3. arterio-venöse Fisteln 4. Thrombosen peripher der Amputationsstelle mit Nekrosen 5. Nachblutungen 6. Totalnekrosen trotz intakter Anastomosen 7. Infektion	1. Verwachsungen der Beuge- und Strecksehnen 2. Rupturen der Beugesehnen 3. Ausbleiben der Reinnervation 4. Knochenresorption und Pseudarthrosen 5. Fehlstellungen 6. Ankylosen 7. instabile Gelenke
Lokalisation	1.–3. Gefäßanastomosen, geschädigte Gefäßabschnitte in Anastomosennähe 4. gequetschte Gewebsabschnitte im Amputat 5. Venenstümpfe im Bereich der Amputationsstelle 6. gesamtes Replantat 7. Amputationsstelle	1.–2. Bereich der Sehnennähte 3. Bereich der Nervenstümpfe 4.–5. Osteotomie 6.–7. infolge Amputation zerstörte Gelenke
Ursachen	1.–3. fehlerhafte Nahttechnik, nicht erkannte Schäden in anastomosierten Gefäßen, Verwechslungen von Arterien und Venen 4. Quetschungen des Amputats während des Unfalls 5. Aufgehen thrombosierter Venen unter der antithrombotischen Nachbehandlung 6. falsche Behandlung der Amputate vor der Replantation (Desinfektionslösung, Gefrierung, zu lange Ischämiezeit) 7. unzureichende antibiotische Behandlung	1.–2. Sehnen-Nahttechnik, Problematik der Mobilisierung 3. fehlerhafte Nerven-Nahttechnik, Quetschung oder Überdehnung der Nervenstümpfe 4. instabile Osteosynthese, lokale Durchblutungsprobleme im Knochen, Weichteilinterpositionen 5. fehlerhafte Operationstechnik bei der Osteosynthese 6.–7. Gelenkzerstörung durch Trauma
Behandlung	1.–3. Revision der Anastomosen, meist Resektion und Rekonstruktion mit Hilfe von Veneninterponaten, bei 1. auch 6stündliche Skarifizierung bis zum 6. oder 7. Tag nach Replantation möglich 4. spätere plastische Korrekturen oder Amputation 5. Ligaturen, vorsichtige Umstechung 6.–7. erneute Amputation	1.–2. Tendolysen oder 2zeitige Beugesehnentransplantationen oder Arthrodesen (nach 6 Mon.) 3. Nerventransplantation (nach 6–8 Wochen) 4. neue Osteosynthese, gegebenenfalls mit Spongiosaplastik oder kleinem kortikospongiösen Knochenspan 5. Korrekturosteotomie 6. Arthrodese oder Gelenkersatz 7. wie 6. oder Kollateralbandersatz

nische Fehler bei der Fertigstellung der Anastomose die Ursache, so tritt sie innerhalb der
ersten beiden Tage nach der Replantation auf.
Für spätere Thrombosen sind nicht erkannte
Schäden der Venenwände oder Fehler bei der
postoperativen Verbandstechnik verantwortlich.
Die *Symptome der venösen Thrombose* sind:
1. Bei Betrachtung und Palpation erscheint
   der Finger gestaut.
2. Es tritt eine zunehmende Blauverfärbung
   auf, die besonders am Nagelbett sichtbar
   wird.
3. Im Bereich der oberen Epithelschichten bilden sich Spannungsblasen aus.
4. Bei einer probeweisen Skarifizierung der
   Fingerbeere mit einem feinen Skalpell entleert sich zunächst dunkles und erst nach
   ca. 30 Sekunden hellrotes Blut.

Differentialdiagnostisch ist bei diesen Zeichen zu bedenken, daß die bläuliche Verfärbung des Nagelbettes auch durch Nagelbett-
hämatome infolge einer Quetschung des
Amputates verursacht werden kann. Ebenso
kommt es zu einer harmlosen blasigen Abhebung von Epidermisschichten, wenn Teile
des Replantates über eine längere Zeit der
Feuchtigkeit ausgesetzt waren (z.B. bei einem
durchgebluteten Verband). Es fehlt jedoch
dann die Stauung des Replantates und bei
der Skarifizierung erscheint sofort hellrotes
Blut.
Liegt eine venöse Thrombose vor, kann eine
rasche Revision der Venenanastomose das
Amputat retten. Meist müssen eine Resektion
der Anastomose und eine Wiederherstellung
mit Hilfe eines Veneninterponates durchgeführt werden *(2, 12)*.

Völlig anders sind die Symptome bei der *arteriellen Thrombose*. Das zuvor noch prall gefüllte
Replantat fühlt sich beim Betasten schlaff und
kühler als die Nachbarfinger an. Es sieht blaß
und etwas fleckig livide verfärbt aus. Außerdem
fehlen die sonst über den palmaren Nervengefäßbündeln tastbaren arteriellen Pulsationen.
Will man das Amputat retten, ist die sofortige
Revision der arteriellen Gefäßanastomosen
erforderlich.

Im eigenen Krankengut traten derartige
thrombotische Verschlüsse im Bereich der
rekonstruierten Arterien meist bereits vor
dem Ende der Operation auf und wurden
sofort mit Nachresektion und Einsetzen eines
Veneninterponates behandelt. Dank der anti-
thrombotischen Therapie mit niedermolekularem Dextran *(Tab. 5,* S. 242) blieben später auftretende arterielle Thrombosen eine Seltenheit.
Komplikationen seitens der Sehnen sind bei
derart komplexen Verletzungen häufig. Da
sowohl die Beuge- als auch die Streckseite mit
ihren komplizierten Strukturen betroffen sind,
kann auch von *Sekundäreingriffen* wie Tendolysen und Sehnenersatzplastiken meist nur eine
mäßige Funktionsverbesserung erwartet werden.
Hingegen sind die Aussichten, zumindest eine
gute Schutzsensibilisierung durch eine nachträgliche Nerventransplantation bei anfänglich
ausgebliebener Reinnervation zu erzielen,
sehr gut.
Die übrigen in *Tabelle 10* angeführten Spätkomplikationen betreffen Knochen und
Gelenke. Bezüglich ihrer Behandlung wird auf
die in den entsprechenden Kapiteln dargelegten Behandlungsvorschläge verwiesen (Kap.
5.3.4. und 7.).

13.1.10 Prognosen und Ergebnisse nach Replantationen

Einheilungsraten

Berücksichtigt man die Weltliteratur seit 1975,
so findet man Einheilungszahlen zwischen
60 % und 90 %.
Die eigene Statistik weist über einen Zeitraum
von 15 Jahren eine 85 %ige Einheilungsrate
bezogen auf die Replantationsversuche und
eine 95 %ige bezogen auf die durchgeführten
Replantationen auf.
Sie zeigt Schwankungen zwischen 79 % und
98 % in Drei-Jahres-Statistiken je nach Strenge
der Indikationsstellung und Erfahrung des
Replantationsteams.

Der größte Teil der intraoperativ aufgegebenen Replantationsversuche fand sich fast ausschließlich bei den ungünstigen Quetsch-Ausriß-Amputationen, bei denen häufig erst unter dem Mikroskop das Ausmaß der Gefäßschädigung erkennbar wurde (vgl. hierzu *Tab. 9, S. 251*). Dagegen konnten bei Kreissägen- und glatten Schnittverletzungen nahezu alle begonnenen Replantationsversuche zu Ende geführt werden. Auch der postoperative Verlust war hier sehr gering und meist nur auf Infektionen zurückzuführen.

Zu den durchgeführten Replantationen kommt i.a. eine etwa gleich große Anzahl an Amputationsverletzungen, bei welchen von vornherein eine mikrochirurgische Replantation nicht möglich ist (68% Fingerkuppen- und Endgliedamputationen jenseits der Replantationsgrenze, 22% zu ausgedehnte Zerstörungen, 10% Verzicht auf eine Replantation nach ausführlichem Gespräch mit dem Patienten bei relativer Indikation).

Funktionelle Ergebnisse

Insgesamt ist es schwierig, den subjektiven und objektiven Nutzen, den eine Replantation für den jeweiligen Patienten hat, zu erfassen *(2, 17)*. Betrachtet man die zwei wichtigsten, objektiv prüfbaren Kriterien wie Sensibilitätswiederkehr und wiedererlangte aktive Beweglichkeit peripher der Abtrennung, so konnten bei den eigenen Patienten bezüglich der Sensibilitätswiederkehr die Ergebnisse zufriedenstellen. Die Rate der sekundär notwendigen Nerventransplantationen lag unter 5%, und in allen Fällen war zumindest eine gute Schutzsensibilität, in zwei Drittel der Fälle sogar eine Zwei-Punkte-Unterscheidungsfähigkeit wiedererlangt worden. Demgegenüber lag eine gute aktive Beweglichkeit jenseits der Abtrennung, welche wenigstens die Hälfte der normalen Beweglichkeit erreichte, am Ende der Behandlung nur bei einem Viertel der subtotal amputierten und nur bei einem Neuntel der total abgetrennten Gliedmaßen vor. Dabei betrafen die relativ guten Ergebnisse meist Kinder und jugendliche Patienten, bei denen die Amputate keine zusätz-

liche Schädigung durch Quetschung oder Ausriß erlitten hatten. Dennoch kann der funktionelle Gewinn bei einer guten Sensibilitätswiederkehr und funktionsgerechter Gelenkstellung auch bei eingeschränkter Beweglichkeit erheblich sein, zumindest bei Amputationen des Daumens oder mehrerer Langfinger *(Abb. 13:5, S. 247)*.

13.2 Versorgung von Amputationsstümpfen ohne Replantation

13.2.1 Allgemeines

Die Replantation stellt zweifellos die eleganteste Versorgung eines Amputationsstumpfes dar. Dennoch müssen nach wie vor zahlreiche Amputationsverletzungen bei zerstörtem Amputat, bei fehlgeschlagener oder nicht indizierter Replantation auf herkömmliche Weise behandelt werden.

Hierbei gelten folgende Regeln:
1. Bei der primären Versorgung soll eine notwendige Nachamputation möglichst sparsam erfolgen.
2. Bei Defekten an den Kuppen von Daumen, Zeige- und Mittelfinger ist eine adäquate plastische Deckung einer Nachamputation vorzuziehen.
3. Im Daumenbereich ist jeder zusätzliche Längenverlust zu vermeiden.
4. Der knöcherne Stumpf soll eine gut gepolsterte und möglichst sensible Bedeckung aufweisen.
5. Notwendige sekundäre Nachamputationen sollen in funktionell sinnvollen Fingerabschnitten erfolgen, wobei der Wundverschluß am günstigsten durch eine palmare Lappenbildung erfolgt *(Abb. 13:11)*.

13.2.2 Versorgung der Amputationsstümpfe

Bei jeder Art von Stumpfdeckung, sei es durch eine plastische Hautlappenverschiebung oder durch eine einfache palmare Lappenbildung bei einer Nachamputation, müssen die Knochenflächen z.B. mit einer Luerzange geglättet werden, damit keine Kanten die spätere Gebrauchsfähigkeit des Stumpfes beeinträchtigen. Die Sehnenstümpfe werden, sofern sie im Amputationsstumpf zu fassen sind, nach distal vorgezogen und gekappt. Dies geschieht unter Belassen der für die Beweglichkeit des Amputationsstumpfes wichtigen Sehnenabschnitte (z.B. die Ansätze der kurzen Beugesehne und des Mittelzügels der Strecksehne bei einer Amputation des Mittelgliedes). Die beugeseitigen Arterien werden ebenso wie stärker blutende Venen durch Unterbindung oder durch Koagulation verschlossen. Die Nervenstümpfe werden mit einer Pinzette oder einer Klemme gefaßt, soweit es die Elastizität des Nervs zuläßt, hochgezogen und möglichst zentral durchtrennt *(Abb. 13:11)*. Hierdurch retrahiert sich der Nerv, und entstehende Neurombildungen gelangen nicht in den Deckungsbereich des Amputationsstumpfes. Sind infolge eines schrägen Amputationsverlaufes seitliche oder dorsale Lappen erhalten geblieben, dann werden diese zur Stumpfdeckung verwendet. Andernfalls sollte die Deckung möglichst mit einem sensiblen palmaren Lappen erfolgen, sofern eine Kürzung des Knochens zu verantworten ist.

Auf jeden Fall ist ein Zusammennähen von Beuge- und Strecksehnenanteilen über dem knöchernen Amputationstumpf zu vermeiden, da sonst infolge des Zusammenhängens der tiefen Beugesehnen im Karpalkanal eine Behinderung der übrigen Langfinger resultieren kann.

Die einzelnen Möglichkeiten der plastischen Stumpfdeckung ohne zusätzliche Kürzungen sind eingehend in *Kap. 3.5 Defektverletzungen der Fingerkuppen auf Seite 66* dargestellt.

13.2.3 Primäre und sekundäre Nachamputationen

Bei einem Teilverlust eines Langfingers ist wichtig, daß der Fingerstumpf beim Faustschluß nicht aus der Fingerreihe herausragt. Aufgrund dieser Sachlage kann sowohl bei der Primärversorgung als auch zu einem späteren Zeitpunkt eine Nachamputation sinnvoller sein als eine Erhaltung unter allen Umständen. Die bekannten Einteilungen bezüglich wichtiger und weniger wichtiger Amputationshöhen *(Abb. 13:12)* berücksichtigen diese Gegebenheiten nur ungenügend und müssen im Einzelfall relativiert werden. In gleicher Weise wie bei der Indikationsstellung zu einer Replantation ist bei einer Nachamputation die persönliche und berufliche Situation des Patienten zu bedenken, und man muß in einem Gespräch mit dem Patienten die günstigste Länge und Form des Stumpfes festlegen.

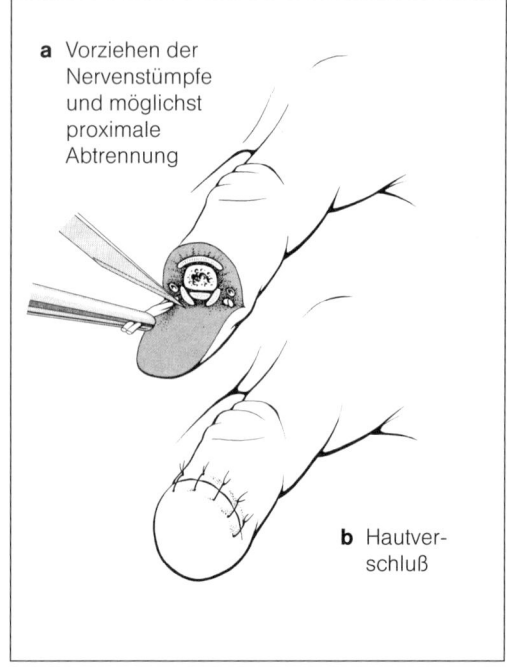

a Vorziehen der Nervenstümpfe und möglichst proximale Abtrennung

b Hautverschluß

Abb. 13:11 Versorgung eines Amputationsstumpfes unter Bildung eines palmaren Hautlappens

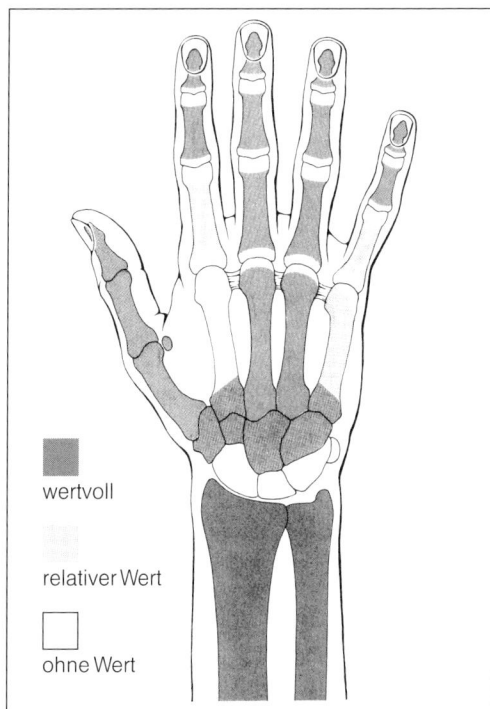

Abb. 13:12   Alte, nach neueren Erfahrungen
nicht mehr akzeptable Wertung **von Amputations-**
höhen (vgl. Text im Kap. 13.2.3).

wertvoll

relativer Wert

ohne Wert

Entsprechend den guten Erfahrungen im
Bereich der Traumatologie und Orthopädie
mit Kniegelenksexartikulationen können auch
im Fingerbereich Exartikulationen ohne weitere Knochenkürzung durchgeführt werden,
sofern eine gute Hautdeckung gewährleistet
ist.

Zeige- und Kleinfinger

Während eine Amputation im Bereich von
End- und Mittelglied der Langfinger bei guter
Weichteildeckung im allgemeinen keine Probleme bereitet, kann ein Amputationsstumpf
im Grundgliedbereich des Zeigefingers funktionell bedeutungslos und vom Aussehen her
störend sein. In einem solchen Fall ist die
Nachamputation des 2. Fingerstrahles mit Bildung einer *4-Fingerhand indiziert (Abb. 13:13* u.
13:14).

Operationstechnik: Der um den Finger herum-
führende Hautschnitt muß gewährleisten, daß
die spätere Narbe größtenteils dorsal zu liegen
kommt. Die Präparation beginnt auf der
Streckseite; die dorsalen Nerven und die
Strecksehne werden möglichst weit proximal
durchtrennt. Die Sehne des dorsalen M. interosseus I wird an der radialen Grundgliedseite
gelöst und nach basisnaher Resektion des 2.
Mittelhandknochens radial an der Grundgliedbasis des 3. Fingerstrahls befestigt. Der 2. Mittelhandknochen wird proximal osteotomiert
und aus den Weichteilen herausgeschält. Die
Stümpfe der beugeseitigen Nerven sollte man
in die Handbinnenmuskulatur versenken. Die
Enden der Beugesehnen läßt man möglichst
weit nach zentral hin zurückgleiten.
Eine entsprechende Nachamputation des 5.
Fingers mit Bildung einer 4-Fingerhand, wie
sie häufig vom Patienten wegen des unauffälli-
geren Aussehens gewünscht wird, kann in ähnlicher Weise durchgeführt werden. Man muß
sich jedoch bewußt sein, daß hier die Handver-
schmälerung die für das Festhalten wichtige
ulnare Auflagefläche der Hohlhand verkleinert (z.B. beim Halten von Gegenständen wie
Hammer, Beil und Meißel) und daß hierdurch
eine handwerkliche Tätigkeit erschwert ist.
Selbst ein relativ kurzer Grundgliedstumpf
des 5. Fingers kann für einen festen Haltegriff
noch nützlich sein.
Entschließt man sich zur Nachamputation, so
hat man die Wahl zwischen der basisnahen
Resektion, wie sie zuvor beim 2. Strahl
beschrieben wurde *(Abb. 13:13c)* und einer
schrägen Nachresektion im Köpfchenbereich
(Abb. 13:12). Auch hier ist bei der Hautinzision
darauf zu achten, daß die spätere Narbe dorsal
liegt.
Der Vorteil der basisnahen Resektion liegt in
der guten Weichteildeckung. Die abgeschrägte
Resektion im Köpfchenbereich beachtet hingegen etwas besser die Handbreite, und das Ligamentum metacarpeum profundum zwischen
4. und 5. Mittelhandstrahl bleibt erhalten,
wodurch eine abnorme Beweglichkeit des
resezierten 5. Mittelhandknochens vermieden
wird. Der bei der knöchernen Resektion abgelöste Ansatz des M. abductor digiti minimi

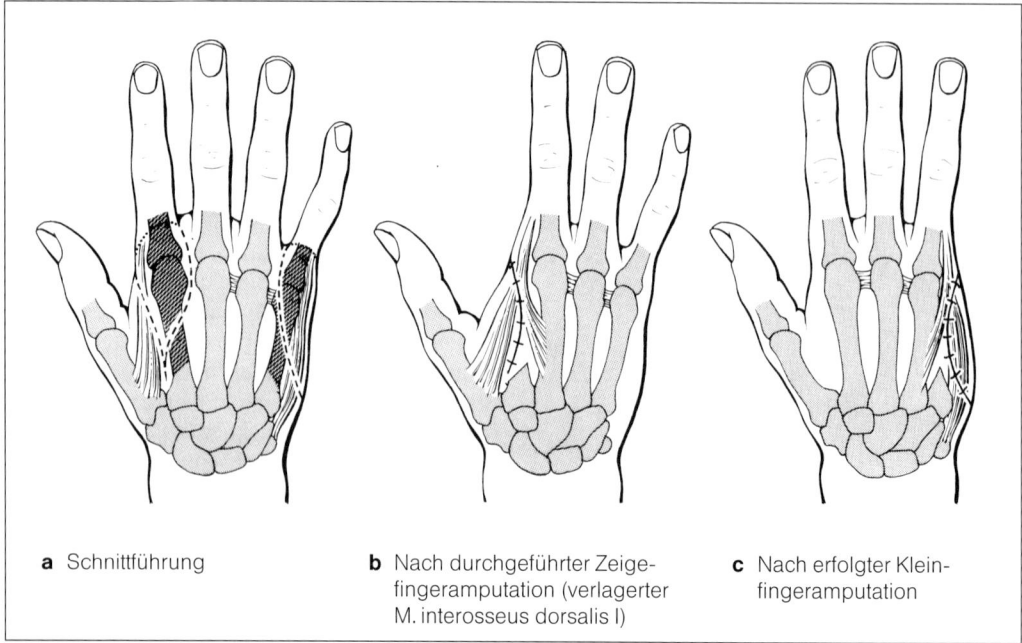

a Schnittführung

b Nach durchgeführter Zeigefingeramputation (verlagerter
M. interosseus dorsalis I)

c Nach erfolgter Klein-
fingeramputation

Abb. 13:13   Amputation von Zeige- oder Kleinfinger im Mittelhandbereich

wird über den Stumpf des 5. Mittelhandknochens gelegt und mit der Sehne des zum ulnaren Ringfingergrundglied ziehenden M. interosseus vernäht. Die Versorgung der Sehnen-
und Nervenstümpfe erfolgt in gleicher Weise
wie beim Zeigefinger.

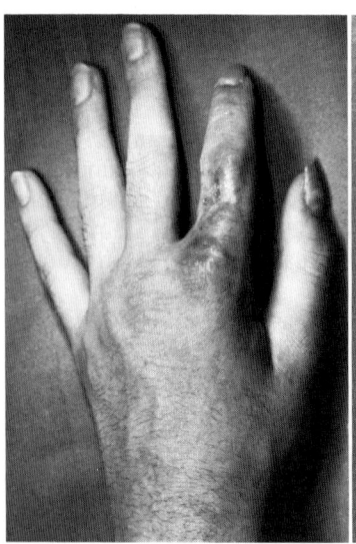
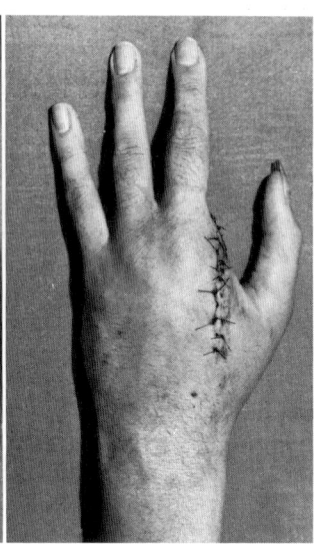

**Abb. 13:14   Chronische Osteo-
myelitis des Zeigefingergrund-
gliedes** (Beispiel für eine 4-Finger-
hand)

a Zustand mit Zerstörung des
Streckapparates

b Zeigefingeramputation
entsprechend *Abb. 13:13 b*

Mittel- und Ringfinger

Bei Amputationen von Mittel- und Ringfinger sind erhalten gebliebene Grundphalanxstümpfe im Gegensatz zum Zeigefinger funktionell wichtig. Andernfalls können leicht kleinere Gegenstände aus der zugreifenden Hand fallen. Hinzu kommt, daß auf Höhe der Mittelhandköpfchen das Ligamentum metacarpeum transversum profundum mit seiner Bedeutung für die Stabilität des Handgewölbes verläuft. Man sollte daher mit Nachresektionen im Metakarpalbereich, vor allem bei Schwerarbeitern, zurückhaltend sein.

Wird aus ästhetischen Gründen (Frauen, Kinder), oder weil außer der Amputation das Grundgelenk zerstört ist, die Entfernung eines Amputationsstumpfes des 3. oder 4. Fingers gewünscht, so kommen 2 Operationsverfahren in Frage *(Abb. 13:15)*:

1. Die *basisnahe Resektion des Os metacarpale III oder IV*
   Beim Anlegen des Hautschnittes muß darauf geachtet werden, daß eine einwandfreie Interdigitalfalte zwischen den intakten Nachbarfingern entsteht. Die Schnittfüh-

rung reicht dorsal bis zur Basis des betreffenden Mittelhandknochens nach proximal. Ist der Knochen basisnah osteotomiert, wird er von seinem Weichteilmantel (Muskel, Bänder) abgelöst und mit dem Fingerstumpf entfernt. Die Resektion der Nerven und Gefäße des betroffenen Fingerstrahles erfolgt auf Höhe der ehemaligen Grundgelenke.

Die Nervenstümpfe lassen sich gut mit verbliebener Handbinnenmuskulatur decken. Die proximalen Sehnenstümpfe werden gekürzt und gleiten nach zentral zurück. Die durch die knöcherne Resektion entstandene Lücke ist durch straffes Vereinigen der benachbarten Weichteile vor allem der Anteile des Ligamentum metacarpeum transversum *(Abb. 13:15 b)* zu schließen. Eine Entlastung dieser Bandnaht kann man mit kräftigem resorbierbarem Nahtmaterial, welches im distalen Bereich um die benachbarten Mittelhandknochen herumgeführt wird, erreichen. Postoperativ empfiehlt es sich, durch eine entsprechende Verbandstechnik die Verschmälerung der Hand zu unterstützen, bis eine ausreichende sta-

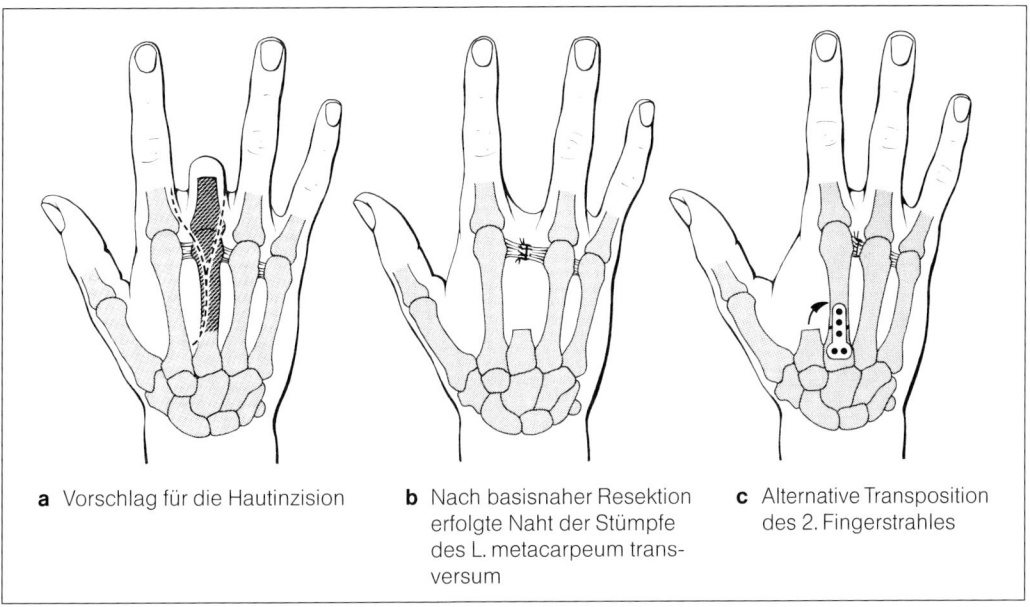

a Vorschlag für die Hautinzision

b Nach basisnaher Resektion erfolgte Naht der Stümpfe des L. metacarpeum transversum

c Alternative Transposition des 2. Fingerstrahles

Abb. 13:15   Resektion des 3. Mittelhandstrahles

bile Vernarbung eingetreten ist (im allgemeinen nach 3 bis 4 Wochen).

Dieser Eingriff bedeutet einen geringeren Aufwand als die nachfolgend beschriebene Fingertransposition *(Abb. 13:15 c)*. Allerdings wird bisweilen eine störende Instabilität des Mittelhandgewölbes und eine Änderung der Rotationsverhältnisse der Nachbarfinger nach der Resektion im Mittelhandbereich bemerkt.

2. Die Durchführung einer *Transposition der Nachbarfinger (10)* (2. Strahl bei einer Resektion des 3.; 5. Strahl bei einer Resektion des 4.) ergibt hier im allgemeinen funktionell stabilere und unauffälligere Ergebnisse *(Abb. 13:16)*. Die Schnittführung muß ebenfalls eine gute Interdigitalfalte gewährleisten und ist derjenigen bei der einfachen Resektion ähnlich. Die Höhe der basisnahen Osteotomie im betroffenen Mittel-

handknochen entscheidet über die Position des Grundgelenkes gegenüber den Grundgelenken der Nachbarfinger. Im allgemeinen sollen die umgesetzten Mittelhandköpfchen die Position einnehmen, die man normalerweise am resezierten Fingerstrahl vorfindet. Zusammen mit dem betroffenen Mittelhandknochen werden aus Platzgründen die dazugehörigen Mm. interossei mitentfernt, und die Versorgung der Sehnen und Nervenstümpfe erfolgt in der zuvor beschriebenen Weise. Danach wird der basisnah durchtrennte Mittelhandknochen des umzusetzenden Fingers auf den vorbereiteten Stumpf des entfernten Fingerstrahles transponiert. Die Verankerung im knöchernen Bereich kann mit Hilfe kleiner AO-Platten oder bei schrägen Osteotomien mit interfragmentärer Verschraubung durchgeführt werden.

Abb. 13:16   Beispiel für eine Fingerstrahltransposition

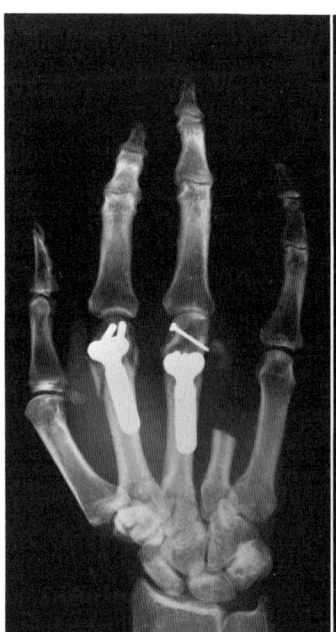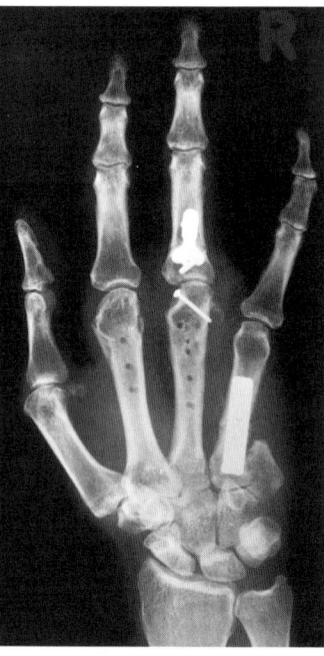

a Röntgenbefund nach operativer Versorgung einer distalen Mittelhandquetschung mit Trümmerfraktur der MC-II- und -III-Köpfchen und Zerstörung des 4. Strahles

b Im Rahmen der sekundären Korrektur: Umsetzen des 5. Strahles in die Position des 4., gleichzeitig Drehosteostomie an der Basis des Mittelfingergrundgliedes wegen einer Rotationsfehlstellung

Wird der 5. Finger auf den 4. Strahl transponiert, dann ist im Gegensatz zur Zeigefingertransposition eine leichte Verlängerung notwendig, um das Grundgelenk in die richtige Position zu bringen. Zusätzlich werden nach erfolgter Osteosynthese die verbliebenen Anteile des Ligamentum metacarpeum profundum miteinander vernäht *(Abb. 13:15 c)*.

13.2.4 Nachbehandlung

Bei Amputationsstümpfen im Fingerbereich erfolgt im allgemeinen keine Ruhigstellung. Der Patient soll zu einer frühzeitigen aktiven Bewegungstherapie angehalten werden. Es ist sinnvoll, den Amputationsstumpf durch anfänglich vorsichtiges und später intensiveres Beklopfen an seiner Spitze abzuhärten *(11)*. Diese Maßnahme kann zuerst relativ schmerzhaft sein, jedoch zeigt sich bereits nach 14 Tagen eine verminderte Berührungsempfindlichkeit. Liegen reizfreie Stumpfverhältnisse vor und bestehen Probleme bezüglich der Gebrauchsfähigkeit, dann müssen funktionsverbessernde operative Folgeeingriffe erwogen und einer möglichen prothetischen Versorgung gegenübergestellt werden.

Bei diesen Prothesen ist zu unterscheiden zwischen reinen Schmuckprothesen oder Prothesen, die eine gewisse Funktion zulassen.

Bei Handamputationen kommen myoelektrische Prothesen in Frage, deren Gebrauch ein intensives Erlernen erfordert. Hierbei haben ältere Patienten meist Schwierigkeiten, so daß Hilfsprothesen, die einfache Haltetätigkeiten gestatten, günstiger sein können.

Literatur

1. *American Replantation Mission to China:* Replantation in China. Plast. reconstr. Surg. 52 (1973) 474
2. *Biemer, E., Duspiva, W.:* Rekonstruktive Mikrogefäßchirurgie. Springer, Berlin 1980
3. *Brug, E.:* Problematik der Replantationschirurgie. Handchirurgie 9 (1977) 77
4. *Chen Zhong-Wei, Yang Dong-Yue, Chang Di-Sheng:* Microsurgery. Shanghai Scientific and Technical Publishers. Springer, Berlin 1982
5. *Jacobson, J. H., Suarez, E. I.:* Microsurgery in anastomosis of small vessels. Surg. Forum 11 (1960) 243
6. *Komatsu, S., Tamai, S.:* Successful replantation of a completely cut-off thumb. Case Report. Plast. reconstr. Surg. 42 (1968) 374
7. *Mandel, H., Freilinger, G., Holle, J.:* Mißerfolge und Komplikationen in der Mikrogefäßchirurgie. Handchirurgie 9 (1977) 63
8. *O'Brien, B., Mc. C., Miller, G. D. H.:* Digital reattachment and revascularization. J. Bone Jt. Surg. 55-A (1973) 714
9. *O'Brien, B., Mc. C., McLeod, A. M., Miller, G. D. H., Newing, R. K., Hayhurst, J. W., Morrison, W. A.:* Clinical replantation of digits. Plast. reconstr. Surg. 52 (1973) 490
10. *Peacock, E. E. jr.:* Metacarpal transfer following amputation of a central digit. Plast. reconstr. Surg. 29 (1962) 345
11. *Pfenninger, B., Waldner-Nilsson, B.:* Ergotherapie bei Erkrankungen und Verletzungen der Hand. 2. Auflage. Springer, Berlin 1984
12. *Rudigier, J., Walde, H.-J., Grönninger, J., Wendling, P.:* Beurteilung und Behandlung postoperativer Komplikationen nach mikrochirurgischen Replantationen. Chir. Praxis 27 (1980) 691
13. *Rudigier, J.:* Die Kühlung von Amputaten auf dem Transport. Deutsch. med. Wochenschr. 107 (1982) 1116
14. *Smith, J. W.:* Microsurgery of peripheral nerves. Plast. reconstr. Surg. 33 (1964) 317
15. *Sturzenegger, M., Büchler, U., Frey, H. P.:* Ringavulsionsverletzungen: Verfeinerte Indikationsstellung zur Replantation. Handchir. Mikrochir. Plast. Chir. 20 (1988) 255
16. *Tempest, M. N.:* Cross-fingerflaps in the treatment of injuries of the fingertip. Plast. reconstr. Surg. 9 (1952) 205
17. *Zwank, L., Schweiberer, L.:* Ergebnisse von Replantationen im Bereich der Hand. Unfallheilkunde 82 (1979) 246

14 Sekundär-rekonstruktive Eingriffe nach Fingerverlusten

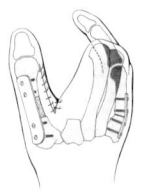

Ziel derartiger Eingriffe ist die Verbesserung oder Wiederherstellung der Greiffähigkeit nach Amputationsverletzungen des Daumens oder dem Verlust mehrerer Langfinger. Mikrochirurgische Verfahren haben auch hier die Möglichkeiten für rekonstruktive Eingriffe erweitert *(2, 4)*.

Es ist nicht sinnvoll, ein einheitliches Vorgehen zu empfehlen. Jeder Fall hat seine besondere Problematik. Im Rahmen dieses Kapitels sollen daher vor allem die gängigsten Möglichkeiten aufgezeigt werden.

14.1 Indikation und Verfahrenswahl

Eine unbedingte Indikation zur Rekonstruktion eines fehlenden Daumens besteht vor allem bei beidseitigen schweren Handverletzungen mit Behinderung der Greiffähigkeit. Mehrere Verfahren stehen zu Verfügung. Ihre Auswahl hängt von den jeweiligen Ansprüchen des Patienten ab. Neben *funktionellen Überlegungen* spielen in großem Maß auch *ästhetische* und *psychologische Probleme,* vor allem bei Frauen und Kindern, eine Rolle. So fällt z.B. manchen Patienten der Entschluß, einen intakten Langfinger als Daumen umsetzen zu lassen, nicht ganz leicht, oder viele Patienten werden von dem Gedanken, eine Fußzehe als Ersatzdaumen akzeptieren zu müssen, erschreckt. Für einige Verfahren sind normale anatomische Gefäßverhältnisse in dem erhalten gebliebenen Handteil eine wichtige Vorbedingung.

Bei vollständigem oder teilweisem Verlust mehrerer oder aller Langfinger kann die Indikationsstellung und die Auswahl des in

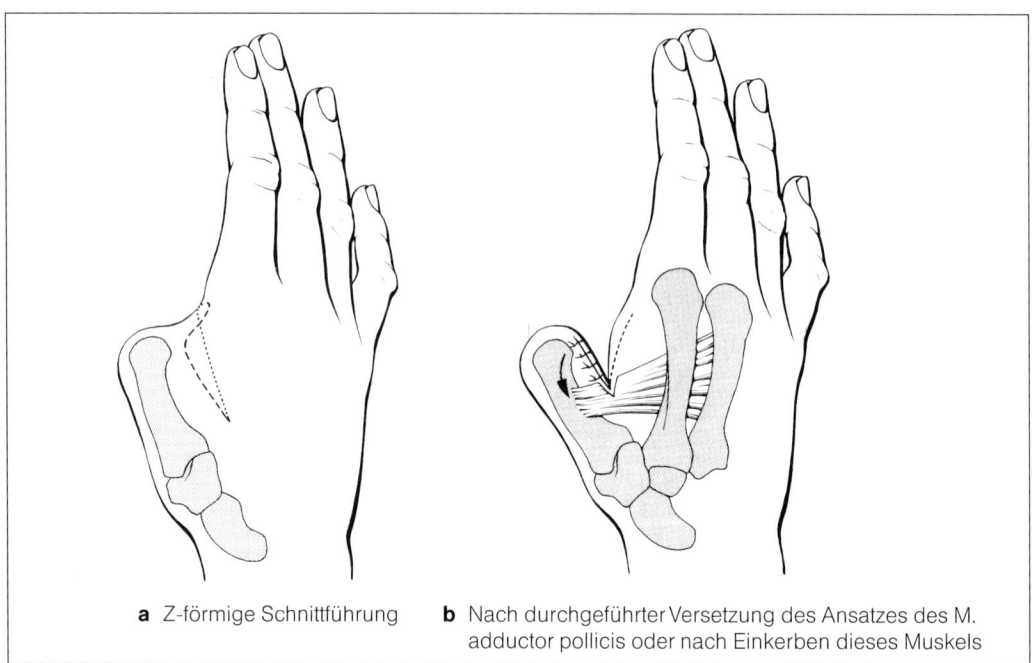

a Z-förmige Schnittführung   **b** Nach durchgeführter Versetzung des Ansatzes des M. adductor pollicis oder nach Einkerben dieses Muskels

Abb. 14:1   Phalangisation des 1. Mittelhandknochens

Frage kommenden Eingriffes sehr schwierig sein.

Auch hier muß sorgfältig beachtet werden, für welche Funktion der Patient die Hand besonders benötigt.

14.2 Eingriffe bei Daumenverlust

14.2.1 Phalangisation des 1. Mittelhandknochens

Eine *Vertiefung der 1. Zwischenfingerfalte (7)* stellt bei einer ausreichenden Länge des Daumenstumpfes eine einfache und die Greiffähigkeit für manche Patienten ausreichend verbessernde Maßnahme dar. Das Verfahren kommt nicht in Betracht, wenn die Amputation proximal des Grundgelenkes erfolgt ist. Außerdem müssen die Weichteilverhältnisse über dem Daumenstumpf einwandfrei sein.

Bei der operativen Ausführung wird über eine Z-förmige Schnittführung *(3)* versucht, eine größtmögliche Vertiefung in der Zwischenfingerfalte zwischen 1. und 2. Strahl zu erreichen *(Abb. 14:1)*. Dabei wird der M. adductor pollicis entweder eingekerbt, oder sein Ansatz, der sich normalerweise im Grundgelenksbereich befindet, wird nach proximal verlagert und mit dem Periost vernäht.

Das optische und funktionelle Ergebnis stellt vielfach dann zufrieden, wenn es sich um die nicht dominierende, linke Hand handelt. Eine spezielle *Nachbehandlung* ist i.a. nicht erforderlich.

14.2.2 Osteoplastische Daumenstumpfverlängerung

Die Verfahren, mit Hilfe von Knochenspänen und Hautlappen einen Daumenstumpf zu verlängern, sind aufwendiger als das zuvor geschilderte. Der Funktionsgewinn für den Patienten ist jedoch entsprechend größer. Auch kann eine osteoplastische Daumenverlänge-

rung mit der Vertiefung der 1. Zwischenfingerfalte kombiniert werden.

Knochenspaninterposition

Durch die Interposition eines Knochenspans *(3, 6)* in den Schaft des osteotomierten 1. Mittelhandknochens *(Abb. 14:2)* läßt sich je nach Dehnbarkeit der umgebenden Weichteile ein Längengewinn von 1 bis 2 cm erreichen.

Der Mittelhandknochen wird dorsal zwischen kurzer und langer Strecksehne dargestellt, mit der oszillierenden Säge quer osteotomiert und distrahiert. Die entstehende Lücke füllt ein vom Beckenkamm entnommener Knochenspan aus. Die Fixierung erfolgt am sichersten mit einer kleinen Platte. Gute Weichteilverhältnisse und eine qualitativ hochwertige Deckung des Amputationsstumpfes sind Voraussetzung für diesen Eingriff.

Distraktionsverlängerung (Kallusdistraktion)

Eine weitere gute Möglichkeit, nach einem Daumenverlust die Greiffunktion wieder herzustellen, ist die kontinuierliche Distraktion des osteotomierten ersten Mittelhandknochens.

Die Distraktion selbst dauert ca. 6 Wochen, die anschließende knöcherne Konsolidierung des zwischen den distrahierten Osteotomiestellen entstandenen Kallus kann noch weitere 5 bis 7 Monate betragen *(10, 11, 12)*.

Verlängerungen bis zu 150% der Ausgangslänge sind bei günstiger Weichteilsituation beschrieben. Die Weichteile selbst (Haut, Nerven, Gefäße) verlängern sich durch die langsam erfolgende Distraktion entsprechend mit.

Operatives Vorgehen: Die *Operation* wird in Blutleere durchgeführt und beginnt mit einer Längsinzision zwischen der Extensor pollicis longus- und brevis-Sehne. In der Mitte des ersten Mittelhandstrahles wird das Periost ebenfalls durch eine Längsinzision gespalten und im vorgesehenen Osteotomiebereich vorsichtig vom Knochen abgelöst. Der erste Mittelhandknochen wird dann in Schaftmitte unter Schonung des Periostschlauches quer mit einer oszillierenden Säge durchtrennt. Proximal und distal der Osteotomie werden kirschnerdrahtähnliche Schrauben eines Minidistraktors eingebracht und danach der Distraktor selbst mit zwei Backen und der gewindetragenden Distraktionsstange montiert. Bei neueren Distraktoren reicht die einseitige Montage, bei älteren Modellen werden jeweils zwei Kirschnerdrähte proximal und distal verwendet und quer palmarseitig der Strecksehnen plaziert, so daß beidseits Distraktionsstangen befestigt werden können.

Zunächst wird der Osteotomiespalt vorsichtig komprimiert, dies geschieht unter der Vorstellung, daß hierdurch die Knochenregeneration besser angeregt wird *(11, 12)*.

Nach einer Woche wird dann mit der Distraktion begonnen. Diese erfolgt bei einem Teil der Autoren in täglichen Distraktionsschritten von 0,5–1 mm über 5 bis 6 Wochen *(1)*.

Andere Autoren distrahieren anfangs mehr (bis zu 2,4 mm) und reduzieren gegen Ende des Distraktionszeitraumes hin *(12)*.

Nach Beendigung der Distraktion muß das Gerät zunächst noch weiter montiert bleiben, da mit einer spontanen knöchernen Durchbauung erst nach 5 Monaten zu rechnen ist. Abkürzen kann man diese Zeitspanne, indem man 4 Wochen nach Distraktionsende einen kortiko-spongiösen Beckenkammspan interponiert.

Häufig ist es sinnvoll, die Operation mit einer Vertiefung der 1. Zwischenfingerfalte durch eine Z-Plastik und mit der Einkerbung des M. adductor pollicis *(Abb. 14:1*, Kap. 14.2.1) zu kombinieren *(12)*.

Im Rahmen der *Nachbehandlung* kann in erster Linie ein ergotherapeutisches Funktionstraining sinnvoll sein.

Distale Spanverlängerung

Werden Knochenspäne zur Verlängerung am knöchernen Stumpfende aufgesetzt, dann muß zusätzlich eine plastische Weichteildeckung im Gegensatz zum zuvor beschriebenen Verfahren der Knochenspaninterposition durchgeführt werden.

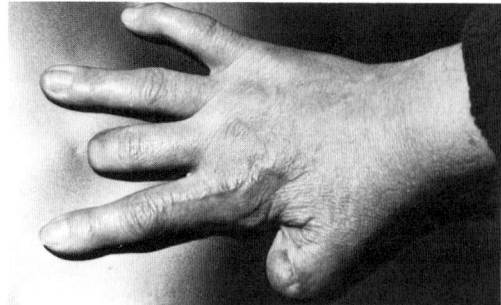

a Ausgangsbefund

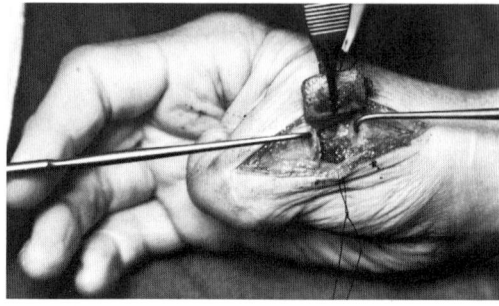

b Einsetzen des Spanes in das nach der Osteotomie distrahierte Metakarpale I

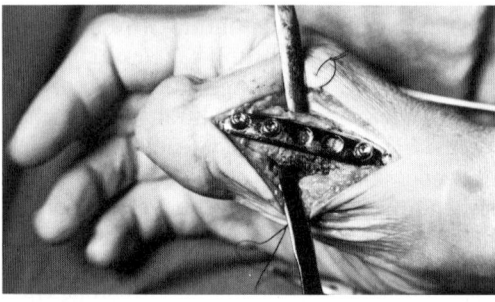

c Stabilisierung mit einer Kleinfragmentplatte

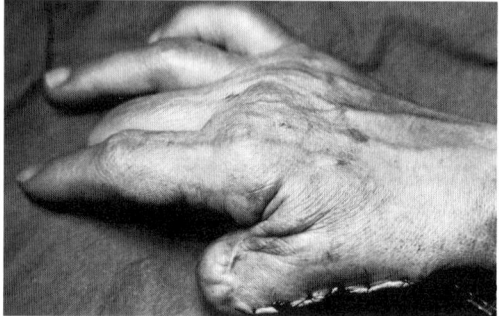

d Postoperativer Zustand

Abb. 14:2   Knochenspaninterposition zur Verlängerung des 1. Strahles

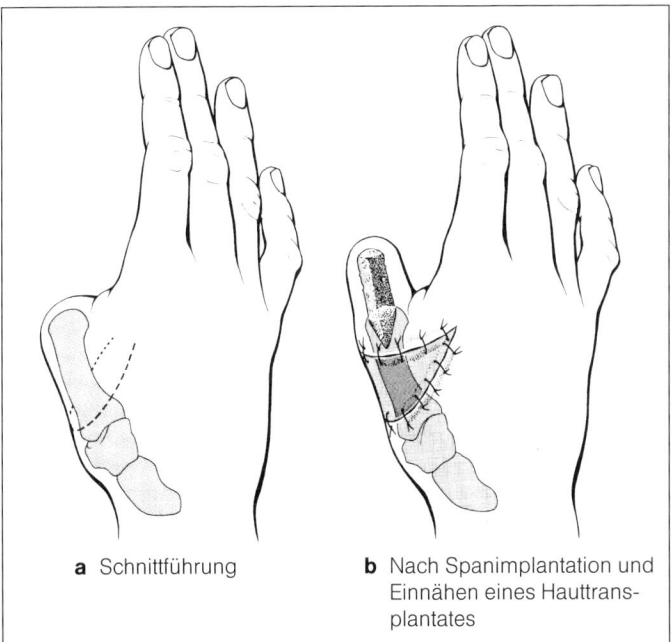

a Schnittführung   **b** Nach Spanimplantation und
                                  Einnähen eines Hauttrans-
                                  plantates

Abb. 14:3   Osteoplastische Daumenstumpfverlängerung nach *Gillies*

Bei dem *Verlängerungsverfahren* nach *Gillies (13) (Abb. 14:3)* wird die Haut im dorso-radialen Bereich über dem 1. Mittelhandstrahl bogenförmig umschnitten, und der Amputationsstumpf wird unter Belassung des gefäßführenden peritendinösen Gleitgewebes nach peripher ausgehülst. Die von palmar her den Weichteilmantel versorgenden Nerven und Gefäße bleiben dabei erhalten. Der aus dem Beckenkamm entnommene und bis zu 3 cm lange kortiko-spongiöse Span wird an einem Ende angespitzt und am anderen Ende geglättet. Bei entsprechender Präparation des Spanes kann dieser mit seinem spitzen Ende fest in den knöchernen Stumpf eingebolzt werden, ohne daß eine weitere Fixierung notwendig ist. Der auf diese Weise um 1,5–2 cm verlängerte knöcherne Stumpf wird durch den abpräparierten Weichteilmantel gedeckt. Den dorsoradial verbleibenden Hautdefekt füllt ein dünnes Vollhauttransplantat aus (auf gut vaskularisiertem und bei der Präparation geschontem Sehnengleitgewebe).

Ein größerer Längengewinn ist durch die *Kombination einer osteoplastischen Aufstockung in Verbindung mit Fernlappenplastiken (9, 14)* zu erreichen. Hier wird der auf den knöchernen Stumpf aufgesetzte Knochenspan z.B. mit einem Leistenlappen ummantelt. Nach Einheilen von Span und Lappen empfiehlt sich die Durchführung einer neurovaskulär gestielten Lappentransplantation auf die Greifseite des Daumens; z.B. ein Insellläppchen von einer Beugeseite des Ringfingers auf die Kuppe des Ersatzdaumens oder bei kürzeren Stümpfen ein neurovaskulär gestielter Lappen nach *Hilgenfeldt* von der dorsoradialen Zeigefingerseite auf die gesamte Greiffläche des neu gebildeten Ersatzdaumens (Kap. 3.5.5.2, *Abb. 3:27,* S. 72). Im allgemeinen wird ein schrittweises Vorgehen beschrieben. In der 1. Sitzung wird ein Rundstiellappen dem Daumenstumpf aufgesetzt (z.B. Leistenlappen). In der 2. Sitzung erfolgt die Spanimplantation, in der 3. Sitzung die neurovaskuläre Lappenverpflanzung *(9, 14).* Nach eigenen Erfahrungen können jedoch die Spanimplantation und das Einnähen des Rundstiellappens auch in einer Sitzung erfolgen.

Ein *Nachteil* dieser Verlängerungsart ist die mögliche Teilresorption des aufgesetzten Knochenspans. Nach Literaturangaben kann das Ausmaß der Resorption durch die frühzeitige Durchführung der resensibilisierenden Lappenplastik (2 Monate oder früher nach der Spanimplantation) reduziert werden *(14)*.

Weitere Nachteile gegenüber anderen Verfahren werden in der relativ langen Behandlungsdauer mit mehreren Operationsschritten und in der weichen und leicht verschieblichen Weichteilbedeckung des verlängerten Knochenstumpfes gesehen *(3)*.

Der *Vorteil* dieser Verfahren ist jedoch, daß die übrigen bei der primären Verletzung unversehrt gebliebenen Handabschnitte in ihrer Funktion nicht beeinträchtigt werden.

Eine weitere Möglichkeit, einen auf den Daumenstumpf aufgesetzten kortiko-spongiösen Span zu ummanteln, ergibt sich durch die Verwendung des in Kapitel 3.3.5, S. 60 beschriebenen und an der A. radialis und ihren Begleitvenen *gestielten Unterarmlappens.* Durch Anschließen der in diesem Lappen verlaufenden Hautnerven an Äste des N. radialis im Daumenstumpfbereich kann ohne weitere Operation eine ausreichende Resensibilisierung erreicht werden. Dieses Verfahren setzt jedoch intakte Verhältnisse im Bereich der arteriellen Hohlhandbögen voraus (präoperative Angiographie!). Dieser Lappen kann auch als *„osteokutaner Lappen"* zusammen mit einem corticospongiösen Radiusteil gehoben und so in einem Schnitt zur Daumenverlängerung verwendet werden.

Nachbehandlung

Ein ergotherapeutisches Geschicklichkeits- und Krafttraining sollte nach knöcherner Konsolidierung des verlängerten Daumenstumpfes 2–3mal wöchentlich über 2 bis 3 Monate erfolgen, um den funktionellen Gewinn auch wirklich auszuschöpfen.

14.2.3 Fingertransposition

Der Ersatz eines amputierten Daumens durch einen intakten oder teilamputierten Langfin-

ger wurde schon Ende des letzten Jahrhunderts vorgenommen *(5)*. Verschiedene Handchirurgen arbeiteten das Verfahren der Fingertransposition an einem neurovaskulären Stiel während und kurz nach dem 2. Weltkrieg weiter aus *(6, 8)*. Auf diesen Vorschlägen basieren auch die heute gängigen Operationsverfahren.

Auswahl des Fingers

Grundsätzlich kommt jeder Langfinger für einen neurovaskulär gestielten Transfer auf den 1. Mittelhandstrahl in Frage. Bevorzugt werden in ihrer Funktion gestörte oder teilamputierte Finger, wodurch der Funktionsverlust am Entnahmeort gering bleibt. Vorausgesetzt werden muß jedoch, daß bezüglich der Sensibilität und Weichteildeckung einwandfreie Verhältnisse vorliegen und daß mit intakten Mittelhandarterien gerechnet werden kann. Lagen Verletzungen bis in den Hohlhandbereich vor, so sollte man präoperativ eine Angiographie durchführen, denn wenigstens eine Mittelhandarterie zum ausgewählten Finger muß intakt sein.

Falls alle Langfinger unverletzt sind, wird meistens der Zeigefinger für die Transposition bevorzugt *(3)*.

Der *Vorteil* einer Fingertransposition ist vor allem in dem guten ästhetischen Ergebnis zu sehen.

Als *Nachteil* gilt gelegentlich, daß neben der Opferung eines intakten Langfingers auch Schwierigkeiten bei seiner Verwendung als Daumen entstehen. Das notwendige Umlernen ist bei Kindern weniger problematisch als bei Erwachsenen. Vorschläge, die gestielten Nerven zu durchtrennen und mit Originaldaumenstümpfen mikrochirurgisch zu vernähen, berücksichtigen dieses Problem zwar, und der transponierte Finger wird leichter als Originaldaumen empfunden, jedoch opfert man dabei einen Teil der Sensibilität

Operatives Vorgehen

Zur Präparation der Nervengefäßbündel ist die Anwendung optischer Hilfsmittel (Lupenbrille oder Operationsmikroskop) ratsam.

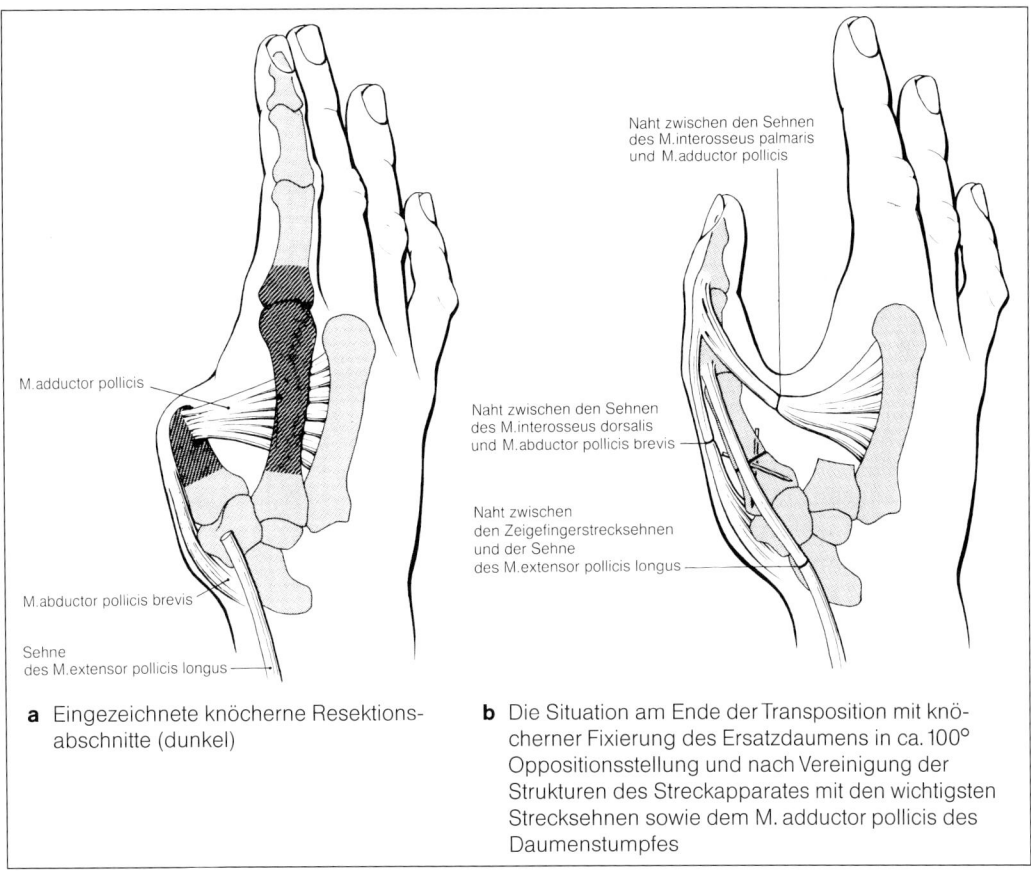

a Eingezeichnete knöcherne Resektions-
abschnitte (dunkel)

b Die Situation am Ende der Transposition mit knö-
cherner Fixierung des Ersatzdaumens in ca. 100°
Oppositionsstellung und nach Vereinigung der
Strukturen des Streckapparates mit den wichtigsten
Strecksehnen sowie dem M. adductor pollicis des
Daumenstumpfes

Abb. 14:4 Zeigefingerpollizisation bei Daumenverlust

Mikrochirurgische Nahttechniken werden bei
versehentlicher Verletzung eines Nervs oder
einer Arterie notwendig. Auch kann die mikrovaskuläre Herstellung eines dorsalen Venenab-
flusses mit Hilfe einer Mikrogefäßanastomose
zwischen entsprechenden Hautnerven bei Verwendung der Finger III bis V sinnvoll sein, da
hier keine dorsale subkutane Weichteilbrücke
erhalten bleibt.
Als Beispiel wird hier die Transposition eines
intakten Zeigefingers beschrieben *(3, 6). Abb.
14:4a* zeigt den knöchernen Resektionsbe-
reich. Die Haut in der 1. Zwischenfingerfalte
wird als palmarer Lappen abgehoben, darunter werden der Stumpf des 1. Mittelhandknochens und die Strukturen des Zeigefingers präpariert.

Folgende Strukturen trennt man vom 1. Mittelhandknochen ab:
1. Den M. adductor pollicis
2. Den Ansatz des M. abductor pollicis brevis
3. Die Sehne des M. extensor pollicis longus
4. Sofern vorhanden, den M. flexor pollicis
   brevis.
Am 2. Mittelhandstrahl stellt man die beiden
beugeseitigen Nervengefäßbündel zusammen
mit ihren feinen Begleitvenen dar. Der ulnare
Mittelhandnerv besteht zur Hälfte aus Faszikeln für die Radialseite des Mittelfingers. Sie
werden bis in die Gegend des oberflächlichen
Hohlhandbogens vorsichtig unter der Lupenbrille aufgespalten. Der zum 3. Finger ziehende Arterienast wird nach der Aufgabelung
der Mittelhandarterie unterbunden, so daß

auch die ulnare Mittelhandarterie vollständig für den Zeigefinger erhalten bleibt. Die peripheren sehnigen Abschnitte der Mm. interosseus dorsalis I und interosseus palmaris I bleiben am Finger, ihre proximale Muskulatur wird reseziert, die Durchtrennung der Zeigefingerstrecksehne erfolgt in der Mitte der Mittelhand. Damit der Ersatzdaumen die richtige Länge aufweist, ist bei Verwendung eines intakten Zeigefingers eine Resektion an der Basis des Grundgliedes und an der Basis des 2. Mittelhandknochens vorzunehmen. Das Zwischenstück, welches das Grundgelenk enthält, wird entfernt. Der zu transponierende Finger bleibt außer an den beugeseitigen Nervengefäßbündeln und einer dorsalen, eine Vene tragenden Weichteilbrücke nur noch an der Beugesehne gestielt und wird um ca. 100° gedreht auf dem Stumpf des Metacarpale I fixiert *(Abb. 14:4b)*. Die Fixierung kann mit Hilfe einer kleinen AO-Platte, bei einer schräg erfolgten Osteotomie mit einer kleinen Zugschraube oder auch mit Kirschnerdrähten erfolgen. An die Osteosynthese schließt sich die Naht der beiden Zeigefingerstrecksehnen an den Stumpf der Sehne des M. extensor pollicis longus an. Die Sehne des M. interosseus dorsalis I wird mit dem M. abductor pollicis brevis und die Sehne des M. interosseus palmaris I mit dem M. adductor pollicis vernäht. Durch den beugeseitigen, zu Beginn der Operation über der l. Zwischenfingerfalte abpräparierten Hautlappen wird dann die 1. Zwischenfingerfalte wieder spannungsfrei gedeckt. Auf die Tatsache, daß bei schonender Präparation auch vom Zeigefinger zum Handgelenk ziehende dorsale Venen in einem subkutanen Streifen geschont werden können, wurde bereits hingewiesen. Allerdings reichen unter Umständen die feinen Begleitvenen der beugeseitigen Nervengefäßbündel, sofern diese bei der Präparation erhalten geblieben sind, für den venösen Rückfluß aus.

Soll ein teilamputierter Langfinger transplantiert werden, dann muß die Knochenresektion im Mittelhandbereich entsprechend kleiner erfolgen, oder sie erübrigt sich ganz.

Nachbehandlung

Wegen der durchgeführten Sehnen- bzw. Muskelnähte ist eine 3wöchige postoperative Ruhigstellung mit einem entsprechenden Gipsverband notwendig. Daran schließt sich eine zunächst vorsichtige krankengymnastische Übungsbehandlung an, die ab der 5. Woche intensiviert und durch ein ergotherapeutisches Geschicklichkeitstraining ergänzt wird.

14.2.4 Freie Zehentransplantation

Nachdem durch die Fortschritte der Mikrochirurgie die Voraussetzung für eine freie Zehentransplantation mit direktem Gefäß- und Nervenanschluß geschaffen war, wurden anfangs bevorzugt Großzehen als Daumenersatz transplantiert (3).

Wegen der geringeren Verstümmelung am Fuß *(Abb. 14:5g)* und des kosmetisch meist besseren Aussehens *(Abb. 14:5d)* wird jedoch vielfach die 2. Zehe bevorzugt *(2, 3, 4) (Abb. 14:5a–g)*. Eine Indikation für diese Operation besteht vor allem dann, wenn aus irgendwelchen Gründen transponierbare Finger oder Fingerteile nicht zur Verfügung stehen oder wenn osteoplastische Daumenstumpfverlängerungen bei problematischen Weichteilverhältnissen nicht in Frage kommen.

Operatives Vorgehen

Eine präoperative Angiographie der Fußarterien ist empfehlenswert, um die Variationen der A. metatarsea I, die zur Versorgung der transplantierten 2. Zehe wichtig ist, zu erkennen.

Die Zehe wird im Mittelfußbereich gemeinsam mit einem möglichst langen Teil der A. dorsalis pedis, der hier beginnenden Vena saphena magna, den Nerven, Beuge- und Strecksehnen entfernt (2, 4). Die knöcherne Resektion erfolgt proximal des Metatarsalköpfchens. Der Mittelfuß wird durch kräftige, die Metatarsalia I und III umgreifende Nähte aus resorbierbarem Nahtmaterial verschmälert und die Hautwunde wird unter Bildung

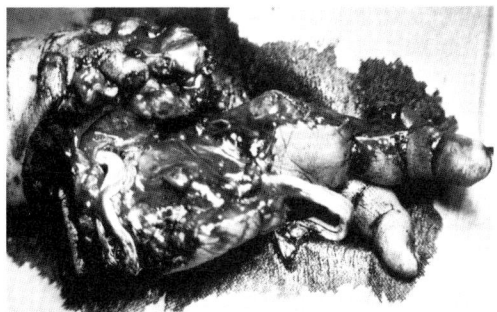

a Schwerste Handzerstörung mit vollständigem
Verlust der ersten 3 Fingerstrahlen (Explosionsverletzung)

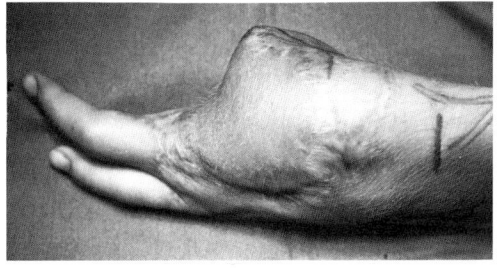

b 5 Monate nach primärer Defektdeckung mit
einem Leistenlappen

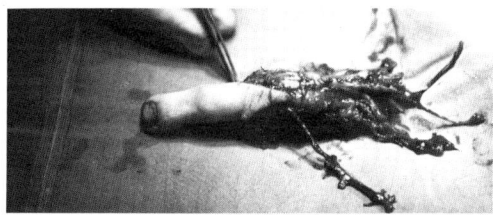

c Gehobene 2. Zehe des rechten Fußes

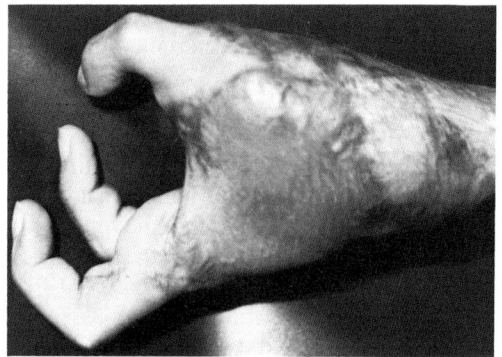

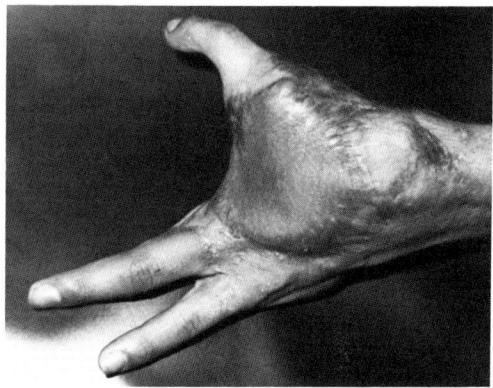

d 3 Monate nach Transplantation

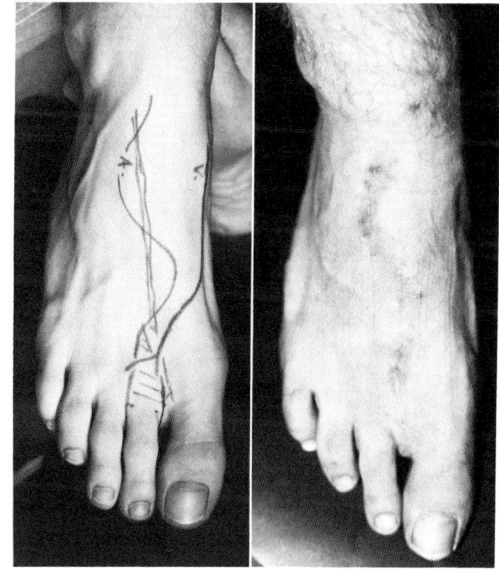

e Rechter Fuß vor   **f** 3 Monate nach Zehen-
                                    entnahme.

Abb. 14:5   Zweitzehentransplantation

einer sauberen Interdigitalfalte, ähnlich wie bei einer Mittelhandnachamputation des 3. und 4. Fingers (Kap. 13.2.3, S. 260), verschlossen. Nach 4 bis 5 Wochen ist der Fuß wieder belastbar.

Die knöcherne Fixierung des Mittelfußköpfchens auf den Rest des Os metacarpale I wird in einer 100°–110° betragenden Oppositionsstellung zur Langfingerebene durchgeführt. In Frage kommen für die Fixierung: AO-Plättchen, intraossäre Drahtnähte oder Kirschnerdrähte. Bezüglich des arteriellen Gefäßanschlusses hat sich eine End-zu-Seit-Anastomose zwischen dem Hauptast der A. radialis in der Tabatière bewährt. Benachbart zu dieser Gefäßanastomose findet man ebenfalls anschlußfähige Handgelenksvenen (z.B. den Anfangsteil der Vena cephalica). Die Zehennerven werden an palmare Nervenstümpfe im Thenarbereich, Beuge- und Strecksehnen an die entsprechend präparierten Sehnen des Daumenstumpfes angeschlossen.

Nachbehandlung

Die postoperative Verbandstechnik und medikamentöse Nachbehandlung gleicht dem Vorgehen nach Replantationen (Kap. 13.1.8). Nach 3 Wochen werden die krankengymnastischen Übungen intensiviert. Diese umfassen vor allem aktive und passive Maßnahmen, wobei erst nach 7 Wochen gegen Widerstand geübt werden sollte. Ab diesem Zeitpunkt ist zusätzlich ein ergotherapeutisches Geschicklichkeitstraining sinnvoll. Bereits nach ca. 6 Wochen ist häufig eine gute Schutzsensibilität in der transplantierten Zehe vorhanden, die sehr rasch als brauchbarer Daumen empfunden wird.

14.3 Maßnahmen bei multiplen Langfingerverlusten

Fehlen 1 bis 2 Langfinger, so besteht keine Notwendigkeit zu funktionsverbessernden Eingriffen. Auch wenn einer der 3 radialen Langfinger funktionstüchtig erhalten geblieben ist, verbleibt außer einem Spitzgriff in geringem Umfang auch noch eine Greif- und Haltefunktion, so daß ein zusätzlicher Langfingerersatz nur bedingt eine Funktionsverbesserung bringt.

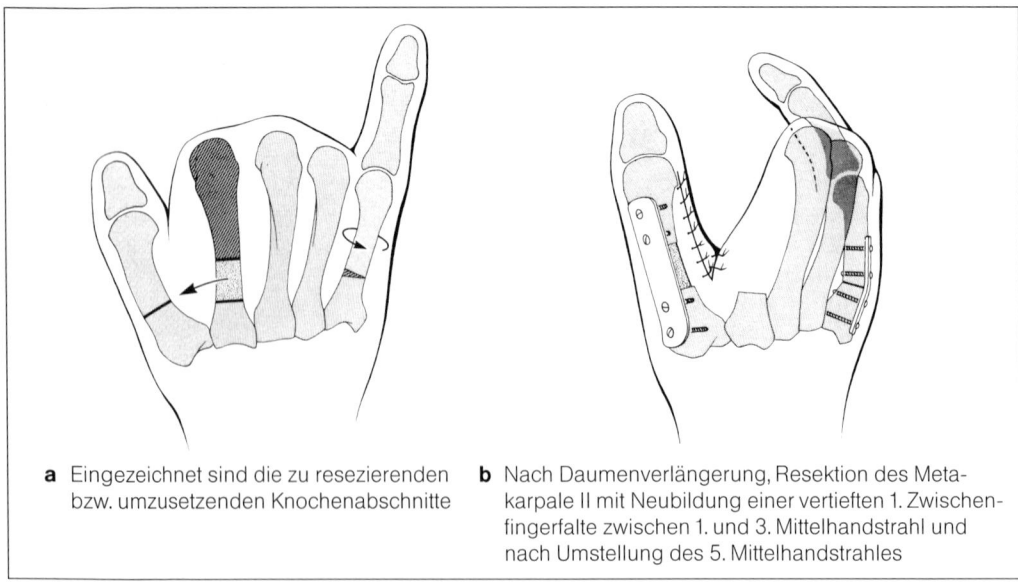

a Eingezeichnet sind die zu resezierenden bzw. umzusetzenden Knochenabschnitte

b Nach Daumenverlängerung, Resektion des Metakarpale II mit Neubildung einer vertieften 1. Zwischenfingerfalte zwischen 1. und 3. Mittelhandstrahl und nach Umstellung des 5. Mittelhandstrahles

Abb. 14:6 Beispiel für eine Dreh- und Abwinkelungsosteotomie des 5. Mittelhandknochens mit gleichzeitiger osteoplastischer Verlängerung des Os metacarpale I

Ist von den Langfingern lediglich der Kleinfinger vorhanden, dann kann bei intaktem oder rekonstruiertem Daumen eine entsprechende Umstellungsosteotomie (Dreh- und Abwinkelungsosteotomie) *(3, 6),* durchgeführt an der Basis des 5. Mittelhandstrahles, die Greiffunktion verbessern *(Abb. 14:6).* Hierzu wird das Os metacarpale V von einem dorsalen, bogenförmigen Hautschnitt an der Grenze vom proximalen zum mittleren Drittel freigelegt und osteotomiert. Der Mittelhandstrahl wird danach um 45° in Opposition gedreht, eine zusätzliche Abwinkelung nach palmar erreicht man durch die Resektion eines kleinen, keilförmigen Knochenstückes. Die Fixierung erfolgt am stabilsten durch eine Plattenosteosynthese.

Sind alle Langfinger amputiert, kann durch *osteoplastische Verfahren (Kap. 14.2.2)* der 5. Mittelhandstrahl verlängert und in ähnlichen Winkelverhältnissen, wie man sie bei der zuvor beschriebenen Dreh- und Abwinkelungsosteotomie anstrebt, aufgebaut werden. Auch hier kommt vor allem, wenn die Köpfchen der Mittelhandknochen fehlen, die freie Transplantation von 1 oder 2 Fußzehen in Frage.

Literatur

1. *Belusa, M.:* Die Distraktionsverlängerung bei der Brachymetakarpie. Handchir. Mikrochir. Plast.Chir. 26 (1994) 298
2. *Biemer, E., Duspiva, W.:* Rekonstruktive Mikrogefäßchirurgie. Springer, Berlin 1980
3. *Buck-Gramcko, D.:* Wiederherstellungschirurgie bei Gliedverlusten. In: Handchirurgie Bd. II, hrsg. von H. Nigst, D. Buck-Gramcko, H. Millesi. Thieme, Stuttgart 1983
4. *Chen Zhong-Wei, Yong Dong-Yue, Chang Di-Sheng:* Microsurgery. Shanghai Scientific and Technical Publishers. Springer, Berlin 1982
5. *Guermonprez, F.:* Notes sur quelques résections et restaurations du ponce. Asselin, Paris 1887
6. *Hilgenfeldt, O.:* Operativer Daumenersatz und Beseitigung von Greifstörungen bei Fingerverlusten. Enke, Stuttgart 1950
7. *Klapp, R.:* Über einige kleinere plastische Operationen an Fingern und Hand. Dtsch. Z. Chir. 118 (1912) 479
8. *Littler, J. W.:* The neurovascular pedicle method of digital transposition for reconstruction of the thumb. Plast. reconstr. Surg. 12 (1953) 303
9. *Manninger, J.:* Daumenersatz durch Fingerauswechslung und osteoplastische Methode mit Insellappenplastik nach Verletzungen. Handchirurgie 13 (1981) 3
10. *Matev, I. B.:* Thumb Reconstruction after Amputation at the Metacarpophalangeal Joint by Bone-Lenthening. A Preliminary Report of Three Cases. J. Bone Jt. Surg. 52-A (1970) 957
11. *Matev, I. B.:* The Bone-Lengthening Method in Hand Reconstruction: Twenty Years Experience J. Hand Surg. 11A (1989) 376
12. *Pollack, H.-J.:* Rekonstruktion des traumatisch amputierten Daumens durch kontinuierliche Distraktion nach *Matev.* Handchir. Mikrochir. Plast. Chir. 26 (1994) 291
13. *Reid, D. A. C.:* The Gillies' Thumb lengthening operation. Hand 12 (1980) 123
14. *Varga, A.:* Bewertungskriterien der Ergebnisse und Knochenspan-Resorption nach Daumenrekonstruktion. Handchirurgie 13 (1981) 10

15 Besondere Kombinationsverletzungen

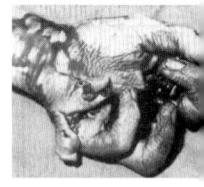

Die in diesem Kapitel zusammengefaßten komplexen Handverletzungen gehören der Schwere nach in die gleiche Verletzungskategorie wie die in den vorangegangenen Kapiteln behandelten Amputationsverletzungen. Auch hier ist für die Behandlung operative Erfahrung in der Versorgung von Sehnen, Nerven und Frakturen sowie in der plastischen Handchirurgie erforderlich.

15.1 Quetschverletzungen

15.1.1 Problematik

Sowohl bei geschlossenen als auch bei offenen Quetschverletzungen steht neben der direkten Gewebsschädigung eine ausgedehnte Ödembildung ausgehend von den kontusionierten Weichteilen im Vordergrund. Die Schwellung kann durch Einblutungen aus Frakturen oder verletzten Hautgefäßen, vor allem in der Frühphase nach der Verletzung, verstärkt werden. Wird der durch die Ödembildung ausgelöste Gewebedruck nicht oder nur unzureichend abgeleitet, so nimmt die Behinderung der Blutzirkulation infolge des vermehrten Spannungszustandes weiter zu (Kap. 17.1.2). Ohne Änderung dieser Situation resultieren entweder ausgedehnte Nekrosen oder ischämische Muskelkontrakturen *(S. 303),* und es droht ein fibrotischer Untergang von im Verletzungsgebiet verlaufenden Nerven.

Hinsichtlich der späteren Prognose ist zu bedenken, daß stark kontusionierte Gewebsabschnitte, selbst wenn keine Nekrosen entstehen, zu festen Verwachsungen mit Nachbarstrukturen neigen (z.B. Sehnen mit dem subkutanen Gewebe und dem Knochen, besonders bei zerstörtem Sehnengleitgewebe). Weiterhin kommt es zu einer Elastizitätseinbuße und Verhärtung, welche durch das längere Bestehen eines Ödems oder eines Hämatoms zusätzlich begünstigt werden.

15.1.2 Verletzungsarten

Neben alltäglichen Verletzungsvorgängen, die meist nur zu leichteren geschlossenen und weniger problematischen Teilquetschungen von Fingern oder der Mittelhand ohne allzu große Schädigung der tieferliegenden Strukturen führen, kommen extreme Quetschverletzungen z.B. bei Überrolltraumen durch PKW- oder LKW-Reifen, schweren maschinellen

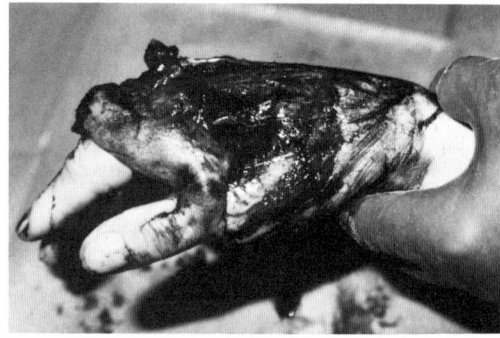

a Handschuhartige Hautablederung und Quetschung der Mittelhand in einer Transportwalze

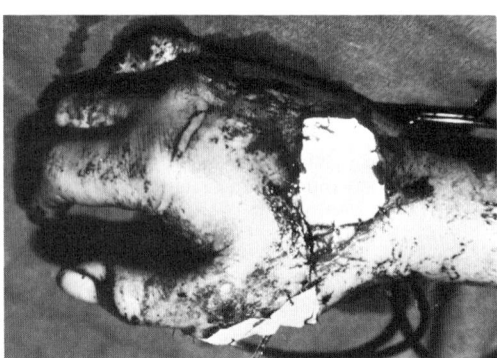

b Nach op. Stabilisierung der Mittelhandfrakturen und Amputation des 4. Fingerstrahles (Rö.-Bilder s. *Abb. 13.6).* In offengelassenen Hautwunden und Entlastungsschnitten ist Polyurethanschaumstoff-Folie zum vorübergehenden Hautersatz eingenäht

Abb. 15:1 Schwere maschinelle Quetschverletzung

Quetschungen und bei Verletzungen durch Transportwalzen (z.B. Druckereiwalzen) vor *(6).* Bei diesen letzten Verletzungsarten kann eine zusätzliche, handschuhartige Hautablederung der direkt kontusionierten Haut in Teilbereichen vorliegen *(Abb. 15:1).*

15.1.3 Präoperativer Befund

Bei allen Schweregraden von Quetschverletzungen ist präoperativ unbedingt eine Röntgendiagnostik durchzuführen, um das Ausmaß der knöchernen Schädigung zu erkennen und gegebenenfalls die adäquate Frakturbehandlung einleiten zu können. Bei offenen Verletzungen muß die weitere Untersuchung und Befunderhebung unter sterilen Operationsbedingungen zu Beginn der eigentlichen operativen Versorgung durchgeführt werden. Dabei stellt sich bisweilen heraus, daß selbst bei schwersten Quetschtraumen z.B. in der Mittelhand die dort verlaufenden Arterien zum Teil intakt geblieben sind. Offenbar können hier die Nervengefäßbündel während des Traumas in die Räume zwischen die Mittelhandknochen ausweichen.

Außerdem bestehen mehrfach Kollateralen zu Arterien, die aus dem tiefen Hohlhandbogen entspringen.

Zerstört werden die Arterien dann, wenn die Möglichkeit auszuweichen bei zu ausgedehnten Skelettzerstörungen fehlt oder wenn das Kraftmaximum an Stellen auftritt, an denen die Gefäße wie z.B. im Handwurzel- und Handgelenksbereich direkt dem Knochen aufliegen.

Bei der Befunderhebung kann die Unterscheidung zwischen gesundem, einwandfrei durchblutetem, noch erholungsfähigem und sicher zerstörtem Gewebe sehr schwierig sein. Da deshalb nicht durchblutete Muskel- und Hautteile zurückbleiben können, sind offene Quetschverletzungen besonders infektionsgefährdet.

15.1.4 Behandlung

Hier ist eine Einteilung in geschlossene und offene Quetschverletzungen nur bedingt sinnvoll. Gemeinsam für beide Verletzungsarten ist die Notwendigkeit einer konsequent durchzuführenden Entlastung des Ödems (Kap. Dekompression, S. 276 und 17.1.3).

Folgende Grundprinzipien bei der operativen Versorgung müssen beachtet werden:
1. Die Durchführung einer sicheren knöchernen Stabilisierung.
2. Die Dekompression aller durch Hämatom oder Ödem gefährdeten Strukturen (Muskulatur, Nerven, Gefäße – Kompartmentsyndrom –).
3. Eine ausreichende Entfernung sicher zerstörter Haut- und Muskelteile.
4. Die absolut spannungsfreie Weichteildeckung mit der Möglichkeit einer guten Sekretableitung.

Trotz der Forderung nach Resektion zerstörter Gewebe muß man bei der Primärversorgung bestrebt sein, ein Optimum an Knochen- und Weichteilgewebe zu erhalten, wobei gegebenenfalls auch revaskularisierende mikrochirurgische Maßnahmen notwendig werden.

Zwar sollte bereits bei der Erstversorgung eine möglichst komplexe Rekonstruktion angestrebt werden, jedoch kann z.B. bei Nervendefekten zu einem späteren Zeitpunkt unter besseren Bedingungen eine Nerventransplantation erfolgen. Oder es wird eine unter dem Zeitdruck der notwendigen Revaskularisierung durchgeführte Kirschnerdrahtosteosynthese nach Abheilen der Weichteile, sofern überhaupt notwendig, durch eine stabilere Plattenosteosynthese ersetzt. Auch sollte man daran denken, daß bei solchen schweren Kombinationsverletzungen ein gut geplantes, schrittweises Vorgehen manchmal der sichere Weg ist, um zu einem guten Endergebnis zu gelangen *(6).* In solchen Fällen muß man jedoch von Anfang an die weiteren rekonstruktiven Möglichkeiten kennen und diese durch die Art der Primärversorgung bereits vorbereiten.

Knöcherne Stabilisierung

Charakteristisch für schwere Quetschverletzungen sind Stückfrakturen mit zahlreichen längsverlaufenden Frakturlinien im Mittelhand- und Fingerbereich, die bis in die Gelenkflächen reichen *(Abb. 5:14, S. 104)*. Zur Stabilisierung kommen der Fixateur externe, die Trümmerzone überbrückende Plattenosteosynthesen oder axiale Kirschnerdrähte in Frage.

Dekompression

Bei der Dekompression sogenannter *Kompartmentsyndrome* der Hand und gleichzeitig zur Ödemableitung aus dem Mittelhandbereich ist die Spaltung des Karpaltunnels am wichtigsten (Kap. 17.1.3 und 19.3.1.1) *(4, 5, 7)*. Diese auch bei geschlossenen Quetschverletzungen ohne knöcherne Verletzungen notwendige Maßnahme kann bei direkter Gewalteinwirkung auf die Handwurzel ergänzt werden durch die Spaltung der *Guyonschen Loge* über dem N. ulnaris (Kap. 19.4.1). Um einer ischämischen Kontraktur der Mm. interossei vorzubeugen, ist zusätzlich eine dorsale Eröffnung der Interdigitalräume *(4)* zwischen den Mittelhandknochen empfehlenswert. Bei geschlossenen Verletzungen sind diese Maßnahmen von längs verlaufenden Hautschnitten über dem Handrücken aus durchzuführen. Im Mittelhand- und Unterarmbereich müssen, falls hier ausgedehntere Quetschungen vorliegen, die Faszien betroffener Muskelgruppen längs gespalten werden. Falls der Thenar- oder Hypothenarraum *(Kap. 16.4.3, Abb. 16.2)* betroffen sind, müssen auch diese Räume ähnlich wie bei Abszedierungen eröffnet werden.

Resektion nekrotischer Gewebeteile

Hat man sich überzeugt, daß die arteriellen Hauptblutgefäße intakt sind, erfolgt die Exzision nicht durchbluteter Muskulatur und Haut. Sind Hauptarterien zerstört, dann ist vor allem bei segmentären Quetschverletzungen, wenn peripher ungeschädigte Hand- oder Fingerteile noch vorhanden sind, eine Wiederherstellung mit Hilfe von Veneninterponanten sinnvoll (Kap. 12.6) *(6)*. In solchen Fällen ist vor der Resektion der zerstörten Muskulatur die Revaskularisation durchzuführen, da erst danach eine richtige Beurteilung der Gewebsvitalität erfolgen kann.

Weichteildeckung

Bei schweren Quetschungen ist die Vermeidung einer erneuten Spannung beim Verschluß von Verletzungswunden oder Operationsschnitten ebenso wichtig wie eine ausreichende Faszienspaltung, um nicht eine erneute Kompression der tieferliegenden Gewebsschichten hervorzurufen und die geschädigten, ödematösen Hautareale zusätzlich in ihrer Mikrozirkulation zu stören. Es ist beeindruckend, wie gut sich bisweilen kontusionierte Hautareale erholen können, sofern eine völlige Spannungsfreiheit gewährleistet ist und die medikamentöse Nachbehandlung mikrozirkulationsfördernde Maßnahmen einschließt. *(Tab. 5, S. 242)*. Werden Sehnen oder Knochen noch von erholungsfähigen Gewebeteilen wie z.B. lockerem Gleitgewebe bedeckt oder liegt Muskulatur frei, dann werden auch an der Hand die Wunden offen behandelt, oder die Deckung der verbliebenen Defekte wird mit Spalthaut oder vorübergehend mit sogenannter Ersatzhaut aus polyurethaner Schaumstoffolie durchgeführt *(Abb. 15:1 u. 15:2)*. Nach ca. 2 Wochen wird die Kunsthautbedeckung entfernt und bei sauberem, gut durchblutetem Untergrund durch Spalthaut ersetzt *(Abb. 15:2 d)*. In Fällen, bei denen sich die Haut erholt hat und das Ödem abgeklungen ist, ist auch nach Mobilisierung der Wundränder der direkte Verschluß des Defektes gerechtfertigt. Liegen Sehnen oder wichtige Knochenabschnitte frei, dann kann man versuchen, nicht geschädigte Hautareale über diese Bezirke zu schwenken und den Hebedefekt mit Spalthaut oder auch vorübergehend mit Kunsthaut auszufüllen. Ist dies

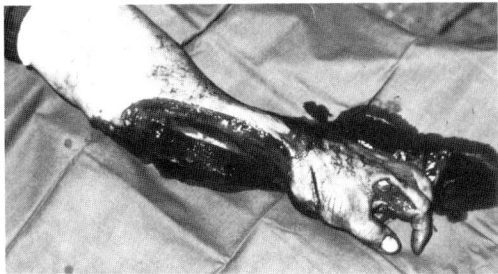

a Quetschung von Hand und Unterarm zwischen Eisenbahnpuffern

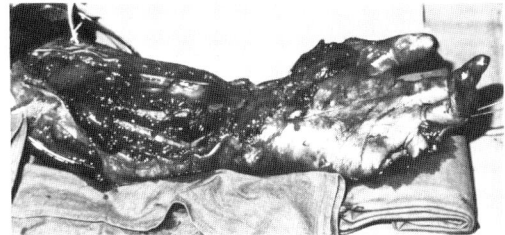

b Intraoperative Situation nach Entfernen nicht durchbluteter Muskelteile und der völlig zerstörten Finger IV und V

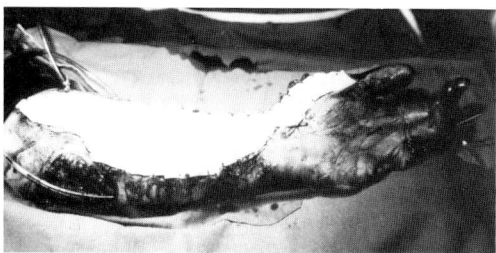

c Einnähen von Polyurethanschaumstoff-Folie zum vorübergehenden spannungsfreien Hautverschluß

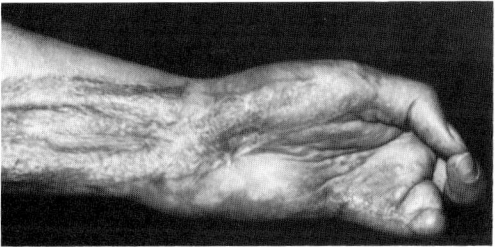

d Endergebnis nach 6 Monaten

Abb. 15:2   Beispiel für die schrittweise Versorgung einer extremen Quetschverletzung

nicht möglich, kommen Fernlappenplastiken wie Leistenlappen, Bauchlappen oder Colsonlappen vom gegenseitigen Arm (Kap. 3.6) zur Anwendung. Dies gilt auch für quetschungsbedingte *Skelettierungen* wichtiger Hand- und Fingerteile, sofern der Hautmantel nicht mikrochirurgisch wieder angeschlossen oder nach Ausdünnen als freies Vollhauttransplantat wieder eingenäht werden kann. Bei einzelnen Langfingern ist im allgemeinen wegen der schlechten funktionellen Prognose solcher Verletzungen eine Amputation vorzuziehen. In jedem Fall muß der lockere Wundverschluß teils durch Einlegen von Redondrainagen, teils durch eine entsprechende lockere Nahttechnik die Ableitung von Ödemflüssigkeit und anderen Sekreten gewährleisten.

15.1.5 Nachbehandlung

Ziele der Nachbehandlung in den ersten Tagen nach der operativen Versorgung sind:
1. Die weitere Bekämpfung des Ödems durch eine angemessene Hochlagerung der betroffenen Hand und eine Ruhigstellung für wenigstens 2 bis 3 Tage, gegebenenfalls kombiniert mit der Verabreichung geeigneter Medikamente.
2. Die *Verbesserung der Mikrozirkulation* in gequetschten Hautarealen. Dies kann beispielsweise mit niedermolekularem Dextran in einer täglichen Dosis von 500 ml, verabreicht über 4 bis 5 Tage, erfolgen.
3. Eine *Infektionsprophylaxe* mit Antibiotika, bei offenen Quetschtraumen als Ergänzung zur chirurgischen Wundreinigung und Nekroseabtragung.

Bei offenen Verletzungen, bei denen ein locker adaptierender Wundverschluß durchgeführt wurde, sollten wie bei der Nachbehandlung von replantierten Handteilen saugfähige, lockere und gut gepolsterte Verbände, die jegliche Einschnürung vermeiden, angelegt und bei starker Sekretion und der Neigung zur Verkrustung täglich gewechselt werden.

Sofern es der Zustand der verletzten Hand zuläßt, beginnt ab dem 3. postoperativen Tag die vorsichtige krankengymnastische Übungsbehandlung. Sind die Knochen-, Sehnen- und übrigen Weichteilverletzungen abgeheilt, muß diese Übungsbehandlung intensiviert und konsequent über eine lange Zeitdauer hindurch weitergeführt und durch Ergotherapie (Kap. 1.3.3, S. 36) ergänzt werden. Noch nach einem Jahr sind funktionelle Verbesserungen bei konsequenter Durchführung möglich.

Sekundär notwendige plastische Eingriffe am Hautmantel, wie sie bei Teilnekrosen geschädigter Hautareale notwendig werden, erfolgen, sobald sich die Situation der Hand stabilisiert hat (2 bis 3 Wochen nach dem Unfall). Der Zeitpunkt für die Durchführung einer Nerventransplanation bei primär nicht rekonstruierbaren Nervenbahnen ist gegeben, sobald einwandfreie Wundverhältnisse vorliegen. In günstigen Fällen kann dies bereits nach der 4. Woche erfolgen. Notwendige Korrekturen wie die Beseitigung von Narbenkontrakturen, Tendolysen, Kapsulektomien bei eingesteiften Gelenken, Fingertranspositionen bei Verlusten und ähnliche rekonstruktive Eingriffe sollten hingegen frühestens nach 6 Monaten durchgeführt werden, wenn die Weichteile ihre Ödemneigung verloren und eine gewisse Elastizität wiedererlangt haben.

15.2 Explosionsverletzungen

15.2.1 Problematik

Bei diesen Verletzungen findet man häufig ein wirres Durcheinander der gesamten Anatomie und ihrer Strukturen. *(Abb. 14:5 a, 15:3, 15:4).* Teilweise bestehen Substanzdefekte, die sowohl Haut als auch Sehnen und Knochen bis hin zu Teilamputationen betreffen können. Eine genaue Analyse der Situation ist bei diesen Verletzungen in ähnlicher Weise wie bei den schweren Quetschungen häufig erst auf dem Operationstisch möglich.

15.2.2 Entstehungsmechanismus

Im eigenen Krankengut handelt es sich häufig um Verletzungen bei Jugendlichen, die z.B. mit Hilfe von Unkrautvertilgungsmitteln Sprengkörper anfertigen oder deren experimentelle Neugier explosive Flüssigkeitsmischungen herstellen ließ. Diese Verletzungen haben im allgemeinen einen relativ geringen Verschmutzungsgrad. Die betroffenen Gewebsabschnitte werden hierbei vorwiegend durch die *Gewalt der Explosion* geschädigt und weniger durch einen *toxisch-chemischen Effekt,* da die Substanzen sich bei der Explosion vollständig verbrauchen oder von vornherein nur eine geringe Gewebstoxizität aufweisen.
Verletzungen mit Schwarzpulver oder mit Munition zeigen hingegen eine z.T. ausgedehnte Pulverschmauch- und Fremdkörpereinsprengung.
Der *thermische Schaden* ist bei derartigen Explosionsverletzungen im allgemeinen gering.

15.2.3 Präoperativer Befund

Betroffen ist in erster Linie die den Sprengkörper haltende Hand. Jedoch können je nach Explosionsrichtung ernsthafte Begleitverletzungen im Gesichts- oder Thoraxbereich vorliegen. Nicht selten sind auch beide Hände schwerst verletzt. Das Maximum der Explosionskräfte trifft zumindest in unserem Krankengut sehr oft die Mittelhand *(Abb. 15:4),* wobei immer wieder zu beobachten ist, daß periphere Fingerabschnitte recht gut erhalten bleiben. Sogar wenn einige Fingerstrahlen aus dem knöchernen Skelettverband herausgerissen sind, können sie gelegentlich, wie die nähere Inspektion zeigt, über intakt gebliebene Kollateralen oder Hauptblutstrombahnen noch ernährt sein. Meistens liegen diese Hand- und Fingerteile im Explosionsschatten vollständig zerstörter Abschnitte.

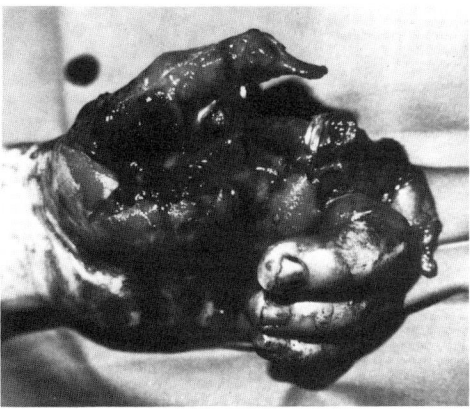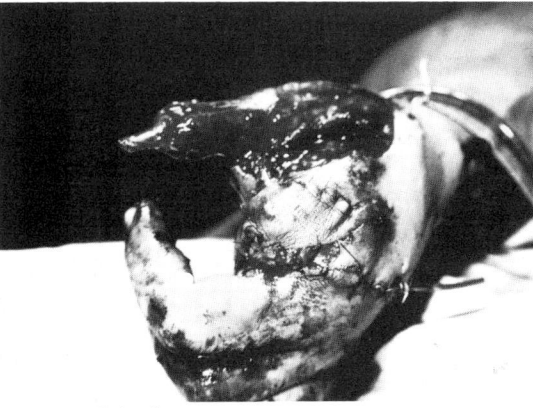

a Skelettierung des Daumens, vollständige Zerstörung des Zeigefingers

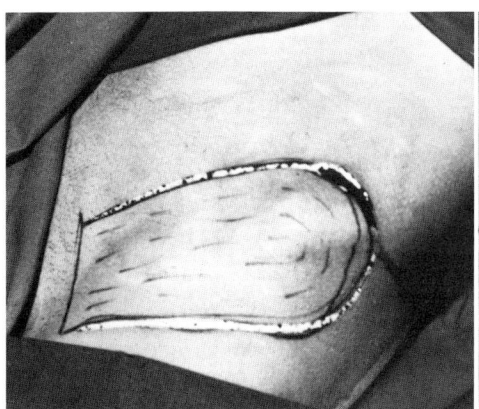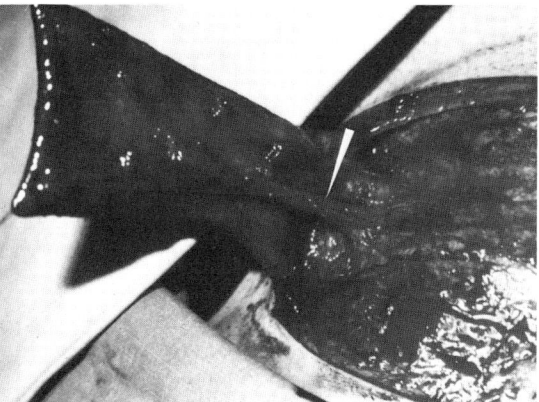

b Heben eines Leistenlappens; die axiale Gefäßversorgung durch die A. circumflexa ilium superficialis und ihre Begleitvenen sind im rechten Bild gut zu erkennen (↑)

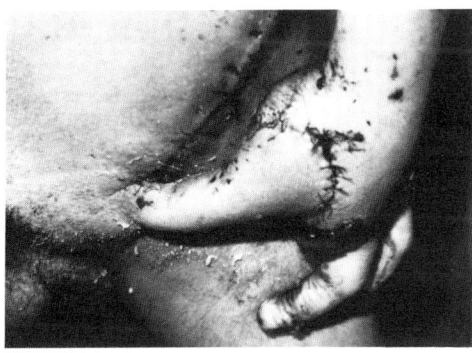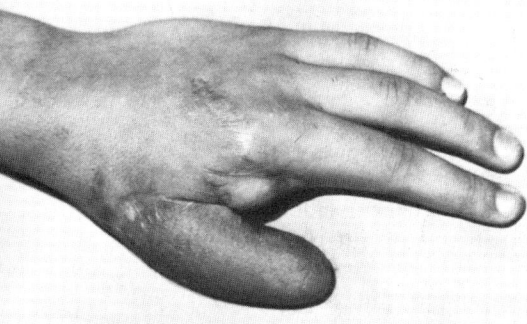

c Eingeheilter Leistenlappen vor der Stieldurchtrennung

d 6 Monate nach dem Unfall vor der Verlagerung eines neurovaskulären Inselläppchens auf die Daumengreifseite (vgl. Seite 71)

Abb. 15:3   Explosionsverletzung der linken Hand bei einem 16jährigen Patienten

15.2.4 **Behandlung**

Die Grundprinzipien der Behandlung entsprechen teilweise den im Abschnitt *Quetschverletzungen* dargelegten Behandlungsvorschlägen. Eine rasche knöcherne Stabilisierung soll möglichst ohne Beeinträchtigung der noch verbliebenen Restdurchblutung durch Hilfsschnitte erfolgen. Daher kommen als Osteosynthesematerialien vor allem Kirschnerdrähte und in zweiter Linie der Fixateur externe und auch kleine Platten in Frage. Bei der knöchernen Fixierung ist von vornherein auf eine Anordnung der refixierten Skelettteile zu achten, die bei einer Abheilung eine möglichst gute Greiffunktion oder die sekundäre Herstellung einer solchen ermöglicht.

Falls periphere Fingerteile intakt geblieben sind, können revaskularisierende Maßnahmen wie die Umleitung von Arterien aus zu sehr zerstörten Fingern oder die Verwendung langstreckiger Veneninterponate sinnvoll werden *(Abb. 15:4)*. Dabei soll der Hauptverletzungsbereich möglichst umgangen werden. Auch bei diesen Verletzungen ist ein spannungsfreier Weichteilverschluß, gegebenenfalls ergänzt durch die plastische Deckung freiliegender Knochen und Sehnen mit entsprechenden Fernlappenplastiken, notwendig. Ist man sich sicher, daß der tiefe Hohlhandbogen intakt ist, so kann auch ein an der A. radialis gestielter Unterarmlappen zur Weichteildeckung verwendet werden (Kap. 3.3.5) (wenn es die Verletzung erlaubt präop. Allen-Test – Seite 21, 22 – oder eine Angiographie). Hautdefekte mit erholungsfähigem Untergrund können offen behandelt oder vorübergehend mit dem bereits erwähnten Hautersatz aus Polyurethanfolie gedeckt werden (S. 277). Bei unproblematischem Untergrund kommt auch primär die Transplantation von Spalthaut oder ausgedünnter Vollhaut in Frage.

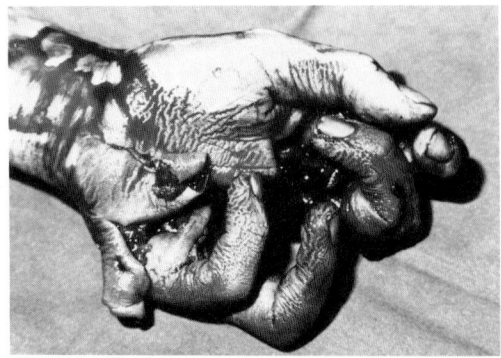

a Ausgangssituation

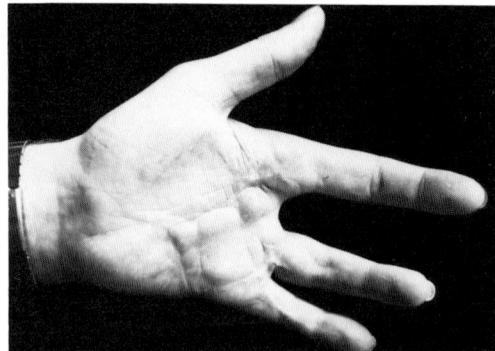

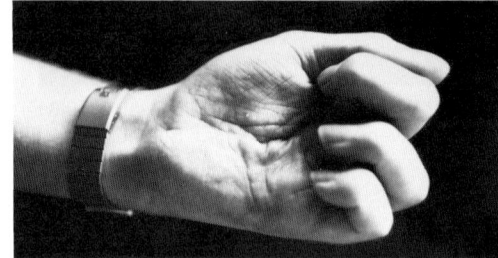

b Endergebnis 1 Jahr nach Refixierung der Finger IV und V mit Kirschnerdrähten und Miniplättchen, ihrer primären Revaskulari- sierung mit Mikroveneninterponaten, Amputation des III. Fingers und Decken des Hohlhandweichteildefektes mit dem von dorsal ernährten Hautmantel dieses Fingers und sekundären Nerventransplantationen

Abb. 15:4   Mittelhandzerstörung durch Explosionsverletzung bei einem 17jährigen Patienten

15.2.5 Nachbehandlung, Sekundäreingriffe

Sowohl die medikamentöse Nachbehandlung wie auch die postoperative Verbandstechnik entspricht den bei schweren Kombinationsverletzungen allgemein gültigen und im vorangehenden Kapitel über Quetschverletzungen bereits ausgeführten Richtlinien. Die krankengymnastische Übungsbehandlung sollte bereits wenige Tage nach der operativen Versorgung begonnen werden.

Resensibilisierende Maßnahmen sind möglichst frühzeitig durchzuführen, rekonstruktiv plastische Eingriffe jedoch erst nach Erreichen eines vorläufigen Endzustandes meist nach 6 Monaten. In Frage kommen hierfür Fingertranspositionen, Zehentransplantationen zur Wiederherstellung von Greiffunktionen *(Abb. 14:5, S. 271)* und die Beseitigung von Narbenkontrakturen. Die Notwendigkeit zu Tendolysen und sekundären Beuge- und Strecksehnenoperationen ist im allgemeinen weniger gegeben, da bei der Explosion die Sehnen der Krafteinwirkung häufig standhalten und Verwachsungen der Sehne mit dem umgebenden Gewebe bei frühzeitig durchgeführter Übungsbehandlung relativ selten sind.

15.3 Schußverletzungen

15.3.1 Problematik

Bei Durchschüssen durch die Hand ist im allgemeinen das Ausmaß der Zerstörung geringer als bei Explosionsverletzungen. Meist beschränkt sich der Schaden auf die Umgebung des Schußkanals, dessen Verlauf allerdings völlig unterschiedlich sein kann. So fanden sich im eigenen Krankengut Durchschüsse, bei denen Knochen, Sehnen und Nerven nicht verletzt waren, andererseits Durchschüsse, z.B. quer durch die Handwurzel, bei denen nur knöcherne Anteile verletzt wurden oder aber Zerstörungen von Teilen des Handskelettes mit zusätzlicher Verletzung von Sehnen, Gefäßen und Nerven. Bei

einer Verletzung im Mittelhandbereich war jedoch nie die Durchblutung der erhaltengebliebenen Anteile in Frage gestellt. Bei Durchschüssen durch Finger sind die Bedingungen allerdings etwas anders, wobei hier in erster Linie der Verzicht auf den meist solitär betroffenen Finger vor einem meist wenig aussichtsreichen Replantationsversuch in Frage kommt, wenn die arterielle Gefäßversorgung unterbrochen ist.

15.3.2 Operative Behandlung

Trifft das Geschoß in seinem Verlauf z.B. auf einen Mittelhandknochen, so entsteht im allgemeinen ein knöcherner Defekt mit angrenzender Trümmerzone. Bei solchen Verletzungen mit Knochendefekten bietet sich in erster Linie der Minifixateur externe in geeigneter Dimension an. Hiermit kann die Distanz der intakt gebliebenen Knochenteile beidseits des Defektes gehalten und eine Stabilisierung erreicht werden, die die primäre Abheilung ermöglicht.

Die primäre infektfreie Abheilung steht bei der Erstversorgung völlig im Vordergrund. Rekonstruktive Eingriffe sollten erst sekundär bei einwandfreien Hautverhältnissen erfolgen.

Zunächst wird der Schußkanal nach sorgfältigem Debridement mit möglichst ausgiebigem Entfernen von Geschoßpartikeln, Knochensplittern oder Pulverschmauch drainiert und es werden zur Infektprophylaxe meist zusätzlich Antibiotikaträger (PMMA-Minikette oder Sulmycinschwämmchen) eingelegt. Die Ein- und Ausschußstelle sollte möglichst offen abheilen, wobei fallweise eine täglich zu wechselnde Auflage mit Epigard gerechtfertigt sein kann. Liegen nach 5 bis 6 Tagen saubere Wundverhältnisse vor, können Drainage und eine evtl. eingelegte Minikette entfernt werden.

Sind die Defekte im Weichteilmantel größer, so daß ihre spontane Abheilung zu lange dauern würde, kann zu diesem Zeitpunkt auch der Hautmantel z.B. mit einer Schwenklappenplastik oder anderen geeigneten Verfahren verschlossen werden (Kap. 3.3.3). Nach 4 bis 5 Wochen sind bei infektfreien Verhältnissen dann weitere rekonstruktive Maßnahmen wie die Implantation eines kortiko-spongiösen Beckenkammspanes zur Beseitigung des knöchernen Defektes, evtl. mit Änderung des Osteosyntheseverfahrens (z.B. Platte statt Fixateur externe) oder Nerventransplantationen im Mittelhand- und Fingerbereich sowie Beugesehnenersatzplastiken und Strecksehnenverlagerungen möglich (Kap. 5.4.1, 10.4.3.4, 8.5, 9.4). Allerdings kann es sinnvoll sein, bei komplexen Verletzungen die globale Rekonstruktion auf mehrere Sitzungen in mehrwöchigen Abständen zu verteilen.

Die *Nachbehandlung* muß sich vor allem auf die Bedürfnisse dieser rekonstruierten Strukturen einstellen.

15.4　Einspritzverletzungen unter hohem Druck

15.4.1　Problematik

Diese sehr ernstzunehmenden Verletzungen stellen die Sonderform einer Fremdkörpereinsprengung dar *(Abb. 15:5)*. Sie sind je nach Art der injizierten Substanz (Farbe, Öle, Lösungsmitel, Sand, gasförmige Stoffe, flüssiger Kunststoff) in ihrer Gefährlichkeit für die betroffenen Handabschnitte unterschiedlich zu beurteilen.

Leicht wird wegen des zunächst harmlos erscheinenden Verletzungsbildes – gesehen wird häufig erst nur eine kleine Stichverletzung – die Tragweite der Verletzung unterschätzt. Dieser Unterschätzung stehen jedoch im Endresultat ausgedehnte Gewebsnekrosen mit schweren Funktionseinbußen gegenüber. In der amerikanischen Literatur wird die Rate an notwendigen Teilamputationen mit 70% angegeben *(2)!* Die Situation ist vor allem dann problematisch und äußerst dringlich, wenn die eingedrungenen Substanzen gewebstoxisch sind.

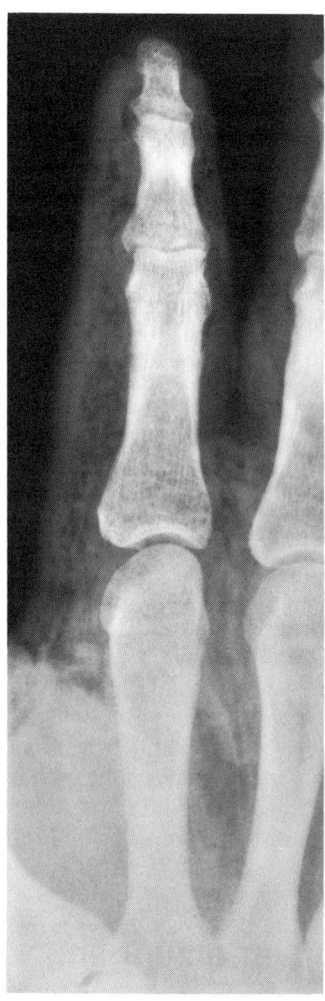

Abb. 15:5　Injektionsverletzung: Versehentliche iatrogene Injektion von H_2O_2 beim Ausspülen einer Gelegenheitswunde. Hier wird im Röntgenbild die Gasansammlung in den Weichteilen gut sichtbar. Ähnlich kann ein Röntgenbild nach Injektion von öligen Substanzen aussehen.
(Auch dieser Fall endete trotz frühzeitiger Spaltung wegen ausgedehnter Nekrosen mit der Zeigefingeramputation)

15.4.2 **Entstehungsmechanismus**

Über eine relativ kleine Wunde werden infolge des hohen Drucks von *Farbspritzpistolen, Gebläsen* oder *hydraulischen Apparaten* große Mengen der jeweiligen Substanz injiziert. (Ein Mechanismus wie in *Abb. 15:5* stellt die Ausnahme dar.) Findet bei beugeseitigen Verletzungen eine Eröffnung der Sehnenscheiden statt, dann ist der Ausbreitungsweg in die Hohlhand und von dort über den Karpaltunnel bis zwischen die Muskulatur des proximalen Unterarmes vorgegeben *(2, 8)*. Auf der Dorsalseite von Hand und Fingern begünstigt die lockere Beschaffenheit des Bindegewebes zwischen der Haut und dem Sehnengleitgewebe die flächenhafte Ausbreitung.

15.4.3 **Symptomatik**

Das klinische Erscheinungsbild kann je nach Menge und Art der eingespritzten Substanz variieren. Die Symptomatik reicht von anfänglicher Schmerzarmut mit geringer Bewegungseinschränkung (daher die Gefahr, die Situation zu unterschätzen) bis zu monströser Schwellung mit Ausbildung eines schmerzhaften Kompartment-Syndroms und ischämischer Weißverfärbung über abgehobenen oder überdehnten Hautarealen. Wertvolle Anhaltspunkte über die Ausdehnung der Fremdmaterialinjektionen können in zwei oder mehr Ebenen angefertigte Röntgenbilder geben. Sei es, daß die Substanzen direkt kontrastgebend sind, oder daß indirekte Zeichen wie Gasansammlungen in den Weichteilen oder die Verdrängung von Weichteilschatten entsprechende Schlüsse zulassen *(Abb. 15:5)*. Unbehandelt kann allein aufgrund der durch die Einspritzung ausgelösten Durchblutungsstörung eine trockene Nekrose der betroffenen Finger und Handabschnitte entstehen *(Abb. 15:6) (2, 7, 8)*. In Abhängigkeit von der Art der Substanzen folgen ausgedehnte Entzündungsreaktionen. Bei ätzenden oder toxischen Materialien erfolgt zudem eine rasche Ausbreitung

der Nekrosezone mit nachfolgender Gangrän, die zum vollständigen Handverlust führen kann. Kommt es bei weniger toxischen Substanzen zu einer Erholung, so drohen ausgedehnte Vernarbungen und Verwachsungen mit entsprechender Behinderung von Sehnen und Gelenken *(2, 7)*. Mit in die Zonen

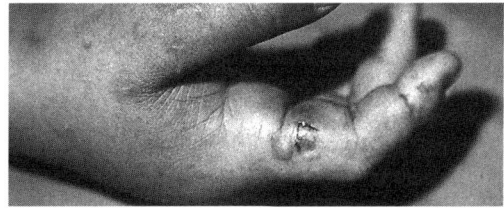

a Harmlos aussehende kleine Verletzungsstelle am Zeigefinger

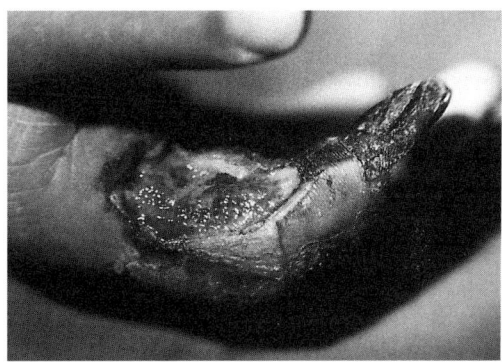

b Fingerteilnekrose trotz sofortiger Ausräumung bis in den Unterarm hinein

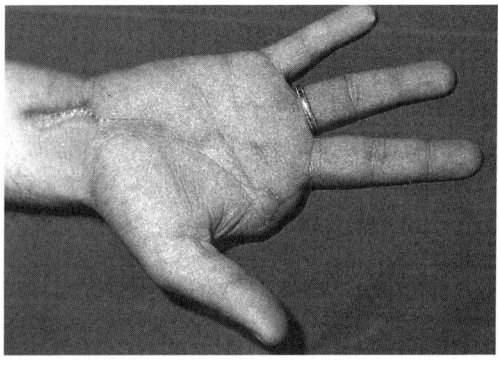

c Endergebnis mit noch als Narben erkennbaren Inzisonen

Abb. 15:6 a–c   Verlauf einer Hochdruckinjektionsverletzung mit öliger Substanz

der Minderdurchblutung und Entzündung einbezogene Nervenabschnitte werden irreversibel geschädigt und vernarben im allgemeinen vollständig.

15.4.4 Operatives Vorgehen

Ziel jeder Behandlung muß die rasche Druckentlastung des aufgetriebenen Gewebes und die möglichst vollständige Entfernung der injizierten Substanz sein. Nur hierdurch kann das Ausmaß der Schädigung begrenzt werden. Die notwendige operative Freilegung wird unter sterilen Operationsbedingungen und in Blutsperre durchgeführt. Bei Verletzungen auf der Beugeseite werden die in der Beugesehnenchirurgie gebräuchlichen Schnittführungen verwendet *(Abb. 8:7, S. 174)*.

Eine großzügige Freilegung ist in jedem Fall angezeigt, unter Umständen von der primär die Verletzungsstelle aufweisenden Fingerbeere bis zur Unterarmmitte. Der Karpaltunnel wird dabei freigelegt und das Retinaculum flexorum (Ligamentum carpi transversum) gespalten *(2, 7, 8)*. Betroffene Sehnenscheiden werden gefenstert, wichtige Ringbänder in diesen Sehnenscheiden sollten jedoch geschont werden. Hierbei und bei der weiteren Darstellung der Nerven und Gefäße sind präzise anatomische Detailkenntnisse erforderlich. Zusammen mit der möglichst vollständigen Ausräumung müssen bereits nekrotisierte Gewebeteile mitentfernt werden, wobei jedoch wichtige Sehnen und im Verletzungsgebiet verlaufende Nervengefäßbündel geschont werden müssen. Der Hautverschluß erfolgt wie bei allen komplexen Handverletzungen mit locker adaptierenden und spannungsfreien Nähten, wobei auch hier wiederum eine gute Sekretableitung über kleine Redondrainagen und in saugfähige, täglich zu wechselnde Verbände gewährleistet sein muß.

15.4.5 Nachbehandlung

Je nach Ausmaß des intraoperativ festgestellten Schadens können eine 1- bis 2wöchige Ruhigstellung mit einer Gipsschiene oder eine frühzeitige krankengymnastische Übungsbehandlung, die anfangs vor allem aktiv durchzuführen ist, angebracht sein. Wegen der Gefahr ausgedehnter Vernarbungen und Kontrakturen ist diese Übungsbehandlung langzeitig (bis zu 6 Monate) weiterzuführen. Auch nach diesen Verletzungen können sekundär rekonstruktive Eingriffe wie Neurolysen mit Nerventransplantationen, Tendolysen und die Korrektur von Narbenkontrakturen notwendig sein.

Treten trotz aller primären operativen Bemühungen ausgedehnte Weichteilnekrosen auf, müssen nach der Demarkierung und erfolgter Nekroseabtragung auch hier entsprechende plastische und rekonstruktive Maßnahmen (Lappenplastiken, zweizeitige Sehnentransplantationen, motorische Ersatzoperationen) durchgeführt werden.

15.5 Bißverletzungen

15.5.1 Menschen- und Tierbisse

Bißverletzungen von Menschen und den bei uns heimischen Tieren haben eine doppelte Komponente. Zum einen der rein mechanische Schaden mit meist relativ glatter Durchtrennung wichtiger Strukturen (Haut, Sehnen, Nerven, Gefäße, Muskeln, evtl. auch Knochen), der im allgemeinen kombiniert ist mit einem zusätzlichen Quetschtrauma der umgebenden Weichteile. Zum zweiten die große Infektionsgefahr mit hochvirulenten Erregern aus der Mundhöhle des zubeißenden Lebewesens. Zur speziellen Situation bei Giftschlangen siehe Kap. 15.5.2.

Durch *Menschenbisse* werden nicht selten die Strecksehnen im distalen Mittelhandbereich verletzt (Faustschlag gegen Zahnreihe). Die durchtrennten Sehnenstümpfe sind dabei häufig proximal der Hautwunde zu suchen, vor allem wenn die Hand zur Faust geballt war (Kulissenphänomen).

Bißverletzungen durch Hunde führen häufig zu Splitterfrakturen der Phalangen und der Mittelhand als Folge der großen Krafteinwirkung beim Zubeißen. Da es mehr die im Querschnitt runden Reißzähne des Hundes sind, die zur Verletzung führen, stellen durchtrennte Sehnen, Nerven oder Arterien eher eine Ausnahme dar. Stets ist jedoch eine starke, durch die Quetschung der Weichteile ausgelöste Schwellung vorhanden.

Bei Katzenbissen steht vor allem das Problem der Infektion mit relativ unbekannten und schwer nachzuweisenden Erregern mit nicht selten protrahiertem Verlauf der Infektion im Vordergrund (siehe auch Kap. 16.1.1). Ernsthafte Verletzungen tiefergelegener Strukturen sind bei Katzenbissen wegen der Kleinheit des Gebisses eher selten.

Bei der chirurgischen Behandlung ist es heute bei Bißverletzungen von Menschen, Hunden und sonstigen Haustieren zu verantworten, nach einem sorgfältigen, die wichtigen Strukturen schonenden Wunddebridement eine definitive operative Versorgung unter antibiotischer Abdeckung (Breitbandantibiotikum) mit Einlegen lokaler Antibiotikaträger (PMMA-Miniketten oder Sulmycinschwämmchen) durchzuführen, falls eine tägliche Wundkontrolle – möglichst durch den Operateur selbst – gewährleistet ist. Sollte sich wider Erwarten und trotz aller Vorsichtsmaßnahmen eine Infektion zeigen, ist es ein leichtes, die Hautwunde zu öffnen und die früher übliche offene Wundbehandlung doch noch durchzuführen.

Die Versorgung knöcherner Verletzungen ist jedoch wegen der nach wie vor nicht zu unterschätzenden Infektionsgefahr auf Minimalosteosynthesen (Kirschnerdrähte, Minifixateur externe, solitäre Schrauben) zu beschränken. Sehnen-, Nerven- oder ausnahmsweise vorliegende Gefäßverletzungen sind nach den auch sonst gültigen Regeln durchzuführen *(Kap. 8, 9, 10, 11)*.

Die zusätzliche anamnestische Klärung des Tetanusimpfstatus und die Frage nach Tollwutverdacht mit eventuellen Impfungen sind selbstverständlich.

15.5.2 Schlangenbisse

Bißverletzungen durch Giftschlangen im Handbereich stellen Verletzungsarten dar, die eher den Einspritzverletzungen (Kap. 15.4) verwandt sind als den infektionsauslösenden sonstigen Tier- oder Menschenbissen.

Derartige Bißverletzungen sind zwar in Europa und insbesondere in Deutschland selten, werden jedoch immer wieder bei Haltern oder Pflegern exotischer Schlangen im Hand- und Fingerbereich beobachtet. Sie erfordern neben der internistischen Antitoxinbehandlung *(1)* fast immer ein konsequentes handchirurgisches Vorgehen *(9)*. Demgegenüber sind Bisse durch heimische Schlangenarten meist harmlos und betreffen eher die untere Extremität.

Als Sofortmaßnahme empfehlen sich das umgehende Abbinden der betroffenen Gliedmaße (Finger, Hand, Unter- oder Oberarm), die Ruhigstellung der Extremität und des gesamten Patienten sowie die Identifizierung der Schlangenart.

Handelt es sich um Schlangen mit neurotoxischen und mikromolekularen Giften, ist eine ausgiebige Inzision an der Bißstelle möglichst rasch nach erfolgtem Biß sinnvoll.

Nach möglichst unter intensivmedizinischen Bedingungen erfolgter Gabe von jeweils auf die Schlangenart abgestimmten Sera, meist kombiniert mit einer i.v. Cortisongabe und Durchführung der üblichen Tetanusprophylaxe, kann ein ausgedehntes toxisches Ödem auftreten.

Sinnvoll ist hier neben der internistischen Allgemeintherapie (z.B. Kortikoide, kreislaufstabilisierte Maßnahmen, in schweren Fällen auch Beatmung und Dialyse) eine Spaltung der Haut und Faszienräume, die sich von der Bißstelle über das Ödem hinaus nach proximal erstrecken sollte, gegebenenfalls bis in den Oberarmbereich hinein.

Dieses Vorgehen dient sowohl der Ableitung des toxischen Ödems als auch der Vermeidung von kompartmentbedingten Gewebsnekrosen. Die Schnittführungen sollten dabei möglichst handchirurgische Grundsätze beachten (W- und zickzackförmige Inzisionen, *Abb. 3:1,* S. 51 und *Abb. 8:7,* S.174).

Nach 4 bis 6 Tagen ist das Ödem soweit abgeklungen, daß im allgemeinen ein direkter Verschluß dieser Inzisionen möglich ist *(3).*

Literatur

1. *Bader, A.:* Bisse durch nicht einheimische Giftschlangen. Inauguratdissertation, Joh. Wolfg. v. Goethe, Univ. Frankfurt a.M. (1976)
2. *Carter, P. R.:* Common Hand injuries and infections. Saunders Company, Philadelphia 1983
3. *Kuzbari, R., Seidler, D., Dentinger, M.:* Lokale Komplikationen nach einem Giftschlangenbiß. Handchir. Mikrochir. Plast.Chir. 26 (1994) 48
4. *Lanz, U.:* Ischämische Muskelnekrosen. Springer, Berlin 1979
5. *Rahmel, R.:* Das schwere Quetschtrauma der Hand. Chir. plast. reconstr. 6 (1969) 37
6. *Rudigier, J., Müller, H. A., Walde, H.-J.:* Schrittweise Rekonstruktion bei Mittelhandzerstörung durch Quetschung. Handchirurgie 13 (1981) 138
7. *Scharizer, E.:* Besondere Verletzungen. In: Handchirurgie Bd. II, hrsg. von N. Nigst, D. Buck-Gramcko, H. Millesi Thieme, Stuttgart 1983
8. *Stark, H. H., Ashworth, C. R., Boyes, J. H.:* Paintgun injuries of the hand. J. Bone Jt. Surg 49-A (1967) 637
9. *Werber, K.-D., Matts, G.:* Chirurg. Behandlung von Schlangenbissen. Vortr. Nr. 49, 28. Sympos. der Dtschspr. Ag. f. Handchir., Hannover 1987

16 Infektionen

16.1 Allgemeines

Infektionen an der Hand sind aufgrund der anatomischen Verhältnisse gekennzeichnet durch die Gefahr einer raschen und komplikationsträchtigen Ausbreitung in tiefere Gewebsschichten sowie entlang anatomisch vorgegebener Kanäle (Sehnenscheiden, Karpaltunnel) und Kammern (z.B. von Faszien abgetrennter Bereich der Thenar- oder Hypothenarmuskulatur und der unter der Palmaraponeurose gelegene Hohlhandraum).

Dorsalseitig ist das Subkutangewebe ebenfalls sehr locker und leicht verschieblich, so daß auch hier einer raschen Ausbreitung – sowohl in die Interdigitalräume als auch über den Handrücken – kein Hindernis entgegensteht.

Um diesen Gefahren mit ihren schwerwiegenden Folgen für die weitere Gebrauchsfähigkeit der Hand zu begegnen, ist auch heute noch trotz der Möglichkeit einer hochwirksamen antibiotischen Behandlung eine rechtzeitige, sachgerecht und konsequent durchgeführte chirurgische Behandlung unerläßlich (bei ausgedehntem Befund unter stationären Bedingungen).

16.1.1 Symptome – Diagnostik

Wegen der guten Durchblutungsverhältnisse wird normalerweise eine Infektion im Handbereich sehr rasch mit einer *Hyperämie,* einer lokalen *Überwärmung* und deutlicher *Schwellung* beantwortet. Der Patient empfindet meist frühzeitig starke Schmerzen mit Spannungsgefühl vor allem bei entzündlichen Prozessen auf der besonders sensiblen Beugeseite. Je nach Art der Erreger oder Abwehrlage des Patienten liegen zuätzlich eine *Lymphangitis* mit Anschwellen der Lymphknotenstationen in der Ellenbeuge und der Achselhöhle sowie eine Erhöhung der Körpertemperatur vor. Ausgedehntere eitrige Prozesse sind im allgemeinen von schweren septischen Allgemeinerscheinungen mit Schüttelfrost und septischen Temperaturen begleitet.

Bißverletzungen von Haustieren sowie insbesondere auch Kratzverletzungen von Katzen können aufgrund des Erregerspektrums bisweilen eine geringe Anfangssymptomatik verursachen. Allgemeinsymptome wie z.B. Fieber können fehlen. Die Gefährlichkeit solcher Infektionen wird daher nicht selten unterschätzt und eine chirurgische Behandlung erst dann eingeleitet, wenn bereits tiefere Strukturen (vor allem Sehnen, Knochen) mitbetroffen sind. Daher ist der Verlauf bei solchen Verletzungen besonders sorgfältig zu beobachten. Meist handelt es sich um gramnegative Keime wie Pasteurella multocida. Weitere seltene und nur mühsam zu identifizierende Keime können zusätzlich vorliegen.

Sind Sehnenscheiden oder Gelenke miteinbezogen, so werden die befallenen Finger und Handabschnitte in einer leichten Beugehaltung geschont. Bei einer *Sehnenscheidenphlegmone* ist zudem der gesamte betroffene Abschnitt extrem druck- und klopfempfindlich, und die passive Streckung löst heftigste Schmerzen aus *(9)*. Ausgedehntere beugeseitige Infekte werden zusätzlich dorsal von einer ödematösen Schwellung begleitet.

Röntgenaufnahmen sind bei jedem Verdacht auf tiefergehende Infektionen notwendig, um eine knöcherne Mitbeteiligung nachzuweisen bzw. auszuschließen.

Fehlt eine Verletzungswunde, sind differentialdiagnostisch die heute seltenen, hämatogen entstehenden Infektionen (z.B. Gonorrhö, Tuberkulose) von allgemeinen Systemerkrankungen mit entzündlicher Symptomatik (z.B. chronische Polyarthritis oder Gicht) abzugrenzen. Auch hier ergeben Anamnese und Röntgendiagnostik *(Abb. 16:10* und *16:11)* bereits präoperativ Hinweise auf die Art der Erkrankung.

16.1.2 Ursachen

Relativ häufig nehmen Infektionen an der Hand ihren Ausgang von kleinen, kaum bemerkten und daher unbehandelt gebliebenen Bagatellverletzungen, die primär mit hoch virulenten Erregern oder bei Nichtbeachten der Verletzung auch nachträglich kontaminiert wurden *(8, 10)*. Die häufigsten Erreger sind heute Staphylokokken (vor allem Staphylococcus aureus) mit meist abszedierenden Entzündungen, gefolgt von Streptokokken, die eher phlegmonöse oder z.T. auch nekrotisierende Entzündungen hervorrufen können, und E. coli. Mischinfektionen mit mehreren pathogenen Keimen werden in einer Häufigkeit von 40–80 % der Fälle angegeben *(7)*.

Feine Stichverletzungen oder in die Tiefe verschleppte Fremdkörper (Dornen, Splitter u.a.) können besonders heimtückisch sein, wenn über einem in der Tiefe nach einigen Tagen entstehenden Infekt die Haut bereits verheilt ist.

Eine besondere Infektionsgefahr besteht wegen der hochgradigen Keimvirulenz bei Verletzungen, die im Zusammenhang mit Fleischverarbeitung entstehen, sowie bei Bißverletzungen (sowohl Menschen- als auch Tierbisse, *siehe Kap. 15:5) (3)*.

Begünstigende Faktoren für das Auftreten eitriger oder phlegmonöser Entzündungen sind wie an allen Körperbereichen auch an der Hand eine schlechte allgemeine Abwehrlage, Allgemeinerkrankungen wie Diabetes mellitus, das Vorliegen eines unzureichend drainierten Hämatomes und eine Mangeldurchblutung des Verletzungsgebietes.

16.1.3 Ausbreitungswege

Der Aufbau des subkutanen Fettgewebes an der Beugeseite der Finger mit senkrecht zu Knochen, Sehnenscheiden oder der Palmar-

aponeurose ziehenden Septen erlaubt die rasche Ausbreitung einer zunächst oberflächlich gelegenen Infektion in tiefere Gewebsschichten. Hinzu kommt, daß der spontane Durchbruch eines Abszesses nach außen durch die Festigkeit der palmaren Haut bei beugeseitigen Eiterungen im allgemeinen verhindert wird *(6)*. Gelangt eine tiefe, abszedierende Infektion in die Nähe einer Sehnenscheide, kann es zu ihrer Durchwanderung und zur raschen Ausbreitung im gesamten Sehnenscheidenkanal kommen *(Abb. 16:1) (4, 9, 10, 11)*. Außerdem ist jederzeit ein Übergreifen auf den Knochen oder ein benachbartes Gelenk möglich.

Eine wegen der im allgemeinen rechtzeitig einsetzenden Behandlung selten gewordene Sonderform der eitrigen Sehnenscheidenentzündung stellt die sogenannte *V-Phlegmone* dar, bei der sich eine Infektion des 5. Fingers über dessen meist durchgehende Sehnenscheide in den für die Langfingerbeugesehnen gemeinsamen Sehnenscheidensack im Handwurzelbereich fortsetzt, dort in die benachbarte Sehnenscheide des langen Daumenbeugers eindringt und diese in voller Länge ebenfalls infiziert; oder die Infektion geht vom Daumen aus und nimmt den umgekehrten Weg *(4, 6, 9, 11)*. Da die Finger 2 bis 4 keine durchgehenden Sehnenscheiden besitzen, bleiben sie ausgespart.

Im *Mittelhandbereich* werden unter der derben Palmaraponeurose und unter den Muskelfaszien 3 von Septen getrennte Räume unterschieden, in denen sich eitrige Prozesse ausbreiten *(Abb. 16:2) (4, 6)*. Da wegen der hier vorhandenen Septen und Faszienverhältnisse eine seitliche Ausbreitung erschwert ist, kann es unbehandelt entweder über den Karpaltunnel entlang der Beugesehnen oder über die *Guyonsche Loge* (S. 332 und 345f.) entlang der A. und des N. ulnaris zum Übergreifen auf den distalen Unterarm zwischen M. pronator quadratus und membrana interossea auf der einen und den Beugesehnen und ihrer Muskulatur auf der anderen Seite *(Paronascher Raum)* kommen *(6, 11)*. Nach distal ist eine Ausbreitung im lockeren Fettgewebe entlang der Nervengefäßbündel durch die als

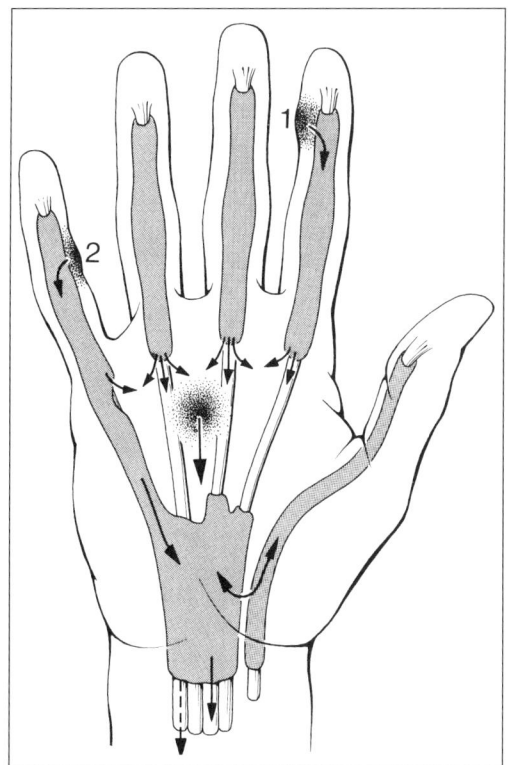

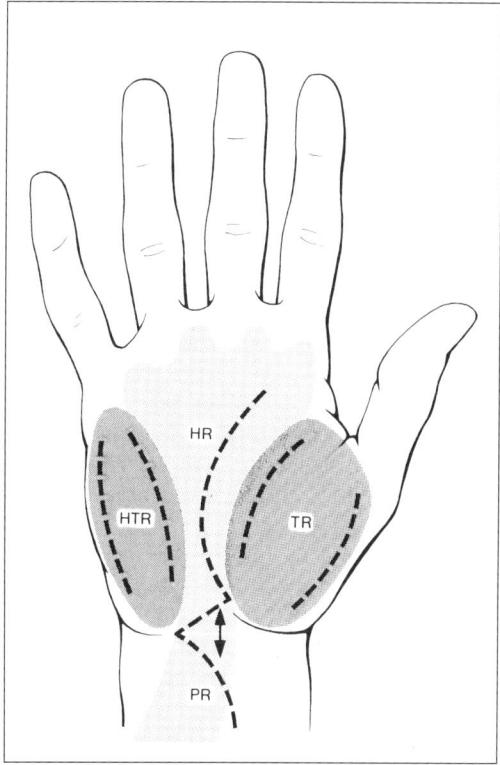

1. Ausbreitung von Infektionen der Lang-
finger über die Sehnenscheiden in die tiefe
Hohlhand, von wo die Entzündung über den
Karpaltunnel den Sehnenscheidensack unter-
kriechen und auf den Unterarm *(Paronascher
Raum)* übergreifen kann
2. Entstehung der sogenannten *V-Phlegmone* bei
Infektionen am Kleinfinger oder Daumen über
die durchgehenden Sehnenscheiden ihrer
Beugesehnen und den Sehnenscheidensack
im Handgelenksbereich, aus dem ebenfalls ein
Durchbruch zum Unterarm möglich ist

Abb. 16:1   Sehnenscheidenphlegmonen

Monticuli bezeichneten Fenster der Palmarfaszie in die Interdigitalräume möglich. Primär
oder sekundär entzündliche Prozesse in diesem Bereich setzen sich leicht in das lockere
Bindegewebe des Handrückens zwischen Subkutis und Strecksehnen fort *(9)*.

TR: Thenarraum, HR: Hohlhandraum, HTR:
Hypothenarraum, PR: Paronascher Raum am distalen Unterarm
Mögliche Schnittführungen sind gestrichelt
eingezeichnet

**Abb. 16:2   Subfasziale Räume, in denen sich
Mittelhandinfektionen ausbreiten können**

16.1.4 Behandlungsrichtlinien

1. Die vollständige *operative Ausräumung*
eines Abszesses sollte *frühzeitig* erfolgen *(4,
9. 11)*, spätestens sobald der Infektionsherd
lokalisiert werden kann. Bei längerem
Abwarten riskiert man ein Übergreifen auf
Sehnenscheiden, Gelenke oder Knochen.
Bereits der Verdacht auf eine Abszedierung
kann eine Operationsindikation darstellen.
2. Bei der Wahl des *Narkoseverfahrens* sind
lokale Infiltrationen wegen der Gefahr
einer Infektverschleppung und der eingeschränkten Wirksamkeit der Lokalanästhe-

tika im entzündlichen Gebiet abzulehnen. In Frage kommen bei peripheren Prozessen im Endgliedbereich eine *Oberstsche* Leitungsanästhesie (Kap. 2.6.1), bei zentraleren Prozessen axilläre oder supraklavikuläre Armplexusanästhesien (Kap. 2.6.4) und die Allgemeinnarkose *(4, 9).*

3. Eine *Blutsperre* ist zur Erlangung der notwendigen Übersicht unumgänglich. Auf eine völlige Blutleere muß jedoch wegen der Gefahr einer Keimverschleppung durch das Auswickeln des Armes verzichtet werden *(4, 9).*

4. Die *Hautinzisionen* sollen zur Vermeidung von Nervenverletzungen und späteren Kontrakturen möglichst den in der Handchirurgie üblichen Richtlinien entsprechen *(Abb. 3:1, S. 51 und Abb. 8:7, S. 174)*. Sie sind unmittelbar über dem Infektionsherd anzulegen und haben in ihrer Größe eine gute Übersicht als Voraussetzung für eine sachgemäße Ausräumung ohne Verletzung von Nerven, Gefäßen und Sehnen zu gewährleisten.

5. Der *Infektionsherd* muß vollständig einschließlich aller Gewebsnekrosen *ausgeräumt* und *großzügig nach außen drainiert* bzw. offenbehalten werden. Tamponaden jeglicher Art ermöglichen ein Weiterbestehen der Infektion und sind daher zu unterlassen. Bei ausgedehnteren Befunden ist eine tägliche *Spülbehandlung* über die eingelegte Drainage angebracht.

6. Das gewonnene infektiöse Material sollte in jedem Fall zur *bakteriologischen Untersuchung* mit einer Bestimmung der Empfindlichkeit auf Antibiotika eingesandt werden. Mischinfektionen sind häufig, und eine bereits begonnene Antibiotikabehandlung muß gegebenenfalls entsprechend dem Antibiogramm umgestellt werden.

7. Eine *systemische Behandlung* mit Antibiotika ist bei allen gravierenden Befunden zunächst unter Verwendung eines Breitbandantibiotikums und nach Vorliegen des bakteriologischen Untersuchungsergebnisses gezielt durchzuführen. Lokal kann die Anwendung von Antibiotika im Rahmen einer Spülbehandlung oder in Form eines zeitweisen Einlegens einer Gentamicin-PMMA-Minikette *(Abb. 6:11, 16:12)* sinnvoll sein *(1).*
Resorbierbare mit Gentamicin versetzte Kollagen-Schwämmchen haben sich ebenfalls bewährt, wenn es nicht auf eine Platzhalterfunktion der Minikette für eine spätere Spongiosaplastik *(16:12)* ankommt.
Handbäder mit milden desinfizierenden Polyvinylpyrrolidon-Jod-Lösungen (Betaisodona), durchgeführt nach Abklingen der unmittelbar akuten Phase, haben nach eigenen Erfahrungen einen guten Einfluß auf die weitere Abheilung.

8. Die *postoperative Ruhigstellung* mit Hochlagerung der betroffenen Hand für 1 bis 2 Tage – bei komplizierender Knochen-, Gelenk- und Sehnenbeteiligung auch länger – ist ebenfalls ein wichtiger Faktor für das Abklingen der Entzündung *(9)*. Dabei ist auf eine funktionsgerechte Gelenkstellung zu achten. Wird beim täglich durchzuführenden Verbandswechsel ein ausreichender Rückgang der akuten Symptomatik festgestellt, so soll der Patient angehalten werden, die nicht betroffenen Gelenke und Finger wieder aktiv zu beüben.
Die weitere *Nachbehandlung* wird in den speziellen (nachfolgenden) Kapiteln dargestellt.

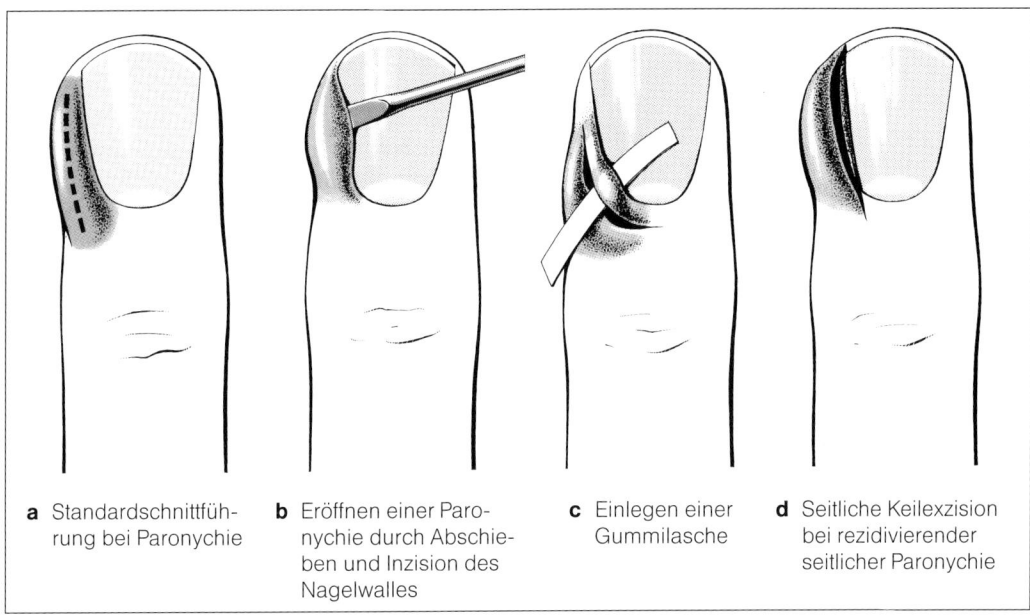

a Standardschnittfüh-
  rung bei Paronychie

b Eröffnen einer Paro-
  nychie durch Abschie-
  ben und Inzision des
  Nagelwalles

c Einlegen einer
  Gummilasche

d Seitliche Keilexzision
  bei rezidivierender
  seitlicher Paronychie

Abb. 16:3   Eiterung des Nagelwalles (Paronychie): mögliche Vorgehensweisen je nach Befund

16.2 Weichteilinfektionen im Fingerbereich (Panaritien)

16.2.1 Paronychie (Nagelwall-infektion, periunguales Panaritium)

Liegt nur eine mäßige Schwellung mit Rötung im Bereich des Nagelwalles vor, kann zunächst unter täglicher Beobachtung konservativ mit Handbädern in antiseptischen Lösungen (z.B. PVP-Jod-Lösungen), mit einer Ruhigstellung durch Schienenlagerung und gegebenenfalls antibiotisch behandelt werden.

Kommt es hierunter zu einer Verschlimmerung oder Eiterbildung, muß unbedingt operativ behandelt werden.

Eiterungen des Nagelwalles können je nach Ausmaß und Lokalisation unter Betäubung mit einer *Oberstschen* Leitungsanästhesie durch Abschieben, Abheben und Inzision der Weichteile am benachbarten Nagelrand *(Abb. 16:3 b)* oder über verschiedene seitliche Schnittführungen *(Abb. 16:3 a und c)* entlastet werden. Ist nach dem Eingriff für einige Tage eine gute Drainage gewährleistet (z.B. durch Einlegen einer kleinen Lasche), kommt es im allgemeinen rasch zur Abheilung. Eine Keilexzision *(Abb. 16:3 d)* des seitlichen Nagelwallbereiches ist meist nur bei hartnäckig rezidivierenden Eiterungen und beim Einwachsen des Nagels erforderlich.

Ist die proximale Nagelmatrix mitbetroffen, müssen darüberliegende Nagelteile entfernt werden, um einen ungehinderten Sekretabfluß zu gewährleisten. Der Restnagel sollte als Schiene für den nachwachsenden neuen Nagel verbleiben, die Matrix darf durch den Eingriff nicht zusätzlich geschädigt werden *(Abb. 16:4)*.

Die proximale Teilresektion des Nagels sollte im allgemeinen zur Drainage des Eiters aus-

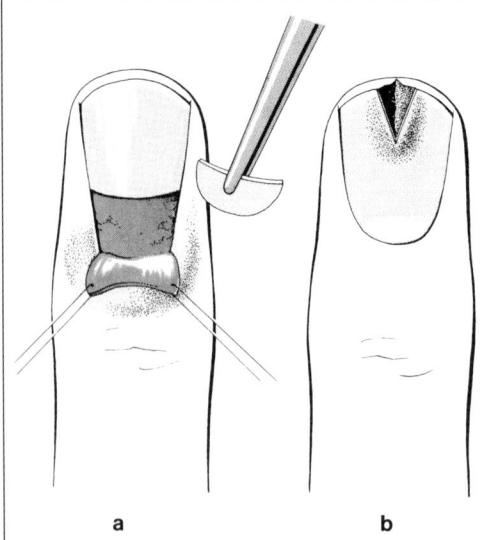

a Proximales subunguales Panaritium: Abheben des proximalen Nagelwalles von der Nagelwurzel nach einer türflügelartigen Inzision zur Infektionsausräumung und Entfernung des proximalen Nagels
b Distales subunguales Panaritium: distale Keilexzision

Abb. 16:4   Eingriffe bei Eiterung des Nagelbettes

reichen. Radiäre Inzisionen des Nagelwalles im Bereich der Nagelwurzel oder türflügelartige Lappenbildungen und Einlegen von Gummilaschen führen häufig zu häßlichen Nagelwachstumsstörungen, die allerdings auch allein durch die Infektion selbst verursacht werden können.

Komplikationen wie ein Übergreifen des Infektes auf das Endgelenk oder den Knochen kommen vor, sind jedoch die Ausnahme, da eine Abszeßperforation der hier relativ dünnen dorsalen Haut nach außen eher möglich ist als im palmaren Fingerbereich.

16.2.2 Panaritium subunguale (Nagelbettinfektion)

Die *proximale Eiterung* an der Nagelwurzel entsteht meist infolge der Ausbreitung einer Nagelwallinfektion. Sie wird durch die Exzision der abgehobenen Nagelteile gemeinsam mit entsprechenden Maßnahmen am Nagelwall (siehe Paronychie) bereinigt *(Abb. 16:4 a)*.

Die *distale subunguale Infektion* ist häufig die Folge einer Stichverletzung unter dem freien Nagelrand (z.B. durch Nadeln, Holzsplitter oder Dornen). Sie kann am sichersten durch eine kleine, den Nagel mitumfassende Keilexzision *(Abb. 16:4 b)* zur raschen Abheilung gebracht werden.

Differentialdiagnostisch kommen vor allem kleine schmerzhafte Glomustumoren *(Kap. 21.7.3)* oder ein subunguales Melanom, bei dem jedoch nur selten eine Schmerzsymptomatik vorliegt *(Kap. 21.3),* in Frage.

16.2.3 Panaritium cutaneum und Kragenknopfpanaritium

Bei einer unter dem Epithel, jedoch innerhalb der Kutis gelegenen Eiteransammlung, genügt meist die tangentiale Blasenabtragung mit der Schere oder einem Skalpell. Eine genaue Inspektion des Wundgrundes ist anzuschließen, um einen in die Tiefe reichenden Fistelgang (Kragenknopfpanaritium) zu erkennen. Im Verdachtsfall muß die Operation entsprechend erweitert werden (siehe Behandlung des Panaritium subcutaneum). Verdächtig auf ein Kragenknopfpanaritium *(Abb. 16:5 b)* sind vor allem heftige Schmerzen *(4)*. In einem solchen Fall kommuniziert eine tiefe Abszeßhöhle über eine Fistelöffnung mit der kutanen Eiterblase. Wird nur diese behandelt, kann der in der Tiefe weiterbestehende Prozeß wiederum auf Knochen, Gelenke oder Sehnenscheiden übergreifen.

Ein Übergreifen vom Endglied in andere Handbereiche geschieht in erster Linie über die Sehnenscheide. Ein direktes Weiterwandern ins Mittelglied wird meist durch das feste Bindegewebe im Bereich der Beugefalte verhindert. Das gleiche gilt auch für Infektionen im Mittelglied.

Nicht nur im Fingerbereich, sondern auch in der Hohlhand kommen Kragenknopfpanaritien vor. Bei dieser Lokalisation werden die beiden Abszeßhöhlen durch die Palmaraponeurose getrennt; einer Ausbreitung im tiefen Hohlhandbereich muß ebenfalls durch eine vollständige Ausräumung entgegengewirkt werden.

16.2.4 Panaritium subcutaneum

Am *Fingerendglied* erfolgt die Eröffnung am günstigsten durch einen möglichst in der Nähe des Nagelwalles angelegten Längsschnitt *(11)*, der bis zur Fingerkuppe vorgezogen wird *(Abb. 16:5 a)*. Allerdings lassen sich bei ausgedehnter Abszedierung mit drohender Perforation weiter palmar gelegene Schnittführungen über dem Punctum maximum des Prozesses nicht vermeiden; Sensibilitätsstörungen und unangenehme Narbenbildungen sind dann jedoch eher möglich, selbst wenn die Spaltlinien der Haut berücksichtigt wurden.

Ein sogenannter Froschmaulschnitt, semizirkulär um die Fingerkuppe herum, sollte wegen der Beeinträchtigung der Sensibilität und der Durchblutungsverhältnisse der Fingerbeere mit der Gefahr ausgedehnter Nekrosen nicht mehr verwendet werden *(4, 7, 11)*.

Bei subkutanen Eiterungen am *Fingermittel-* und *Fingergrundglied* ist nach eigener Erfahrung die in der Beugesehnenchirurgie angewendete schräg oder W-förmig über das Fingerglied verlaufende Schnittführung am günstigsten *(Abb. 16:5 c)*. Sie ergibt die beste Übersicht hinsichtlich der operativen Freilegung und ermöglicht am sichersten die Schonung der Nervengefäßbündel sowie eine genaue Beurteilung des fibrösen Sehnenscheidenkanals. Außerdem kann sie im Falle einer Sehnenscheidenmitbeteiligung problemlos erweitert werden. Spätere Sensibilitätsausfälle sind bei dieser Schnittführung am wenigsten zu befürchten. Eine Gegeninzision, wie sie bei den zum Teil noch immer angegebenen dorsolateralen Schnittführungen empfohlen wird *(4,*

9), ist bei sorgfältiger Infektausräumung und Einlegen einer kleinen sperrenden Drainage in einen Wundwinkel im allgemeinen nicht erforderlich.

16.2.5 Nachbehandlung

Eine spezielle krankengymnastische Behandlung oder Ergotherapie ist nach Abheilen einer auf die Kutis oder Subkutis beschränkt gebliebenen Infektion i.a. nicht erforderlich, sofern der Patient nicht zu einer *Sudeck*-ähnlichen Symptomatik neigt *(Kap. 23)*. Verdächtig hierfür sind Schonhaltung und anhaltende Schmerzen auch nach Abklingen der klinischen Entzündungszeichen.

In diesen Fällen ist frühzeitig mit einer vorsichtigen aktiven Bewegungstherapie unter Anleitung erfahrener Therapeuten zu beginnen.

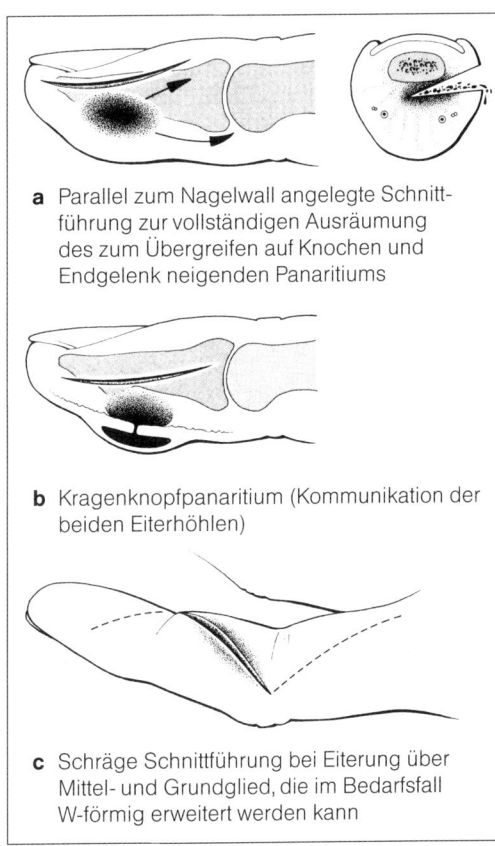

a Parallel zum Nagelwall angelegte Schnittführung zur vollständigen Ausräumung des zum Übergreifen auf Knochen und Endgelenk neigenden Panaritiums

b Kragenknopfpanaritium (Kommunikation der beiden Eiterhöhlen)

c Schräge Schnittführung bei Eiterung über Mittel- und Grundglied, die im Bedarfsfall W-förmig erweitert werden kann

Abb. 16:5   Panaritium subcutaneum

16.3 Infektion der Sehnen und Sehnenscheide (Sehnenscheidenphlegmone, Panaritium tendinosum)

16.3.1 Entstehung und Problematik

Die Sehnenscheiden und die dazugehörigen Sehnen können direkt im Rahmen einer Stich-, Biß- oder Schnittverletzung sowie indirekt durch Übergreifen eines anderen Weichteilinfektes infiziert werden (bezüglich Symptomatik und Diagnostik siehe Kap. 16.1.1). Wird die operative Entlastung einer Sehnenscheideneiterung hinausgezögert, kann es sehr rasch zu einer Minderdurchblutung mit nachfolgender Nekrose der Beugesehnen kommen als Folge der Druckerhöhung, die durch die Eiteransammlung und ödematöse Gewebsschwellung in der Sehnenscheide entsteht (4). Hinzu kommt die drohende Entleerung in den mittleren Faszienraum der Hohlhand.

16.3.2 Primärbehandlung

Operatives Vorgehen

Sie besteht beim Verdacht einer Sehnenscheideninfektion zunächst in einer ausreichenden Freilegung des proximalen Sehnenscheidenendes in der distalen Hohlhandbeugefalte. Der primäre Infektionsherd bleibt dabei zunächst abgedeckt, um eine Keimverschleppung zu vermeiden (2, 11). Nach Eröffnung der Sehnenscheide – unter Schonung des 1. proximalen Ringbandes – werden die freigelegten Sehnen inspiziert. Bestätigt sich dabei der Verdacht auf eine Sehnenscheidenphlegmone nicht (klare Synovialflüssigkeit und normales Sehnengewebe), so wird nach Abnehmen eines Abstriches die Operationswunde verschlossen und steril abgedeckt. Anschließend erfolgt die Behandlung des primären Infektionsherdes am Finger ohne

nochmalige Eröffnung des Sehnenscheidenkanals.
Entleert sich aus der Sehnenscheide über dem Fingergrundgelenk hingegen Eiter oder trübes Sekret, so wird diese auch an ihrem distalen Ende über dem Fingermittelglied eröffnet. Der Hautschnitt soll dabei jederzeit eine W-förmige Erweiterung *(Abb. 16:5 d)* zulassen und den primären Infektionsbereich miterfassen. Ist dieser ausgeräumt, wird über dünne weiche Plastikkatheter – eingelegt in die proximal und distal eröffnete Sehnenscheide – das gesamte eitrige Sekret unter Verwendung antibiotikahaltiger Ringerlösung (z.B. Refobacin®, Nebacetin® o.a.) (5, 11) ausgespült, bis die Spülflüssigkeit klar wird. Die Spülbehandlung ist zweimal täglich über die aus der locker adaptierten Haut herausgeleiteten Katheter 3 bis 4 Tage lang fortzusetzen *(Abb. 16:6 a)*.
Falls die Spülung zu große Schmerzen verursacht, ist vor dem Spülen die wiederholte Betäubung des Armplexus über einen bei der Erstoperation bereits gelegten axillären Plexuskatheter sinnvoll.
Zeigt sich intraoperativ eine Sehnennekrose, erkennbar an Auffaserungen und einer Strukturauflösung, dann sollte der gesamte Sehnenscheidenkanal freigelegt und unter Erhaltung der für spätere rekonstruktive Maßnahmen wichtigen Ringbänder vollständig ausgeräumt werden *(Abb. 16:6 b u. c)*. In das Bett der entfernten Sehnensequester wird unter die Ringbänder eine Redondrainage bis zum Abklingen der Entzündung eingelegt (4).

Nachbehandlung

Sind bei erhalten gebliebenen Sehnen die Entzündungszeichen und entzündungsbedingten Schmerzen abgeklungen, so müssen unbedingt aktive und passive Bewegungsübungen 6 bis 8 Wochen lang – anfangs unter Berücksichtigung der Schmerzgrenze nach 1 bis 8 Wochen zunehmend intensiver – durchgeführt werden, da sonst mit Beugekontrakturen (Schrumpfungsvorgänge im fibrösen Sehnenscheidenkanal) und verwachsungsbedingten Blockierungen der Beugesehnen zu rechnen ist.

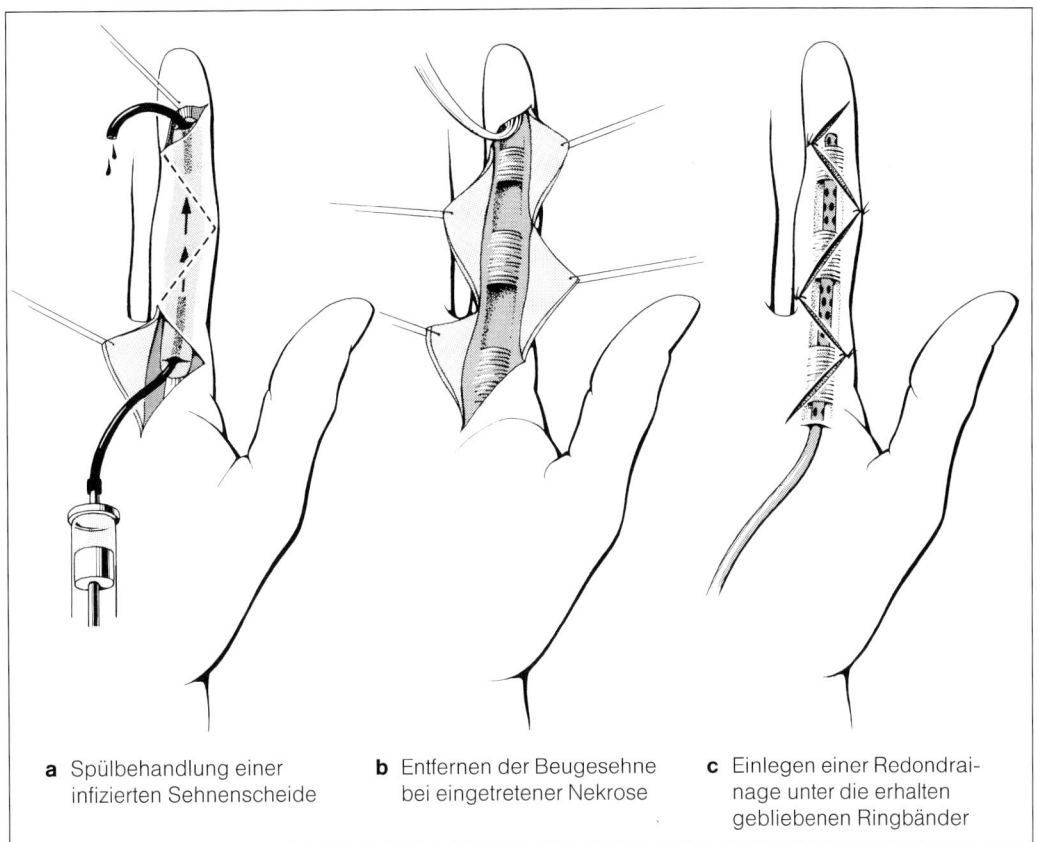

a Spülbehandlung einer infizierten Sehnenscheide

b Entfernen der Beugesehne bei eingetretener Nekrose

c Einlegen einer Redondrainage unter die erhalten gebliebenen Ringbänder

Abb. 16:6   Vorgehen bei einer Sehnenscheidenphlegmone

16.3.3 Sekundäreingriffe

Wurden bei der Infektausräumung die Beugesehnen entfernt, so kann 6 bis 8 Wochen nach Abklingen aller Entzündungszeichen eine 2zeitige Rekonstruktion (Seite 182) erfolgen (1. Sitzung: Einlegen eines Silikonsplintes, 2. Sitzung: Sehnentransplantation). Vor diesem Eingriff ist jedoch mit einer entsprechenden Übungsbehandlung für eine möglichst gute passive Beweglichkeit der Fingergelenke zu sorgen.

Auch wenn die Beugesehnen erhalten geblieben sind, führen meist ausgedehnte Verwachsungen und der Untergang des Sehnengleitgewebes zu einer mehr oder weniger vollständigen Blockierung der Fingerbeweglichkeit. 3 bis 4 Monate nach Abheilung der Infektion kann in diesen Fällen durch eine ausgedehnte Tendolyse, bei der die Ringbänder jedoch geschont werden müssen, und der eine intensive krankengymnastische Nachbehandlung folgt, die Funktion zum Teil wiederhergestellt werden. Liegen allerdings vollständige Verlötungen der Sehnen mit der Sehnenscheide vor, so ist die nachträgliche Resektion mit Rekonstruktion der Ringbänder und 2zeitiger Beugesehnentransplantation nach eigenen Erfahrungen sinnvoller als eine langstreckige Tendolyse.

16.4 Weichteilinfektion der Mittelhand und Handwurzel

16.4.1 Interdigitalphlegmone

Entstehung und Ausbreitung

Eitrige Entzündungen im Interdigitalbereich, die außer von kleinen Hautverletzungen auch von Ekzemen ausgehen können, führen infolge der ödematösen Schwellung zu einer auffallenden Abspreizung der beiden benachbarten Finger. Sie können sich entlang der Nervengefäßbündel in Richtung Hohlhand, nach distal in die seitlichen Fingerweichteile entlang der Sehnen der Mm. lumbricales und interossei und nach dorsal in das lockere Subkutangewebe des Handrückens ausbreiten *(8).*

Operative Maßnahmen

Die operative Behandlung sollte möglichst von Inzisionen, die die Schwimmhautfalte nicht durchtrennen, erfolgen *(4, 9, 11),* um durch eine ungünstige Vernarbung keine Abspreizbehinderung zu provozieren, die ohnehin leicht nach tiefen Infektionen im Interdigitalraum entsteht. Zur vollständigen Ausräumung müssen gegebenenfalls sowohl die distale Palmaraponeursose über eine schräge beugeseitige Hautinzision gespalten als auch das betroffene Nervengefäßbündel bis zu seiner Aufzweigung in die jeweiligen Fingernerven und Fingerarterien im distalen Mittelhandbereich dargestellt werden. Gute eigene Erfahrungen liegen auch hierbei mit dem Einlegen von Antibiotikaträgern wie PMMA-Miniketten oder Sulmycinschwämmchen zusätzlich zur Drainage vor, wobei eine PMMA-Kette meist bereits ab dem 6. Tag entfernt werden kann.

16.4.2 Hohlhandphlegmone

Entstehung und Symptome

Die Infektion des unter der Palmaraponeurose gelegenen mittleren Raumes der Mittelhand entsteht als Folge einer tiefreichenden Verletzung, einer Durchwanderung bei oberflächlichem *Schwielenabszeß* in der Art eines Kragenknopfabszesses (S. 292, 293) und als Fortsetzung von Interdigital- oder Sehnenscheidenphlegmonen.
Eine gelegentlich vorgenommene Unterscheidung zwischen tiefer und oberflächlicher Hohlhandphlegmone *(7)* ist bei den klinischen Gegebenheiten und einer nicht zu unterscheidenden Symptomatik und Therapie wenig hilfreich.
Hand und Finger sind vor allem auch dorsal prall geschwollen. Das Allgemeinbefinden ist durch heftigste Schmerzen und schweres Krankheitsgefühl mit Fieber und Schüttelfrost erheblich gestört.

Operative Maßnahmen

Die rasche operative Entlastung von einem bogenförmig parallel zum Thenar angelegten Hautschnitt aus *(Abb. 16:2)* verhindert das weitere Übergreifen auf den Handrücken, die Handwurzel und den distalen Unterarm (Paronascher Raum). Die Palmaraponeurose im unmittelbaren Entzündungsbereich wird reseziert *(4, 11),* die Hohlhand intraoperativ wie bei der Sehnenscheidenphlegmone mit einer antibiotischen oder gewebsschonenden antiseptischen Lösung (z.B. Polyvinylpyrrolidon-Jod-Lösung) ausgiebig gespült, das Wundgebiet nach außen drainiert und auch die übrigen Behandlungsgrundsätze (Kap. 16.1.4) werden konsequent angewendet. Droht der Prozeß über den Karpaltunnel auf den Unterarm überzugreifen, so müssen das Retinaculum flexorum (Ligamentum carpi transversum) und die distale Unterarmfaszie gespalten und zusätzlich Spüldrainagen eingelegt werden *(Abb. 16:7) (11).* Bei gentamicinempfindlichen Erregern kann das ca. 1wöchige Einlegen von PMMA-Miniketten über die hohe lokale Konzentration des aus

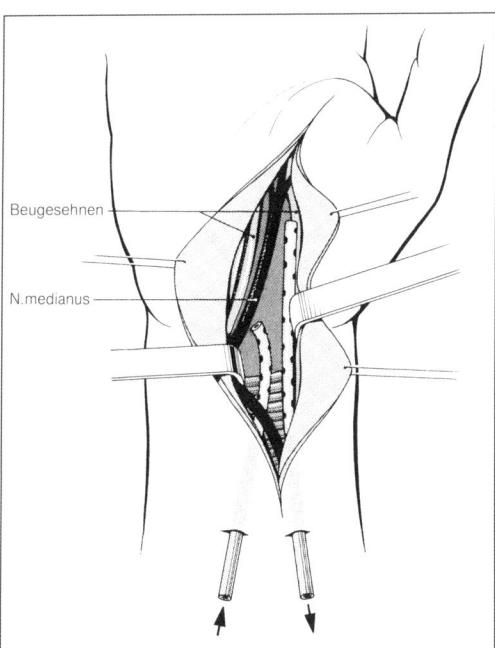

Beugesehnen

N. medianus

Abb. 16:7   Einlegen von Spül-Drainagen nach
Übergreifen einer Hohlhandphlegmone auf den
Karpaltunnel und den distalen Unterarm

den ovalen Kugeln freigesetzten Antibioti-
kums oder das Einlegen resorbierbarer Antibiotikaträger (z.B. gentamicinhaltige Kollagen-
schwämmchen) ebenfalls rasch zur Abheilung
führen *(1).* Die Hautinzision bleibt offen, oder
die Wundränder werden locker adaptiert. Bei
der Erweiterung des Hautschnittes über dem
Karpaltunnel und Handgelenk ergeben abgewinkelte Inzisionen *(Abb. 19:2 c,* S. 332) am
ehesten zufriedenstellende Narben.
Zusätzlich erfolgen eine Ruhigstellung mit
einer dorsalen Oberarmschiene und eine
intravenöse Therapie zunächst mit einem
Breitbandantibiotikum, das nach Eintreffen
des veranlaßten Antibiogrammes gegebenenfalls durch ein erregerspezifisches ersetzt wird.

16.4.3 Thenar- und Hypothenarphlegmonen

Symptomatik

Bei einer Infektion des *Thenarraumes* ist
neben dem Daumenballen meist auch der
Interdigitalraum zwischen Daumen und Zeigefinger prall geschwollen, wodurch der Daumen abgespreizt gehalten wird.
Die Allgemeinsymptome sind ähnlich wie bei
einer Hohlhandphlegmone (Schüttelfrost,
hohes Fieber, schweres Krankheitsgefühl).

Operative Maßnahmen

Die Schnittführung verläuft je nach Befund
leicht bogenförmig über dem Daumenballen
oder an seinem ulnaren Rand *(Abb. 16:2).* Um
versehentliche Verletzungen der zum Daumen ziehenden Nervengefäßbündel zu vermeiden, werden diese bei der operativen Ausräumung am ulnaren Rand der Daumenballenmuskulatur dargestellt. Dorsale Gegeninzi-
sionen *(8)* sind im allgemeinen nur bei ausgedehntem Mitbefall des 1. Interdigitalraumes
und einer Infiltration des M. adductor pollicis
notwendig.
Die eher seltenen Infektionen des *Kleinfingerballens* laufen innerhalb der Muskelfaszie zwischen oder unterhalb der Muskulatur ab. Hier
empfiehlt sich als Zugang ein kleiner Längsschnitt über dem Maximum der Schwellung
(Abb. 16:2). Nach Eröffnen der Hypothenarfaszie wird der Infektionsherd durch die Muskulatur hindurch aufgesucht und diese in Faser-
richtung längs gespalten. Sorgfältige Ausräumung und ausreichende Drainage sind neben
den übrigen Behandlungsgrundsätzen die
wichtigsten Voraussetzungen für die weitere
Abheilung.

Nachbehandlung

Hier gelten die gleichen Grundsätze wie nach
Infektionen der Sehnen und Sehnenscheiden
(Kap. 16.3.2), wobei die krankengymnastische
Übungsbehandlung über einen Zeitraum von
bis zu 3 Monaten notwendig sein kann.

16.5 Eitrige Gelenk-entzündungen

(an Fingergelenken auch als Panaritium articulare bezeichnet)

Ursachen

Eitrige Gelenkentzündungen entstehen durch direkte traumatische Gelenkeröffnungen (Biß, Stich, Schnitt) oder nehmen ihren Ausgang von infizierten Hautwunden über der Streckseite des Gelenkes. Demgegenüber ist der metastatische Befall oder die Durchwanderung bei benachbartem Weichteilpanaritium weniger häufig *(11)*.

Symptome

Beugehaltung und schmerzhafte Gelenkschwellung sowie heftig klopfende Schmerzen, die besondes deutlich nachts empfunden werden, ergeben in Verbindung mit der Anamnese rasch die richtige Diagnose und Abgrenzung von anderen entzündlichen Gelenkerkrankungen (Kap. 20.1 und 20.2). Als weitere Allgemeinsymptome können Fieber und Schüttelfrost hinzukommen.

Therapie

Eine konservative Behandlung mit funktionsgerechter Ruhigstellung und systemischer Antibiotikagabe ist nach einer Punktion des entzündlichen Gelenkergusses dann möglich, wenn das Punktat noch serös ist. Einspritzen antibiotikahaltiger Lösungen und eine Röntgenentzündungsbestrahlung wird häufig in Anfangsstadien empfohlen *(11)*, ist jedoch meist unzureichend und daher nicht mehr zeitgemäß. Erfahrungsgemäß ist jedoch bei einer akuten bakteriellen Gelenkinfektion nur eine rasche Gelenkeröffnung mit mehrtägiger antibakterieller Spül-Drainagebehandlung bei gleichzeitiger Ruhigstellung des Gelenkes und systemischer Antibiotikagabe in der Lage, den Gelenkschaden mit Knorpel- und Knochenzerstörungen in Grenzen zu halten und ein Übergreifen auf Sehnenscheiden und Knochen zu verhindern.

Die Eröffnung erfolgt wie bei einer Synovektomie (Kap. 20.1.1.3, S. 359) von dorsalen bogenförmig (Grund- und Mittelgelenk) oder abgewinkelt (Endglied) um das betroffene Gelenk herumgeführten Hautschnitten aus. Neben der Strecksehne wird durch eine parallele Längsinzision in das Gelenk eingegangen, und nach Entfernen des gewucherten Synovialgewebes und ausgiebiger Gelenkspülung kann in den dorsalen Gelenkrezessus ein dünner Plastikkatheter als Spüldrainage für 2 bis 3 Tage eingelegt werden *(Abb. 16:8)*. Der Hautverschluß erfolgt durch locker adaptierende Hautnähte, die Spülungen werden 2mal täglich mit dem Verbandswechsel durchgeführt. Liegen bereits Knorpel- und Knochennekrosen vor, so müssen diese entfernt und gegebenenfalls in den hierdurch entstandenen Raum für 8 bis 10 Tage Gentamicin-PMMA-Miniketten oder ein resorbierbares Gentamicin-Kollagen-Schwämmchen eingelegt werden *(Abb. 16:9)*.

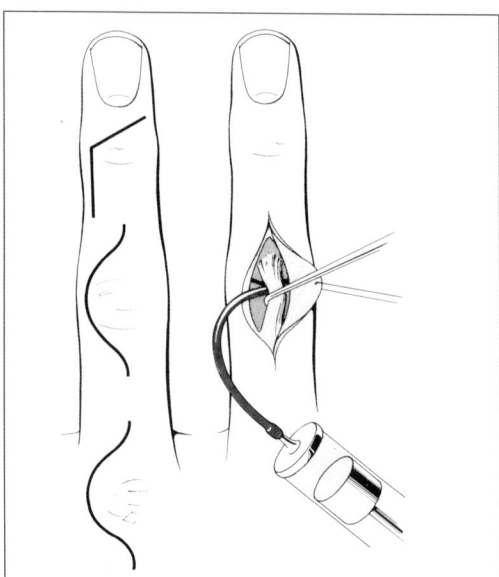

Mögliche Hautschnitte links. Rechts ist als Beispiel das Mittelgelenk neben dem Strecksehnenmittelzügel eröffnet; ein feiner Plastikkatheter wird zur Spülbehandlung in den dorsalen Gelenkrezessus eingelegt

Abb. 16:8   Fingergelenkempyem

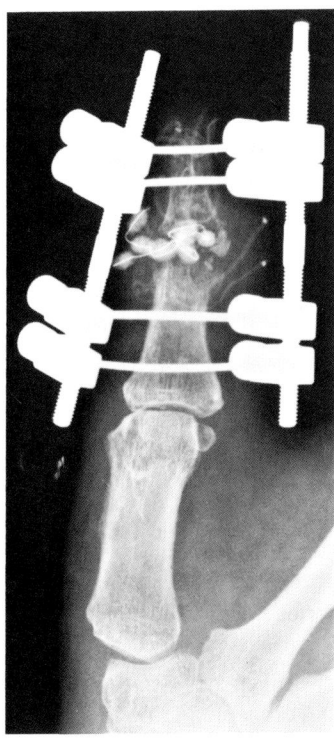

Abb. 16:9 Durch Infektion zerstörtes Daumen-endgelenk. Nach Sequesterentfernung wurde eine Gentamicin-PMMA-Minikette eingelegt und mit einem Minifixateur externe ruhiggestellt. Nach 2 Wochen erfolgte die Kettenentfernung und die Durchführung einer funktionsgerechten Arthrodese

Nachbehandlung

Postoperativ gelten folgende Regeln: Ruhig-stellung durch Fingerschienen (End- und Mit-telgelenke gestreckt, Grundgelenke 70–80° gebeugt!) bis zum Abklingen der akuten Symptomatik und eine systemische Antibioti-kagabe, zunächst entsprechend dem Keimver-dacht, nach Vorliegen des Antibiogrammes gezielt für wenigstens 2 Wochen (eventuell bis zu 2 Monaten) *(7)*. Nach Abklingen der akuten Symptomatik sollte mit einer allmählich zu steigernden Übungsbehandlung begonnen werden: aktives und passives Durchbewegen auch unter Zug und mit Beachten der Schmerzgrenze.

Sekundäreingriffe

Sofern es bei fortgeschrittenen Fällen mit aus-gedehnter Gelenkzerstörung nicht im weite-ren Verlauf zur spontanen funktionsgerechten Verknöcherung kommt, sind im Bereich der Endgelenke nach vollständigem Abklingen des Infektes (frühestens nach 2 Monaten) funktionsgerechte Arthrodesen *(Abb. 16:9)* und im Bereich von Grund- und Mittelgelen-ken Arthroplastiken zu erwägen (Kap. 7.2 und 7.3). Die Implantation von Fingergelenkendo-prothesen gilt allgemein nach vorangegange-nem Infekt als risikoreich und sollte möglichst erst 6 Monate nach sicher abgeheilter Infek-tion erfolgen.

16.6 Knochenentzün-dungen
(am Finger auch als Panaritium ossale bezeichnet)

Entstehung, Prognose

Die eitrige Infektion des Knochens im Finger-Handbereich stellt eine verhängnisvolle Kom-plikation nach primär offenen Frakturen, nach infizierten Osteosynthesen, nach tiefen Bißver-letzungen oder nach unzureichend behandel-ten Weichteilinfektionen dar (z.B. Übergreifen eines Panaritium subcutaneum am Endglied). Eine hämatogene Osteomyelitis ist im Hand-bereich von untergeordneter Bedeutung *(4)*.
Da bei diesen Infektionen die umgebenden Weichteile wie Sehnen, Sehnengleitgewebe, Haut oder auch die benachbarten Gelenke in den entzündlichen und zur Sequestierung nei-genden Prozeß miteinbezogen sind, muß zumindest im Fingerbereich nach der Abhei-lung mit schweren Funktionseinbußen gerech-net werden.

Symptomatik, Diagnostik

Anfänglich läßt sich im klinischen Erschei-nungsbild eine Osteomyelitis nicht von tiefe-ren Weichteilinfektionen abgrenzen. Die Symptome klopfender Schmerz, Schwellung,

Schonhaltung, je nach Erreger auch Schüttelfrost und Fieber, sind die gleichen. Sicher wird
die Diagnose eines Knocheninfektes, wenn
eine Fistel länger besteht und wenn charakteristische Veränderungen im Röntgenbild nachzuweisen sind (nach 1 bis 2 Wochen). Diese
bestehen in umschriebenen Entkalkungen mit
zunehmender Strukturauflösung und Osteoly-
sen *(Abb. 16:10)*; später lassen sich zum Teil
auch aufgrund ihrer Kalkdichte Knochense-
quester erkennen.

Therapie

Die *Therapie* besteht in der operativen Entfernung von Sequestern, in der sicheren Ableitung einer eitrigen Sekretion nach außen, in
einer konsequenten Ruhigstellung bei funktionsgerechter Fingerhaltung und in der syste-
mischen Applikation knochengängiger Antibiotika, auf die der bakteriologisch nachge-
wiesene Erreger sensibel ist. Bei geeignetem
Erregerspektrum hat sich auch hier das vorübergehende Einlegen von Gentamicin-
PMMA-Miniketten *(1)* für die Dauer von 8
bis 10 Tagen bewährt *(Abb. 16:11)*. Liegen
nach der Sequesterentfernung größere Kno-
chendefekte eventuell gemeinsam mit Defek-

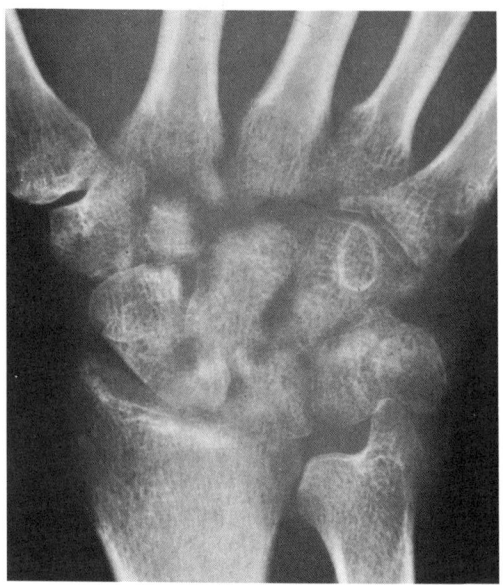

Abb. 16:10   Infiziertes Handwurzelskelett

ten oder Verwachsungen des Streckapparates
vor, sollte man bei einzelnen Langfingern mit
dem Patienten die Vorteile einer Fingeramputation (Durchführung siehe Kap. 13.2.3), gegenüber langwierigen rekonstruktiven Maßnahmen wie Spongiosaplastik, Tendolysen,

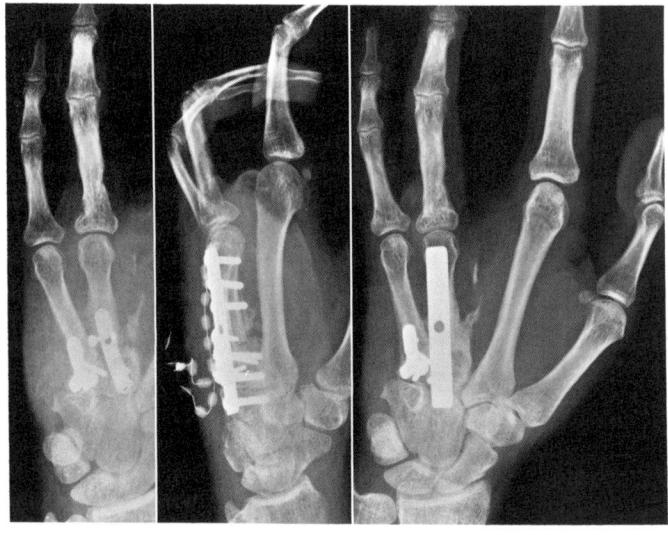

a   b   c

Abb. 16:11   Infizierte Mittelhandosteosynthese

a Infektionsbedingte Lockerung
   einer Plattenosteosynthese im
   Mittelhandbereich (Erreger:
   Staphylococcus aureus)
b Reosteosynthese und
   Einlegen einer Gentamicin-
   PMMA-Minikette (für 1 Woche)
c Knöcherne Ausheilung bei
   reizfreien Weichteilen (nach
   2 Monaten)

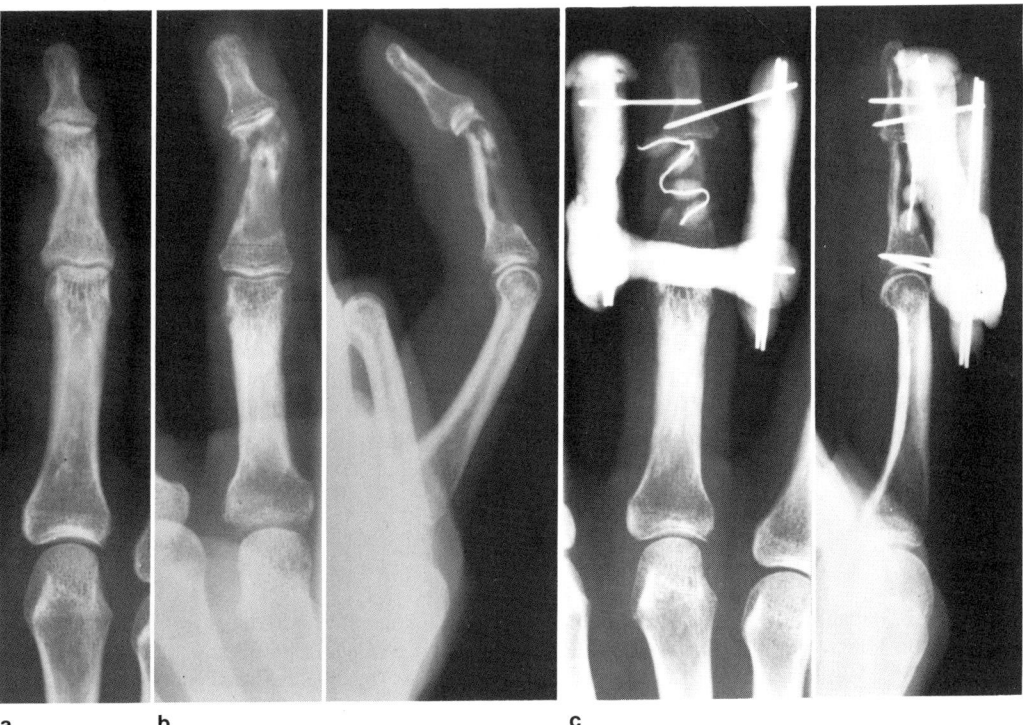

a

b

c

d

e

a Ausgangsröntgenbild unmittelbar nach
dem Biß
b Sequestrierendes Panaritium ossale
c Ausräumen der infizierten Knochen-
sequester, temporäres Einlegen einer
PMMA-Minikette und Stabilisierung mit
selbstgefertigtem Fixateur externe (aus
Palacos und feinen Kirschnerdrähten)
d Spanplastik zwei Wochen nach
Sequesterausräumung
e Ausheilungsbild nach Metallentfernung

**Abb. 16:12 Osteomyelitis des Mittel-
fingermittelgliedes nach Hundebiß**

Hauttransplantation mit oftmals enttäuschendem funktionellen Endergebnis erörtern, zumal diese erst nach Abklingen des Infektes möglich werden.

Bei besonderer persönlicher Situation ist jedoch auch hier unter konsequenter Behandlung ein Wiederherstellungsversuch gerechtfertigt *(Abb. 16:12)*. Im Gegensatz zu einzelnen Langfingern sollte jedoch der Daumen in jedem Fall erhalten werden.

Zur notwendigen Ruhigstellung können Gips oder ein in der Größe entsprechend ausgewählter Fixateur externe (vor allem zur Defektüberbrückung) verwendet werden.

Nach sicherem Abklingen der Infektionszeichen kommen dann mit einiger Aussicht auf Erfolg Spongiosaplastiken oder das Einsetzen eines kortiko-spongiösen Spanes eventuell mit einem Wechsel des Osteosyntheseverfahrens (statt Minifixateur externe Kirschnerdrähte, Schrauben oder Plättchen) in Frage.

Nachbehandlung

Sie orientiert sich an den Verhältnissen der umgebenden Weichteile, insbesondere an Verklebungen der Sehnen. Tendolysen sind jedoch im allgemeinen erst nach frühestens 6 Monaten durchgehender Infektfreiheit sinnvoll. Dies gilt sowohl für Beugesehnen (Kap. 8.6) als auch für Strecksehnen.

Literatur

1. *Asche, G.:* Behandlung und Behandlungsergebnisse von Infektionen der Hand mit Gentamicin-PMMA-Miniketten. Zbl. Chirurgie 108 (1983) 641
2. *Böhler, J.:* Zur Diagnose und Therapie von Weichteilinfektionen an der Hand. Hefte Unfallheilkunde 107 (1971) 221
3. *Carter, P. R.:* Common hand injuries and infections. Saunders Company, Philadelphia 1983
4. *Geldmacher, J., Flügel, M.:* Infektionen. In: Handchirurgie Bd. I, hrsg. von H. Nigst, D. Buck-Gramcko, H. Millesi, Thieme, Stuttgart 1981
5. *Huber, O., Tipold, E.:* Behandlung der eitrigen Sehnenscheidenentzündungen durch Spüldrainage. Aktuel. Chir. 5 (1970) 161
6. *Lampe, E. W.:* Die chirurgische Anatomie der Hand (mit besonderer Berücksichtigung von Infektionen und Verletzungen). CIBA Pharmaceutical Co. 21 (1969) 3
7. *Rieger, H., Brug, E.:* Das Panaritium. Hans Marseille, München 1992
8. *Robins, R. H. C.:* Infections of the hand: a review based on 1000 consecutive cases. J. Bone Jt. Surg. 34-B (1952) 567
9. *Saegesser, M.:* Das Panaritium. Springer, Berlin 1938
10. *Titze, A., Herzberg, E.:* Die eitrigen Entzündungen an Fingern und Hand. Chir. Praxis 15 (1971) 403
11. *Wachsmuth, W.:* Eingriffe bei Eiterungen der Hand und Finger. In: Die Operationen an den Extremitäten 3. Teil: Die Operation an der Hand, hrsg. von W. Wachsmuth und A. Wilhelm. Springer, Berlin 1972

17 Muskulär und neuromuskulär bedingte Kontrakturen

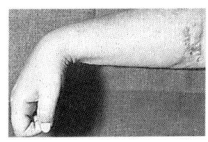

17.1 Ischämische Kontrakturen

17.1.1 Krankheitsbild und Differentialdiagnose

Das klassische Bild der ischämischen Muskelkontrakturen, wie sie *Volkmann* bereits im letzten Jahrhundert als posttraumatische Komplikation beschrieben hat *(18)*, betrifft die an der Unterarmbeugeseite gelegene Muskulatur einschließlich der für die Unterarmumwendbewegungen verantwortlichen Muskeln *(Abb. 17:1)*.

Die Finger weisen meist eine krallenhandähnliche Stellung mit Beugung im End- und Mittelgelenk und Streckung in den Grundgelenken auf. Sie können nur bei maximaler Beugung des Handgelenkes in gewissem Umfang passiv geöffnet werden; dies ist bei gelenkbedingten Kontrakturen nicht möglich (Differentialdiagnose siehe *Tab. 11)*. Das Handgelenk wird ebenfalls je nach Ausdehnung des Prozesses mehr oder weniger gebeugt. Häufig besteht zusätzlich eine fixierte Pronationshaltung.

Ausgelöst durch die gleichzeitige Schädigung von N. ulnaris und N. medianus liegen unterschiedlich ausgeprägte sensible und trophische Störungen im Handbereich vor (Atrophie der Handbinnenmuskeln, kalte, trockene und livide Haut).

Die Kontrakturen bilden sich im Anschluß an die auslösende Schädigung innerhalb weniger Tage aus. Ihr Ausmaß nimmt innerhalb der nächsten Monate zu, bis nach ca. 3 bis 6 Monaten ein Endzustand erreicht ist, welcher die Gebrauchsunfähigkeit der betroffenen Hand bedeutet.

Durch verschiedene auslösende Ursachen (Kap. 17.1.2) können außerdem isolierte Kontrakturen einzelner oder mehrerer Handbinnenmuskeln und einzelner Muskelgruppen am Unterarm mit jeweils entsprechender Symptomatik auftreten *(2, 5, 6)*.

Charakteristisch für die Kontraktur der Musculi interossei sind eine spontan eingenommene mittlere Beugehaltung der Langfinger im Grundgelenk bei leichter Überstreckung des Mittelgelenkes und die Unfähigkeit, Mittel- und Endgelenke beugen zu können, wenn passiv das Grundgelenk in Streckhaltung fixiert wird *(3)*. Das klinische Bild gleicht häufig einer *Schwanenhalsdeformität*, wie sie auch auf Grund anderer Erkrankungen (Kap. 20.1.2.2, Seite 313) entsteht.

17.1.2 Entstehung und Verlauf

Für die den Erkrankungsprozeß auslösende Mangeldurchblutung kommen am häufigsten als Ursachen in Frage:

1. Frakturen mit ausgedehnten subfaszialen Hämatomen (insbesondere bei ungenügender Reposition),
2. direkte Quetschtraumen mit ausgedehnter Weichteilschädigung und entsprechender Ödembildung in den Faszienräumen der Muskulatur,
3. zu spät versorgte Verletzungen wichtiger Hauptarterien mit unzureichender Kollateralisierung, wobei die Muskulatur durch die Mangeldurchblutung rascher irreversibel geschädigt wird als Sehnen, Haut oder Knochen,
4. unsachgemäß ausgeführte und zu spät kontrollierte Gipsverbände, die von vornherein zu eng angelegt wurden oder bei der Zunahme einer Weichteilschwellung (nach Frakturreposition oder operativen Eingriffen) zusätzlich den Arm oder die Hand einschnüren.
5. Kontrakturen der Unterarm- und der Handmuskeln werden auch bei Patienten beobachtet, die nach längerer Bewußtlosig-

keit (z. B. Schlaftabletten-, Alkoholintoxikation und anderem) auf einer Hand liegend aufgefunden werden *(2, 5)*.
Für die besondere Gefährdung der Beugemuskulatur am Unterarm ist die relativ straffe Struktur des umgebenden Fasziengewebes verantwortlich. Hierdurch kann wie bei den Faszienlogensyndromen (Kompartmentsyndrome) der unteren Extremtität *(9)* – insbesondere dem Tibialis anterior-Syndrom – keine spontane Entlastung einer in der Fas-

zienloge entstehenden Druckerhöhung nach außen erfolgen. Das durch die primäre Schädigung ausgelöste Ödem kann ebenfalls nicht ausweichen und führt über eine weitere Druckerhöhung zur zusätzlichen Drosselung der noch vorhandenen Restdurchblutung.
Nach dem Zerfall der muskulären Zellstrukturen kommt es zum allmählichen Abbau der Nekrose und zum Ersatz durch narbig schrumpfendes Bindegewebe und damit zur Kontraktur. N. ulnaris und N. medianus sind

Tab. 11 **Differentialdiagnose der wichtigsten Finger- und Handkontrakturen**

Kontrakturform	Ursachen	Befund	Operationen
Gelenkkontrakturen (S. 163, 164)	Kapselschrumpfung nach Gelenkverletzung und bei lange bestehenden anderen Kontrakturformen	Weitere Beugung aktiv möglich	Kapsulektomie
Tendinöse Kontrakturen (S. 186)	Sehnenverletzung oder abgelaufene Sehnenscheidenphlegmonen	Weitere Beugung nur passiv möglich	Tendolyse oder 2zeitige Beugesehnenersatzplastik
Narbenkontrakturen der Haut (S. 55f. und 89)	Hautverletzungen, falsch angelegte OP-Schnitte, sekundär geheilte Wunden, Verbrennungen	Sichtbare Hautveränderungen, weitere Beugung aktiv möglich	Plastische Korrekturen
Ischämische Kontrakturen (S. 303f.)	Kompartmentsyndrome nach Frakturen, Quetschungen und einschnürenden Verbänden	Streckung häufig möglich bei max. Beugung des Handgelenkes	Z-Verlängerungen, Muskel-Ansatzverlagerungen, -transpositionen, -transplantationen u. a.
Spastische Kontrakturen (S. 311f.)	Zentralnervöse Ausfälle nach Schädel-Hirnverletzungen oder bei anderen neurologischen Erkrankungen	Streckung häufig möglich bei max. Beugung des Handgelenkes, verlangsamte Motorik, passive Dehnung häufig möglich	Muskelansatzverlagerung, Muskeltranspositionen, selten: gezielte Neurotomie
Dupuytrensche Kontrakturen (S. 316f.)	Veränderungen und Schrumpfungsvorgänge in der Palmaraponeurose	Charakteristische subkutane Knoten- und Strangbildungen, weitere Beugung aktiv möglich	Entfernung der Palmaraponeurose, Z-Plastiken

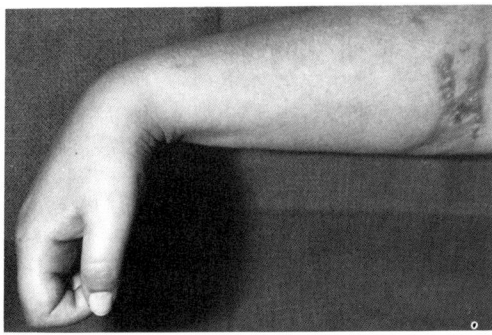

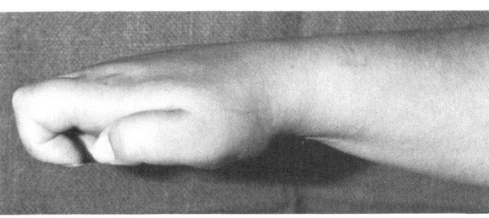

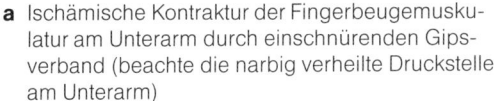

a Ischämische Kontraktur der Fingerbeugemuskulatur am Unterarm durch einschnürenden Gipsverband (beachte die narbig verheilte Druckstelle am Unterarm)

b Bei der (unvollständigen) Streckung des Handgelenkes verstärkt sich die Beugung der Mittel- und Endgelenke

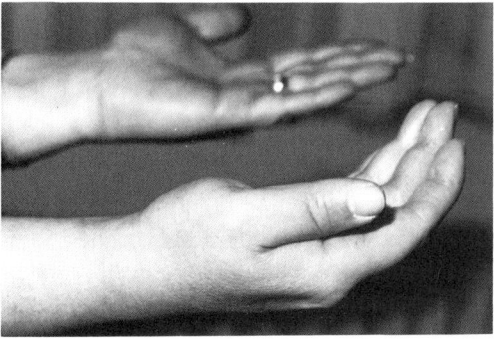

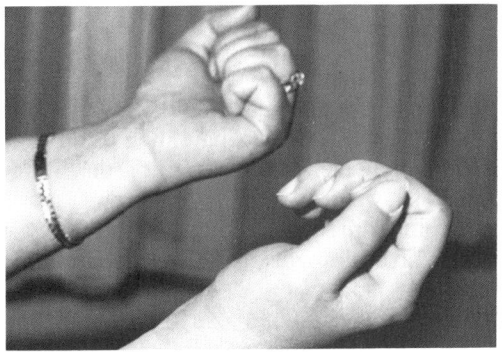

c Streckung

d Beugung 1 Jahr nach Verlängerung der Beugesehnen (s. Abb. 17:3) und konsequenter postoperativer Ergotherapie

Abb. 17:1   Beugesehnenverlängerung bei ischämischer Beugekontraktur

häufig miteinbezogen, wobei sowohl die schwellungsbedingte Mangeldurchblutung als auch eine spätere Einschnürung durch die einsetzenden Schrumpfungsvorgänge in der umgebenden Muskulatur die Nervenstämme schädigen können. Im eigenen Krankengut waren unter anderem bei Patienten, die mit ischämischen Muskelkontrakturen zugewiesen wurden, versehentlich paravenöse Injektionen vorausgegangen, und zweimal wurden Faszienspaltungen am Unterarm bei ödematöser Schwellung der Unterarmbeugemuskeln nach Starkstromverletzungen durchgeführt, um ischämische Kontrakturen zu verhindern.

17.1.3 Präventive Maßnahmen

Unterbrochen wird der verhängnisvolle Entstehungsprozeß durch eine frühzeitige Druckentlastung der Faszienlogen am *Unterarm* (innerhalb von 4 bis 6 Stunden). Gefäßverletzungen sollten zu diesem Zeitpunkt bereits rekonstruiert sein. Nach der zu diesem Zweck durchgeführten Faszienspaltung (z.B. Fascia antebrachii anterior der Beugemuskeln) sollte zunächst auch die Hautinzision bis zum Rückgang der Schwellung einige Tage unter einer sterilen Abdeckung offen bleiben.

Für den *Handbereich* stellt die Spaltung des Karpaltunnels und der proximalen Palmaraponeurose die wichtigste druckentlastende Maßnahme dar. Situationsbedingt ist eine ergänzende Längsspaltung der Thenar- und Hypothenarfaszie und der dorsalen Metakarpalräume (Musculi interossei) sinnvoll *(9)*. Die Hautinzisionen werden auch hier erst nach Abklingen des Ödemes sekundär verschlossen und bis dahin steril mit Fettgaze und saugfähigen Verbandskompressen abgedeckt.

17.1.4 Operative Möglichkeiten und Indikationen

Da bei einer ischämischen Kontraktur durch konservative Behandlungsmaßnahmen, wie sie die Verwendung von Quengelschienen und die Durchführung einer intensiven krankengymnastischen Übungsbehandlung darstellen, keine entscheidende Verbesserung der Situation erzielt werden kann *(6)* und da die Funktionsbehinderung gravierend ist, sollte frühzeitig der Entschluß zur operativen Behandlung gefaßt werden.

Die *Zielsetzung* besteht dabei in erster Linie in der Wiederherstellung einer gebrauchsfähigen Grundstellung von Fingern und Gelenken. Inwieweit darüber hinaus ein möglichst großes Maß an Bewegungsfähigkeit wiedererlangt werden kann, hängt neben dem Ausmaß der Muskelschädigung von der Wahl des Operationsverfahrens und sehr wesentlich von der Mitarbeit des Patienten ab.

Bei den zu Verfügung stehenden Operationsverfahren ist eine Einteilung möglich in:
1. Eingriffe, welche lediglich die Verkürzung der kontrakten Muskulatur ausgleichen und damit eine gebrauchsfähigere Ausgangsstellung für Hand und Finger anstreben,
2. Eingriffe, bei denen die untergegangene Muskulatur oder deren Funktion ersetzt wird.

Zur *ersten Gruppe* (Längenausgleich anstrebende Operationen) gehören die heute kaum noch gebräuchlichen Verkürzungsoperationen

am Skelett wie *Verkürzungsosteotomien* des Radius und der Ulna sowie die Resektion der beiden *Handwurzelreihen (6, 13)*. Demgegenüber haben bei noch nachweisbarer Restfunktion in den betroffenen Muskelgruppen folgende Verfahren ihre Indikation behalten:
1. Ablösung und Verlagerung der Muskelansätze vom Ursprung nach distal *(Desinsertionsoperationen) (6, 7, 13)*,
2. *Verlängerung der Beugesehnen (6, 13)*.
Bei exakter Durchführung und konsequenter Nachbehandlung (Krankengymnastik und Ergotherapie) kann hierdurch in vielen Fällen eine sinnvolle Funktionsverbesserung erzielt werden *(Abb. 17:1c u. d)*.
Bei den Operationen der *zweiten Gruppe* (Ersatzoperationen) wird die narbig geschrumpfte Muskulatur reseziert, dadurch die Kontraktur beseitigt und die Funktion durch *Umsetzen von Sehnen* intakt gebliebener Streckmuskeln *(15)* oder durch eine *freie Muskeltransplantation* mit mikrochirurgischem Gefäß-Nervenanschluß *(4)* wiederhergestellt. Diese Operationsverfahren sind vor allem indiziert, wenn keine ausreichende Restkontraktilität der geschädigten Muskulatur mehr vorliegt.
Gemeinsam mit diesen Eingriffen an der Muskulatur werden *Neurolysen* des N. medianus und N. ulnaris empfohlen *(6)*.

17.1.5 Operationen

Ursprungsverlagerung der Beugemuskulatur am Unterarm

Bei Kontrakturen im Unterarmbereich wird die Operation in Blutleere und von einem längsverlaufenden ulnarseitigen Hautschnitt, der proximal des Condylus humeri medialis beginnt und bis zum Karpaltunnel reicht, ausgeführt. Nach der Verlagerung des N. ulnaris aus dem Sulcus nervi ulnaris vor den Condylus auf die Beugeseite (Kap. 19.4.2) wird neben der zu schonenden Sehne des M. biceps und auf dem distalen M. brachialis der N. medianus zusammen mit der A. brachialis und ihren Begleitvenen dargestellt *(Abb.*

17:2 a) und bei sorgfältiger Schonung aller abgehenden Muskeläste nach distal freipräpariert. Eingeschnürte Nervenabschnitte sind dabei aus den Narben zu befreien. Je nach Zustand des Nervenstranges kann eine zusätzliche intraneurale Neurolyse (Kap. 19.3.1.1, Seite 335) einzelner Abschnitte sinnvoll sein. Nach vollständiger Längsspaltung der beugeseitigen Unterarmfaszie folgen die scharfe Abtrennung der Beugemuskelursprünge vom Epicondylus medialis sowie die Lösung der Beugemuskulatur vom Periost der Ulna, von der Membrana interossea und vom Periost des mittleren Radius (M. flexor pollicis longus). Die sehnigen Ansätze des M. biceps und M. brachialis bleiben dabei erhalten. Bei einer nicht immer zu vermeidenden Verletzung der A. interossea anterior kann diese unterbunden werden (7).

Durch die anschließende passive Streckung von Fingern und Handgelenk gleitet die abgelöste Muskulatur ca. 4 bis 8 cm nach distal (Abb. 17:2 b) und kann dort am Periost der Ulna mit Einzelknopfnähten refixiert werden. Eine sorgfältige Blutstillung nach Öffnen der Blutsperre mit Einlegen von Redonsaugdrainagen und die Hautnaht ohne Faszien- oder Subkutannähte beenden den Eingriff.

Sehnenverlängerung

Alternativ zur Ansatzverlagerung der kontrakten Muskulatur nach distal können die Sehnen der betroffenen Beugemuskeln im Bereich des Handgelenkes und distalen Unterarmes entweder Z-förmig verlängert (siehe Verlängerung der langen Daumenbeugesehne Abb. 8:13, S. 181) werden, oder man durchtrennt die oberflächlichen Beugesehen peripher in Hohlhandmitte und die tiefen Beugesehnen im eröffneten Karpaltunnel (Abb. 17:3 a). Nach Streckung des Handgelenkes und der Finger erfolgt die End-zu-End-Vereinigung der längeren proximalen Stümpfe der oberflächlichen Beugesehenen mit den längeren peripheren Stümpfen der tiefen Beuger (Abb. 17:3 b) in einer der üblichen Sehnennahttechniken (Abb. 8:10, S. 176). Auf die meist

stärker fibrös veränderte tiefe Beugemuskulatur wird dabei entweder verzichtet oder man kann ihre proximalen Sehnenstümpfe zusätzlich Seit-zu-Seit an die oberflächlichen Beuger annähen.

Um eine gute Ausgangsposition für die später mit Einschränkungen wiedererlangte Greif- und Beugefunktion zu erhalten, sollte man bei der Sehnenverlängerung auf einen vollständigen Längenausgleich verzichten und eine leichte Beugestellung von 10–20° in allen Fingergelenken bei gestrecktem Handgelenk anstreben (Abb. 17:1 c und 17:3 b).

Der operative Zugang entspricht einer erweiterten zick-zack-förmigen Hautinzision, wie sie in kleinerer Ausführung bei der offenen Operation des Karpaltunnelsyndroms (vgl. Abb. 19:2 c, S. 332) angelegt wird.

Sehnentranspositionen

In Fällen mit stärksten Kontrakturen und kaum noch vorhandener Kontraktionsfähigkeit der geschädigten Muskulatur bietet sich wie bei den motorischen Ersatzoperationen nach Nervenausfällen (Kap. 11) die Transposition intakt gebliebener Muskeln und Sehnen als Kraftspender an, nachdem zuvor eine Exzision aller betroffenen Beugemuskeln und eine Neurolyse des N. medianus und N. ulnaris durchgeführt wurde (6, 13, 15).

In Frage kommen die Umleitung der Sehne des M. extensor carpi radialis longus oder des M. brachio-radialis um den Radius herum und ihre Befestigung auf die nach der Nekroseentfernung verbliebenen peripheren Stümpfe der tiefen Langfingerbeuger sowie der Sehne des M. extensor carpi ulnaris, die um die Ulna herumgeführt und mit der Sehne des M. flexor pollicis longus vernäht wird. Diese zuletzt genannte Sehne kann auch über eine Verlängerung mit einem freien Sehnentransplantat zur Wiederherstellung der Daumenoppositionsfähigkeit am Daumengrundgelenk beidseits des Gelenkspaltes reinseriert werden (siehe Kap. 11.3).

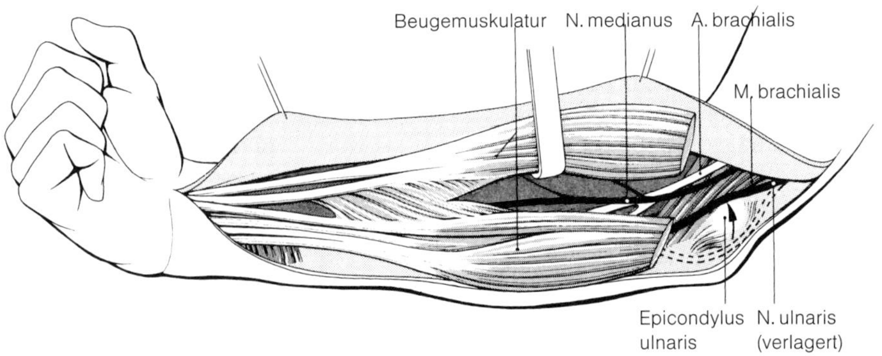

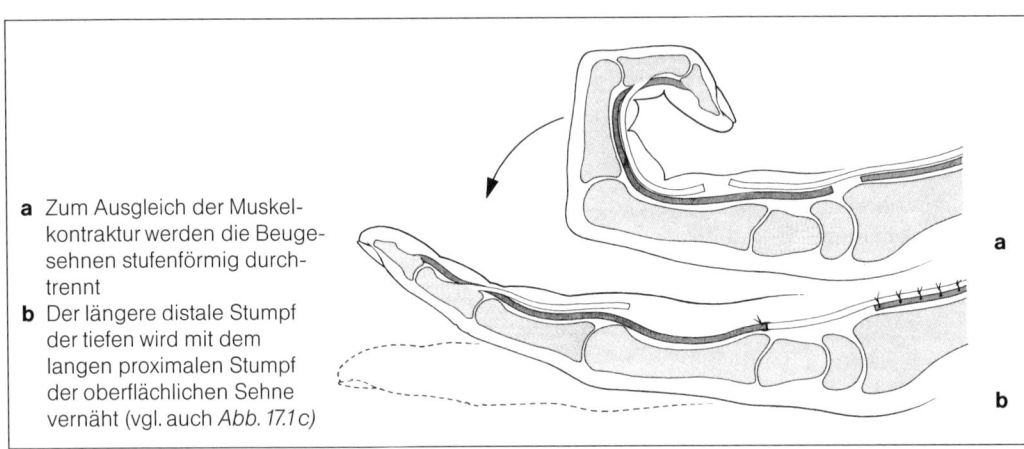

Beugemuskulatur　N. medianus　A. brachialis

M. brachialis

Epicondylus　N. ulnaris
ulnaris　（verlagert)

a Nach Abtrennen der Beugemuskulatur vom Condylus ulnaris (einschließlich M. pronator teres) und der Verlagerung des N. ulnaris auf die Beugeseite sind der N. medianus und die A. brachialis freigelegt

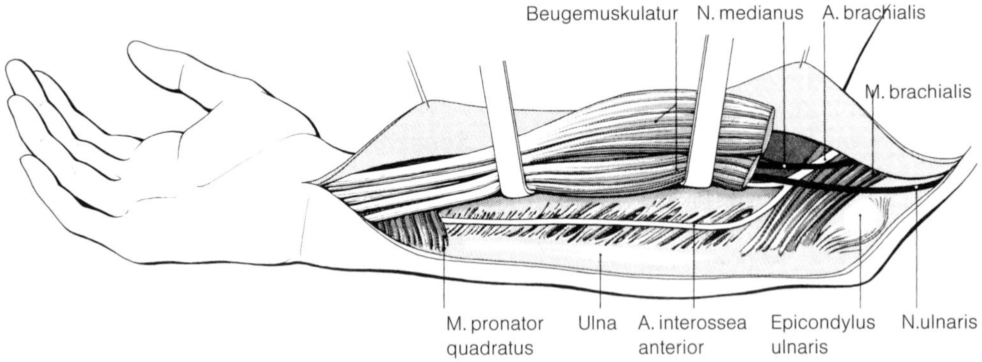

Beugemuskulatur　N. medianus　A. brachialis

M. brachialis

M. pronator　Ulna　A. interossea　Epicondylus　N.ulnaris
quadratus　anterior　ulnaris

b Die Beugemuskulatur ist zusätzlich von der Ulna, der Membrana interossea und dem Radius abgelöst und hat sich nach Streckung der Finger und des Handgelenkes nach distal verlagert.

Abb. 17:2　Ursprungsverlagerung der Beugemuskulatur bei ischämischer Kontraktur

a Zum Ausgleich der Muskel-
kontraktur werden die Beugesehnen stufenförmig durchtrennt
b Der längere distale Stumpf
der tiefen wird mit dem
langen proximalen Stumpf
der oberflächlichen Sehne
vernäht (vgl. auch *Abb. 17.1 c*)

Abb. 17:3　Sehnenverlängerung bei ischämischer Kontraktur

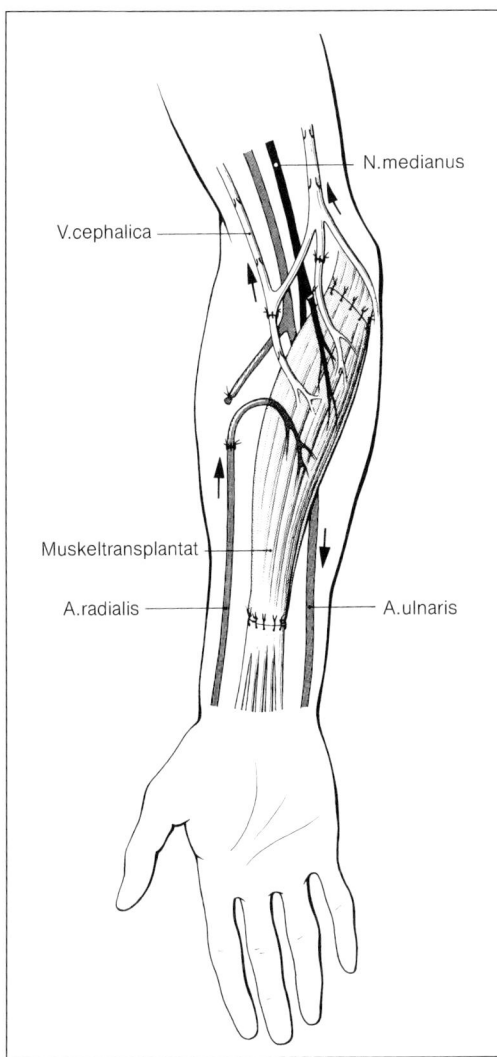

V.cephalica

N.medianus

Muskeltransplantat

A.radialis

A.ulnaris

**Abb. 17:4 Schemazeichnung einer freien Mus-
keltransplantation** (Teile des M. pectoralis major)
zum Ersatz kontrakter Unterarmbeugemuskeln (erstmals in China durchgeführt)

Freie mikrochirurgische Muskeltransplantationen

Diese im Erfolgsfall eleganteste Wiederherstellung der Beugemuskulatur wurde erstmals
1973 in China mit gutem funktionellen Endergebnis bei einer ischämischen Kontraktur der
Unterarmbeugemuskulatur durchgeführt *(4)*.

Als Transplantatmuskeln kommen unter anderem der M. gracilis, der M. latissimus dorsi, der
M. pectoralis major und der mittlere Teil des
M. rectus femoris, entnommen mit ihren Nervengefäßbündeln, in Frage.
Nach der Exstirpation der untergegangenen
Beugemuskulatur und nach der Befestigung
des Muskeltransplantates am Epicondylus
humeri ulnaris wird sein Nervengefäßbündel
nerval an motorische Äste des N. medianus,
arteriell an die A. brachialis (End-zu-Seit-Anastomose) oder A. radialis (End-zu-End- oder
End-zu-Seit-Anastomose) und venös an Kubi-
talvenen mit mikrochirurgischer Operationstechnik *(Abb. 12:4,* S. 240) angeschlossen. Die
tiefen Beugesehnenstümpfe am distalen
Unterarm werden unter leichter Vorspannung
in die transplantierte Muskulatur eingenäht
(Abb. 17:4). Wegen der relativ geringen Isch-
ämietoleranz der Muskulatur sollte der arterielle Anschluß am Unterarm möglichst innerhalb von 2 Stunden nach der Transplantatent-
nahme erfolgt sein.
Die postoperative medikamentöse antithrom-
botische Behandlung entspricht derjenigen
nach Replantationen *(Tab. 5,* S. 242). Mit einer
Reinnervation des transplantierten Muskels
bei gelungener Nervennaht kann nach 6 bis 12
Monaten gerechnet werden *(4).*
Postoperativ ist eine vierwöchige Ruhigstellung mit einer dorsalen Gipsschiene bis zum
Einheilen der Sehnen in die transplantierte
Muskulatur notwendig.

Operationen bei Kontrakturen im Handbereich

Im Handbereich sind ebenfalls *Desinsertionsoperationen* bei Kontrakturen der Musculi interossei möglich. Dabei werden die Mittelhandknochen von dorsal freigelegt, das Periost
längs eingeschnitten, die Muskelansätze zirkulär vom Knochen abpräpariert und nach distal
abgeschoben *(3).*
Alternativ bietet sich eine *Exzision der Strecksehnenseitenzügel* an *(Abb. 17:5) (10, 13).* Hierbei wird die Streckaponeurose dorsal freigelegt, und beidseits des Strecksehnenmittelzü-

gels werden die Sehnen der Mm. lumbricales und interossei gemeinsam mit den queren Fasern der Streckaponeurose exzidiert. Lediglich die grundgelenksnahen Fasern bleiben erhalten, damit es hier nicht zu einer Überstreckung kommt. Nach der Exzision lassen sich Mittel- und Endgelenk auch bei gestrecktem Grundgelenk vollständig beugen. Die aktive Streckung in diesen beiden Gelenken erfolgt über den erhalten gebliebenen Mittelzügel und die von diesem abgehenden Seitenzügel.

Bei *Adduktionskontrakturen* des Daumens werden die fibrotisch geschrumpften Muskeln (vor allem: M. adductor pollicis und M. interosseus dorsalis I) an ihren Ansätzen und Ursprüngen abgetrennt oder weitgehend exstirpiert. Ist die Haut der 1. Zwischenfingerspalte mitgeschrumpft, so sind eventuell zusätzliche Lappenplastiken erforderlich. Die erzielte Oppositionsstellung kann danach durch eine Knochenspanverblockung zwischen 1. und 2. Mittelhandknochen fixiert werden *(Abb. 17:6)*. Die Stabilisierung des Spanes erfolgt am einfachsten für 4 bis 5 Wochen mit 2 Kirschnerdrähten.

17.1.6 Nachbehandlung

Bei Sehnenverlängerungen, Sehnentranspositionen und Ursprungsverlagerungen wird postoperativ die erreichte Hand- und Fingerstellung mit einer dorsalen Unterarmgipsschiene für ca. 4 Wochen gesichert, oder es wird bei einer Sehnenverlängerung eine »Dynamische Fixierung« wie bei frischen Beugesehnenverletzungen angelegt.
Bei Transpositionen (Kap. 11) wird erst nach 5 Wochen mit aktiven Übungen begonnen.
Demgebenüber sind nach erfolgter Ursprungsverlagerung der Muskulatur bereits 2 bis 3 Tage nach der Operation zweimal täglich aktive Bewegungsübungen aus der Schiene heraus möglich. Die auch nach der Gipsentfernung konsequent über mehrere Monate weitergeführte Übungsbehandlung dient vor

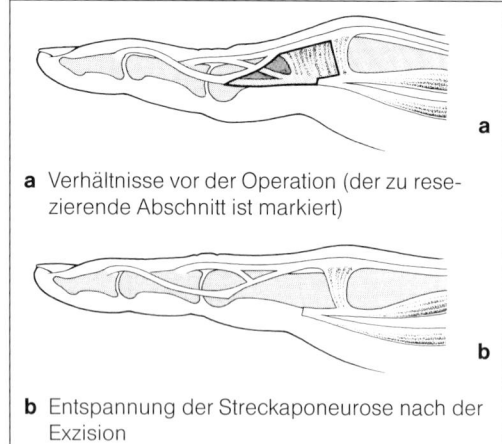

a Verhältnisse vor der Operation (der zu resezierende Abschnitt ist markiert)

b Entspannung der Streckaponeurose nach der Exzision

Abb. 17:5 Exzision der Seitenzügel des Streckapparates über dem Grundglied (nach Littler)

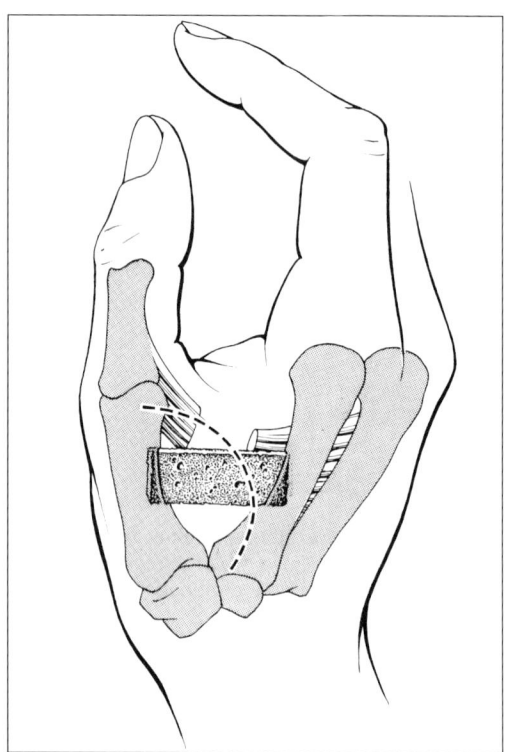

Abb. 17:6 Knochenspanimplantation zwischen Os metacarpale I und II in Oppositionsstellung des Daumens nach Durchtrennung der kontrakten Thenarmuskulatur (eingezeichnet ist hier der M. adductor pollicis). Der dorsale Hautschnitt ist gestrichelt angedeutet

allem der Kräftigung erhalten gebliebener Restmuskelfasern.

17.2 Spastische Kontrakturen

Wenngleich spastische Kontrakturen in der Möglichkeit der operativen Behandlung zum Teil einige Ähnlichkeit mit ischämischen Kontrakturen aufweisen, so ist jedoch die Gesamtproblematik wegen der zentralnervösen Störung größer und der durch eine Operation an der Hand zu erreichende Erfolg entsprechend bescheiden.

17.2.1 Ursachen und Krankheitsbild

Für spastische Kontrakturen im Handbereich kommen in erster Linie zerebrale und spinale Schädigungen in jedem Lebensalter in Frage (Traumen, Folgen neurochirurgischer Operationen, apoplektische Erkrankungen).
Der Ausfall einer korrekten zentralnervösen Steuerung führt zu Störungen des funktionellen Gleichgewichtes zwischen einzelnen Muskelgruppen, begleitet von Teilparesen und Muskelspasmen.
Die Dyskoordination kann individuell sehr verschieden ausgeprägt sein und beispielsweise zwischen kleinen Handmuskeln einerseits, langen Beugemuskeln andererseits oder zwischen Streckern und Beugern sowie in vielfältigen anderen Kombinationen vorliegen.
Die größte Bedeutung haben für den Fingerbereich die spastisch ausgelöste *Schwanenhalsdeformität* und für den Gesamthandbereich die spastische Beugehaltung von Handgelenk und Fingern, meist kombiniert mit einer Pronationsstellung *(Abb. 17:7)*. Dabei läßt der durch Überaktivität der Beuger ausgelöste Spasmus ein Öffnen der Hand für Greiffunktionen häufig nicht mehr zu.

17.2.2 Diagnostik

Die Diagnosestellung ist bei eindeutiger Anamnese und dem Vorliegen weiterer spastischer Lähmungen in anderen Körperregionen (z. B. am Bein) relativ einfach, die genaue Analyse des Musters der neuromuskulären Störungen kann jedoch auch für den Erfahrenen bei der relativen Seltenheit und der großen Variabilität schwierig sein.
Besteht der Verdacht, daß außer der spastischen Fehlhaltung auch zusätzlich Muskel- oder Gelenkkontrakturen vorliegen, so kann beispielsweise bei Beugekontrakturen von Hand und Fingern die *Blockade des N. medianus* in der Ellenbeuge mit einem Lokalanästhetikum (Kap. 2.6.3.2) die Abgrenzung der einzelnen Faktoren bei der klinischen Untersuchung ermöglichen (1, 14). Nach einer Nervenblockade ist bei reiner Spastik die Kontraktur weitgehend aufgehoben, bei der Spastik mit teilweise muskulär bedingter Kontraktur ist sie gebessert. Liegt zusätzlich eine fixierte Gelenkkontraktur an den Fingern vor, so erlaubt auch die passive Beugung des Handgelenkes keine Streckung in den Fingergelenken; bei muskulären Kontrakturen ist dies hingegen möglich.

17.2.3 Konservative Behandlung

In leichteren Fällen oder falls Zweifel an der Operationsindikation bestehen, sollte man zunächst den Erfolg einer konsequent durchgeführten krankengymnastischen Übungsbehandlung abwarten. Dabei soll unter anderem versucht werden, die Koordination der Bewegungsabläufe bei Greifbewegungen zu verbessern, indem einerseits der Patient lernt, die spastisch hypertonen Muskelgruppen zu relaxieren und indem andererseits eine Kräftigung und Tonisierung der überdehnten und häufig hypotonen antagonistischen Muskulatur angestrebt wird. Das zeitweise Tragen von stellungskorrigierenden Schienen zwischen den Übungsbehandlungen kann dabei hilfreich sein (Dehnung der spastisch kontrakten, Entspannung der überdehnten Muskelgruppen). Auch die postoperative Übungsbehandlung verfolgt die gleichen Ziele.

17.2.4 Indikation zur operativen Behandlung

Grundvoraussetzungen für operative Maßnahmen sind der Wunsch des Patienten nach einer Funktionsverbesserung und seine damit verbundene Bereitschaft zur Mitarbeit bei der notwendigen krankengymnastischen Übungsbehandlung. Auch rein kosmetische Gesichtspunkte können bei der Indikationsstellung den Ausschlag geben.
Gegen eine Operation sprechen neben fehlender Kooperationsfähigkeit auch schwere sensorische Störungen (z. B. aufgehobene Zwei-Punkte-Unterscheidungsfähigkeit, gestörtes Raumgefühl und ähnliches) *(14)*. Beim Vorliegen eines »spastisch-hyperkinetischen Syndroms« sollte auch an die neurochirurgische Möglichkeit stereotaktischer Hirnoperationen gedacht werden *(11)*.

17.2.5 Operative Behandlung

Da handchirurgische Operationen die zentrale Ursache der Erkrankung nicht beeinflussen, kann ihre Zielsetzung nicht die Beseitigung der spastischen Funktionsstörung sein. Letztlich lassen sich nur aufgehobene oder erheblich gestörte Greiffunktionen in gewissem Umfang verbessern und eine kosmetische Korrektur extremer Fehlstellungen (für den Betroffenen sozial ebenfalls bedeutsam) erreichen.
Da in Allgemeinnarkose wie in Regionalanästhesie die Spastik verschwindet, ist hier die präoperative Planung und das genaue intraoperative Einhalten der vorgesehenen Operationsschritte besonders wichtig!

Operationen am Unterarm

Bei den häufigsten spastischen Fehlstellungen – Beugefehlstellung des Handgelenkes, Pronationsfehlstellung des Unterarmes, Beugefehlstellung der Finger – sind folgende Operationsverfahren aussichtsreich:
1. In Fällen, bei denen die drei genannten Beugefehlstellungen gemeinsam vorliegen, kann bisweilen eine zufriedenstellende Korrektur durch eine Ursprungsverlagerung der Beugemuskulatur am Epicondylus humeri ulnaris erreicht werden *(14, 17)*. Die operative Durchführung gleicht dem bei der ischämischen Kontraktur angegebenen Vorgehen (Kap. 17.1.5, Seite 306).
2. Bei ausgeprägt spastischer Pronationskontraktur ist eine Tenotomie im distalen Bereich des M. pronator teres kurz vor dem sehnigen Ansatz an der Beugeseite des proximalen Radius indiziert. Die Sehne kann auch an ihrem Ansatz abgelöst, durch ein Fenster in der Membrana interossea auf der Dorsalseite des Radiusschaftes herumgeleitet und am radialen Periost refixiert werden, so daß der Muskel vom Pronator zum Supinator wird (19).
3. Als weitere sinnvolle operative Maßnahme kommt die Umsetzung der Sehne des M. flexor carpi ulnaris auf die Sehnen der Mm. extensores carpi radialis longus et brevis in Frage, sofern die Fingerextension gut gelingt und nur die Handgelenksstreckung behindert ist *(8, 17) (Abb. 17:7)*.

Bei alleiniger Behinderung der Fingerextension kann die Sehne des M. flexor carpi ulnaris auch auf die Sehne des M. extensor digitorum communis transponiert werden *(14) (Abb. 17:7)*. Die Sehne des M. flexor carpi ulnaris wird am Os pisiforme abgetrennt, bis zur Mitte des Unterarmes freipräpariert, um die Ulna herumgeleitet oder durch ein Fenster in der Membrana interossea zu den in Handgelenksnähe freigelegten Strecksehnen durchgezogen und mit diesen vernäht. Dabei ist auf eine leichte Vorspannung bei einer Dorsalextension des Handgelenkes von ca. 30° oder einer Überstreckung der Finger – je nach

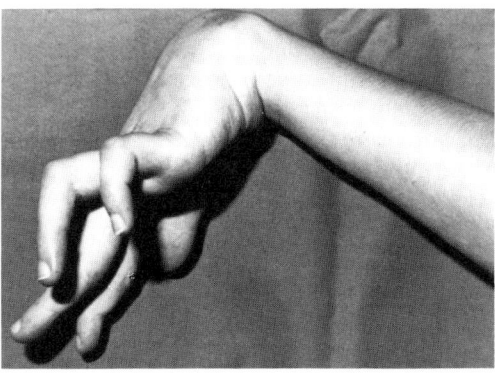
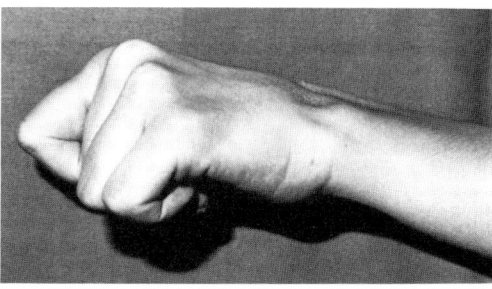

a Nach großer Willensanstrengung ist ein aktives Öffnen der Finger bei gebeugtem Handgelenk möglich

b Wegen des vorherrschenden Spasmus der Beugemuskulatur gelingt dies nicht bei gestrecktem Handgelenk

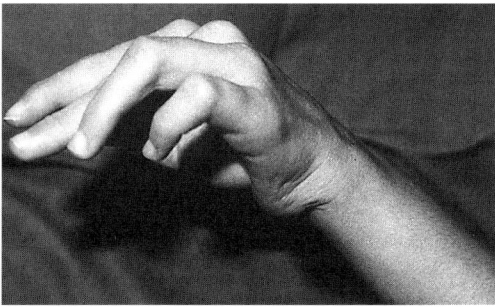
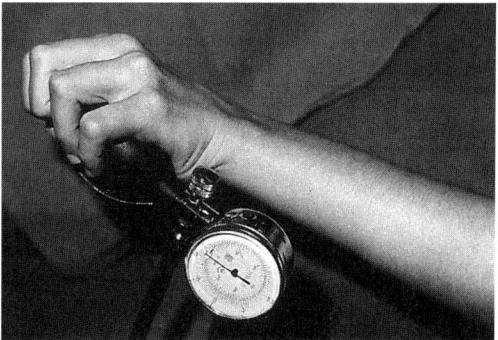

c Zustand 6 Monate nach Umleiten der Sehne des M. flexor carpi ulnaris auf die Langfingerextensoren durch ein Fenster in der Membrana interossea hindurch (vgl. *Abb. 11:1, Seite 24)* und der Sehne des M. palmaris longus auf die Sehne des M. extensor pollicis brevis um den Radius herum.

d Durch die operative Behandlung und postoperative Ergotherapie ist eine Greiffähigkeit wiedererlangt worden, die die Benutzung für einfache Halte- und Hilfsfunktionen ermöglicht

Abb. 17:7   Operative Behandlung einer spastisch kontrakten Hand

Ziel der Operation – zu achten. Das genaue operative Vorgehen entspricht dem anderer Sehnentranspositionen, wie sie im Kapitel 11 »Motorische Ersatzoperationen« beschrieben werden.

Weitere Möglichkeiten sind die Transposition des M. brachioradialis auf den M. extensor pollicis longus bei einem spastisch in die Hohlhand eingeschlagenen Daumen, die Raffung der Sehnen des M. abductor pollicis longus und des M. extensor pollicis brevis oder der Transfer einer Palmaris-longus-Sehne auf diese beiden genannten Extensorsehnen.

Bezüglich der Indikation, der Auswahl und Durchführung weiterer operativer Eingriffe am Unterarm wie Tenotomie, Osteotomie, Tenodese, Arthrodese und die Transpositionsmöglichkeiten anderer Muskeln sei wegen der besonderen Spezialität auf die weiterführende Literatur verwiesen *(14, 19).*

Operationen an den Fingern

An den Langfingern kann isoliert oder in Kombination mit anderen Kontrakturen eine spastische *Schwanenhalsdeformität* mit zuneh-

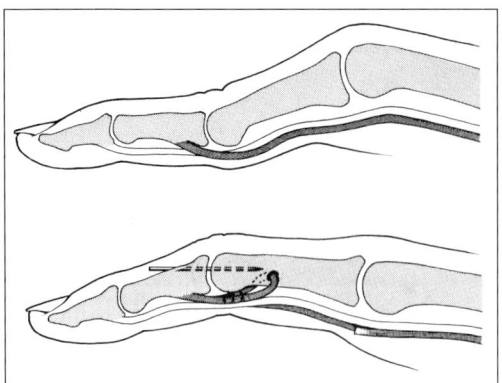

Abb. 17:8   Möglichkeit einer Tenodese im Mittel-gelenk nach *Schöllner (14)* bei spastischer Schwanenhalsdeformität mit Hilfe eines Teiles der oberflächlichen Beugesehne (temporäre Kirschner-drahtblockierung des Gelenkes)

mender Überstreckung in den Mittelgelenken und Beugung in den Fingerendgelenken entstehen. Zugrunde liegt hier eine Tonuserhöhung der langen Streckmuskeln am Unterarm oder der Musculi interossei *(16),* die meist durch zerebrale Prozesse (z. B. Morbus *Parkinson*, Enzephalitis und anderes) ausgelöst wird, sich in einigen Fällen jedoch nicht auf eine erkennbare neurologische Grunderkrankung zurückführen läßt.

Operativ kommen neben anderen Verfahren *(19)* als sicherste Maßnahmen eine *Mittelgelenksarthrodese* in 20–30° Beugestellung (Technik siehe Kapitel 7.2) oder eine *Tenodese des Mittelgelenkes (Abb. 17:8)* in Frage *(14, 16)*. Hierzu kann ein Schenkel der kurzen Beugesehne abgetrennt, durch ein Bohrloch in der Grundgliedkortikalis durchgezogen und mit sich selbst und der Sehnenscheide bei leichter

Beugestellung des Mittelgelenkes straff vernäht werden. Die Beugestellung wird für 4 bis 5 Wochen mit einem transartikulären Kirschnerdraht gesichert *(Abb. 17:8b)*.

Bei Vorliegen einer alleinigen Spastik in den Mm. interossei wird auch über erfolgreiche selektive Neurotomien des motorischen Astes für die kleinen Handbinnenmuskeln aus dem N. ulnaris berichtet *(12)*.

Bei schweren Formen können allerdings alle Verfahren, bei denen das Mittelgelenk erhalten bleibt, versagen, und es bleibt nach eigenen Erfahrungen nur die Arthrodese als funktionsverbessernde Maßnahme.

17.2.6 Nachbehandlung

Unmittelbar an eine ursprungsverletzende Operation schließt sich die 4- bis 6wöchige Fixierung der erreichten Stellung mit einer dorsalen Unterarmgipsschiene an. Bereits am Tag nach der Operation wird die Übungsbehandlung der Finger und nach 3 bis 4 Wochen die der gesamten Hand aus der Schiene heraus aufgenommen und mit der gleichen Zielsetzung wie bei der alleinigen konservativen Behandlung (Kap. 17.2.3) über mehrere Monate konsequent weitergeführt.

Bis zum Einheilen transponierter Sehnen muß bei diesen Eingriffen ebenfalls eine Gipsfixierung für 4 bis 5 Wochen durchgeführt werden, erst dann kann das eigentliche Training des transponierten Muskels erfolgen. Sofern die Transposition nur die Handgelenksstrecker stärken soll, kann auch hier bereits kurz nach der Operation mit Fingerübungen bei angelegter palmarer Unterarmgipsschiene begonnen werden.

Literatur

1. *Braun, R. M., Mooney, V., Nickel, V. L.:* Flexor-origin release for pronation-flexion deformity of the forearm and hand in the stroke patient. J. bone Jt. Surg. 52-A (1970) 907
2. *Buck-Gramcko, D.:* Die ischämische Kontraktur der Hand. Chir. Praxis 13 (1969) 75
3. *Bunnell, St.:* Ischaemic contracture, local, in the hand. J. bone Jt. Surg. 35-A (1953) 88
4. *Chen Zong-Wei, Yang Dong-Yue, Chang Di-Sheng:* Microsurgery. Shanghai Scientific and Technical Publishers. Springer, Berlin 1982

5. *Conner, A. N.:* Prolonged external pressure as a cause of ischaemic contracture. J. Bone Jt. Surg. 53-B (1971) 118

6. *Düben, W.:* Wiederherstellungschirurgie bei ischämischer Kontraktur des Unterarmes und der Hand. In: Handchirurgie Bd. II. hrsg. von H. Nigst, D. Buck-Gramcko, H. Millesi. Thieme, Stuttgart 1983

7. *Gosset, P.:* La désinsertion chirurgicale des muscles de la loge antérieure de l'avant-bras dans le traitement des contractures et rétractions ischémiques. Sem. Hôp. Paris 32 (1956) 509

8. *Green, W. T., Banks, H. H.:* Flexor carpi ulnaris transplant and its use in cerebral palsy. J. Bone Jt. Surg. 44-A (1962) 1343

9. *Lanz, U.:* Ischämische Muskelnekrosen. Springer, Berlin 1979

10. *Littler, J. W.:* The finger extensor mechanism Surg. Clin. N. Amer. 47 (1967) 415

11. *Nittner, K.:* Stereotaktische Hirnoperationen. Möglichkeiten und Grenzen bei infantilen Zerebralparesen. Verh. dtsch. orthop. Ges. 53 (1967) 397

12. *De Salamanca, F. E.:* Swan-Neck deformity: mechanism and surgical treatment. The Hand 8 (1976) 215

13. *Schink, W.:* Die Eingriffe bei Kontrakturen, vasomotorischen und trophischen Störungen. In: Die Operationen an den Extremitäten 3. Teil: Die Operationen an der Hand, hrsg. von W. Wachsmuth und A. Wilhelm. Springer, Berlin 1972

14. *Schöllner, D.:* Spastische Hand, In: Handchirurgie Bd. I, hrsg. von H. Nigst, D. Buck-Gramcko, H. Millesi, Thieme, Stuttgart 1981

15. *Seddon, H. J.:* Volkmann's contracture: treatment by excision of the infarct. J. Bone Jt. Surg. 38-B (1956) 152

16. *Swanson, A. B.:* Treatment of the swan-neck deformity in the cerebral palsied hand. Clin. Orthop. 48 (1966) 167

17. *Swanson, A. B.:* Surgery of the hand in cerebral palsy and muscle origin release procedures. Surg. Clin. N. Amer. 48 (1968) 1129

18. *Volkmann, R.:* Die ischaemischen Muskellähmungen und -kontrakturen. Zbl. Chir. 8 (1881) 801

19. *Zancolli, E. A., Zancolli, E. Jr.:* Surgical rehabilitation of the spastic upper limb in cerebral palsy. In: The paralysed Hand, hrsg. von W. Lamb. Churchill Livingstone, Edinburgh 1987

18 Dupuytrensche Kontraktur

18.1 Charakteristik des Krankheitsbildes

Bei der als »Dupuytrensche Kontraktur« bezeichneten Erkrankung (synonymer Begriff: Palmarfibromatose) handelt es sich um anfangs knotige oder flächenhafte Veränderungen im hohlhandseitigen Bindegewebe mit der Tendenz, in späteren Stadien derbe Kontraktursträng bis in die Finger hinein auszubilden.

Lokalisation

Bevorzugt tritt die Erkrankung in der durch kräftige längs- und querverlaufende Faserzüge aufgebauten Palmaraponeurose auf *(Abb. 18:1)* – am häufigsten im ulnaren Bereich über dem 4. bis 5. Mittelhandstrahl – *(9)*. Jedoch können die typischen Knoten und Kontraktursträng in jedem faszienartig strukturierten Bindegewebsbereich der Hand entstehen.

Atypische Lokalisationen sind als Strangbildungen über dem Thenar oder gelegentlich als Indurationen über dem Karpaltunnel und über der Fingerstreckaponeurose zu beobachten. Zusätzliche Kontraktursträng, die über der Sehne des M. abductor digiti minimi in den ulnaren Kleinfingerbereich hinein verlaufen, sind dagegen relativ häufig. Auch in den Ligamenta interdigitalia *(Abb. 18:1)* findet man nicht selten Kontraktursträng, die das Abspreizen der Finger, und damit die Hautpflege in den Interdigitalfalten behindern. In der 1. Zwischenfingerfalte führen sie zur Behinderung der Abspreiz- und Oppositionsfähigkeit des Daumens. Knoten und Stränge kommen auch isoliert an der Beugeseite von Fingergrund- und Mittelgliedern vor. Mehrfach zeigen auch subkutane Verdickungen über der Dorsalseite der Mittelgelenke die für einen M. Dupuytren charakteristischen histomorphologischen Veränderungen.

Histomorphologie

Morphologisch findet der Pathologe in dem resezierten Fasziengewebe charakteristische Ansammlungen einer speziellen Art von Fibroblasten, in denen sich als Besonderheit kontraktile Elemente nachweisen lassen *(10, 11)*. Durch diese Myofibroblasten soll die geordnete Bündelstruktur des Fasziengewebes zerstört und durch neu gebildetes Kollagengewebe ersetzt werden, in welchem entsprechende Schrumpfungsvorgänge wie in Narbengeweben ablaufen. Im allgemeinen sind diese Zellen zahlreicher in den Knoten und seltener in den geschrumpften Kontraktursträngen zu finden.

Im angloamerikanischen Sprachraum spricht man auch von einer *»tumorähnlichen Erkrankung«* (tumor like disease).

In Abhängigkeit von Faserveränderungen und Zahl der Fibroblasten werden verschiedene Stadien der Fibroblastenproliferation beschrieben *(9, 11)* mit Konsequenzen hinsichtlich der weiteren *Prognose*.

Proliferationsstadien mit zahlreichen Fibroblastenansammlungen lassen eher ein Rezidiv oder ein Fortschreiten der Erkrankung in nicht resezierten Abschnitten der Palmaraponeurose erwarten als Involutionsstadien mit Vorherrschen der Stränge aus Bindegewebsfasern mit nur noch wenigen oder gar keinen Ansammlungen von Fibroblasten.

Ätiologie

Eine eindeutige auslösende Ursache dieses Krankheitsbildes ist auch heute, mehr als 160 Jahre nachdem *Dupuytren* erkannt hat, daß es sich um eine Erkrankung der Hohlhandfaszie und nicht um eine Schrumpfung der Beugesehnen handelt *(2),* unbekannt.

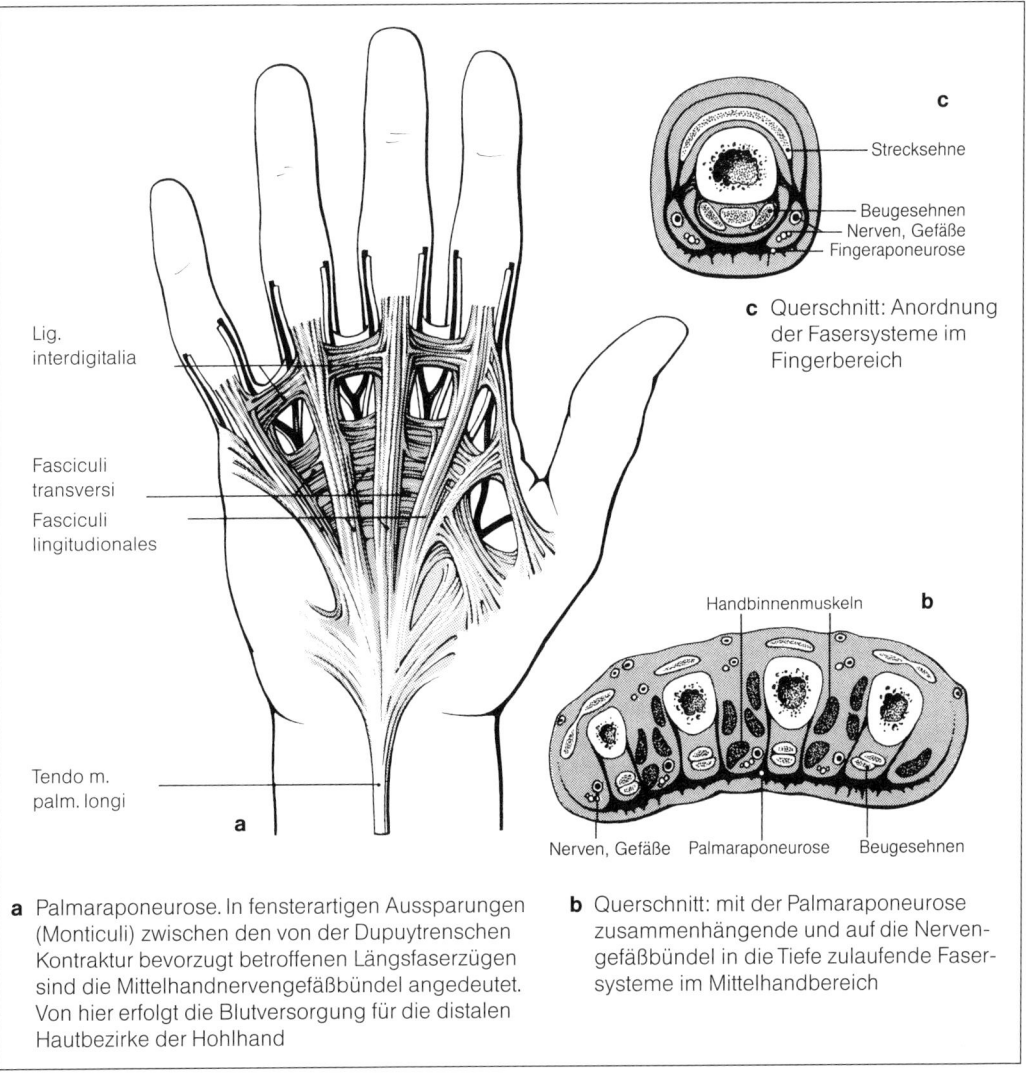

c Querschnitt: Anordnung
der Fasersysteme im
Fingerbereich

- Strecksehne
- Beugesehnen
- Nerven, Gefäße
- Fingeraponeurose

Lig.
interdigitalia

Fasciculi
transversi

Fasciculi
lingitudionales

Tendo m.
palm. longi

Handbinnenmuskeln   **b**

Nerven, Gefäße Palmaraponeurose Beugesehnen

a Palmaraponeurose. In fensterartigen Aussparungen (Monticuli) zwischen den von der Dupuytrenschen Kontraktur bevorzugt betroffenen Längsfaserzügen sind die Mittelhandnervengefäßbündel angedeutet. Von hier erfolgt die Blutversorgung für die distalen Hautbezirke der Hohlhand

b Querschnitt: mit der Palmaraponeurose zusammenhängende und auf die Nervengefäßbündel in die Tiefe zulaufende Fasersysteme im Mittelhandbereich

Abb. 18:1 Palmare Fasersysteme

Eine genetisch festgelegte Bereitschaft des Hohlhandbindegewebes auf verschiedene von außen hinzukommende Schädigungsfaktoren mit der Ausbildung von Knoten und Kontrakturssträngen zu reagieren, wird im allgemeinen als Voraussetzungen für die Entstehung einer Dupuytrenschen Kontraktur akzeptiert *(8, 9)*. Auffallend ist in diesem Zusammenhang das gehäufte familiäre Auftreten in mehreren Generationen.

Als Zusatzfaktoren werden diskutiert: Alkoholabusus und andere chronische Intoxikationen mit Leberschädigung, Diabetes mellitus, chronische mechanische Irritationen, Traumata und lokale Infektionen *(2, 3, 9, 12)*. Vor allem die Kombination Alkoholabusus und Dupuytrensche Kontraktur ist relativ häufig anzutreffen. Bevorzugt erkrankt das männliche Geschlecht (6mal häufiger im eigenen Krankengut). Die meisten Patienten sind älter als 50 Jahre.

Gleichartige Veränderungen findet man auch im Bereich der Fußsohle. Sie werden mit dem Namen *Ledderhose,* der 1897 über knotige Irritationen in der Plantaraponeurose berichtete *(7),* in Verbindung gebracht und weisen in den meisten Fällen die gleichen histomorphologischen Befunde auf, wie sie für die Dupuytrensche Erkrankung charakteristisch sind. Ein verwandtes Krankheitsbild ist auch die *Induratio penis plastica,* die durch entsprechende Verhärtungen im Bindegewebe der Tunica albuginea zu Knickbildungen des Penis vor allem bei der Erektion führt. Gelegentlich sind alle drei Krankheitsbilder bei dem selben Patienten gemeinsam festzustellen.

Erscheinungsformen

Die Dupuytrensche Kontraktur weist große individuelle Unterschiede hinsichtlich des Erscheinungsbildes, der Progredienz, der Lokalisation, des Schweregrades und der Rezidivneigung auf.

Neben den nachfolgend angegebenen Stadieneinteilungen, die dokumentarisch den Schweregrad der Fingerkontraktur berücksichtigen, unterscheidet man knotige, strangförmige und eher flächenhaft indurative Formen, sowie typische von atypischen Lokalisationen *(Abb. 18:2) (4).*

Die Stränge können dünn und sehnenartig mit der Haut wenig zusammenhängend vorkommen *(Abb. 18:2 c)* und damit leicht zu präparieren sein, oder sie sind dick und mit Teilen der Subkutis eng verwachsen *(Abb. 18:2 a).*

Die eher flächenhaft indurative Form bezieht meist größere Hautareale ein, führt zu grübchenförmigen Einziehungen, vor allem im Bereich der distalen Hohlhandfalte und neigt weniger zur Ausbildung von Fingerkontrakturen als der strangförmige Typ. Wegen der engen Beziehungen zum Korium der Haut ist die operative Entfernung erschwert und Komplikationen wie Durchblutungsstörungen, Ödemneigungen mit Schwellungszuständen sind häufiger. Zwischen beiden Typen kommen verschiedene Mischformen und Kombinationen vor.

Stadieneinteilung

Vor allem aus Gründen der Dokumentation und Vergleichbarkeit wurden verschiedentlich Einteilungen in 4 bis 5 Schweregrade vorgeschlagen. Dabei findet der Grad der Fingerkontraktur Beachtung, wohingegen der Grad der Einbeziehung von Kutis, Nerven und Gefäßen in die pathologischen Veränderungen unberücksichtigt bleibt.

Gebräuchlich sind unter anderem die Einteilungen nach *Iselin* und *Dieckmann (4, 6):*

Stadium I: Knoten in der Hohlhand ohne Streckbehinderung

Stadium II: Beugekontraktur im Grundgelenk

Stadium III: Beugekontraktur im Grund- und Mittelgelenk

Stadium IV: Beugekontrakturen im Grund- und Mittelgelenk, Überstreckhaltung im Endgelenk

oder nach *Tublina, Michon* u. a. *(4, 9):*

Stadium 0:   keine Kontrakturen

Stadium I: Kontrakturen von 0°–45°

Stadium II: Kontrakturen von 45°–90°

Stadium III: Kontrakturen von 90°–135°

Stadium IV: Kontrakturen über 135°

(Bei diesem Schema ist für die Gradangabe das Gesamtausmaß der Fingerkontraktur maßgebend, es wird nicht nach den einzelnen Fingergelenken differenziert.)

18.2 Krankheitsverlauf

Bei *typischem Verlauf* beginnt die Erkrankung mit der Ausbildung von knotigen Verdickungen in straffen Faserzügen der Palmaraponeurose über dem 4. und 5. Mittelhandstrahl in der Gegend der queren Hohlhandfurche. Je nach Typ der Erkrankung bilden sich danach in Zeiträumen von einigen Monaten bis Jahren zunehmend strangförmige oder mehr flächenhaft knotige Veränderungen aus. Unbehandelt kommt es im allgemeinen zum Fortschreiten der Kontraktur bis zum Stadium IV, in welchem der betroffene Finger gebrauchsunfähig ist und wegen der fixierten Beugehaltung mit Maze-

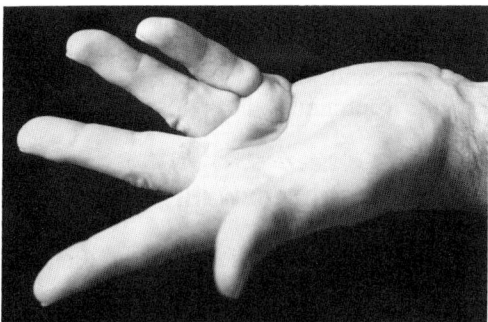

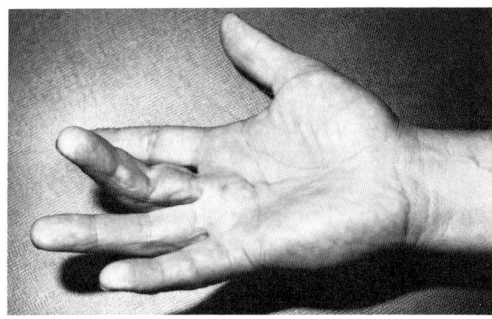

a Flächenhaft indurative Form mit Befall der 4. Zwischenfingerfalte durch Strangbildung im Lig. interdigitale; Stadium II n. *Iselin* o. Stadium I n. *Tublina*

b Isolierter Strang über dem mehr als 45° kontrakten Mittelfinger; Stadium III n. *Iselin* o. Stadium II n. *Tublina*

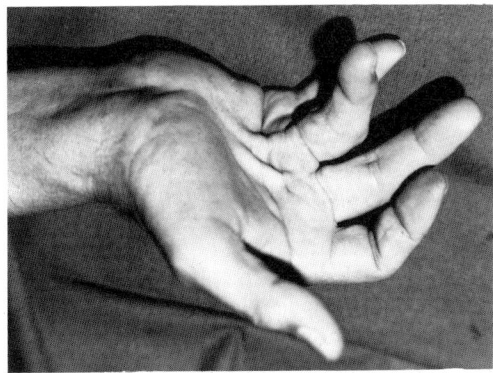

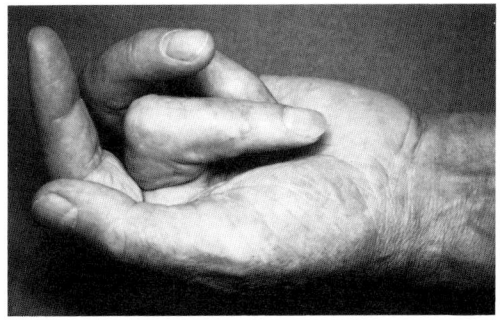

c Strangförmiger Befall von 3. und 4. Finger; Stadium II am 3. Finger; Stadium III am 4. Finger (n. beiden Einteilungen)

d Weitgehendes Endstadium mit Kontraktur im Stadium IV am 3. und 5. Finger (n. beiden Einteilungen)

Abb. 18:2   Formen und Stadien Dupuytrenscher Kontrakturen

rationen der Haut zusätzlich zur Behinderung auch ein hygienisches Problem darstellt.

Nicht erkrankte Nachbarfinger werden bei diesem Stadium ebenfalls in der Streckung behindert. Schmerzen treten i. a. nur ausnahmsweise auf, wenn Knoten auf Finger- oder Mittelhandnerven drücken. Selbst bei ausgeprägten Veränderungen werden Sensibilitätsstörungen eher selten angegeben.

Die *zeitliche Entwicklung* einer Dupuytrenschen Kontraktur vom Stadium I bis zum Stadium IV ist individuell sehr unterschiedlich. Sie reicht von einer raschen Progredienz innerhalb weniger Monate bis zu jahrzehntelangem langsamen Fortschreiten. Schubweise Verläufe und Stillstand in jedem Stadium sind keine Seltenheit. Trotz der relativen Gutartigkeit der Erkrankung kommen auch Verläufe vor, die einen fulminanten Charakter aufweisen und bei denen die Veränderungen selbst nach ausgedehnten Resektionen der Palmaraponeurose in den übrigen Fasersystemen der palmaren Hand rasch erneut auftreten und ohne Exstirpation zu atypischen Kontrakturformen führen.

18.3 Konservative Behand-lungsmöglichkeiten

Unter den verschiedensten konservativen Behandlungsverfahren, die empfohlen und wohl auch angewandt wurden, scheint am ehesten eine Röntgenbestrahlung Aussicht auf eine Beeinflussung der Bindesgewebs-veränderung zu haben. Verschiedentlich wurde über einen hierdurch erzielten Still-stand berichtet *(13)*. Weniger eindeutig sind Berichte über die Anwendung von Ultra-schall, Kortisoninjektionen und der längerfristigen Einnahme von Vitamin E *(9)*. Im allgemeinen gelten diese Maßnahmen als ungeeignet, die Progression der Erkrankung zu beeinflussen.

18.4 Operative Behandlung

18.4.1 Indikation

Bei der Indikationsstellung zur operativen Behandlung sind folgende Gegebenheiten zu bedenken:
1. Es handelt sich um eine gutartige Erkrankung.
2. Sie kann in jedem Stadium zu einem vor-übergehenden oder auch anhaltenden Still-stand kommen.
3. Eine ernsthafte Behinderung liegt erst ab dem Stadium III vor.
4. Die operative Behandlung weist einige ernstzunehmende Komplikationsmöglich-keiten auf.

Berücksichtigt man diese Punkte, dann ergibt sich erst eine Operationsindikation, wenn gerade eben eine Beuge- oder Adduktionskontr-aktur eines oder mehrerer Finger vorliegen oder wenn sich bei eher flächenhafter Verlaufsform der Prozeß in der Hohlhand auf mehrere Mittel-handstrahlen ausdehnt. Bei isolierten Knoten- und Strangbildungen ohne Fingerkontraktur ist bis auf die seltenen Fälle, in denen durch Druck auf Mittelhandnerven Sensibilitätsstö-rungen oder Schmerzen auftreten, eine abwar-tende Haltung angebracht.

Da die Operation in Regionalanästhesie ausge-führt werden kann, besteht von seiten des All-gemeinzustandes auch bei alten Patienten sel-ten eine Kontraindikation.

18.4.2 Verfahrenswahl

Grundsätzlich stehen vier operative Behand-lungsmöglichkeiten zur Verfügung.

Bei der *Fasziotomie* als einfachster Maßnahme werden die subkutanen Kontraktursträngen ohne Entfernung des befallenen Fasziengewe-bes durchtrennt. Dieses Verfahren wurde von Dupuytren empfohlen *(2)*. Da es jedoch in wenigen Monaten zu ausgeprägten Rezidiven kommt, ist dieses Vorgehen nur noch als vor-bereitender Eingriff gerechtfertigt, wenn schwerste Strangkontrakturen vorliegen und die Ausgangssituation für eine ausgedehnte Fasziektomie verbessert werden soll *(1)*.

Das zweite Verfahren, *die begrenzte Strangexzi-sion,* bei der lediglich das befallene Gewebe entfernt wird, ist als kleiner Eingriff für die Hand relativ schonend und garantiert im allge-meinen einen raschen Heilungsverlauf *(5);* es weist ebenfalls eine hohe Rezidivrate auf. Vor allem wird häufig eine rasche Ausbildung neuer Veränderungen in benachbarten Binde-gewebsabschnitten beobachtet. Hierbei mag *die Irritation der belassenen Nachbarfasersy-steme durch das Operationstrauma* als auslö-sender Faktor anzusehen sein.

Wesentlich günstiger bezüglich der Rezidivge-fahr sind die radikaleren Verfahren der *par-tiellen oder totalen Fasziektomie (4, 9).* Hier-bei werden auch gesunde Anteile des Hohl-handbinnengewebes über benachbarten Fin-gerstrahlen entfernt, wodurch ein rasches Neuauftreten weiterer Knotenbildungen selte-ner wird. Bei einer totalen Fasziektomie mit ihrer ausgedehnten Präparation kann jedoch der Heilverlauf bisweilen durch eine ausge-prägte Ödemneigung und länger bestehende subkutane Verhärtung als Folge einer ausge-dehnten subkutanen Vernarbung gekennzeich-net sein.

Im eigenen Krankengut hat es sich bewährt, bei stärkeren Fingerkontrakturen (Stadium III und IV) in hohem Lebensalter eine partielle Fasziektomie durchzuführen. Denn für die älteren Patienten steht in solchen Stadien die Wiedererlangung einer guten Fingerbeweglichkeit bei möglichst ungestörter Wundheilung im Vordergrund. Liegen weniger kontrakte Stadien oder eine mehr flächenhafte Verlaufsform mit Befall mehrerer Längsfaserzüge in der Palmaraponeurose vor, dann ist eine totale Fasziektomie vorzuziehen, vor allem, wenn es sich um jüngere Patienten mit schneller Progredienz der Veränderungen handelt.

Da jede Dupuytrensche Kontraktur ihre eigenen Besonderheiten aufweist, sind immer wieder Variationen in der Operationsplanung sinnvoll, wie zusätzliche Schnittführungen für atypisch lokalisierte Stränge oder ein zweizeitiges Vorgehen im Abstand von 2 bis 3 Monaten bei einem ausgedehnten Befund mit Kontrakturen aller 4 Langfinger. Bei beidhändigem Vorkommen sollte vor der Operation der zweiten Hand abgewartet werden, bis der Patient die zuerst operierte Hand wieder problemlos einsetzen kann.

18.4.3 Präoperative Vorbereitung

Wenn schlecht zu säubernde Beugefalten im Bereich ausgeprägter Kontrakturen vorliegen, sind am Tag vor dem Eingriff mehrmalige Handbäder in mild desinfizierenden Lösungen angebracht. (Gute eigene Erfahrungen bestehen mit stark verdünnter Polyvinylpyrrolidon-Jod-Lösung.) Die Säuberung und Kürzung von Fingernägeln gehört wie bei jedem handchirurgischen Wahleingriff ebenfalls zur Vorbereitung.

Eine besondere Bedeutung bei der Dupuytrenschen Kontraktur hat das *präoperative Aufklärungsgespräch*, in welchem das genaue operative Vorgehen besprochen und in angemessener Weise auf Komplikationen hingewiesen wird. Dies betrifft vor allem Nervenverletzungen und postoperative Wundheilungsstörungen bei ausgedehnten Befunden. Weitere Gesprächsinhalte sollten die bisweilen mehrmonatige postoperative Behandlungsdauer und die einzelnen Phasen der postoperativen Abheilung sein.

18.4.4 Schnittführungen

In der Literatur werden zahlreichen Schnittführungen angegeben, die verschiedene Vor- und Nachteile hinsichtlich der präparatorischen Übersicht und der Gefährdung der Hautdurchblutung aufweisen.

Ohne daß andere Verfahren als ungeeignet angesehen werden können, haben sich als Standardinzisionen hauptsächlich zwei Schnittführungen durchgesetzt. Für die partielle Fasziektomie empfiehlt sich die totale Z-Plastik in der von *Iselin (6)* angegebenen Weise *(Abb. 18:3)*, und für eine vollständige Fasziektomie die Mercedes-Stern- oder Y-förmige Inzision in Hohlhandmitte nach *Millesi (9) (Abb. 18:5)*.

Beide Verfahren berücksichtigen die Durchblutungsverhältnisse in der Hohlhand und erlauben einen sicheren Überblick über das Operationsgebiet. Dies ist wichtig, um eine unbemerkte Verletzung der Nervengefäßbündel zu vermeiden. Allerdings ist die starre Handhabung einer bestimmten Schnittführung bei dem Variationsreichtum der Erkrankung nicht sinnvoll.

18.4.5 Partielle und totale Fasziektomie (operatives Vorgehen)

Soll eine *partielle Fasziektomie* unter Anwendung einer totalen Z-Plastik *(Abb. 3:6*, S. 56) durchgeführt werden *(Abb. 18:4* und *18:6)*, dann erfolgt zuerst ein längs verlaufender Hautschnitt in der Mitte über dem tastbaren Kontrakturstrang vom distalen Mittelglied bis zur Handwurzel hin. Vor der eigentlichen Präparation werden die seitlichen Hilfsschnitte in einem Winkel von 60° zum Längsschnitt angelegt, wodurch bei der späteren

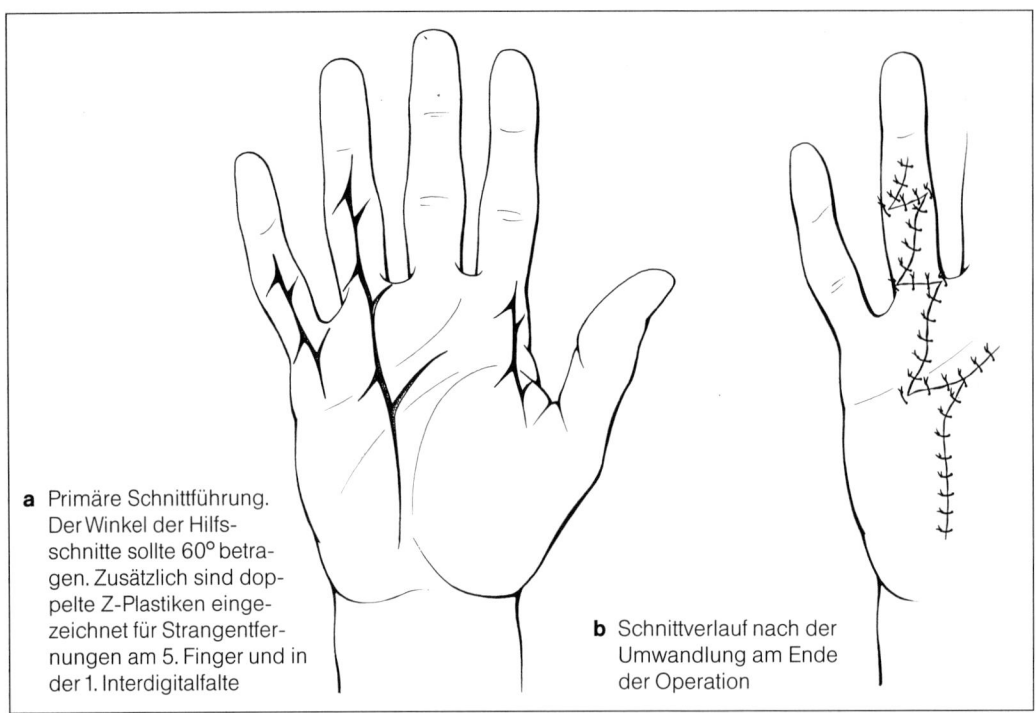

a Primäre Schnittführung. Der Winkel der Hilfs-schnitte sollte 60° betragen. Zusätzlich sind doppelte Z-Plastiken eingezeichnet für Strangentfernungen am 5. Finger und in der 1. Interdigitalfalte

b Schnittverlauf nach der Umwandlung am Ende der Operation

Abb. 18:3   Totale Z-Plastik nach Iselin zur partiellen Fasziektomie

zickzackförmigen Umwandlung ein optimaler Längengewinn auf Kosten der bei diesen Kontrakturen meist reichlich vorhandenen Hautbreite möglich ist (Kap. 3.3.1).

Es ist empfehlenswert, im Fingerbereich die Höhe der Hilfsschnitte in der Nähe der Beugefalten anzulegen *(Abb. 18:3, 18:4* und *18:6),* damit nach erfolgter Verschiebung der dreieckigen Hautläppchen die querverlaufende Narbe exakt in die Beugefalte zu liegen kommt.

Bei der in *Abb. 18:3, 18:4* und *18:6* gezeigten Schnittführung kann die schräge Hilfsinzision in Hohlhandmitte bei Bedarf über das für die Lappenverschiebung notwendige Maß nach radial verlängert werden, wodurch die partielle Fasziektomie gegebenenfalls auch auf Faserzüge über dem 3., eventuell auch über dem 2. Strahl ausgedehnt werden kann. Die einzelnen Hautzipfel werden mit Haltenähten gefaßt und auseinandergehalten.

Ist eine *vollständige Fasziektomie* vorgesehen, bietet sich die Freilegung nach Y-förmiger Inzi-

sion an *(Abb. 18:5),* eventuell mit Zusatzinzisionen über betroffenen Fingergrund- und -mittelgliedern.

Daß die Längsinzision bei einer totalen Z-Plastik genau über der Strangmitte erfolgt, ist deshalb wichtig, weil hier im allgemeinen das Korium der Haut ohne subkutane Fettgewebsschicht bis zu den pathologischen Bindegewebsveränderungen heranreicht. Wird der Schnitt neben einen solchen Bezirk gelegt, kann es vorkommen, daß die im Korium verbliebenen kleinen Blutgefäße für die jenseits des Stranges gelegenen Hautbezirke nicht ausreichen und diese nekrotisch werden.

Die Präparation mit einem scharfen Skalpell, dessen Klinge im Laufe der Operation mehrfach erneuert werden muß, erfolgt auf dem derben Faserwerk der Hohlhandfaszie. Das gefäßführende subkutane Fettgewebe sollte möglichst an der Haut verbleiben.

Der Erfüllung dieser Forderungen sind an Stellen, an denen die Dupuytrensche Erkrankung bis an das Korium heranreicht, Grenzen

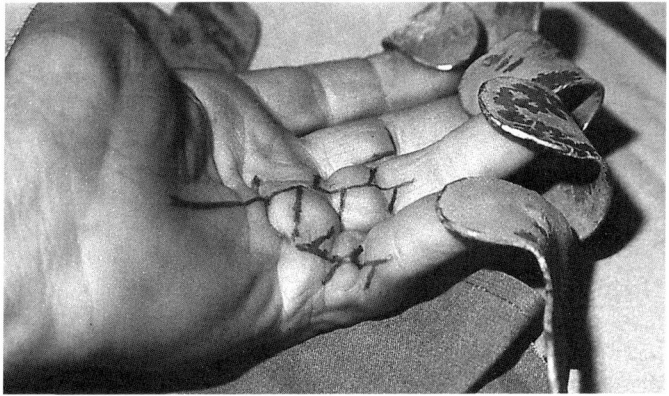

a Präoperative Zeichnung der Schnittführung

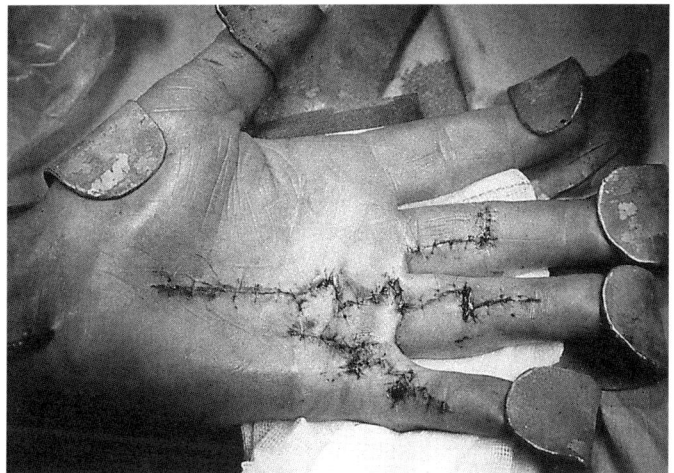

b Postoperativ nach erfolgter Z-Plastik

Abb. 18:4   Beispiel zur Zeichnung in Abb. 18:3: mehrfache Z-Plastiken bei Kontrakturen der Finger IV u. V im Stadium II–III nach *Iselin* und *Dieckmann*

gesetzt. Hier sind Kompromisse zwischen der radikalen Entfernung der pathologischen Veränderungen und einer ungestörten Wundheilung notwendig, wobei im Zweifelsfall eher kleinere Hautbezirke mitexzidiert werden (s. Kap. 18.4.6).

Ist die Palmaraponeurose samt der zu den Fingern ziehenden Stränge und Knoten im angestrebten Ausmaß freigelegt, beginnt ihre systematische Entfernung unter Mitnahme der in die Tiefe reichenden Bindegewebssepten. Nach der Abtrennung der Palmaraponeurose im Bereich des Retinaculum flexorum (Ligamentum carpi transversum) erfolgt die Präparation vorsichtig nach distal bis über den oberflächlichen Hohlhandbogen. Bei der

totalen Fasziektomie wird dabei auch der zur Thenarmuskulatur ziehende motorische Abgang des N. medianus dargestellt. Die weitere Entfernung erfolgt danach von radial nach ulnar bis zum Hauptkontrakturstrang, indem die intertendinösen Septen nacheinander parallel zu den Nervengefäßbündeln abgetrennt werden. Durch Anklemmen läßt sich die Palmaraponeurose straff nach proximal und ulnar halten, woduch die Präparation und Durchtrennung der Septen erleichtert wird. Um die Nervengefäßbündel in diesen Abschnitten sicher zu schonen, kann man mit einer feinen gebogenen Klemme auf den Nerven von proximal nach distal entlangfahren und das auf der Klemme aufgeladene Fas-

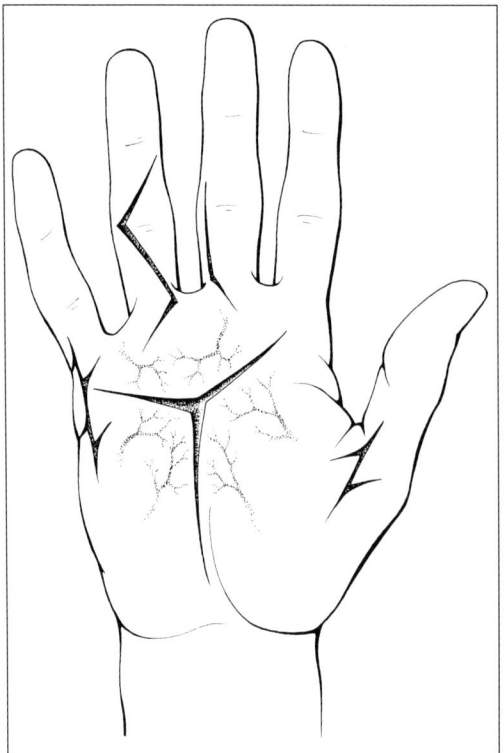

Abb. 18:5 Y-förmige Inzision nach Millesi zur totalen Fasziektomie
Ergänzend sind mögliche Schnittführungen für zusätzliche Strangentfernungen im Fingerbereich, über dem M. abductor digiti minimi und über dem Daumengrundgelenk eingezeichnet

ziengewebe mit dem Skalpell durchtrennen. Hat man radial den Hauptkontrakturstrang erreicht, dann folgt die entsprechende Präparation von der Ulnarseite auf den Kontrakturstrang zu.

Zusätzlich zu anderen Fingern ziehende Stränge werden zunächst in Höhe der Ringbänder von der Palmaraponeurose abgetrennt und später separat entfernt. Die nachfolgende Präparation des in die betroffenen Finger ziehenden Hauptstranges kann erschwert sein, wenn in die Kontraktur Fasern, die in tieferen Abschnitten zu den Beugesehnen parallel verlaufen, miteinbezogen sind. Hierdurch können die Mittelhand- und Fingernerven entweder angehoben sein

oder sie ziehen direkt durch einen solchen Kontrakturstrang hindurch. Deshalb hat in diesem Abschnitt der Operation vor der Entfernung des erkrankten Gewebes eine subtile schrittweise Präparation der Nervengefäßbündel nach distal zu erfolgen, bis diese wieder in veränderungsfreien Fettgewebsschichten zu finden sind. Innige Verbindungen der in die Finger hineinziehenden Stränge mit Ringbändern und Sehnenscheiden müssen scharf mit dem Skalpell oder der Schere gelöst werden. Meist enden die Kontrakturstränge im proximalen Bereich des Mittelgliedes. Bisweilen verlassen sie die Medianlinie und ziehen nach ulnar oder radial, wobei die Nervengefäßbündel entweder verlagert oder ummauert werden – mit entsprechenden Folgen für die Präparation.

Sind Palmaraponeurose und Hauptstrang entfernt, folgt die Exzision zusätzlicher Kontrakturstränge an Nachbarfingern von separaten Inzisionen über ihren Grund- und Mittelgliedern. Im allgemeinen ist es für die Durchblutungsverhältnisse sicherer, dabei eine Hautbrücke zur Hohlhandinzision hin zu erhalten. Auf eine Strecke von 1 bis 1,5 cm wird dabei der Strang subkutan und streng über dem Sehnenscheidenkanal mit der Schere präpariert. Bei Y-förmiger Abzweigung eines Stranges im Bereich der Schwimmhaut mit einer Adduktionskontraktur zwischen beiden Fingern *(Abb. 18:2)* muß jedoch im Interesse des hierbei oftmals verlagerten Nervengefäßbündels die Fingerinzision in die Schnittführung der Hohlhand übergehen.

Die Art zusätzlicher Inzisionen über den Fingergrund- und Mittelgliedern kann variieren. Bei stärkeren Kontrakturen ist eine doppelte Z-Plastik, bei seitlicher Stranglage ein mediolateraler Längsschnitt und bei Strängen in Fingermitte ohne stärkere Kontrakturen auch eine W-förmige Schnittführung angebracht *(Abb. 18:5)*.

Wichtig für eine ungestörte Wundheilung ist es in solchen Fällen, auf eine ausreichende Blutversorgung der Hautareale im distalen Hohlhandbereich durch die von den Mittelhandarterien zu den Hautarealen ziehenden Gefäße zu achten. Dies gelingt am besten,

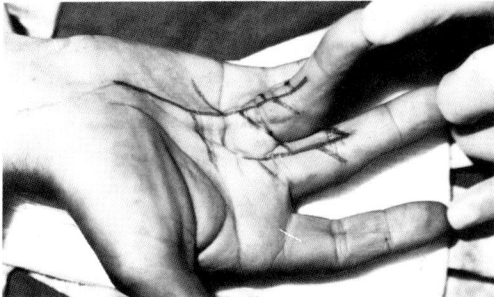

a Eingezeichnete Schnittführung

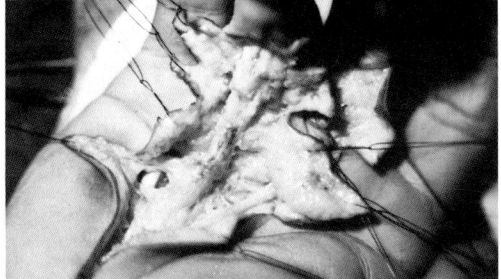

b Der zu entfernende Teil der Palmaraponeurose ist freigelegt

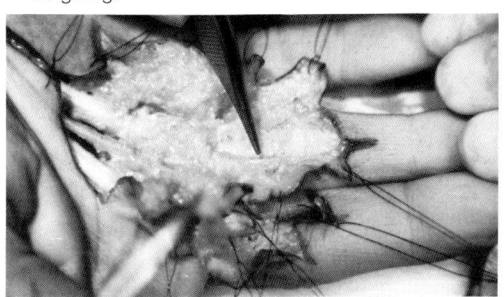

c Operationssitus nach Faszienentfernung (die Pinzettenspitze zeigt auf einen Fingernerv)

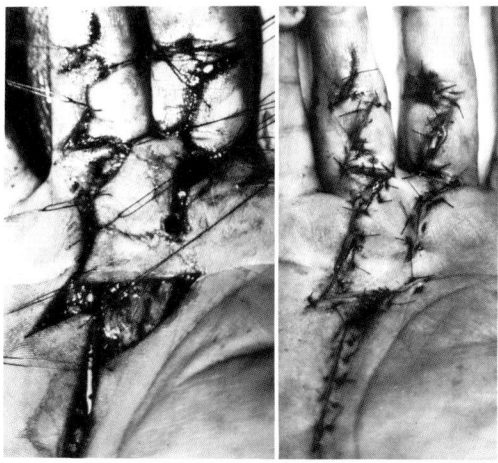

d Verlagerung der Hautdreiecke am Ende der Operation

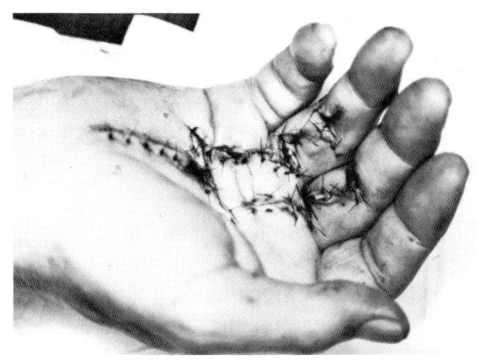

e Der unmittelbar postoperative Befund

Abb. 18:6 Partielle Fasziektomie mit Hilfe multipler Z-Plastiken

wenn das im distalen Bereich der Palmarfaszie zwischen den längs verlaufenden Faserzügen vorhandene Fettgewebe neben den Fingergrundgelenken nicht von den Nervengefäßbündeln einerseits und vom Hautareal andererseits abgetrennt wird.

Sind alle zur Exzision vorgesehenen Faserzüge entfernt, wird die Blutleere nach ca. $1\frac{1}{2}$ Stunden beendet. In der ca. 10 Minuten betragenden Phase der Hyperämie wird die natürliche Blutstillung unterstützt, indem man vorgewärmte feuchte Kompressen in das Wundgebiet unter mildem Druck einlegt. Blutgefäße, die danach immer noch bluten, werden vorsichtig mit der bipolaren Pinzette koaguliert.

Wurde eine ausgedehnte Fasziektomie durchgeführt, so sollte eine außerhalb der Schnittführung ausgeleitete Redonsaugdrainage eingelegt werden. Bei kleineren Wundflächen reichen in den Verband abgeleitete Wundwinkeldrainagen aus. Der Hautverschluß bei der totalen Z-Plastik erfolgt bei gestreckten Fingern unter Durchführung der vorgesehenen Lappenverschiebungen, wodurch die anfängliche Längsinzision am Ende der Operation mehrfach zickzackförmig umgestaltet ist *(Abb. 18:3, 18:4, 18:6 d u. e.).*

18.4.6 Die Fasziektomie ergänzende Eingriffe

Spaltung des Retinaculum flexorum

Da eine ausgedehnte Entfernung der Hohlhandfaszie eine für Handverhältnisse große Wundfläche mit entsprechender Ödemneigung darstellt, hat sich im eigenen Krankengut zur Verbesserung des Lymphabflusses über den Karpaltunnel die zusätzliche Spaltung des ohnehin im distalen Abschnitt dargestellten Retinaculum flexorum (Ligamentum carpi transversum) subkutan mit der Schere nach proximal zur Prophylaxe postoperativer Schwellungszustände bewährt.

Kapsulektomie an der Mittelgelenksbeugeseite

Beim Stadium IV mit ausgeprägter Fingerkontraktur besteht auch nach Entfernung der Stränge häufig die Streckhemmung im Mittelgelenk infolge der eingetretenen Gelenkkapselveränderungen weiter. In solchen Fällen läßt sich die Streckfähigkeit durch eine Resektion des geschrumpften fibrösen Kapselgewebes über dem palmaren Gelenkspalt entsprechend dem im Kapitel 7.5.1 geschilderten Vorgehen erheblich verbessern.

Plastischer Hautersatz

Bei innigen Verwachsungen der Knoten und Stränge mit der Haut oder bei einer zusätzlichen dermatogen bedingten Kontraktur bei Rezidiven kann die Exzision des betroffenen Hautareals notwendig werden. Zur Deckung des Defektes kommen lokale Verschiebelappenplastiken wie z. B. ein seitlicher Schwenklappen (Kap. 3.3.3), gekreuzte Fingerlappenp-

lastiken *(Abb. 3:8,* S. 59) und freie Vollhauttransplantationen (Kap. 3.2) in Frage, wobei Lappenplastiken wegen ihrer besseren Belastbarkeit und geringeren Schrumpfungsneigung vorzuziehen sind.

»Open-Palm«-Technik

Ist der Wundverschluß im Hohlhandbereich schwierig, so kommt bei Ersteingriffen auch die Anwendung der sogenannten »Open-Palm«-Technik in Frage *(14).* Hierbei bleibt im Bereich der Hohlhandbeugefalte ein querovaler Anteil der Schnittführung offen. Er soll entweder in der Hohlhandbeugefalte selbst liegen oder zumindest parallel zu ihr verlaufen *(Abb. 18:7).* Unter 1- bis 2tägigen sterilen Verbandswechseln (siehe auch Kap. 18.4.7) heilt die offengelassene Operationswunde innerhalb von 2 bis 3 Wochen zu einer strich-

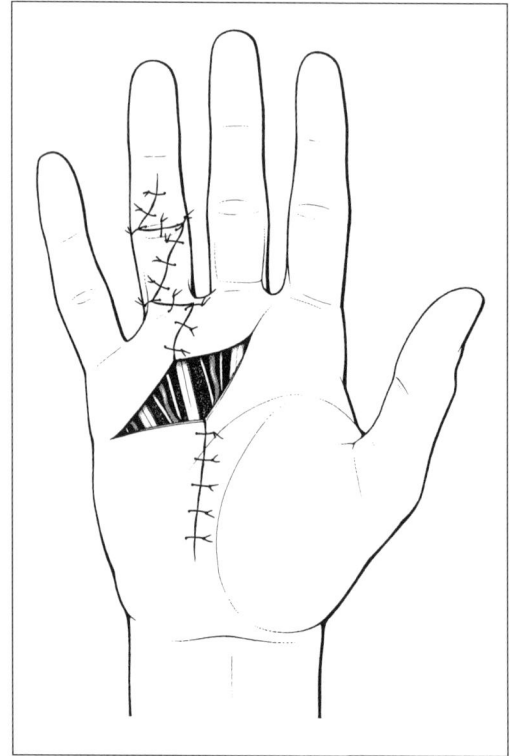

Abb. 18:7   Schematische Darstellung der offen bleibenden Teile der Hautnaht im Bereich der Hohlhandbeugefalte bei **der »Open-Palm«-Technik**

förmigen Narbe ab. Diese ist i. a. von einer Narbe nach Hautnaht in diesem Bereich nicht zu unterscheiden. Dieses Vorgehen ist im Zweifelsfalle einer Hautnaht unter Spannung vorzuziehen.

18.4.7 Nachbehandlung

Verbandstechnik

Nach ausgedehnten Faszienentfernungen ist die korrekte postoperative Verbandstechnik von besonderer Bedeutung, damit unter der von ihrer natürlichen Unterlage abgetrennten palmaren Haut der Hohlhand kein Hämatom entsteht.

Bewährt hat sich das Anlegen eines Druckverbandes mit einer gut gepolsterten dorsalen Unterarmgipsschiene als Gegenlager. Die Gipsschiene reicht bis zu oder knapp über die Grundgelenke hinaus und fixiert nur das Handgelenk. In der Hohlhand wird auf einem unmittelbar der Wunde anliegenden Salbentüllverband aus Kompressen, Stahlwolle und Wattebinden ein gleichmäßig der Wölbung entsprechendes festes Polster gebildet. Durch relativ straffes Wickeln mit einer elastischen Binde liegt unter diesem Druckpolster die Haut fest ihrem neuen Untergrund an. Der Sog einer eingelegten Redondrainage unterstützt diese Maßnahme. Um die am 1. postoperativen Tag beginnende frühfunktionelle Übungsbehandlung zu ermöglichen, bleiben Mittel- und Endgelenke der Langfinger frei. Der Druckverband muß am Abend nach der Operation kontrolliert und gegebenenfalls etwas gelockert werden. Auf die konsequente Hochlagerung der operierten Hand für einige Tage ist zu achten.

Die Gipsschiene wird nach 10 Tagen entfernt.

Übungsbehandlung

Die krankengymnastische Nachbehandlung sollte je nach Schwere des Falles selbsttätig oder unter physiotherapeutischer Anleitung bis über das meist nach 3 Wochen beginnende Indurationsstadium hinaus weitergeführt werden. Spätestens nach 12 Wochen gewinnt das

als Folge der subkutanen Vernarbung verhärtete Gewebe bei komplikationsfreiem Verlauf wieder an Elastizität und Geschmeidigkeit. Durch Hautpflege mit entsprechenden Salben kann dieser Prozeß unterstützt werden.

In schwierigen Fällen ist nach Entfernen der ersten Gipsschiene das Anlegen einer sorgfältig angepaßten Nachtschiene in Streckstellung des Fingers sinnvoll (für weitere 6 bis 10 Wochen). Während des Tages soll der Patient jedoch frei bewegen. Dieses Vorgehen ist z. B. nach Anwendung der »Open-Palm«-Technik sinnvoll.

18.4.8 Komplikationen

Die intraoperative *Verletzung palmarer Nerven* oder Arterien im Finger- oder Mittelhandbereich kann auch bei größter Erfahrung des Operateurs nicht immer vermieden werden, vor allem, wenn es sich um Rezidiveingriffe oder um flächenhaft indurative Formen der Dupuytrenschen Kontraktur handelt. Eine solche Nervendurchtrennung sollte jedoch intraoperativ bemerkt und mit mikrochirurgischen Epi- oder Perineuralnähten (Kap. 10.4.3) unter dem Operationsmikroskop behoben werden. Die mikrochirurgische Naht einer einzelnen Mittelhand- oder Fingerarterie ist nur bei sichtbarer Minderdurchblutung nach Öffnen der Blutsperre notwendig. Fehlen bei Rezidivoperationen durch vorangegangene Eingriffe bereits Blutgefäße, können in ungünstigen Fällen nach der Narbenentfernung partielle Fingernekrosen entstehen, die eine Amputation notwendig werden lassen.

Hautnekrosen und *Wundheilungsstörungen* entstehen ebenfalls als Folge einer Minderdurchblutung der Hautränder. Ursachen für eine solche Minderdurchblutung können eine ungeeignete Schnittführung und eine zu ausgedehnte Abhebung der oberflächlichen Hautschichten vom subkutanen Fettgewebe sein. Kleinere Wundrandnekrosen heilen im allgemeinen spontan und ohne größere Narbenbildung ab. Bei ausgedehnteren Nekrosen empfiehlt sich die frühzeitige Exzision mit anschließender Deckung durch ein freies

Hauttransplantat (Kap. 3.2). Meist lassen sich jedoch die Durchblutungsverhältnisse bereits beim intraoperativen Öffnen der Blutsperre feststellen, und der Ausbildung ausgedehnter Hautnekrosen kann durch primäre Lappenverschiebungen und Hauttransplantationen begegnet werden.

Eine weitere sehr ernstzunehmende Komplikation ist das *postoperative Hohlhandhämatom,* welches unbehandelt zu ausgeprägten Bewegungsbehinderungen, zu einer Verstärkung der postoperativen Ödemneigung und zu bleibenden Verhärtungen in der Hohlhandfläche führen kann. Auslösende Faktoren sind eine unzureichende intraoperative Blutstillung, ein unkorrekt angelegter Druckverband und eine nicht funktionierende Redonsaugdrainage. Die Behandlung dieser Komplikation besteht in einer frühzeitigen Hämatomausräumung.

18.4.9 Rezidiveingriffe

Nach sorgfältig durchgeführten Ersteingriffen sind echte Rezidive eher selten. Meist handelt es sich um ein Fortschreiten der Erkrankung in bislang nicht operierten Faszienbereichen. Hier gelten dann ähnliche Bedingungen wie bei der Erstoperation.

Kommt es tatsächlich zu erneuten Kontrakturen im Bereich bereits voroperierter Finger, so können außer im Operationsgebiet zurückgebliebenen und erneut gewucherten Fibroblasten auch von der Erkrankung unabhängige Narbenkontrakturen vorliegen. Diese können häufig auf eine Sekundärheilung mit Superinfektion oder auf lokale Minderdurchblutung oder auf im vorliegenden Hauttyp zu suchende Besonderheiten zurückgeführt werden. Besonders gefährdet für solche Narben-

kontrakturen sind jahrzehntelange Raucher und Patienten mit generalisierter Arteriosklerose.

Die Behandlung echter Rezidivkontrakturen im voroperierten Gebiet ist besonders schwierig, da die narbig geschrumpfte Haut kaum noch Verschieblichkeit oder Eigenelastizität aufweist. Hinzu kommt häufig eine besonders unangenehme Einbeziehung der Mittelhand oder Fingernerven in den Narbenbereich. Nach eigenen Erfahrungen eignen sich hier die in *Abb. 3:8* angegebenen seitlichen Schwenklappen vor allem im Bereich der palmaren Fingerseiten sehr gut, um verbleibende Defekte nach Strangentfernung bei neu gebildeten Kontrakturen zu decken. Die in diesen seitlichen Hautlappen meist noch vorhandene Elastizität erlaubt im allgemeinen in der besonders beharrlich durchzuführenden Nachbehandlung eine gute passive Streckbarkeit. Alternativ kommen Cross-Finger-Läppchen in Frage. In aussichtslosen Fällen mit ausgedehnten Narbenfeldern, eingesteiftem oder arthrotischem Mittelgelenk sowie bei vorgeschädigten Fingernerven ist jedoch nur die Amputation des betroffenen Fingers sinnvoll. Dabei kann man jedoch häufig dorsale Hautanteile erhalten und nach Entfernen des Fingerskeletts als Schwenklappen zur Sanierung von kontrakten Narbenfeldern im Hohlhandbereich verwenden.

Die krankengymnastische Nachbehandlung muß hier besonders konsequent erfolgen. Drei-, später zweimal wöchentlich über 5 bis 6 Monate mit passiven Dehnungsübungen, aktive, die Kraft der Handbinnenmuskel steigernden Fingerübungen gegen Widerstand und entsprechendem Training der Beugemuskeln. In den ersten Wochen kann zudem eine vorsichtige Fingerquengelbehandlung sinnvoll sein (Kap. 7.5.1, Abb. 7:19, S. 164).

Literatur

1. *Bunnell, St.:* Surgery of the Hand, 4. ed. Lippincott Co., Philadelphia 1964

2. *Dupuytren, G.:* Leçons orales de clinique chirurgicale faites à l'Hôtel-Dieu de Paris. Bd. I. Germer Baillière, Paris 1832

3. *Geldmacher, J.:* Dupuytrensche Kontraktur. Handchirurgie Suppl. 1 (1970) 10

4. *Geldmacher, J.:* Die Eingriffe bei der Dupuytrenschen Kontraktur. In: Allgemeine und spezielle Chirurgische Operationslehre 3. Teil. Die Operationen an der Hand, hrsg. von W. Wachsmuth und A. Wilhelm, Springer, Berlin 1972

5. *Hueston, J. T.:* Limited fasciectomy for Dupuytren's contracture. Plast. reconstr. Surg. 27 (1961) 569

6. *Iselin, M., Dieckmann, G.-D.:* Traitement de la maladie de Dupuytren par plastie en Z totale. Presse méd. 59 (1951) 1394

7. *Ledderhose, G.:* Zur Pathologie der Aponeurose des Fußes und der Hand. Langenbecks Arch. klin. Chir. 55 (1897) 694

8. *Ling, R. S. M.:* The Genetic Factor in Dupuytren's Disease, J. Bone Jt. Surg. 45-B (1963) 709

9. *Millesi, H.:* Dupuytren-Kontraktur. In: Handchirurgie Bd. I, hrsg. von H. Nigst, D. Buck-Gramcko, H. Millesi. Thieme, Stuttgart 1981

10. *Noack, W., Weingärtner, K.-R.:* Ultrastrukturelle Untersuchungen an der Palmarfaszie beim Morbus Dupuytren. Z. orthop. 118 (1979) 323

11. *Salamon, A., Hamori, J.:* Die Rolle des Myofibroblasten in der Pathogenese der Dupuytrenschen Kontraktur. Handchirurgie 12 (1980) 113

12. *Theisinger, W.:* Zur Dupuytrenschen Kontraktur in der Unfallbegutachtung. Mschr. Unfallheilk. 72 (1969) 220

13. *Vogt, H.-J., Hochschau, L.:* Behandlung der Dupuytrenschen Kontraktur. Münch. med. Wschr. 122 (1980) 125

14. *Wulle, Chr.:* Die »Open-Palm«-Technik bei der Dupuytrenschen Kontraktur. Handchir. Mikrochir. Plast. Chir. 23 (1991) 193

19 Nervenkompressionssyndrome

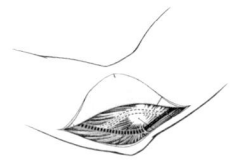

Jeder der drei Hauptnervenstämme durchzieht anatomische Engpässe, in denen Nervenirritationen auftreten können *(Abb. 19:1, 19:10, 19:13)*. Zum Teil handelt es sich um knöcherne Kanäle mit einem straffen bindegewebigen Dach, zum Teil um Muskulatur mit Sehnenspiegeln. Duch Vermehrung des Inhaltes (Tumor, Ödem, Bindegewebe, verdicktes Sehnengleitgewebe) oder Einengung der Durchtrittsstelle (z. B. Muskelhypertrophie, Verhärtung oder Schrumpfung von Retinacula) entsteht ein Mißverhältnis zwischen Nervengröße und Weite des Nervenlagers.

19.1 Diagnostik und Differentialdiagnosen

Kompressionssyndrome müssen differentialdiagnostisch von anderen Schmerzzuständen an der oberen Extremität abgegrenzt werden *(Tab. 12, S. 410 und 411)*. Bei einem Teil der Fälle ist aufgrund der Anamnese, des charakteristischen Beschwerdebildes und der klinischen Untersuchung die Diagnose eindeutig zu stellen. Dennoch kann es schwierig sein, die Nervenkompressionssyndrome gegenüber Schmerzzuständen abzugrenzen, die durch Armplexusirritationen, HWS-Veränderungen, spinale Prozesse, chronische Reizzustände an Sehnen- (Tendovaginitiden) und Muskelansätzen (z. B. Styloiditis radii, Epicondylitis humeri radialis) ausgelöst werden.

Mischbilder aus verschiedenen Ursachen kommen vor und bedürfen präoperativ einer subtilen neurologischen Abklärung, auf welche nur bei eindeutigem klinischen Beschwerdebild verzichtet werden kann. Sie besteht vor allem in der Bestimmung der motorischen und sensiblen Nervenleitgeschwindigkeit vor und nach den physiologischen Engen im Verlauf der betroffenen Nerven und in elektromyographischen Ableitungen, die Rückschlüsse auf die Innervation der betroffenen Muskulatur ermöglichen. Deutliche Verzögerungen der Nervenleitgeschwindigkeit bestätigen den klinischen Verdacht auf ein Nervenkompressionssyndrom. Bei länger bestehender Nervenkompression kommt es zum Abklingen der Schmerzsymptomatik und zu charakteristischen sensiblen und motorischen Ausfällen im Versorgungsgebiet des betroffenen Nervs.

Röntgenaufnahmen sind dann sinnvoll, wenn sich Traumen in der Anamnese finden oder der Verdacht auf pathologische Gelenkprozesse besteht. Durch eine spezielle tangentiale Röntgentechnik bei Überstreckung des Handgelenkes oder mit Hilfe eines Computertomogrammes kann z. B. eine knöcherne Einengung des Karpaltunnels erkannt oder ausgeschlossen werden.

19.2 Indikation zur operativen Behandlung

Bei klinisch eindeutiger Symptomatik oder bei nachgewiesenen Veränderungen der Nervenleitgeschwindigkeit und des Elektromyogrammes sollte im Interesse des Patienten mit der operativen Dekompression des betroffenen Nervs nicht gezögert werden. Der Entschluß zur Operation hängt jedoch in erster Linie vom klinischen Beschwerdebild oder den bereits aufgetretenen Ausfällen ab, da elektroneurologische Untersuchungen, die unter Ruhebedingungen durchgeführt werden, noch vielfach Normalwerte aufweisen können, obwohl unter funktioneller Beanspruchung der betroffenen Extremität eine klinisch eindeutige Symptomatik besteht. Die als konservative Maßnahme empfohlene Ruhigstellung auf einer Gipsschiene *(14, 15)* hat auch bei leichteren Fällen mit geringer Symptomatik selten einen dauerhaften Therapieerfolg.

Auch uncharakteristische Armschmerzen können nach eigenen Erfahrungen bei elektrophy-
siologischem Nachweis einer Nervenirritation
häufig durch eine Dekompression des betroffenen Nervens günstig beeinflußt werden.
Dies gilt selbst, wenn die Schmerzsymptomatik dem betroffenen Nerven nicht direkt zugeordnet werden kann und man sie eher einem
HWS-Syndrom zuordnen möchte.

19.3 N. medianus-Kom-
pressionssyndrome

19.3.1 Karpaltunnelsyndrom
(CTS)

Anatomie

Der Karpaltunnel als Durchtrittsstelle des N.
medianus in den Handbereich wird auf drei
Seiten von Handwurzelknochen begrenzt.
Den Boden bilden Os capitatum, Os trapezoideum und Os lunatum, die ulnare Begrenzung
der Hamulus ossis hamati, die radiale Wand
das Tuberculum ossis scaphoidei und das Os
trapezium *(Abb. 19:2b)*. Als Dach spannt sich
quer das derbe Retinaculum flexorum (ältere
synonyme Bezeichnung: Lig. carpi transversum) aus *(Abb. 19:2 a)*. Der Inhalt dieses Tun-
nels besteht aus den Fingerbeugesehnen und
dem oberflächlich gelegenen N. medianus, der
sich entweder während seines Verlaufes im
Karpaltunnel oder peripher des Kanals in sensible Mittelhandnerven und den motorischen
Thenarast aufzweigt. Der Verlauf dieses motorischen Astes kann variieren, z. B. Verlassen
des Nervenstammes auf der ulnaren Seite mit
Überkreuzen des Nervs nach radial oder proximales Abzweigen u. a. (9). Im Handgelenksbereich kurz vor dem Eintritt in den Karpaltunnel verläuft der N. medianus ulnarseitig neben
der Sehne des M. flexor carpi radialis und
unter der Sehne des M. palmaris longus. Parallel zieht hier ein sensibler, aus dem Hauptstamm abgehender Nervenast zur Hohlhand

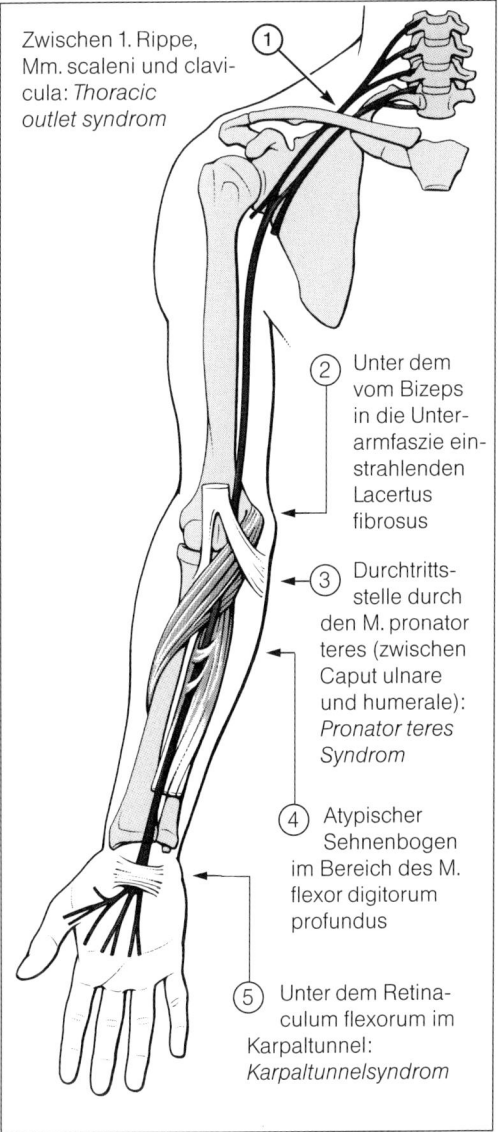

Zwischen 1. Rippe, Mm. scaleni und clavi-cula: *Thoracic outlet syndrom* (1)

(2) Unter dem vom Bizeps in die Unter-armfaszie ein-strahlenden Lacertus fibrosus

(3) Durchtritts-stelle durch den M. pronator teres (zwischen Caput ulnare und humerale): *Pronator teres Syndrom*

(4) Atypischer Sehnenbogen im Bereich des M. flexor digitorum profundus

(5) Unter dem Retina-culum flexorum im Karpaltunnel: *Karpaltunnelsyndrom*

Abb. 19:1 N. medianus – Engpaßsyndrome

(am häufigsten kommen vor: 5, 3. u. 1., selten 2. u. 4.)
Weitere Kompressionen sind in Einzelfällen im distalen Humerus-Bereich durch Knochenrinnen und
fibröse Bänder zum Kondylus hin beschrieben
(knapp proximal von 2.).

**Abb. 19:2 Anatomie der Nerven-
engpässe am Handgelenk**

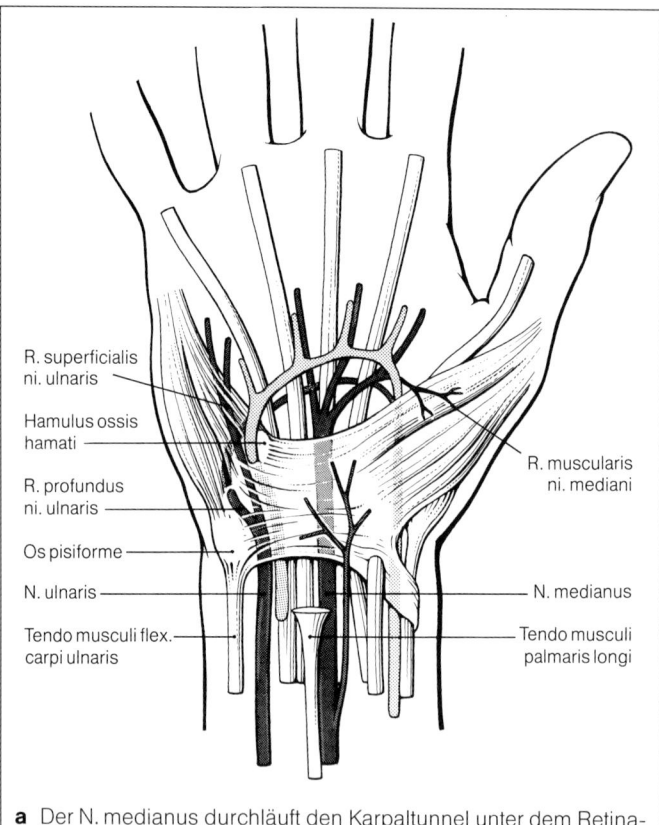

R. superficialis
ni. ulnaris

Hamulus ossis
hamati

R. profundus
ni. ulnaris

Os pisiforme

N. ulnaris

Tendo musculi flex.
carpi ulnaris

R. muscularis
ni. mediani

N. medianus

Tendo musculi
palmaris longi

a Der N. medianus durchläuft den Karpaltunnel unter dem Retinaculum flexorum. Der N. ulnaris tritt in die *Guyonsche Loge*
gemeinsam mit der A. ulnaris ein. Ihre markanten Seitenbe-
grenzungen sind radial der Hamulus ossis hamati und ulnar
das Os pisiforme

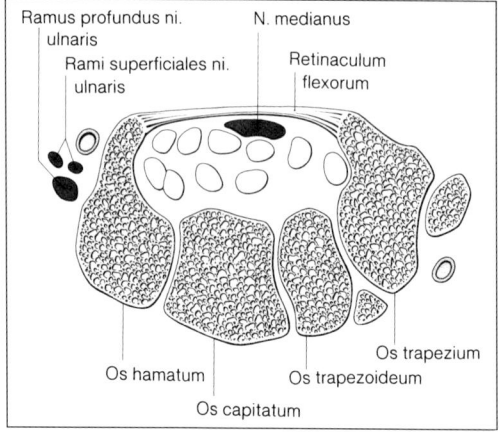

Ramus profundus ni.
ulnaris
Rami superficiales ni.
ulnaris

N. medianus

Retinaculum
flexorum

Os hamatum

Os trapezium

Os trapezoideum

Os capitatum

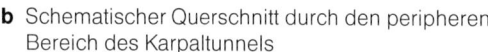

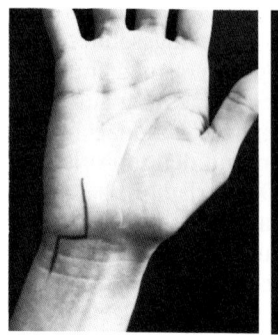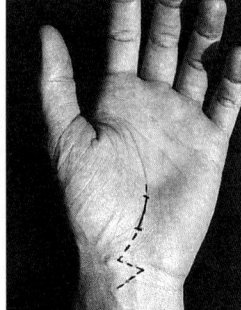

b Schematischer Querschnitt durch den peripheren
Bereich des Karpaltunnels

c mögliche Hautschnitte über dem Karpaltunnel
(rechts) oder der *Guyonschen Loge* (links)

(Ramus palmaris n. mediani). Dieser Ast sollte ebenso wie der motorische Thenarast bei der operativen Behandlung geschont werden.

Nach einer Durchtrennung können unangenehme elektrisierende Mißempfindungen im Narbenbereich zurückbleiben und das postoperative Ergebnis beeinträchtigen. Dies gilt auch für größere Seitenäste dieses Ramus palmaris.

Ursachen

Die chronische Form der Erkrankung tritt vorwiegend im mittleren und höheren Lebensalter unter Bevorzugung des weiblichen Geschlechtes auf *(14, 15)*. Dabei stehen degenerative Veränderungen des Bindegewebes, nach eigenen Erfahrungen relativ häufig auch eine Vermehrung des Sehnengleitgewebes, rheumatische Prozesse mit Veränderungen der Handwurzel und synovitischen Schwellungen des Sehnengleitgewebes an der Spitze einer Liste zahlreicher Ursachen, wie sie im Nachfolgenden zusammengefaßt sind.

Zusammenstellung möglicher Ursachen für ein Karpaltunnelsyndrom:
1. *Degenerativ-idiopathisch (15)*
2. *Systemerkrankungen:* chronische Polyarthritis; Sklerodermie; Lupus erythematodes; Neurofibromatose; kindliche Mukopolysaccharidosen und Mukolipidosen *(12) (Abb. 19:4 b)*.
3. *Endokrine Erkrankungen* (z.B. Diabetes mellitus, chronische Nierenerkrankungen mit Dialyse usw.)
4. *Entzündliche Erkrankungen* (häufig akute Symptomatik).
5. *Traumata:* Frakturen im distalen Handwurzel- und Handgelenksbereich; Handwurzelluxationen, ausgedehnte Sehnenverletzungen mit Sehnenkallus; Hämatome; Handödeme nach Quetschungen, Verbrennungen oder Insektenstichen (häufig akute Symptomatik)
6. *Tumoren:*   Handgelenksganglien, Neurinome u. a.
7. *Anatomische Besonderheiten* (hieran ist vor allem bei jüngeren Patienten zu denken):

Atypische Sehnenverläufe; atypische Handbinnenmuskeln; bis zum Handgelenk reichende Muskelbäuche des M. palmaris longus oder anderer Beugemuskeln; eine auf dem Nerv verlaufende kräftige A. mediana usw. *(17)*.

Symptome – Diagnostik

Im Gegensatz zur klassischen Symptomatik bei der degenerativ-idiopathischen Form können die Beschwerden in den Gruppen 4, 5 und 6 in Ruhe rasch zurückgehen. Oftmals treten sie nur unter Arbeitsbelastung auf. Das EMG und die Nervenleitgeschwindigkeit fallen in solchen Fällen normal aus. Gleichzeitig mit einem CTS können ein peripheres Ulnariskompressionssyndrom (Kap. 19.4.1) oder stenosierende Tendovaginitiden (schnellender Finger, Tendovaginitis stenosans de Quervain, S. 370, 371) auftreten *(14)*.

Die Symptomatik beginnt bei der *chronischen Verlaufsform* im allgemeinen mit Parästhesien und Hypalgesien in der Hohlhand und den radialen 3 bis 4 Fingern entsprechend dem Versorgungsgebiet des N. medianus. Der vom N. ulnaris versorgte 5. Finger bleibt meist ausgespart. Hinzu kommt ein Schwellungsgefühl der Hand und Schmerzen, die den Patienten häufig nachts aufwachen lassen. Sie bessern sich durch Massieren und Schütteln der Hände, unterbrechen aber oft nach kurzer Zeit erneut den Schlaf. Später werden die Fingerbewegungen mühsam, da in der Enge des Karpaltunnels nicht nur der Nerv, sondern auch die Beugesehnen irritiert und behindert werden.

Die meist ausstrahlenden Schmerzen können den gesamten Arm bis in die Schulter- und Rückengegend erfassen.
Spätzustände weisen eine sichtbare Atrophie der Thenarmuskulatur *(11)* mit Behinderung der Daumenopposition auf.
Bei ausgeprägter Symptomatik kann durch Beklopfen des Nervenstammes an seinem Eintritt in den Karpaltunnel eine elektrisierende Mißempfindung *(Abb. 19:3) (Hoffmann-*

Tinelsches Zeichen, Kap. 10.4.6, S. 217) ausgelöst werden.

Als weitere klinische Untersuchung steht der »Phalen-Test« zu Verfügung. Hierbei wird das Handgelenk des Patienten bei supiniertem Unterarm maximal gebeugt, wodurch sich der Druck auf den N. medianus im Karpaltunnel weiter erhöht. Entsteht hierdurch innerhalb einer Minute eine Mißempfindung im Versorgungsgebiet des N. medianus, so kann dies als Hinweis für ein Nervenkompressionssyndrom im Karpaltunnelbereich gewertet werden.

Zweifellos am aussagekräftigsten sind »elektromyographische bzw. elektroneurographische Untersuchungen«. Hier gilt vor allem die Verlängerung der distalen motorischen Latenz (elektrischer Reiz vor dem Karpaltunnel, Reizantwort in der Thenarmuskulatur, Strecke 6 cm) auf Werte über 4 ms (Millisekunden) als pathologisch. Entsprechendes gilt für sensible Latenzen, wobei diese beiden Messungen nicht beide pathologisch sein müssen, um ein Karpaltunnelsyndrom zu beweisen. Auch schließen Normalwerte ein operationswürdiges Karpaltunnelsyndrom nicht aus. Für die Operationsindikation sind daher nach wie vor die Anamnese mit der Schilderung der Beschwerden, ergänzt durch die oben angegebenen klinischen Prüfungen, welche bei der Abgrenzung gegenüber anderen Kompressionssyndromen hilfreich sein können, maßgebend.

Standardröntgenaufnahmen der Handwurzel und eine tangentiale Aufnahme des Karpaltunnels können knöcherne Ursachen, die zur Einengung des Kanales führen, klären helfen. Sie sind vor allem bei vorangegangenen Handgelenkstraumen empfehlenswert.

Spezielle Verfahren wie NMR oder CT sind für Routinefälle zu aufwendig und ergeben nur bei speziellen Fragestellungen eine zusätzliche Information.

19.3.1.1 Offenes operatives Vorgehen

Die wichtigste operative Maßnahme ist unabhängig von der Vorgehensweise die Spaltung des Retinaculum flexorum.

Mit der bisherigen offenen Vorgehensweise, bei der alle wesentlichen Strukturen dargestellt und der Karpaltunnelinhalt revidiert wurde, konkurriert seit Beginn der 90er Jahre die aus den Vereinigten Staaten kommende »endoskopische Spaltung« des Retinaculum flexorum. Dieses Verfahren wird von vielen Handchirurgen (national und international) nach wie vor sehr kritisch gesehen (5, 7), zumal es in Fällen, bei denen zusätzlich zur Spaltung des Retinaculums eine Tenosynovektomie oder aufgrund der Anamnese eine

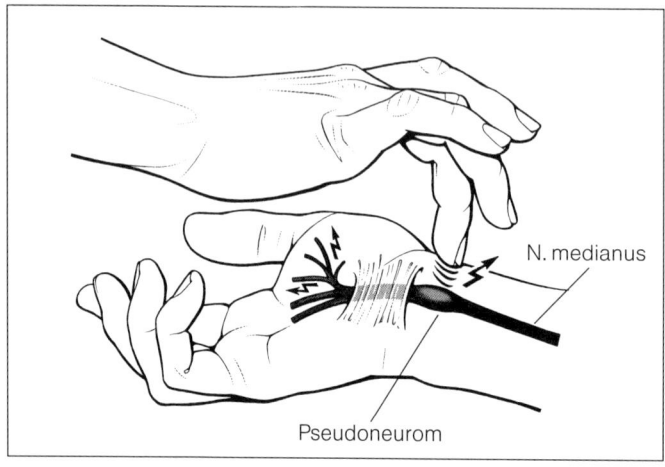

N. medianus

Pseudoneurom

Abb. 19:3 Perkussion des Nervus medianus am Eingang des Karpaltunnels durch den Mittelfinger des Untersuchers. Liegt eine Erweiterung des Nervs (Pseudoneurom) vor seiner eigentlichen Einschnürung im Karpaltunnel vor, so wird hierdurch eine elektrisierende Mißempfindung ausgelöst (*Hoffmann-Tinelsches* Zeichen)

Revision des Karpaltunnels indiziert ist, nicht in Frage kommt.
Da nur das offene Vorgehen ggf. notwendig werdende weitere operative Ergänzungen erlaubt, sei zuerst hierauf eingegangen.

Um eine gute Übersicht und Darstellung der wesentlichen Strukturen zu gewährleisten, erfolgt die Operation in Blutleere. Die von uns favorisierte Z-förmige Schnittführung *(Abb. 19:2 c)* berücksichtigt sehr gut die Verläufe der Hautfalten und hinterläßt im allgemeinen unauffällige Narben. Die Schnittführung läuft nach distal in der Daumenfalte aus und sollte, um eine vollständige Spaltung zu ermöglichen, bis zum oberflächlichen Hohlhandbogen reichen *(Abb. 19:2 b)*. Sofern vorhanden, wird die Sehne des M. palmaris longus abgetrennt und unter ihr der Nerv vor seinem Eintritt in den Karpaltunnel dargestellt. In ausgeprägten Fällen ist er an dieser Stelle kolbig aufgetrieben *(Abb. 19:4)* (Pseudoneurom). Um den meist radialseitig parallel zum Hauptstamm verlaufenden Ramus palmaris nervi mediani sicher zu schonen, sollte auch dieser Hautnerv schonend dargestellt und gegebenenfalls aus derbem Fasziengewebe freipräpariert werden. Kräftigere Seitenäste, die gelegentlich das Retinaculum flexorum (Ligamentum carpi transversum) nach ulnar hin überqueren, sollte man ebenfalls bei der Spaltung des Retinaculums möglichst schonen, um eine postoperative Überempfindlichkeit im Narbenbereich zu vermeiden. Das Retinaculum wird danach über dem Nerv schrittweise mit dem Skalpell oder einer Schere bis in die Palmaraponeurose hinein gespalten. Dabei ist vor allem auf einen atypischen Abgang des motorischen Thenarastes *(9)* zu achten (Kap. 19.3.1: Anatomie).

Eine ergänzende **Epineurotomie** oder **intraneurale Neurolyse** *(4, 18)* kann sinnvoll werden, wenn der Nerv intraoperativ eine starke Einschnürung aufweist *(Abb. 19:4)*, die ausgeprägte Symptomatik länger besteht (entsprechend pathologischer EMG-Befund), das den Nerv umgebende Epineurium induriert ist, und es zur Ausbildung einer Atrophie der

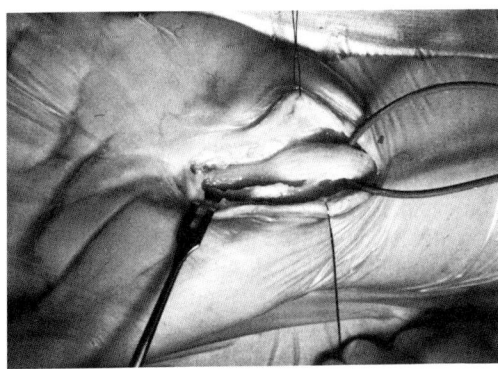

a 58jährige Frau

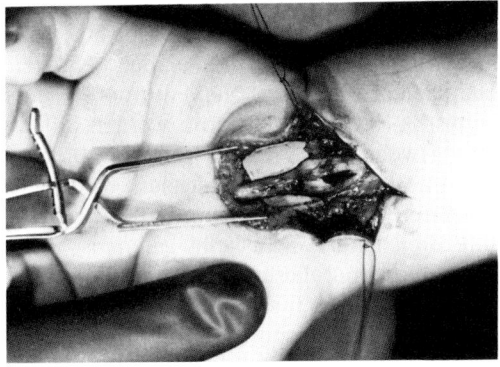

b 8 Jahre altes Mädchen mit Mucopolysaccharidose

Abb. 19:4 Karpaltunnelsyndrom – intraoperativer Befund: prästenotische Auftreibung des N. medianus

Daumenballenmuskulatur gekommen ist. Durch diese Maßnahme läßt sich die postoperative Erholung des Nervs in vielen Fällen verbessern. Hierbei wird das Epineurium im eingeschnürten Bereich gespalten, um den Nervenfaszikeln wieder etwas mehr Raum zu verschaffen.
Weitergehende intraneurale Präparationen stellen die *epifaszikuläre* und die *interfaszikuläre Epineurotomie* dar. Dabei werden die Nervenfaszikel unter dem Operationsmikroskop und mit entsprechend feinem Mikroinstrumentarium von vernarbtem Epineuralgewebe befreit, in Extremfällen wird auch das Perineurium mit der Mikroschere vorsichtig längsgespalten.

Der Wert dieser Maßnahme ist allerdings umstritten, zumal durch die intraneurale Präparation die nerveneigenen Blutgefäße zumindest teilweise zerstört werden.

Eine zusätzliche sinnvolle operative Maßnahme bei einer Daumenballenatrophie stellt die separate Neurolyse des motorischen Thenarastes bis in seine Eintrittsstelle in die Muskulatur hinein dar *(14)*.

Zur Erfassung und Beseitigung von pathologischen Prozessen oder anatomischen Besonderheiten sollte man nach Eröffnen des Karpaltunnels eine Revision seines Inhaltes und seiner knöchernen Wände anschließen. Chronisch verdicktes Sehnengleitgewebe als häufig auslösender Faktor sollte dabei reduziert, Handgelenksganglien, Nerventumoren oder atypische Muskeln entfernt werden. Etwas Gleitgewebe muß jedoch erhalten bleiben, um intertendinösen Verwachsungen zu vermeiden. Bei sehr weit bis in den Karpalkanal hineinreichenden Muskelbäuchen ist auch eine Resektion dieser Muskelanteile soweit sinnvoll, daß sie nicht mehr bei der Fingerstreckung oder -beugung in den Kanal hineingleiten. Zur Vermeidung von schmerzhaften Verwachsungen des N. medianus nach Epineurotomien oder bei Rezidivoperationen mit der Hautnarbe hat sich seine lockere Bedeckung mit seitlich gestielt bleibendem Sehnengleitgewebe im eigenen Krankengut bewährt.

Zur Vermeidung eines postoperativen Hämatoms, welches zu einer derben subkutanen Narbenbildung führen kann, ist nach Öffnen der Blutleere eine sorgfältige Blutstillung und das Einlegen einer Drainage für 1 bis 2 Tage notwendig. Verschlossen wird lediglich die Hautwunde.

Postoperativer Verlauf und Nachbehandlung

Nach Abklingen des postoperativen Wundschmerzes ist in vielen Fällen eine rasche Besserung der präoperativen Symptomatik zu beobachten. Bei ausgeprägten Befunden bilden sich jedoch Sensibilitätsstörungen und muskuläre Ausfälle erst nach einigen Wochen bis Monaten zurück. In veralteten Fällen können auf Dauer Ausfälle zurückbleiben.

Während die Finger frühzeitig bei hochgelagertem Arm bewegt werden sollen, ist für das Handgelenk eine Schonung durch eine kleine Gipsschiene für ca. 1 Woche sinnvoll. Vor allem bei Patienten, die zu Sudeck-ähnlichen Zuständen neigen, ist eine Führung und Anleitung zum Einsetzen der Hand durch erfahrene Krankengymnasten oder Ergotherapeuten notwendig.

Komplikationen

Postoperativ auftretende Komplikationen sind in den meisten Fällen auf intraoperative Ereignisse zurückzuführen. Einem sogenannten frühen Rezidiv liegt oftmals eine unvollständige Spaltung des Retinaculums zugrunde. Vor allem das unveränderte Weiterbestehen der präoperativen Schmerzsymptomatik erweckt diesen Verdacht und sollte Anlaß für eine erneute Revision sein.

Eine weitere Komplikation stellt die versehentliche Durchtrennung des Ramus muscularis dar. Wird sie intraoperativ erkannt, hat die primäre mikrochirurgische Naht Aussicht auf eine erfolgreiche Reinnervation der Daumenballenmuskulatur. Andernfalls ist zu einem späteren Zeitpunkt die Wiederherstellung der Opponierbarkeit mit Hilfe einer motorischen Ersatzoperation *(Abb. 11:3*, S. 225) zu erwägen.

Weniger schwerwiegend ist die Verletzung des sensiblen Ramus palmaris; hier droht bei oberflächlicher Lage des durchtrennten Nervenastes eine schmerzhafte Neurombildung, die am ehesten durch eine Verlagerung des proximalen Nervenstumpfes in die Tiefe behandelt werden kann. Führen die Verletzungen kleinerer Nervenabzweigungen zur Überempfindlichkeit in der Narbenumgebung, so kann bisweilen ein physiotherapeutisches Abhärtungstraining die Situation verbessern (Kap. 1.3.3, Seite 36 und 13.2.4).

19.3.1.2 *Endoskopisches Vorgehen*

Mehrere Methoden sind beschrieben, wobei vor allem die Verfahren nach *Chow* und *Agee* Anhänger gefunden haben.

Bereits in den 70er Jahren war es vielfach geübte Praxis, nur den Anfangsteil des Karpaltunnels von einem kleinen Hautschnitt im Bereich der Handgelenksbeugefalte aus freizulegen und das Retinaculum mit halb geöffneter Schere bis in die Hohlhand hinein zu spalten. Da relativ häufig Verletzungen einzelner Medianusäste im Bereich seiner Aufzweigungen in sensible Mittelhandnerven und den motorischen Thenarast oder auch unvollständige Spaltungen vorkamen, hatte sich in den 70er Jahren allgemein das offene Vorgehen durchgesetzt, zumal in vielen Fällen die Symptomatik infolge unerkannt gebliebener Anomalien weiter bestanden hatte.

Der Nachteil des offenen Vorgehens war jedoch die häufige Verletzung querer sensibler Nervenästchen aus dem Ramus cutaneus nervi radilis (siehe *Abb. 19:2*) im Subkutanbereich zwischen Haut und Retinaculum, so daß der postoperative Verlauf nicht selten durch eine lange anhaltende Überempfindlichkeit der Narbe gekennzeichnet war.

Die endoskopische Vorgehensweise versucht nun, die Gefahren der früher geübten subkutanen Spaltung ohne Sichtkontrolle durch verfeinertes Instrumentarium und Einsatz eines Endoskops zu vermeiden und die Vorteile des gedeckten Verfahrens (weniger Narbenprobleme, weniger postoperaive Beschwerden) gegenüber dem offenen Verfahren zu gewährleisten. Allerding verzichten beide o.g. Methoden auf die Darstellung und eventuelle Neurolyse des motorischen Thenarastes und die Möglichkeit, vermehrtes und chronisch verdicktes Sehnengleitgewebe resezieren zu können, wobei zu bedenken ist, daß die Vermehrung des Kanalinhaltes infolge einer chronischen Synovitis häufig erst ein Karpaltunnelsyndrom auslöst und die Resektion des verdickten Gleitgewebes ein zusätzlicher Dekompressionsfaktor vor allem in Hinblick auf die Vermeidung eines Rezidivs darstellt.

Auch eine zuverlässige Nervenbeurteilung bezüglich fibrosiertcm Epineurium und ggf. seine Spaltung sind genausowenig möglich wie ein Erkennen der in den letzten zwei Jahrzehnten zahlreich beschriebenen Anomalien.

Bedeutsame Komplikationen, über die sowohl in der angelsächsischen Literatur, aber auch auf amerikanischen und deutschen handchirurgischen Tagungen berichtet wurde, sind vor allem Verletzungen von sensiblen Mittelhandnerven, inkomplette Spaltungen des Retinaculums und gelegentliche Verletzungen des N. ulnaris als Folge einer Fehlplazierung von Rinne und Endoskop *(5, 7)*. Hinzu kommen Verletzungen des oberflächlichen arteriellen Hohlhandbogens mit entsprechender Blutung. Die meisten Komplikationen werden auf technische Fehler beim Plazieren des Instrumentariums und beim Vorgehen während der Spaltung zurückgeführt. Gefordert wird daher eine genaue Beachtung der jeweiligen operativen Anleitung. Insbesondere dürfen die Gefahren vor allem bezüglich der instrumentellen Fehlplazierung nicht unterschätzt werden.

Verfahren nach Chow

Als Narkoseform wird vor allem die Lokalanästhesie und eine milde Sedierung empfohlen, so daß Patient und Operateur während des Eingriffes miteinander sprechen können. Eine Blutsperre wird nur vorbereitet durch vorsorgliches Anlegen einer pneumatischen Druckmanschette, die nur dann kurzzeitig gefüllt wird, wenn eine störende Blutung auftritt (nach Meinung des Inaugurators der Methode in ca. 5% der Fälle). Lokalanästhesie und Kommunikationsmöglichkeiten mit dem Patienten sollen vor allem der Vermeidung versehentlicher Nervenverletzungen dienen.

Die Ein- und Austrittsstellen *(Abb. 19:5)* des Instrumentariums proximal und distal des Karpaltunnels werden an der an dem Armtisch ausgelagerten Hand mit adrenalinfreiem Lokalanästhetikum infiltriert. Die Markierung dieser Stellen erfolgt mit einem sterilen Zeichenstift. Die Eintrittsstelle liegt nach Angabe des Urhebers der Methode *(3)* 1 cm proximal der Hohlhandbeugefalte zwischen der Palmaris longus-Sehne und dem aus N. und A. ulnaris gebildeten Nervengefäßbündel. Ein Bezugspunkt ist der tastbare proximale Pol des Os pisiforme. Zeichnet man an einer normal großen Hand von diesem Punkt ausgehend eine Linie 1 cm nach radial, so hat man das ulnare Ende der queren Hautinzision erreicht. Das radiale Ende stellt die tastbare Palmaris longus-Sehne dar, welche freigelegt wird *(Abb. 19:5)*. Distal wird bei abduziertem Daumen eine quere Linie markiert. Diese schneidet sich mit einer Senkrechten in der Mitte zwischen 3. und 4. Fingerstrahl. Von diesem Schnittpunkt aus wird in Verlängerung der Winkelhalbierenden 1 cm nach proximal ulnar eine Linie angezeichnet und von dort quer nach ulnar die distale Inzision markiert *(Abb. 19:5)*. Hand und Finger liegen zu Beginn der Präparation entspannt und ohne Hyperextension auf einer weichen Unterlage. Nachdem die quere proximale Hautinzision erfolgt ist, wird durch stumpfes Spreizen des Subkutangewebes (hierdurch sollen kleine Venen und Nervenäste geschont werden) die Unterarmfaszie dargestellt und längs inzidiert. Dies erfolgt so weit wie möglich unter Sicht des Auges nach distal.

Mit einem kleinen gebogenen Dissektor wird zunächst das aus A. und N. ulnaris bestehende Nervengefäßbündel, welches relativ oberflächlich unter der ulnaren Faszie zu finden ist, dargestellt. Anschließend werden die Langfingerbeugesehnen identifiziert und möglichst vollständig nach radial weggehalten. Mit dem gebogenen Dissektor wird dann der Eingang des Karpaltunnels unter dem Retinaculum ausgetastet und vom Verlauf

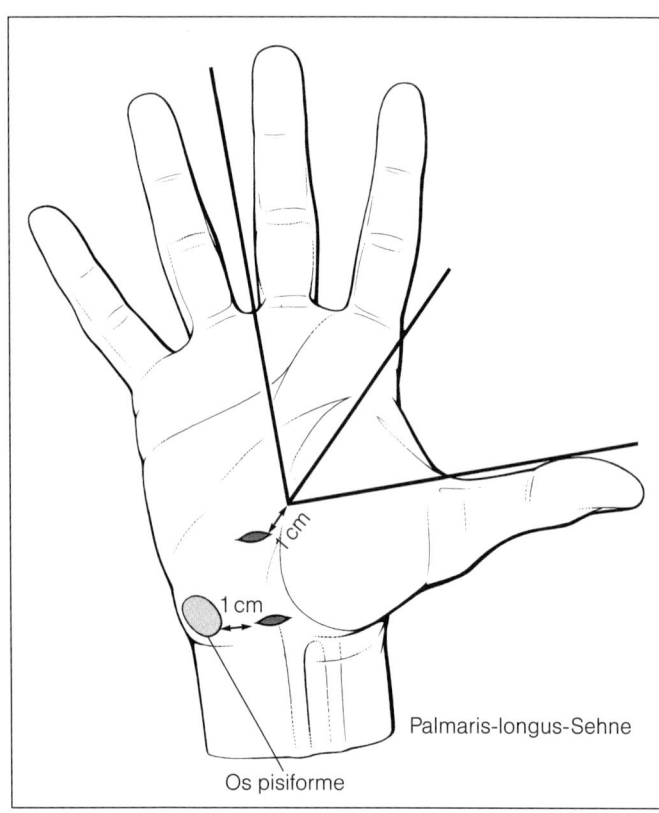

1 cm

1 cm

Palmaris-longus-Sehne

Os pisiforme

Abb. 19:5   Ein- und Austrittsstellen des Instrumentariums beim Vorgehen nach *Chow (3)*

des ulnaren Nervengefäßbündels abgegrenzt. Anschließend wird der vom ringförmigen Arbeitsschaft umgebene Trokar eingeführt, wobei die Spitze zunächst auf die Basis des Hamulus ossis hamati gerichtet ist. Er wird dann am Hamulus entlang nach oben unter das Retinaculum weitergeführt. Spannt sich hierbei das ulnare Nervengefäßbündel sichtbar, ist von einer Fehlplazierung und einer Gefahr für A. und N. ulnaris auszugehen und eine Neuplazierung durchzuführen. Nunmehr werden Handgelenk und Finger maximal hyperextendiert, wodurch Sehnen und andere Strukturen in die Tiefe gelangen sollen. Der Trokar wird vorsichtig nach distal weiter vorgeschoben. Sobald sein konisches Ende den Bereich des Retinaculums passiert hat, gelangt der Trokar in den angezeichneten Bezirk der distalen Inzision. Nach Ausführen dieser kleinen Inzision wird der distale Teil

der Hohlhand samt Hohlhandbogen nach unten gedrückt und Trokar und Arbeitsschaft durch die Inzision hindurchgeschoben. Die Hand wird in Hyperextensionsstellung auf einer entsprechenden Halterung fixiert und der Trokar aus dem Arbeitsschaft, dessen offene Rinne zum Retinaculum hin zeigt, entfernt. Anschließend erfolgt das Einführen des Endoskops von proximal in den Arbeitsschaft *(Abb. 19:6)*. Im distalen Teil des nach oben gerichteten Schlitzes sollte man nun die queren Retinaculumfasern sehen. Ist eine eindeutige Identifizierung nicht möglich und behindert eine feine membranartige Auskleidung des Kanals die Sicht, dann wird dieses Gewebe mit einer kleinen Hakensonde von distal her vorsichtig abgeschoben, bis eindeutig die Faserstruktur zu erkennen ist (gelegentlich muß danach das Endoskopende gereinigt werden).

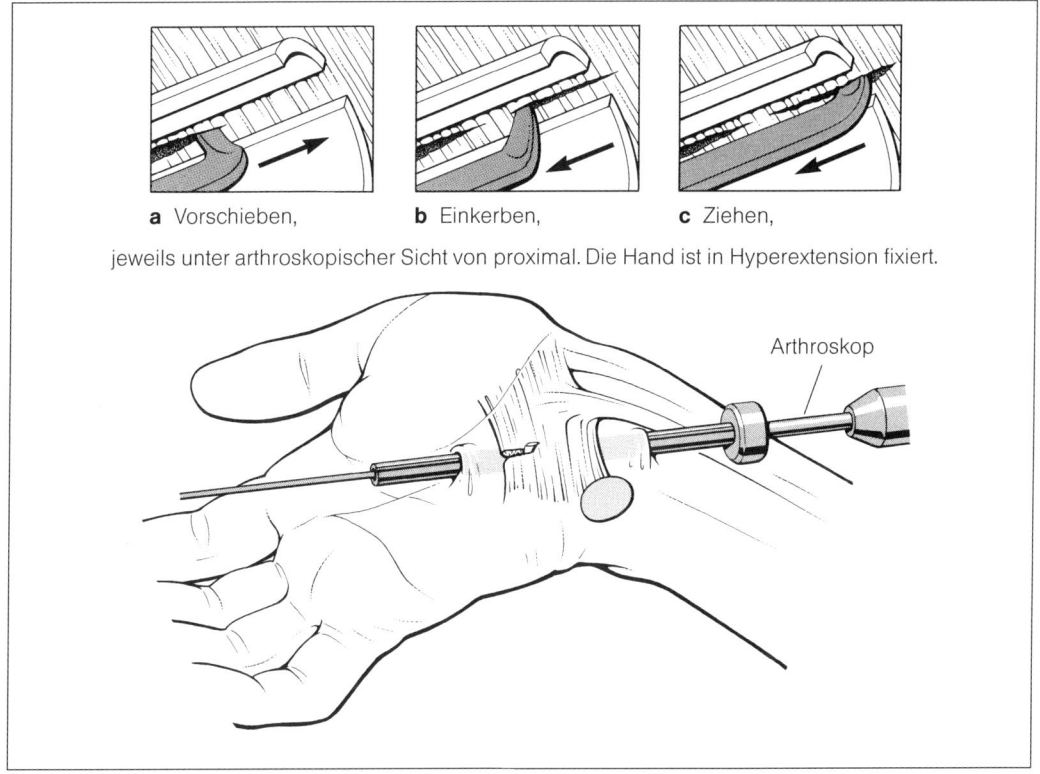

a Vorschieben,   **b** Einkerben,   **c** Ziehen,

jeweils unter arthroskopischer Sicht von proximal. Die Hand ist in Hyperextension fixiert.

Arthroskop

Abb. 19:6 Endoskopische Spaltung der distalen Retinaculumanteile mit verschiedenen Hakenmessern (nach *Chow).*

Um sicher zu gehen, daß im distalen Bereich in der Nähe des Karpaltunnelausganges nicht versehentlich ein ulnarer Medianusast aufgeladen wurde, kann man mit der Hakensonde vorsichtig im Gewebe einhaken und daran ziehen. Da der Patient nur an den Inzisionsstellen lokal betäubt wurde, gibt er in einem solchen Fall Schmerzen, die in den Mittel- oder Ringfinger ausstrahlen, an und der Arbeitskanal muß in der zuvor beschriebenen Weise neu und zwar 1–2 mm ulnarwärts plaziert werden. Danach ist diese Kontrolle unbedingt zu wiederholen. Dies zeigt, wie wichtig es ist, endoskopisch nicht in Armplexusanästhesie oder Vollnarkose vorzugehen.

Hat man sich von der korrekten Lage des Arbeitskanals überzeugt und das distale Retinaculumende eindeutig identifiziert, wird dieses mit Hilfe verschiedener kleiner Hakenmesser unter endoskopischer Kontrolle vorsichtig von distal nach proximal durchtrennt. Zuerst wird ein Messer verwendet, mit welchem der distale Rand des Retinaculums durch Vorschieben von distal nach zentral eingekerbt wird, danach ein dreieckiges und hakenförmiges Messer, mit welchem der mittlere Teil erst von unten eingekerbt und dann durch Ziehen durchtrennt wird. Nach Umsetzen des Endoskopes in den distalen Teil der Arbeitsrinne wird auch der proximale Bandteil in gleicher Weise durchtrennt *(Abb. 19:7)*. Mit einer Sonde kontrolliert man danach die Vollständigkeit der Spaltung und, falls einzelne Fasern bei einem besonders dicken Retinaculum erhalten geblieben sind, wird mit dem dreiecksförmigen Messer nachgearbeitet. Nach der anschließenden Entfernung des Endoskopes wird der Trokar wieder in die Arbeitsrinne eingeführt und beides nach proximal herausgezogen.

Die Hautinzision wird mit jeweils einer Einzelknopfnaht verschlossen. Nach Anlegen

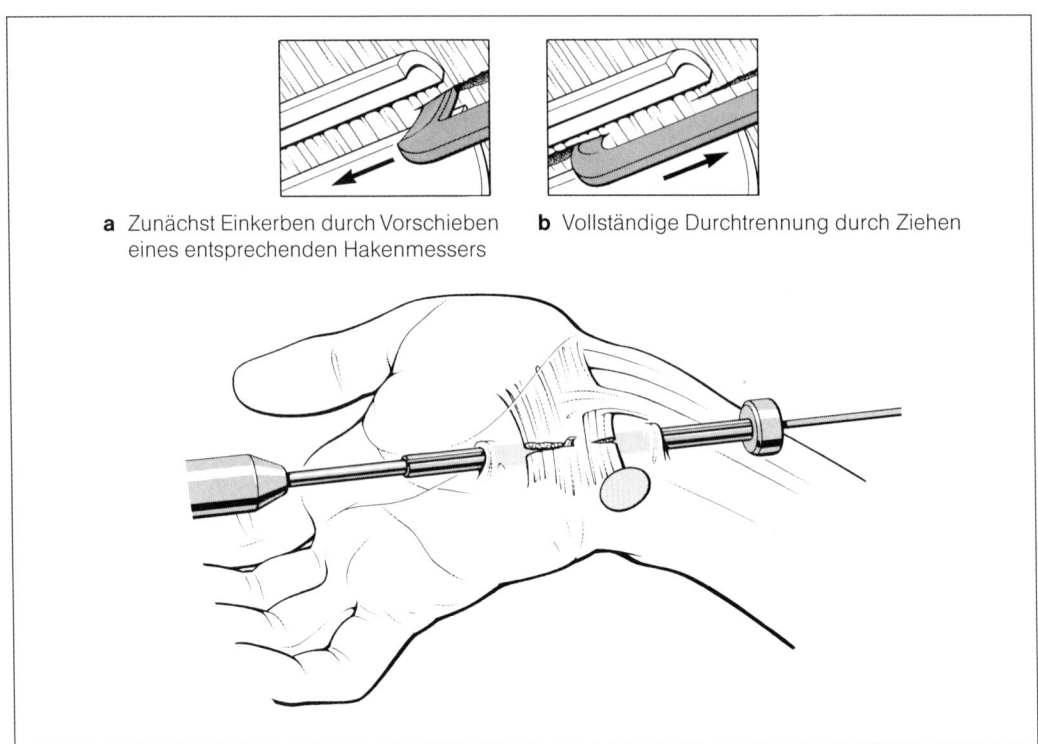

a Zunächst Einkerben durch Vorschieben eines entsprechenden Hakenmessers

b Vollständige Durchtrennung durch Ziehen

Abb. 19:7　Endoskopische Spaltung der proximalen Retinaculumanteile (nach *Chow*). Das Endoskop ist in den distalen Teil des Arbeitskanales umgesetzt.

eines leichten, nicht einschnürenden Verbandes erfolgt die Prüfung der aktiven Fingerbeweglichkeit einschließlich der Daumenopposition und auch der Sensibilität im Bereich der vom Medianus innervierten Finger.

Die Nachbehandlung besteht darin, daß der Patient angehalten wird, die Hand sofort für leichtere Tätigkeiten einzusetzen, dabei jedoch das Handgelenk in den ersten drei Wochen nicht stärker flektiert. Bezüglich der Arbeitsunfähigkeit wird auch bei der endoskopischen Methode ein Zeitraum von 5 bis 6 Wochen bei Handarbeitern, bei Patienten, die die Hand weniger intensiv einsetzen von 3 bis 4 Wochen angegeben.

Endoskopische Spaltung nach Agee

Eine weite Verbreitung als endoskopisches Alternativverfahren hat auch das Vorgehen nach *Agee* mit einem speziellen, sehr gut zu handhabenden Instrumentarium erlangt *(1)*.

Hierbei wird versucht, nur von einer queren Hautinzision über dem Handgelenk im Bereich der Handgelenksbeugefalten auszukommen. Der Arbeitskanal mit dem entsprechenden Messer und einem feinen Endoskop werden an einem gut zu bedienenden Handgriff befestigt. Die Präparation bzw. Vorbereitung des Instrumentenlagers erfolgt mit speziellen Sonden. Der Arbeitskanal wird im ulnaren Bereich des Retinaculums in Richtung auf den 4. Finger eingeführt. Erst nach sicherer Identifizierung der queren Faserstrukturen des Retinaculum erfolgt dann unter Videokontrolle die Spaltung von distal nach proximal. Die genauen Details sind in der Operationsbeschreibung der Hersteller (Firma 3M) zu entnehmen.

Ist eine sichere Identifizierung der Strukturen nicht möglich, wird auf die offene Vorgehensweise übergegangen, die ohnehin beim Vorliegen einer schweren Beugesehnensynovitis oder bei anatomischen Veränderungen der Handwurzel (Arthrose, Arthritis) nach den Empfehlungen des Urhebers dieser Methode zu bevorzugen ist.

Dieses Verfahren ist bei Beachtung obiger Kontraindikationen gut praktikabel und kann in allen Anästhesieformen durchgeführt werden. Lediglich die relativ hohen Material- und Anschaffungskosten können ein Problem darstellen.

19.3.1.3 *Minimalinvasive Alternative zum endoskopischen Vorgehen*

Beste eigene Erfahrungen als ähnlich schonende Alternative zur relativ teuren endoskopischen Spaltung bestehen mit einer Vorgehensweise, bei der das Retinaculum von einer 1,5 – 2 cm großen Inzision distal in der Linea vitalis durchtrennt wird *(Abb. 19:2 c* durchgezogene Linie). Von dieser Inzision aus kann nach Einsetzen eines Wundspreizers das distale Ende des Retinaculums und die sich hier aufzweigenden Medianusäste einschließlich des motorischen Thenarastes offen freipräpariert werden. Das gesamte Retinaculum läßt sich durch Anheben der Weichteilbrücke mit einem schmalen Langenbeckhaken und nach Einstellen einer OP-Lampe schräg von distal nach proximal auf das OP-Gebiet unter direkter Sichtkontrolle von peripher nach zentral spalten. Falls die Spaltung des proximalen Drittels Schwierigkeiten bereitet, kann man den N. medianus mit einer flachen geschlossenen Schere weghalten und den proximalen Bereich mit einem kleinen Hakenmesser von proximal nach distal durchtrennen. Wichtig ist zusätzlich das Einsetzen eines kleinen Wundspreizers, welcher die Sicht durch Weghalten des subkutanen Fettgewebes verbessert.

Von der distalen Inzision gelingt in gewissem Umfang auch eine Tenosynovektomie, wobei zunächst der N. medianus und seine Aufzweigungen identifiziert und vorsichtig nach radial weggehalten werden müssen. Dabei werden die Langfinger zuerst fast zur Faust hin gebeugt und später voll gestreckt. Atypisch angelegte und weit in den Karpalkanal hineinreichende Muskelbäuche der Mm. lumbricales können ebenfalls erkannt und ggf. reduziert werden. Eine Epineurotomie, die bei einer ausgedehnten Fibrosierung des Hüllgewebes indiziert sein kann, ist allerdings nur im distalen Bereich mit der notwendigen Sicherheit möglich. Sollte diese Maßnahme notwendig sein, muß entweder der Hautschnitt nach proximal erweitert und konventionell in offener Weise vorgegangen werden, oder man komplettiert diese Maßnahme von einer zusätzlichen schrägen Inzision proximal des Retinaculums über der Handgelenksbeugefalte. Diese Maßnahme ist auch bei einer weit nach proximal reichenden Synovitis zur Komplettierung der Synovektomie zu empfehlen.

Von solchen Doppelinzisionen aus werden schon länger von einzelnen Handchirurgen mit gutem Erfolg und wenig postoperativen Narbenproblemen Karpaltunnelspaltungen durchgeführt *(2, 24)*.

Durch die hier dargelegte Vorgehensweise sind nach eigener Meinung die Vorteile des offenen Vorgehens wie direkte Beurteilung des Situs mit Möglichkeit der Tenosynovektomie und Erkennen wichtiger anatomischer Varianten mit den Vorteilen des endoskopischen Verfahrens, die in der geringeren Morbidität bestehen, gut zu kombinieren.

Nachbehandlung

Die *Nachbehandlung* entspricht bei deutlich geringerer Schmerzsymptomatik dem Vorgehen nach offener Operation (Seite 336).

19.3.2 Pronator teres-Syndrom

Anatomie

Unterhalb der Ellenbeuge verläuft der N. medianus vom ulnaren Bizepsrand kommend zwischen den beiden Köpfen des M. pronator teres (Caput ulnare, Caput humerale) und gibt hier den kräftigen N. interosseus anterior ab *(Abb. 19:9)*, der sensibel Teile des Radiokarpalgelenkes und der Interkarpalgelenke, motorisch den M. flexor pollicis longus, den M. flexor digitorum profundus (radialen Teil) und den M. pronator quadratus innerviert. Zahlreiche anatomische Variationen im Bereich der Kreuzungsstelle des N. medianus mit dem Pronator teres werden beschrieben *(20)*.

Symptome und klinische Funktionsprüfung

Die Symptomatik dieses Krankheitsbildes entspricht teilweise der des wesentlich häufigeren Karpaltunnelsyndromes. Taubheit und Parästhesien in den von N. medianus innervierten Fingern, Schmerzen im Bereich von Handwurzel und Unterarm sowie die Schwäche der Thenarmuskulatur sind weitgehend gleichartig ausgeprägt. Es fehlen jedoch die typischen nächtlichen Schmerzen und das *Hoffmann-Tinelsche* Zeichen über dem Handgelenk am Karpaltunneleingang.

Neben den elektrophysiologischen Ableitungen, die meist eine Leitungsverzögerung proximal des Handgelenkes ergeben, sind eine Reihe klinischer Funktionsprüfungen sinnvoll *(10)*, um außer einer Bestätigung auch Hinweise auf die Lokalisation der Irritation zu erhalten.

Häufig läßt sich ein Schmerz durch Druck auf den Nervenstamm an seiner Durchtrittsstelle auslösen *(Abb. 19:8a)*. Bei aktiver Pronation gegen den Widerstand des Untersuchers kann es zur Steigerung der Schmerzintensität kommen *(Abb. 19:8b)*. Eine weitere Irritationsmöglichkeit durch den Lacertus fibrosus wird durch Beugen des Unterarmes gegen den Widerstand des Untersuchers geprüft *(Abb. 19:8c)*. Die Prüfung auf eine Irritation durch einen Sehnenbogen des M. flexor digitorum profundus zeigt *Abb. 19:8d*.

N. interosseus anterior-Syndrom

Eine isolierte Kompression dieses rein motorischen Nervenastes aus dem N. medianus wird ebenfalls beobachtet *(10)*. Innervation: M. flexor pollicis longus, M. flexor digitorum profundus, M. pronator quadratus). Hier sind häufig einschnürende Bindegewebsfasern distal des M. pronator teres der auslösende Faktor. Als Leitsymptom gelten in solchen Fällen Schmerzen, der Verlust oder eine Schwäche der Endgliedbeugung im Zeige- oder Mittelfinger und Daumen mit entsprechender Störung des Spitzgriffes *(s. Abb. 19:8d)*. Zusätzlich ist der M. pronator quadratus betroffen. Hier ist die Pronation bei gebeugtem Ellenbogen gegen den

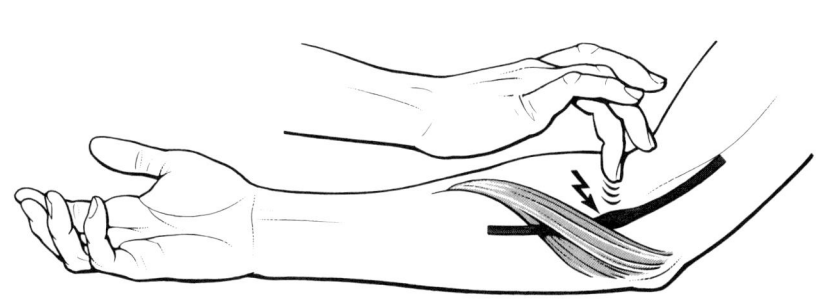

a Perkussion des N. medianus an seiner vermuteten Eintrittsstelle in den M. pronator teres (zuvor Versuch der Palpation, die bei Druck bereits schmerzhaft sein kann)

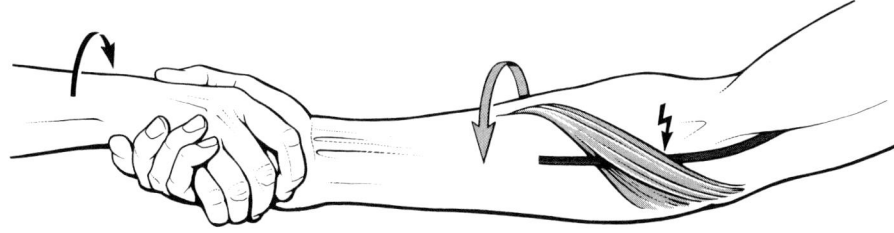

b Der Patient proniert die Hand gegen den Widerstand des Untersuchers. Der Ellenbogen darf dabei nur leicht gebeugt sein, da sonst der M. pronator teres nicht ausreichend gespannt ist und die Pronation überwiegend durch den M. pronator quadratus erfolgt

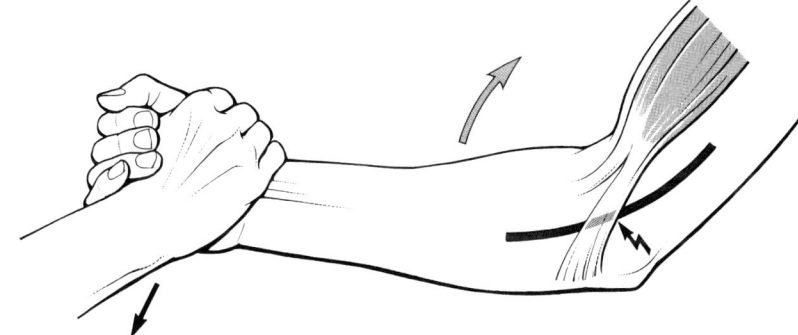

c Zur Differentialdiagnose wird eine *N. medianus-Kompression durch den Lacertus fibrosus* des M. biceps ausgeschlossen, indem der Unterarm gegen den Widerstand gebeugt wird

Abb. 19:8a–c   Klinische Prüfung eines Pronator teres-Syndromes

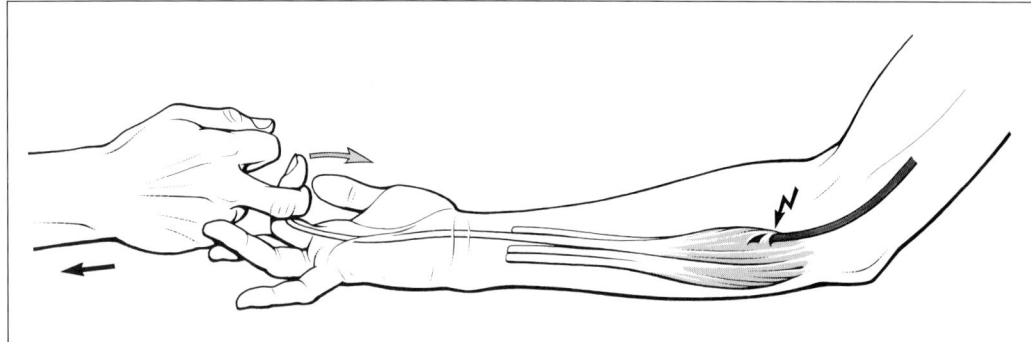

d Test, mit wieviel Kraft der Patient den Spitzgriff zwischen Daumen und Mittelfinger gegen die Bemühungen des Untersuchers aufrechterhalten kann, und ob hierbei Schmerzen im proximalen Media-
nusverlauf auftreten als Hinweis auf eine *Kompression durch einen atypischen Sehnenbogen im
Bereich des M. flexor digitorum profundus* oder eine Irritation des aus dem N. medianus abgehenden N.
interosseus anterior (bei fehlenden Sensibilitätsstörungen). In diesem Fall sollte zusätzlich in gleicher
Weise auch der Spitzgriff zwischen Daumen und Zeigefinger getestet werden

Abb. 19:8 d   Klinische Prüfung eines Pronator teres-Syndromes

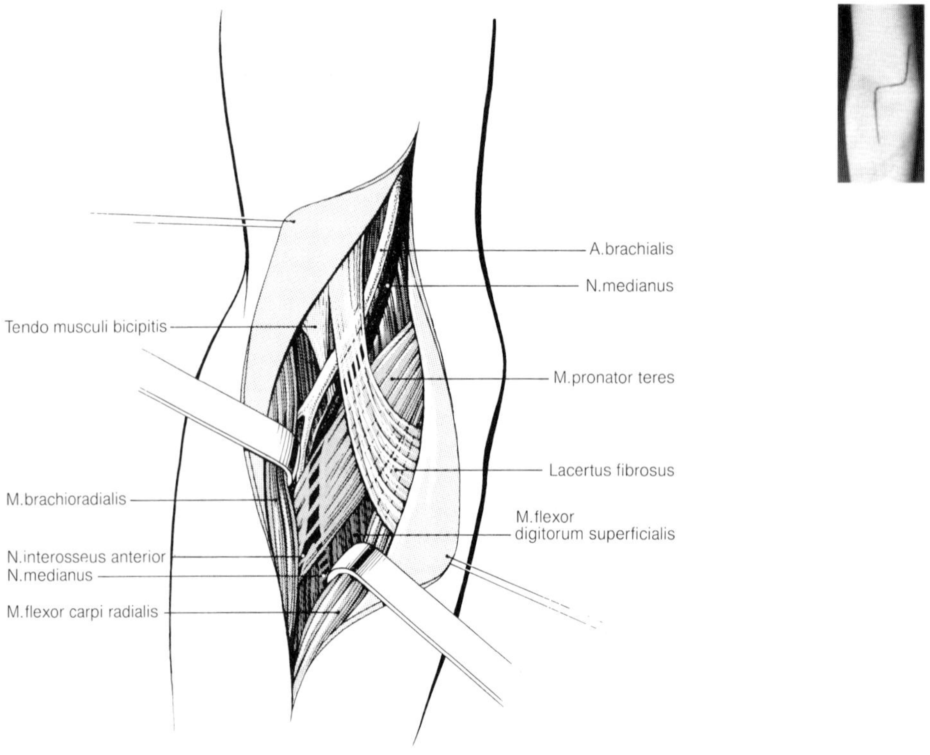

A.brachialis

N.medianus

Tendo musculi bicipitis

M.pronator teres

Lacertus fibrosus

M.brachioradialis

M.flexor
digitorum superficialis

N.interosseus anterior
N.medianus

M.flexor carpi radialis

Abb. 19:9   Operationssitus beim Pronator teres-Syndrom

Widerstand eines Untersuchers im Vergleich mit der gesunden Seite deutlich geschwächt, da bei Ellenbogenbeugung der M. pronator teres weitgehend seine pronierende Eigenschaft verliert.

Ursachen

Als auslösende Faktoren kommen in Frage:
1. Vernarbungen nach phlegmonösen Entzündungen, Verbrennungen und Quetschungen.
2. Anatomische Variationen mit atpyischen Muskelansätzen, intramuskulär ausgebildeten Sehnenspiegeln oder einer muskulären Hypertrophie eines Teiles des M. pronator teres infolge einseitiger Belastung.

Operative Behandlung

Eine gute Übersicht ergibt eine stufenförmige Hautinzision, die ulnarseitig der Bizepssehne beginnt, quer über die Ellenbeuge bis zum ulnaren Rand des M. flexor carpi radialis und an diesem nach distal bis über den M. pronator teres weiterzieht *(Abb. 19:9)*. Der als Lacertus fibrosus (Nr. 2 in *Abb. 19:1*) bezeichnete Teil der Bizepsaponeurose wird durchtrennt und der N. medianus wird in der Tiefe zwischen den Muskelbäuchen des M. flexor carpi radialis und M. brachioradialis neben der A. brachialis dargestellt. Die weitere Präparation erfolgt von proximal auf den Schlitz im M. pronator teres zu, der je nach intraoperativem Befund eingekerbt oder in der Mitte vorsichtig aufgespalten wird.

Anschließend wird die Austrittsstelle des Nerven distal des Muskels dargestellt und auch hier auf evtl. zu spaltende sehnige Anteile untersucht. Einschnürende Fasern werden durchtrennt; auch der während des Durchtrittes durch den Muskel abgehende N. interosseus anterior wird revidiert, wobei auf Aufzweigungen am distalen Pronatorrand sorgfältig zu achten ist. Zusätzlich wird nach atypischen Sehnenbögen distal des M. pronator teres im Bereich des M. flexor digitorum profundus *(Abb. 19:14)* gefahndet.

Am Ende der in Blutleere ausgeführten Operation ist auf eine sorgfältige Blutstillung zu achten und eine Redondrainage einzulegen.

Nachbehandlung

Postoperativ ist, falls muskuläre Ausfälle vorgelegen haben, eine krankengymnastische Übungsbehandlung angebracht, die vor allem eine Kräftigung der Unterarmmuskeln zum Ziel hat. Falls auch die Koordination und Geschicklichkeit der Hand gestört war, sind auch hier entsprechende ergotherapeutische Übungen sinnvoll.

19.4 Nervus ulnaris-Kompressionssyndrome

(Abb. 19:10)

19.4.1 Distales Nervus ulnaris-Kompressionssyndrom

Anatomie

Der Eintritt des N. ulnaris in den Handbereich erfolgt gemeinsam mit der A. ulnaris in einer tunnelartigen Loge über der Beugeseite des Handgelenkes *(6)*. Diese »Guyonsche Loge« liegt im Gegensatz zum Karpaltunnel oberflächlich und wird radial vom Hamulus ossis hamati und ulnar vom Os pisiforme begrenzt *(Abb. 19:2)*. Den Boden bilden ulnare Ausläufen des Retinaculum flexorum (Ligamentum carpi transversum), das Dach oberflächliche Faserzüge, die ebenfalls mit diesem Ligament sowie mit der Aponeurose der Sehne des M. palmaris longus und dem Ansatz des M. palmaris brevis in Verbindung stehen. Proximal oder innerhalb dieses Kanals erfolgt die Aufteilung des Nervs in einen oberflächlichen, sensiblen (4. und 5. Finger) und einen tiefen, motorischen Ast (für die Muskulatur des Hypothenar und die Handbinnenmuskeln, s. auch *Tab. 4, S. 209*).

Symptome

Das Syndrom tritt wesentlich seltener als ein Karpaltunnelsyndrom auf, da Faktoren wie chronische Synovitiden mit entsprechend auf die Umgebung übergreifenden Reizzuständen wegen des Fehlens von Sehnen in der Guyonschen Loge wegfallen.

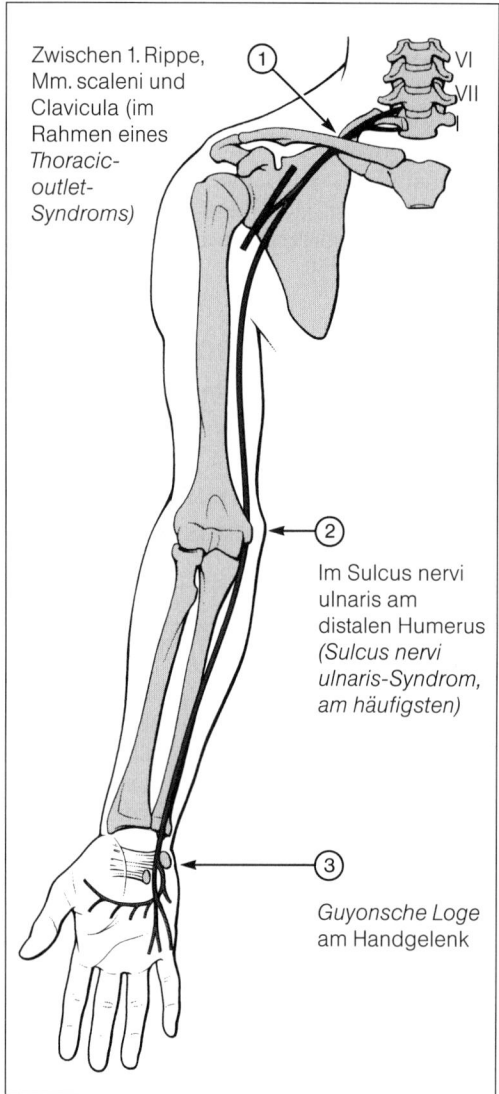

Zwischen 1. Rippe, Mm. scaleni und Clavicula (im Rahmen eines *Thoracic-outlet-Syndroms*)

① VI VII

② Im Sulcus nervi ulnaris am distalen Humerus *(Sulcus nervi ulnaris-Syndrom, am häufigsten)*

③ *Guyonsche Loge am Handgelenk*

Abb. 19:10   N. ulnaris – Engpaßsyndrome

Das Beschwerdebild kann erheblich variieren, da je nach Ursache, anatomischer Lage und Aufzweigung der Nervenäste eine komplette oder auch nur teilweise Kompression vorliegen kann. Charakteristische Schmerzen und Parästhesien mit Taubheitsgefühl im 5. und bisweilen auch im 4. Finger können fehlen, wenn beispielsweise nur der Ramus profundus betroffen ist. Eine entsprechende Schwä-che mit sichtbarer Atrophie der vom N. ulnaris innervierten Handbinnenmuskeln, wobei vor allem der Ausfall des M. interosseus dorsalis I zwischen Daumen und Zeigefinger beeindruckt *(Abb. 10:4,* S. 210), sollte Anlaß für eine weitere elektroneurologische Abklärung sein. Ein distales N. ulnaris-Kompressionssyndrom kann auch mit einem Karpaltunnelsyndrom gemeinsam auftreten und zu einer Mischsymptomatik führen. Elektromyogramm und Bestimmung der Nervenleitgeschwindigkeit sowohl des N. medianus als auch des N. ulnaris im Vergleich mit der Gegenseite sichern in solchen Fällen die klinische Verdachtsdiagnose.

Ursachen

Neben ätiologisch nicht zu klärenden Fällen werden akute oder chronische Traumen, ein Begleitödem bei einer traumatisch bedingten Thrombose der A. ulnaris oder anatomische Besonderheiten als auslösende Faktoren angegeben, wobei sich die Symptomatik aufgrund posttraumatischer Vernarbungen eher allmählich ausbildet. Hinzu kommen Tumorbildungen wie z. B. ulnare Handgelenksganglien, welche sich in die *Guyonsche Loge* hinein entwickeln *(Abb. 21:4,* S. 379). Lipome oder Neurinome sowie arthrotische oder rheumatische Veränderungen im Bereich der Interkarpalgelenke *(8, 10, 13, 14, 19).*

Operative Behandlung

Von einer etwas kleineren stufenförmigen Inzision über dem N. ulnaris erfolgt von proximal die Darstellung des Nervs und der ihn begleitenden A. ulnaris *(Abb. 19:2a und b).* Der Nerv wird unter Spaltung des bindegewebigen Daches der *Guyonschen Loge* nach distal einschließlich seiner Aufzweigungen freigelegt und von einschnürenden Faserzügen oder Kompression ausübenden Tumoren befreit, wobei sorgfältig der nach ulnar in die Tiefe abgehende motorische Ast *(Abb. 19:2 a)* revidiert wird. Um eine erneute Vernarbung durch ein sich organisierendes Hämatom zu verhindern, ist eine sorgfältige Blutstillung nach Öffnen der Blutleere und das Einlegen einer Drainage notwendig. Der Wundverschluß besteht lediglich in exakt adaptierenden Hautnähten.

Nachbehandlung

Bei muskulären Ausfällen sind vor allem aktive Bewegungsübungen unter krankengymnastischer Anleitung zweckmäßig, um die einsetzende Regeneration zu fördern.

19.4.2 Proximales N. ulnaris-Kompressionssyndrom

Anatomie

Der N. ulnaris zieht von der medialen Bizepsfurche kommend zur Dorsalseite des Epicondylus medialis humeri, durchläuft hier die als *Sulcus nervi ulnaris* bezeichnete Knochenrinne, deren Dach proximal von straffem, ligamentärem Bindegewebe, distal vom Arcus tendineus des M. flexor carpi ulnaris *(Abb. 19:11, 19:12a)* gebildet wird. Distal des knöchernen Kanales zieht er zwischen den beiden Köpfen des M. flexor carpi ulnaris, die er mit Rami musculares innerviert, wieder auf die Unterarmvorderseite und gelangt auf dem dorso-ulnaren Anteil des M. flexor digitorum profundus weiter nach distal.

Symptome

Charakteristisch sind Parästhesien mit Einschlafen der vom N. ulnaris innervierten Finger (ulnare Hälfte des Ringfingers, ganzer Kleinfinger). Zu beobachten ist vielfach auch ein Dehnungsschmerz bei forcierter Beugung des Ellenbogengelenkes. Häufig kann auch hier durch Perkussion am Eingang des Kanals ein *Hoffmann-Tinelsches* Zeichen ausgelöst werden.
Bei längerem Bestehen der Nervenkompression kommen die charakteristischen Ausfälle der kompletten Ulnarisparese hinzu *(Tab. 4 S. 209)* u. a. mit sichtbarer Atrophie der zugehörigen Handbinnenmuskulatur, verminder-

ter Schweißsekretion mit negativem Ninhydrin-Test (S. 219) und abgeflachten Papillarleisten. Elektroneurographische Untersuchungen können im Anfangsstadium oder bei Verwachsungen des Nervs ohne Einengung normal ausfallen. Dadurch sollte jedoch bei entsprechender klinischer Symptomatik und faßbarem anatomischen Befund (z. B. Röntgenaufnahmen des Ellenbogens, evtl. auch Tangentialaufnahmen bei maximaler Beugung) die operative Behandlung nicht verzögert werden.

Ursachen

In Frage kommen Veränderungen des Knochenkanals nach Frakturen im kondylären Humerusbereich, direkt den Nerv im Sulcus treffende Traumen, pathologische Prozesse im Ellenbogengelenk (Arthrosen, chronische Polyarthritis), Gicht, Tumoren (Gelenkganglien, Lipome u. a.) *(13, 14)* und anatomische Varianten in oder über dem Dach des Sulcus nervi ulnaris; beispielsweise das Vorliegen eines M. epitrochleo-anconeus *(21, 23)*.

Operative Behandlung

Subkutane Verlagerung

Von einem bogenförmigen dorso-ulnaren Schnitt über dem Condylus ulnaris *(Abb. 19:11)* wird der Nerv proximal seiner Eintrittsstelle in den Sulcus im unvernarbten Bereich dargestellt. Die weitere Präparation erfolgt unter Spaltung des bindegewebigen Daches sowie des Arcus tendineus musculi flexoris carpi ulnaris nach distal bis zum Abgang des 1. Muskelastes. Daran schließt sich die *subkutane Verlagerung* des Nervs auf die Beugeseite an. Um seine Abknickung über den proximalen oder distalen Rand des straffen Septum intermusculare mediale zu vermeiden, muß dieses im beugeseitigen Kondylenbereich streifenförmig reseziert werden. Zur Sicherung der neuen Nervenposition empfiehlt es sich, die Subkutis mit einigen Nähten dorso-ulnar an verbliebene Anteile des Septum intermusculare anzuheften. Nach sorgfältiger

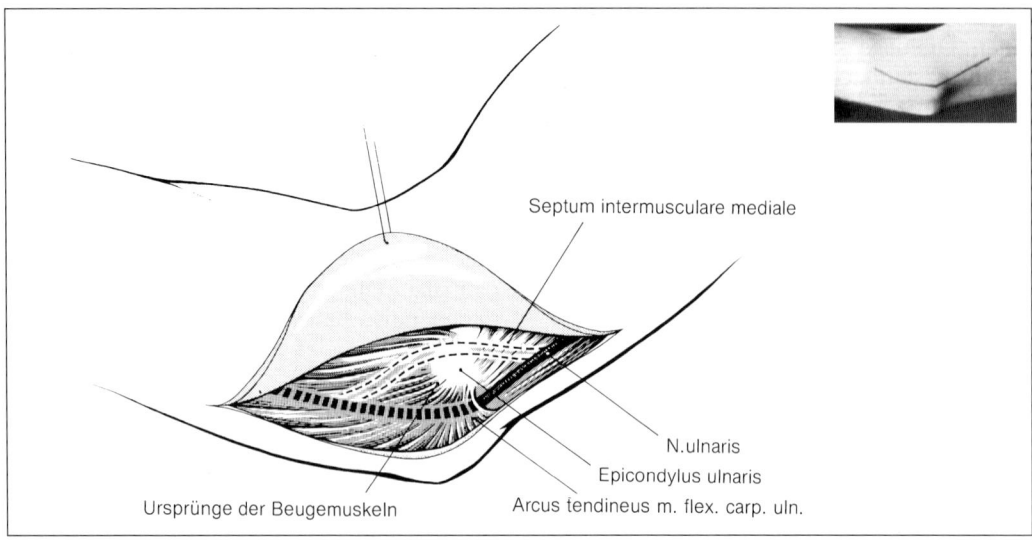

Abb. 19:11   Operationssitus bei proximaler N. ulnaris-Kompression im Sulcus nervi ulnaris (subkutane Verlagerung vor dem Condylus ulnaris)

Blutstillung und Einlegen einer Redondrainage in den leeren Sulcus beendet die Hautnaht den Eingriff.

In Fällen mit deutlich erkennbarer Fibrose des Epineuriums ist eine zusätzliche Epineurotomie oder sogar eine intraneurale Neurolyse angebracht (OP-Mikroskop und Mikroinstrumentarium wie beim Karpaltunnelsyndrom, Kap. 19.3.1.1, Seite 335).

Werden Frakturen im Kondylenbereich operativ versorgt, so ist die gleichzeitige Verlagerung des N. ulnaris als prophylaktische Maßnahme empfehlenswert, insbesondere, wenn der Nerv in seinem normalen Verlauf durch Osteosynthesematerial irritiert werden könnte.

Submuskuläre Verlagerung

Bei posttraumatischen Veränderungen des Condylus ulnaris kann die etwas aufwendigere *submuskuläre Verlagerung* unter die Flexoren *(8)* günstiger sein. Hierzu wird die Muskulatur an ihrem Ansatz am Condylus ulnaris abgetrennt und der freipräparierte Nerv zwischen ulnarem Kondylus und abgelösten Muskelansätzen auf der Beugeseite nach radial verlagert. Nach submuskulärer Verlagerung des

Nervs wird die Muskulatur wieder mit langsam resorbierbarem Nahtmaterial reinseriert *(Abb. 19:12).*

Nachbehandlung

Eine postoperative Schonung ist bei der subkutanen Verlagerung für die ersten 10 Tage angebracht, wobei das Ellenbogengelenk jedoch bereits am Tage nach der Operation vorsichtig bewegt werden darf (z. B. geführte Bewegungen aus einer gut gepolsterten Schiene heraus).

Spezielle krankengymnastische Maßnahmen sind meist nicht sinnvoll; eher ein funktionelles Einsatztraining (Ergotherapie).

Die Dauer der postoperativen Übungsbehandlung richtet sich nach der Schwere und der Dauer der zurückbleibenden neurologischen Symptomatik. Die Endergebnisse bezüglich der sensiblen und motorischen Erholung sind bei ausgeprägten Veränderungen nicht sicher vorhersehbar. Der Verlauf ist häufig langwierig.

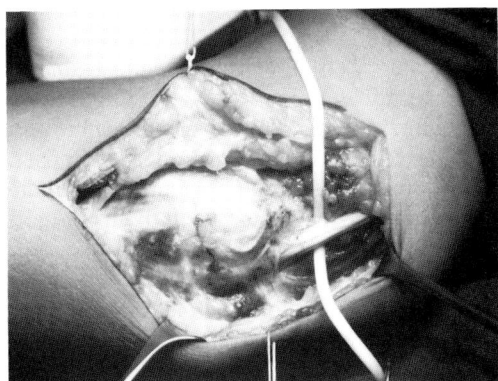

a Eintritt des Nervs in den Sulkus zu Beginn der Operation

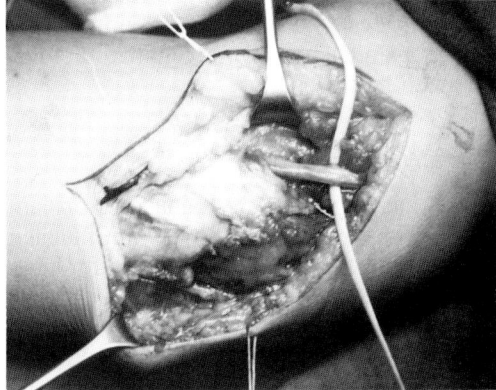

b Verlagerter Nerv beim Eintreten in die Muskulatur, die bereits wieder am Kondylus refixiert ist

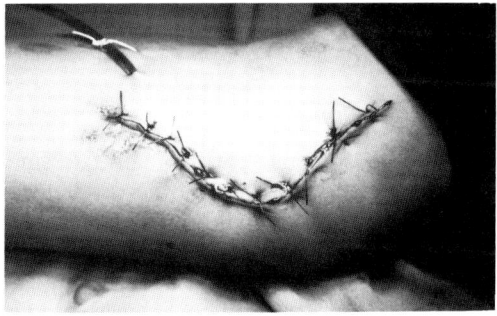

c Hautinzision nach Wundverschluß

Abb. 19:12 Submuskuläre Verlagerung des N. ulnaris aus dem Sulkus

19.5 N. radialis-Kompressionssyndrome

19.5.1 Proximale Kompression im Hiatus nervi radialis

Anatomie

Nachdem der N. radialis den Humerusschaft dorsal umlaufen hat, gelangt er im distalen Oberarmbereich durch das Septum intermusculare radiale auf die Vorderseite des radialen Kondylus (Hiatus nervi radialis) und verläuft dort weiter zwischen dem M. brachialis und dem M. brachioradialis. Unmittelbar bevor der Nerv das Septum erreicht, verläuft er unter dem sehnigen Ursprung des Caput laterale musculi tricipitis. Im Bereich des Septums oder kurz distal davon geht der N. cutaneus antebrachii dorsalis zur sensiblen Versorgung der Unterarmrückseite ab *(Abb. 19:13, 19:14)*.

Symptome

Schmerzen knapp unterhalb des radialen Ellenbogenbereiches herrschen im allgemeinen vor (DD. Tennisellenbogen), wobei typisch ist, daß diese beim morgendlichen Erwachen fehlen, mit dem Benutzen des Armes tagsüber manifest werden und abends als dumpfer Dauerschmerz empfunden werden. Später können Parästhesien und Taubheitsgefühle im Versorgungsgebiet sowohl des N. cutaneus antebrachii posterior als auch des Ramus superficialis nervi radialis, der den dorso-radialen Handbereich sensibel innerviert, hinzukommen. Sie weisen in Kombination mit einer deutlichen motorischen Schwäche in den radialen Handgelenks- und Fingerstreckern (bis hin zur kompletten Lähmung) auf das proximale N. radialis-Kompressionssyndrom hin. Eine elektromyographische Sicherung der Diagnose gelingt im allgemeinen erst bei ausgeprägten Befunden, selten in Anfangsstadien.

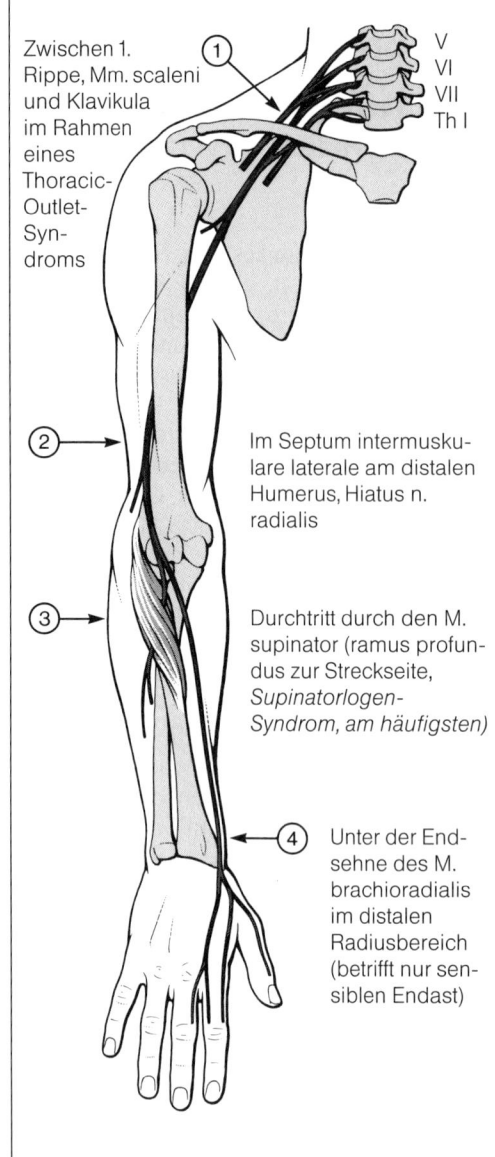

Zwischen 1. Rippe, Mm. scaleni und Klavikula im Rahmen eines Thoracic-Outlet-Syndroms ①

V
VI
VII
Th I

② Im Septum intermuskulare laterale am distalen Humerus, Hiatus n. radialis

③ Durchtritt durch den M. supinator (ramus profundus zur Streckseite, *Supinatorlogen-Syndrom, am häufigsten*)

④ Unter der Endsehne des M. brachioradialis im distalen Radiusbereich (betrifft nur sensiblen Endast)

Abb. 19:13   N. radialis – Engpaßsyndrome
(Beachte die Pronationshaltung des Unterarmes in dieser Zeichnung: d.h. der Oberarm ist beugeseitig, der Unterarm streckseitig dargestellt)
Weitere Einengungen durch atypische Muskel-Sehnenanteile sind als Einzelfälle auch im axillären Bereich sowie im sonstigen Verlauf beschrieben.

Ursachen

Neben direkten und indirekten Traumen sowie tumorösen Prozessen werden Zusammenhänge mit muskulärer Hypertrophie (M. extensor carpi radialis brevis) oder tendinösen Überlastungssyndromen gesehen *(16)* und differentialdiagnostisch der Epicondylitis humeri radialis gegenübergestellt *(8, 16)*.

Weiterhin werden fibröse Einengungen im Bereich des Radiohumeralgelenkes oder fibröse Arkaden kurz vor oder am Eintritt in den M. supinator beschrieben *(10)*. Auch wird zum Teil empfohlen, bei der operativen Behandlung eines »Tennisellenbogens« (Epicondylitis humeri radialis) gleichzeitig eine Neurolyse des N. radialis je nach Symptomatik entweder am Hiatus oder im Supinatorbereich durchzuführen *(16)*.

Operative Behandlung

Über eine dorso-radiale Längsinzision am distalen Oberarm wird der Nerv am radialen Trizepsrand aufgesucht. Als Leitstruktur kann der N. cutaneus antebrachii dorsalis das Aufsuchen des N. radialis im Septum intermusculare radiale erleichtern. Der Hiatus und über den Nerv hinziehende Fasern des Trizepsursprunges werden gespalten und narbige oder tumoröse Veränderungen beseitigt. Nach Einlegen einer Redondrainage wird lediglich die Haut vernäht.

Nachbehandlung

Spezielle postoperative Maßnahmen sind ebenso wie beim nachfolgend beschriebenen distalen Kompressionssyndrom nicht notwendig. Während eine präoperative Schmerzsymptomatik bei indiziertem Eingriff rasch abklingt, bilden sich eine muskuläre Schwäche oder Paresen nur zögernd, bei längerem Bestehen oftmals nur unvollständig zurück. Hier kann eine mehrmonatige krankengymnastische oder ergotherapeutische Übungsbehandlung zum Wiedererlangen einer ausreichenden Kraft notwendig sein.

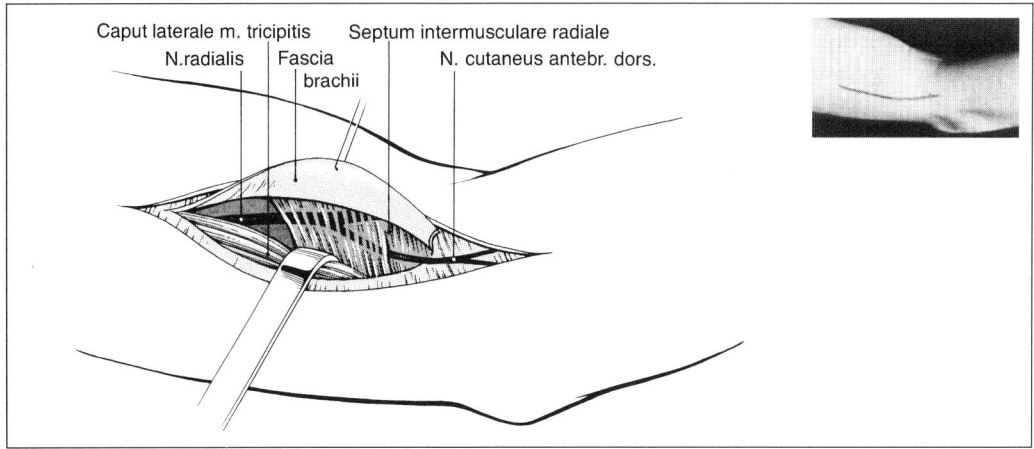

Caput laterale m. tricipitis   Septum intermusculare radiale
N.radialis   Fascia   N. cutaneus antebr. dors.
brachii

Abb. 19:14   Operationssitus bei proximaler N. radialis-Kompression im Hiatus nervi radialis

19.5.2 Distale N. radialis-Kompression im Supinatorbereich

(Synonyme: Supinatorlogen-Syndrom, N. interosseus posterior-Syndrom)

Anatomie

Der nach seinem Durchtritt durch den Hiatus nervi radialis im Ellenbogenbereich zwischen den Mm. brachialis und brachioradialis verlaufende Nerv teilt sich in Höhe oder knapp distal des Ellenbogengelenkes in einen rein sensiblen Ramus superficialis, der mit der A. radialis auf der Beugeseite nach distal zieht, und einen Ramus profundus, der den M. supinator durchläuft, dadurch auf die Streckseite gelangt und dort die Extensoren innerviert. Sein Endast ist der rein sensible N. interosseus antebrachii posterior (N. introsseus dorsalis), der zum Handgelenk zieht *(Abb. 19:13, 19:17)*.

Symptome

Bei der Kompression des Ramus profundus im Durchtrittsbereich durch den Supinator fehlen im Gegensatz zur proximalen Kompression im allgemeinen sensible Ausfälle. Es kommt zu Schmerzen, die vom radialen Epikondylus in den Unterarm bis zum Handgelenk hin ausstrahlen können, und zu einer Streckschwäche der Finger.

Bei der klinischen Untersuchung soll zuerst der radiale Epikondylus humeri, der Bereich des Radiusköpfchens und der Verlauf des N. radialis im M. supinator palpiert werden. Häufig läßt sich ein Druckschmerz über der Eintrittsstelle in den M. supinator auslösen, der sich bei Supination der Hand oder Streckung des Mittelfingers, beides ausgeführt gegen einen Widerstand, verstärkt *(Abb. 19:15) (8)*. Daran sollte sich der sog. Mittelfingertest *(Abb. 19:16)* anschließen. Hierbei wird der Arm des Patienten im Ellenbogen, im Handgelenk und im Fingerbereich voll gestreckt. Übt der Untersucher einen Druck auf den Mittelfinger aus, treten beim Vorliegen einer N. radialis-Irritation wesentlich stärkere Schmerzen auf als bei Widerstand gegen die benachbarten Langfinger.

Weiterhin kann ggf. ein Schmerz bei passiver Beugung von Fingern und Handgelenk am gestreckt gehaltenen Arm im Bereich des M. supinator und des Muskelbauches des M. extensor carpi radialis brevis ausgelöst werden.

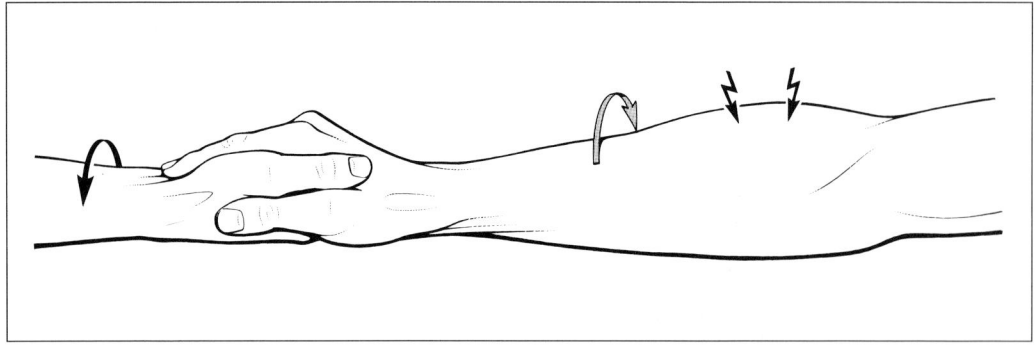

Abb. 19:15   Supinationstest zur Prüfung eines Supinatorlogen-Syndroms. Beim Versuch, den Unterarm gegen den Widerstand des Untersuchers zu supinieren, kommt es zu Schmerzen im Supinatorbereich

Die Handgelenksstreckung bleibt wegen der weiter proximal erfolgenden Innervation schmerzfrei erhalten. Eine elektroneurologische Abklärung ergibt nur in ausgeprägteren Fällen zusätzliche Hinweise.

Ursachen

Anatomische Besonderheiten mit straffer Ausbildung der quer über den Ramus profundus an seiner Eintrittsstelle in den M. supinator ziehenden Bindegewebsfasern können in Kombination mit einer funktionellen Überla-

stung der Supinatormuskulatur und der Extensoren eine Irritation des tiefen Radialisastes hervorrufen. Hinzu kommen Folgezustände nach Unterarmverletzungen, abgelaufenen Entzündungen sowie tumoröse Ursachen *(8, 14).*

Operative Behandlung

Da meist die Kompression am Supinatoreingang erfolgt, reicht es bisweilen aus, nur den Eingang zu spalten. Hierzu wird der N. radialis von einem geschwungenen Hautschnitt

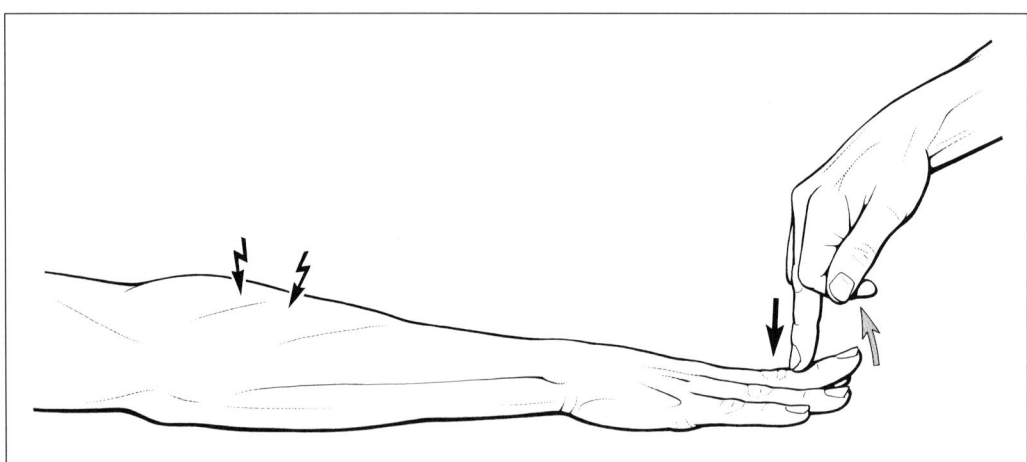

Abb. 19:16   Mittelfingertest zur klinischen Prüfung eines Supinatorlogen-Syndroms. Der Patient hält Ellenbogen, Handgelenk und Finger voll gestreckt und versucht, dem Druck des Untersuchers auf den Mittelfinger Widerstand zu Leisten. Bei einem Supinatorlogen-Syndrom kommt es hierbei zu Schmerzen im Supinatorbereich, die nicht so ausgeprägt sind, wenn der Untersucher versucht, andere Finger zur Beugeseite zu drücken

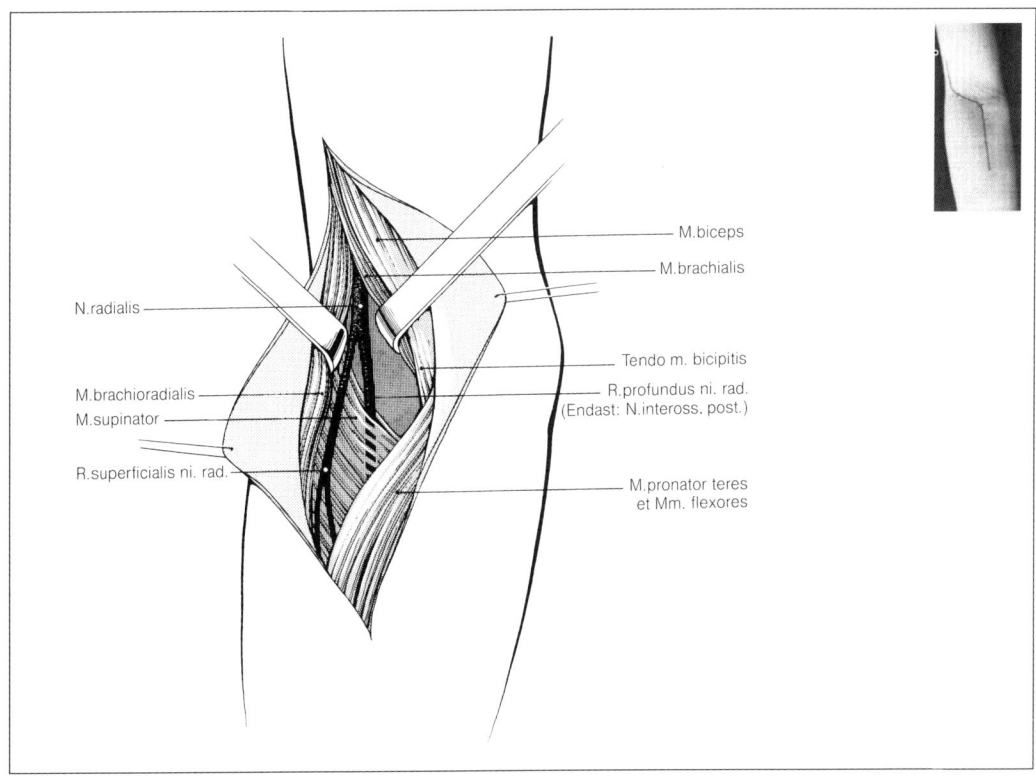

N.radialis

M.brachioradialis

M.supinator

R.superficialis ni. rad.

M.biceps

M.brachialis

Tendo m. bicipitis

R.profundus ni. rad.
(Endast: N.inteross. post.)

M.pronator teres
et Mm. flexores

Abb. 19:17   Operationssitus bei distaler N. radialis-Kompression im Bereich des M. supinator

aus dargestellt. Er beginnt radial der distalen Bizepsfurche über dem M. brachialis und verläuft danach am ulnaren Rand des M. brachioradialis zum proximalen Unterarm *(Abb. 19:17)*. Zwischen diesen beiden Muskeln wird der Nerv aufgesucht und unter Schonung seiner abgehenden Äste bis zum Eintritt des Ramus profundus in den M. supinator dargestellt. Dort angetroffene Einschnürungen durch bindegewebige Faserzüge, Sehnenspiegel oder tumoröse Neubildungen werden entfernt. Die Wunde wird nach Einlegen einer Drainage mit der Hautnaht verschlossen.
Die zusätzliche dorso-radiale Freilegung der Nervenaustrittsstelle in den M. supinator ist präparatorisch aufwendiger, erhöht aber die Sicherheit hinsichtlich einer vollständigen Dekompression. Hierzu kann man vorsichtig parallel zum Nerv durch den Nervenkanal im M. supinator eine stumpfe Sonde hindurchführen. Über der tastbaren Sondenspitze von

einem separaten Hautschnitt aus oder auch nach einer geeigneten Erweiterung des vorgegebenen Hautschnittes kann man die Austrittsstelle freilegen und den Nerven von einschnürenden Fasern auch in diesem Berich befreien.

Nachbehandlung

Diese entspricht dem Vorgehen beim proximalen Nervus radialis-Kompressionssyndrom.

19.5.3 Irritationen des sensiblen Radialisendastes
(Wartenbergsyndrom)

Zu Parästhesien im dorsalen Daumen- und Zeigefingerbereich, dem Versorgungsgebiet des sensiblen Radialisendastes kann es kommen, wenn nach einem vorangegangenen Trauma dieser Nervenast unter der Sehne des Brachioradialis etwa 6 – 8 cm proximal des Processus styloideus radii irritiert wird. Beschrieben sind auch Irritationen durch Armbänder oder Handschellen *(22)*.

Die Schmerzsymptomatik verstärkt sich bei Bewegungen des Handgelenkes, auch wiederholte Pro- und Supinationsbewegungen können die Symptomatik auslösen. Differential-

diagnostisch ist eine de Quervainsche Tendovaginitis stenosans abzugrenzen, wobei der Finkelsteintest auch hierbei durchaus irreführenderweise positiv ausfallen kann.

Bei persistierenden Beschwerden ist die operative Freilegung mit Neurolyse und einer evtl. Z-Verlängerung der Brachioradialissehne sinnvoll.

Eine spezielle Nachbehandlung ist danach jedoch im allgemeinen nicht notwendig.

Literatur

1. *Agee, J. M., McCarroll, H. R., Tortosa, R. D., Berry, D. A., Szabo, R. M., Peimer, C. A.:* Endoscopic release of the carpaltunnel syndrome. J. Hand Surg. 17-A (1992) 987
2. *Biyani, A., Downes, E. M.:* An open twin incision technique of carpaltunnel decompression with reduced incidence of scar tenderness. J. Hand Surg. 18-B (1993) 331
3. *Chow, J. C. Y.:* The Chow technique of endoscopic release of the carpal ligament for carpaltunnel syndrome: Four years of clinical results. Arthroscopy 9 (1993) 301
4. *Curtis, R. M., Eversmann, W. W.:* Internal neurolysis as an adjunct to the treatment of the carpaltunnelsyndrome. J. Bone Jt. Surg 55-A (1973) 733
5. *Erdmann, M. W. H.:* Endoscopic carpal tunnel decompression. J. Hand Surg. 19-B (1994) 5
6. *Guyon, F.:* Note sur une disposition anatomique propre à la face antérieure de la règion du poignet et non encore décrite par le docteur. Bull. Soc. Anat. de Paris 6 (1861) 184
7. *Kelly, C. P., Pulisetti, D., Jamieson, A. M.:* Early experience with endoscopic carpaltunnel release. J. Hand Surg. 19-B (1994) 10
8. *Kopell, H. P., Thompson, W. A. L.:* Peripheral entrapment neuropathies. William & Wilkins, Baltimore 1963
9. *Lanz, U.:* Anatomical variations of the median nerve in the carpal tunnel. J. Hand Surg. 2 (1977) 44
10. *Lister, G.:* The Hand. Diagnosis and Indications. 3. ed. Churchill Livingstone, New York 1993
11. *Marie, P., Foix, C.:* Atrophie isolée de l'éminence thénar d'origine névritique. Rev. neurol. 26 (1913) 647
12. *Miner, M. E., Schimke, R. N.:* Carpaltunnel syndrome in pediatric mucopolysaccharidoses. J. Neurosurg. 43 (1975) 102
13. *Mumentahler, M.:* Die Ulnarisparesen, Thieme, Stuttgart 1961
14. *Nigst, H.:* Nervenkompressionssyndrome an den oberen Gliedmaßen. In: Handchirurgie Bd. I, hrsg. von H. Nigst, D. Buck-Gramcko, H. Millesi, Thieme, Stuttgart 1981
15. *Phalen, G. S.:* The carpal-tunnel-syndrome. J. Bone Jt. Surg. 48-A (1966) 211
16. *Roles, N. C., Maudsley, R. H.:* Radial tunnel syndrome. Resistant tennis elbows a nerve entrapment. J. Bone Jt. Surg. 54-B (1972) 499
17. *Rudigier, J., Bohl, J.:* Nervus medianus-Kompressionssyndrom durch atypischen Hohlhandmuskel. Handchirurgie 17 (1985) 27
18. *Samii, M.:* Intraneurale Neurolyse des Nervus medianus beim Karpaltunnelsyndrom. Handchirurgie 8 (1976) 117
19. *Seddon, H. J.:* Carpal ganglion as a cause of paralysis of the deep branch of the ulnar nerve. J. Bone Jt. Surg. 34-B (1952) 386
20. *Spinner, M.:* The anterior interosseus-nerve syndrome. J. Bone Jt. Surg. 52-A (1970) 84
21. *Wachsmuth, W., Wilhelm A.:* Der Musculus epitrochleo-anconeus und seine klinische Bedeutung. Mschr. Unfallheilk. 71 (1968) 1
22. *Wartenberg, R.:* Cheiralgia paraesthetica (Isolierte Neuritis des ramus superficialis nervi radialis). Z.ges. Neurol. Psychiat. 141 (1932) 145
23. *Wilhelm, A.:* Neues über Druckschäden des N. ulnaris und N. radialis. Handchirurgie 2 (1970) 143
24. *Zimmerli, W.:* Doppelinzision zur Operation des Karpaltunnelsyndroms – 14 Jahre Erfahrung. Helv. Chir. Acta 58 (1991) 395

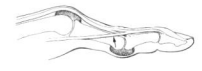

20.1 Chronische Polyarthritis

Krankheitsbild

Bei der chronischen Polyarthritis (CP) als häufigster entzündlicher Gelenkerkrankung im Handbereich handelt es sich um eine abakterielle Systemerkrankung. Unter den zahlreichen allgemeinen Veränderungen und Symptomen stellt der Gelenkbefall die schwerwiegendste Manifestation dar. Viele pathologische Befunde weisen auf immunologische Vorgänge hin *(3, 6)*. Betroffen ist vorwiegend das weibliche Geschlecht im Alter zwischen 40 und 60 Jahren. Auffallend sind der oftmals symmetrische Befall zahlreicher Fingermittel- und -grundgelenke an beiden Händen und die Ausbildung gelenknaher Knochenveränderungen im Röntgenbild *(subchondrale Osteoporose, Usuren)* bereits in relativ frühen Stadien der Erkrankung *(Abb. 20:1)*. Später bilden sich infolge zunehmender Zerstörung der Gelenkflächen, der Bänder und auch der Sehnen charakteristische Deformitäten aus. Im Fingerbereich sieht man unter anderem:

1. die *Schwanenhalsdeformität* (Kap. 20.1.2.2),
2. die *Knopflochdeformität* (Kap. 20.1.2.3),
3. eine *Achsenabweichung* in den Fingergrundgelenken nach ulnar, welche häufig mit Beugekontrakturen kombiniert vorkommt (Kap. 20.1.2.5) und
4. die der Knopflochdeformität am Langfinger entsprechende *90/90 Deformität des Daumens* (Kap. 20.1.2.4).

Hinzu kommen Subluxationen und Luxationen vor allem der Fingergrundgelenke. Sehnenrupturen, die durch den Befall der Sehnengleitgewebe entstehen, können die aus den Deformierungen resultierenden funktionellen Einbußen verstärken.

Der Krankheitsverlauf und das Ansprechen der Erkrankungen auf die konservative anti-rheumatisch-immunologische Behandlung sind individuell sehr unterschiedlich. Rasch progrediente Verläufe mit akutem Beginn und fast bösartiger Zerstörungsneigung werden ebenso wie langsames Fortschreiten mit relativ blanden entzündlichen Schüben und Phasen langandauernder Remissionen beobachtet.

Die *Diagnose* wird aufgrund des klinischen und röntgenologischen Befundes, der Rheumaserologie (Rheumafaktoren nur in ca. 70% positiv) und durch die histologische Untersuchung des bei einer Synovektomie gewonnenen Materials gestellt.

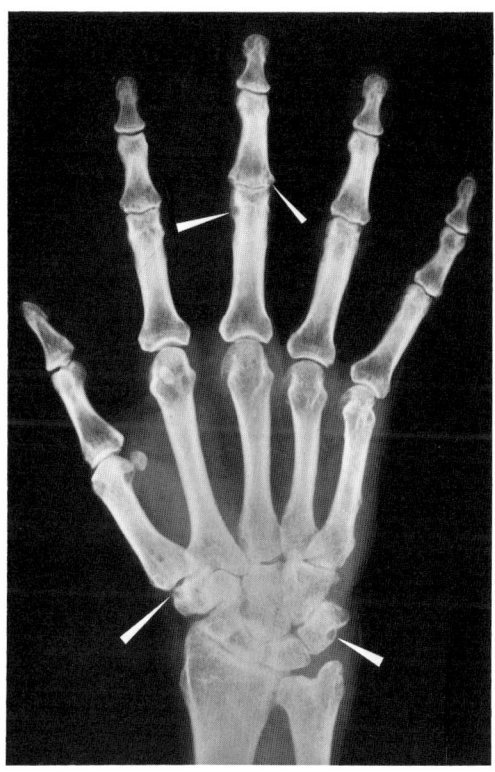

Abb. 20:1 Frühes Stadium einer CP mit Gelenkspaltverschmälerung und Arrosionen der gelenknahen Kortikalis an Finger- und Handwurzelgelenken (↑)

Pathomechanismus der Deformierungen

Die Gelenkveränderungen beginnen mit einer entzündlichen Proliferation der Synovia und einem Gelenkerguß. Der wichtigste Zerstörungsfaktor stellt die aggressive Wucherung der Synovia dar. Sie wächst über Knorpelteile, arrodiert die Kortikalis an der Knochenknorpelgrenze und dringt dort in Markräume zwischen Spongiosabälkchen ein. Dadurch wird das Gelenk sowohl von der Knorpelseite als auch von der Knochenseite her zerstört *(3, 10, 12)*.

Enzyme, die im Rahmen der Entzündung beim Zerfall von Leukozyten freigesetzt werden und den Knorpel angreifen, sollen bei der CP von untergeordneter Bedeutung sein *(4)*.

Ein weiterer Zerstörungsfaktor stellt die intraartikuläre Volumenzunahme durch Erguß und Synovitis dar. Hierdurch kommt es zu Überdehnungen der Kapsel- und Bandanteile mit entsprechender Lockerung und nachfolgenden Subluxationen. An den Sehnen führt eine Infiltration der aggressiven Synovia zwischen die Sehnenfasern zur zunehmenden Strukturauflockerung und bei weiterem Fortschreiten zu Spontanrupturen.

Die Schmerzhaftigkeit der akuten Synovitis, die den Patienten zur Schonung von Fingern und Hand zwingt, kann über eine muskuläre Atrophie zu einem weiteren Verlust der stabilen Gelenkführung beitragen. Zusätzlich treten durch die Erkrankung selbst Muskelveränderungen auf *(3)*.

Chirurgische Möglichkeiten und Indikationsstellung

Die operativen Eingriffe haben entweder eine präventive, den weiteren Zerstörungsprozeß aufhaltende *Zielsetzung,* oder sie sollen helfen, den Funktionsverlust bei bereits eingetretenen Zerstörungen zu mildern (rekonstruktive Maßnahmen).

Präventive Eingriffe sind *Synovektomien,* d. h. die operative Entfernung der aggressiv proliferierten Synovia in befallenen Gelenken und in den Gleitgeweben *(Tenosynovektomie).*

Hierdurch wird der im vorangehenden Abschnitt beschriebene Pathomechanismus der Gelenk- und Sehnenzerstörung unterbrochen oder zumindest hinausgezögert. Zusätzlich wird die quälende Schmerzsymptomatik beseitigt.

Die Indikation zur Synovektomie ist gegeben, wenn trotz konsequent durchgeführter, konservativer Behandlung die Gelenkschwellung anhält. Sie wird dringlich, wenn die ersten Zeichen einer Knochen-Knorpel-Beteiligung im Röntgenbild sichtbar sind. Bei weitergehenden Zerstörungen muß man abwägen, ob noch eine Synovektomie indiziert ist, oder nicht schon Arthrodesen oder ein Gelenkersatz sinnvoll sind.

Im Sehnenbereich wird sie ebenfalls zwingend bei drohenden Sehnenrupturen, wenn die angeschwollene Synovia in den Sehnenscheiden und Sehnenfächern zunehmend zu Strukturauflockerungen führt, oder wenn durch die Gewebsvermehrung zusätzlich eine Nervenkompressionssymptomatik, z. B. im Karpaltunnel, entsteht.

Die Indikation für *rekonstruktive* oder *funktionsverbessernde Eingriffe* ist weniger eindeutig zu stellen. Sie hängt neben den jeweiligen, operativen Möglichkeiten wesentlich von der Einstellung des Patienten ab, wie er seine Behinderung empfindet, und wie er mit ihr zurechtkommt.

Die Auswahl der Eingriffe (Arthroplastiken, Endoprothesenimplantationen, funktionsgerechte Arthrodesen und Umstellungsosteotomien) orientiert sich am Zerstörungsgrad und Befallsmuster sowie am Zustand der Nachbargelenke. Die Vor- und Nachteile dieser zum Teil sich ergänzenden zum Teil miteinander konkurrierenden Verfahren sind dabei genau abzuwägen.

Die zarten, dünnen Haut- und Weichteilverhältnisse mit leichter Verletzbarkeit, ausgeprägten, osteoporotischen Veränderungen und die Zeitdauer bestehender Deformierungen sind weitere Faktoren, die bei der Auswahl und Durchführung der zu Verfügung stehenden Operationsverfahren berücksichtigt werden müssen.

20.1.1 **Synovektomie**

Die operative Entfernung der Synovia wird sowohl als alleiniger Eingriff im Rahmen der protektiven Frühsynovektomie durchgeführt als auch ergänzend bei rekonstruktiven Eingriffen, um hier den Erfolg der Korrekturoperation nicht durch ein Rezidiv zu gefährden.

20.1.1.1 *Handrücken- und Handgelenk*

Auf der Streckseite ist vor allem das Sehnengleitgewebe über dem Handrücken und in den Sehnenfächern über dem distalen Radius betroffen. Die Tenosynovitis kann isoliert oder gemeinsam mit einer Handgelenksynovitis oder einer Synovitis des distalen Radioulnargelenkes vorliegen und imponiert als schmerzhafte Schwellung. Die Beweglichkeit der Sehnen ist durch den Befall der Sehnenfächer häufig eingeschränkt.

Die Freilegung erfolgt meist von einem schrägen oder S-förmig geschwungenen Hautschnitt über der Handwurzel. Das Retinaculum extensorum mit seinen Sehnenfächern wird dargestellt, ulnarseitig am 6. Sehnenfach (Extensor carpi ulnaris) abgelöst und bis zum 1. Sehnenfach nach radial abpräpariert *(Abb. 20:2a)*. Hier bleibt das Retinaculum gestielt. Während der Präparation muß auf die relativ kräftigen dorsalen Hautäste des N. radialis und N. ulnaris zu beiden Seiten des Operationsgebietes ebenso wie auf größere längsverlaufende Venen geachtet werden. Über dem schrägen 3. Sehnenfach ist besondere Vorsicht geboten, um die Sehne des M. extensor pollicis longus, die hier die radialen Handgelenkextensoren im 2. Sehnenfach überkreuzt, nicht zu verletzen und das mit der hier befindlichen Knochenrinne verwachsene Retinaculum nicht versehentlich abzutrennen.

Mit einer geeigneten Synovektomiezange (feine Luer-Zange) und einem feinen scharfen Skalpell werden die Strecksehnen und die eröffneten Sehnenfächer möglichst radikal von gewuchertem Synovialgewebe befreit. Synoviale Sehneninfiltrate werden ebenfalls

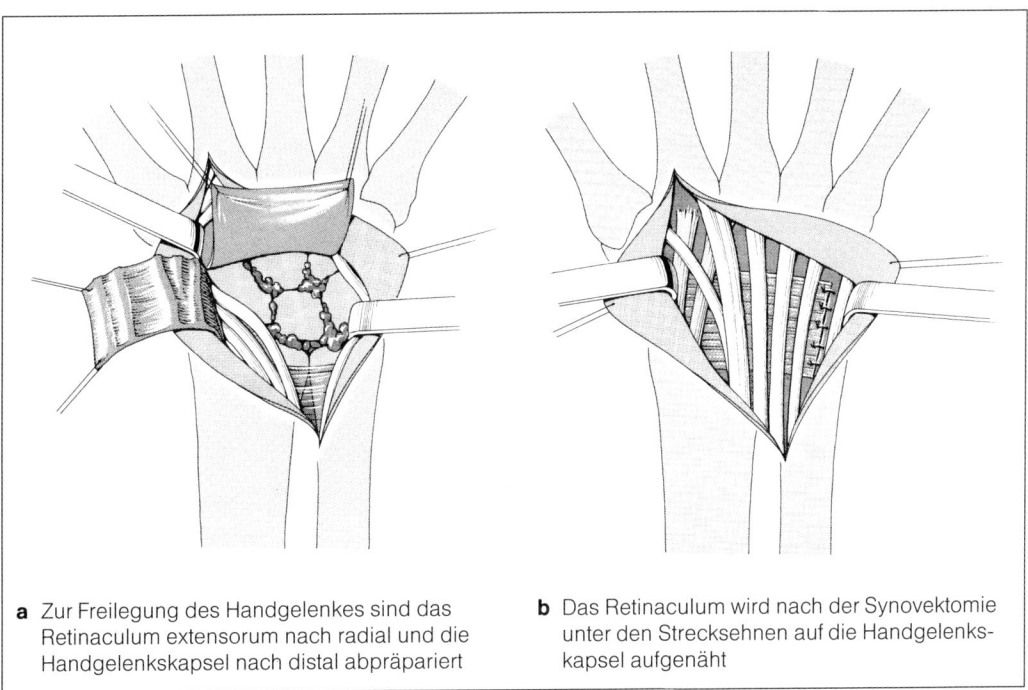

a Zur Freilegung des Handgelenkes sind das Retinaculum extensorum nach radial und die Handgelenkskapsel nach distal abpräpariert

b Das Retinaculum wird nach der Synovektomie unter den Strecksehnen auf die Handgelenkskapsel aufgenäht

Abb. 20:2   Handgelenkssynovektomie

zwischen zu schonenden Sehnenfasern entfernt. Fehlt eine Synovitis des Handgelenkes,
so wird das Retinaculum unter den Strecksehnen
durchgezogen, mit seinem ulnarseitigen
Resektionsrand über der Sehne des M. extensor
carpi ulnaris an seine ursprüngliche Basis
wieder angeheftet *(Abb. 20:2b)* und der Eingriff
nach Einlegen einer Redondrainage und
sorgfältiger Blutstillung durch die Hautnaht
beendet.

Liegt eine Beteiligung des Handgelenkes vor,
so wird dessen Gelenkkapsel nach der Tenosynovektomie
über dem Radiokarpalgelenk
eröffnet und dort die Synovia ebenfalls möglichst
vollständig entfernt, wobei erhalten
gebliegene Ligamenta interossea zwischen
den einzelnen Handwurzelknochen nicht
zusätzlich verletzt werden sollten, um nicht
weitere Subluxationsstellungen zu provozieren.

Ist das *Ellenköpfchen* zerstört, oder behindert
es bei untergegangenem distalen Radio-ulnargelenk
die Handumwendbewegungen, so wird
es reseziert.

Über der queren Inzision der dorsalen Handgelenkskapsel
wird nach der Synovektomie
das Retinaculum wie zuvor beschrieben unter
den Strecksehnen durchgezogen und mit Nähten
fixiert *(Abb. 20:2b)*. Zur Verbesserung einer
eingeschränkten Handgelenksbeugefähigkeit
kann es auch in die Gelenkkapsel zu deren
Erweiterung eingenäht werden.

Häufig liegt auch eine *isolierte Synovitis im
distalen Radioulnargelenk* zwischen Ulnaköpfchen
und gegenüberliegender Handwurzel
oder in der Sehnenscheide der über das distale
Ulnaende ziehenden Sehne des M. extensor
carpi ulnaris vor. Auch hier kann man mit
einer rechtzeitig durchgeführten sorgfältigen
Synovektomie von einem dorsal längs über
dem Radioulnargelenk verlaufenden Hautschnitt
aus die Zerstörung vermeiden oder hinauszögern.
Danach ist die Gelenkkapsel zur
Vermeidung sekundärer Ulnaköpfchenluxationen
nicht nur zu nähen, sondern eventuell
sogar zu raffen.

20.1.1.2 Beugesehnen

Bei einer Synovitis im Karpaltunnelbereich
erfolgt die Freilegung der Sehnen in gleicher
Weise wie bei der Operation eines Karpaltunnelsyndroms,
welches ohnehin durch die
Schwellungen des Sehnengleitgewebes häufig
ausgelöst wird (Kap. 19.3.1: Ursachen).

Im Langfingerbereich kann die gesamte Sehnenscheide
vom 1. Ringband aus über dem
Mittelhandköpfchen bis zum Endglied hin
betroffen sein. Die Freilegung erfolgt hier
von der in der Beugesehnenchirurgie üblichen
W-förmigen Schnittführung *(Abb. 8:7,
S. 174)*. Der Sehnenscheidenkanal wird an
mehren Stellen bei Belassung intakt gebliebener
Ringbänder gefenstert, und von dort aus
erfolgt die Synovektomie beider Beugesehnen
(Abb. 20:3). Sind durch eine länger bestehende
Synovitis die Ringbänder zerstört, so ist
eine Ringbandrekonstruktion notwendig.

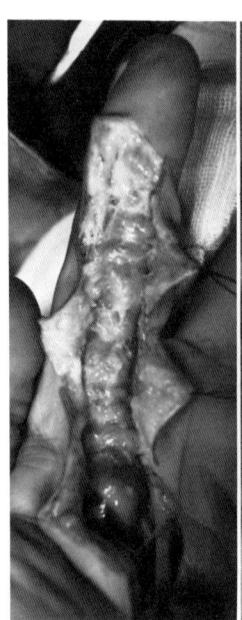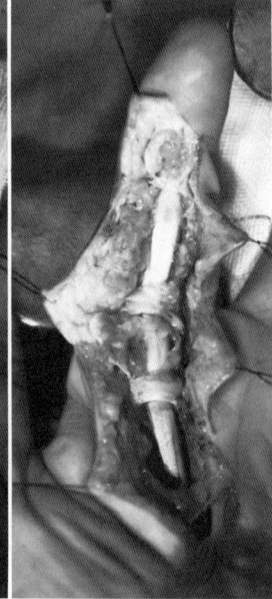

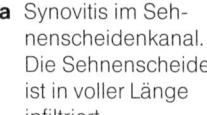

a Synovitis im Sehnenscheidenkanal.
Die Sehnenscheide
ist in voller Länge
infiltriert

b Nach der Synovektomie
erhalten gebliebene
Ringbänder

Abb. 20:3   Beugesehnensynovektomie (Zeigefinger)

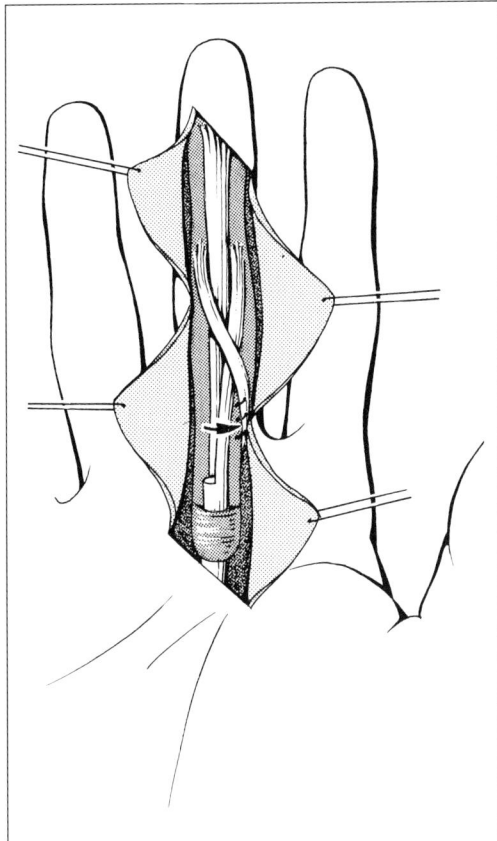

Abb. 20:4   Ersatz eines Ringbandes durch einen Teil der oberflächlichen Beugesehne nach synovitischer Zerstörung des fibrösen Sehnenscheidenkanals

Sie kann durchgeführt werden, indem einer der beiden Schenkel der kürzeren oberflächlichen Beugesehne im Bereich der Aufspaltung abgetrennt, schräg über die verbleibenden Sehnenzüge umgeleitet und an der Basis der Sehnenscheide fixiert wird *(Abb. 20:4)*.

20.1.1.3 *Fingergelenke*

Sehr häufig sind die Fingergrundgelenke (MP-Gelenke), an den Langfingern auch die Mittelgelenke (PIP-Gelenke) und am Daumen auch das Endgelenk (DIP-Gelenk) betroffen, selten hingegen die Langfingerend-

gelenke (DIP-Gelenke) – im Gegensatz zur Psoriasis-Arthritis.
Frühzeitige Synovektomien sind an diesen Gelenken operationstechnisch relativ einfach durchzuführen.

Grundgelenke

Sind mehrere (3 oder 4) Grundgelenke befallen, so empfiehlt sich die operative Freilegung von einer queren dorsalen Hautinzision über den Mittelhandköpfchen. Bei einzeln befallenen Gelenken reicht eine bogenförmig um die Ulnaseite des Gelenkes herumgeführte dorsale Inzision als Zugang aus *(Abb. 16:8 a, S. 298)*. Die über dem Gelenk von der Streckseite seitlich zu den Sehnen der Handbinnenmuskeln ziehenden Faserzüge (vgl. Sehnenhäubchen, *Abb. 9:1,* S. 189) werden ca. 2 mm radial der Sehne parallel zu ihrem Verlauf durchtrennt, und die Sehne wird nach ulnar weggehalten. Nach Eröffnen der eigentlichen Gelenkkapsel kann die gewucherte Synovia im dorsalen Rezessus und bei Längszug am Finger auch in den seitlichen Abschnitten nahezu vollständig entfernt werden. Eine maximale Beugung des Fingers im Grundgelenk und ein gleichzeitiges Anheben des Mittelhandköpfchens mit einem feinen Einzinkerhaken ermöglicht im allgemeinen auch die Ausräumung des beugeseitigen Gelenkrezessus. Anschließend wird die Inzision im radialen Anteil des sogenannten Sehnenhäubchens wieder vernäht. Der Eingriff muß häufig kombiniert werden mit der Behandlung einer ulnaren Fingerabweichung (Kap. 20.1.2.5), einer Zentrierung der Strecksehnen über der Gelenkmitte (Kap. 9.2.4, *Abb. 9:15)* und anderen Korrekturen.
Das Vorgehen am Daumengrundgelenk ist weitgehend gleichartig, der Zugang erfolgt entweder wie bei der Versorgung einer ulnaren Seitenbandläsion (S. 134) oder das Gelenk wird zwischen den Sehnen des M. extensor pollicis longus und M. extensor pollicis brevis freigelegt.

Mittelgelenke (PIP-Gelenke)

Als Zugang hat sich eine bogenförmige dorso-ulnar (am kleinen Finger dorso-radial) um das Gelenk herumgeführte Hautinzision bewährt *(Abb. 16:8 a,* S. 298). Darunter wird der Mittelzügel der Streckaponeurosse dargestellt. Beidseits dieses Strecksehnenzügels erfolgt die Eröffnung der Gelenkkapsel und die Entfernung der Synovia im dorsalen Rezessus unter dem Mittelzügel. Wenn eine weitergehende Synovitis bis in den beugeseitigen Gelenkrezessus hin vorliegt, dann empfiehlt sich die Durchtrennung des ulnaren (am kleinen Finger des radialen) Seitenbandes *(7, 12).* Danach kann das Gelenk aufgeklappt und die Synovektomie auch im beugeseitigen Bereich vervollständigt werden. Anschließend erfolgt die Naht des Seitenbandes und der durchtrennten Faserzüge zwischen Mittel- und Seitenzügel. Auch nach einer Seitenbanddurchtrennung mit nachfolgender Naht ist ohne Nachteil für den Patienten nach 2 bis 3 Tagen eine frühzeitige aktive Übungsbehandlung möglich. Lediglich ein seitliches Verkanten des betroffenen Fingers ist zu vermeiden.

Endgelenke (DIP-Gelenke)

Eine gelegentlich notwendige Synovektomie der *Endgelenke* kann in der gleichen Weise wie bei den Mittelgelenken von einer L-förmigen oder schräg dorsal über das Gelenk angelegten Schnittführung erfolgen (gegebenenfalls auch mit operativer Durchtrennung eines Seitenbandes) *(Abb. 16:8 a,* S. 298).

Daumensattelgelenk

Ein betroffenes *Daumensattelgelenk* wird vom gleichen Zugang wie bei der offenen Reposition einer Bennett-Fraktur (Kap. 5.3.5) aus eröffnet und bei gleichzeitigem Zug am Daumen von der synovialen Wucherung befreit. Die radialen Bandverbindungen zwischen der Basis des 1. Mittelhandknochens und dem Os trapezium werden anschließend gerafft und eventuell mit einem kleinen Sehnenstreifen verstärkt.

20.1.2 Rekonstruktive Maßnahmen an Sehnen und Bändern

20.1.2.1 Behandlung von Sehnenrupturen bei der chronischen Polyarthritis

Die Indikation zur operativen Behandlung ist bei jeder frischen Sehnenruptur dringlich. Die Wiederherstellung kann wie bei posttraumatischen Sehnendefekten erfolgen (Kap. 9.4):
1. durch eine Sehnentransplantation,
2. durch eine Sehnentransposition oder
3. durch Annähen des distalen Sehnenstumpfes an eine Sehne mit verwandter Funktion und Verlaufsrichtung

Eine direkte Sehnennaht kommt im allgemeinen wegen der Zerstörung der Sehnenstruktur im Rupturbereich nicht in Frage. Liegt die Ruptur eine längere Zeit zurück, so sind die unter 2 und 3 genannten Möglichkeiten vorzuziehen, da bereits degenerative Veränderungen in der zugehörigen Muskulatur eingetreten sind.

Die einzelnen Verfahren sind für die Strecksehnen auf den Seiten 202 und 203 für die Beugesehnen auf den Seiten 181f., Kap. 8.5 beschrieben.

20.1.2.2 Schwanenhalsdeformität

Bei dieser in fortgeschrittenen Stadien der chronischen Polyarthritis relativ häufigen Deformität werden in schwanenhalsähnlicher Weise Grund- und Endgelenk in Beugung und das Mittelgelenk in Überstreckstellung gehalten *(Abb. 20:5 a).* Dadurch ergibt sich eine Behinderung des Faustschlusses und des feinen Spitzgriffes zwischen Daumen und betroffenem Langfinger. Zu Grunde liegen vor allem Änderungen in den Spannungsverhältnissen des Strecksehnenmittelzügels und eine Verlagerung der Zugrichtung der Handbinnenmuskeln. Ursächlich kommen hierfür unter anderem synovitische Schwellungen in dorsalen

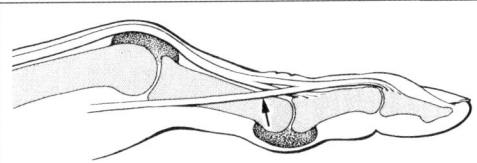

a Die Seitenzügel und die Sehnen der Handbinnenmuskulatur sind nach dorsal über das Mittelgelenk gerutscht

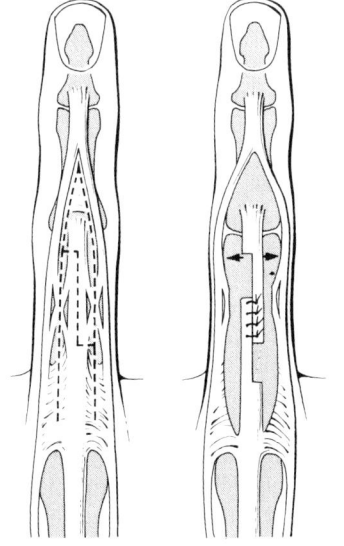

b Schematische Darstellung einer Z-Verlängerung des Strecksehnenmittelzügels und einer Verlagerung der seitlichen Sehnenzügel nach lateral und palmar

Abb. 20:5   Schwanenhalsdeformität

Abschnitten des Grund- und Endgelenkes und in den palmaren Anteilen des Mittelgelenkes *(12)* oder eine beginnende palmare Subluxation in den Grundgelenken *(6)* in Frage.

Bei leichteren Formen ist nur der Beginn des Beugevorganges erschwert. Sobald die Seitenzügel über die Kondylen des Grundgliedköpfchens gerutscht sind, gelingt noch der Faustschluß. In Spätstadien ist die Fehlstellung fixiert.

Die Deformität kann auch ohne Polyarthritis im Rahmen spastischer Erkrankungen oder ohne erkennbare Ursache bei Jugendlichen

auftreten. In diesen Fällen kommen auch die in Kap. 17.2.5, S. 313 angegebenen Verfahren der beugeseitigen Tenodese in Frage.

Die Aussichten auf einen dauerhaften operativen Korrekturerfolg sind trotz der zahlreich vorgeschlagenen Operationsverfahren gering. Bei erhaltener Gelenkstruktur, wenn zumindest eine passive Beugefähigkeit vorliegt, kann man neben anderen Möglichkeiten *(6, 12)* versuchen, den Mittelzügel Z-förmig zu verlängern und dabei durch paralleles Einschneiden der seitlichen Sehnenfasern die Seitenzügel zu mobilisieren *(Abb. 20:5 b)*. In ausgeprägten Fällen zeigen jedoch funktionsgerechte Arthrodesen der Mittelgelenke am ehesten eine gewisse Funktionsverbesserung.

20.1.2.3 *Knopflochdeformität*

Auch bei der im Rahmen einer chronischen Polyarthritis auftretenden Knopflochdeformität gilt der Behandlungserfolg im Gegensatz zur posttraumatisch entstandenen (Kap. 9.2.2) als sehr unsicher *(6, 12)*. Dies ist unter anderem darauf zurückzuführen, daß hierbei die Veränderungen nicht nur die Sehnen allein, sondern auch Strukturen des Gelenkes selbst (Seitenbänder, Kapselgewebe, beugeseitige fibröse Gelenkplatte) betreffen.

Meist liegt eine durch synoviale Schwellung des Mittelgelenkes ausgelöste Überdehnung oder eine durch synovitische Infiltration verursachte Zerstörung des Strecksehnenmittelzügels über dem Mittelgelenk vor. Wie bei der posttraumatischen Knopflochdeformität rutscht das Grundgliedköpfchen daraufhin zwischen den Seitenzügeln nach dorsal hindurch, und es kommt zur charakteristischen Beugestellung im Mittelgelenk bei gleichzeitiger Überstreckung im Endgelenk *(Abb. 9:10, S. 159)*.

In Fällen mit knöchern wenig zerstörtem Gelenk kann gleichzeitig mit der Synovektomie eine Raffung oder Reinsertion des Mittelzügels mit temporärer Kirschnerdrahtarthrodese für 5 Wochen *(Abb. 9:11a, S. 196) (6)* und gleichzeitiger Raffung der Verbindungszüge

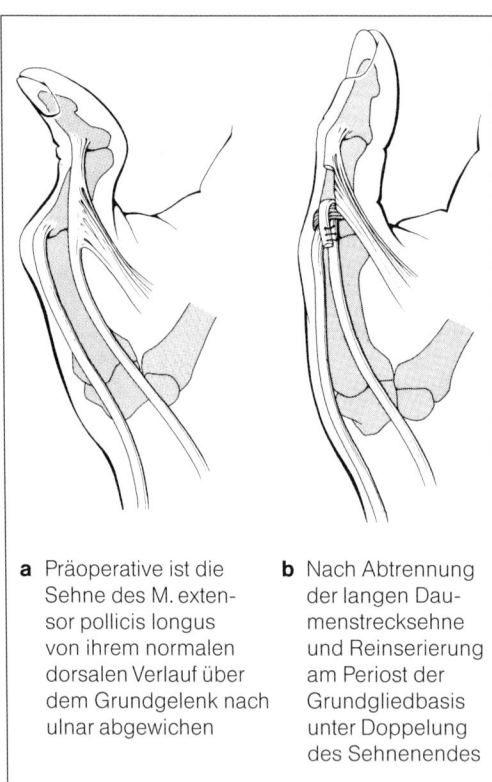

a Präoperative ist die Sehne des M. extensor pollicis longus von ihrem normalen dorsalen Verlauf über dem Grundgelenk nach ulnar abgewichen

b Nach Abtrennung der langen Daumenstrecksehne und Reinserierung am Periost der Grundgliedbasis unter Doppelung des Sehnenendes

Abb. 20:6   Operation zur Korrektur der *Knopflochdeformität des Daumens* (90/90-Deformity) *(10)*

zwischen den beiden Seitenzügeln über der Basis des Mittelgliedes oder eines der anderen in *Abb. 9:13* (S. 197) dargestellten Verfahren versucht werden. Liegen gröbere Gelenkzerstörungen vor, so kann man bei guten Hautverhältnissen und erhaltenem Streckapparat eine Endoprothesenimplantation *(13, 14)* oder bei ungünstigen Verhältnissen, bei denen auch die passive Streckfähigkeit aufgehoben ist, eine funktionsgerechte Arthrodese, die zusätzlich eine sichere Schmerzfreiheit bewirkt, durchführen.

20.1.2.4 Deformitäten im Daumenbereich

Im Bereich des Daumens kann eine der *Knopflochdeformität* der Langfinger ähnliche Fehls-

tellung auftreten *(Abb. 20:6a, Abb. 20:7)*. Durch eine Synovitis kommt es zur Überdehnung oder infiltrativen Auflockerung der dorsalen Gelenkkapselanteile des Daumengrundgelenkes und der über das Grundgelenk ziehenden und an der Basis des Grundgliedes ansetzenden Sehne des M. extensor pollicis brevis. Es handelt sich um den entsprechenden Mechanismus wie bei der Überdehnung des Strecksehnenmittelzügels am Langfinger.

Die dorso-ulnar über das Grundgelenk zum Endgelenk ziehende Sehne des M. extensor pollicis longus kann dabei nach ulnar abgedrängt werden, wobei diese Abweichung durch den Zug der ulnar mit dieser Sehne zusammenhängenden Aponeurose des M. adductor pollicis verstärkt wird *(Abb. 20:6a)*. Auch die in die radiale Streckaponeurose einstrahlenden Fasern der Ansätze der Daumenballenmuskeln (in erster Linie des M. abductor pollicis brevis) rutschen auf der Gegenseite vor die Beugeachse des Daumengrundgelenkes. Gleichzeitig kommt es hierdurch zur Überstreckung des Daumenendgelenkes. Die im Extremfall rechtwinklige Beuge- und Streckfehlstellung der beiden Daumengelenke hat zur englischen Bezeichnung *Ninety-to-Ninety-Deformity* geführt.

Eine die Gelenkfunktion erhaltende Korrektur ist meist nur in Anfangsstadien möglich. Sie wird kombiniert mit einer Synovektomie und besteht im allgemeinen in einer Raffung der Sehne des Extensor pollicis brevis und in einer Ablösung der langen Daumenstrecksehne, die unter einem queren Perioststreifen an der Basis des Grundgliedes durchgezogen, distal umgeschlagen und relativ straff proximal des Gelenkes mit sich selbst vernäht wird *(10, 11)*. Zusätzlich empfiehlt sich für 5 Wochen eine temporäre Kirschnerdrahtarthrodese. Die Streckung im Endgelenk erfolgt durch die weiterhin in die distal verbliebene Streckaponeurose einstrahlenden und von den genannten Handbinnenmuskeln herkommenden seitlichen Faserzüge *(Abb. 20:6b)*.

Im Falle einer weitergehenden Gelenkzerstörung kann, sofern das Sattelgelenk beweglich ist, eine Arthrodese des Grundgelenkes (Kap.

20.1.3) in Streckstellung und unter leichter knöcherner Verkürzung am günstigsten sein.

Eine weitere funktionell im Daumenbereich störende Fehlstellung, die in einer Adduktion des 1. Mittelhandstrahles bei gleichzeitiger Überstreckstellung oder Subluxation im Grundgelenk besteht, wird durch Veränderungen im Daumensattelgelenk (Karpometakarpalgelenk I) ausgelöst. Hier kommt eine Sattelgelenksarthroplastik (Sehneninterposition oder Silasticplatzhalter, Kap. 7.3.2 und 20.1.4) kombiniert mit einer Ablösung der Ursprünge der kontrakten Daumenadduktionsmuskulatur in Frage (M. interosseus dorsalis I am Metakarpale I und Durchtrennung der Aponeurose des M. adductor über dem Grundgelenk).

20.1.2.5 Ulnare Fingerdeviation

Diese relativ häufige (30–40%) und für die CP charakteristische Deformität *(Abb. 20:7)* wird durch das Zusammenspiel mehrerer Faktoren verursacht *(6)*.
Eine Überdehnung der Kollateralbänder infolge der synovialen Schwellung stellt die Voraussetzung für ihr Entstehen dar. Die Abweichung zur Ellenseite kann dann durch

die normalerweise auch an der gesunden Hand vorkommende ulnare Zugrichtung der Strecksehnen ausgelöst werden. Sie verstärkt sich, wenn durch eine Synovitis des distalen Radioulnargelenkes das Handgelenk in Radialabduktion gehalten wird. Sie ist gleichsam fixiert, wenn die Strecksehnen von der Mitte des Mittelhandköpfchens in die ulnare Interdigitalgrube neben dem Grundgelenk abgerutscht sind. In solchen Fällen besteht zusätzlich ein aktives Streckdefizit im Grundgelenk (Kap. 9.2.4, S. 199). Der von radial gegen die Langfinger gerichtete Druck des Daumens beim Zupacken und Veränderungen in den Handbinnenmuskeln (teils Atrophien, teils Tonuserhöhungen) kommen hinzu.

Operativ stehen neben der Synovektomie folgende drei Maßnahmen zur Verfügung:
1. Die Raffung des radialen Kollateralbandes; dabei werden beide Seitenbänder vom Mittelhandköpfchen abgelöst, das radialseitige möglichst mit einer kleinen Knochenlamelle, mit der es weiter proximal am Köpfchen refixiert wird *(1) (Abb. 20:8)*.
2. Die Beseitigung der Strecksehnenverlagerung über dem Grundgelenk nach einem der in *Abb. 9:15, S. 200* gezeigten Verfahren.

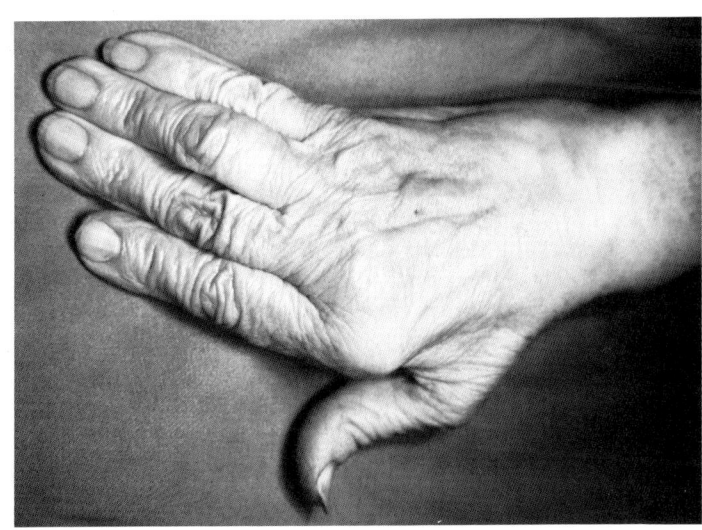

Abb. 20:7   Durch chronische Polyarthritis entstandene Ulnardeviation der Langfinger kombiniert mit einer Knopflochdeformität des Daumens (s. auch *Abb. 20:6*)

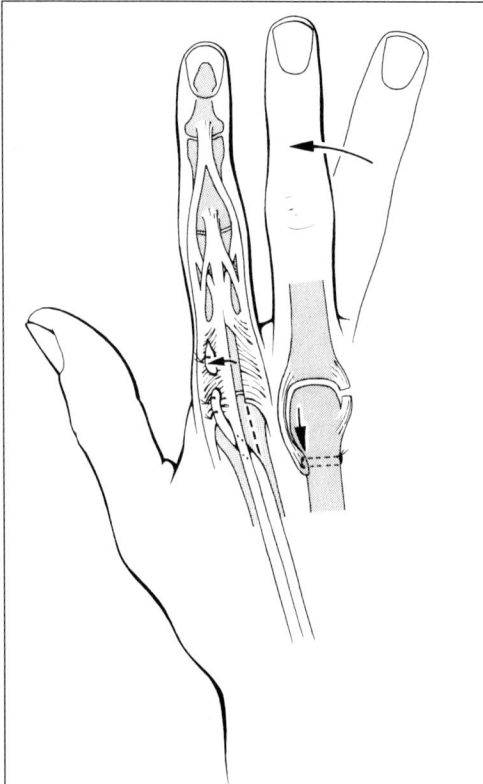

Am 3. Finger ist das radiale Kollateralband mit einer Knochenlamelle nach proximal versetzt, das ulnare bleibt durchtrennt.
Am Zeigefinger ist die Sehne des M. extensor indicis proprius auf die radialen Faserzüge des Streckapparates nach dessen Raffung und nach der am 3. Finger gezeigten Seitenbandverlagerung umgesetzt (weitere Maßnahmen siehe Abb. 9:15)

Abb. 20:8   Korrekturen der ulnaren Fingerdeviation

3. Die Verstärkung des für die Radialabduktion des Zeigefingers zuständigen dorsalen M. interosseus I durch ein Umsetzen der Extensor indicis proprius-Sehne auf die radialen Anteile der Streckaponeurose *(Abb. 20:8).*
Vielfach empfiehlt es sich, alle drei Maßnahmen gleichzeitig anzuwenden und bei stärkeren Abweichungen noch durch eine Sehnendurchtrennung der ulnaren Mm. interossei zu

ergänzen. Zusätzlich sollten stets eine Synovektomie des distalen Radioulnargelenkes oder andere sinnvolle Korrekturen, die die Radialabduktion des Handgelenkes beseitigen (z. B. radiokarpale Arthrodese), erfolgen.
Bei *Zerstörung* der Gelenkfläche ist es sinnvoll, Arthroplastiken oder Kunstgelenkimplantationen mit den genannten Maßnahmen zu kombinieren (Kap. 20.1.4, *Abb. 20:10).*

Die postoperative *Nachbehandlung* besteht zunächst in einer 3wöchigen Ruhigstellung auf einer die Finger nach radial haltenden beugeseitigen Gipsschiene. Diese wird nach drei Tagen täglich 1- bis 2mal für eine krankengymnastische Übungsbehandlung, bei der jedoch eine Ulnarabweichung der Finger vermieden werden muß, und bei der die Gelenke vorsichtig geführt durchbewegt werden, abgenommen. Später empfiehlt sich eine mehrmonatige Weiterbehandlung mit speziellen dynamischen Schienen, deren genaue Darstellung den Rahmen dieses Buches sprengen würde, so daß auf die reichlich vorhandene weiterführendes Literatur verwiesen wird *(8).*

20.1.3 Arthrodesen

Indikation

Arthrodesen zerstörter Gelenke haben unter anderem bei der chronischen Polyarthritis den Effekt, daß mit dem knöchernen Durchbau der Krankheitsprozeß für dieses Gelenk beendet ist und eine Stabilität erreicht wird. Wegen des vollständigen Bewegungsverlustes kommt dieses Verfahren jedoch nur an bestimmten Gelenken und nach eingehenden Überlegungen bezüglich des Befallsmusters an der Gesamthand, der Erkrankungsprogredienz und der funktionellen Ansprüche des Patienten in Frage.
Für eine Arthrodese geeignet sind das Handgelenk einschließlich der Handwurzelgelenke, das Daumengrund- und Endgelenk, sofern im Sattelgelenk eine ausreichende Beweglichkeit vorhanden ist, und die Langfingerendgelenke. Ungeeignet sind die Langfingergrundgelenke.

An den Mittelgelenken hat man sich je nach Gesamtsituation der Hand zwischen der Arthrodese und bewegungserhaltenden Arthroplastiken oder Kunstgelenkimplantationen zu entscheiden.

Operative Voraussetzungen

Bei der Auswahl der Arthrodeseverfahren und bei ihrer Durchführung sind die Besonderheiten der Skelett- und Weichteilverhältnisse des Rheumatikers wie Osteoporose, leichte Verletzlichkeit der Haut und eventuell veränderte Festigkeit der Sehnenstrukturen zu berücksichtigen. Daher können die sonst bei arthrotischen oder posttraumatischen Veränderungen idealen Platten- oder Schraubenosteosynthesen (Kap. 7.2) in Einzelfällen problematisch sein (Gefahr des Auslockerns von Schrauben, Auftragen von Osteosynthesematerial unter den Weichteilen mit der Gefahr von Sehnenrupturen und Hautnekrosen).

Operatives Vorgehen

Die schwierigen Verhältnisse bei der chronischen Polyarthritis werden z. B. in dem von *Mannerfelt* für die *Handgelenksarthrodese* angegebenen Verfahren berücksichtigt *(8)*. Nach einer Resektion des in den Zerstörungsprozeß des Handgelenkes miteinbezogenen Ellenköpfchens werden die Gelenkflächen zwischen Radius und proximaler Handwurzelreihe sowie zwischen den Handwurzelknochen untereinander und das 3. Karpometakarpalgelenk entknorpelt und sparsam reseziert. Von einem ulnarseitig vorgebohrten Knochenfenster im 3. Mittelhandknochen wird ein Rushpin in die Markhöhle dieses Mittelhandknochens eingefädelt und über die Handwurzel in den Radius unter Bildwandlerröntgenkontrolle eingeschlagen. Der Einschlaghaken des Rushpins verbleibt dabei ohne Gefahr für Haut oder Strecksehnen im Interdigitalraum zwischen 3. und 4. Mittelhandknochen. Durch eine zusätzliche Metallklammer, die einerseits im distalen Radius und andererseits im Metacarpale III oder einem Handwurzelknochen

befestigt wird, erfolgt die Sicherung der Rotationsstabilität. Kombiniert wird diese Operation häufig mit einer Synovektomie der Strecksehnen.

Bei unkomplizierten Hautverhältnissen ist jedoch auch bei der chronischen Polyarthritis eine Handgelenksarthrodese mit einer entsprechend vorgeschränkten schmalen DC-Platte *(Abb. 7:11,* S. 156) oder speziellen, wenig auftragenden Arthrodeseplatten aus Titan möglich.

An den für eine Arthrodese in Frage kommenden *Fingergelenken* ist es aus den obengenannten Gründen meist ratsam, lediglich 2 bis 3 Kirschnerdrähte zur Osteosynthese der resezierten Gelenkfläche zu verwenden. Diese sollten sich wie bei Korrekturosteotomien *(Abb. 5:22,* S. 111) und Frakturen *(Abb. 5:3,* S. 97) nicht im Arthrodesenspalt kreuzen. Bei unkomplizierten Hautverhältnissen kommen ebenfalls die im Kap. 7.2, S. 152f. angegebenen Schrauben- und Plattenosteosynthesen in Frage. Die auf Seite 153 angegebenen Winkelmaße für die Versteifung gelten auch hier.

20.1.4 Arthroplastiken – Endoprothesen

Indikation

Seit etwa 1970 hat in der Rheumachirurgie der Hand zunehmend der Ersatz zerstörter Gelenke durch künstliche Implantate die in den Jahrzehnten zuvor entwickelten Methoden der Resektions- und Interpositionsarthroplastiken an Fingergrundgelenken und am Daumensattelgelenk in ihrer Bedeutung zurückgedrängt. Vor allem die von *Swanson* entwickelten Implantate aus Silikon-Kautschuk *(13, 14)* haben weite Verbreitung gefunden. Die Vorteile dieser Verfahren gegenüber den herkömmlichen Arthroplastiken bei der chronischen Polyarthritis bestehen in der meist besseren Beweglichkeit mit guter Seitenstabilität, einer guten Korrektur der Achsenabweichung und einer geringen Rezidiv-

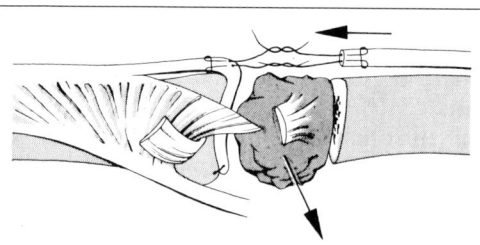

a Köpfchenresektion mit Interposition des distalen Strecksehnenstumpfes zwischen Grundphalanxgelenkfläche und verbleibendem Mittelhandknochen, dessen Resektionsränder abgerundet werden

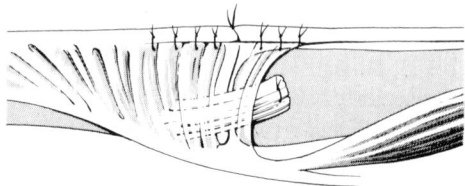

b Die Kollateralbänder sind refixiert, der proximale Strecksehnenstumpf über dem neugebildeten Gelenk ist wieder an die distale Strecksehne angenäht, ebenso das seitliche intertendinöse Gewebe zwischen Strecksehne und Handbinnenmuskulatur

Abb. 20:9   Resektionsarthroplastik nach *Vainio*

gefahr hinsichtlich des Auftretens erneuter Fehlstellungen, und sie lassen sich im allgemeinen technisch relativ einfach durchführen. Die Silikonimplantate nehmen eine Mittelstellung zwischen Arthroplastik und endoprothetischem Fingergelenkersatz ein. Ihre große Verbreitung gegenüber anderen Kunstgelenken *(6)* mag darin begründet sein, daß sie für den osteoporotischen Knochen aufgrund ihrer relativ lockeren und elastischen Verankerung und der Gewebsfreundlichkeit des Materials die geringste Belastung darstellen, und daß man auch beim Auftreten von Komplikationen wie Materialbruch, Infekt und anderem noch immer die Möglichkeit zur Arthroplastik behält. Beide Verfahren setzen jedoch weitgehend intakte Sehnenverhältnisse voraus.

Operative Durchführung

Resektionsarthroplastik

Als Beispiel für eine Resektionsarthroplastik, mit der eine funktionell wertvolle Beweglichkeit wiedererlangt oder bewahrt werden kann, sei hier unter verschiedenen Möglichkeiten *(6, 12)* das Verfahren nach *Vainio (16)* angeführt *(Abb. 20:9)*. Hierbei werden nach Resektion des zerstörten Mittelhandköpfchens die Seitenbänder von ihrem Ansatz am Köpfchen abgetrennt und geschont. Die in Höhe der knöchernen Resektion ebenfalls durchtrennte Strecksehne wird aus dem nach beiden Seiten zu den Sehnen der Handbinnenmuskeln abgehenden Fasergewebe ausgelöst. Der distale Sehnenstumpf wird zwischen Grundglied und Mittelhandknochen interponiert und an der beugeseitigen Gelenkkapsel fixiert. Das Annähen des proximalen Sehnenstumpfes an den distalen über der Rückseite des neu gebildeten Gelenkes ermöglicht wieder die Fingerstreckfähigkeit. Die Seitenbänder werden über transossäre Nähte dorso-lateral am verbliebenen Mittelhandknochen sorgfältig reinseriert und die zuvor abgetrennten seitlichen Anteile des Streckapparates wieder auf die Strecksehnen angeheftet *(Abb. 20:9b)*. Zusätzlich kann eine Durchtrennung der ulnaren Interosseus-Sehnen beim Vorliegen einer ulnaren Fingerdeviation notwendig werden. Der postoperative elastische Bindenverband erlaubt eine frühzeitige Beweglichkeit der nicht operierten Gelenke und hält die Grundglieder nach dorsal und radial für ca. 4 Wochen fixiert.

Grundgelenkersatz durch Swanson-Implantate

Zur Implantation der Silastickörper *(Abb. 20:10)* wird der meist nach ulnar neben das Gelenk abgewichene Strecksehnenapparat parallel zur Strecksehne inzidiert und zur Seite gehalten. Nach knochennaher Abtrennung der Seitenbänder am Metakarpalköpfchen wird dieses am Übergang zur Metaphyse reseziert. Zur besseren Auflage des verdickten Prothesenmittelstückes mit seinen

Querschenkeln sind an der Basis des Grund-gliedes und an der Resektionsfläche des Meta-karpale kleine quere Knochenrinnen sinnvoll. Nach entsprechendem Ausfräsen der beiden Markhöhlen werden mit Hilfe resterilisierba-rer Probekörper die geeignete Implantatgröße bestimmt und der Originalsilastickörper mög-lichst schonend eingesetzt. Außerdem ist dar-auf zu achten, daß keinerlei scharfe Knochen-kanten das Mittelstück des Silastickörpers ver-letzen können, da sonst eine frühzeitige Zer-störung des Implantates droht. Deswegen wer-den, sofern es die Knochenstruktur erlaubt, seit einigen Jahren kragenartige Metallman-schetten um die zentralen Teile der Silikonzap-fen herum aufgesetzt *(Abb. 20.10 b u. c)*. Das radiale Seitenband wird am Periost des Mittel-handknochens reinseriert und der Streckappa-rat gegebenenfalls durch radiale Raffnähte über die Gelenkmitte anatomiegerecht rezen-triert.

Um das Silasticimplantat herum bildet sich innerhalb weniger Wochen zusätzlich zu ver-bliebenen Gelenkkapselresten eine feste Bin-degewebskapsel aus, die dem Gelenk eine wei-tere Stabilität verleiht. Postoperativ schließt sich eine Ruhigstellung mit einer palmaren Gipsschiene in 30° Beugestellung der Grund-gelenke an. Nach ca. 5 Tagen beginnt die über-wiegend aktive Übungsbehandlung, die zunehmend intensiviert und mehrere Monate weitergeführt wird. Sie kann durch das Tragen entsprechender dynamischer Spezialschienen *(9)* ergänzt werden.

Weitere Verwendung, die allerdings kritisch zu sehen ist, fanden Silikonimplantate bei zer-störtem Daumensattelgelenk. Hierbei wurde das resezierte Os trapezium ersetzt. Die Veran-kerung des an einer Seite zapfenförmig auslau-fenden Silasticimplantates erfolgte mit Hilfe dieses Zapfens in der Basis des Metakarpale I. Eine zusätzliche Verstärkung der radial über

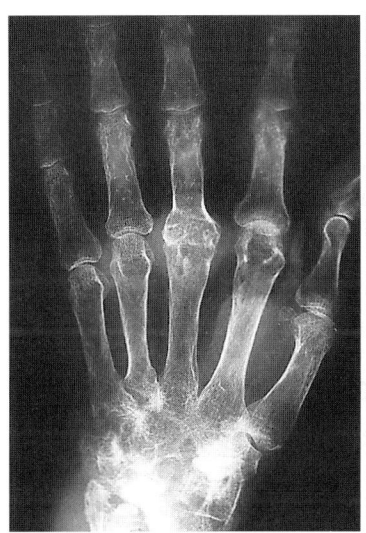
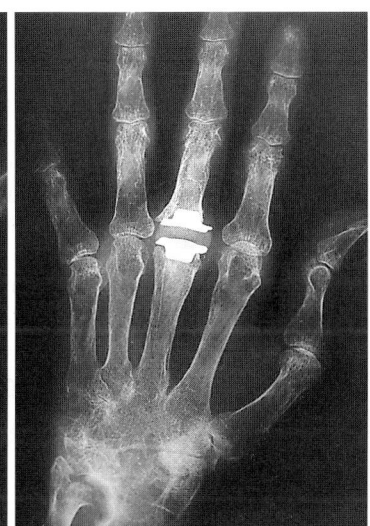
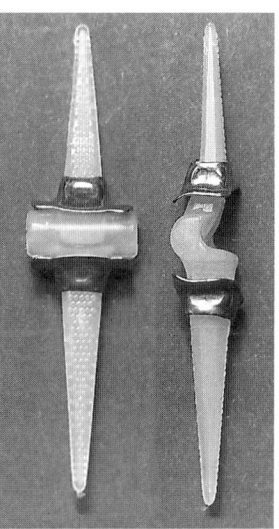

a Zerstörtes Mittelfingergrund-gelenk bei ausgeprägter chroni-scher Polyarthritis

b In das Grundgelenk des Mittel-fingers implantierte Endoprothese; erkennbar sind eine knöcherne Sklerosierung um den Silikon-körper im Mittelhandknochen und die Metallmanschetten

c Die Prothese vor dem Ein-setzen.
Die seitliche Aufnahme ver-deutlicht den Aufbau des beweglichen Mittelstückes, die Metallmanschetten sind aufgesetzt

Abb. 20:10   Langfingergrundgelenksersatz durch eine Swansonendoprothese

dem Implantat vernähten Gelenkkapsel durch einen abgespaltenen und am distalen Ansatz gestielten Sehnenstreifen aus der Sehne des M. extensor carpi radialis longus sollte die Gefahr einer Luxation verringern *(14)*. Der Nachteil gegenüber einer Sehneninterpositionsarthroplastik *(Kap. 7.3.2, Seite 159)* war der kaum zu vermeidende Silikonabrieb, der häufig heftige Fremdkörperreaktionen auslöste *(Kap. 7.3.2)*. Bei den Fingerprothesen ist diese Problematik kaum aufgetreten, da hier der Silikonkörper auf seine Eigenelastizität beansprucht wird und weniger gegenüber Nachbarknochen Abrieb entsteht. Weitere Beispiele bei nicht rheumatischen Veränderungen waren der Mond- oder Kahnbeinersatz.

Als **Handgelenksprothesen** kommen ebenfalls *Swanson*-Implantate oder titanbeschichtete Metallendoprothesen mit Keramikkopf und Polyäthylenpfanne nach *Meuli* oder ähnliche Modelle anderer Entwickler in Frage. Im Gegensatz zur Arthrodese bleibt hierdurch im allgemeinen eine Gesamtbeweglichkeit in dorso-palmarer Richtung von 80–100° möglich.

Komplikationen

Auf die Gefahr, die sich durch die geringe Festigkeit des Knochens, der Sehnengewebe und der Haut ergeben, wurde bereits hingewiesen (Kap. 20.1, S. 356). Nur durch überlegte schonende Operationstechnik und bei Verwendung von Implantaten, die den Verhältnissen bei der chronischen Polyarthritis Rechnung tragen, lassen sich Komplikationen wie Implantatlockerungen mit zusätzlicher Knochenzerstörung, provozierte Sehnenrupturen und Weichteilnekrosen auf Ausnahmefälle beschränken.

Nach Synovektomien können durch eine erneute Wucherung, ausgehend von zurückgelassenem Gewebe, Rezidive entstehen oder, falls gedehnte Bänder und Sehnen einerseits nicht oder andererseits zu stark gerafft werden, drohen instabile Gelenke und die in den vorangehenden Abschnitten erwähnten Fehlstellungen.

Wird bei der Beugesehnensynovektomie im Sehnenscheidenbereich der Finger auf eine Rekonstruktion zerstörter Ringbänder verzichtet, so kann ein lästiges subkutanes Vorspringen der Sehnen die Gebrauchsfähigkeit erheblich beeinträchtigen (Kap. 8.1, *Abb. 8:4*).

Kommt es bei Arthroplastiken nach einiger Zeit wieder zu den alten Fehlstellungen, können fehlende bzw. ungenügende Seitenbandkorrekturen, Fehler in der Nachbehandlung oder ein erneutes Fortschreiten der Erkrankung die Ursache sein.

Gelenkendoprothesen können brechen, auslockern, dabei dislozieren oder den Knochen zusätzlich zerstören. Je nach röntgenologischem und funktionellem Befund kann es sinnvoll sein, die Implantate zu belassen, auszuwechseln oder durch eine Arthroplastik oder Arthrodese zu ersetzen. Operationstechnische Mängel (z. B. Verletzungen des Silastikkörpers bei einer Prothesenimplantation) können das Auftreten derartiger Komplikationen begünstigten.

Auf die Gefahr einer sogenannten Silikonsynovitis als Reaktion auf Abriebpartikel bei Silikonprothesen im Handwurzelbereich wurde in den entsprechenden Kapiteln (7.3.2, 5.5.4) hingewiesen. Diese Gefahr scheint bei den Fingergelenkprothesen nicht in diesem Umfang zu bestehen, da hier eher die Eigenelastizität des Silikons beansprucht wird, als daß es zu ausgedehnteren Reibungen gegen Knochenstrukturen kommt. Dadurch entstehen weniger für die granulomatöse Entzündung verantwortliche Abriebpartikel.

20.2 Weitere Gelenkentzündungen

Zahlreiche Infektionskrankheiten (viral oder bakteriell, einschließlich des rheumatischen Fiebers) können von entzündlichen Gelenkschwellungen begleitet sein. Allerdings fehlt hier meist die bei der chronischen Polyarthritis verhängnisvolle Vermehrung der Synovia, und mit dem Ende der Erkrankung verschwinden auch die Gelenksymptome. Lediglich der direkte Befall eines einzelnen Gelenkes durch Bakterien, Pilze oder Parasiten führt, begleitet von einer eitrigen Arthritis, zur ödematösen Schwellung und häufig zu einer fibrinösen Belegung der Synovia mit einer Zerstörung aneinanderliegender Knorpelkontaktzonen und einem destruktiven Übergreifen des synovialen Pannusgewebes auf den Knorpel im Bereich der Knochenknorpelgrenze.

Therapeutisch sind die rasche Gelenkeröffnung, eine mehrtägige antibakterielle Spül- und Drainagebehandlung bei gleichzeitiger Ruhigstellung des Gelenkes und systemischer Antibiotikagabe in der Lage, den Gelenkschaden in Grenzen zu halten. Die Therapie im einzelnen ist im Kap. 16.5 »Panaritium articulare« aufgeführt.

In der Gruppe abakterieller Arthritiden können unbehandelte **Gichterkrankungen** über Einlagerungen von Uratkristallen in Knorpel und in gelenknahe Knochenmarksräume zur Gelenkzerstörung führen *(10)*.

Von handchirurgischer Bedeutung und differentialdiagnostisch zur chronischen Polyarthritis abzugrenzen ist die **Psoriasisarthritis** (stets negative Rheumaserologie), die histomorphologisch der chronischen Polyarthritis ähnliche Gelenkzerstörungen verursacht. Sie befällt häufiger die Fingerendgelenke und tritt oftmals nur an den Gelenken einer der beiden oberen oder unteren Extremitäten auf. Die chirurgische Therapie ist die gleiche wie bei der chronischen Polyarthritis *(12)*.

20.3 Arthrosen

Neben den entzündlichen Gelenkerkrankungen (Arthritiden) führen
1. posttraumatische Fehlbelastungen (z. B. bei nicht stabil verheilten Seitenbandverletzungen) oder Stufenbildungen und
2. Polyarthrosen mit zum Teil unbekannter Ätiologie
ebenfalls zu schmerzhaften Zerstörungen der knorpeligen Gelenkflächen (posttraumatische Arthrose s. Kap. 7.2 und 7.3).

Bei manchen Formen der *Polyarthrosen* werden bestimmte Gelenke im Handbereich bevorzugt. Im Gegensatz zur chronischen Polyarthritis sind dies die Endgelenke, hin und wieder die Mittelgelenke und sehr selten die Grundgelenke.

Häufig ist die idiopathische Arthrose des Daumensattelgelenkes *(Rhizarthrose) (Abb. 7:14 und 7:15,* S. 160), die alleine oder im Rahmen einer Polyarthrose und an beiden Händen auftritt. Ein gehäuftes familiäres Vorkommen wird beobachtet. Röntgenologisch finden sich Gelenkspaltverschmälerungen, Sklerosierungen an der Grenze zwischen spongiösem Knochen und Knorpel und in späterer Stadien knöcherne Exophyten und Subluxationen.

Die operative Behandlung kann entweder in schmerzausschaltenden Operationen (Kap. 7.7.1), Ersetzen der Gelenke durch Resektions-Interpositions-Arthroplastiken (Kap. 7.3 und 20.1.4), im künstlichen Gelenkersatz (Kap. 7.4 und 20.1.7) oder in funktionsgerechten Arthrodesen (Kap. 7.2) bestehen.

Bei leichteren Formen ist bisweilen eine Besserung der Schmerzsymptomatik durch eine vorsichtig dosierte *Röntgentiefenbestrahlung* zu erreichen *(12)*.

20.4 Tendovaginitiden

Entzündungs- und Reizzustände des Sehnengleitgewebes entstehen überwiegend an Stellen, an denen Sehnen in Sehnenscheiden unter fibrösen Bändern oder in Knochenrinnen verlaufen. Entweder sind zeitweise Überlastungen, z. B. bei intensivem Ausüben ungewohnter Arbeiten, oder eine allmähliche Abnahme der Elastizität fibröser Bandstrukturen auslösende Faktoren einer solchen Tendovaginitis. Neben einer auf diese Weise ausgelösten Tendovaginitis stenosans sind auch rheumatische (Kap. 20.1.1.2), tuberkulöse, bakterielle und durch Fremdkörper (z. B. Seeigelstachel, *Abb. 20:11)* bekannt. *Die operative Behandlung* weist bei allen typisch oder atypisch lokalisierten Tendovaginitiden immer das gleiche Grundprinzip einer Spaltung des betroffenen fibrösen Kanals oder Bandes sowie bei ausgeprägten Synovitiden auch eine Synovektomie des Gleitgewebes auf *(Abb. 20:11)*.

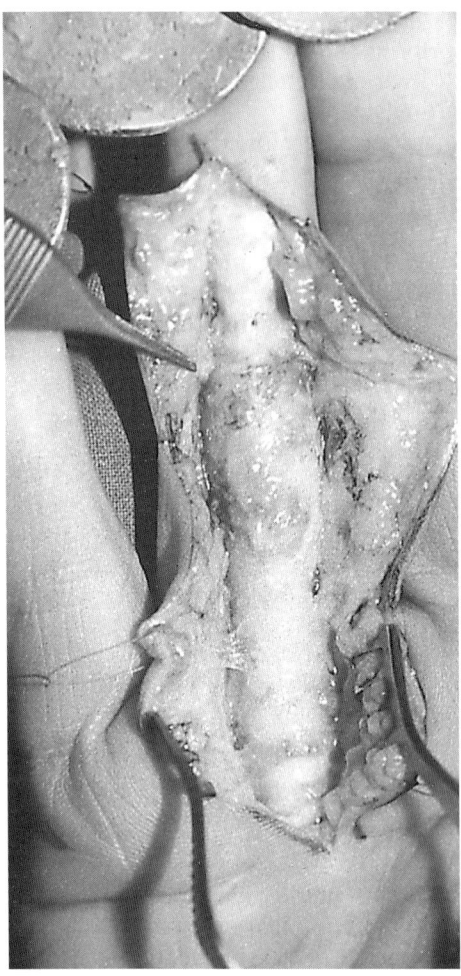

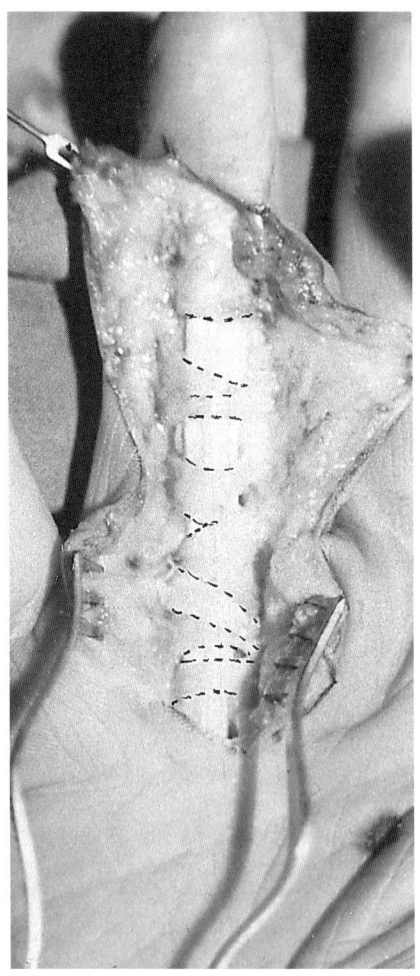

a Ausgangsbefund

b Nach erfolgter Synovektomie mit weitgehend erhaltenen Ligamenta anularia und cruciformia

Abb. 20:11   Durch Seeigelstachel ausgelöste chronische Tendovaginitis der Sehnenscheide des IV. Fingers mit Beugehemmung

20.4.1 Tendovaginitis stenosans de Quervain *(2)*

Diesem Krankheitsbild liegt ein schmerzhafter Reizzustand des Sehnengleitgewebes im 1. Strecksehnenfach über dem Processus styloideus radii unmittelbar vor der Tabatière zu Grunde. Die Schmerzen treten meist allmählich auf, strahlen in Richtung Daumen und entlang des Unterarmes nach zentral hin aus und verstärken sich beim Zupacken oder Halten von Gegenständen.

Ätiologie

Die Erkrankung wird meist ausgelöst durch eine übermäßige Beanspruchung der das Sehnenfach durchziehenden Sehnen des M. abductor pollicis longus und M. extensor pollicis brevis bei ungewohnten intensiven Arbeitsbelastungen. Sie beginnt mit einer unspezifischen entzündlichen Schwellung des Sehnengleitgewebes und ruft eine in späteren Stadien auch äußerlich erkennbare bindegewebige Verdickung des osteofibrösen Sehnenfaches hervor. Die hierdurch entstehende Einengung des Sehnenfaches behin dert zusätzlich die Sehnengleitfähigkeit, und der einmal in Gang gesetzte schmerzhafte Prozeß der Tendovaginitis stenosans unterhält sich selbst, bis er durch den operativen Eingriff unterbrochen wird.

Diagnostik

Die Abgrenzung von einer einfachen *Styloiditis radii,* die meist eine Insertionsendopathie des M. brachioradialis darstellt, gelingt durch den *Provokationstest* nach *Finkelstein (5).* Dabei wird der Daumen des Patienten vom Untersucher in die Hohlhand hinein adduziert, dort festgehalten und das Handgelenk nach ulnar hin abgewinkelt *(Abb. 20:12).* Meist kann diese Bewegung nicht zu Ende geführt werden, da die hierdurch verursachte Anspannung und Bewegung im 1. Sehnenfach die Schmerzen unerträglich werden läßt. Ein weiteres Indiz für die Tendovaginitis stenosans de Quervain ist die tast- oder sichtbare Verdikkung des betroffenen Sehnenfaches.

Indikation zur Operation

Da konservative Maßnahmen wie eine 3wöchige Ruhigstellung in Gips oder Kortikoid-Injektionen nur selten die Symptome dauerhaft beseitigen, erspart der frühzeitige Entschluß zur operativen Behandlung dem Patienten einen längeren Leidensweg.

Operatives Vorgehen

Die operative Freilegung des 1. Sehnenfaches erfolgt von einem queren oder längsverlaufenden Hautschnitt über der Radialseite des Processus styloideus radii, wobei erfahrungsgemäß die Längsinzision eine bessere Übersicht zuläßt *(Abb. 20:13).* Auf den von der A. radialis kommenden und schräg über den proximalen Teil des Sehnenfaches ziehenden

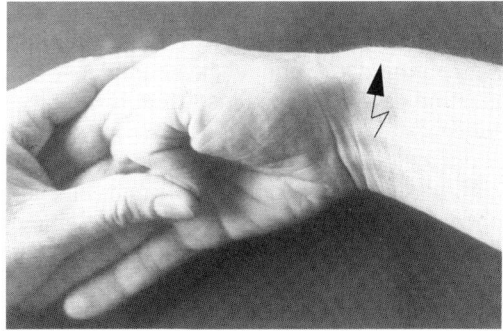

Abb. 20:12   Provokationstest nach *Finkelstein*

Ramus superficialis nervi radialis ist dabei sorgfältig zu achten. Mit der Möglichkeit, daß dieser Hautnerv in 2 bis 3 weitere Äste aufgespalten ist oder atpyisch verläuft, gerechnet werden.

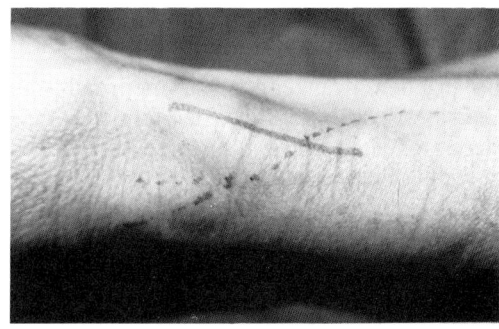

a Hautinzision und vermuteter Verlauf des N. radialis-Astes sind über dem Processus styloideus radii angezeichnet. (Beachte die deutlich sichtbare Schwellung des 1. Sehnenfaches)

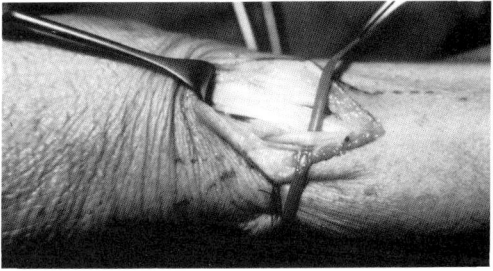

b Freigelegte Sehnen nach erfolgter Längsspaltung, angezügelter sensibler N. radialis-Ast

Abb. 20:13   Spaltung des 1. Sehnenfaches bei einer Tendovaginitis stenosans *de Quervain*

Nach der vollständigen Längsspaltung des häufig sehr derben Sehnenfaches werden die Sehnen mit dem Sehnenhäkchen herausgehoben und das Fach genau inspiziert. Denn nicht selten ist bei zusätzlichen Sehnen des M. abductor pollicis longus zu beobachten, daß eine dieser Sehnen separat in einem eigenen ebenfalls einschnürenden, kleinen Sehnenfach verläuft. Wird diese Situation übersehen und das zusätzliche Fach nicht gespalten, bestehen die Beschwerden des Patienten weiter, während sie sonst nach Abklingen des normalen Wundschmerzes rasch verschwinden.

Eine spezielle Nachbehandlung ist nicht erforderlich.

20.4.2 Tendovaginitis stenosans in weiteren Strecksehnenfächern

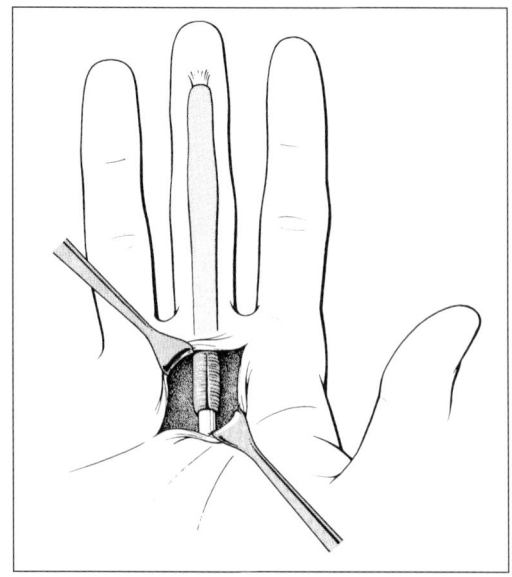

Abb. 20:14   Spaltung des 1. Ringbandes über dem Mittelhandköpfchen eines Langfingers

Im eigenen Krankengut war mehrmals der charakteristische Befund einer Tendovaginitis stenosans auch im fünften Strecksehnenfach zu beobachten. Dabei war die Strecksehne des Kleinfingers knötchenartig verdickt und konnte nur ruckartig unter dem ebenfalls verdickten Retinaculum durchgezwängt werden. Klinisch imponierte ein schnellender Kleinfinger wie bei einer Tendovaginitis stenosans im Bereich der Beugesehnen (siehe nachfolgendes Kapitel). Die Schmerzsymptomatik war gering ausgeprägt. Die Spaltung des Retinaculums über dem betroffenen Sehnenfach beseitigte auch hier zuverlässig die Symptomatik.

Noch seltener sind entsprechende Reizzustände auch im Bereich der Sehnenfächer 2, 3 und 6 zu beobachten. Sie werden in entsprechender Weise operativ behandelt.

20.4.3 Schnellender Finger (Digitus saltans)

Krankheitsbild

Die *Prädilektionsstelle* für diese Tendovaginitis stenosans der Fingerbeugesehnen ist das 1. Ringband am Beginn des fibrösen Sehnenscheidenkanales *(A1 in Abb. 8:3, Seite 171)* über den Mittelhandköpfchen. Die Erkrankung kommt angeboren bei Säuglingen, gelegentlich bei Kleinkindern (im allgemeinen ist in dieser Patientengruppe der Daumen betroffen) und am häufigsten jenseits des 50. Lebensjahres vor.

Zumindest beim Erwachsenen handelt es sich weniger um eine Stenosierung durch das Ringband als vielmehr um eine umschriebene Verdickung der Sehne oder ihres Gleitgewebes. Für ihre Entstehung werden degenerative Prozesse oder eine zeitweilige Überbelastung angenommen.

Proximal und distal des Ringbandes bleibt die verdickte Sehne hängen. In Anfangsstadien kann der Patient durch erhöhten Kraftaufwand die Blockade überwinden, wodurch bei Beugung oder Streckung das charakteristische Schnellen zustande kommt. Später bleibt der betroffene Finger in Streck- oder Beugestellung fixiert.

Bei der klinischen Untersuchung tastet man häufig über der Beugeseite des Grundgelenkes beim Bewegen des betroffenen Fingers die für das Schnapp-Phänomen verantwortliche Verdickung der Beugesehnen. Eine Schmerzsymptomatik kann fehlen oder ist weniger ausgeprägt als bei der Tendovaginitis stenosans de Quervain und betrifft dann nur den kurzen Zeitraum des Schnellens.

Indikation zur Operation

Die operative Behandlung soll frühzeitig erfolgen, bevor eine fixierte Bewegungsbehinderung eingetreten ist. Konservative Maßnahmen wie eine Kortison-Injektion in den Anfangsteil des Sehnenscheidenkanales oder eine vorübergehende Ruhigstellung können meist nur kurzfristig die Situation bessern. Der operative Eingriff belastet den Patienten wenig und kann daher auch in hohem Lebensalter durchgeführt werden.

Operatives Vorgehen *(Abb. 20:14)*

Über dem Mittelhandköpfchen des betroffenen Fingerstrahles wird in der Hohlhandbeugefalte oder parallel zu ihr und beim Daumen in der Grundgelenksbeugefalte eine kleine quere Inzision angelegt. Danach wird das 1. Ringband dargestellt und auf eine Länge von ca. 1,5 cm gespalten.

Der Eingriff kann in Lokal- oder Regionalanästhesie (z. B. Handgelenksblock, Kap. 2.6.3) vorgenommen werden. Um die neben den Beu-

gesehnen verlaufenden Nervengefäßbündel sicher zu schonen, ist eine zumindest kurzzeitige Blutsperre wünschenswert. Diese wird meist auch ohne Betäubung des Oberarmes für 5 bis 10 Minuten mit einer über 250 mmHg aufgepumpten Blutdruckmeßmanschette toleriert.

Von der ausreichenden Spaltung überzeugt man sich durch die Prüfung der Sehnenbeweglichkeit. Um keine pathologischen Besonderheiten wie einen Sehnentumor, infiltrierende Synovitis usw. zu übersehen, ist eine genaue Inspektion der beiden Beugesehnen nach Anheben mit einem Sehnenhäkchen und bei maximaler Fingerbeugung angebracht. Eine spezielle postoperative Nachbehandlung ist nicht erforderlich. Der Patient wird lediglich ermahnt, frühzeitig den Finger aktiv zu bewegen.

20.4.4 Weitere Schnapp-Phänomene

In seltenen Fällen können Schnapp-Phänomene der Langfinger auch durch Verdickungen der Synovia in distalen Bereichen der Sehnenscheiden oder an der Durchtrittsstelle der tiefen durch die oberflächliche Beugesehne ausgelöst werden.

Auch eine Behinderung der Strecksehnenseitenzügel um das Mittelgelenk herum infolge anatomischer Veränderungen des Grundgliedköpfchens ist als seltene Schnappursache beim Beugevorgang beschrieben *(15)*.

An das Vorliegen derartiger Situationen ist zu denken, wenn trotz sorgfältiger Spaltung des 1. Ringbandes das Schnapp-Phänomen weiterbesteht. Eine präoperative Abgrenzung ist meist nicht möglich.

Literatur

1. *Curtis, M.:* Traitement de l'inclination cubitale des articulations métacarpophalangiennes dans l'arthrite rhumatismale par recul du ligament collatéral radial. Rev. Chir. orthop. 54 (1968) 335

2. *De Quervain, F.:* Über eine Form von chronischer Tendovaginitis. Corresp.-Bl. Schweiz. Ärzte 25 (1895) 389

3. *Fassbender, H. G.:* Pathologie rheumatischer Erkrankungen. Springer, Berlin 1975

4. *Fassbender, H. G.:* Neue Aspekte der Rheumaforschung. Lebensversicherungsmedizin 5 (1984) 107

5. *Finkelstein, H.:* Stenosing tendovaginitis at the radial styloid process. J. Bone Jt. Surg. 12 (1930) 509

6. *Gschwend, N.:* Die operative Behandlung der chronischen Polyarthritis. Thieme, Stuttgart 1977, 2. Auflage

7. *Lipscomb, P. R.:* Synovectomy of the distal tow joints of the thumb and fingers in rheumatoid arthritis. J. Bone Jt. Surg. 49-A (1967) 1135

8. *Mannerfelt, L.:* Handgelenksarthrodese. Orthopäde 2 (1973) 31

9. *Mannerfelt, L.:* In: Orthopädische Technik, hrsg. von D. Hohmann und R. Uhlig, 7. Auflage Enke, Stuttgart 1982

10. *Mohr, W.:* Gelenkkrankheiten – Diagnostik und Pathogenese makroskopischer und histologischer Strukturveränderungen. Thieme, Stuttgart 1984

11. *Nalebuff, E. A.:* Restoration of balance in the rheumatoid thumb. Anglo-scand. Symposium of Hand Surgery Lausanne 1967, hrsg. von H. G. Stack. (The Brit. Club for Surg. of the Hand)

12. *Stellbrink, G.:* Erkrankungen der Gelenke. In. Handchirurgie Bd. I, hrsg. von H. Nigst, D. Buck-Gramcko, H. Millesi. Thieme, Stuttgart 1981

13. *Swanson, A. B.:* Flexible implant resection arthroplasty in the hand and extremities. Mosby, St. Louis 1973

14. *Swanson, A. B.:* Reconstructive surgery in the arthritic hand and foot. CIBA Pharmaceutical Co. 31 (1979) 6

15. *Tsuge, K.:* Atlas der Handchirurgie, Kap. 18: Tendovaginitis stenosans. Übers. u. bearb. von *C. Weißer* und *K. Lanz. Hippokrates, Stuttgart 1990*

16. *Vainio, K., Reiman, I., Pukki, T.:* Results of arthroplasty of the metacarpophalangeal joints in rheumatoid arthritis. Reconstr. Surg. Traumat. 9 (1967) 1

21 Tumoren

21.1 Allgemeines

Auch im Handbereich können alle an den Extremitäten vorkommenden Tumoren auftreten. Es bestehen jedoch Unterschiede in der Häufigkeit und in der Prognose bei bösartigen Neubildungen. Diese sind ebenso wie Fernmetastasen anderer Organtumoren an der Hand eher selten.

Symptome – Diagnostik

Tumoröse Veränderungen werden mit Ausnahme einiger Knochentumoren im allgemeinen vom Patienten selbst relativ frühzeitig bemerkt, da wegen der engen Innervationsdichte und der großen Mobilität der Strukturen im Handbereich bei vielen Tumoren frühzeitig Beschwerden auftreten (Gefühlsstörungen, Schmerzen, Fremdkörpergefühl usw.). Hinzu kommt, daß die Hand ständig der eigenen und fremden Blickkontrolle ausgesetzt ist.

Aufgrund der *Anamnese,* der *Lokalisation* und des Palpationsbefundes läßt sich differentialdiagnostisch ein bakteriell-entzündlicher Prozeß ausschließen und bei einigen Weichteiltumoren eine häufig zutreffende Verdachtsdiagnose stellen. Vielfach sichert jedoch erst die operative Freilegung und die histologische Untersuchung die Diagnose. Zur Feststellung von Funktionsverlusten ist außerdem eine sorgfältige Befunderhebung hinsichtlich Sensibilität, Finger- und Handgelenksbeweglichkeit notwendig.

Standardröntgenaufnahmen sind nicht nur bei Knochentumoren sinnvoll, sondern auch zum Ausschluß oder zur Feststellung von Druckatrophien des Knochens bei verdrängend wachsenden Tumoren, von Gelenkveränderungen oder von Fremdkörpern und Verkalkungen im Tumorbereich.

In speziellen Fällen sind eine *Angiographie,* z. B. um Auskunft über Art und Ausdehnung eines möglichen Gefäßtumors zu erhalten, oder insbesondere bei Knochentumoren eine *Szintigraphie* sinnvoll. Verfahren wie Computertomographie, Kernspintomographie oder Sonographie sind bei der meist geringen Tumorgröße im Handbereich wenig aussagekräftig. Sie können jedoch bei unklaren Schwellungen im Handgelenks- und Thenarbereich wertvolle differentialdiagnostische Hinweise geben; z. B. Abgrenzung von Ganglien gegenüber atypisch weit nach distal reichenden oder hypertrophierten Muskelbäuchen der Beugemuskulatur.

Indikation zur Operation

Lassen sich äußerlich oder im Röntgenbild sichtbare Tumoren aufgrund ihrer Lokalisation oder des klinischen Befundes einer bestimmten Gruppe gutartiger Tumoren eindeutig zuordnen (z. B. Handgelenksganglien oder Enchondrome), so besteht keine Dringlichkeit für die operative Entfernung. Hier hängt die Indikation ab von den Beschwerden, von ästhetischen Gesichtspunkten oder bei Knochentumoren auch von der Frakturgefahr.

Rasches Wachstum und klinisch nicht zu klärende Zuordnung zu einer gutartigen Tumorgruppe sollten hingegen Anlaß zur möglichst raschen und vollständigen Tumorentfernung sein. Nach Vorliegen des histologischen Untersuchungsergebnisses ist die weitere Behandlung festzulegen.

Primär verstümmelnde Eingriffe zum Zwecke sicherer Radikalität sind nur fallweise angebracht bei sicher bekannter Tumordiagnose, oder wenn durch den Tumor die Hand bereits funktionslos geworden ist.

Operatives Vorgehen

Die operative Behandlung besteht bei *gutartigen Tumoren* in einer sorgsam die Nachbargebilde wie Nerven, Gefäße, Sehnen usw. schonenden Exzision. Bei Knochentumoren kommt gegebenenfalls eine Defektauffüllung mit autologen spongiösen Knochenspänen (Beckenkamm) in Frage.

Während die meisten gutartigen Geschwulstbildungen ohne funktionelle oder ästhetische Einbußen entfernt werden können, erfordert das Vorgehen bei *bösartigen Neubildungen* genaue Überlegungen hinsichtlich lokaler Radikalität, plastisch-rekonstruktiver Maßnahmen (Kap. 3.3, 13.2.3 und 14), einer zusätzlichen axillären Lymphknotenausräumung und alternativen Behandlungsverfahren wie Strahlen- oder Chemotherapie. In Einzelfällen kommt auch das Einfügen des chirurgischen Eingriffes in eine zeitlich abgestimmte Kombinationsbehandlung mit allen drei genannten Behandlungsverfahren in Frage *(6, 13)*.

21.2 Epitheliale Tumoren

21.2.1 Warzen

Es handelt sich um eine virusbedingte Hyperplasie der Epidermis mit ausgeprägter Vermehrung der Hornschicht.

Sie können überall im Bereich der Hand einzeln oder in Gruppen sowie in unterschiedlicher Größe auftreten.

Die Gutartigkeit, die spontane Rückbildungsneigung und das gute Ansprechen auf eine konsequent 3 bis 4 Wochen durchgeführte Ätzbehandlung z. B. mit einem Silbernitratstift selbst bei großen entstellenden Warzen lassen eine operative Entfernung nur in hartnäckigen Fällen notwendig werden. Sie besteht bei kleineren Warzen im Auskratzen mit einem scharfen Löffel, bei größeren in ihrer Exzision.

21.2.2 Epithelzysten (Synonym: Epidermoidzysten)

Charakteristik: Diese prall-elastischen Tumoren bestehen aus Zysten, die unter der eigentlichen Kutis liegen. Sie sind mit weißem käsigem Material (Proteine, Cholesterin, Fettsäuren) gefüllt. Ihr Wand besteht histologisch aus Plattenepithel *(14)*.

Ätiologisch werden bei der Entstehung Zusammenhänge mit früheren Verletzungen (Stich, Schnitt u. a.) angenommen, bei denen Epidermisinseln in die Subkutis geraten sind *(12)*.

Die *Hauptlokalisation* stellen die Fingerbeugeseite und der Hohlhandbereich dar.

Therapeutisch verhindert nur die vollständige Ausschälung von einem den Hautfaltenverlauf berücksichtigenden Schnitt aus ein Rezidiv.

21.2.3 Basaliome

Charakteristik: Diese für das höhere Lebensalter typischen und semimalignen Tumoren bestehen aus infiltrierend wachsenden Zellnestern und Zellsträngen, die an ihrem Rand eine palisadenförmige Anordnung aufweisen. In der Mitte bildet sich durch Tumor- und Gewebszerfall ein fibrinbelegtes Ulkus (Ulcus rodens), der Rand ist oftmals derb und leicht aufgewulstet. Der Tumor führt zur lokalen Destruktion, rezidiviert, wenn bei der Exzision Tumorreste zurückbleiben und metastasiert nur in extrem seltenen Fällen einer weitergehenden Entartung, die mit unzureichender Behandlung bei längerem Tumorbestehen in Zusammenhang gebracht wird *(14)*.

Ätiologisch gilt vor allem eine übermäßige Sonnenbestrahlung als möglicher auslösender Faktor.

Die *Hauptlokalisation* betrifft die lichtexponierten dorsalen Hand- und Fingerabschnitte.

Therapie: Außer der radikalen Exzision mit plastischer Deckung kommt gelegentlich bei hinfälligen Patienten auch eine Röntgenbestrahlung in Frage.

Meist hat der Tumor die Kutis selbst nicht verlassen und man findet nach seiner Exzision am Handrücken intaktes Strecksehnengleitgewebe vor, das ein gutes Lager für ausgedünnte Vollhauttransplantate darstellt. Daher werden aufwendigere Lappenplastiken nur selten notwendig.

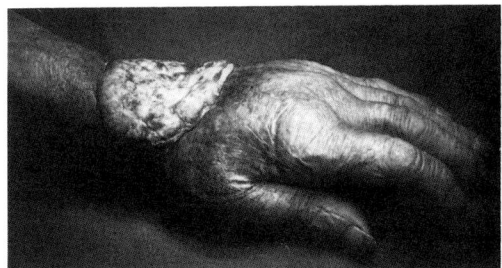

a Ausgedehntes Plattenepithelkarzinom über der Handwurzel bei einem 84 Jahre alten Patienten

21.2.4 Morbus Bowen

Charakteristik: Diese als Präkanzerose anzusehende Hautveränderung fällt durch eine Hypertrophie der Epidermis mit vermehrter Verhornung und mikroskopisch in der Basalschicht nachweisbaren polymorphen monströsen Zellen auf. Sie betrifft vor allem den Fingerbereich.

Die *Diagnose* wird meist aufgrund einer Biopsie gestellt.

Ätiologie: Zusammenhänge mit Arsen werden diskutiert. *(14).*

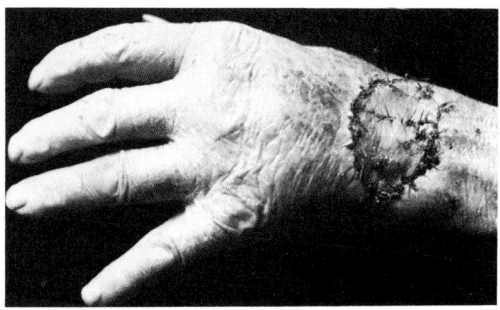

b 10 Tage nach Tumorexstirpation und Vollhauttransplantation

Abb. 21:1 Beispiel für die Behandlung eines Plattenepithelkarzinoms

Die *Therapie* besteht in einer vollständigen Exzision der flächenhaften Hautveränderungen. Da zumindest in Anfangsstadien kein infiltratives Wachstum vorliegt, kann auf dem verbliebenen Sehnengleitgewebe eine Defektdeckung mit ausgedünnter Vollhaut erfolgen. Nach mehrfachem Rezidiveren kann allerdings auch eine Fingeramputation notwendig werden.

21.2.5 Karzinome

In den meisten Fällen handelt es sich um *Plattenepithelkarzinome* (ältere oder synonyme Bezeichnung: *Pflasterepithelkarzinom, Stachelzellkarzinom, Spinaliom).*

Charakteristik: Der Tumor zeigt einen wallförmigen Rand mit zentraler Verhornung oder Ulzeration oder ein pilzförmiges, an überschießendes Granulationsgewebe erinnerndes Tumorwachstum *(vgl. Abb. 21:1).* Histologisch sieht man unregelmäßige vielgestaltige Epithelstränge mit invasivem Wachstum. Einzelne Untergruppen zeigen Unterschiede bezüglich des Malignitätsgrades, der Metastasierungstendenz und der Altershäufigkeit *(14).*

Ätiologie: Als auslösender Faktor kommen im Handbereich vorwiegend eine übermäßige Licht- oder Röntgenstrahlenexposition sowie Jahrzehnte zuvor erlittene Verbrennungsschäden in Frage. Hyperkeratotische präkanzeröse Vorstadien sind häufig.

Die *Diagnose* wird meist aufgrund von Probeexzisionen gestellt.

Therapeutisch sollte sich daran eine Exzision in sicher gesunden Bereichen anschließen (histologische Untersuchung der Absetzungsränder!). Die Defektdeckung kann, da meist keine Infiltration des Sehnengleitgewebes vorliegt, mit ausgedünnter Vollhaut erfolgen *(Abb. 21:1b)*, andernfalls müssen außer bei sehr alten Patienten auch Sehnenanteile reseziert und aufwendigere Lappenplastiken mit sekundärer Sehnentransplantation durchgeführt werden.

Unter den Karzinomen der Hautanhangsgebilde sind im Handbereich gelegentlich *Schweißdrüsenkarzinome* zu beobachten, die wegen ihrer ausgeprägten Neigung, lokale Haut- und Lymphknotenmetastasen zu bilden, eine ungünstige Prognose aufweisen *(14)*.

21.3 Maligne Melanome

Charakteristik: Verschiedene Typen des malignen Melanoms sind von dessen möglichen Vorstufen und gutartigen pigmentierten Naevi (im Handbereich eher selten) abzugrenzen.
Die Tumoren bestehen aus atypischen polymorphen rundlich oder spindelig ausgebildeten Naevuszellen mit unterschiedlichem Pigmentgehalt (Melanin), so daß die Tumoren keineswegs dunkel erscheinen müssen. Eine Heilung durch chirurgische Maßnahmen ist nur dann möglich, wenn der teils ulzerierende, teils eine reaktive Epithelverdickung hervorrufende Tumor nicht bereits durch sein infiltratives Wachstum Anschluß an Lymphgefäße bekommen hat.

Ätiologisch entstehen ca. 30% der Melanome aus präexistenten gutartigen Naevuszellen,

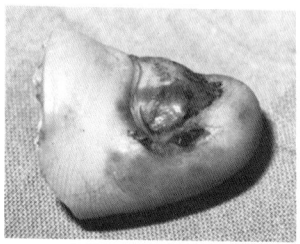

Abb. 21:2 Subunguales malignes Melanom in einem wegen des Tumors amputierten Daumenendglied

die übrigen aus scheinbar gesunder Haut oder prämalignen melanotischen Hautveränderungen.

Lokalisation: Speziell handchirurgisch ist das subungual lokalisierte maligne Melanom bedeutsam, welches auch als spezieller Melanomtyp angesehen wird *(14)*. Die Prognose des Tumors gilt im Einzelfall als unberechenbar.

Therapeutisch kommt in erster Linie die chirurgische Exzision weit im Gesunden mit anschließender Hauttransplantation in Frage. Bei subungualen Melanomen ist die Fingeramputation erforderlich *(vgl. Abb. 21:2)*, im Falle eines Langfingers auf Höhe des Grundgelenkes. Bei Tumoren in der Interdigitalfalte wird die Entfernung beider Fingerstrahlen im Mittelhandbereich empfohlen *(2, 10)*. Ergänzende axilläre Lymphknotenentfernungen und Chemotherapie sind fallweise zu erörtern.

21.4 Bindegewebstumoren

21.4.1 Ganglien

Charakteristik: Sie stellen die zahlenmäßig häufigsten gutartigen Geschwulstbildungen im Handbereich dar. Dabei handelt es sich um prallelastische, unterschiedlich große Gebilde, die häufig gestielt einer Gelenkkapsel, einer Sehnenscheide oder einem Ringband aufsitzen. Sie können über den Stiel mit dem Gelenk in Verbindung stehen. Ihr Inhalt ist dickflüssig bis gallertartig. Auf ihre Rezidivneigung in Höhe von 10–20% sollte der Patient präoperativ hingewiesen werden.

Ätiologie: Zur Entstehung werden degenerative Veränderungen im Gelenkkapselgewebe bei Überlastungen, chronischen Reizzuständen (z. B. bei Arthrosen) oder eine eigenständige myxomatöse Neubildung diskutiert *(17)*.

Lokalisation: Die Handgelenksganglien findet man dorsal, beugeseitig radial und ulnar mit jeweils verschiedener Symptomatik.

An den Fingerend- und Mittelgliedern treten sie gelegentlich im dorso-lateralen Bereich und meist im Zusammenhang mit arthrotischen Veränderungen auf.

Die typische Lokalisation für ein *Ringbandganglion* stellt die Sehnenscheide über dem Grundglied oder der Grundphalanx eines Langfingers dar.

Symptomatik: Dorsale Handgelenksganglien *(Abb. 21:3)* führen oft frühzeitig durch ihre Größenzunahme zu einer Irritation des die dorsale Handwurzel innervierenden N. interosseus dorsalis mit dumpfen belastungsabhängigen Schmerzen und einem Schwächegefühl in der Hand *(5)*.

Bei beugeseitiger ulnarer Lokalisation kann das Ganglion zu einer Kompression des Nervus ulnaris am Eingang oder im Verlauf der *Guyonschen Loge* (Kap. 19.4.1) führen *(Abb. 21:4)*. Gelegentlich wird nur der motorische Ramus profundus nervi ulnaris komprimiert, wodurch eine Atrophie der Handbinnenmuskeln ohne Sensibilitätsstörung entsteht. Beugeseitig radial gelegene Ganglien weisen häufig ein geringes Beschwerdebild auf.

Im Fingerbereich kommt es bei *Ringbandganglien* häufig zu sehr lästigen Mißempfindungen durch Druck auf benachbarte Fingernerven.

Therapie: Auf konservative Behandlungsmaßnahmen wie das Zerdrücken oder Veröden eines Ganglions folgt im allgemeinen rasch ein Rezidiv. Bei kleineren dorsalen Handgelenksganglien läßt sich bisweilen die Schmerzsymptomatik durch die Injektion von ca. 2 ml eines Lokalanästhetikums zwischen den zu vermutenden Zystenstiel und den N. interosseus dorsalis für einige Zeit beseitigen.

Grundsätzlich ist jedoch die radikale Exzision in Blutleere das adäquate Behandlungsverfahren. Bei beugeseitig radial gelegenen Ganglien ist vor allem auf die in unmittelbarer Nachbarschaft verlaufende Arteria radialis zu achten. Um die Rezidivgefahr möglichst gering zu halten, muß ein vorhandener Stiel bis zu seinem Ausgangspunkt an der Gelenkkapsel verfolgt und mit einem Gelenkkapselanteil reseziert

werden. Eine Naht der Gelenkkapsel ist nicht erforderlich, lediglich die Hautinzision wird vernäht.

Postoperativ sollten das Handgelenk 1 bis 2 Wochen geschont, die Finger jedoch bereits ab dem 1. postoperativen Tag bewegt werden.

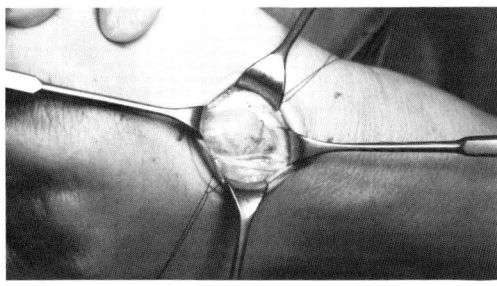

a Sichtbar zwischen den Langfingerstrecksehnen

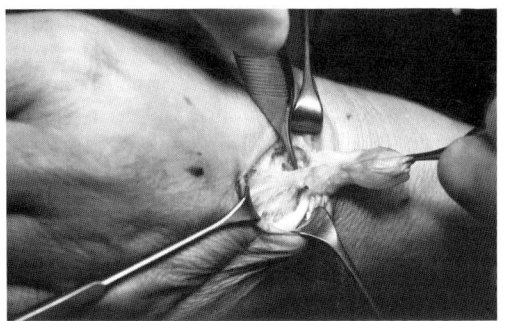

b Der zur Handwurzel reichende Stiel (Pinzettenspitze)

Abb. 21:3   Dorsales Handgelenksganglion

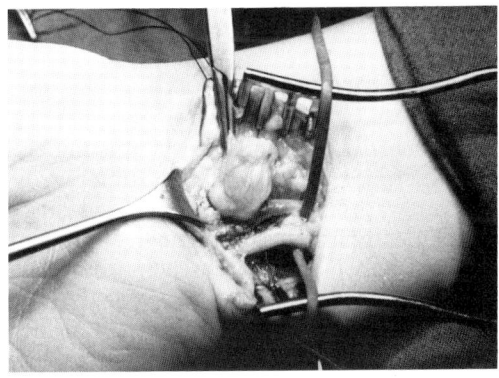

Abb. 21:4   Freipräpariertes ulnares Handgelenksganglion, welches A. ulnaris und N. ulnaris am Eingang der Guyonschen Loge (S. 345) komprimiert hatte

Ringbandganglien werden am sichersten in Blutleeren über eine ca. 1 bis 1,5 cm große, längs verlaufende Hautinzision über dem meist reiskorngroßen Tumor im proximalen Grundgliedbereich freigelegt. Dabei empfiehlt es sich, den benachbarten Langfingernerven darzustellen. Anschließend wird das Ganglion gemeinsam mit einem kleinen, seine Basis tragenden Stück Sehnenscheide entfernt.

21.4.2 **Keloide**

Definition: Keloide stellen Narbenwucherungen bei individueller Disposition unbekannter Ursache dar. Im Gegensatz zu hypertrophischen Narben entstehen sie primär in tieferen Hautschichten und bleiben nicht auf den Bereich des auslösenden Traumas beschränkt, sondern können zeitlich und örtlich begrenzt weiterwachsen *(14)*. Daher kann man sie im weiteren Sinn den Bindegewebstumoren zuordnen. Histologisch findet man ausgedehnte Ansammlungen relativ großer Fibrozyten und ein unregelmäßiges hyalinisiertes Kollagenfasernetz.

Therapie: Die operative Exzision aus kosmetischer Indikation sollte erst einige Monate nach Abschluß des Wachstums durchgeführt werden, größere Flächen sind mit Vollhauttransplantaten zu decken.

21.4.3 **Fibrome**

Charakteristik: Es handelt sich um bindegewebsfaserreiche, relativ zellarme Tumoren, die langsam wachsen, und differentialdiagnostisch gegenüber Epithelzysten, Ganglien, Knotenbildungen bei Dupuytrenscher Kontraktur und neurogenen Tumoren abzugrenzen sind *(Abb. 21:5)*. Eine Sonderform stellen an den Fingerenden Fibrokeratome mit exophytischem Wachstum und hyperkeratotischer Epidermis dar *(8)*.

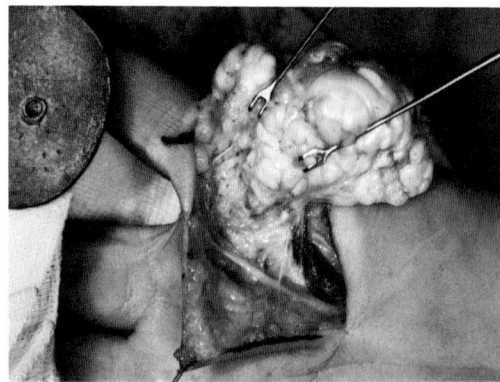

Abb. 21:5   Großer fibromatöser Tumor der ulnaren Hohlhand

Therapie: Die operative Entfernung gelingt im allgemeinen problemlos, die Rezidivgefahr ist gering.

21.4.4 **Fibrosarkome**

Charakteristik: Diese bösartigen Bindegewebstumoren entstehen aus dem Bindegewebe der Subkutis, der Faszie, der Sehnen oder Sehnenscheiden und sind gekennzeichnet durch infiltrativ destruktives Wachstum. Eine hämatogene oder weniger häufig lymphogene Metastasierung ist möglich. Je nach morphologischen Zellanteilen werden reine *Fibrosarkome, epitheloide Sarkome, Myxofibrosarkome* oder *Fibroxanthosarkome* unterschieden. Eine histologische Abgrenzung gegenüber biologisch benignen *»Pseudo-Sarkomen«* kann schwierig sein *(14)*.

Symptome: In Anfangsstadien sind Fibrosarkome leicht mit benignen Neubildungen zu verwechseln. Kontinuierliche Größenzunahme und Destruktion lokaler Strukturen, z. B. Ulzeration, lassen den Verdacht auf Malignität entstehen.

Therapie: In Abhängigkeit vom histologischen Malignitätsgrad, dem Lebensalter, dem Vorliegen von Metastasen muß abgewogen werden zwischen großzügiger lokaler Tumorexzision mit plastischer Deckung und Teilamputation mit Entfernung eines Finger- oder Mittelhandstrahles. Radikalere Amputationen im Ober- oder Unterarmbereich sind nur ausnahmsweise notwendig.

21.4.5 Lipome

Charakteristik: Diese gutartigen, vom Ernährungszustand unabhängigen Tumoren bestehen aus gelapptem Fettgewebe, welches durch eine zarte Bindegewebskapsel zusammengefaßt und in feine Bindegewebssepten unterteilt wird. Eine stärkere Ausbildung der Bindegewebsanteile führt zur Bezeichnung *Fibrolipom,* Gefäßreichtum zur Bezeichnung *Angiolipom.*

Lokalisation: Im Handbereich werden Hohlhand oder die Gegend des Daumenballens bevorzugt. Zum Teil bestehen Verbindungen zum Sehnengleitgewebe *(1).*

Therapie: Die sorgfältige operative Entfernung ist im allgemeinen problemlos möglich. Eine maligne Entartung ist nicht zu befürchten, zumal Liposarkome, die im Handbereich extrem selten sind, per se und nicht aus präexistenten Lipomen entstehen.

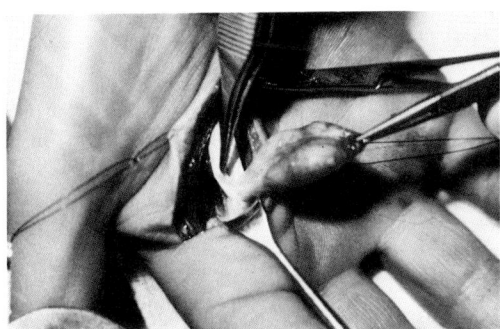

Abb. 21:6   Benignes Synovialom, ausgehend vom Gleitgewebe der Zeigefingerbeugesehnen (Pinzettenspitze)

21.5 Tumoren der Synovialis

Diese Tumoren entstehen im Bereich von Sehnengleitgeweben der Finger und Mittelhand.

21.5.1 Benignes Synovialom (Synoviom, Riesenzelltumor der Sehnenscheide, frühere Bezeichnung: xanthomatöser Riesenzelltumor)

Charakteristik: Die im Handbereich häufigen Tumoren wachsen langsam, sind von höckeriger derber Konsistenz und bestehen aus charakteristischen vielkernigen Riesenzellen, umgeben von spindeligen und ovalären Zellen. Vor allem peripher sind Hämosiderinablagerungen und fettsubstanzspeichernde Schaum- oder Xanthomzellen (daher das gelbliche Aussehen) zu finden.
Die Bindegewebsseptierung mit trabekelartiger Ausbildung bewirkt das gelappte makroskopische Aussehen *(Abb. 21:6) (14).*

Symptome: Im palmaren Fingerbereich können diese im allgemeinen schmerzlosen Tumoren durch ihr verdrängendes Wachstum zu röntgenologisch erkennbaren Knochenatrophien in der Kortikalis führen *(12).*

Therapie: Die operative Entfernung bedarf großer präparatorischer Sorgfalt, da Nervengefäßbündel mitten durch diese Tumoren hindurchziehen können und da alle dem Tumor angehörigen Zellelemente vollständig entfernt werden müssen, um Rezidive zu vermeiden *(15).* Erschwert wird dies durch das teilweise Fehlen der ohnehin nur dünnen Tumorkapsel *(8, 14).*

21.5.2 **Malignes Synovialom**

Charakteristik: Dieses synoviale Sarkom neigt neben seinem infiltrativen Wachstum frühzeitig zur hämatogenen Metastasierung in die Lunge. Histologisch unterscheidet man zwischen monophasischen und biphasischen Sarkomen, je nach der prozentualen Zusammensetzung aus epithelialen und spindeligen Tumorzellen *(14)*.

Symptome: Wegen der Symptomarmut wird die Diagnose im allgemeinen erst durch die histologische Untersuchung gestellt.

Therapie: Radikale Amputationen sind nur sinnvoll, wenn keine Metastasierung erkennbar ist (Röntgenbild der Lunge, Ultraschalluntersuchung des Oberbauches, evtl. Szintigraphie). Einfache Tumorexstirpationen im makroskopisch gesunden Gewebsbereich führen im allgemeinen rasch zu einem neuen lokalen Rezidiv. Fallweise ist eine zusätzliche Radio- oder Chemotherapie in Erwägung zu ziehen. Die Prognose hinsichtlich der Lebenserwartung ist jedoch ungünstig.

21.6 **Tumoren des Nervengewebes**

Mit Ausnahme des als Pseudo-Tumor aufzufassenden traumatischen Neuroms (Kap. 10.7, S. 220) kommen echte, von Nervenfasern ausgehende Geschwülste an der Hand und am Unterarm eher selten vor. Es sind meist Tumoren der Hüllzellen *(Schwannsche Zellen),* des Nervenbindegewebes (Neurofibrome) und intraneural wachsende Lipome oder Fibrolipome.

21.6.1 **Neurilemmom (Synonyme: Schwannom, Neurinom)**

Charakteristik und Lokalisation: Dieser an peripheren Nerven der oberen Extremität relativ häufige Tumor wächst meist expansiv im Nerven. Dabei spannen sich die intakten Nervenfaszikel über dem Tumor aus. Histologisch findet man spindelige Tumorzellen, die oft bandartig unter Wirbelbildung angeordnet sind. Differentialdiagnostisch ist an ein »Malignes Schwannom zu denken *(Kap. 21.6.3)*.

Ätiologie: Elektronenmikroskopisch und histochemisch läßt sich eine Verwandtschaft mit *Schwannschen* Zellen nachweisen *(14)*.

Symptome: Außer einer sichtbaren Schwellung wird gelegentlich über Schmerzen, Sensibilitätsstörungen oder motorische Ausfälle *(12)*, die mit einer Kompression der intakten Nervenfaszikel durch den Tumor zu erklären sind, berichtet.

Therapie: Nach einer Längsinzision des Epineuriums über dem Nerven werden durch sorgfältige mikrochirurgische Präparation die ausgespannten intakten Nervenfaszikel vom Tumor abgelöst und dieser damit aus dem Nervenstrang herausgeschält. Lediglich das Faszikelbündel, von welchem die Geschwulst ausgeht, muß bisweilen reseziert werden. Die Rezidivgefahr ist gering, neurologische Ausfälle bleiben meist nicht zurück.

21.6.2 **Neurofibrome**

Diese von Fibroblasten und *Schwannschen* Zellen ausgehenden Tumoren kommen solitär oder generalisiert im Rahmen der »Neurofibromatosis von Recklinghausen« vor. Wegen der Neigung, nach operativer Entfernung zu rezidivieren und dabei maligne zum Neurofibrosarkom zu entarten *(12, 14)*, ist zumindest bei der generalisierten Erkrankung eine operative Zurückhaltung angebracht.

Therapie: Die operative Präparation kann dadurch, daß unbeteiligte Nervenfaszikel mitten durch den Tumor hindurchziehen, schwierig sein. Gegebenenfalls müssen Teile der Nervenfaszikel reseziert und der Defektbereich durch Nerventransplantate überbrückt werden (Technik siehe Kap. 10.4.3.4).

21.6.3 Malignes Schwannom

Charaktersitik und Lokalisation: Dieser von den *Schwannschen* Zellen ausgehende Sarkomtyp wird in der Hälfte der Fälle bei Patienten mit einer Neurofibromatosis von Recklingshausen beobachtet (bis 4 % der Patienten nach einer Latenzzeit von 10 bis 20 Jahren). Ansonsten kommt dieser Tumor gelegentlich auch isoliert und unabhängig von dieser Erkrankung vor, meist ausgehend von größeren Nervenstämmen *(9).* Im eigenen Krankengut fand sich ein malignes Schwannom proximal des Karpaltunnels am distalen Unterarm, dem N. medianus aufsitzend *(Abb. 21:7).*

Das typische Lebensalter für diese Tumore wird zwischen 20 und 50 Jahren angegeben. Experimentell können an Labortieren Injektionen chemischer Karzinogene in Nervennähe derartige Tumoren auslösen. Ob der Tumor ausschließlich von Schwannschen Zellen ausgeht oder zumindest teilweise von anderen Zellen des Nervenhüllgewebes abzuleiten ist, ist ungeklärt.

Symptome: In Fällen, in denen keine von Recklinghausensche Erkrankung vorliegt, kommt es zu einer allmählich zunehmenden Schwellung mit ähnlicher Symptomatik wie beim benignen Schwannom (Neurolemmom, Kap. 21.6.1). Die neurologische Symptomatik ist mit gelegentlichen Schmerzen, Sensibilitätsstörungen, Parästhesien und motorischer Schwäche sehr variabel. Der klinische Tastbefund bei Lokalisationen am Unterarm und der Hand erinnert von der prall elastischen Konsistenz her an ein Ganglion. In Zweifelsfällen helfen hier Ultraschall oder Kernspintomographie präoperativ weiter.

Liegt eine Neurofibromatosis von Recklinghausen vor, so sind rasches Wachstum eines vorbestehenden Neurofibroms oder eine von diesem ausgehende Schmerzsymptomatik verdächtig und sollten Anlaß für eine Entfer-

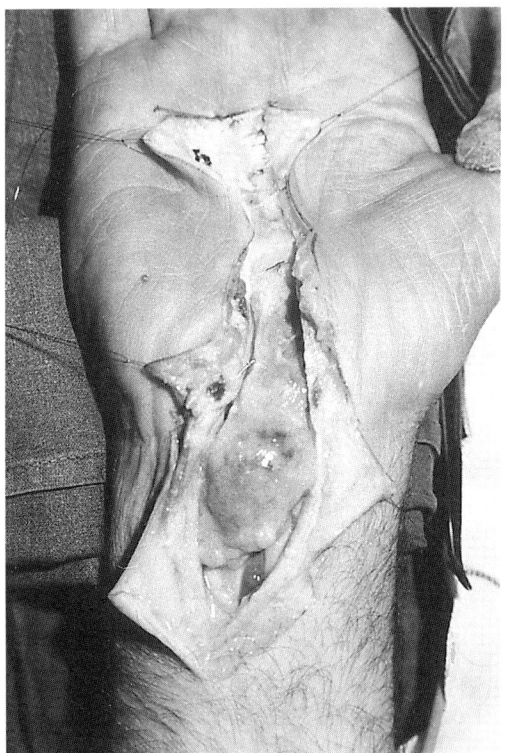

Abb. 21:7 Malignes Schwannom, dem N. medianus in Handgelenksnähe aufsitzend. Der Tumor nahm bei der Präparation seinen Ausgang von einem Nervenfaszikel, welcher mitreseziert wurde. Die Diagnose wurde erst postoperativ nach histologischem Aufarbeiten des Präparates gestellt. Nach einer Nachbestrahlung ist der Patient seit 4 Jahren rezidivfrei

nung zur histologischen Untersuchung sein. Die äußere Form des an dem Nervenstamm festsitzenden Tumors ist spindelig bis oval. Die Abgrenzung zu einem benignen Schwannom (Neurilemmom) kann schwierig sein, da die Anzahl der Mitosen bei beiden Tumoren häufig hoch ist und daher als alleiniges Malignitätskriterium ausfällt. Der Histologe wünscht deshalb stets größere Materialproben, um weitere Unterscheidungskriterien wie perivaskuläre Hyalinisierung, Art der Tumorkapsel und sonstige zelluläre Anteile untersuchen zu können.

Prognose: Die 5-Jahresüberlebensrate wird bei allein vorkommenden Tumoren mit ca.

50%, in Kombination mit einer Neurofibromatose von Recklinghausen mit 23% angegeben. Tritt das maligne Schwannon als Komplikation einer Neurofibromatose von Recklinghausen auf, so werden in ca. 80% der Fälle lokale Rezidive und in 60% Fernmetastasen, die sich innerhalb von zwei Jahren entwickeln (Lunge, Leber, Subkutangewebe und Knochen) beobachtet. Regionale Lymphknotenmetastasen sind nur in weniger als 2% der Fälle zu beobachten. Angaben bei alleinigem solitären Vorkommen fehlen, jedoch wird hier der Grad der Malignität als deutlich geringer angesehen *(9).*

Therapie: Operativ werden radikale lokale Exzisionen, evtl. mit sekundärer Nerventransplantation oder gelegentlich auch Amputationen empfohlen. Das Ausräumen von Lymphknotenstationen ist entsprechend obiger Statistik nicht notwendig. Nachbestrahlungen oder Chemotherapie werden fallweise ebenfalls als sinnvoll angesehen. Im eigenen, jedoch nur wenige Fälle umfassenden Krankengut haben wir gute Erfahrungen mit einer ausgedehnten sorgfältigen lokalen Exzision und einer Nachbestrahlung bei solitärem Vorkommen des Tumors.

21.7 Tumoren der Blut- und Lymphgefäße

Von handchirurgischem Interesse sind vorwiegend *Hämangiome,* die in verschiedenen histologisch abgrenzbaren Untergruppen vorkommen *(8, 13),* sowie *Glomustumoren.*

21.7.1 Hämangiome

Teils handelt es sich um Gefäßmißbildungen (z.B. Naevi flammei), teils um echte Tumoren (z.B. kavernöse Hämangiome) *(Abb. 21:8).*

Charakteristik: Häufig findet man ein infiltratives, jedoch nicht destruktives Wachstum die-

ser Tumoren, die je nach Typ kapilläre oder größere endothelausgekleidete und mit Blut gefüllte Hohlräume aufweisen.

Symptome: Die Tumoren sind äußerlich gut wegdrückbar, schimmern bei subkutaner Lage bisweilen bläulich durch und können gelegentlich Schmerzen verursachen.

Der *Verlauf* ist im Einzelfall sehr unterschiedlich. Ein Teil der Hämangiome kann rasch wachsen, dann zum Stillstand kommen und sich wieder zurückbilden. Andere werden durch ein relativ ungehemmtes Wachstum oder die Verletzlichkeit der über dem Tumor liegenden, oft nur dünnen Hautschichten zu einem ernsthaften funktionellen und chirurgischen Problem.

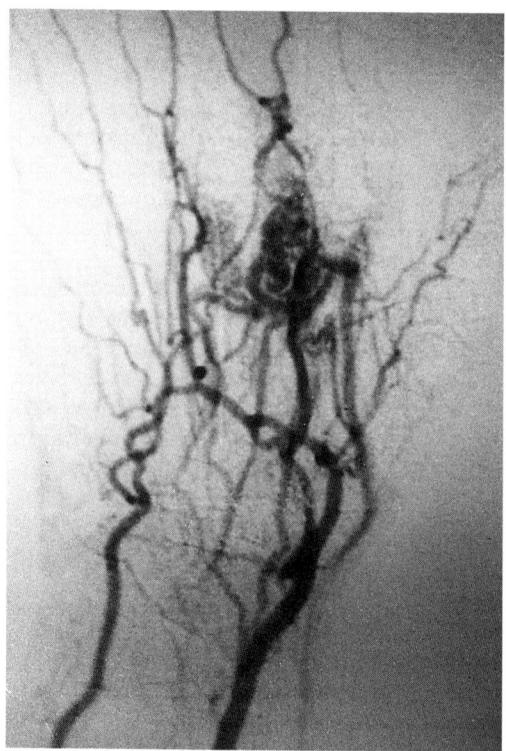

Abb. 21:8 Angiographisch dargestelltes kavernöses Hämangiom am Handrücken (i.v. *DSA*-Technik)

Therapie: Nach präoperativer angiographischer Feststellung der Ausdehnung kommt unter verschiedenen Behandlungsverfahren an der Hand vor allem die möglichst vollständige operative Entfernung in Frage, wobei bisweilen ein Vorgehen in mehreren Sitzungen sinnvoll sein kann. Müssen größere Hautareale mitentfernt werden, so sind Vollhauttransplantationen oder Verschiebelappenplastiken notwendig.

21.7.2 Eruptives Angiom (ältere Synonyme: Granuloma teleangiectaticum, pyogenes Granulom)

Charakteristik und Symptomatik: Dieser zu den kapillären angiomatösen Neubildungen zählende Tumor *(14)* wurde lange Zeit fälschlich unter der Diagnose »pyogenes Granulom« als superinfizierte granulomatöse Neubildung nach kleineren Hautdefekten angesehen *(8)*. Charakteristisch ist eine kragenähnliche Einschnürung des pilzförmigen, leicht exulzerierenden und dann blutenden Tumors an der Basis durch ein verbreitertes weißliches Epithel und eine teilweise Überkrustung.

Lokalisation: Diese kapillären Hämangiome sind gerne in Nagelnähe, bisweilen auch an der Greifseite der Finger zu finden.

Therapie: Die Behandlung besteht in einer sparsamen Exzision. Alternativ kann auch eine Ätzbehandlung mit Silbernitrat erfolgreich sein.

21.7.3 Glomustumoren

Charakteristik: Es handelt sich um gutartige Geschwulstbildungen der besonders in Fingerbeeren, Nagelbett und Nagelfalz vorkommenden Glomera cutanea (Synonym: *Heyer-Großersche* Organe). Sie stellen arteriovenöse Anastomosen dar und bestehen aus feinsten, aufgeknäuelt in einer bindegewebigen Kapsel

zusammengefaßten Blutgefäßen. Dazwischen findet man epitheloide Zellen und zahlreiche Nervenfasern (Funktion: Kontrolle und Steuerung der Hautdurchblutung?) *(16, 18)*. Die scharf begrenzten Tumoren enthalten die gleichen Zellelemente *(14)*.

Lokalisation: Sie treten im allgemeinen solitär auf, können auch multipel, im Fingerbereich speziell unter dem Fingernagel vorkommen *(12)*.

Symptome: Die unterschiedlich großen, bisweilen bläulich durchschimmernden Knötchen verursachen anfallsartig heftige Schmerzen, die ein charakteristisches Leitsymptom darstellen *(8, 12, 14, 18)*.

Therapie: Die Behandlung besteht in der vollständigen operativen Entfernung. Bei Tumoren im Nagelbett wird der Fingernagel ganz oder teilweise entfernt und nach der Tumorexstirpation zur Schienung des nachwachsenden Nagels wieder refixiert *(vgl. Abb. 3:11,* S. 61).

21.7.4 Arteriovenöse Fisteln (spontane, nicht-traumatische)

Charakteristik: Hierbei handelt es sich um häufig entsprechend der Herzfrequenz pulsierende Schwellungen, über denen meist auch ein Schwirren tastbar ist. Angiologisch läßt sich ein mehr oder weniger großes Shuntvolumen nachweisen. Bisweilen entsteht hierdurch eine kardiale Belastung. Peripher des Fistelgebietes kann es zur Minderdurchblutung des betroffenen Fingers oder Handabschnittes kommen.

Ätiologie und Lokalisation: Eine echte Tumorneubildung scheint nicht vorzuliegen. Eher handelt es sich insbesondere bei jungen Patienten um Gefäßmißbildungen, die zu direkten arteriovenösen Verbindungen in Mittelhand- oder Fingerbereich führen und als Tumor imponieren.

Therapie: Selbst sorgfältige Skelettierung der Hauptarterien in betroffenen Mittelhand- und Fingerabschnitten mit Ligatur der abgehenden Gefäße sowie weitestgehender Resektion des arteriovenösen Fistelgebietes führt i. a. nicht zur Rezidivvermeidung. Meist bilden sich sofort neue A-V-Verbindungen, bisweilen in noch größerer Zahl als vor der Operation. Möglicherweise bestehen auch solche intraossär weiter. Eine definitive Beseitigung scheint nur durch radikalere operative Maßnahmen wie Teilamputationen möglich zu sein, die jedoch lediglich bei ernsthaften kardialen Problemen in Folge eines zu hohen Shuntvolumens indiziert sind. Vorbeugen kann man dieser Komplikation, vor allem wenn es sich um Fisteln im Mittelhandbereich handelt, durch konsequentes Tragen von speziell angepaßten, elastischen Kompressionshandschuhen, die so gewählt werden müssen, daß keine Stauung im Fingerbereich entsteht.

21.8 Tumoren des Handskelettes

21.8.1 Benigne Knochentumoren

21.8.1.1 Enchondrom

Charakteristik und Lokalisation: Dieser häufigste Knochentumor der Hand *(3)* imponiert im Röntgenbild als zystische Auftreibung der Phalangen und Mittelhandknochen (bevorzugt im metaphysären Bereich). Außerdem fällt die extrem verdünnte Kortikalis und eine teilweise knöcherne Septierung auf *(Abb. 21:9)*. Im Gegensatz zu zentraleren stammnahen Chondromen ist die Gefahr der malignen Entartung extrem gering *(4, 7)*. Ausgefüllt sind die Zysten mit glasigem, relativ weichem Gewebe, welches mikroskopisch aus typischen Knorpelzellen und hyaliner Knorpelgrundsubstanz besteht *(4, 7)*.

Symptome: Häufig werden die Tumoren entweder als Zufallsbefunde bei Röntgenuntersuchungen aus anderen Gründen oder als Ursa-

che von spontanen oder pathologischen Frakturen bemerkt.

Therapie: Die Behandlung besteht in einer sorgfältigen Tumorausräumung von einem ausreichend großen Knochenfenster aus. Zurückbleibende Tumorreste führen zum Rezidiv. An die Ausräumung schließt sich i. a. eine Auffüllung mit autologer Beckenkammspongiosa an. Liegt eine Spontanfraktur ohne Dislokation vor, kann zunächst die knöcherne Abheilung abgewartet werden. An

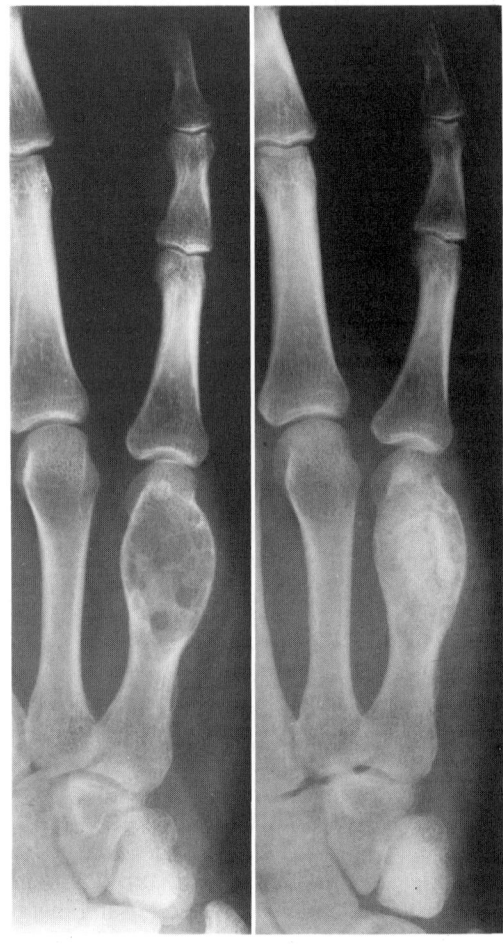

a Präoperativ   **b** Nach Ausräumen und Auffüllen mit Spongiosa

Abb. 21:9   Enchondrom im Metakarpale V.

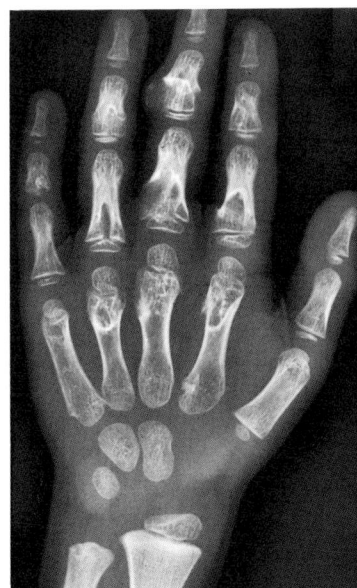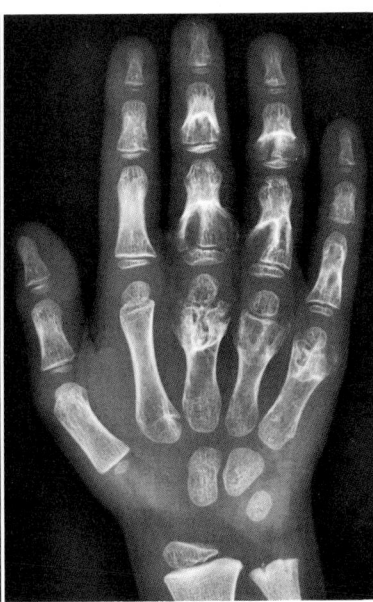

Abb. 21:10   Multiple Osteochondrome an Metakarpalia und Phalangen beider Hände bei einem siebenjährigen Jungen. Vollständig ausgespart sind nur die Daumen

dernfalls muß auf eine geeignete den zystisch veränderten Bereich überbrückende Osteosynthese zusätzlich zur Spongiosaplastik zurückgegriffen werden.

21.8.1.2 Osteochondrom (Synonym: periostales Chondrom, Ekchondrom)

Charakteristik: Der ebenfalls mit Knorpelgewebe verwandte Tumor entwickelt sich zwischen dem Periost und der Außenseite des Knochens, er zerstört die normale metaphysäre Kortikalis. Durch Knochenanbau entstehen charakteristische Knochenleisten, die vor allem bei multiplem Vorkommen an Exostosen erinnern *(Abb. 21:10) (6).*

Symptome: Entdeckt wird der Tumor meist im Kindesalter als Zufallsbefund bei Röntgenuntersuchungen aus anderen Ursachen oder wegen einer allmählich auffallenden Deformierung. Schmerzen fehlen im allgemeinen.

Therapie: Die vollständige operative Entfernung gelingt gelegentlich nur durch eine segmentäre Resektion des betroffenen Knochenabschnittes mit anschließender Implantation

eines autologen kortikospongiösen Spanes in den entstehenden Defekt *(12).* Bei geringer Knochendestruktion ist nach sorgfältiger Ausräumung unter Mitentfernung des den Tumor umgebenden Periostes eine Auffüllung lediglich mit spongiösem Knochen gerechtfertigt.

21.8.1.3 Osteoidosteom

Charakteristik: Bei dieser neoplastischen Knochenveränderung handelt es sich i. a. um eine röntgenologisch erst nach einiger Zeit erkennbare Verdickung und Sklerosierung der Knochenkortikalis. Im Zentrum dieses Prozesses läßt sich bisweilen eine scharf begrenzte Aufhellung erkennen, die aus Osteoid und zellreichem fibrovaskulärem Gewebe besteht *(6)* und als »Nidus« bezeichnet wird (gestaffelte Aufnahmen oder Röntgen-Schichtaufnahmen). Allerdings kommen gelegentlich auch Tumoren mit Sitz im spongiösen Bereich vor *(Abb. 21:11).*

Lokalisation: Der häufiger an der Tibia, dem Femur und dem Humerus vorkommende Tumor ist gelegentlich auch am distalen Radius und dem Handskelett anzutreffen *(4, 6) (Abb 21:12).*

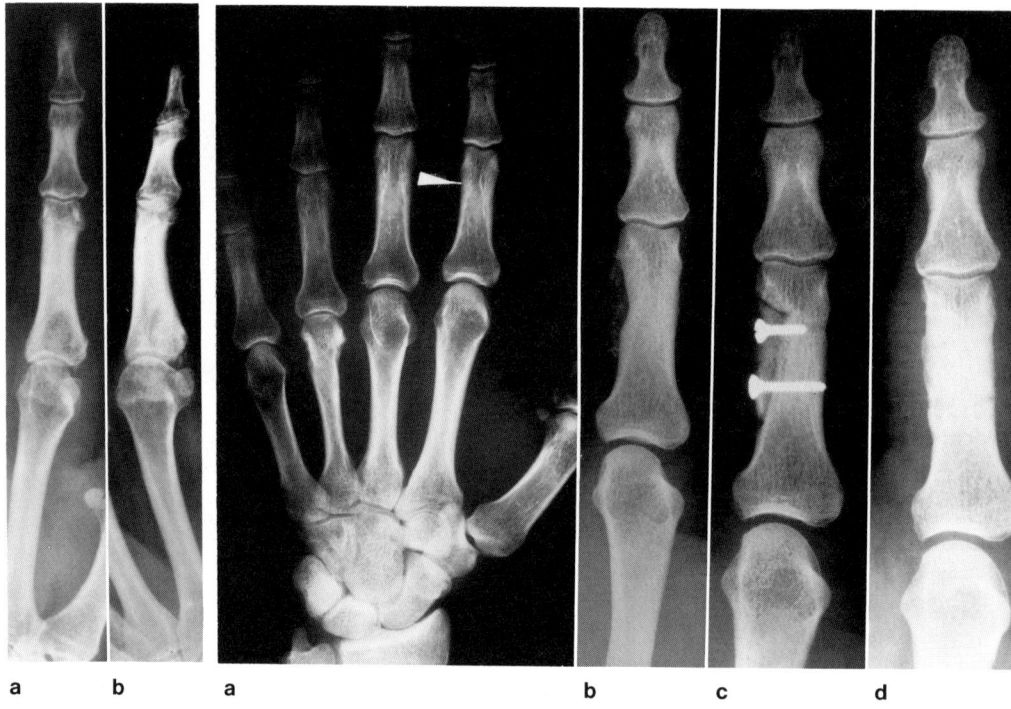

a **b** **a** **b** **c** **d**

a Tumor im Grund-
glied
b Nach Resektion
und Einfügen
eines kortiko-
spongiösen
Knochenstücks

a Osteoidosteom an der ulnaren
Grundgliedkortikalis des
Zeigefingers.
(Szintigraphische Sicherung
der Lokalisation war erfolgt)

b Mißglückter Versuch einer lokalen Resektion
und Nidusentfernung, weiter anhaltende
Schmerzen
c Nachresektion und Spanersatz. Danach
dauerhafte Schmerzfreiheit
d Ausheilung nach Metallentfernung

**Abb. 21:11 Oste-
oidosteom vom
spongiösen Typ**

Abb. 21:12　Kortikales Osteoidosteom

Die *Ätiologie* dieses Tumors ist weitgehend
unklar.

Symptome: Als typisches Leitsymptom gilt ein
andauernder, belastungsunabhängiger und vor
allem nachts quälender Schmerz. Aber auch
uncharakteristische Beschwerden können
durch diesen Tumor hervorgerufen werden.

Diagnostik: Die diagnostische Schwierigkeit
bei diesem oft sehr spät erkannten Tumor
besteht darin, daß Nidus und Randsklerose
erst einige Zeit nach Auftreten der Schmerzsymptomatik röntgenologisch sichtbar ausgebildet sind. Hier können im Handbereich der
Einsatz der Dreiphasenszintigraphie und auch
die Kernspintomographie wertvolle Hinweise
auf das mögliche Vorliegen eines solchen
Tumors geben *(4).*

Therapie: Nur bei sicherer Entfernung des
Nidus aufgrund einer genauen röntgenologischen Lokalisationsdiagnostik verschwindet
die quälende Schmerzsymptomatik. Die
Schwierigkeiten, die hierbei bestehen, zeigt
Abb. 21:12. Daher können von vornherei ausgedehntere Resektionen kombiniert mit wieder-
herstellenden Maßnahmen sinnvoll sein.

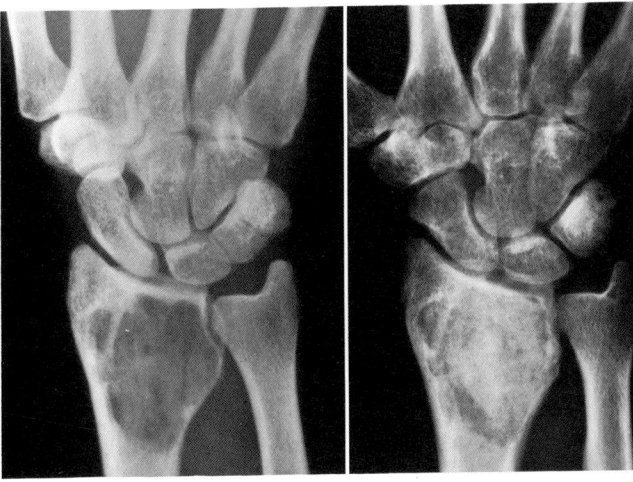

a Ausgangspunkt

b Nach operativer Ausräumung und Auffüllen
mit Beckenkamm spongiosa

Abb. 21:13   Riesenzelltumor des Knochens im distalen Radius bei einer 28jährigen Patientin

21.8.1.4 Riesenzelltumoren des Knochens (Synonym: Osteoklastom)

Charakteristik: Der Tumor imponiert im Röntgenbild ähnlich wie ein Enchondrom als zystische Veränderung mit Verdrängung und Rarefizierung der normalen Knochenstruktur *(Abb. 21:13).* Histologisch findet man zwischen spindeligen mesenchymalen Zellen und zahlreiche Kerne aufweisenden Riesenzellen, Bindegewebe mit herdförmiger Kollagenisierung, Osteoid- und Geflechtknochenneubildung sowie Nester aus Siderophagen *(6, 13).*

Ätiologie: Ein endostaler Ursprung wird angenommen.

Symptome: Neben einer unterschiedlichen Schmerzsymptomatik wird der Tumor bisweilen anläßlich einer pathologischen Fraktur oder als Zufallsbefund bei einer Röntgenuntersuchung aus anderer Ursache entdeckt.

Lokalisation: Der Tumor findet sich vorwiegend im epiphysären oder metaphysären Bereich. Im Gegensatz zu zentraler gelegenen Lokalisationen sind diese Tumoren im Handbereich fast immer gutartig.

Therapie: Da Rezidive entarten können, muß die Ausräumung sehr sorgfältig erfolgen, gegebenenfalls mit Resektion des ganzen Tumorabschnittes und Aufbau des Knochens mit Knochenspänen. Eine sorgfältige klinische und radiologische Nachkontrolle über mehrere Jahre ist zu fordern *(6).*

21.8.1.5 Weitere gutartige Knochentumoren

Differentialdiagnostisch zu Enchondromen und Riesenzelltumoren kommen *intraossäre Epidermoidzysten, aneurysmatische Knochenzysten (Abb. 21:14)* und seltener *Knochenfibrome* oder *zystische Knochenusuren* als Manifestation einer Sarkoidose in Frage. Meist wird die Diagnose erst intraoperativ oder durch das histologische Untersuchungsergebnis geklärt. Die Therapie besteht in allen Fällen in der Ausräumung und Defektauffüllung mit autologer Knochenspongiosa.

21.8.2 Maligne Knochentumoren

Im Hand- und im distalen Unterarmbereich kommen, wenn auch selten, das *Chondrosar-*

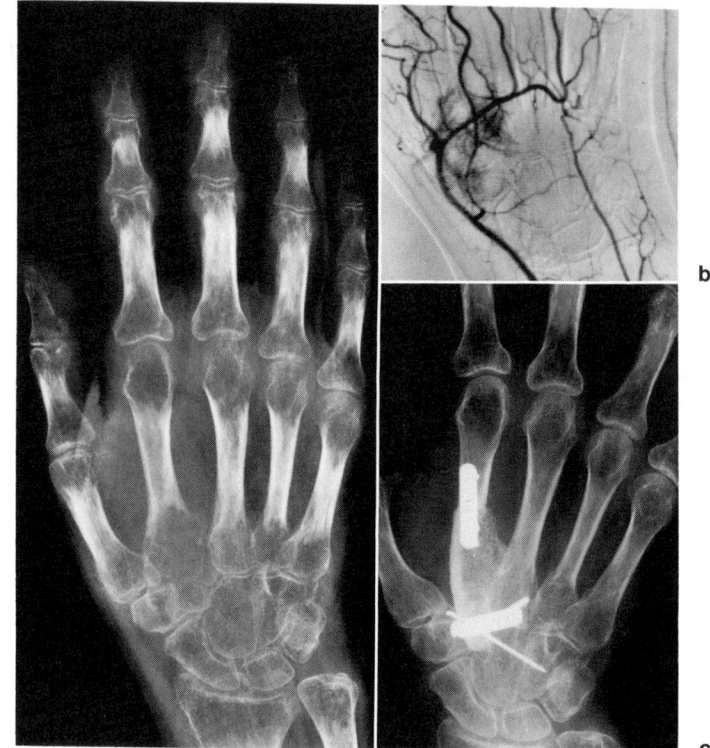

a Ausgangsröntgenbefund
b Präoperatives Angiogramm
b Nach Resektion und Ersatz
durch einen kortikospongiösen Beckenkammspan   **a**

Abb. 21:14   Aneurysmatische Knochenzyste an der Basis des MC II

kom, das *osteogene Sarkom* und auch das *Ewing-Sarkom* vor.

21.8.2.1 Chondrosarkom und osteogenes Sarkom

Für beide Knochentumoren gilt, daß die Prognose von der im Einzelfall nicht vorhersehbaren Metastasierungstendenz in die Lunge abhängt *(3, 6).*

Symptome: Im eigenen Krankengut fehlte im allgemeinen eine Schmerzsymptomatik. Auffällig war meist eine langsam zunehmende Schwellung. Spontanfrakturen und präoperative Abgrenzungsprobleme gegenüber einem benignen Enchondrom kamen ebenfalls vor.
Therapie: Im allgemeinen kann man sich mit der Entfernung des betroffenen Finger- und Mittelhandstrahles begnügen.

Beim osteogenen Sarkom wird über gute Erfolge mit einer sich an die operative Entfernung anschließenden Polychemotherapie berichtet *(4).* Hinsichtlich des operativen Verhaltens bei Durchführung der Fingerstrahlamputation sei auf Kapitel 13.2.3 verwiesen.

21.8.2.2 Ewing-Sarkom

Charakteristik: Die Geschwulstbildung nimmt ihren Ausgang vom Stützgewebe des Knochenmarks und besteht aus dicht gelagerten Tumorzellen mit runden Kernen und ohne erkennbare Zellgrenze, die zwischen Knochenbälkchen und in das Knochenmark infiltrieren *(4, 7).*

Symptome und Differentialdiagnose: Wegen des Auftretens von Schmerzen, Fieber und einer periostalen Reaktion kommen Verwechslun-

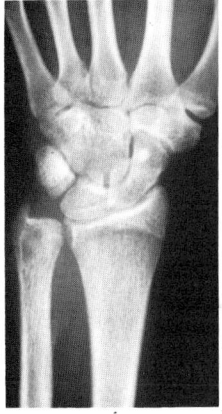

a Tumorbedingte Strukturveränderung

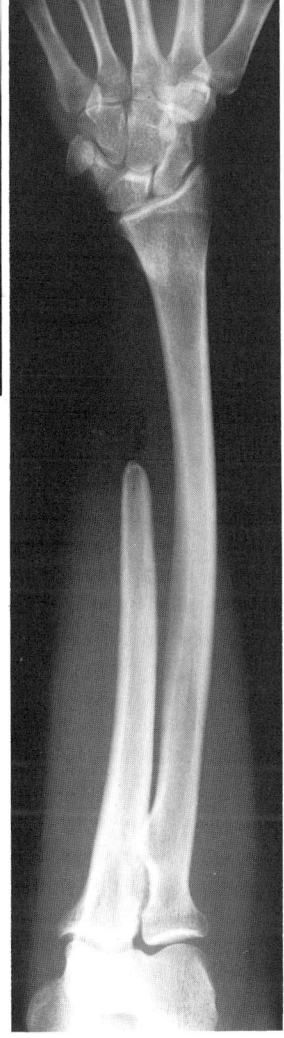

b 2 Jahre nach Resektion, Chemotherapie und Nachbestrahlung des gesamten Ellenbereiches

Abb. 21:15   Ewing-Sarkom der distalen Elle bei einer 17jährigen Patientin

gen mit entzündlichen Knochenprozessen vor (Probeexzision!).

Lokalisation: Im allgemeinen bevorzugt der Tumor die Diaphyse der langen Röhrenknochen, doch kommen auch periphere Lokalisationen wie z. B. im distalen Radius, in der distalen Ulna *(Abb. 21:15),* in der Mittelhand und den Fingern vor *(6, 13).*

Therapie: Bei diesem malignen Tumortyp hat sich ebenfalls die Kombination zwischen prä- und postoperativer Poly-Chemotherapie, lokaler Knochenresektion und Röntgenbestrahlung sehr gut bewährt *(6, 13).*

21.8.2.3 Metastasen

Skelettmetastasen maligner Tumoren sind im Handbereich zwar eher selten, kommen jedoch grundsätzlich in allen Bereichen der Hand mit einer gewissen Bevorzugung der Endphalanx *(7, 11)* vor. Es handelt sich vor allem um Karzinommetastasen *(7, 11).*

Differentialdiagnose: Neben gutartigen Tumorosteolysen muß auch an ein Panaritium ossale oder an eine Manifestation der Sarkoidose im Handskelett gedacht werden *(7).*

Therapie: Wegen der meist desolaten Gesamtsituation sind häufig nur begrenzte Resektionen oder die selektive Amputation einzelner

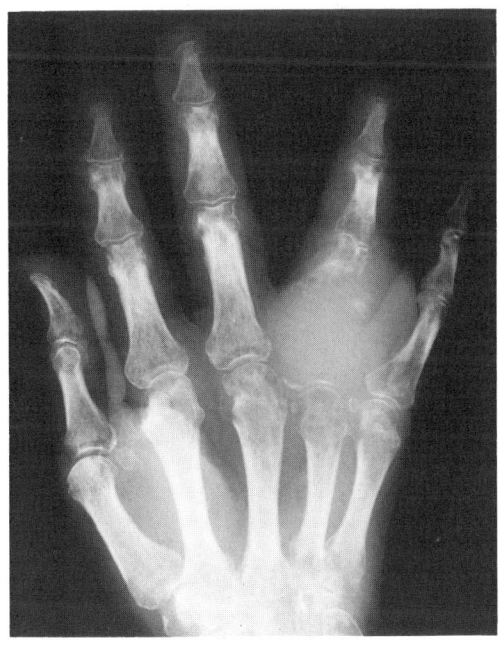

Abb. 21:16   Hypernephrommetastase an der Grundphalanx des Ringfingers

Fingerstrahlen ohne allzu großen Funktionsverlust sinnvoll. So wurde bei dem Fall der

Abbildung 21:16 lediglich der betroffene Ringfinger amputiert.

Literatur

1. *Booher, R. J.:* Lipoblastic tumors of the hands and feet. Review of the literature and report of 33 cases. J. Bone Jt. Surg. 47-A (1965) 727
2. *Bünte, H.:* Die chirurgische Therapie des malignen Melanoms. Chir. Praxis 33 (1984) 377
3. *Carroll, R. E.:* Tumors of the hand skeleton. In: Handsurgery, hrsg. von J. E. Flynn. Williams & Wilkins, Baltimore 1966
4. *Dahm, M., Rudigier, J., Lohr, J., Schaub, Th., Antoniadis, A.:* Diagnose und Therapie des Osteoid-Osteoms an der Hand. Chir. Praxis 40 (1989) 615
5. *Dellon, A. L., Seif, S. S.:* Anatomic dissections relating the posterior interosseus nerve to the carpus, and the etiology of dorsal wrist ganglion pain. J. Hand Surg. 3 (1978) 326
6. *Dominok, G. W., Knoche, H.-G.:* Knochengeschwülste und geschwulstähnliche Knochenerkrankungen. 3. Auflage. Gustav Fischer, Stuttgart 1982
7. *Drewes, J., Sailer, R., Schmitt-Gräff, A.:* Malignommetastasen der Hand, Handchirurgie 13 (1981) 296
8. *Düben, W., Gadzaly, D.:* Die Eingriffe bei Tumoren. In: Die Operationen an den Extremitäten 3. Teil. Die Operationen an der Hand, hrsg. von W. Wachsmuth, A. Wilhelm. Springer, Berlin 1972
9. *Enzinger, F. M., Weiss, S. W.:* Soft tissue tumors. Moshy Co., St. Louis 1988
10. *Geldmacher, J., Tonak, J., Hermanek, P.:* Das maligne Melanom. Handchirurgie 16 Suppl. (1984) 55
11. *Kerin, R.:* Metastatic Tumors of the Hand. J. Bone Joint Surg. 65-A (1983) 1331
12. *Nigst, H.:* Tumoren. In: Handchirurgie Bd.I hrsg. von H. Nigst, D. Buck-Gramcko, H. Millesi. Thieme, Stuttgart 1981
13. *Mirra, J. M.:* Bone Tumors – Diagnosis and Treatment. Lippincott Co., Philadelphia 1980
14. *Schnyder, U. W.:* Histopathologie der Haut. In: Spezielle pathologische Anatomie Teil 2. Stoffwechselkrankheiten und Tumoren Bd. VII, hrsg. von W. Doerr, G. Seifert, E. Uehlinger. Springer, Berlin 1979
15. *Stack, H. G.:* Tumors. In: Clinical Surgery Bd. VII, The Hand, hrsg. von R. G. Pulvertaft. Butterworth, London 1966
16. *Stack, H. G.:* Geschwülste der Hand. Handchirurgie 1 (1969) 134
17. *Stellbrink, G., Englert, M.:* Die ganglioplastischen Tumoren der Hand. Handchirurgie 2 (1970) 152
18. *Verdan, C.:* Chirurgische Behandlung der Hämangiome der Gliedmaßen unter besonderer Berücksichtigung ihrer Lokalisation an der Hand. Handchirurgie 1 (1969) 140

22 Angeborene Fehlbildungen

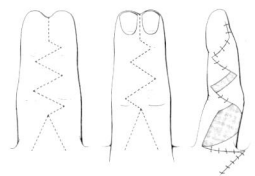

22.1 Allgemeines

Ätiologie

Bei der Entstehung angeborener Fehlbildungen sind von Bedeutung:

1. *Endogene Faktoren,* die man auf genetische Ursachen (z.B. bei den einfacheren Polydaktylieformen) und auf nicht erbliche chromosomale Fehlbildungen zurückführen kann (z.B. gehäuftes Vorkommen bestimmter Fehlbildungen bei Trisomie 13 und 21).
2. *Exogene Faktoren* wie Virusinfektionen und Mißbildungen hervorrufende Medikamente in der 4. bis 8. Woche nach der Befruchtung sowie andere frühembryonale Entwicklungsstörungen (z.B. Schnürringe, Kap. 22.2.2).

Zusätzlich können generalisierte Stoffwechselerkrankungen mit Skelettmißbildungsstörungen (z.B. Mukopolysaccharidosen) auch im Handbereich Deformierungen hervorrufen. Eine operative Korrekturbehandlung ist hierbei jedoch meist nicht möglich.

Operationszeitpunkt und Indikationsstellung

Bei der Indikation zur operativen Korrektur und bei der Auswahl des Operationszeitpunktes sind im Einzelfall funktionelle, kosmetische und psychosoziale Aspekte zu berücksichtigen (z.B. problemloses Umlernen im Säuglings- und Kleinkindesalter, Gehänseltwerden durch Kinder in Kindergarten und Schule usw.). Hinzu kommen Überlegungen, ob die vorliegende Fehlbildung bei zu später Korrektur im Laufe des weiteren Wachstums zusätzliche Deformierungen hervorrufen kann.

Verfeinerte handchirurgische Operationstechniken gegebenenfalls unter Verwendung des Operationsmikroskopes und die modernen schonenden Allgmeinnarkosen lassen solche Eingriffe bereits im frühen Säuglingsalter zu. Andererseits kann es bei einigen Fehlbildungen nützlich sein, zunächst die Ausbildung und die Entwicklung röntgenologisch sichtbarer Knochenkerne abzuwarten.

Während bei vielen »typischen Fehlbildungen« das Behandlungskonzept eindeutig sein kann, ist es bei den zum Teil sehr seltenen und komplexeren Fällen dringend empfehlenswert, speziell in der Chirurgie der angeborenen Fehlbildung erfahrene Chirurgen hinzuzuziehen.

Diagnostik

Sie besteht in einer genauen morphologischen Bestandsaufnahme mit Standardröntgenbildern und sorgfältigen klinischen Funktionsprüfungen.

22.2 Einzeln vorkommende Fehlbildungen

22.2.1 Syndaktylie

Krankheitsbild

Unter dem Begriff Syndaktylie wird die Verbindung zweier oder mehrerer Nachbarfinger verstanden *(Abb. 22:1, 22:5),* welche sowohl allein als auch in Kombination mit anderen Fehlbildungen und generalisierten Syndromen auftreten kann.

Der Schweregrad reicht von einfachen Hautbrücken bis zu knöchernen Verschmelzungen vorwiegend im Bereich der Endglieder (Röntgendiagnostik).

Operationszeitpunkt

In der neueren Literatur wird i. a. die frühzeitige operative Trennung (1. bis 2. Lebensjahr)

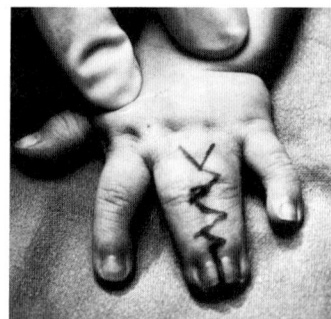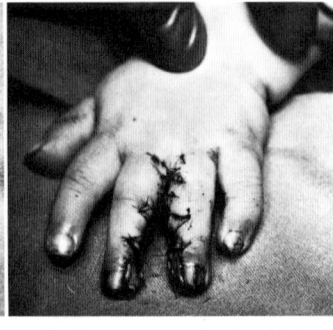

Abb. 22:1   Isolierte Syndaktylie
mit knöcherner Endgliedverschmel-
zung zwischen 3. und 4. Finger links
bei einem 5 Monate alten mongo-
loiden Mädchen

a eingezeichnete Schnittführung   **b** Am Ende der nach *Abb. 22:2*
ausgeführten Operation

zur Vermeidung von Wachstumsstörungen vor allem des längeren Fingers empfohlen *(6)*. Dies gilt besonders bei der Tendenz zu knöchernen Verschmelzungen im Endgliedbereich (Operationen eventuell bereits vor 6 Monaten).

Operative Grundsätze

Drei operative Behandlungsgrundsätze sind bei jedem der üblichen Trennungsverfahren zu beachten:
Der erste betrifft die Bildung einer einwandfreien Interdigitalfalte (Kommissur) zur Vermeidung eines erneuten narbigen Zusammenwachsens.
Der zweite besteht in der Vermeidung seitlicher längsverlaufender Narben, die wegen ihres Zurückbleibens im weiteren Wachstumsverlauf mitunter zu Fingerverkrümmungen führen.
Durch eine zickzackförmige Schnittführung lassen sich derartige Komplikationen fast immer verhindern.
Als dritter Grundsatz gilt: Bei einem Vorliegen von Syndaktylien zwischen drei benachbarten Fingern sollten nur ausnahmsweise beide Verbindungen in einer Sitzung getrennt werden, um eine Minderdurchblutung des mittleren Fingers sicher zu vermeiden.

Operatives Vorgehen

Unter den verschiedenen in Frage kommenden Verfahren *(6)* hat es sich im eigenen Krankengut bewährt, die Interdigitalfalte aus zwei dreiecksförmigen *Zellerschen* Hautläppchen *(8, 14, 20)* zu bilden und zu sichern, wobei die Dreiecksspitzen jeweils bis zur Basis des Gegenläppchens reichen sollen. Hierdurch entsteht in der Interdigitalfalte ein problemarmer schräger Narbenverlauf.
Zu Beginn wird beuge- und dorsalseitig eine relativ spitzwinklige zickzackförmige Schnittführung *(Abb. 22:2)* vorgezeichnet *(7, 14)*.
Bei der Präparation der Nervengefäßbündel muß man auf eine mögliche periphere Aufteilung der Interdigitalnerven gefaßt sein. In solchen Fällen ist der Nerv anteilmäßig bis über die Interdigitalfalte nach zentral mikrochirurgisch zu trennen *(6)*. Bei einer sich distal aufteilenden Fingerarterie wird der schwächere Ast unterbunden. Die Hautzipfel der Beuge- und Dorsalseite werden so vollständig wie möglich, jedoch spannungsfrei miteinander vernäht und verbleibende Defekte werden großzügig mit gut ausgedünnten Vollhauttransplantaten ausgefüllt (Entnahmestelle: z. B. aus der Leiste). Diese nehmen nach ihrem Einheilen besser am allgemeinen Wachstum teil als Spalthauttransplantate. Bei kleinen Kindern ist für die Hautnähte die Verwendung resorbierbaren Nahtmaterials zu empfehlen, da sich hierdurch die meist sehr schwierige Fadenentfernung erübrigt.
Besteht bereits eine Synostose im Bereich der Endphalanx – meist kombiniert mit der Ausbildung eines gemeinsamen Nagelbettes – werden beide Strukturen (Fingernagel und Knochen) in der Mitte möglichst glatt mit einem scharfen Skalpell getrennt. Der fehlende

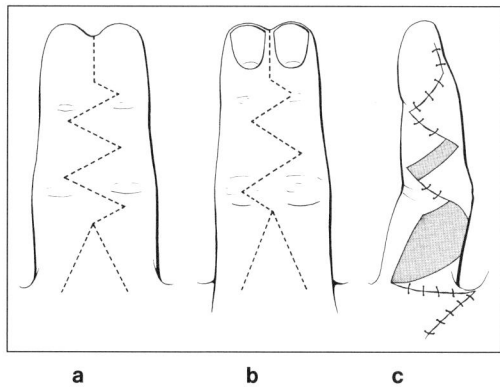

a Palmare Hautinzision
b Dorsale Hautinzision
c Deckung der Trennungsstelle durch teils
vernähte Hautzipfel, teils eingefügte Hauttrans
plantate (gleichmäßig verteilt auf beide Finger)

Abb. 22:2   Syndaktylietrennung

Nagelwall wird ebenfalls durch ein Vollhauttransplantat, welches im Säuglingsalter auch
auf dem durchtrennten Knochen anheilt, neu
gebildet.

Nachbehandlung

Nach Abheilen der Operationswunde unter
einem lockeren Verband (bei kleinen Kindern
gegebenenfalls mit Anlegen einer dorsalen
Oberarmgipsschiene für 1 Woche, damit der
Verband nicht abgestreift werden kann) ist bei
einfachen Syndaktylien keine spezielle Nachbehandlung erforderlich. Bei komplexen Syndaktylien mit Verkrümmung oder zusätzlicher
Beugekontraktur können jedoch speziell auf
das Kleinkindesalter abgestimmte Ergotherapie oder Krankengymnastik notwendig sein.

22.2.2 Schnürringe

Krankheitsbild

Es handelt sich um zirkuläre narbige Einschnürungen an Fingern oder am distalen
Unterarm. Diese angeborenen Veränderungen
betreffen Haut- und subkutane Abschnitte bis
zum Fasziengewebe (Unterarm). Sie können

isoliert oder gemeinsam mit anderen Fehlbildungen (Syndaktylie, fehlende Finger) auftreten *(12)*. Als Extremform ist die intrauterine
Fingeramputation, bei der nur noch konisch
zulaufende Fingerstümpfe vorhanden sind,
anzusehen *(6)*.
Zur Ätiologie werden intrauterine Abschnürun-
gen durch nicht aufgelöste Amnionreste oder
genetische Ursachen diskutiert *(16)*.

Indikation

Die Indikation zur frühzeitigen operativen Behandlung ist wegen der zunehmenden Lymph-
stauungen gegeben. Fehlen Finger, so sind ver-
längernde Maßnahmen der noch vorhandenen
Stümpfe (z. B. Distraktion wie in Kap. 14.2.2
beschrieben) gegenüber Transpositionen oder
Zehentransplantationen abzuwägen.

Operatives Vorgehen

Das den Schürring bildende Narbengewebe
wird bis zur Faszie hin vollständig exzidiert.
Gleichzeitig begegnet man der Ausbildung
einer neuen zirkulären Narbe mit Hilfe einer
multiplen Z-Plastik *(Abb. 22:3)*. Bisweilen

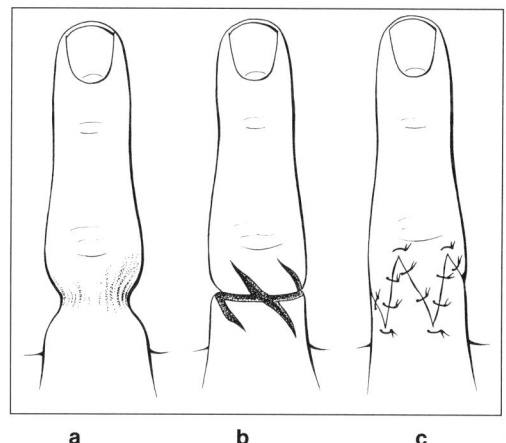

a Angeborener zirkulärer Narbenschnürring
b und **c** Nach Exzision wird die Narbe durch eine
multiple Z-Plastik zickzackförmig umgewandelt
(vgl. auch Kap. 3.3.1 und 3.3.2)

Abb. 22:3   Schnürringkorrektur

wird ein zweizeitiges Vorgehen empfohlen *(10)*, indem in einer ersten Sitzung nur ein Teil der Z-Plastiken angelegt wird. Bei sorgfältiger Operationtechnik ist dies jedoch nicht obligat *(6)*.

22.2.3 Kamptodaktylie

Krankheitsbild

Als Kamptodaktylie werden angeborene oder sich im Laufe des Wachstums entwickelnde Beugekontrakturen der Fingermittelgelenke bezeichnet. Vorwiegend betroffen sind 4. oder 5. Finger. Der Grad der Kontraktur ist sehr unterschiedlich. Dem Krankheitsbild liegen unter anderem eine veränderte Ausbildung des Fingerstreckapparates und Ursprungsanomalien der Mm. lumbricales zu Grunde *(10, 13, 19)*. Bei einem Großteil der Fälle bleibt die Ursache unbekannt.

Indikation

Eine operative Revision ist bei den unsicheren kausalen Behandlungsmöglichkeiten nur bei einer echten Funktionsbehinderung durch stärkere Kontrakturen angezeigt. Auf die mögliche Erfolglosigkeit der operativen Behandlung ist dabei hinzuweisen.

Operative Behandlungsmöglichkeiten

In Frage kommen die Resektion zu weit distal ansetzender Lumbrikalismuskeln, welche die tiefe Beugesehne am Durchgleiten durch das Ringband über dem Grundgelenk beim Streckvorgang behindern *(19)*, oder – meist erfolgversprechender – die Transposition der oberflächlichen Beugesehne auf die Streckaponeurose *(13)* in Anlehnung an motorische Ersatzoperationen bei N. ulnaris-Lähmungen *(Abb. 11:4, S. 229)*. Gegebenenfalls ist die zusätzliche beugeseitige Kapselresektion an den betroffenen Mittelgelenken sinnvoll (S. 164). Die Vielzahl der weiteren Behandlungsvorschläge wie Z-Verlängerung der Beugesehnen am Unterarm, Arthrodesen, Umstellungsosteotomien, Hauttransplantationen, Einsetzen von Fingerendoprothesen usw. unter-

streicht die therapeutischen Schwierigkeiten mit oft enttäuschenden postoperativen Ergebnissen selbst bei konsequent durchgeführter krankengymnastischer Nachbehandlung.

22.3 Störungen im Bereich der Fingergelenke

22.3.1 Klinodaktylie

Krankheitsbild

Diese Fehlentwicklung führt im Bereich der Fingergelenke zu einer Schrägstellung der Fingerachse und der Gelenkflächen. Sie kommt alleine oder kombiniert mit anderen Mißbildungen vor *(10)*. Betroffen sind vor allem Daumen, Zeige- und Kleinfinger.

Zugrunde liegen kann am Daumengrundglied auch eine bogenförmig ausgebildete Epiphysenfuge *(6, 10)*, die zu einer mehr oder weniger ausgeprägten Dreiecksform führt. Dieses dann als *Deltaphalanx (Abb. 22:4)* bezeichnete Fingerglied *(11)* ist zusätzlich verkürzt.

Operatives Vorgehen

Die operative Achsenkorrektur durch eine Keilosteotomie oder Knochenkeilimplantation im subkapitalen Bereich der betroffenen Phalanx wird, wenn nicht funktionelle Gründe überwiegen, möglichst erst am Ende der Wachstumsperiode durchgeführt, da andernfalls trotz zunächst ausreichender Korrektur mit einer erneuten Achsenabweichung zu rechnen ist. Die operative Durchführung erfolgt in gleicher Technik wie bei posttraumatischen Korrekturosteotomien *(Abb. 5:22, S. 111)*. Zusätzliche Weichteilkorrekturen sind bei der knöchernen Umstellung häufig notwendig (Schwenkklappen-, Z-Plastiken usw.).

22.3.2 Brachymesophalangie

Krankheitsbild

Diese Erkrankung kann wie eine Klinodaktylie imponieren. Sie stellt die Sonderform einer dreigliedrigen Daumenausbildung dar. In das Gelenk zwischen Grund- und Endphalanx ist ein mehr oder weniger dreieckförmiges rudimentäres Mittelglied miteingebaut, wodurch eine Achsenabweichung entsteht *(6)*.

Operatives Vorgehen

Therapeutisch kommt eine frühe Exstirpation des Rudimentes mit einer Kapsel- und Seitenbandraffung in Frage; danach können sich die verbleibenden Gelenkflächen im Laufe des weiteren Wachstums aneinander angleichen. In einem späteren Lebensalter verbleibt die Möglichkeit einer Korrekturosteotomie im Grundgliedköpfchenbereich oder einer operativen Vereinigung des rudimentären zusätzlichen Fingergliedes mit dem eigentlichen Endglied.

22.3.3 Hypo- und Aplasie der Fingergelenke (Synonym: Symphalangie)

Die operative Behandlung einer solchen knöchernen Verschmelzung zweier Fingerglieder ist nur bei Vorliegen ungünstiger Achsenverhältnisse sinnvoll. Sie besteht in einer Korrekturosteotomie. Versuche, eine Beweglichkeit mit Hilfe von Fingerendoprothesen oder Arthroplastiken zu erzielen, sind wegen möglicher zusätzlicher Fehlbildungen im Sehnen-Bandapparat fragwürdig.

22.4 Komplexe, die Zahl und Länge von Handteilen betreffende Fehlbildungen

22.4.1 Polydaktylie und Polysyndaktylie

Krankheitsbild

Angeborene zusätzliche Finger oder Fingerteile stellen eine relativ häufig vorkommende Fehlbildung dar *(10)*. Die Skala reicht von locker nur durch einen dünnen Gewebsstiel mit der Hand verbundenen rudimentären Anhängseln über akzessorische Fingerteile, Dop-

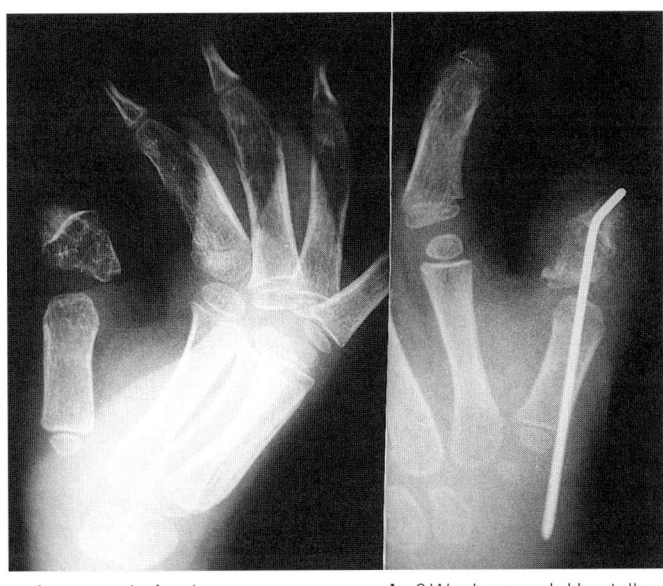

a Ausgangsbefund   **b** 6 Wochen nach Umstellung der Deltaphalanx vor Entfernen des Kirschnerdrahtes

Abb. 22:4   Deltaphalanx im Daumenbereich bei einem 3 Jahre alten Kind mit »Apertsyndrom«. Zusätzlich lag eine Symbrachydaktylie (Symphalangie) mit fehlenden Mittelgelenken im Bereich der Langfinger vor (sowie weitere Skelettmißbildungen). Die Syndaktylien sind bereits operiert.

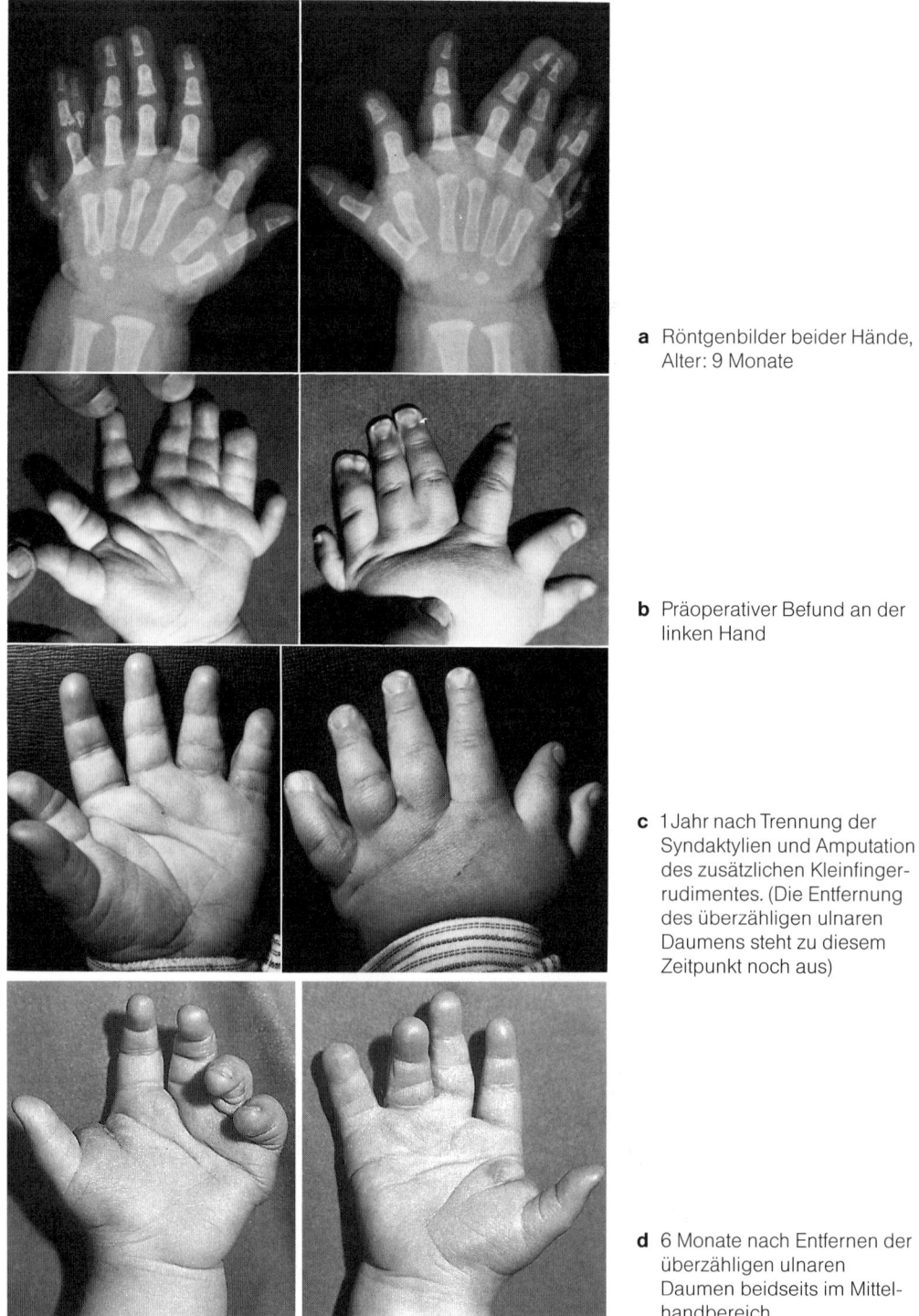

a Röntgenbilder beider Hände, Alter: 9 Monate

b Präoperativer Befund an der linken Hand

c 1 Jahr nach Trennung der Syndaktylien und Amputation des zusätzlichen Kleinfingerrudimentes. (Die Entfernung des überzähligen ulnaren Daumens steht zu diesem Zeitpunkt noch aus)

d 6 Monate nach Entfernen der überzähligen ulnaren Daumen beidseits im Mittelhandbereich

Abb. 22:5 Polysyndaktylie an beiden Händen (und beiden Füßen)

pelanlagen einzelner Fingerglieder bis zur Ausbildung kompletter zusätzlicher Finger. Diese Polydaktylie kann wie in unserem Beispiel *(Abb. 22:5)* in Kombination mit weiteren Fehlbildungen (Syndaktylie, Kamptodaktylie, atypische Epiphysen usw.) und sym- metrisch an beiden Händen (und Füßen) vorkommen. Eine familiäre Häufung, allerdings in verschiedener Ausprägung, ist bisweilen zu beobachten.

Operatives Vorgehen

Die Behandlung besteht in der Entfernung der überzähligen Fingerteile und in plastischen Korrekturen. Sie muß den jeweiligen Gegebenheiten entsprechend differenziert erfolgen, sowohl hinsichtlich der Reihenfolge beim Vorliegen mehrerer Fehlbildungen als auch bezüglich der Anpassung der Operationstechnik an den Ausbildungsgrad überzähliger Finger.

Kleine akzessorische Fingeranlagen neben einem weitgehend normal ausgebildeten Daumen oder Langfinger werden vollständig entfernt. Die im Überschuß vorhandene Haut über dem Fingerrudiment wird zum spannungsfreien Weichteilverschluß verwendet, wobei längsverlaufende Narben wegen ihrer Neigung, im weiteren Wachstum Kontrakturen auszubilden, durch zickzackförmige oder bogenförmige Schnittführungen zu vermeiden sind.

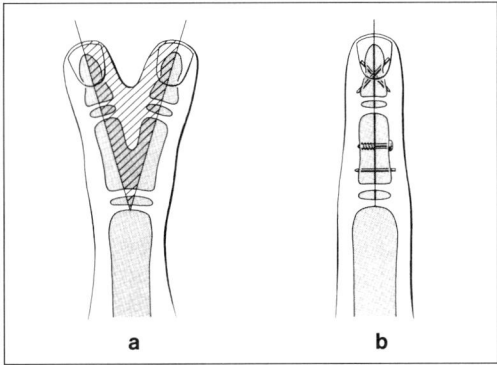

Abb. 22:6   Mediale Keilexzision nach *Cloquet* bei partieller Fingerdoppelanlage

Bei der Exartikulation eines hypoplastischen Fingerpartners in einem gemeinsamen Gelenk muß gelegentlich ein Seitenband aus nicht benötigten Kapsel- oder Sehnenteilen am verbleibenden Hauptfinger rekonstruiert werden *(6)*. In Einzelfällen können zusätzliche Sehnenverlagerungen sinnvoll sein. Nervenstümpfe sind wie bei allen Amputationen zur Verhinderung neurombedingter Schmerzen möglichst in die Muskulatur zu verlagern.

Hypoplastische Doppelanlagen können bisweilen bei gleicher Ausbildung der Partner nach einer medialen Keilexzision zu einem Finger annähernd normaler Größe vereinigt werden *(Abb. 22:6) (5, 10)*.

22.4.2 Oligodaktylie und Oligosyndaktylie

Krankheitsbild

Zu dieser der Polydaktylie entgegengesetzten Fehlbildung gehört sowohl das vollständige Fehlen als auch die hypoplastische Ausbildung ganzer Fingerstrahlen *(Abb. 22:7)*. Meist liegt eine Kombination mit anderen Fehlbildungen (Syndaktylie, Brachydaktylie, Synostosen, Klumphand usw.) vor. Das Fehlen des Daumens *(Daumenaplasie)* oder seine rudimentäre Anlage *(Daumenhypoplasie)* stellen vor allem in therapeutischer Hinsicht eine Sonderform dieses Krankheitsbildes dar *(6)*.

Operatives Vorgehen

Funktionsverbessernd sind die Trennung einer bestehenden Syndaktylie, eine Drehosteotomie mit Sehnen- oder Muskelverlagerungen, die Entfernung störender deformierter Fingerteile und bei der *Daumenaplasie* die *Pollizisation* eines intakten Zeige- oder eines anderen Langfingers. Hierbei entspricht die Operationstechnik zum Teil dem bei traumatischen Fingerverlusten beschriebenen Vorgehen (Kap. 14.2.3, S. 268f.). Das nicht angelegte Daumensattelgelenk muß hierbei durch das mittransferierte Langfingergrundgelenk (in 140°–160° Oppositionsstellung) ersetzt werden, und es hat eine muskuläre Stabilisierung

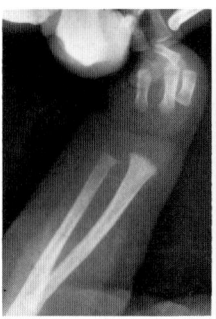

a Handskelett zum
Zeitpunkt der
Syndaktyliekorrek-
tur zwischen 2.
und 3. Finger im
Alter von ca. 1 Jahr

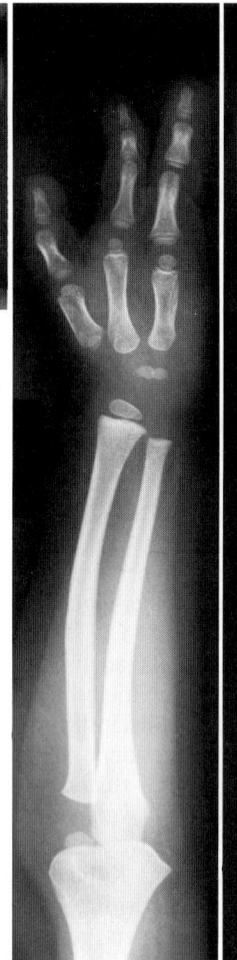

Abb. 22:7   Oligosyndaktylie mit Fehlen der
beiden ulnaren Fingerstrahlen der rechten Hand

b Re. Hand im Alter   **c** Gesunde li. Hand zum
von 4 Jahren   Vergleich

durch entsprechend umgesetzte Handbinnenmuskeln (Musculus interosseus dorsalis und
palmaris I) zu erfolgen. Bezüglich weiterer
operativer Einzelheiten wird auf die ausführ-
lich vorhandene weiterführende Literatur verwiesen *(2, 4, 5, 6, 17)*.

22.4.3 **Brachydaktylie und Symbrachydaktylie**

Krankheitsbild

Die Reihe dieser Skelettfehlbildung reicht mit
einer großen Variationsbreite von einfachen
Verkürzungen ansonst normal angelegter Fin-
ger- oder Mittelhandknochen *(Abb. 22:8)* über
das Fehlen einzelner Skeletteile *(Abb. 22:9)*
bis zum Extrem einer nur rudimentären Ausbildung von Fingern, Mittelhand und Handwurzel *(Abb. 22:10)*. Eine Kombination mit

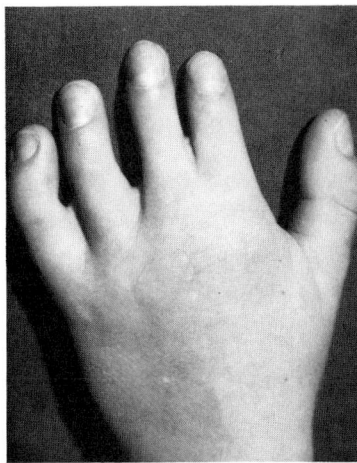
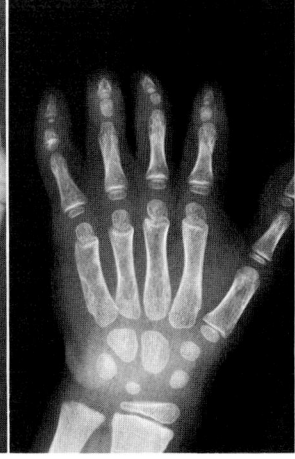
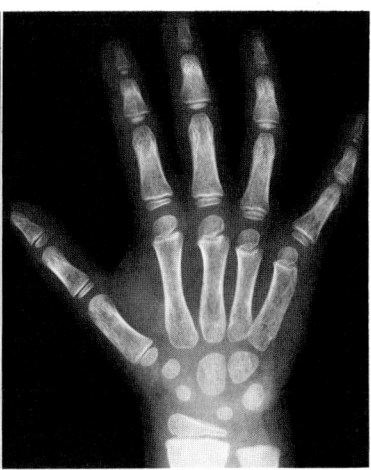

a Ausgangssituation an der linken Hand

b Gesunde rechte Seite zum Vergleich im Alter von 8 Jahren

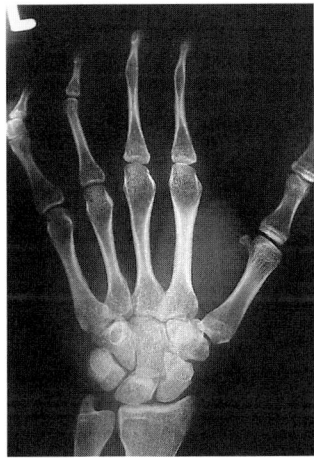

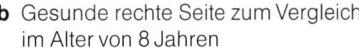

c Zustand nach Ende des Wachstums (17jährig)

Abb. 22:8   Symbrachydaktylie (8jähriger Junge)

anderen Fehlbildungen wie Syndaktylie und Klinodaktylie kommt vor *(6)*.

Operatives Vorgehen

Im Gegensatz zu vielen anderen Mißbildungen sind mit Ausnahme der Syndaktylietrennung korrigierende Maßnahmen am Skelett häufig erst nach ausreichender knöcherner Ausbildung des Skelettes sinnvoll (3 Jahre oder später). In Frage kommen Korrekturosteotomien gegebenenfalls mit Einsetzen von autologen Knochenspänen zur Verlängerung und Ursprungsverlagerungen im Bereich der Handbinnenmuskeln *(6)* sowie beim Fehlen mehrerer Fingerabschnitte die Vertiefung der Zwischenfingerfalten, die Resektion einzelner Mittelhandstrahlen und ihr Umsetzen zur Verlängerung ulnarer Mittelhandanteile, welche dann als Gegenpartner für einen eventuell vorhandenen Daumen dienen sollen. Die operativen Maßnahmen sind zum Teil denen nach traumatischen Fingerverlusten sehr ähnlich (vgl. Kap. 14).

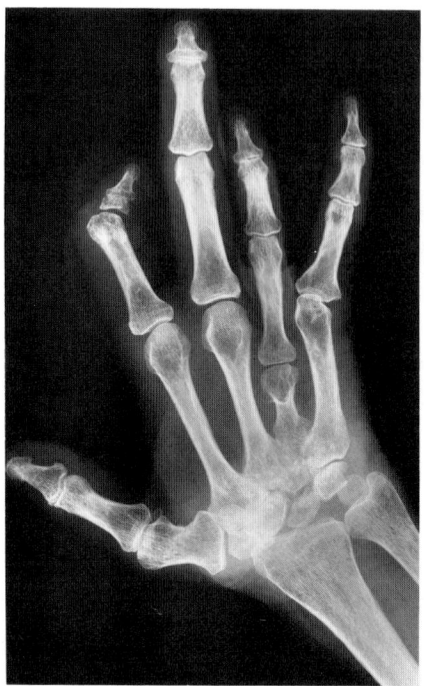

Abb. 22:9   Brachydaktylie

Verkürzt sind die Metakarpalia I und IV sowie das Zeigefingermittelglied. Außerdem fehlt die proximale Handwurzelreihe

22.4.4 Spalthand

Krankheitsbild

Als Ursache dieser erblichen Fehlbildung wird ein keilförmiger Defekt in der Weichteilanlage der Hand angesehen *(13, 15)*. Der Schweregrad dieser vorwiegend die zentrale Handachse betreffenden Fehlbildung reicht vom einfachen Fehlen des Mittelfingers im Grundgelenk über fehlende oder querliegende Knochen im Mittelhandbereich bis zur 2- oder 1-Fingerhand *(Abb. 22:11)*. Zusätzlich können eine Syndaktylie oder seltener andere Fehlbildungen vorliegen. Entsprechend werden verschiedene Spalthandtypen unterschieden *(3)*.

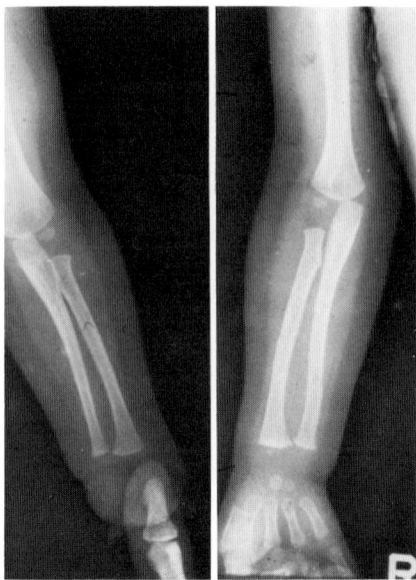

a Betroffene li Hand **b** Normale rechte Hand
zum Vergleich

Abb. 22:10   Angeboren fehlendes Handskelett
links mit 2 rudimentären, nur aus Weichteilen bestehenden Fingern

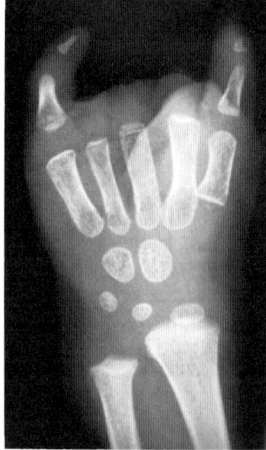

Abb. 22:11   Dem Krankheitsbild der **Spalthand** zuzurechnendes Fehlen der Langfinger II–IV, wobei der V. Finger zweigliedrig angelegt ist

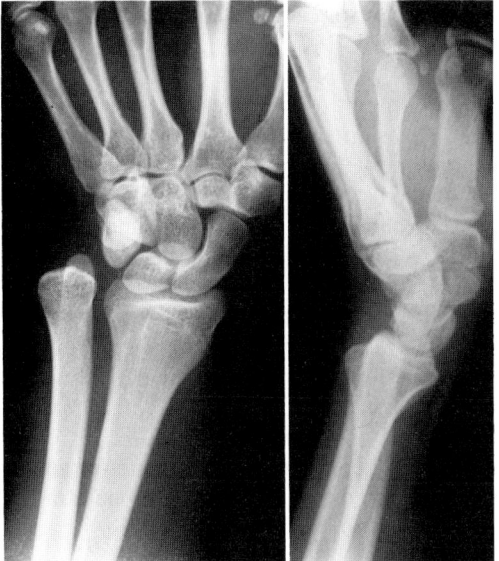

a links schwächer ausgebildet

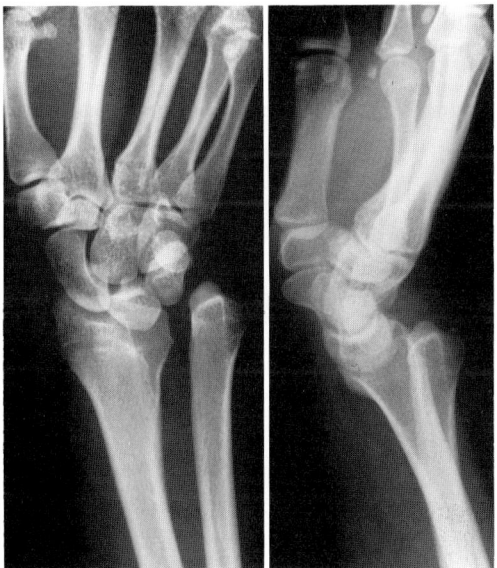

b rechts stärker ausgebildet

Abb. 22:12   Beidseitige Madelung-Deformität

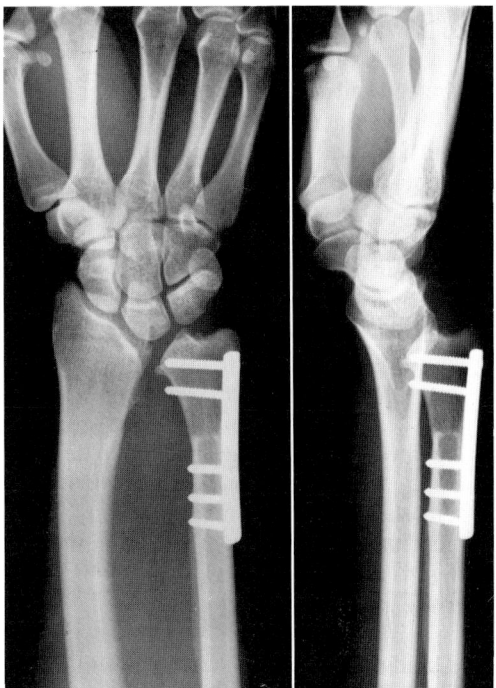

c Nach Durchführen einer Drehosteotomie der distalen Elle der rechten Hand, um die nach seitlich und palmar in Folge des Fehlwachstums am Ellenende abgewichene Extensor carpi ulnaris-Sehne in eine mehr dorsale Lage zum Ellenköpfchen zu bringen

Operatives Vorgehen

Je nach Schweregrad und zusätzlichen Fehlbildungen sind Syndaktylietrennungen, einfache Spaltverschmälerungen, Korrekturosteotomien, Entfernung sperrender Knochenrudimente oder auch eine Zeigefingertransposition kombiniert mit sorgfältiger plastischer Rekonstruktion der ersten Interdigitalfalte notwendig. Bezüglich genauer operativer Einzelheiten sei auf die zum Teil hervorragende Darstellungen aufweisende weiterführende Literatur verwiesen *(2, 6)*.

22.5 Weitere Fehlbildungen

Ergänzend sollen hier einige weitere entweder sehr seltene oder sehr schwierig und zum Teil mit unsicherem Erfolg behandelbare Fehlbildungen kurz erwähnt werden. Hierzu gehören:

1. die *Makrodaktylie* (Synonyme: partieller Riesenwuchs, Megalodaktylie, Elephantiasis), bei der außer der Skelettvergrößerung auch eine Vermehrung des Fett- und Nervengewebes vorliegt (6, 15),
2. *angeborene Beugekontrakturen* mit zusätzlichen seitlichen Achsenabweichungen,
3. *die angeborene Daumenkontraktur,* der eine Hypo- oder Aplasie der Daumenstrecksehne zugrunde liegen kann, sofern es sich nicht um eine einfache Tendovaginitis stenosans der Sehne des M. flexor pollicis longus (Kap. 20.4.3, S. 372) handelt.

Im Handwurzelbereich kommen funktionell bedeutungslose *Synostosen,* zusätzliche Knochen oder das Fehlen von Handwurzelknochen vor.

Die oft doppelseitige *Madelung-Deformität (Abb. 22:12)* stellt eine epiphysenbedingte Fehlbildung des gesamten Handgelenksbereiches dar. Sie kommt isoliert und auch im Rahmen eines *Ulrich-Turner*-Syndromes (XO) vor. Sie ist charakterisiert durch einen Ellenvorschub, ein Einsinken der ebenfalls deformierten proximalen Handwurzelreihe in das auseinanderweichende distale Radioulnargelenk bei gleichzeitig übermäßig schräg verlaufender Radiusgelenkfläche und einer ungewöhnlichen Krümmung des Radiusschaftes.

Die technisch durchaus mögliche operative Korrektur dieser sich gegen Ende des Wachstums manifestierenden Fehlbildung ist wegen bleibender Gelenkinkongruenzen nur von zweifelhaftem Wert. Belastungsabhängige Beschwerden konnten bei eigenen Patienten statt mit einer Stellungskorrektur des distalen Radius mit einer Drehosteotomie der distalen Elle dauerhaft beseitigt werden *(Abb. 22:12c).* Dieser Eingriff zielt in erster Linie auf eine Normalisierung der Zugrichtung der Sehne des M. extensor carpi ulnaris, welche nach palmar abweicht.

Fehlbildungen des Unterarmes mit Hypo- oder Aplasien des Radius *(Klumphand)* und seltener der Ulna mit ihren Abknickungen im Handgelenk können kombiniert sein mit zusätzlichen Mißbildungen im Hand- und Fingerbereich (z.B. Daumenaplasie) *(Abb. 22:13).* Bei der *Klumphand* (Radiusaplasie) wird über gute Frühergebnisse nach operativer Einstellung des peripheren Ellenendes in die teilresezierte Handwurzel mit Kürzung der Sehne des M. extensor carpi ulnaris und Umsetzen der radialen Handgelenksbeuger und -strecker nach ulnar berichtet, wobei erneute Achsenabweichungen die Spätergebnisse beeinträchtigen können (6).

Im Rahmen des Syndroms der *Arthrogryposis multiplex congenita* mit kongenitalen Gelenkanomalien sind distale Formen bekannt, bei denen in erster Linie Hände und Füße betrof-

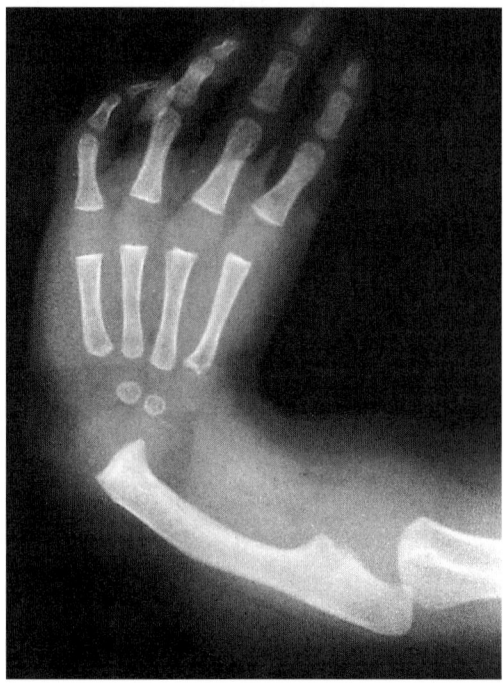

Abb. 22:13 Klumphand mit Radius- und Daumenaplasie

fen sind *(9)*. Bei diesen als distale Arthrogryposis (Typ I–II a–e) bezeichneten Formen findet man meist Langfinger mit Beugekontrakturen und ulnarer Achsenabweichung sowie einen kontrakt in die Hohlhand eingeschlagenen Daumen. Verursacht werden die Kontrakturen i. a. durch zu kurz angelegte Muskeln, Sehnen und Bänder auf der Beugeseite, wobei zusätzlich auch die palmare Haut und die palmaren Nervengefäßbündel zu kurz angelegt sein können.

Bei dieser Ausgangslage sind zur funktionsverbessernden Korrektur lediglich skelettverkürzende Osteotomien im Metakarpalbereich kombiniert mit Raffungen der Strecksehnen sinnvoll. Ergänzend können dabei auch Korrekturen der Längsachsen oder im Daumenbereich auch eine Grundgliedarthrodese durchgeführt werden *(9)*.

Literatur

1. *Blauth, W.:* Prinzipien der Pollization unter besonderer Berücksichtigung einer neuen Schnittführung. Handchirurgie 2 (1970) 117
2. *Blauth, W., Scheider-Sickert, F.:* Handfehlbildungen. Atlas ihrer operativen Behandlung. Springer, Berlin 1976
3. *Blauth, W., Falliner, A.:* Zur Morphologie und Klassifikation von Spalthänden. Handchirurgie 18 (1986) 161
4. *Buck-Gramcko, D.:* Thumb reconstruction by digital transposition. Orthop. Clin. N. Amer. 8 (1977) 329
5. *Buck-Gramcko, D.:* Handsurgery in congenital malformations, In: Recent Advances in Plastic Surgery-2, hrsg. von I. T. Jackson. Churchill-Livingstone, Edinburgh 1981
6. *Buck-Gramcko, D.:* Angeborene Fehlbildungen der Hand. In: Handchirurgie, Bd. I, hrsg. von H. Nigst, D. Buck-Gramcko, H. Millesi. Thieme, Stuttgart 1981
7. *Cronin, T. D.:* Syndactylism: Results of zig-zag incision to prevent postoperative contracture. Plastic. reconstr. Surg. 18 (1956) 460
8. *Davis, J. S.:* Plastic Surgery. Blakiston, Philadelphia 1919
9. *Degreif, J., Rudigier, J.:* Distale Arthrogryposis Typ I – operative Möglichkeiten im Bereich der Hand. Handchirurgie 19 (1987) 226
10. *Flatt, A. E.:* The care of congenital hand anomalies. Mosby, St. Louis 1977
11. *Jones, G. B.:* Delta phalanx. J. Bone Jt. Surg. 46-B (1964) 226
12. *Lösch, G. M., Schrader, M., Eckert, P.:* Fehlbildungssyndrom mit Schnürfurchen, Pseudoliga-

menten, akralen Defekten und Syndaktylie: Diagnose u. Therapie. Z. Kinderchir., Suppl. zu Bd. 30 (1980) 85
13. *Millesi, H.:* Zur Pathogenese und operativen Korrektur der Kamptodaktylie. Chir. plast. reconstr. 5 (1968) 55
14. *Millesi, H.:* Kritische Betrachtungen zur Syndaktylie-Operation. Chir. plast. reconstr. 7 (1970) 99
15. *Müller, W.:* Die angeborenen Fehlbildungen der menschlichen Hand. Thieme, Leipzig 1937
16. *Patterson, T. J. S.:* Congenital ring-constrictions. Brit. J. Plast. Surg. 14 (1961) 1
17. *Tsuge, K.:* Atlas der Handchirurgie, Kap. 28: Angeborene Fehlbildungen, Übers. und bearb. v. U. Lanz und C. Weißer. Hippokrates, Stuttgart 1990
18. *Werthemann, A.:* Die Entwicklungsstörungen der Extremitäten. In: Handbuch der speziellen patholog. Anatomie und Histologie, hrsg. von O. Lubarsch, F. Henke, R. Rössle, Bd. IX, Teil 6, Srpinger, Berlin 1952
19. *Wilhelm, A., Kleinschmidt, W.:* Neue ätiologische und therapeutische Gesichtspunkte bei der Kamptodaktylie und Tendovaginitis stenosans. Cir. plast. reconstr. 5 (1968) 62
20. *Zeller, S.:* Abhandlung über die ersten Erscheinungen venerischer Lokal-Krankheits-Formen und der Behandlung samt einer kurzen Anzeige zweier neuer Operations-Methoden, nämlich: die angeborenen verwachsenen Finger und die Kastration betreffend. Binz, Wien 1810

23 Sudeck-Syndrom (Sudecksche Dystrophie)

Krankheitsbild

Dieses 1900 von *Sudeck* beschriebene Krankheitsbild *(8)* tritt vor allem nach Frakturen, jedoch auch nach Weichteilverletzungen, abgelaufenen Infektionen, nach Operationen an den Extremitäten sowie gelegentlich auch ohne jede erkennbare Ursache auf. Der langwierige Verlauf (Wochen und Monate) kann in einem bleibenden Funktionsverlust der betroffenen Extremität enden.

Die im englischen Sprachraum bevorzugte Bezeichnung »Posttraumatic sympathetic dystrophy« beschreibt bereits mögliche Ursachen und die Auswirkungen des Syndromes. In unserem Sprachraum wird seit neuerem auch häufig von »sympathischer Reflexdystrophie« gesprochen.

Zumindest in Anfangsstadien bestehen Schwierigkeiten bei der exakten Definition und der genauen Abgrenzung gegenüber nicht krankhaften posttraumatischen Muskel- und Skelettatrophien als Folge längerer Ruhigstellung und fehlender funktioneller Belastungen. Hierbei können ebenfalls Blutumlaufstörungen mit Hautzyanose, Schwellneigung und Störungen der Schweißsekretion sowie Einsteifungen von Gelenken auftreten. Allerdings fehlt die charakteristische Schmerzsymptomatik.

Als charakteristisch für das Krankheitsbild gelten:

1. Brennende und ziehende Schmerzen, die länger, als von der Verletzung her zu erwarten ist, anhalten (sowohl bei Bewegung als auch in Ruhe).
2. Ödeme mit späterer Bindegewebsvermehrung und Gelenkeinsteifung.
3. Skelettatrophie, die als fleckige Osteoporose, subchondrale Aufhellungen, Unregelmäßigkeiten der Knochenkortikalis und in späteren Stadien als deren Verschmälerung im Röntgenbild sichtbar wird.
4. Muskelatrophien.
5. Atrophien der Haut und ihrer Anhangsgebilde.

Eine Literaturzusammenstellung zur Häufigkeit des Syndroms nach Verletzungen der oberen Extremität zeigt Schwankungen zwischen 0,3 und 25 % bei Verletzungen an der oberen Extremität *(1)*, je nachdem, welcher Einteilung und Symptomatologie der Autor zuneigt.

Stadieneinteilung

Die Einteilung des Krankheitsbildes in 3 Stadien, wie sie von *Sudeck* vorgenommen wurde, ist zwar nicht mehr unumstritten *(1)*, jedoch aus didaktischen und therapeutischen Gründen nach wie vor sinnvoll:

Stadium I: In dieser akuten Phase der Erkrankung findet man eine entzündungsähnliche Überwärmung und Schwellung der Weichteile mit zum Teil glänzender und geröteter Haut, anhaltend brennende Schmerzen in Ruhe und bei Bewegung, eine gesteigerte Schweißsekretion und nach einigen Wochen die ersten röntgenologischen Zeichen einer fleckigen Entkalkung.

Stadium II: In dieser subakuten Phase (ca. 2 Monate nach Auftreten der ersten Symptome) überwiegen dystrophische Erscheinungen. Die Haut ist kühl und zyanotisch, sie erscheint zunehmend atrophisch mit vermehrter Behaarung und Schweißneigung. Die Schmerzsymptomatik geht zurück. Hingegen bestehen ausgeprägte Funktionseinbußen infolge zunehmender Kapselschrumpfungen an den mitbetroffenen Gelenken und einer Muskelatrophie. Im Röntgenbild haben die Zeichen der Osteoporose zugenommen.

Stadium III: In dieser chronischen Endphase werden im allgemeinen keine Schmerzen mehr angegeben. Alle Gebilde der betroffenen Extremität sind atrophiert. Die Beweglichkeit der in den Prozeß einbezogenen Gelenke ist aufgehoben oder nur noch in geringem Umfang gegeben. Röntgenologisch fallen eine extrem verdünnte Kortikalis und eine verstärkte Zeichnung der in der Zahl verringerten Spongiosabälkchen auf.

Stadium I und II gelten bei geeigneter Behandlung als rückbildungsfähig, Stadium III kann die vollständige Gebrauchsunfähigkeit der Hand darstellen, zumindest bleiben schwere Funktionseinbußen.

Ätiologie und Pathogenese

Wie die große Zahl an Theorien zur Pathogenese zeigt, sind die Ansichten über das Zustandekommen des Krankheitsbildes sehr unterschiedlich.

Als entscheidende Faktoren bei der Entstehung werden vor allem der posttraumatische oder postoperative Schmerz, die schmerzbedingte Schonung und Entlastung sowie das durch die Schädigung ausgelöste Ödem angesehen. Hierdurch kommen offenbar neurovegetative Mechanismen in Gang. Eine individuelle Prädisposition für diese Reaktionsweise ist anzunehmen, sogenannter *Sudecktyp (1)*. Weiterhin diskutiert wurden neben neurogenen *(4)* und neurovaskulären *(3)* Abläufen auch abakterielle Entzündungen *(8, 9)*, neurohormonale *(2)*, vaskuläre (venöse und kapilläre Stase) *(7)* und biochemische *(5)* Vorgänge sowie mechanische Faktoren wie Instabilität und Inaktivität *(6)*.

Als Faktoren, die das Auftreten eines Sudecksyndroms begünstigen, sind in jedem Fall anzusehen *(1)*:

1. Eine lang dauernde Inaktivität und übermäßige Schonung. Dieser kann die Ängstlichkeit des Patienten, aber auch eine lang dauernde ärztlich verordnete Ruhigstellung zugrunde liegen.
2. Wiederholte gewebstraumatisierende Repositionsmanöver bei Frakturen.
3. Unzureichende Frakturreposition.

Prophylaxe

Eine Reihe vorbeugender Maßnahmen sind geeignet, die Zahl posttraumatischer oder postoperativer Sudeckfälle gering zu halten. Vollständig vermeiden läßt sich die Erkrankung jedoch nicht in jedem Fall.

Wichtig sind vor allem der möglichst schonende Umgang mit dem traumatisierten Gewebe bei der Reposition einer Fraktur, ihre ausreichende Fixierung, die jedoch der posttraumatischen Schwellung Rechnung tragen muß und keinesfalls einschnüren darf, und der frühzeitige Entschluß zur übungsstabilen Osteosynthese bei zur Dislokation neigenden Frakturen.

Günstig sind weiterhin das Hochlagern der verletzten Extremität zur raschen Ödemableitung und die frühzeitige Anleitung zu aktiven Bewegungsübungen mit nicht fixierten Gelenken, gegebenenfalls ergänzt durch eine sinnvolle Ergotherapie nach der Gipsabnahme (Kap. 1.3.3, Seite 36). Die Gipsfixierung benachbarter Gelenke oder von ganzen Nachbarfingern ist auf das gerade notwendige Maß zu begrenzen.

Therapie

Durch einen möglichst frühen Therapiebeginn – bereits beim ersten Verdacht auf das Entstehen des Syndroms – lassen sich oftmals die schweren Veränderungen der Stadien II oder III verhindern.

Alle Therapiemaßnahmen zielen letztlich darauf ab, mit Hilfe einer wohldosierten funktionellen Beanspruchung ein Abklingen der Atrophie von Weichteilen und Knochen und eine Wiederkehr normal regulierter Durchblutungsverhältnisse zu erreichen. Zum Teil kann die hierzu notwendige physikalisch-krankengymnastische Behandlung medikamentös oder durch Nervenblockaden unterstützt werden.

Im *Stadium I* stehen folgende Maßnahmen im Vordergrund:

1. Die Bekämpfung des Ödems durch Hochlagern, antiphlogistisch wirksame Medikamente und leichte aktive Bewegungsübun-

gen in erhöhter Armhaltung. Dabei soll der Ruheschmerz medikamentös oder durch eine lokale Eisanwendung gedämpft sein.

2. Die Ausschaltung von Schmerzen, die auf eine Frakturinstabilität zurückzuführen sind, durch entsprechende Ruhigstellung oder Stabilisierung des verletzten Knochens (Gips, Osteosynthese).

3. Eine vegetative Beeinflussung mit Hydergin und Valium. Zusätzlich ist der Versuch gerechtfertigt, mit Kalzitonin der Demineralisierung zu begegnen. Auch eine sachkundig durchgeführte Lymphdrainage kann in einigen Fällen zur raschen Rückbildung der Ödeme beitragen.

Ebenso wichtig wie physikalische und medikamentöse Maßnahmen ist eine geduldige psychologische Führung des Patienten. Bei eintretender Besserung (Abnahme der Schmerzen und der ödematösen Schwellung) werden die krankengymnastischen Übungen vorsichtig intensiviert und weitergeführt.

Beim Stadium II muß im allgemeinen keine Rücksicht mehr auf eine Frakturheilung genommen werden und man kann die aktive Übungsbehandlung durch eine vorsichtige passive Gelenkdehnung ergänzen. Gleichzeitig kommen weiterhin Eisbehandlung, manuelle Therapie im Bereich eingesteifter Gelenke und eine gezielte Ergotherapie zur Anwendung. Eine Einleitung dieser Behandlung

unter schmerzausschaltenden Blockaden oder wiederholt über einen liegenden Armplexuskatheter mit Lokalanästhesie (Kap. 2.6.4) ist meist angebracht. Wichtig ist es, in dieser Phase den Patienten dazu zu bringen, daß er beginnt, die Hand bei alltäglichen Verrichtungen zunehmend wieder einzusetzen. Medikamentöse Maßnahmen sind im allgemeinen weniger geeignet als im Stadium I. Lediglich in schweren therapieresistenten Fällen wird eine stationäre Kortisonbehandlung mit hoher Anfangsdosis (1. Tag z.B. 100 mg Prednison i.m.) und allmählicher Rücknahme (12. Tag 10 mg) auf eine Erhaltungsdosis von 5–10 mg Prednison i.m. bis zum Ablauf der 3. Woche nach Therapiebeginn empfohlen *(1)*. Mit Einsetzen der Schmerzfreiheit wird wieder eine intensive Bewegungsbehandlung eingeleitet.

Im Stadium III sind nur noch bescheidene therapeutische Erfolge zu erwarten. Die Maßnahmen sind im wesentlichen die gleichen wie in Stadium II.

Zwischen den einzelnen Stadien bestehen fließende Übergänge, daher sind die obengenannten Behandlungsmaßnahmen auf den Einzelfall abzustimmen. Ihr Erfolg muß regelmäßig durch den verordneten Arzt kontrolliert werden. Dabei sind nach Rücksprache mit der Krankengymnastin oder Ergotherapeutin Art und Intensität der Übungen immer wieder neu festzulegen.

Literatur

1. *Bircher, J. L.:* Schmerzsyndrome. In: Handchirurgie Bd I, hrsg. von H. Nigst, D. Buck-Gramcko, H. Millesi. Thieme, Stuttgart 1981

2. *Blumensaat, C.:* Der heutige Stand der Lehre vom Sudeck-Syndrom. Hefte Unfallheilkunde 51 (1956) 1

3. *Fontaine, R., Mandel, P., Müller, J. N. Sibilly, A., Bollack, C., Wagner, R., Ebel, A., Burckard, J.:* Contribution á la physiopathologie de l'ostéoporose posttraumatique. Acta chir. belg. Suppl. 1 (1956) 173

4. *Hackethal, K. H.:* Das Sudeck'sche Syndrom. Medizin I (1958) 1

5. *Kirsch, K.:* Zur Klinik, Röntgenologie und Histologie des Sudeck'schen Syndroms. Verh. dtsch. orthop. Ges. 46 (1958) 376

6. *Nicole, R.:* Über die Ursache der Sudeckschen Atrophie bei Frakturen. Helv. med. Acta 11 (1944) 533

7. *Scheibe, G., Karitzky, B.:* Das funktionelle Hautkapillarbild bei der Sudeckschen Krankheit. Chirurg 25 (1954) 202

8. *Sudeck, P.:* Über die akute, entzündliche Knochentherapie. Langenbecks Arch. klin. Chir. 62 (1900) 148

9. *Sudeck, P.:* Die sogenannte akute Knochenatrophie als Entzündungsvorgang. Chirurg 14 (1942) 449

Anhang

Zur Differentialdiagnose chronischer Schmerzen

Die Vielfalt der Schmerzzustände an der oberen Extremität mit teils objektiv greifbarer, teils nur schwer eruierbarer und subjektiv von der Persönlichkeit des Patienten beeinflußter Kausalität führt sehr leicht zu diagnostischen Fehlinterpretationen. Häufig werden dabei handchirurgisch gut zu therapierende Krankheitsbilder wie z.B. Nervenkompressionssyndrome, eine Tendovaginitis stenosans de Quervain und ähnliche Erkrankungen zunächst fehlinterpretiert und ihre adäquate Behandlung zum Schaden des Patienten hinausgezögert. Zur Erleichterung der diagnostischen und therapeutischen Entscheidungen sind in nachfolgender Tabelle handchirurgisch interessierende Erkrankungen, die mit chronischen Schmerzen einhergehen, zusammengestellt (ohne Anspruch auf Vollständigkeit).

Tab. 12 Differentialdiagnose chronischer Schmerzsymptome an Ellenbogen, Unterarm und Hand

Lokalisation	Schmerzcharakter	Zugrundeliegende Erkrankung
Ellenbogen	auf das Gelenk konzentrierte Symptomatik	Arthritiden Arthrosen Osteochondrosis dissecans und posttraumatische Veränderungen
	radial ausstrahlende Schmerzen an Ober- und Unterarm mit wechselnder Intensität	Epicondylitis humeri radialis, Nervus radialis-Kompressionssyndrome (S. 349)
	ulnar ausstrahlende Schmerzen an Ober- und Unterarm mit wechselnder Intensität	Epicondylitis humeri ulnaris, Sulcus nervi ulnaris-Syndrom (S. 347)
Proximaler Unterarm	ausstrahlende Schmerzen bis zum Handgelenk	Irritation des N. radialis im Bereich des M. supinator (S. 351), des N. medianus im Bereich des M. pronator teres (S. 342)
Distaler Unterarm	unterschiedlicher Schmerzcharakter	Peritendinitiden, Tendoperiostosen im Bereich von Sehnenansätzen, Verkalkungen in Sehnen, Knochentumoren (z.B. Ewing-Sarkom, Osteoidosteom) (S. 389, 387), chronische entzündliche Prozesse mit Lymphangitis, Osteomyelitis
Unterarm und Hand	dumpfe Schmerzen	maligne Knochentumoren (S. 389)
	elektrisierende Schmerzen	Nerventumoren (z.B. Neurome, Neurofibrome) (S. 220 und 382)
Handgelenk	auf das Gelenk konzentrierte Symptomatik, z.T. bewegungsabhängig	Arthritiden (S. 355 u. 368), Arthrosen im Radiokarpalgelenk und distalen Radioulnargelenk (S. 152, 369), posttraumatische Fehlstellungen (S. 127), Kahnbeinpseudarthrose (S. 116), Läsion oder Degeneration im Diskus des ulnaren Handgelenkes (S. 145), Erkrankungen der Handwurzelknochen, wie z.B. Lunatummalazie (S. 119), zerstörte Bandverbindungen zwischen den Handwurzelknochen, z.B. Skapholunäre Dissoziation (S. 144, 148), chronisch entzündliche Veränderungen der Handwurzel
	radial ausstrahlende Schmerzen	Tendovaginitis stenosans de Quervain (S. 370), Styloiditis radii (S. 370), radiales Handgelenksganglion (S. 378f.)
	ulnar ausstrahlende Schmerzen	Luxation der Extensor carpi ulnaris-Sehne über dem distalen Ellenende

Tab. 12 **Differentialdiagnose chronischer Schmerzsymptome an Ellenbogen, Unterarm und Hand**

Lokalisation	Schmerzcharakter	Zugrundeliegende Erkrankung
	dorsal ausstrahlende Schmerzen	dorsales Handgelenksganglion mit Irritation des N. interosseus dorsalis (S. 378), Synovitiden der Strecksehnen bei chronischer Polyarthritis und anderen Erkrankungen (S. 355ff. u. 369), posttraumatische Veränderungen der Karpometakarpalgelenke (S. 137 u. 155)
	palmar ausstrahlende Schmerzen	Karpaltunnelsyndrom (S. 331), Synovitis der Beugesehnen (S. 358), Nervus ulnaris-Kompressionssyndrom in der Guyonschen Loge (S. 345)
Daumensattelgelenk	teils Ruheschmerz, teils bewegungsabhängige Schmerzintensität	Rhizarthrose (S. 159, 369), posttraumatische Arthrosen (S. 159), posttraumatische Kapselbandläsionen (S. 147, 159) arthritische Veränderungen (S. 355)
Mittelhand	unterschiedliche Schmerzsymptomatik	Knochentumoren, z.B. Osteoidosteom (S. 387), Weichteiltumoren und Fremdkörper in der Nähe von Nervensträngen, z.B. Ringbandganglion (S. 379), schnellender Finger (S. 372)
Finger und Fingergelenke	unterschiedliche Schmerzsymptomatik	Arthritiden (S. 355 u. 368), Arthrosen (S. 152, 369), posttraumatische Fehlstellungen (S. 109)
Fingerendglieder (subungual)	heftige anfallsartige Schmerzen	Glomustumoren (S. 385)
in allen Bereichen der Hand	brennende Schmerzen	brennende Schmerzen nach Nervenverletzungen = Kausalgie
	berührungsabhängige Schmerzen, lokalisiert oder ausstrahlend	Neurome nach Nervenverletzungen und Amputationen (S. 220)
	brennender, ziehender Schmerz	Sudeck-Syndrom (S. 406)

Zur weiteren Differentialdiagnose bei nicht lokalisierten ausstrahlenden Schmerzen gehören außerdem zentral im Schulter-, Hals- oder Wirbelsäulenbereich lokalisierte Ursachen, deren eingehende Darstellung den Rahmen dieses Buches jedoch überschreiten würde: Periarthritis humero-scapularis, Irritation des Armplexus bei einem Hyperabduktionssyndrom, das Kostoklavikular-Syndrom, das Scalenussyndrom, vertebragen ausgelöste Schmerzzustände, Nervenwurzelkompression bei einer Nucleus pulposus-Hernie und allgemeine neurologische Erkrankungen: z.B. Polyneuritiden (alkoholtoxisch, diabetisch, viral).

Sachverzeichnis

Hippokrates

Ihr kompetenter Partner für handchirurgische Fachliteratur

R. Schmitt, U. Lanz (Hrsg.)

Bildgebende Diagnostik der Hand

1996, 432 S., 737 Abbildungen und Tabellen,
geb. DM 378,– / ÖS 2.812 / SFr 380,– / ISBN 3-7773-1177-4

- Führende Autoren formulieren und dokumentieren den state-of-the-art der Bildgebung bei Erkrankungen der Hand.

- Sämtliche bildgebende Verfahren werden unter dem Aspekt ihrer Durchführung und Aussagekraft vorgestellt.

- Alle Krankheitsbilder vom Trauma über degenerative, entzündliche und metabolische Erkrankungen bis hin zu Tumoren sowie Durchblutungsstörungen werden umfassend abgehandelt.

- Besonders übersichtliche und anschauliche Aufbereitung: Zu jedem Krankheitsbild findet der Leser die klinische Symptomatik, alle Aspekte der Bildgebung und einen diagnostischen Stufenplan.